JN321575

スタンダード小児外科手術

押さえておきたい手技のポイント

■監修
田口智章 九州大学大学院医学研究院小児外科学分野教授
岩中　督 東京大学大学院医学系研究科小児外科学教授

■編集
猪股裕紀洋 熊本大学医学部附属病院小児外科・移植外科教授
黒田達夫 慶應義塾大学医学部小児外科教授
奥山宏臣 兵庫医科大学外科学小児外科教授

MEDICAL VIEW

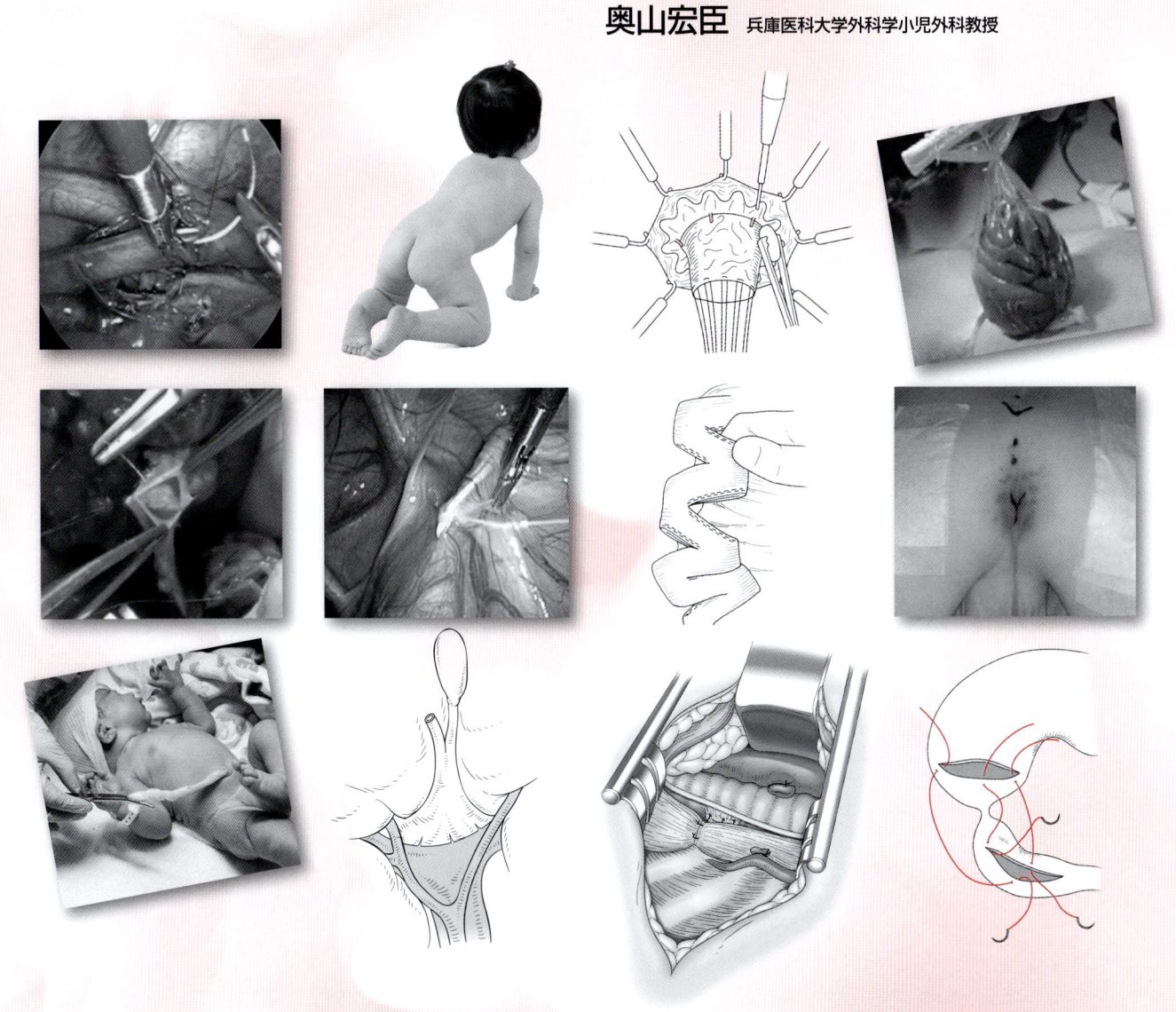

本書では，厳密な指示・副作用・投薬スケジュール等について記載されていますが，これらは変更される可能性があります。本書で言及されている薬品については，製品に添付されている製造者による情報を十分にご参照ください。

The Standard Operations in Pediatric Surgery
(ISBN978-4-7583-0461-0 C3047)

Editors: Tomoaki Taguchi
　　　　Tadashi Iwanaka
　　　　Yukihiro Inomata
　　　　Tatsuo Kuroda
　　　　Hiroomi Okuyama

2013.4.10 1st ed

©MEDICAL VIEW, 2013
Printed and Bound in Japan

Medical View Co., Ltd.
2-30 Ichigayahonmuracho, Shinjyukuku, Tokyo, 162-0845, Japan
E-mail　ed@medicalview.co.jp

序　文

日本初の小児外科手術書の刊行にあたって

　このたび待望していた本邦初の小児外科手術書の刊行ができることになり，監修，編集，執筆いただいた先生方，企画編集に多大な時間とエネルギーを提供いただいたメジカルビュー社に深謝申し上げます。

　私が小児外科医になってずっと疑問に感じていたことは，小児外科は"手術"が重要なのに，小児外科に特化した日本の手術書がないことです。そこで私は2006年1月に教授に就任した時に自分の退任記念事業として「小児外科手術書」をつくろうと漠然と考えていました。ところがある日をきっかけにして，この構想が実現することになったのです。

　それは2011年1月，九州の「どんぐり村」で開催された日本周産期・新生児医学会の第30回周産期学シンポジウムに向かうバスの中でした。この日はセンター試験の前日でしたが，九州地方が大雪でどんぐり村へは学会がチャーターしたバス(チェーン装備)でないと入れない状況になりました。私はシンポの運営委員であり司会者でしたので，急遽，自家用車からバスに変更し乗り込んだところ，偶然，メジカルビュー社の原鑛夫氏が横にすわっていたのです。どんぐり村まで1時間以上ありますので，「先生なにかいい企画はありませんか？」からはじまって「小児外科手術書」の企画が浮かびあがったのです。そこからはメジカルビュー社の関係者のご尽力でとんとん拍子に話が進みました。

　早速，当時，日本小児外科学会の理事長をされていた岩中督教授に企画を打ち明けたところ即座に同意していただき，編集委員として，オープン手術，鏡視下手術，小児移植手術の3つを，それぞれ黒田達夫教授，奥山宏臣教授，猪股裕紀洋教授に担当していただくことを決め，早速，編集会議をメジカルビュー社で開催し企画をすすめました。そこで以下の基本方針を決めました。

1) 新生児から年長児まで小児外科手術をすべてカバー
2) オープン手術から腹腔鏡・胸腔鏡手術さらに臓器移植まで標準的手技を広くカバー
3) イラストで小児外科手術のエッセンス，コツを図示
4) 外科専門医および小児外科専門医取得に必要な小児外科手術の知識を網羅
5) 小児外科指導医の必須手術および準ずる手術を網羅し，詳しく解説
6) 医学科や保健学科の学生などの医学教育，さらに看護師・メディカルスタッフなど小児のチーム医療に携わる医療従事者にも必携

　小児外科はチーム医療が重要ですので，広い意味で小児外科医療に関わる医師，看護師，医療技術部，保育士，臨床心理士，医療事務，ソーシャルワーカーなど広い範囲の方々に理解していただけるようイラストを中心に仕上げました。私は若い教室員に執刀させ，指導助手として手術に参加する機会が多いのですが，かならずイラスト付の手術記録を書かせます。それによってその人が解剖と術式をどこまで理解しているかがよくわかります。写真よりもイラストのほうが理解しやすいのです。

　また小児外科は扱う疾患の種類が多いので，できるだけ網羅的に疾患を拾い上げましたので，小児外科手術のバイブルとして利用いただけると思います。さらに外科専門医や小児外科専門医や指導医を取得するのに必須の術式は，ページを多めに詳しく解説しました。

　この手術書は，現在の日本小児外科学会の理事メンバーを中心に第一線で活躍している先生方にを中心に執筆していただきましたので，現在の日本の小児外科手術のスタンダードともいえます。

　最後にこの手術書がきっかけとなり，"手術を必要とするこどもたちがよりよい医療を受けられる"ことを祈っています。

2013年2月吉日

九州大学大学院 小児外科教授

監修代表　田口　智章

目 次

序 文

I 基本手技

中心静脈路の確保………………………………………………………………… 12
　　　CVC挿入法／ポート型長期留置型カテーテル挿入法／ブロビアック・ヒックマン型長期留置型
　　　カテーテル挿入法／持続的血液濾過透析用カテーテル挿入法
ECMO ……………………………………………………………………………… 20
CAPD ……………………………………………………………………………… 22
開胸法（腋窩皺切開を含む）…………………………………………………… 26
開腹法（臍部皺切開を含む）…………………………………………………… 28
腹腔鏡手術法……………………………………………………………………… 30
胸腔鏡手術法……………………………………………………………………… 36
単孔式内視鏡手術………………………………………………………………… 38
気管切開術………………………………………………………………………… 40
胃瘻造設…………………………………………………………………………… 42
　　　開腹胃瘻造設術／経皮内視鏡的胃瘻造設術（PEG）／腹腔鏡補助下の経皮内視鏡的胃瘻造設術
チューブ腸瘻造設………………………………………………………………… 46
人工肛門造設術・閉鎖術………………………………………………………… 48
　　　•人工肛門造設術／人工肛門閉鎖術
消化管吻合術（基本）…………………………………………………………… 52
血管の修復法および吻合法……………………………………………………… 54
腫瘍生検〔開腹（開胸），内視鏡下〕…………………………………………… 58
直腸粘膜生検・全層生検………………………………………………………… 62

II 頭頸部および気管

頸部瘻の手術……………………………………………………………………… 66
　　　•耳前瘻／正中頸瘻・囊胞／側頸瘻・囊胞
梨状窩瘻・囊胞の手術…………………………………………………………… 72
副耳，頸耳の手術………………………………………………………………… 74
喉頭気管分離……………………………………………………………………… 76
気管腕頭動脈瘻の腕頭動脈離断術……………………………………………… 78
先天性気管狭窄症の気管形成術………………………………………………… 80
　　　気管環状切除端端吻合／スライド気管形成術／気管分岐部形成の追加
気管軟化症の大動脈胸骨固定術（大動脈吊り上げ術）……………………… 84

III 胸部

食道閉鎖症の一期的吻合法（オープン法）…………………………………… 88
食道閉鎖症の胸腔鏡手術………………………………………………………… 92

4

食道閉鎖症の long gap の手術……………………………………………………………… 96
  • 自己食道を用いた食道延長法／代用食道を用いた食道再建法
食道閉鎖症の H 型の手術 ………………………………………………………………… 100
食道狭窄の手術……………………………………………………………………………… 102
  • 先天性食道狭窄症：バルーン拡張／先天性食道狭窄症：食道狭窄部切除端端吻合手術，
    軟骨核出術，粘膜外筋層切開術／後天性食道狭窄
肺の開胸手術………………………………………………………………………………… 104
肺の胸腔鏡下手術…………………………………………………………………………… 108
縦隔腫瘍の手術（開胸，胸腔鏡下）……………………………………………………… 111
胸郭変形（漏斗胸，鳩胸）の手術………………………………………………………… 114
  • 漏斗胸の Nuss 手術／鳩胸の胸郭形成術
膿胸の手術…………………………………………………………………………………… 120
  • 線維素溶解治療／胸腔鏡下膿胸剥皮ドレナージ術
先天性横隔膜ヘルニアの手術……………………………………………………………… 122
        開腹手術（直接縫合）／胸腔鏡下手術／腹斜筋による横隔膜再建
横隔膜弛緩症の手術………………………………………………………………………… 126
        開胸による横隔膜縫縮術／胸腔鏡による横隔膜縫縮術

IV 腹壁

鼠径ヘルニアのオープン手術……………………………………………………………… 130
鼠径ヘルニアの腹腔鏡下手術……………………………………………………………… 133
内鼠径ヘルニア，大腿ヘルニアの手術…………………………………………………… 137
  • 内鼠径ヘルニア根治術／大腿ヘルニア根治術
精巣・精索水瘤，ヌック管水瘤の手術…………………………………………………… 140
臍ヘルニア，臍形成，白線ヘルニアの手術……………………………………………… 142
  • 臍形成術／巨大臍ヘルニア・余剰皮膚の臍形成術／白線ヘルニアの手術
臍腸瘻，尿膜管瘻・囊胞の手術…………………………………………………………… 145
  • 臍腸瘻／尿膜管瘻・囊胞
腹壁破裂・臍帯ヘルニアの手術…………………………………………………………… 148
  • 腹壁破裂の手術／臍帯ヘルニアの手術
総排泄腔外反症の手術……………………………………………………………………… 153

V 腹部

食道アカラシアの腹腔鏡下手術…………………………………………………………… 158
噴門機能再建術（腹腔鏡下手術）………………………………………………………… 161
肥厚性幽門狭窄症の開腹手術，腹腔鏡下手術…………………………………………… 164
        開腹手術／腹腔鏡下幽門筋切開術
十二指腸閉鎖症または狭窄症の開腹手術………………………………………………… 168
        十二指腸十二指腸吻合術（ダイヤモンド吻合）／十二指腸十二指腸吻合術（側側吻合）／
        膜様物切除術／膜様狭窄症の内視鏡的膜切開，バルーン拡張術

十二指腸閉鎖症または狭窄症の腹腔鏡下手術………………………………………………… 172
  腹腔鏡下十二指腸十二指腸吻合術／腹腔鏡下膜様物切除術
小腸閉鎖症または狭窄症の開腹手術……………………………………………………… 174
  一期的根治術／分割手術
腸回転異常症の手術……………………………………………………………………… 178
腸管延長術（STEP 法）…………………………………………………………………… 181
メッケル憩室の手術……………………………………………………………………… 184
腸管重複症の手術………………………………………………………………………… 186
  胃重複症の手術／十二指腸重複症の手術／小腸重複症の手術／結腸重複症の手術
内ヘルニアの手術………………………………………………………………………… 190
腸重積症の開腹手術（Hutchinson 手技）………………………………………………… 192
  • 非観血的整復術／開腹手術（Hutchinson 手技）
腹腔鏡下腸重積整復術…………………………………………………………………… 194
虫垂炎の開腹手術………………………………………………………………………… 196
虫垂炎の腹腔鏡下手術…………………………………………………………………… 198
Malone 手術（MACE）…………………………………………………………………… 200
  Malone 法：腸重積型逆流防止弁付加 Y 字虫垂皮膚瘻造設術／Monti-Malone 法
小児炎症性腸疾患の手術………………………………………………………………… 202
  • 潰瘍性大腸炎の手術／クローン病の手術
新生児消化管穿孔の手術（胃破裂，特発性腸穿孔，壊死性腸炎）………………………… 206
  • 胃破裂の手術／特発性腸穿孔の手術／壊死性腸炎の手術
ヒルシュスプルング病根治手術…………………………………………………………… 210
  開腹手術／腹腔鏡補助下根治術と経肛門手術／トラブルシューティング：Swenson 法への
  移行時への備え
ヒルシュスプルング病根治手術：広域無神経節症の手術………………………………… 214
  左側結腸を用いる方法：Martin 法／右側結腸を利用する方法：木村法
鎖肛根治手術／低位鎖肛の手術………………………………………………………… 216
  後方筋群（外肛門括約筋）切開による肛門形成術／肛門移動術〔anal transplantation
  （Potts 法）〕／covered anus complete の手術（内視鏡併用肛門形成術）
鎖肛根治手術／高位・中間位鎖肛の手術………………………………………………… 220
鎖肛根治手術／腹腔鏡補助下鎖肛根治術……………………………………………… 226
鎖肛根治手術／総排泄腔症の手術……………………………………………………… 232
  PSARVUP ／ TUM
直腸腟前庭瘻の手術（鎖肛を伴わない）………………………………………………… 238
痔瘻の手術……………………………………………………………………………… 240
直腸脱の手術…………………………………………………………………………… 242
  Gant- 三輪法／ Thiersch 法／腹腔鏡下直腸固定術／直腸の固定
胆道閉鎖症の根治手術………………………………………………………………… 244
先天性胆道拡張症の開腹手術………………………………………………………… 250
先天性胆道拡張症の腹腔鏡下手術…………………………………………………… 254
門脈低形成と静脈管開存症の手術…………………………………………………… 258
門脈圧亢進症のシャント術…………………………………………………………… 260
  Clatworthy の上腸間膜静脈下大静脈吻合術／ H 型の下大静脈・上腸間膜静脈吻合術

胆嚢外瘻術（外胆嚢瘻造設） ………………………………………………………………… 262
　　　　　　　　開腹手術／腹腔鏡下胆嚢瘻造設術
　　　腹腔鏡下胆道造影および胆嚢摘出術 ……………………………………………………… 264
　　　　　　• 腹腔鏡下胆道造影／腹腔鏡下胆嚢摘出術
　　　腹腔鏡下脾臓摘出術 ………………………………………………………………………… 268
　　　膵亜全摘 ……………………………………………………………………………………… 272
　　　膵管空腸吻合術 ……………………………………………………………………………… 274

VI 泌尿器

　　　腎盂形成術 …………………………………………………………………………………… 278
　　　膀胱尿管逆流防止術 ………………………………………………………………………… 281
　　　　　　• 膀胱尿管逆流症（VUR）
　　　　　　　　Cohen法／Politano-Leadbetter法／Lich-Gregoir法／STING法／HIT法
　　　　　　• 尿管瘤
　　　　　　　　内視鏡手術／オープン手術（重複尿管を合併した尿管瘤）
　　　膀胱瘻・膀胱皮膚瘻の手術 ………………………………………………………………… 286
　　　膀胱拡大術 …………………………………………………………………………………… 288
　　　総排泄腔の腟形成術 ………………………………………………………………………… 292
　　　　　　　　総排泄腔長が3cm未満の場合：PSARUVP
　　　　　　　　総排泄腔長が3cm以上の場合：Georgeson変法
　　　尿道形成術（尿道下裂） ……………………………………………………………………… 295
　　　包茎の手術 …………………………………………………………………………………… 298
　　　停留精巣・移動性精巣の手術 ……………………………………………………………… 300
　　　　　　• オープン手術／腹腔内精巣に対する腹腔鏡下手術：二期的精巣固定術
　　　急性陰嚢症の手術 …………………………………………………………………………… 306

VII 腫瘍

　　　リンパ管腫の手術 …………………………………………………………………………… 310
　　　神経芽腫の手術 ……………………………………………………………………………… 312
　　　Wilms腫瘍の手術 …………………………………………………………………………… 316
　　　　　　　　片側の腎芽腫切除術：右腎芽腫／片側の腎芽腫切除術：左腎芽腫／下大静脈腫瘍塞栓を伴った
　　　　　　　　右腎芽腫／両側腎芽腫／馬蹄腎
　　　肝芽腫の手術 ………………………………………………………………………………… 319
　　　胚細胞性腫瘍（前縦隔および後腹膜）の手術 …………………………………………… 324
　　　　　　　　前縦隔胚細胞性腫瘍の手術／後腹膜原発胚細胞性腫瘍の手術
　　　骨盤内横紋筋肉腫の手術 …………………………………………………………………… 327
　　　精巣腫瘍の手術 ……………………………………………………………………………… 330
　　　　　　• 高位除睾術／精巣温存腫瘍核出術
　　　卵巣腫瘍の手術 ……………………………………………………………………………… 332

仙尾部奇形腫の手術…………………………………………………………… 334
　　胸腔鏡下胸腺摘出術…………………………………………………………… 338

VIII　腹部臓器移植

　　脳死からの臓器摘出…………………………………………………………… 342
　　生体肝移植のドナー手術……………………………………………………… 347
　　生体肝移植のレシピエント手術……………………………………………… 352
　　生体肝移植の顕微鏡下動脈吻合……………………………………………… 358
　　脳死肝移植……………………………………………………………………… 360
　　小腸移植………………………………………………………………………… 364
　　小児腎移植……………………………………………………………………… 374
　　腹部多臓器移植………………………………………………………………… 378

索　引 …………… 384

執筆者一覧

■監修

田口智章
　九州大学大学院医学研究院小児外科学分野　教授

岩中　督
　東京大学大学院医学系研究科小児外科学　教授

■編集

猪股裕紀洋
　熊本大学医学部附属病院小児外科・移植外科　教授

黒田達夫
　慶應義塾大学医学部小児外科　教授

奥山宏臣
　兵庫医科大学外科学小児外科　教授

■執筆者一覧（掲載順）

増本幸二
　筑波大学医学医療系小児外科　教授

藤代　準
　東京大学大学院医学系研究科小児外科学　講師

臼井規朗
　大阪大学大学院医学系研究科外科学講座（小児成育外科学）　准教授

岩中　督
　東京大学大学院医学系研究科小児外科学　教授

八木　誠
　近畿大学医学部小児外科　教授

前田貢作
　自治医科大学小児外科　教授

高田晃平
　関西医科大学附属枚方病院小児外科　講師

佐藤正人
　北野病院小児外科　主任部長

濵田吉則
　関西医科大学附属枚方病院小児外科　教授

吉田英生
　千葉大学大学院医学研究院小児外科学　教授

猪股裕紀洋
　熊本大学医学部附属病院小児外科・移植外科　教授

林田信太郎
　熊本大学医学部附属病院小児外科・移植外科

大植孝治
　大阪大学大学院医学系研究科外科学講座（小児成育外科学）　講師

福澤正洋
　大阪大学大学院医学系研究科外科学講座（小児成育外科学）　教授

廣瀬龍一郎
　福岡大学医学部外科学講座呼吸器・乳腺内分泌・小児外科　准教授

北川博昭
　聖マリアンナ医科大学小児外科　教授

脇坂宗親
　聖マリアンナ医科大学小児外科　准教授

窪田正幸
　新潟大学大学院医学総合研究科小児外科学　教授

河野美幸
　金沢医科大学小児外科学　教授

田口智章
　九州大学大学院医学研究院小児外科学分野　教授

木下義晶
　九州大学大学院医学研究院小児外科学分野　准教授

永田公二
　九州大学大学院医学研究院小児外科学分野　助教

広部誠一
　東京都立小児総合医療センター外科　部長

連　利博
　茨城県立こども病院　副院長

矢内俊裕
　茨城県立こども病院小児外科　部長

佐々木英之
　東北大学大学院医学系研究科小児外科学分野　講師

仁尾正記
　東北大学大学院医学系研究科小児外科学分野　教授

植村貞繁
　川崎医科大学小児外科教室　教授

吉田篤史
　川崎医科大学小児外科教室　講師

黒田達夫
　慶應義塾大学医学部小児外科　教授

杉山正彦
　東京大学大学院医学系研究科小児外科学　特任講師

池田　均
　獨協医科大学越谷病院小児外科　教授

田原和典
　獨協医科大学越谷病院小児外科　准教授

奥山宏臣
　兵庫医科大学外科学小児外科　教授

黒岩　実
　東邦大学医療センター大森病院小児外科　教授

土岐　彰
　昭和大学医学部外科学講座小児外科学部門　教授

飯田則利
　大分県立病院小児外科　部長

金森　豊
　国立成育医療研究センター外科　医長

藤野明浩
　慶應義塾大学医学部小児外科　講師

寺倉宏嗣
　熊本赤十字病院小児外科　部長

川嶋　寛
　埼玉県立小児医療センター小児外科　副部長

山本裕俊
　熊本市民病院小児外科　部長

窪田昭男
　大阪府立母子保健総合医療センター　部長

内田恵一
　三重大学大学院医学系研究科消化管・小児外科学　准教授
荒木俊光
　三重大学大学院医学系研究科消化管・小児外科学　講師
楠　正人
　三重大学大学院医学系研究科消化管・小児外科学　教授
漆原直人
　静岡県立こども病院小児外科　科長
韮澤融司
　杏林大学医学部小児外科　教授
上野　滋
　東海大学医学部小児外科　教授
内田広夫
　埼玉県立小児医療センター小児外科　部長
岩井　潤
　千葉県こども病院小児外科　部長
鈴木達也
　藤田保健衛生大学医学部小児外科学講座　教授
家入里志
　九州大学大学院医学研究院小児外科学分野　講師
宗崎良太
　九州大学大学院医学研究院小児外科学分野　助教
田中　拡
　東北大学大学院医学系研究科小児外科学分野　助教
八木　実
　久留米大学医学部外科学講座小児外科部門　主任教授
田中芳明
　久留米大学医学部附属病院医療安全管理部　教授
浅桐公男
　久留米大学医学部外科学講座小児外科部門　准教授
高野邦夫
　山梨大学医学部附属病院小児外科　講師
蓮田憲夫
　山梨大学医学部附属病院小児外科
腰塚浩三
　山梨大学医学部附属病院小児外科
野田卓男
　岡山大学病院小児外科　教授
林田　真
　九州大学大学院医学研究院小児外科学分野　助教
吉澤穰治
　東京慈恵会医科大学外科学講座小児外科　講師
米倉竹夫
　近畿大学医学部奈良病院小児外科　教授
浅沼　宏
　慶應義塾大学医学部泌尿器科学教室　講師
大家基嗣
　慶應義塾大学医学部泌尿器科学教室　教授
林　豊
　東京医科大学外科学第三講座　講師
山高篤行
　順天堂大学医学部附属順天堂医院小児外科・小児泌尿生殖器外科　教授

生野　猛
　佐賀県立病院好生館小児外科　部長
越永従道
　日本大学医学部小児外科　教授
大橋研介
　日本大学医学部小児外科
井上幹也
　日本大学医学部小児外科
田尻達郎
　京都府立医科大学小児外科　教授
松藤　凡
　鹿児島大学大学院医歯学総合研究科小児外科学分野　教授
星野　健
　慶應義塾大学医学部小児外科　講師
檜山英三
　広島大学病院小児外科　教授
米田光宏
　大阪府立母子保健総合医療センター小児外科　副部長
阪本靖介
　国立成育医療研究センター臓器移植センター移植外科　医長
笠原群生
　国立成育医療研究センター　臓器移植センター長
水田耕一
　自治医科大学移植外科　准教授
阿曽沼克弘
　熊本大学医学部附属病院移植医療学　特任教授
上本伸二
　京都大学大学院医学研究科外科学講座肝胆膵・移植外科分野　教授
和田　基
　東北大学大学院医学系研究科小児外科学分野　准教授
宍戸清一郎
　東邦大学医学部小児腎臓学講座　教授
古川博之
　旭川医科大学外科学講座消化器病態外科学分野　教授
谷口雅彦
　旭川医科大学外科学講座消化器病態外科学分野　准教授
今井浩二
　旭川医科大学病院第二外科　助教

I

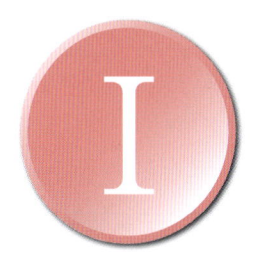

基本手技

Ⅰ 基本手技

中心静脈路の確保

増本幸二

1 鎖骨下穿刺による中心静脈カテーテル挿入法（Seldinger法）

ⓐ：右鎖骨下に局所麻酔を行っている。この後試験穿刺をする。

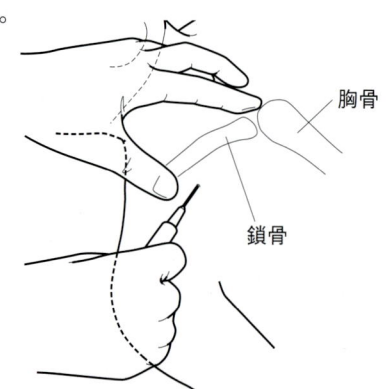

ⓑ：付属のシース付カテーテルを用いて本穿刺を行っている。

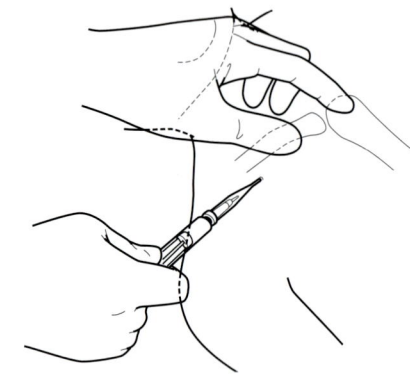

ⓒ：本穿刺にて静脈血の逆流を認めた。

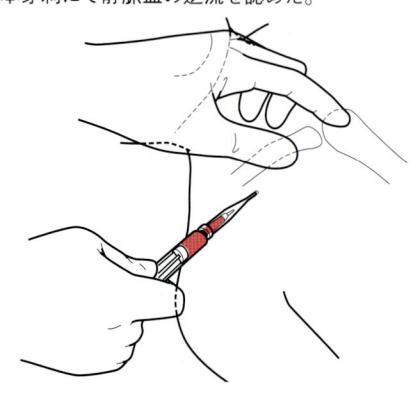

ⓓ：シース越しにガイドワイヤーを挿入している。

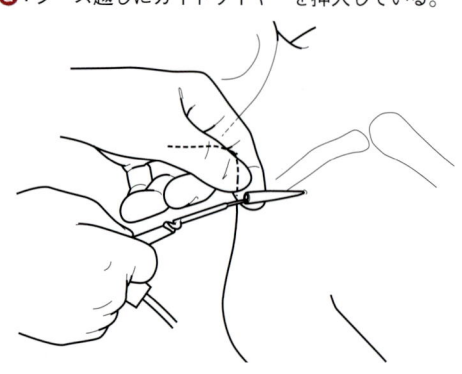

小児外科領域においては，周術期の集中治療，栄養管理，抗癌剤の投与などを目的に，中心静脈路の使用頻度が高い。そのため，中心静脈路を確保するためのカテーテル挿入手技に精通しておくことはきわめて重要である。そこで本項では，小児における中心静脈路確保の実際と注意点，さらに挿入時に注意している合併症について紹介する。まず基本的な中心静脈カテーテル（central venous catheter；CVC）の挿入法としてSeldinger法とカットダウン法を紹介し，ポート型やブロビアック・ヒックマン型の長期留置型カテーテル挿入や持続的血液濾過透析（continuous hemodiafiltration；CHDF）用のCVC挿入法について解説する。

CVC挿入法

CVC挿入のルートとしては，場合により外頸や内頸静脈を用いるが，基本的に鎖骨下静脈からのアクセスが基本である。鎖骨下穿刺法には，ガイドワイヤーを用いてカテーテルを挿入するSeldinger法と，直接穿刺針で鎖骨下静脈を穿刺し，その外筒越しにカテーテルを挿入するdirect puncture法があるが，通常は安全性の高いSeldinger法を選択する。この手技は，ポート型やブロビアック・ヒックマン型の長期留置型カテーテル挿入法，持続的血液濾過透析用カテーテル挿入法にも共通している。また，これらの手技にてルート確保ができない場合はカットダウン法を用いて挿入する。

Seldinger法 **1**，**2**

カテーテルの長さの確認：挿入前に胸部X線単純写真などにより，挿入するカテーテルの長さを確認する。

体位：患児をTrendelenburg体位とする。肩枕を挿入し胸を反らせる体位をとらせることが以前は多かったが，肩枕の挿入自体が体位を左右どちらかの方向へ傾けてしまうことがあるため，著者は行っていない。もし挿入する場合，肩枕が中心になるよう十分に注意する。また，後述するガイドワイヤー挿入の際，右心房側への挿入を確認するため，心電図モニターを付けて行う。

清潔操作の実践：高度バリアプレコーションを原則とし，術者は滅菌ガウン，マスク，帽子と滅菌手袋を着用し，挿入する部位を中心に広い範囲で皮膚の消毒を行う。

局所麻酔：25Gの針を付けた1%キシロカイン®もしくは塩酸プロカイン液入りの2.5ccシリンジにて，挿入部，その皮下を十分に局所麻酔する **1a**。

試験穿刺：続いて，23Gの針を付けた2.5ccシリンジにて試験穿刺を行う。穿刺部は鎖骨の外側1/3の位置で，鎖骨より1〜2横

指尾側から，胸骨上窩に針先が向かうように挿入する．試験穿刺にて鎖骨下静脈を穿刺できた場合，その方向をマーキングし，本穿刺に臨む．また，最近では，エコーガイド下に鎖骨下静脈の位置確認を行うことが推奨されている[4]　❷．エコーガイド下挿入での要点は，血管の輪切り（短軸）あるいは縦切り（長軸）を描出し，血管の深さに合わせた穿刺角度をとることである．そのためプローべをリアルタイムに針先が見えるようにわずかに血管方向に沿って動かしていくか，あるいはプローべを皮膚接地面は固定し，頭をふり，針先をとらえる工夫が重要である．この方法では，鎖骨下からの穿刺よりも腋窩静脈からの鎖骨下静脈へのカテーテル挿入のほうが容易とされている．

本穿刺：本穿刺では，カテーテルに付属した留置針を用いることが多い❶bが，22G以下の留置針では，針の長さが短く鎖骨下静脈に届かないことがあり，また，穿刺する際の力のかかり具合で針がしなり，より胸腔側へと針先が進むことがあるため，18Gまたは20Gの留置針を使うほうがよい．この本穿刺に関して，エコーが使用できる場合は，穿刺針の先端の動きを追うことができ，より安全性が高い．

ガイドワイヤーの挿入：本穿刺にて逆血を認めたならば❶c，穿刺針の外筒をさらに進め，内筒を抜き，ガイドワイヤーを挿入する❶d．ガイドワイヤーの挿入がスムーズであれば血管内を挿入しているが，もしも抵抗がある場合，血管外への挿入の危険性もあり，ガイドワイヤーを抜いて留置針外筒からの逆血を確かめる必要がある．逆血が認められない場合は，本穿刺をやり直すべきである．

ガイドワイヤーが血管内に挿入されたならば，ガイドワイヤーの頸静脈への挿入を防止するため，首を穿刺側に向け，さらにガイドワイヤーを挿入する．ガイドワイヤーが深く入ると，心電図上での不整脈が認められる❶e．この不整脈はガイドワイヤーによる右心室への刺激と考えられるため，その時点で，ガイドワイヤーを少し抜き，不整脈のでない位置で把持する❶f．

カテーテルの挿入：穿刺部を尖刃刀で小さく皮切し，ガイドワイヤー越しに付属のダイレーターを挿入し❶g，カテーテル挿入ルートを拡張させる．ダイレーターを抜去し，カテーテルをあらかじめ決めていた長さまで挿入する❶h．

カテーテルの固定：カテーテルを皮膚に固定する❶i．カテーテルに付属の固定用デバイスがあれば，利用したほうが事故抜去を起こしにくい．

操作中の合併症の確認：カテーテル挿入後，必ず胸部X線単純写真を撮り，カテーテル先端の位置が上大静脈ないし，右心房にあるかを確認する．また，併せて挿入に伴う合併症（気胸，血胸，胸壁の血腫など）を起こしていないかを確認する．

カットダウン法

カットダウン法は，中心静脈アプローチでは，上述したSeldinger法による穿刺の不成功例や，穿刺自体による危険性回避を目的とする場合などに用いる手技であり，ルート確保の最終的な方法である．主に内頸静脈や大腿静脈へのアプローチの際に用いられることが多いが，末梢静脈の穿刺が困難な例や橈骨動脈を用いた動脈ラインの確保などにも用いられることもあ

中心静脈路の確保

❶e：ガイドワイヤー挿入時に認める心電図上の不整脈（➡）．

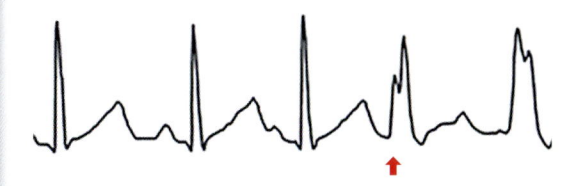

❶f：シースを抜去し，ガイドワイヤーを不整脈のでない位置まで抜いた状態．

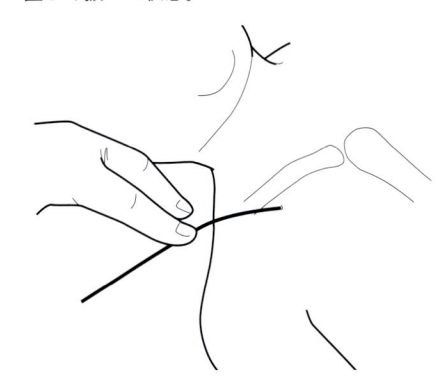

❶g：ルート拡張のためのダイレーターを挿入している．

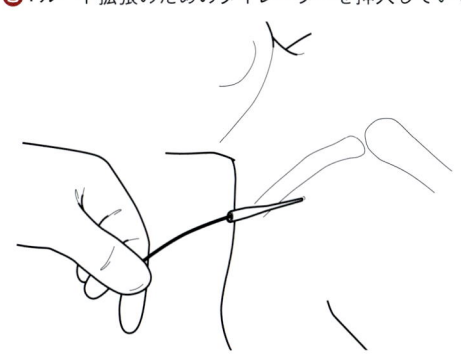

❶h：カテーテルをガイドワイヤー越しに挿入している．

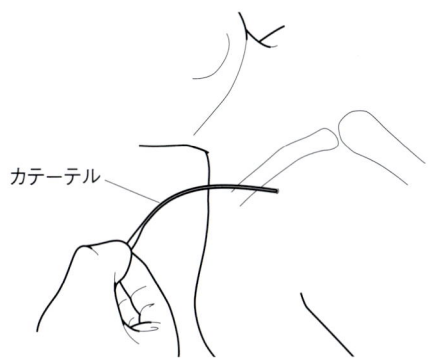

カテーテル

❶i：カテーテルの固定．

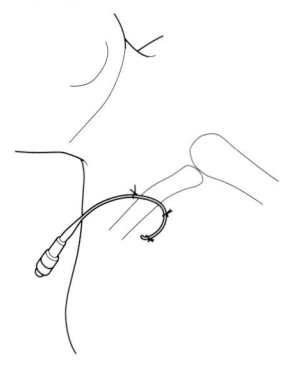

2 エコーによる鎖骨下静脈の位置確認

ⓐ：エコーガイド下における鎖骨下穿刺。

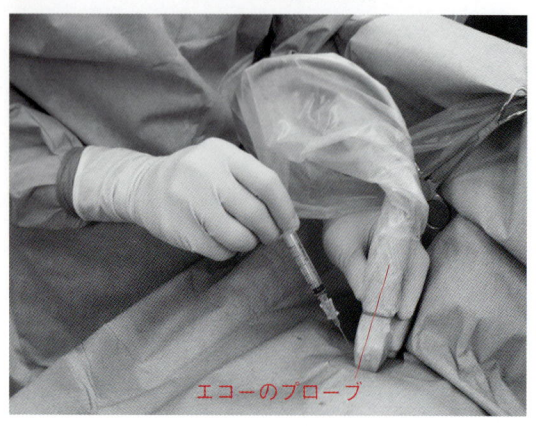

エコーのプローブ

ⓑ：エコーでみた鎖骨下動静脈。エコープローベにて圧迫することにより，静脈は扁平化するが，動脈は内腔が保たれ，拍動を認める。

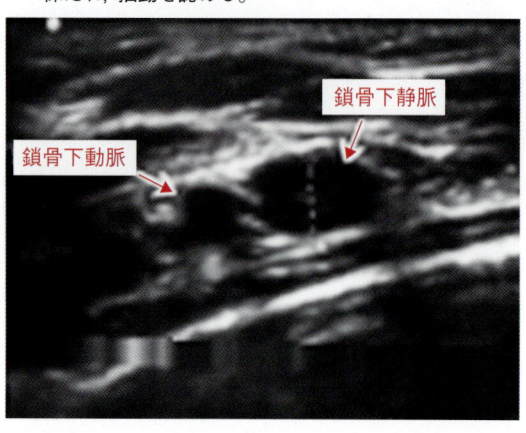

鎖骨下動脈　鎖骨下静脈

3 内頸静脈のカットダウンを行う場合の皮膚切開の目安

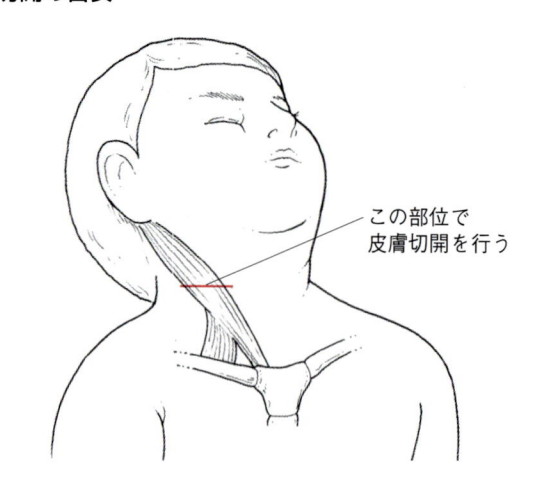

この部位で皮膚切開を行う

る。ここでは右内頸静脈でのカットダウンの手順について紹介する。

カテーテルの長さの確認：挿入前に胸部X線単純写真などを用いて，挿入するカテーテルの長さを確認する。

体位：患児の頭を左側に向け，右胸鎖乳突筋の位置を確認する。後述するガイドワイヤー挿入の際，右心房側への挿入を確認するため，心電図モニターを付けて行う。

清潔操作の実践：高度バリアプレコーションを原則とし，術者は滅菌ガウン，マスク，帽子と滅菌手袋を着用し，挿入する部位を中心に十分に広い範囲で皮膚の消毒を行う。

局所麻酔：25Gの針を付けた1%キシロカイン®，もしくは塩酸プロカイン液入りの2.5ccシリンジにて，下記に示す皮膚切開部，その皮下を十分に局所麻酔する。

皮膚切開：内頸静脈は胸鎖乳突筋の背面に総頸動脈とともにシースを形成している。通常穿刺を行う場合，成書では胸鎖乳突筋の鎖骨付着部，胸骨付着部と鎖骨から形成される三角形の頂点を穿刺点とするが，小児におけるカットダウンではこの三角形より1～2cm頭側で2cm程度の皮膚切開を行う❸。

内頸静脈の確認：皮下および広頸筋をモスキートペアンにて広げると，直下に胸鎖乳突筋が現れる。胸鎖乳突筋を縦にスプリットし，筋膜を越えると，その直下にシースに包まれた内頸静脈を直視できるようになる❹。

内頸静脈の把持：内頸静脈をモスキートペアンにてすくい上げ，同静脈周囲を十分に剥離し，絹糸を2本通す。この絹糸を中枢側，末梢側に分け，同静脈を把持する。中枢側を持ち上げ，末梢側を緩めることで血管が拡張することを確認しておく。また静脈は操作刺激によるスパスムで収縮しやすいため，すぐに確認ができないこともある。その場合，1%キシロカイン®などを周囲に散布すると内頸静脈は徐々に拡張してくる。

内頸静脈の穿刺：把持した絹糸を持ち上げ，内頸静脈の中央部に挿入するカテーテルに付随した穿刺針を刺す。もしくはスピッツメスを用いて縦の小切開を行い，同部位より穿刺針を挿入する。1cm程度血管内に挿入できたら，穿刺針内筒は抜去し，中枢側の絹糸を緩め，外筒のみ挿入を進め，穿刺針外筒を内頸静脈に留置する。

ガイドワイヤーの挿入：穿刺針外筒を介して逆血を確認した後，ガイドワイヤーを挿入する。ガイドワイヤーが深く入ると，心電図上での不整脈が認められる。その時点で，ガイドワイヤーを少し抜き，不整脈のでない位置で把持する。

ダイレーターを用いたカテーテル挿入：ガイドワイヤー越しに付属のダイレーターを挿入し，カテーテル挿入ルートを拡張させる。その後，ダイレーターを抜去し，ガイドワイヤー越しにカテーテルをあらかじめ決めていた長さまで挿入する。

内頸静脈へのカテーテル挿入後の処置：カテーテル挿入後，穿刺による挿入で出血が少ない場合，把持していた絹糸は除去する。一方，切開による場合や出血が予測される場合は，末梢側は結紮し，中枢側はカテーテル閉塞をきたさない程度に結紮する。この際，カテーテルの逆血が可能かを確認しておく。

閉創：創部を層々に閉じ，カテーテルを皮膚に固定する。最後

中心静脈路の確保

に必ず胸部X線単純写真を撮り，カテーテル先端の位置が上大静脈ないし，右心房にあるかを確認する。

ポート型長期留置型カテーテル挿入法

ポート型カテーテルは血管内に挿入するカテーテルと，体外から針で穿刺して輸液や抗癌剤などを投与する皮下に埋め込んだリザーバー（ポート）から成る❺。抗癌剤投与や長期栄養管理に用いることが多い。自然抜去もなく，薬剤を投与しない期間は体外露出部分がないため入浴なども可能であり，QOLの向上に有用なカテーテルである。その反面，使用時には皮膚穿刺を行う必要があり，また繰り返される穿刺のため穿刺部の皮膚の壊死を起こす危険性がある。ポート型におけるリザーバーの底面の大きさは25～30mm程度であり，高さは10～15mm程度のものがほとんどであり，幼児期以降に使用することが多い。児の体格に合わせたカテーテルを選択し，挿入部位は鎖骨下，内頸静脈が選択されることが多い。

ポート型カテーテル挿入法の実際

実際にはカテーテル挿入とリザーバー留置という2つの処置を行う。カテーテル挿入のための静脈穿刺は，前述したSeldinger法を用いるかカットダウン法を用いるため割愛する。なお，ポート型カテーテルの挿入では，カテーテル先端の位置確認のため，術中透視が必要となる。

鎖骨下静脈を用いた中心静脈確保後の手順

前述したSeldinger法によるCVC挿入法[8]（ガイドワイヤー挿入）までは同じ手順である。ガイドワイヤー挿入後，カテーテル挿入用シースイントロデューサーの挿入を容易にするため，皮膚挿入部を1cm程度切開する。

ダイレーター付シースイントロデューサーの挿入：ガイドワイヤーを介して，ダイレーターを付属したシースイントロデューサー（❽参照）を回転させながら静脈内を挿入していく。その際，術中透視を用いながら，シースイントロデューサー先端の位置が深く入りすぎないように注意する。

ダイレーターの抜去：ダイレーターを抜去し，シースイントロデューサーのみ残す。その際，出血や空気の吸引を防ぐため，シースの出口を指で閉鎖しておく。

カテーテルの挿入：シースイントロデューサーを通して，透視下にカテーテルを挿入する。なお，カテーテル先端は上大静脈内となるよう注意を払う。シースイントロデューサーをピールアウェーしながら，引き抜いていく。その際，カテーテルが抜けないよう，助手にカテーテルを把持してもらうことが重要である。シースイントロデューサー抜去後は，透視にて必ずカテーテル先端の位置が変化していないかを確認する。

リザーバー留置位置確認と皮切：リザーバー留置の処置にうつる。留置位置は前胸部のできるだけflatな部分で，皮下脂肪が比較的ある部分を選択し，乳腺にかからない位置を選択し，同部位を約2.5cm程度皮膚切開する。

リザーバー用皮下ポケットの作成：皮膚切開部位より，リザーバーの大きさに相当する皮下ポケットを作成する。この際，リザーバーより皮膚側の皮下脂肪の厚さが厚すぎると使用時に穿

❹ 内頸静脈と総頸動脈の位置関係

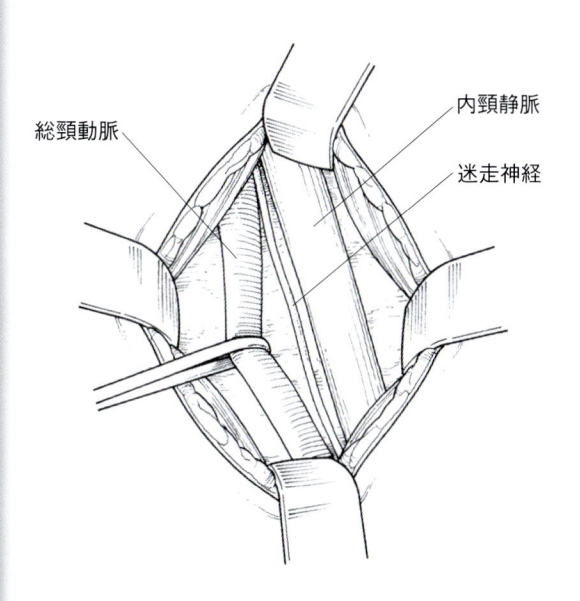

総頸動脈　内頸静脈　迷走神経

❺ ポート型カテーテル

ⓐ：血管内に挿入するカテーテル

リザーバー　カテーテル

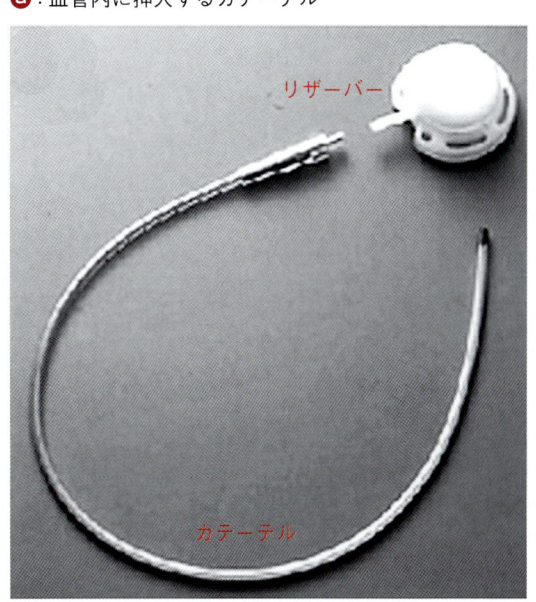

ⓑ：体外から針で穿刺して輸液を投与するための皮下に埋め込むリザーバー。

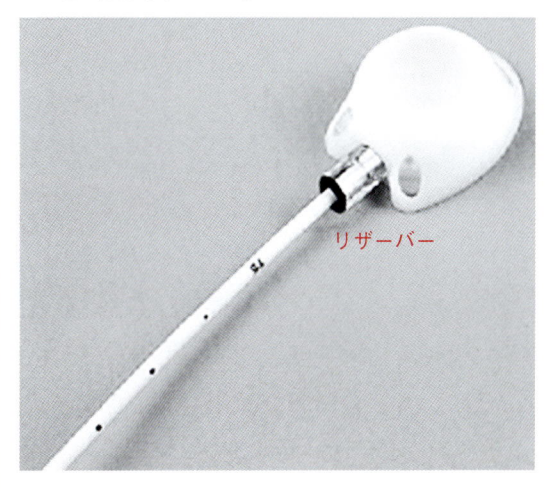

リザーバー

6 リザーバーの留置位置

ⓐ：リザーバーの留置位置と皮下トンネルの走行。
①カテーテル挿入のための皮膚切開部，②カテーテル皮下トンネル部分，③リザーバー留置部位，④リザーバー挿入のための皮膚切開部

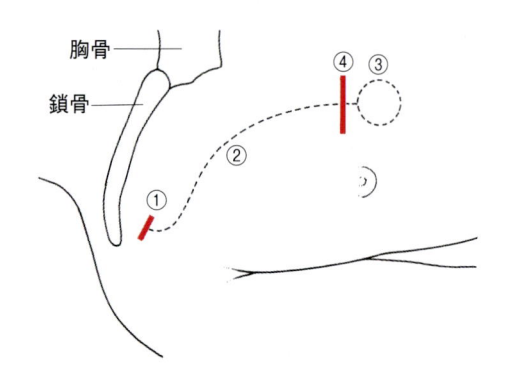

ⓑ：リザーバーの留置位置と皮膚切開（縫合）部位
実線が皮膚切開（縫合）線。①のように皮膚切開（縫合）部位がリザーバーの線に近いと皮膚トラブルの原因となるため，②のように皮膚切開（縫合）部位がリザーバーにかからないにする。

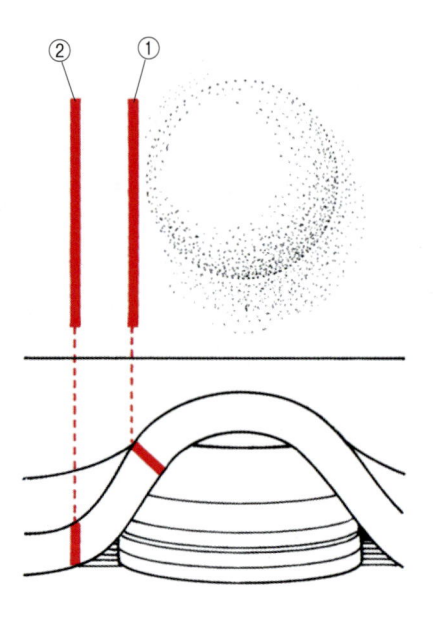

刺しにくく，また薄いと皮膚の壊死を起こす危険性がある。そのため，5～20mmぐらいが目安とされている。また皮膚切開部がリザーバー本体に重ならないようにする必要がある **6**。

トンネラーによる皮下トンネル作成：付属のトンネラー（**8** 参照）にて，カテーテル挿入部とリザーバー留置用の皮膚切開部の間に皮下トンネルを作成する **6**。

皮下トンネル中へのカテーテルの挿入：カテーテル末梢側をトンネラーに接続し，皮下トンネルを通し，リザーバー留置用皮下ポケットまで慎重に引き出す。この際もカテーテル先端が変化していないか，透視にて確認する。

カテーテルの長さ調節とリザーバーへの接続：体内に留置するカテーテルの長さを確認後，必要なカテーテルの長さで切断し，リザーバーに接続する。その後，付属するカテーテルロックを使用し，カテーテルがリザーバーから外れないようにする。この操作の際，カテーテルが引き抜かれることがあり注意が必要である。

リザーバーの固定：リザーバーを皮下ポケットに挿入し，大胸筋の筋膜に固定する。

内腔開存の確認と操作による合併症の有無の確認：付属するノンコアリングニードル（ヒューバー針 **7**）を用いて，リザーバーを穿刺し，内腔に閉塞がないことを確認する。

各皮膚切開部を閉鎖し，手技を終了するが，最後に必ず胸部X線単純写真を撮り，合併症がないことを確認する。

ブロビアック・ヒックマン型長期留置型カテーテル挿入法

ブロビアック・ヒックマン型カテーテルは血管内に挿入するカテーテルに，皮下組織に埋没し癒着で固定されるダフロンカフがあることが特徴である **8**。ポート型同様に，抗癌剤投与や長期栄養管理に用いることが多い。カフ部分の癒着により事故抜去が生じにくく，またカテーテル挿入部の局所感染がカフ部分でブロックされるといった利点がある。最小径のカテーテルはシングルルーメンで2.7Fr，ダブルルーメンでは5Frである。幼児期以降に使用することが多く，児の体格に合わせたカテー

7 ヒューバー針

ⓐ：ヒューバー針の1例（Smith-medical社製グリッパーニードル）

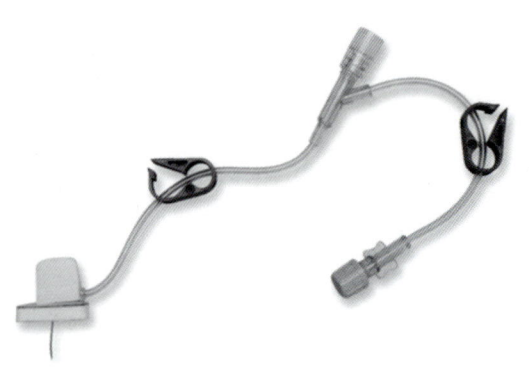

ⓑ：リザーバーへのヒューバー針の穿刺イメージ（東レ・メディカル社製ウイングドシュアカン）

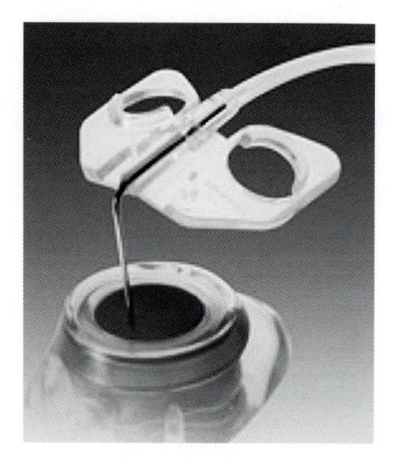

中心静脈路の確保

テルを選択する必要がある。挿入部位は鎖骨下，内頸静脈が選択されることが多い。

ブロビアック・ヒックマン型カテーテル挿入法の実際

ブロビアック・ヒックマン型カテーテル❽の挿入では，カテーテル自体の挿入とカテーテルに装着されたダフロンカフの留置という2つの処置を行う。カテーテル挿入のための静脈穿刺は，前述したSeldinger法を用いるかカットダウン法を用いるため割愛する。なお，ブロビアック・ヒックマン型カテーテルの挿入でも，カテーテルの長さの調節やカテーテル先端の位置確認のため，術中透視が必要となる。

鎖骨下静脈を用いた中心静脈確保後の手順

ガイドワイヤー挿入まではCVC挿入法と同じ手順である。ガイドワイヤー挿入後，カテーテル挿入用シースイントロデューサーの挿入についてはポート型カテーテルの挿入法と同じ手順〔ポート型カテーテル挿入法の手順(p.15参照)〕である。

カテーテル挿入部およびダフロンカフ留置部位の確認：まずガイドワイヤー挿入後，ブロビアック・ヒックマン型カテーテルの皮膚挿入部を決め，ダフロンカフ❽の皮下への留置部位を確認する。さらに透視を用いて先端の位置が上大静脈になるように先端部分を切断し，長さを調節する。

トンネラーを用いたカテーテルの皮下トンネル中挿入：ブロビアック・ヒックマン型カテーテルの皮膚挿入部を7〜8mm皮膚切開し，付属したトンネラーを用いて，このカテーテルをシースイントロデューサーの挿入部に誘導する。その際，ダフロンカフ留置部が皮膚挿入部より十分に距離をとることを心がける。

シースイントロデューサーを用いたカテーテル挿入：ダイレーターを抜去後のシースイントロデューサーを通して，透視下にカテーテルを挿入する。なお，カテーテル先端は上大静脈内となるよう注意を払う。

シースイントロデューサーの抜去：シースイントロデューサーをピールアウェーしながら，引き抜いていく。その際，カテーテルが抜けないよう，助手にカテーテルを把持してもらうことが重要である。シースイントロデューサー抜去後は，再度透視にて，カテーテル先端の位置が変化していないかを確認する。

閉創と操作中の合併症の有無の確認：カテーテル先端の位置，カフの位置を確認の後，創部を閉鎖し，カテーテルを糸固定する❾。カフが皮下に固定されるまでには2〜3週間かかるため，その間はカテーテルが抜けないように注意して管理する。

持続的血液濾過透析用カテーテル挿入法

小児における急性血液浄化療法は，以前は小児に使用可能な装置やカテーテルが少なく，困難なことも多かった。最近，小児に使用可能な装置やモジュール，細径サイズ(6Fr，7Fr)のカテーテルの開発により，施行可能な手技へと変貌してきている。急性血液浄化療法のための持続的血液濾過透析(continuous hemodiafiltration；CHDF)には，安定した血液流量を保つことができることや循環動態の安定化が重要である。特に脱血は重要であり，十分な血液の脱血が可能な橈骨動脈を用いる方法と内頸静脈や大腿静脈を用いる方法があるが，最近では特に後者

❽ ヒックマン型カテーテルのセット

ブロビアック・ヒックマン型カテーテルは血管内に挿入するカテーテルに，皮下組織に埋没し癒着で固定されるダフロンカフ(⑤)があることが特徴である。
①カテーテル，②ガイドワイヤー，③ダイレーター付きシースイントロデューサー，④トンネラー，⑤ダフロンカフ

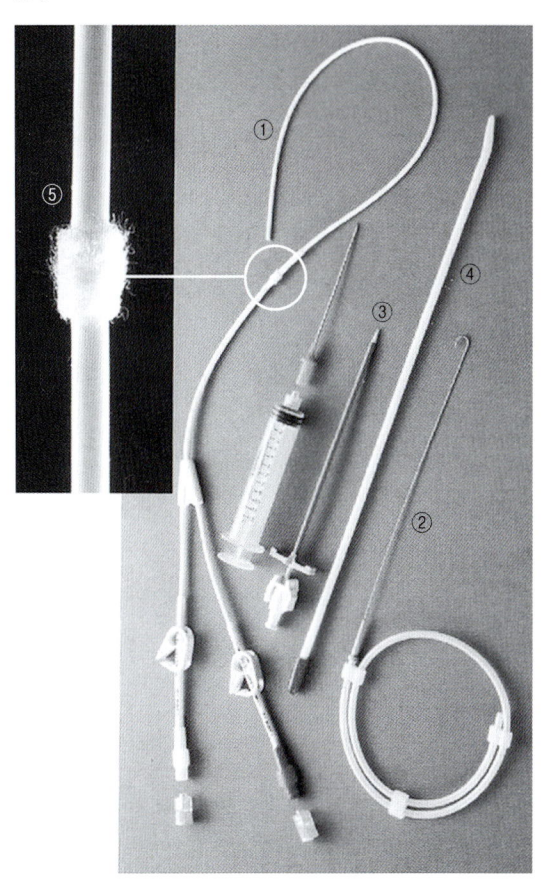

❾ ブロビアック型カテーテルの留置

ダフロンカフはカテーテル挿入部から離した皮下に留置するようにする(○部分)。-- はカテーテルの皮下トンネル部分。

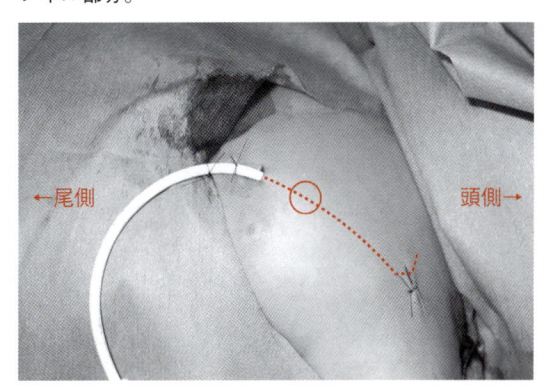

←尾側　頭側→

17

を用いる傾向にある。小児においては，大腿静脈や鎖骨下静脈を用いることもあるが，一般的に穿刺留置時の安全性や感染対策上の有用性より内頸静脈を第一選択として用いることが多い。

CHDF用カテーテルは，ホールの位置によりサイドホール型とエンドホール型のカテーテルがある。サイドホール型ではカテーテルが細く挿入しやすいが，血管径が細いと脱血不良に陥る危険性がある。また，エンドホール型ではカテーテル自体が少し大きいものしかなく，その使用は制限される。参考までに相馬らが示している体重とカテーテルサイズの目安を示す **10**。特に最細径の6Frベビーフローカテーテルは新生児，乳児用として使用されることが多い **11**。

CHDF用カテーテルの挿入自体は，上述したCVCの挿入と同様であり，Seldinger法を使用され挿入される。また最近では，エコーガイド下でのより安全な挿入が行われることも多い。そのため，挿入法については割愛する。挿入に関しての注意点は通常のCVCの挿入時と同じである。脱血量を考慮し，カテーテル先端の位置を上大静脈または右房に留置する必要があることである。

中心静脈路確保時の特に注意すべき合併症

気胸（pneumothorax）

鎖骨下穿刺の際，穿刺針の向きが深く，あるいは内側に挿入された場合に，壁側および臓側胸膜を破り，肺実質を損傷し，気胸を起こす。穿刺針からの空気の吸引により気づかれることもあるが，挿入後までわからないこともある。挿入後に咳がで

10 体重とカテーテルサイズの目安

体重	カテーテルサイズ	長さ	流量(ml/min)
5kg 以下	中心静脈用カテーテル 5〜7Fr ベビーフロー 6Fr	10cm 以下	〜15
5〜10kg	トルネードフロー 7Fr ツインエンド 8Fr	10〜13cm	15〜30
10〜20kg	9〜11Fr	10〜15cm (大腿：20cm)	30〜60
20kg 以上	11〜13Fr	15cm 程度 (大腿：20〜25cm)	60〜 (3〜4ml/kg 程度)

（文献8より引用）

11 小児用CHDF用カテーテル

小児用CHDF用ダブルルーメンカテーテル（6Frのベビーフローカテーテル）

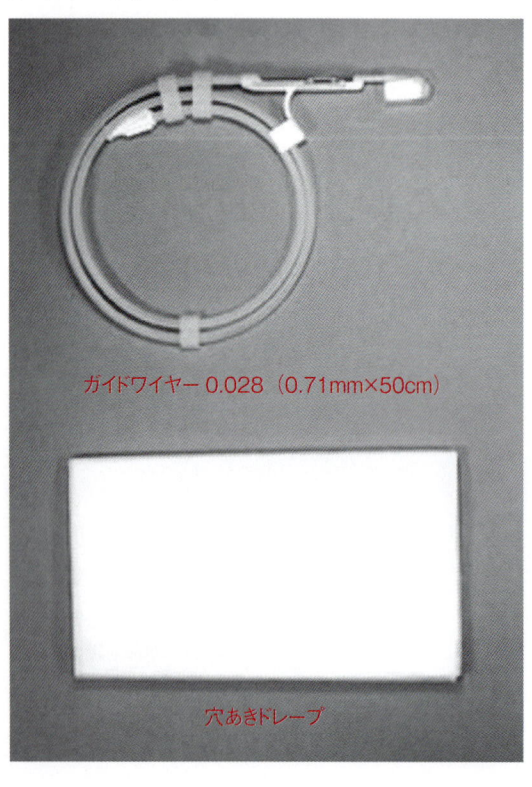

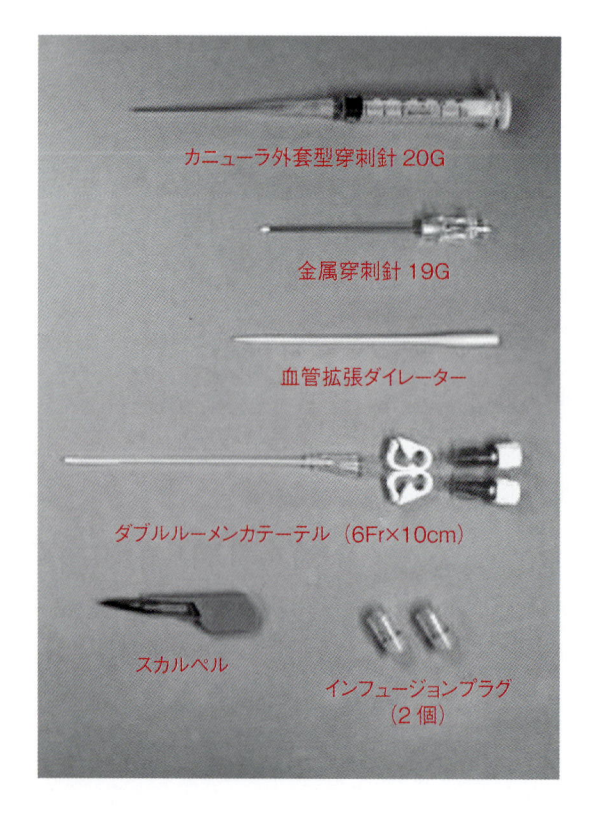

ガイドワイヤー 0.028（0.71mm×50cm）

穴あきドレープ

カニューラ外套型穿刺針 20G

金属穿刺針 19G

血管拡張ダイレーター

ダブルルーメンカテーテル（6Fr×10cm）

スカルペル

インフュージョンプラグ（2個）

る場合，気胸を起こしている可能性がある．カテーテル挿入後に，咳がでていないか，呼吸音に左右差がないか，経皮的酸素飽和度モニターなどで酸素飽和度の低下がないかをチェックし，胸部単純X線写真での確認を行う．

血胸(hemothorax)

気胸と同様な機序で，鎖骨下動脈や静脈と壁側胸膜を損傷した場合，肋間動脈や肺実質の動脈が損傷した場合に生じる．気胸と同じく，カテーテル挿入後に呼吸音に左右差がないか，経皮的酸素飽和度モニターなどで酸素飽和度の低下がないかをチェックし，胸部単純X線写真での確認を行う．

カテーテル先端の位置異常(mislodging, malposition)

位置異常防止のため，カテーテル先端が鎖骨下静脈へ挿入されたときに，十分に頸部を穿刺側へ向けることが重要である．内頸静脈に先端が位置することが多く，カテーテル挿入後の胸部単純X線写真にて位置確認をする．内頸静脈への迷入が認められた場合は，無名静脈の位置までカテーテルを引き抜く．

動脈穿刺(arterial puncture)

鎖骨下穿刺において，鎖骨下静脈は動脈と平行にやや深めに走るため，穿刺針が深くなると生じる危険性がある．動脈穿刺であれば，すぐに穿刺針を抜き，血腫形成を予防するため，5分以上の十分な圧迫を行っている．なお，動脈穿刺を行った場合は，穿刺側を反対側へ変更する．

胸管損傷(injury to thoracic duct)

左側の鎖骨下の穿刺を行った場合に誤って，内頸静脈と鎖骨下静脈合流部を損傷した場合に生じる．穿刺直後は無症状であり，カテーテル挿入後数日して，ドレッシングのリンパ液による汚染や頸部の腫脹，胸部単純X線写真による左胸腔の液体貯留にて気づかれることが多い．

文献

1) 増本幸二, 永田 公二, ほか: 小児外科の基本手術手技—わたしはこうしている: 当科における中心静脈カテーテル挿入法. 小児外科 2006; 38: 1477-81.
2) 棚野晃秀, 堀澤 稔: 中心静脈カテーテル挿入 -超音波ガイドによる鎖骨下静脈カテーテル挿入法 -. 小児外科 2011; 43: 113-6.
3) Chung DH, Ziegler MM: Vascular access procedure. Operative pediatric surgery, Ziegler MM, Azizkhan RG, et al, eds, McGraw-Hill Professional, New York, 2003, p85-94.
4) Hisrchl RB, Barflett RH: Extracorporeal life support for cardiopulmonary failure. Pediatric Surgery, 6th edition, Vol 1, Grosfeld JL, O'Neill JA, et al, eds, Mosby, Philadelphia, 2006, p134-145.
5) Masumoto K, Uesugi T, Nagata K, Takada N, Taguchi S, Ogita K, Yamanouchi T, Taguchi T, Suita S. Safe techniques for inserting the Hickman catheter in pediatric patients. Pediatr Hematol Oncol 23: 531-540, 2006
6) Stringer MD: Vascular access. Rob & Smith's Operative Surgery, Pediatric Surgery, 5th ed, Spitz L, Coran AG, eds, Chapman & Hall Medical, London, 1995, p25-37.
7) 吉川正人: 前胸部ポートの留置および管理方法. ワンステップアップ静脈栄養, 臨床栄養別冊JCNセレクト4. 井上善文監修, 医歯薬出版株式会社, 東京, 2010, p40-45.
8) 相馬 泉, 服部元史: 小児CHDFと vascular access. 小児外科 2008; 40: 257-62.
9) 服部元史, 金子岩和: 小児急性血液浄化療法マニュアル, 伊藤克己監修, 医学図書出版, 東京, 2002.
10) 竹山廣光: 中心静脈カテーテル挿入時の機械的合併症と対策. 静脈経腸栄養ハンドブック, 日本静脈経腸栄養学会編, 南山堂, 東京, 2011, p284-290.

I 基本手技

ECMO

増本幸二

1 ECMOの適応疾患

新生児遷延性肺高血圧症を伴う呼吸不全
胎便吸引症候群
重症肺炎
先天性横隔膜ヘルニア
肺の安静化が必要な疾患
呼吸不全患者における人工呼吸管理による肺損傷やbarotrauma
〔気胸，縦隔気腫，plumonary interstitial emphysema（PIE）などで，可逆性のもの〕
循環不全
心膜炎や心筋炎でECMO管理により回復が望めるもの
先天性心疾患などでECMO管理中もしくは管理後に，手術により血行動態の改善が望めるもの

2 皮膚切開

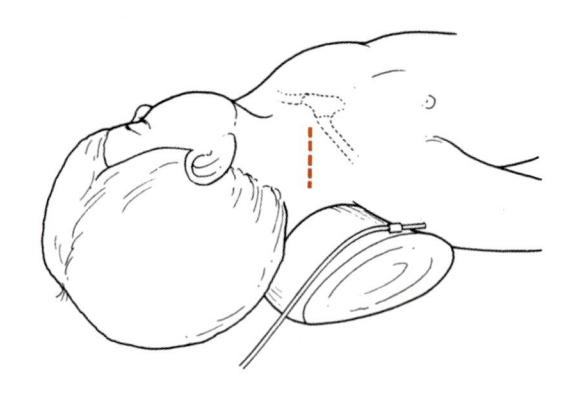

3 胸鎖乳突筋と血管シースの位置関係

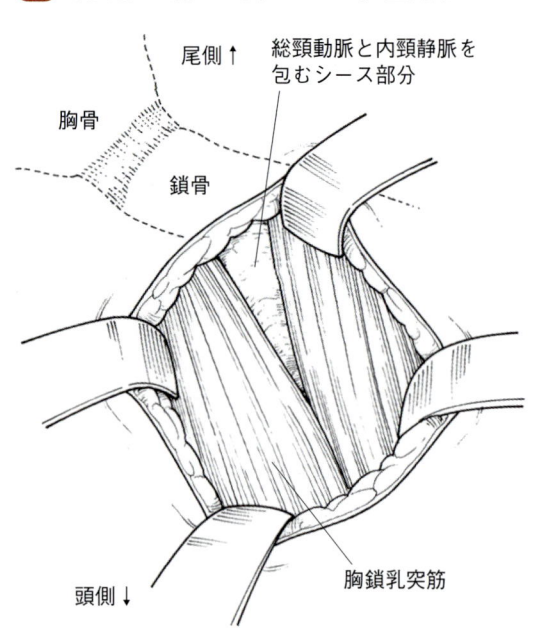

尾側↑　総頸動脈と内頸静脈を包むシース部分
胸骨
鎖骨
胸鎖乳突筋
頭側↓

ECMO（extracorporeal membrane oxygenation）は，膜型人工肺を用い，体外循環により，保存的治療に反応しない重症循環呼吸不全患者に対して行う呼吸循環補助のことである。小児外科領域においては，主に新生児遷延性肺高血圧症を伴う呼吸不全，肺の安静化を要する疾患，循環不全などに対して適応されている❶。実際には緊急性の高い病態でのECMO導入が多く，カテーテルのカニュレーションは可能な限り短時間で行う必要がある。そのため，このECMO用カテーテルの挿入は，カテーテル挿入に熟知した外科医が行う必要がある。

現在，ECMOは静脈から脱血し，酸素化した血液を動脈へ送血するVA ECMOと，酸素化した血液を静脈へ送血するVV ECMOがある。多くはVA ECMOが用いられるが，最近では脱送血が1本のカテーテルで可能なdouble-lumenのカテーテルが開発され，挿入手技の簡便さからVV ECMOも行われることが多くなってきている。

それぞれのECMOに注意すべき点があり，VA ECMOでは，送血路が頸動脈となるため脳血流への影響があることと，肺動脈血に加えて，心臓への血流である冠動脈血への酸素化が十分に行えない危険性がある。一方，VV ECMOでは，酸素化された血液が右心房内の静脈血と混合されるため，全身への十分な酸素化された血液が環流しないという危険性がある。これらの注意点を考慮し，患者の病態に合わせてどちらのタイプのECMOを導入するべきかを決めるべきである。

ECMO用カテーテル挿入法（VA ECMOの場合）

VA ECMOでは，右内頸静脈を脱血路，右総頸動脈を送血路として，カニュレーションを行う。なお，ECMO導入では，緊急性が高いことが多いため，カニュレーションを行う前に，カテーテル，回路組み立てやラインの確認を十分に行って手技を開始する。

体位

肩枕を敷き，顔を左に向け，右頸部を展開する。高度バリアプレコーションを原則とし，術者は滅菌ガウン，マスク，帽子と滅菌手袋を着用し，右頸部を中心に十分に広い範囲で皮膚の消毒を行う。

皮膚切開

胸鎖乳突筋の鎖骨付着部，胸骨付着部と鎖骨から形成される三角形の頂点から1～2cm頭側で，2～3cm程度の皮膚切開を行う❷。

総頸動脈および内頸静脈の同定と把持

皮下をモスキートペアンにて広げ，直下の広頸筋を分けると，その直下に胸鎖乳突筋が現れる❸。胸鎖乳突筋を縦にス

プリットし，筋膜を越えると，その直下にシースに包まれた内頸静脈を直視できる。そのシースを開き，総頸動脈と内頸静脈をモスキートペアンにてすくい上げ，同血管周囲を十分に剥離し，絹糸もしくは血管テープを通す。この絹糸もしくは血管テープで同動脈と静脈を把持する❹。

総頸動脈へのカテーテル挿入

まず，総頸動脈を把持し，末梢側（頭側）は絹糸で結紮する。その後，中枢側をクランプし，血管中枢側前壁に支持糸をかける。この支持糸を牽引しながら，その末梢側で動脈前壁を横に切開し，準備していた動脈用の8〜10Frのカテーテルを挿入する❺。なお，この際，動脈の支持糸は牽引が強いと血管を裂くことがあり，あまり強い牽引をしないようにする。また，カテーテル挿入ではカテーテル径が血管径に対して大きいこともあり，挿入の際に血管が裂ける危険性があり，慎重に挿入していく。中枢側で動脈自体をカテーテルごと結紮するが，カテーテル内腔に狭窄を生じないよう注意する。カテーテル先端は胸部大動脈に留置する。

内頸静脈へのカテーテル挿入

次いで，静脈操作を行う。内頸静脈は末梢側を絹糸で結紮する。中枢側は絹糸で牽引支持し，その末梢側で静脈前壁を横に切開し，準備していた静脈用の10〜12Frのカテーテルを挿入する❻。特に静脈へのカテーテル挿入ではカテーテル径が血管径に対して大きい。そのため，血管が裂けるあるいは離断する危険性があり，慎重に挿入していく。いったん静脈が離断すると大出血を起こす危険性も高く，特に慎重さが必要である。静脈であっても中枢側で静脈自体をカテーテルごと結紮する。カテーテル先端は上大静脈内もしくは右心房内となるようにする。

挿入における注意点

挿入したカテーテルの内腔が開存していることを確認し，創部を閉鎖する。なお，カテーテルが屈曲したり，動いたりしないように2カ所程度で糸固定する。なお，カテーテルの固定では，わずかな屈曲が脱血不良の原因となることがあり，カテーテルができる限りストレートになるように固定する必要がある。

カテーテルをECMO回路に接続するときの注意点として，airが入らないようにしなければならない。そのため，カテーテル断端を上向きにして生理食塩水で満たし，さらに生理食塩水を滴下して，カテーテル断端の水面が凸となるようにして接続する。

文献
1) 長屋昌宏: 第Ⅱ部ECMOの開始. 新生児ECMO 臨床の手引き, 名古屋大学出版会, 名古屋, 2008, p49-99.
2) Hisrchl RB, Barflett RH: Extracorporeal life support for cardiopulmonary failure. Pediatric Surgery, 6th ed, vol 1, Grosfeld JL, O'Neill JA, et al, eds, Mosby, Philadelphia, 2006, p134-145.
3) 中村和夫, 伊藤裕司, ほか: ECMOの適応と実際. 小児科診療 2002; 65: 423-7.

❹ 総頸動脈と内頸静脈の位置関係

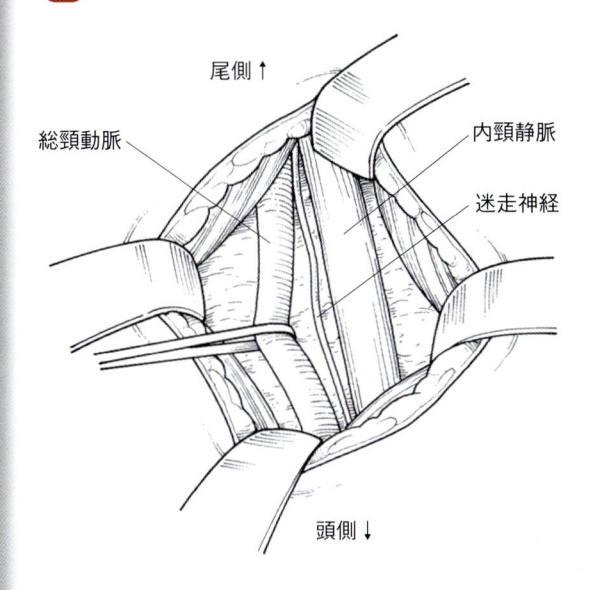

❺ 総頸動脈へのカテーテル挿入

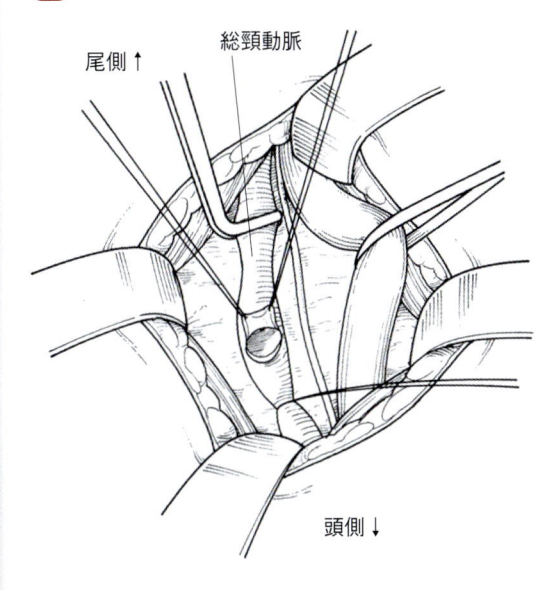

❻ 内頸静脈へのカテーテル挿入

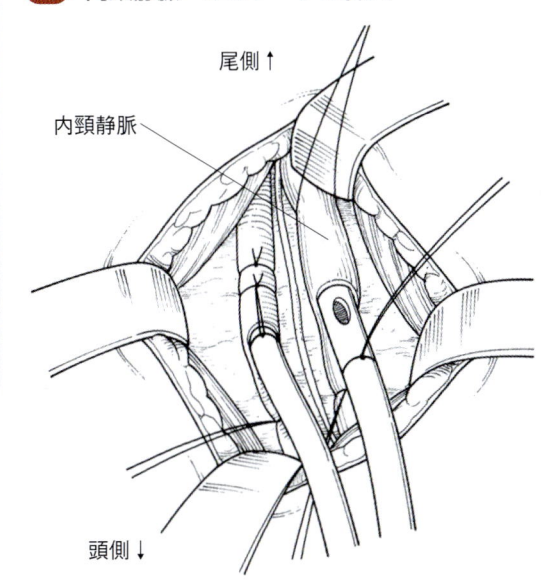

I 基本手技

CAPD

藤代 準, 増本幸二

　小児慢性腎不全患児に対する透析療法においては，1)体格的に血液透析が困難，2)成長に必要な水分量・栄養量が多い，3)患児のQOLが高い，等の観点から腹膜透析が選択されることが多い[1]。また，急性腎不全患児に対する集中管理の際の透析療法においても，特に新生児・乳児に対してはブラッドアクセスの問題から腹膜透析が施行されることが多い。
　腹膜透析の方法には，日常生活の間に数時間おきに4回程度透析液の注液・排液を行う連続携行式腹膜透析(continuous ambulatory peritoneal dialysis；CAPD)や，自動透析装置を用いて就寝中に透析液の注液・排液を行う自動腹膜透析(automated peritoneal dialysis；APD)などがある。
　本項では，小児における腹膜透析用カテーテルの基本的事項とその留置の基本手技について概説する。

腹膜透析用カテーテルの構造・種類

　腹膜透析用カテーテル **1a** の腹腔側の先端部分には約5〜10cmの範囲で多くの側孔があり，透析液のスムーズな出し入れを可能としている。カテーテルは通常2つまたは1つのダクロン製カフを有する。このカフはカテーテルの固定，透析液の漏出予防，皮下トンネル感染・腹膜炎予防の役割をもつ。腹壁面積の制限からシングルカフカテーテルが用いられることもあるが，腹膜炎予防やカテーテル開存の面で有利と考えられているダブルカフカテーテルの使用が一般的である[2]。Tenckhoffカテーテルとよばれる先端部が多孔性で皮下トンネル部分がストレートなカテーテルが有名であるが，皮下トンネル部分がさまざまな角度で屈曲したスワンネック型カテーテルもあり，カテーテルの出口部を下向きにすることで出口部を清潔に保ちやすいとされている。
　カテーテル先端部の形状，先端から内部カフ(腹腔側)・外部カフ(皮膚出口部側)までの長さ，皮下トンネル部分の形状はさまざまな種類のものが市販されており，カフの数も含めて患児の体格を考慮したうえで透析施行医・カテーテル挿入医の慣れたものが選択される。
　カテーテル挿入の際には，カテーテルにあったトロカー(**1b**，トンネラーともいう)，スタイレット **1c** が用いられる。

手術の実際

カテーテル留置の注意点
　カテーテル関連合併症予防の観点から，カテーテル留置の際には以下の3点が重要である。
①スムーズな注液・排液のためカテーテル先端をDouglas窩に確実に挿入する。

1 腹膜透析用カテーテルと挿入に用いる器具

ⓐ：腹膜透析に用いられるカテーテル(Tenckhoff カテーテル，ストレートタイプ)。

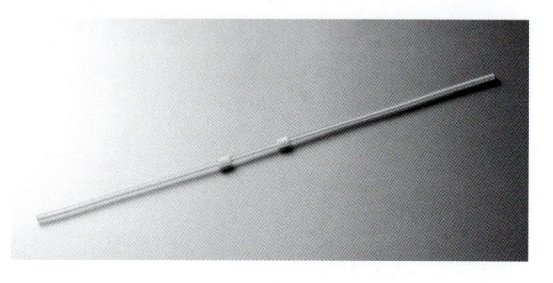

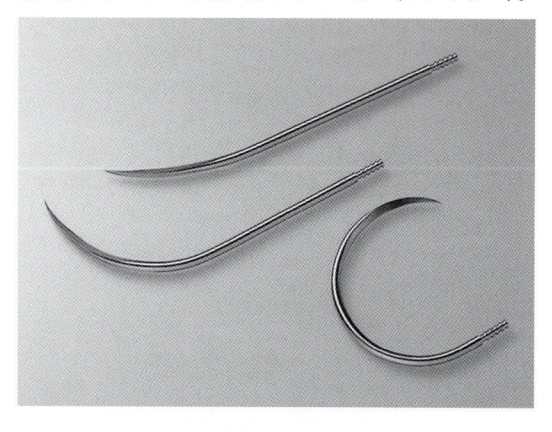

ⓑ：皮下トンネル作成に用いるトロカー(トンネラー)。

ⓒ：Douglas窩へのカテーテル先端の誘導に用いるスタイレット。

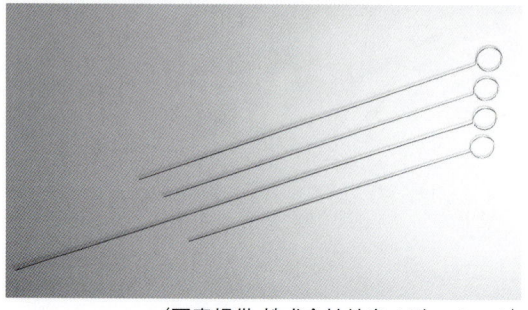

(写真提供 株式会社林寺メディノール)

②透析液の漏出予防と確実な固定のために腹膜・腹直筋後鞘の巾着縫合はwater tightにし，さらに内部カフは腹膜に固定する。
③トンネル感染予防のために外部カフは皮膚出口部から2cm以上離す[3]。

麻酔・術前準備

カテーテル留置は年長児においても全身麻酔下に行うことが望ましい。人員の問題などでやむをえない場合には鎮静・局所麻酔下でのカテーテル留置は可能であるが，感染予防や透視装置の利用の点から可能な限り手術室にて行う。移動困難な重症患児・新生児の急性腎不全に対する治療の際にはNICUやICUでのカテーテル留置も行われる。

カテーテル感染予防のため，術前に清拭・入浴などで腹部を清潔にする。ブドウ球菌などの表皮の常在菌をカバーするため，第1世代セフェムなどの抗生物質を執刀前と術後6〜12時間後に投与する[3]。

デザイン ②

腹壁瘢痕ヘルニア予防と内部カフの感染予防のため，経腹直筋的経路でカテーテル留置を行う。通常右側が選択されるが，腹腔内の癒着などの理由により左側が選択されることもある。Douglas窩からの距離をカテーテル先端から内部カフまでの距離に合わせるように皮膚切開の位置を決定する。さらにカテーテル皮下トンネル部の形態（ストレート・スワンネック）に合わせて皮膚出口部を決定する。なお，この際外部カフからカテーテル出口部までの距離が2cm以上となるように留意する[4]。ストレートカテーテルを用いる場合には，皮下トンネル部を強く彎曲させるとカテーテルのしなりによってカテーテル先端が移動する危険性があるため，なるべく彎曲させないように出口部を決める。事前に体格・腹壁面積に合わせたカテーテルを準備することが重要である。

皮膚切開・腹膜切開

デザインした部位に約2〜3cmの横切開をおき，皮下組織を切離する。感染予防・創傷治癒促進の観点から脂肪層の剝離は最小限とする。腹直筋前鞘を縦切開し，腹直筋を鈎にて左右に分ける。感染予防のため出血は最小限となるようにし，また確実に止血する。腹直筋後鞘を露出し，メスにて小開腹する ③a 。カテーテルが挿入できればよいので，通常5〜10mm程度の開腹で十分である。後の巾着縫合のため，腹直筋後鞘と腹膜を一括してモスキートペアンで把持しておく。

カテーテル挿入

スタイレットを通したカテーテルを挿入し，先端をDouglas窩に留置する ③b 。腸管などを避け確実に挿入するために，カテーテル先端を前腹壁に沿わせて挿入するとよい。また，スタイレットの先端をわずかに屈曲させるとカテーテル先端の誘導が容易となる。スタイレットを抜去した後，カテーテル先端の位置を透視装置やポータブルX線撮影で確認する。少量の生理食塩水で，注水・排液が可能であることを確認する。

腹膜・腹直筋後鞘の巾着縫合

カテーテル挿入部の腹膜・腹直筋後鞘を一括して4-0 Vicryl®

② カテーテル留置

ⓐ：カテーテル挿入時のデザイン。Douglas窩（→）からの距離に合わせて内部カフ（腹腔側）の位置（➡）を決定し，同部位が皮切の位置となる。外部カフ（皮膚出口部側）から2cm以上距離を取ってカテーテルの皮膚出口部（➡）を決定する。体格に合わせたカテーテルを事前に準備することが重要である。本症例ではストレートカテーテルを用い，右側の腹部手術既往のため左側への留置を選択した。

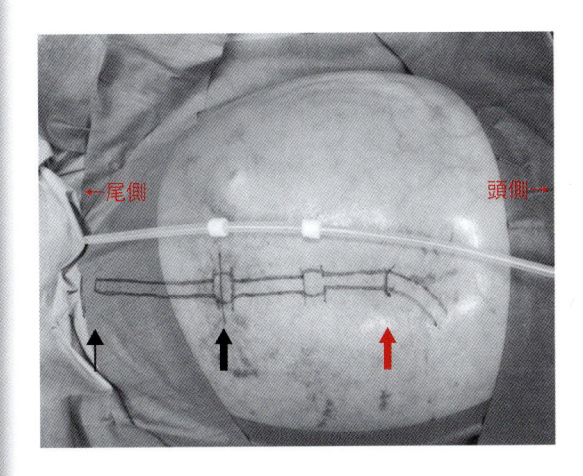

ⓑ：カテーテル経路の断面図

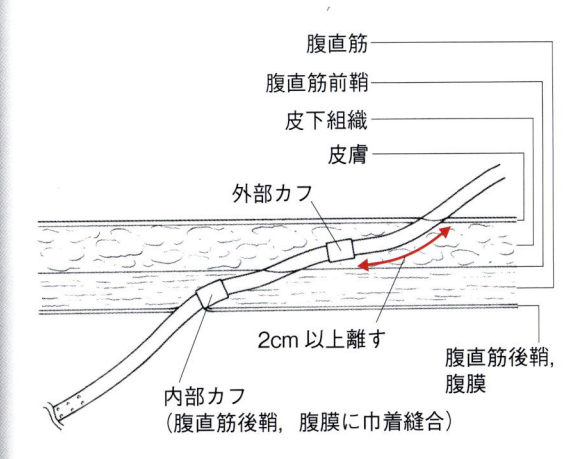

3 手術の実際

ⓐ：小開腹したところ。後の巾着縫合のためモスキートペアンで腹膜・腹直筋後鞘を把持しておく。

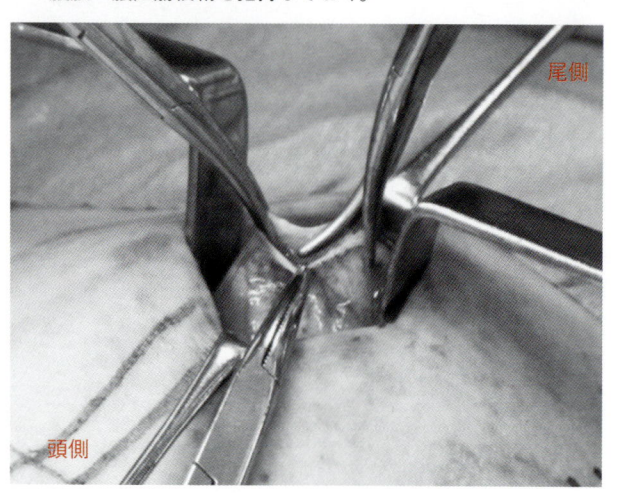

ⓑ：スタイレットを通したカテーテルを挿入している。先端をDouglas窩へ確実に誘導し，透視装置などで確認する。

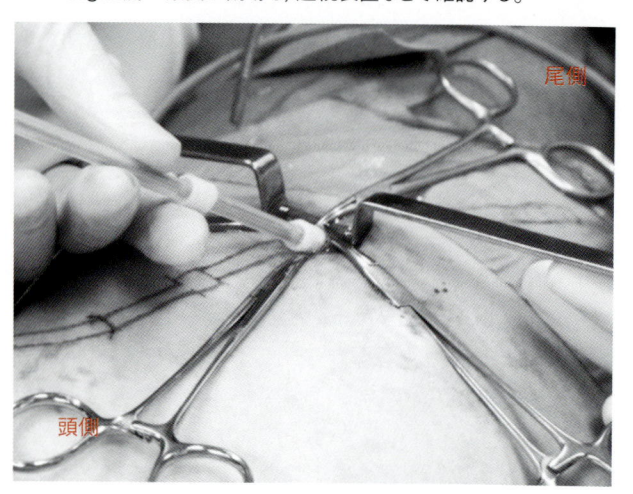

ⓒ：巾着縫合を行っているところ。water tightにするため，特に腹腔側の運針は小さ目にする。

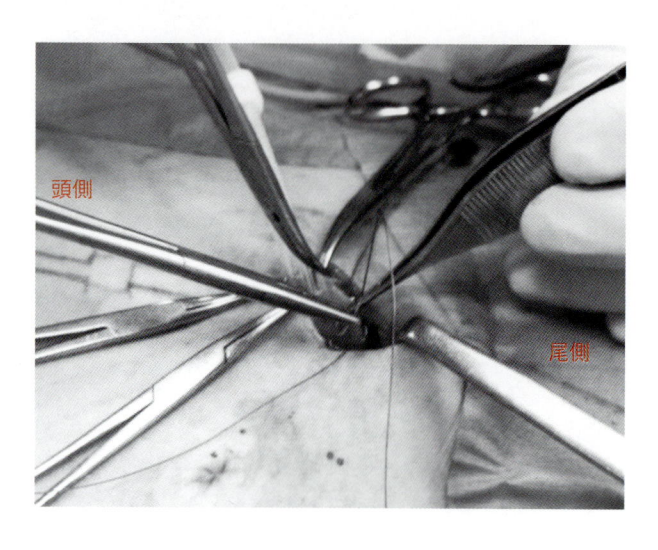

ⓓ：巾着縫合の後にカフを腹膜・腹直筋後鞘に固定する。本症例では巾着縫合を2重に行い，さらにカフと腹直筋後鞘の固定を追加した。

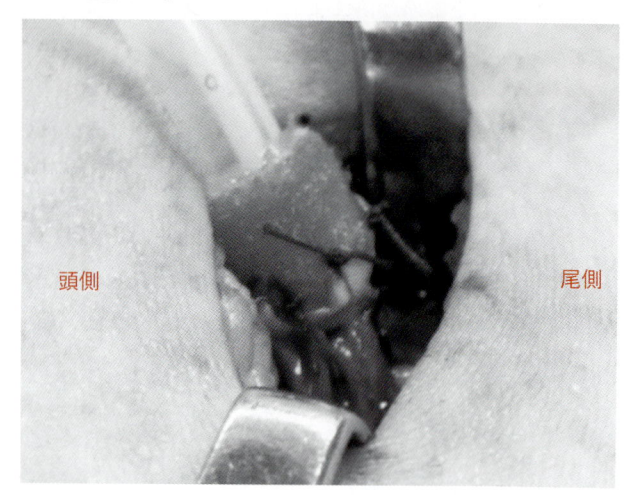

ⓔ：専用トロカー（トンネラー）を用いて皮下トンネルを作成している。

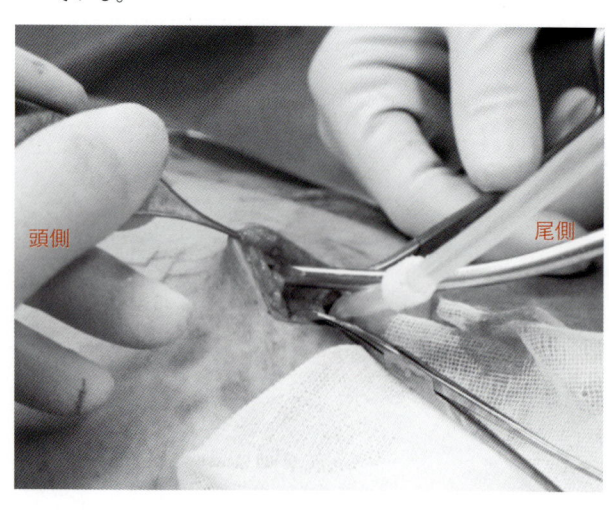

ⓕ：腹直筋前鞘の縫合。尾側から縫合し，カテーテルが腹直筋前鞘の一番頭側から出るようにする。

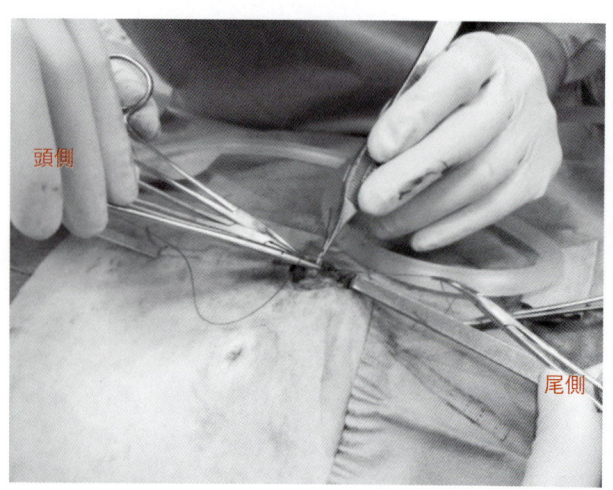

で巾着縫合をかける **3c**。内部カフを腹腔内に押し込んだ状態で運針すると，運針中のカテーテル先端の移動を防ぐことができる。この巾着縫合ではwater tightになるよう心がけることが重要である。その後，巾着縫合した糸を内部カフに縫合し固定する。カフの固定のために，カフと腹直筋後鞘の縫合を2〜3針追加してもよい **3d**。

この他に，腹膜・腹直筋後鞘をカフに直接縫合しながら巾着縫合を完成させる方法もある。

体格に応じた量の透析液（200〜300ml）を腹腔内に注入し，注液・排液がスムーズであることを確認する。

皮下トンネル作成

専用のトロカー（トンネラー）を用いて，デザイン通りに皮下トンネルを作成し，カテーテルを誘導する **3e**。感染予防のため，外部カフから皮膚出口部までは2cm以上離し，なるべくtightな皮下トンネルとなるよう留意する。外部カフの固定は術者により行う場合と行わない場合がある。

閉創

腹直筋前鞘は3-0 Vicryl®を用いて結節縫合で閉鎖する **3f**。カテーテル先端が骨盤へ向かうように，尾側から縫合閉鎖して腹直筋前鞘切開部の頭側からカテーテルが出るようにする。皮下組織は死腔ができないように密に縫合し，皮膚を埋没縫合する。

合併症

カテーテル関連の合併症としては，注液・排液不良，透析液の漏出，カテーテル感染（皮下トンネル感染），腹膜炎などがある。注液・排液不良の原因にはカテーテル先端の位置異常や大網の巻き付きがあり，位置の修正や腹腔鏡による大網切除[5]が行われることがある。最近では，予防的大網切除がカテーテル使用期間の延長に有効との報告がある[6,7]。透析液の漏出予防にはwater tightな巾着縫合と内部カフの固定が重要である。なお，コントロール不良なカテーテル感染や腹膜炎の際にはカテーテル抜去が必要となる。

文献

1) 川口　洋：小児の透析導入．アクセスと特殊性．症例に学ぶ透析療法，越川昭三，秋澤忠男（編），中外医学社，東京，2007, p81-83.
2) 丹野有道，山本裕康：ペリトネアルアクセスの選択，腎疾患・透析最新の治療2011-2013, 槇野博史，秋澤忠男 編. 2011, 南江堂：東京. p. 341-345.
3) Gokal R, Alexander S, et al (1998) Peritoneal catheters and exit-site practices toward optimum peritoneal access: 1998 update. (Official report from the International Society for Peritoneal Dialysis). Peritoneal dialysis international : journal of the International Society for Peritoneal Dialysis 18:11-33
4) 太田和夫，ほか：腹膜カテーテル挿入術．透析患者への外科的アプローチ，太田和夫，春口洋昭（編），メディカ出版，大阪，2005, p44-49.
5) Lee M, Donovan JF: Laparoscopic omentectomy for salvage of peritoneal dialysis catheters. Journal of endourology / Endourological Society 2002; 16: 241-4.
6) Ladd AP, Breckler FD, et al: Impact of primary omentectomy on longevity of peritoneal dialysis catheters in children. American journal of surgery 2011; 201: 401-4, discussion 404-5.
7) Cribbs RK, Greenbaum LA, et al: Risk factors for early peritoneal dialysis catheter failure in children. Journal of pediatric surgery 2010; 45: 585-9.

I 基本手技

開胸法（腋窩皺切開を含む）

臼井規朗

1 開胸術の際の患児の体位

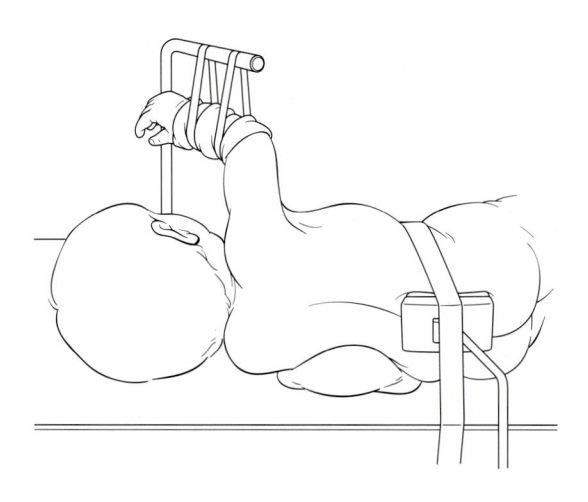

2 開胸のための皮膚切開
❶：後側方切開，❷：腋窩縦切開，❸：腋窩皺切開

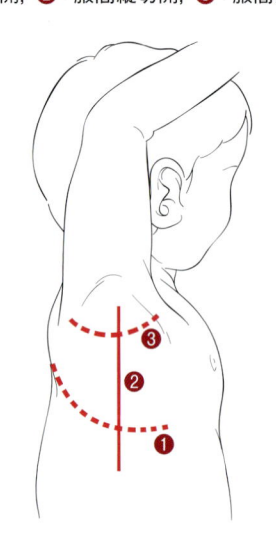

3 後側方切開：広背筋と大胸筋の切開
広背筋　大胸筋　前鋸筋

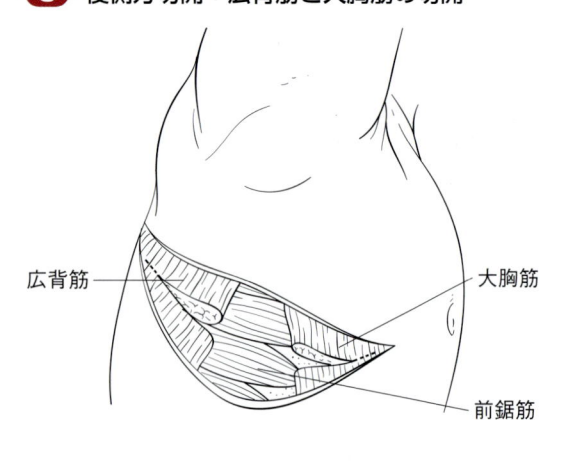

術前準備

全身麻酔のうえ体位をとる。新生児や乳児では比較的容易に肺葉を圧排できるが，幼児や年長児では，必要に応じてFogarty®カテーテルなどを用いた分離肺換気を行えば，肺の確実な脱気により，さらに良好な術野が得られる。食道閉鎖症など，術中の気管内チューブの先端位置が問題となる症例では，体位変換の前後で気管支ファイバーを行って，気管内チューブの先端位置を確認しておく。

手術の実際

体位
側臥位とし，適度な高さの枕を側胸部に挿入して肩を保護するとともに，胸部全体に軽い彎曲を与えて，患側の肋間を開大させる。患側の上肢は手台や離被架などを用いて挙上し，100°〜120°程度に開大する **1**。特に腋窩皺切開では上肢を展開する必要があるが，上肢を展開しすぎると，腕神経叢麻痺をきたすので注意する。幼少児は体が軟らかく体位が不安定になりやすいため，腰部を前後から挟んでしっかりと固定する。

皮膚切開法の選択
後側方切開，腋窩縦切開，腋窩皺切開などが用いられる。後側方切開**2**❶は，最も大きな視野が得られるが，広背筋や大胸筋，ときに僧帽筋などの筋肉を一部切離**3**して縫合するため，後に胸郭変形や肩の挙上をきたしやすい。腋窩縦切開は，中腋窩線に沿って一直線の皮切線を設定する**2**❷。腋窩皺切開は，腋窩に自然に存在する皺のうち，最も尾側にある皺に沿って弧状の皮切線を設定する**2**❸。ともに皮膚切開の後，皮弁を作成したうえで，広背筋や大胸筋は開排することで切離せずに開胸する**4**。手術の視野は，皮弁で形成される開窓部の大きさにより規定されるが，腋窩縦切開では，皮切線を延長すれば後から開窓部を拡大できるのに対し，腋窩皺切開では，開窓部の大きさに限度がある。長期的には，皮切の創痕が腋窩の皺と一体化するうえ，ケロイドを形成する恐れも少ないため，腋窩皺切開が最も整容性に優れている**5**。腋窩縦切開のほうが視野が良好であるため，術者の慣れや技量，癒着の程度などに応じて選択すべきであろう。

肋間の選択
術中に展開したい部位に応じて選択する。食道閉鎖症では，第3または第4肋間，肺上葉切除では，第4または第5肋間，肺下葉切除では，第5または第6肋間，横隔膜や下部食道の手術では，第6または第7肋間を選択の目安とする。

胸郭周囲筋を温存した開胸法
皮膚切開がいずれの方法であっても，広背筋，大胸筋，前鋸

筋などの胸郭周囲を形成する筋肉を極力温存して開胸することは，術後の運動抑制や疼痛を回避するだけでなく，遠隔期に生じる胸郭変形や肩の挙上を予防するうえで大切である．以下，腋窩皺切開法を例に，胸郭周囲筋を温存した開胸法を解説する．

　皮膚切開線は，腋窩の皺のうち最も尾側のものを選択する．皺がある範囲内であれば，腋窩を多少逸脱しても問題ない．

　皮下組織はやや尾側に向けて切開を進め，腋窩脂肪組織の内部に切り込まないように注意しながら，脂肪組織を頭側に圧排する．

　皮弁を形成するように，筋膜前面の層で皮下組織を十分に剥離する．新生児・乳児の皮膚は伸展性がよいため，広範囲に剥離することで皮弁の開窓部を十分確保する．

　背側では，縦走する広背筋の前縁に沿って筋膜を切開し，長胸神経とともに広背筋を後方へ圧排する❻．腹側では，大胸筋の裏面に入り，鎖骨を指で触知するまで鈍的に剥離して大胸筋を前方へ圧排する．

　開胸予定の肋間を同定し，目標の肋間上で胸壁を露出するように前鋸筋を開排する．腹側では，前鋸筋は肋骨に付着しているため，これを一部切離しながら開胸予定の肋間を全長にわたり露出する❼．

　肋間筋を少しずつ拾いながら電気メスで切離していき，通常の開胸ではそのまま胸膜を切開，胸膜外アプローチでは胸膜手前で胸膜外腔に入る．

術野の展開と創縁保護

　肋間を開大して術野を展開するため，肋間に開胸器をかける．腋窩縦切開や腋窩皺切開では，皮弁の開窓部を広げるために，開胸器に直交するように開創器をかけるが，開大しすぎると創縁を挫滅するため注意する．創縁保護の目的でウンドプロテクターを用いてもよい．

閉胸

　閉胸では，肋間を締めすぎないように注意する．切開した肋間の長さにかかわらず，元の肋間より狭くならない程度に，吸収糸で3～4針肋骨を寄せる程度でよい．肋間を締めすぎると，後に肋骨癒合をきたして胸郭の変形をまねく．胸腔内には必要に応じてドレーンを挿入する．皮下を広範囲に剥離した場合は，短期間皮下にJ-VAC®ドレーンを入れてもよい．

術後管理のポイント

　肺門部や縦隔を処理した術後には，乳び胸の発症や横隔神経麻痺の合併に注意しながら胸部X線で術後経過を観察する．

---

❹ 腋窩縦切開：前鋸筋の露出

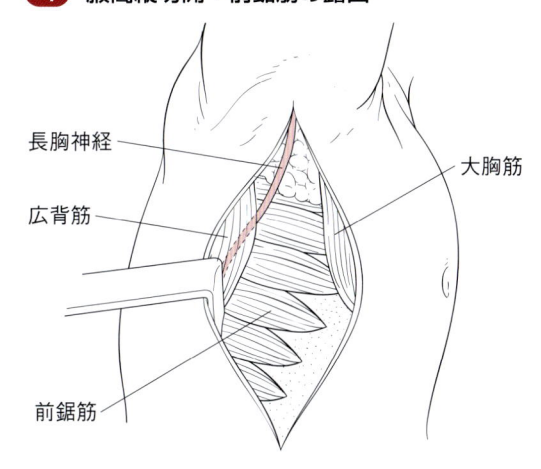

長胸神経／大胸筋／広背筋／前鋸筋

❺ 腋窩皺切開による食道閉鎖症術後の創部

術後6カ月目の創部．皮膚切開創（←）は，腋窩の皺とほとんど区別できない．

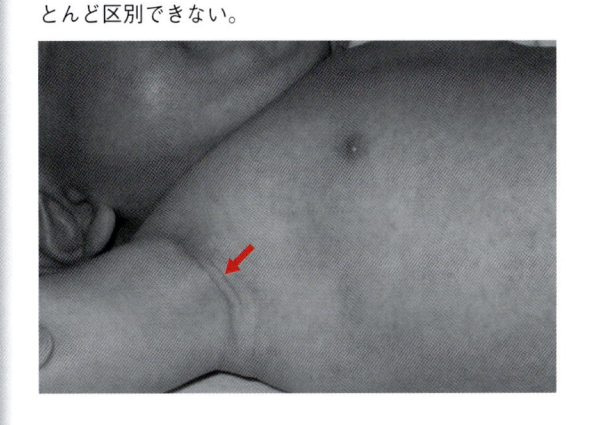

❻ 腋窩皺切開：広背筋の後方への圧排

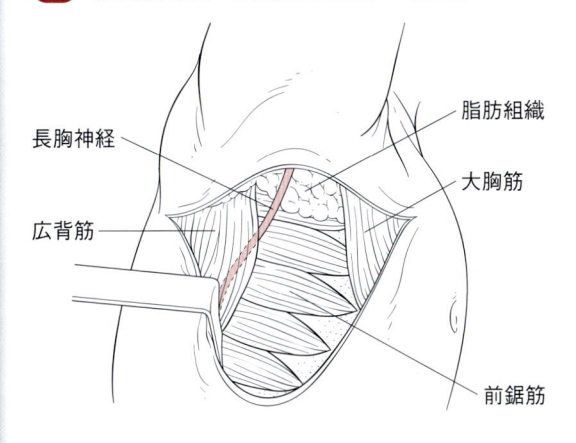

長胸神経／脂肪組織／大胸筋／広背筋／前鋸筋

❼ 腋窩皺切開：前鋸筋の開排

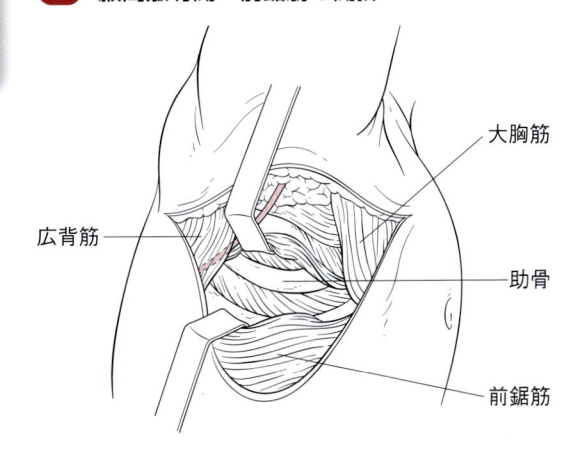

大胸筋／広背筋／肋骨／前鋸筋

I 基本手技

開腹法（臍部皺切開を含む）

臼井規朗

1　さまざまな開腹のアプローチ法
①：上腹部横切開，②, ②'：肋骨弓下切開，③：メルセデスベンツ切開，④, ④'：下腹部横切開，⑤：傍腹直筋切開

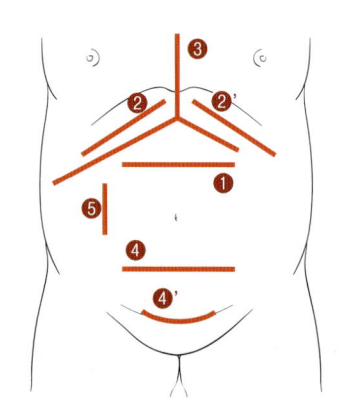

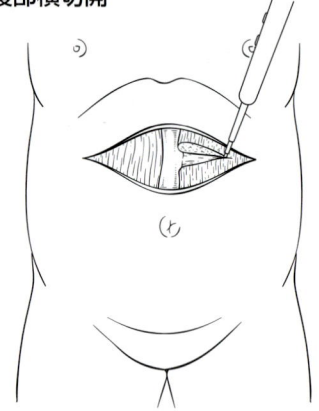

2　上腹部横切開

3　臍部アプローチ法の皮膚切開法
■■は皮下の剥離範囲．--は筋膜の切開線．
ⓐ：臍上部弧状切開，ⓑ：臍下部弧状切開，ⓒ：臍内縦切開

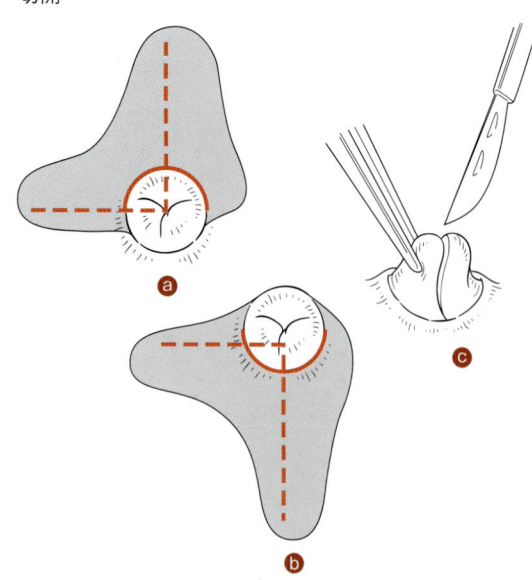

術前準備

全身麻酔のうえ体位をとる．体位は原則として仰臥位とする．術中に展開したい部位が後腹膜や深部にある場合は，適度な高さの枕を背部に挿入して，目的の部位に応じた椎体に彎曲を与えて腹部を挙上させる．

手術の実際

●開腹アプローチの選択

開腹の手順は，皮膚切開，皮下組織の切開，筋膜切開，筋肉の切離または開排，腹膜の切開からなる．展開する術野の広がりによって，さまざまなアプローチが選択されるが，一般に小児では，縦切開から皮膚割線に沿った横切開が好んで用いられる．以下さまざまなアプローチについて解説する．

上腹部横切開

小児における開腹術の基本的アプローチである**1①**．広い視野が確保でき，皮膚割線に沿った切開のため，術後の創痕も目立ちにくい．腹直筋や肝円索を横断するが，新生児などでは出血のおそれがあるため肝円索の結紮は確実に行う．穿孔部位が同定されない消化管穿孔の場合も，このアプローチで対応できる．

- 剣状突起と臍の中点を通る水平線に沿って皮膚切開を置く．
- 皮膚切開の長さは両側の腹直筋の外縁を基準とするが，目的とする部位によって左右の長さを調節する．
- 皮下組織を開大後，腹直筋前鞘を切開し，腹直筋を電気メスで焼灼しながら切開する**2**．
- 腹腔内臓器を損傷しないように，腹膜を把持したうえで切開して開腹する．

肋骨弓下切開

右側では，肝胆道系や右横隔膜の手術**1②**，左側では，左横隔膜や噴門部の手術に用いられる**1②'**．幼少児は肋骨弓が水平に近く，皮膚も伸展性がよいため，皮膚のみ割線に沿った横切開とし，筋膜前面で皮下組織を剥離して筋膜・筋肉を肋骨弓下で切開してもよい．

メルセデスベンツ切開

両側の肋骨弓下切開を中央で連続させ，頭側に正中切開を加えた開腹アプローチである．年長児の生体部分肝移植で用いられる**1③**．

下腹部横切開 **1⑤**

回盲部やS状結腸以下の結腸・直腸，泌尿生殖器および骨盤内の手術に用いられる**1④**．皮切線のみ尾側にずらして，将来陰毛に隠れる皺壁上で弧状に切開（Pfannenstiel切開）し，筋膜・筋肉は下腹部中央で横切開する方法もある**1④'**．

開腹法（臍部皺切開を含む）

傍腹直筋切開 **1⑤**
胆嚢切除や虫垂切除などに用いられてきたが，腹腔鏡手術の発達により，近年あまり用いられなくなった。

臍部アプローチ法
腹腔鏡ポートの挿入部位として臍が着目されて以来，整容的な観点から術創をより小さく，目立たなくする工夫として，積極的に臍部を用いた開腹術が行われるようになった。

臍上部(臍輪内)弧状切開：臍輪の皺（またはやや内側）の頭側半周を皮膚切開し，皮下を剥離して白線および腹直筋鞘を露出し，正中にて開腹する **3a**。必要があれば腹直筋も横切開する。肥厚性幽門狭窄症や十二指腸閉鎖，小腸閉鎖などに用いられる。ウンドリトラクターで皮膚の開窓部を確保するが，開窓部が小さすぎる場合は，皮膚に水平の補助切開を加えて拡大する（Ω切開）。

臍下部弧状切開：臍輪の皺の尾側半周を皮膚切開し，同様にして下腹部で開腹する **3b**。卵巣嚢腫やメッケル憩室などに用いられる。

臍内縦切開：臍中央の陥凹部は，余剰の皮膚が折りたたまれているため，反転させて引き出して切開すると，臍輪内だけでも十分に切開線を長く確保できる **3c**。鉗子孔付きスコープを用いて開窓部より目的臓器を創外に脱転すれば，虫垂炎，メッケル憩室，卵巣嚢腫などの手術に応用できる。

臍 sliding window 法：臍輪（またはやや内側）に沿って全周性に皮膚切開し，臍部の皮膚を腹壁上に残したまま，筋膜前面の層で皮下を広範囲に剥離し **4a**，皮弁で形成された開窓部(window)を筋肉切開部まで水平移動させる（sliding，**4b**）臍部の皮下切開時には，臍部の皮膚周囲に皮下脂肪を残すようにして皮膚の血流を保つ。また，筋膜切開部位周辺だけでなく，臍の対側まで皮下を十分に剥離することで，開窓部の水平移動が容易となる。本法では，目的臓器の直上で開腹するため，上腹部でも下腹部でもさまざまな部位の疾患に対応できる。皮下の剥離範囲を広げれば，臍から離れた部位での開腹も可能なうえ，皮膚に垂直または水平の補助切開を加えて開窓部を拡大すれば，胆道系や横隔膜の手術にも応用できる。

●術野の展開と創縁保護
臍部アプローチを含めて，近年ではより小さな皮膚切開創で開腹する傾向にあるが，手術の視野を確保すると同時に，創縁を保護するために，ウンドリトラクター **5** の利用が有用である。

閉腹
閉腹の手順は，腹膜と腹直筋後鞘の縫合，腹直筋前鞘の縫合，皮下および皮膚の縫合からなる。筋膜の哆開は，腹壁瘢痕ヘルニアや創部瘢痕の原因になるため，腹膜や筋層，皮下組織は，層々に縫合することが望ましい **6**。胆道閉鎖症など，高率に再開腹が予想される症例では，積極的に閉腹前に合成吸収性癒着防止材を使用する。

術後管理のポイント
穿孔性腹膜炎などを除き，近年では腹腔ドレーンが用いられることは少なくなった。臍 sliding window 法で皮下を広範囲に剥離した場合，術後に皮下気腫をきたしたり，皮膚が発赤したりするが，気になる場合は細い皮下ドレーンを短期間入れて，皮膚を軽く圧迫しておく。

---

4 臍 sliding window 法

ⓐ：筋肉切開部周辺から臍の対側までの皮下を広範囲に剥離する（　部）。ⓑ：皮膚開窓部を筋膜切開部まで水平移動する。

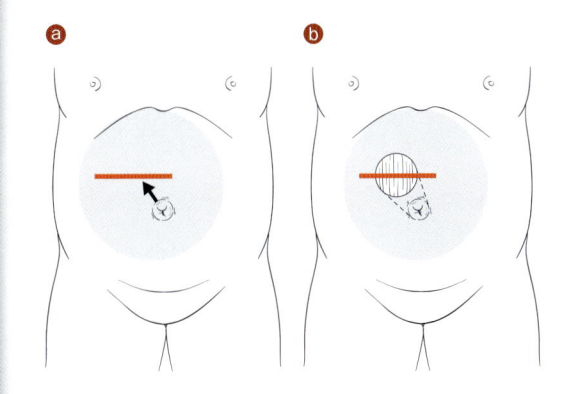

5 ウンドリトラクターによる視野確保と創縁の保護

臍 sliding window 法で十二指腸閉鎖症にダイヤモンド吻合を行ったところ。

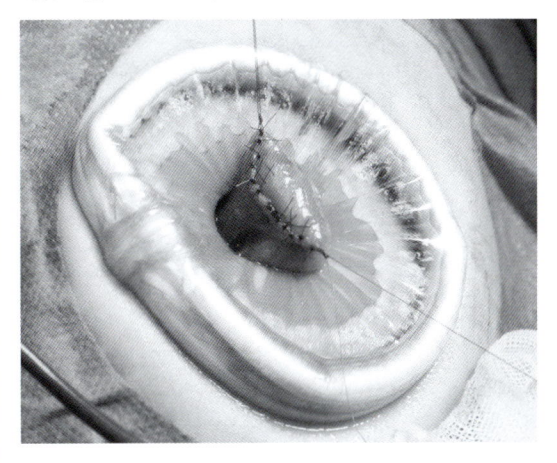

6 閉腹時の層々縫合

吸収糸を用いて，腹膜と腹直筋後鞘，腹直筋前鞘，皮下組織，皮膚をそれぞれ層ごとに縫合する。

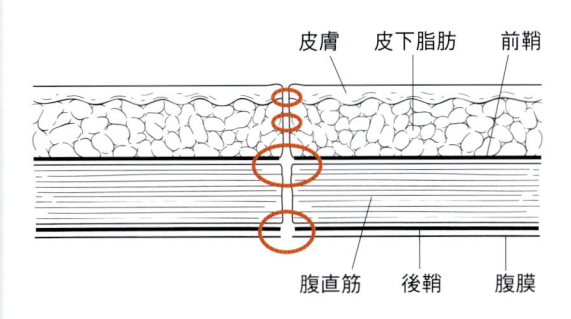

皮膚　皮下脂肪　前鞘
腹直筋　後鞘　腹膜

I 基本手技

腹腔鏡手術法

岩中 督

❶ 小児外科領域に特有な腹腔鏡手術：疾患と術式

疾患	術式
肥厚性幽門狭窄症	幽門筋切開術
胃食道逆流症（GERD）	噴門形成術
十二指腸閉鎖・小腸閉鎖症	根治術
腸回転異常症	Ladd手術
メッケル憩室・腸管重複症	小腸部分切除術
虫垂炎	虫垂切除術
腸重積症	整復術
Hirschsprung病	endorectal pull-through手術
高位（中間位）鎖肛	腹腔鏡下造肛術
胆道閉鎖症	肝門部空腸吻合術
胆道拡張症	胆管切除・肝管空腸吻合術
各種血液疾患	脾摘術
腹部腫瘍	生検・摘出術
横隔膜ヘルニア	根治術
鼠径ヘルニア	根治術
腹腔内精巣	根治術
水腎症	腎盂形成術
異形成腎	腎摘出術
卵巣腫瘤・腫瘍	腫瘤・腫瘍核出術
水頭症	VPシャント挿入術
腎不全	腹膜透析カテーテル挿入術
腹膜透析	カテーテル挿入術
その他	

標準化されていない術式が多く含まれるが，2012年時点で，ある程度報告されている手術を網羅した。

　内視鏡下手術の最も大きな特徴は，外科的低侵襲と引き替えに，さまざまな不利益を容認することにある。すなわち，①2次元のモニターを見ながら手術を行うため術野の奥行きがわかりにくいこと，②直径の小さなポートから器具を挿入するため使用できる器具が制限されること，③触覚が制限されること，④術野の全体像が捕らえにくいばかりか，術野を確保するために体位などの工夫が必要であること，⑤炭酸ガスによる気腹や気胸など全身状態に影響する要件が増すこと，などの不利益は枚挙にいとまがない。しかしながら外科手術の低侵襲化は，これらの不利益を一蹴するほどの利益を患者に提供できるため，さまざまな領域で努力がなされてきた。小児外科領域においては，対象となる術式は多岐にわたるがそれぞれの手術症例が少ないのが特徴であり，術式の標準化が困難で習熟に時間がかかる。しかしながら，手術の低侵襲化や手術後の整容性は将来のある小児においては成人以上に重要な課題である。小児で実施される腹腔鏡手術は❶のごとく多彩であり詳細は各論に譲るが，本項では小児の腹腔鏡手術の基本的操作ならびに留意点について述べる。

術前準備

　小児腹腔鏡手術に特化した特別な術前処置はないが，術野を確保するために可及的に消化管内容を減じておく必要はある。一般には，前夜からの経口摂取制限と手術当日の浣腸程度で十分であるが，重症心身障害児などで呑気症などを伴っている症例では，経鼻胃管を挿入して持続吸引などを事前に行い，消化管の拡張，特に横行結腸の拡張による術野の展開不良を防止しておくことが望ましい。

　前日に，臍の清潔処置を行う。オリーブ油などで臍窩部の皮膚の浸軟化の後，皮膚の分泌物などを除去し清潔にしておく。急性虫垂炎などの腹痛を伴う疾患では，全身麻酔下に同様の処置を行う。剃毛などの術前処置を必要とする腹腔鏡手術はほとんどない。

体位

　体腔の小さな小児では，成人より手術野を確保することがはるかに難しい。腹腔鏡手術では臓器を重力で移動・脱転させるのが原則であり，臓器を持ち上げて術野を確保する場合においても（噴門形成術時の肝左葉挙上など）使用できるポートは1本である。したがって，それぞれの手術における体位の工夫はきわめて重要である。

　上腹部の腹腔鏡手術では逆Trendelenburg位，骨盤腔内の手術ではTrendelenburg位をとり，ポート挿入後に手術台を調

整して術野を展開する。一方，脾摘術や後腹膜の腫瘍の手術などでは，消化管を対側に移動させるために半側臥位で行うことが多いが，この場合は手術開始前に必要な体位をとった後で，臍部に第1ポートを挿入する際に手術台をローテーションして水平仰臥位で臍部を切開する。また，乳児の骨盤腔内手術（Hirschsprung病のendorectal pull-throughや高位鎖肛に対する腹腔鏡下造肛術など）では，手術台の最尾側に患児を横向き（頭を手術台の右）に置き，腹部から下半身をすべて消毒する体位が有用なこともある❷。

手術の基本操作と留意点

ポート配置と術者の立ち位置

　小児においてもポート配置の基本は成人と同様である❸。術者は野球場に例えた場合，本塁側の位置に立ち，二塁ベースの位置に手術野を設定する。術者が患児の足元に位置するときは，スコープを担当する助手は患児の右側（三塁の位置）から右手でスコープを操作するが，術者が患者の左右に位置するときは，同助手は術者の左側に立つことが一般的である。また術者とスコピストは同じモニター画面を見て手術を実施することが望ましい。

炭酸ガスによる気腹

　小児腹腔鏡手術においても成人と同様，術野の確保のために炭酸ガスによる気腹を用いるが，循環動態の不安定な小児，特に新生児・幼若乳児においてはその気腹圧に留意する必要がある。❹に手術時体重別の気腹圧の目安を示す。術野が得られる限り，可及的に低い気腹圧で手術を遂行することが望ましい。

器具の干渉

　手術器具が体腔内外でお互いに干渉すると，手術は非常に困難になる。手術野の小さな小児内視鏡下手術では，手術器具の干渉のために開腹術・開胸術への移行を余儀なくされる場合もある。先端が屈曲するフレキシブルスコープは，屈曲の際の曲率半径が大きいため，幼若小児では器具が干渉しやすい。手術器具と干渉しにくい30°視野の硬性鏡を用いることが望ましい。また器具の数が少ないほど干渉は少なくなるので，臓器の圧排や脱転を容易にできる体位を工夫し，挿入ポート数を減らす努力が必要である。また，小児では，ポートの体外部分が体腔外で干渉することもまれではない。ポートの深さの調整や長さの異なるポートの使用などを配慮すべきである。

内視鏡下手術時の麻酔とその合併症

　小児における全身麻酔は，一般の開腹術・開胸術においても成人のミニチュアでないことはよく知られているが，内視鏡下手術の場合にはさらにその差異が大きい。その多くは炭酸ガスによる気腹・気胸に起因する。気腹により横隔膜が挙上したり，気胸により肺が虚脱をすると，機能的残気量が著明に減少し，術中無気肺を生じやすくなる。また気腹圧・気胸圧が高くなると，静脈還流量が減少し，心拍出量の低下に伴い血圧も低くなる。気腹・気胸に使用される炭酸ガスは，腹膜・胸膜から吸収され高炭酸ガス血症の原因となる。呼気中二酸化炭素濃度に留意しながら過換気気味の換気をする必要がある。また，気腹圧

腹腔鏡手術法

❷ 乳児の骨盤腔内手術の特殊な体位

少し身長の大きな乳児では必要に応じて手台を用いて調整する。右手とL字バーが交差しないように患児の頭を手術台の右に置き，横を向かせる。

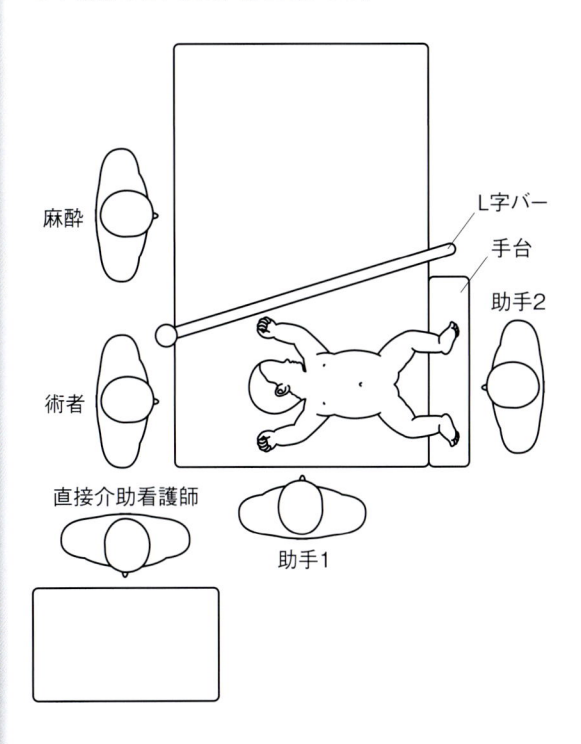

❸ 基本的なポート配置

スコープはホームベースの位置から挿入し，術者は，それぞれ一塁，三塁の部位のワーキングポートから挿入された器具を用いる。必要に応じて，臓器圧排や把持のためのポートを追加挿入する。WP：ワーキングポート

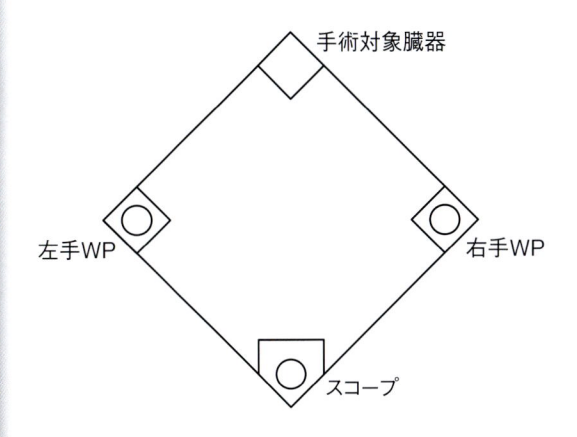

❹ 小児体重別の気腹圧

体重(kg)	2	5	10	15	20	30
気腹圧(mmHg)	5	5	7	8	10	12

5 気腹ガス加温器（オリンパス社製）

加温器のチューブが重いため，先端に輸液用延長チューブを装着して使用する．

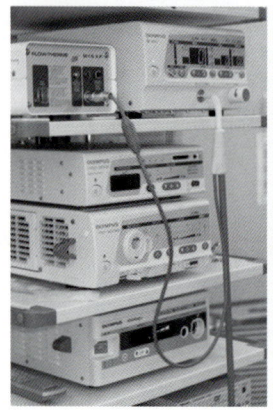

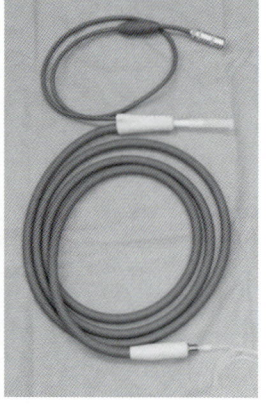

装着中　　　　　加温チューブ

が高くなると横隔膜が挙上し，肺・気管が頭側に押されるため，深めの気管内挿管の場合に片肺挿管に陥りやすい．また，炭酸ガスの流量が多いと低体温に陥りやすいため，ポート周囲の炭酸ガス漏れを防止するとともに，出血を少なくして術中の吸引の機会を減らす努力が不可欠である．同時に気腹ガスを加温することも必要である⑤．

縫合と結紮

内視鏡下手術において従来の開腹・開胸術と最も異なる技術の一つが縫合・結紮手技である．結紮は体腔内で持針器と補助鉗子を用いて行う体腔内結紮と，体外で結び目をつくりノットプッシャーという特別な器具で結び目を体内へ送り込む体腔外結紮を状況に応じて適宜選択する⑥．小児領域では，手術野が狭いため体腔内結紮はあまり用いられない．繊細な消化管吻合が必要な食道閉鎖症の食道吻合などにおいても，習熟した技術があれば体腔外結紮で可能である．

縫合手技の一つとして，自動縫合器による縫合が内視鏡下手術では多用される．消化管の切離・吻合のみならず，肺門部や脾門部の血管の一括処理，気管支の縫合閉鎖なども自動縫合器が使用される．ただ直径が12mmであり，ブレードの長さも30mm以上であるため，すべての手術で使用できるわけではない．小児に使用しやすいサイズの自動縫合器の開発が待たれる．

6 噴門形成術における縫合と結紮

ⓐ：噴門形成術における食道裂孔の縫合．

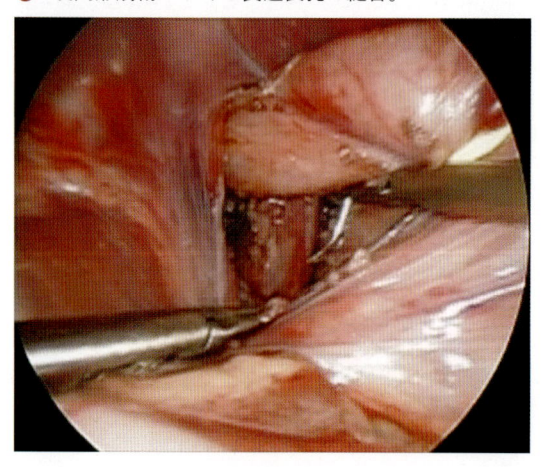

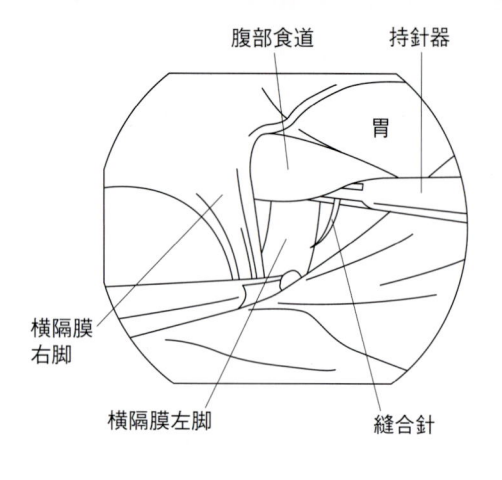

ⓑ：噴門形成術における体腔外結紮．

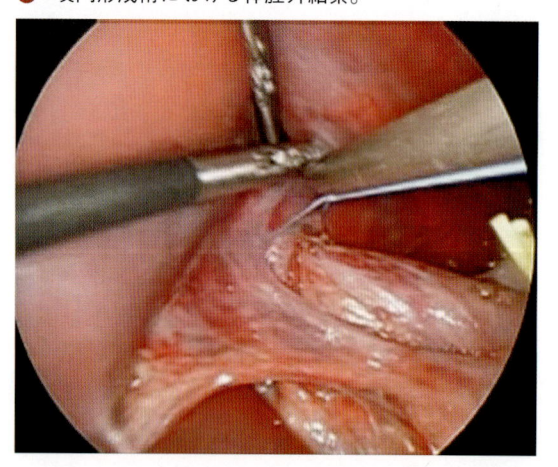

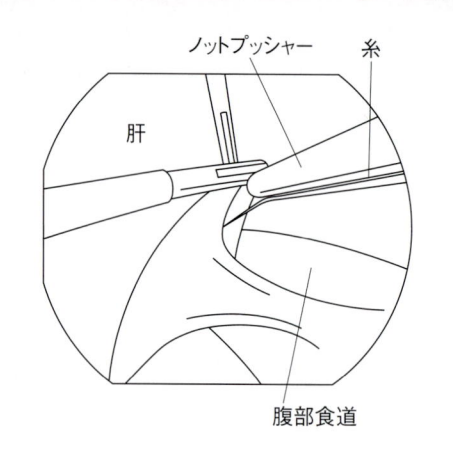

（ⓐ：腹部食道，持針器，胃，横隔膜右脚，横隔膜左脚，縫合針）

（ⓑ：ノットプッシャー，糸，肝，腹部食道）

小児内視鏡下手術で使用される器具

　小児で利用される代表的な内視鏡下手術器具を❼に示す。成人で使用されるものと器具の長さ以外は同様であり，さまざまな種類の鉗子類が市販されている。

　新生児・幼若乳児においては，器具の直径が3mmで，長さが20cm前後のものを用いることが多い。幼児以上の手術では，5mm径の30cm前後の長さの器具を使用する。繊細な手術操作時に用いる先端が細い鉗子から，臓器を傷つけにくい先端が鈍な無傷鉗子まで術式に応じて選択する。

　新生児・幼若乳児の手術では，3mm径のポートを使用することが多いが，縫合が必要な手術では針を挿入する必要からやや太い4mm径のものを使用する。また，超音波凝固切開装置などを使用するには，5mm径のポートを少なくとも1本は挿入する必要がある。成人用のポートは腹壁の薄い小児では固定が難しく，皮膚と固定するための縫合などさまざまな工夫を必要とすることが多い❽。

　内視鏡下手術は創の小ささが際だった特徴であるが，体腔内で切除した臓器を体腔外へ取り出すために創を延長することは手術の低侵襲性と関わってくる。小さなポート創から大きな臓器を取り出すために，臓器収容袋(endosurgical bag)を用いて

❼　小児内視鏡手術で日常よく使用する手術器械
細いことも重要であるが，適切な長さがより重要である。新生児や幼若乳児で使用するKarl Storz社製の3mm径の器械セットを示す。シャフトの長さは20cmである。3mmポートは反復使用が可能なリユーザブルポート。

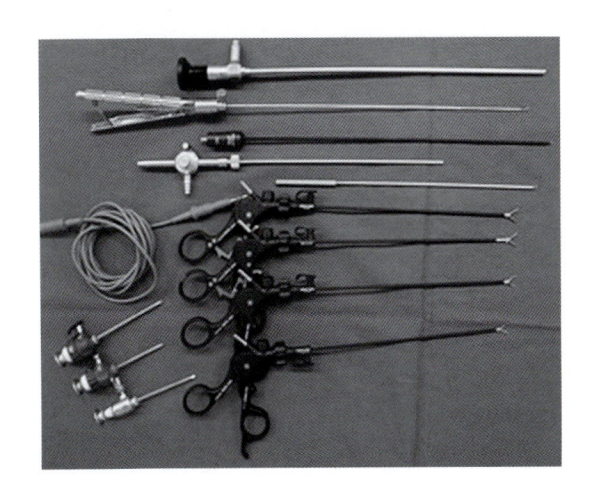

❽　小児内視鏡手術で用いられる各種ポート
左はコヴィディエンジャパン社製バーサステップ™。安全に刺入可能な内筒針とエクスパンダブルシースとを一緒にして体腔内に穿刺し，内筒を抜去後，必要なサイズのポートを挿入する。腹壁の筋膜や筋層の切開を行わないためポートの固定がよい。右はジョンソン・エンド・ジョンソン社製Endopath™ Xcelで，先端が透明であるため，ポート内に硬性鏡を挿入して直視下の挿入も可能である。

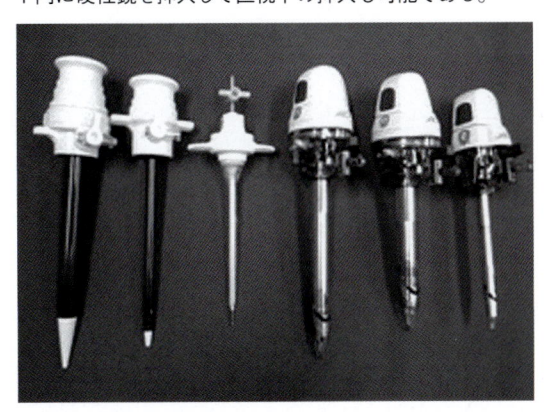

❾ 切除臓器の取り出し

ⓐ：左副腎原発神経芽腫の症例で，摘出された腫瘍を，臓器収容袋（endosurgical bag コヴィディエンジャパン社製エンドキャッチ™）に収容しているところ。破れにくい丈夫な素材でできており，あらかじめ筒の中に折りたたんで収容されている。直径10cmくらいの臓器や腫瘍などを袋内に収容できる。

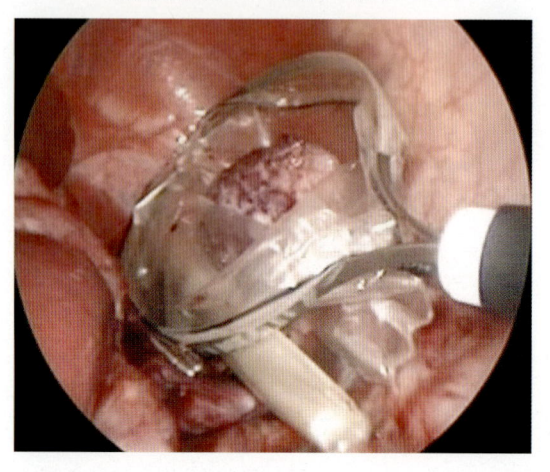

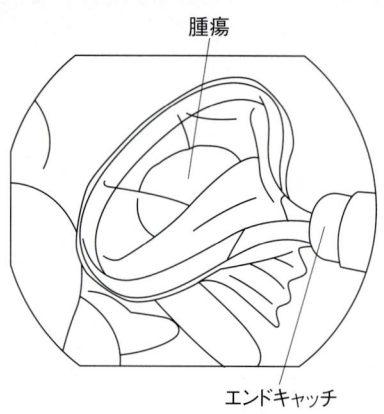

腫瘍

エンドキャッチ

ⓑ：腎癌の症例で収容された右腎を下腹部の小切開から取り出すところ。約4cmの皮切（Pfannenstiel切開）で長径約12cmの腎を取り出すことができる。

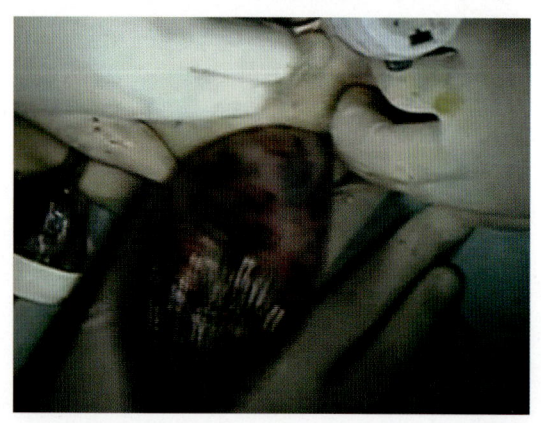

体腔内でまず臓器を収容し，悪性腫瘍でない場合はこのバッグ内で臓器を破砕・粉砕して体外へ取り出す。小切開で取り出す場合は，下腹部の皺に沿って小切開をおき術後の創が目立たぬようにする❾。消化管，特に結腸などの場合は肛門から取り出すことも可能である。

　内視鏡下手術では，止血は従来の開腹・開胸術に比べ困難で時間もかかる。そのために超音波凝固切開装置（ultrasonically activated device；USAD）やVessel Sealing System（VSS）などを多用する。USADは，超音波振動のエネルギーを利用した切開装置で，組織の熱損傷が少ないこと，止血・凝固力が強いこと，水蒸気のミストは出るものの組織の炭化が生じないため煙が発生しないことなどの利点があり飛躍的に普及した❿。小児領域のアドバンス手術のほとんどで使用される。また，VSSは血管壁内のコラーゲンやエラスチンを融合・一体化することで血管を完全に閉塞させ血流を遮断する装置であり，先端部分の側方への熱放散がなく安全に太い血管を処理できる。

❿ 超音波凝固切開装置を用いたリンパ節郭清

本症例はジョンソン・エンド・ジョンソン社製のHarmonic Scalpel™を用いた大動静脈間リンパ節の郭清症例。5mm径でさまざまな長さや先端の形状のものが用意されている。

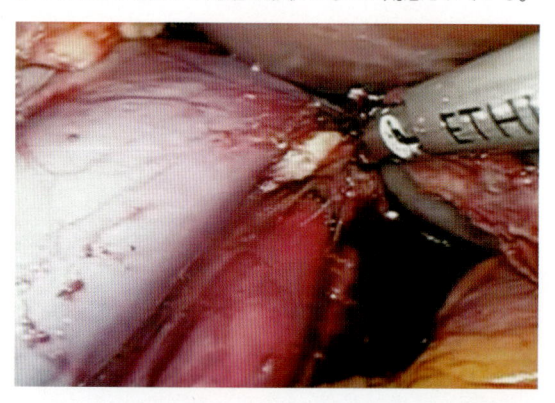

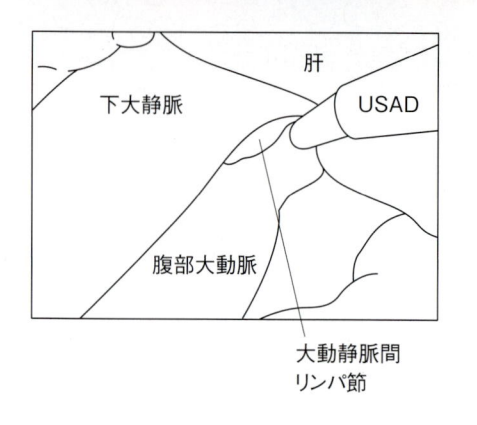

肝
下大静脈
USAD
腹部大動脈
大動静脈間リンパ節

内視鏡下手術の合併症

ポート挿入時の合併症

　腹腔内臓器の損傷・後腹膜の血管損傷，腹壁からの出血などがあり，最も留意せねばならない合併症の一つである。これら合併症を防ぐために，最初のポートは小切開，小開腹で挿入（open Hasson法）し 11，2本目以降は必ず内視鏡のモニター画像を見ながら挿入する。小児，特に幼若乳児では腹壁が薄く，高い気腹圧をかけられないため，腹壁が伸展しやすく合併症が生じやすい。

消化管・周囲臓器の損傷

　小児の臓器は脆弱であり，先端が鋭い鉗子などで臓器を把持すると容易に漿膜や消化管筋層の損傷，ときには消化管穿孔などを生じさせる。また，噴門形成術時の肝圧排鉤による肝被膜損傷などの実質臓器の被膜損傷もよくみられる合併症である。鉗子の無理な操作に起因するだけでなく，術者や助手がモニター画面から一瞬目を離したときなどに生じやすい。

血管損傷

　内視鏡下手術の利点は，拡大されたモニター画面で繊細な手術が可能になったことであるが，一方で手術野の全体像を把握することがしばしば困難になる。モニターで描出されている術野外はまったく盲目的な環境であり，助手の不用意な臓器牽引などでも容易に出血が生じる。また，ひとたび出血が生じると良好な視野確保が困難になり，止血を難しくする。正しい手術層での剥離や確実な止血手技に習熟する必要がある。

　これらの合併症以外にもさまざまな合併症が報告されている。気腹に伴う麻酔の合併症は前述したが，腹部圧迫や腹腔内洗浄水の注入などで急激に気腹圧が上昇すると，食道裂孔を介して左気胸などを起こすことなど，まれなものも含めればさまざまな合併症が報告されている。詳細は成書などを参照されたい。

文献

1) Wulkan ML, Saad DF, Koonts C: The basics of laparoscopy. Endoscopic Surgery in Infants and Children, Bax KMA, et al, eds, Springer, Berlin, 2008, p233-244.
2) Rothenberg SS: Thoracoscopy in infants and children: Basic techniques. Bax KMA, et al, eds, Endoscopic Surgery in Infants and Children, Springer, Berlin, 2008, p89-94.
3) 岩中　督：小児外科における内視鏡手術．New外科学，出月康夫他編，南江堂，東京，2012, p894-898.
4) 岩中　督：内視鏡手術．標準小児外科学第6版，高松英夫他編，医学書院，東京，p62-71.

11 第1ポートの挿入のための皮切（open Hasson法）

ⓐ：臍下部弧状切開。新生児（臍がまだ乾燥していない），腹腔内からある程度大きい切除片を取り出す場合，臍ヘルニア合併など臍形成術を付加する場合などに有用。
ⓑ：臍内切開。手技が簡単である。特に皮下脂肪の厚い乳児や肥満児では多用される。

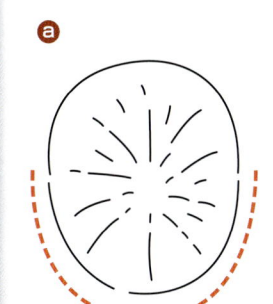

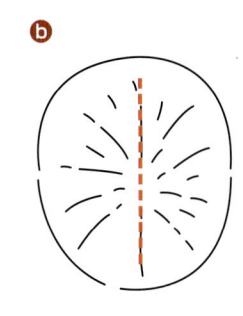

I 基本手技

胸腔鏡手術法

岩中 督

① 小児外科領域に特有な胸腔鏡手術：疾患と術式

疾患	術式
先天性肺疾患	肺葉切除術
転移性肺腫瘍，肺嚢胞性疾患（気胸）など	肺部分切除術
肺分画症，BPFMなどの縦隔腫瘤	腫瘤切除術
縦隔腫瘍（神経芽腫，奇形腫，重症筋無力症の胸腺過形成など）	腫瘍切除術
食道閉鎖症	根治術
食道狭窄症	根治術
横隔膜ヘルニア	修復術
横隔膜弛緩症	縫縮術
漏斗胸	NUSS手術
膿胸	膿苔切除，癒着剥離術
乳び胸	胸管結紮術
その他	

標準化されていない術式が多く含まれるが，2012年時点で，ある程度報告されている手術を網羅した。

② 食道閉鎖症根治術の体位とポート配置

腹臥位気味の側臥位で，肩甲骨下角すぐ尾側の肋間に5mmポートをカメラ用に挿入する。両手のワーキングポート用に，腋窩およびやや背側に4mmポートを挿入する。術者は患児の腹側でやや尾側に立つ。

C：カメラポート
W：ワーキングポート

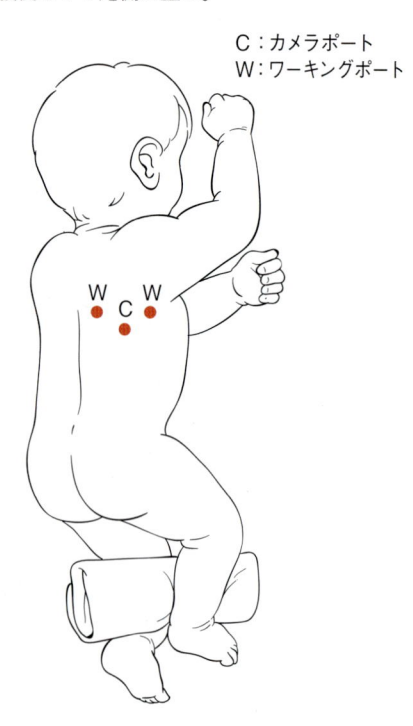

小児における胸腔鏡手術も腹腔鏡と同様，成人より数年遅れて始まったが，当初は自然気胸など比較的年長児に発生する疾患から始まったため，成人領域の呼吸器外科医の指導が得られる施設から開始されたといえよう。幼若乳児に対する胸腔鏡手術は，肋間が狭いため挿入できるポートが限られ，5mmサイズのスコープや各種機器が少しずつ開発されたことにより本格的に始まるようになった。一方，漏斗胸に対するNuss手術が，心臓損傷などの合併症を予防するために胸腔鏡下で実施されるようになってから飛躍的に増加した。この両者の術式が，小児胸腔鏡手術の黎明期・発展期の主たる術式であったが，各種の繊細な手術機器の開発，ならびに小児における分離肺換気の工夫，麻酔科医の協力などが得られるようになって，ようやく❶のような小児特有の手術にまで適応が広がったといえよう。

術前準備と麻酔

小児胸腔鏡手術に特化した特別な術前処置はないが，複雑な全身麻酔を必要とすることが多いため，事前にしっかりと麻酔科医との協議を行っておく。術前の食事は前日の夕食までほぼ平常通りでよい。

胸腔鏡手術では術野を獲得するために患側の肺を虚脱させる必要があるが，その方法は患児の体格によって最も適したもの，また麻酔科医が慣れた方法を選ぶべきである。内径4.5mm以上の気管内挿管チューブが挿入可能な小児（おおよそ1歳半前後）では，市販の気管支ブロッカーが使用でき，健側肺のみの換気が可能となる。また学童後半になると成人と同じ分離肺換気用の2重管になった気管内挿管チューブの使用が可能になり，十分な視野を獲得できる。新生児・幼若乳児では，血栓除去用のFogarty®カテーテルを用いた気管支ブロックが，片肺換気のために行われることがあるが，幼若乳児の気管支長は短いため，①バルーンの脱落によって両肺換気になり，手術の継続がかなわなくなる可能性があること，②脱落したバルーンが健側の気管支を閉塞させ，術中換気不能になる可能性があること，③患側肺の気管内吸引ができないため，健側肺に分泌物が流入したりする危険が高いことなどの不利益が多く，本来の使用目的でないこともあわせ勧められない。

新生児・幼若乳児では，両肺換気下に炭酸ガスによる陽圧気胸で患側肺を虚脱させ，術野を確保する。まず，8mmHg前後の気胸圧で肺を虚脱させ，十分術野が展開できた時点で4mmHgまで圧を下げて手術を行う。ミストの排気などの際にもこの低圧の気胸は非常に有効である。麻酔科医には，換気回数を増やしながらも比較的低い気道内圧での換気を依頼する。術中の高

炭酸ガス血症に対しては，一時的に手術操作を中断し，陽圧気胸を解除して過換気で対応し，必要に応じてこの手術操作の中断を反復する．完全な片肺換気が要求される場合には，挿管チューブの位置を正確に維持することはかなり難しいことを理解したうえで，健側気管支内への片肺挿管を行うこともある．一時的に経皮酸素飽和度などが下降するが，数分間の過換気で回復することが多く，一般的には対応可能である．

体位とポート配置

　胸腔鏡手術の成否は，体位とポート配置で決まるといっても過言ではない．術野の展開を妨げる肺を重力で移動させることから，前縦隔の手術では患側挙上の半仰臥位，後縦隔の手術では患側挙上の半腹臥位とする．肺葉切除術に関してはどの葉を切除するか，術者が患児のどの位置に立つかで体位は少し変化するが，基本的には側臥位で手術台のローテーションで微調整することが多い．

　ポートは，整容性のこともあり可及的に前腋窩線・後腋窩線の間（上肢を垂直に下げたとき傷が隠れる位置）に配置する．幼若乳児では肋間が狭く背側への太いポート挿入は不可能である．自動縫合器や臓器収容袋などを胸腔内に挿入する際には，12mmポートを前腋窩線近くに配置する．❷～❺に代表的な小児胸腔鏡手術の体位とポート配置を示す．

合併症

　胸腔鏡下 Nuss 手術の際の心膜・心損傷などの一部の合併症を除いて，小児胸腔鏡手術特有の合併症はないが，腹腔鏡に比しポート配置の自由度が低いため，技術的には難易度が高い．肺の虚脱が十分でなく術野の展開がわるいときは，開胸手術への移行をためらってはならない．

❸ 左後縦隔腫瘍摘出術の体位とポート配置
体位は同じであるが，ポート位置は前後腋窩線内に3個ほぼ縦並びで挿入する．最も尾側の肋間がやや広いので，この創から腫瘍を摘出する．術者は患児の腹側に立つ．

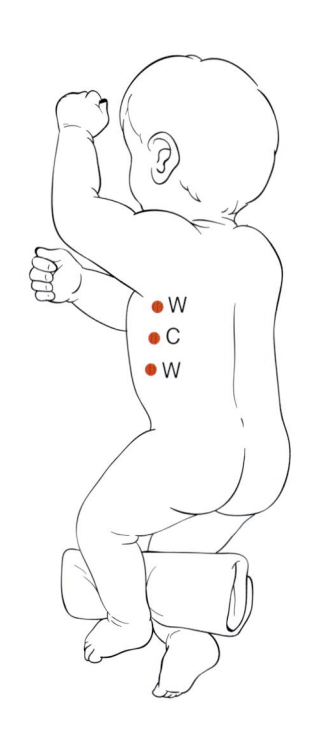

❹ 重症筋無力症に対する胸腺摘出術の体位とポート配置
仰臥位に近い半側臥位で，左胸腔経由のほうが胸腺摘出は容易である．最も尾側のポートを前腋窩線上に配置し，この創から胸腺を摘出する．術者は患児の左側でやや尾側に立つ．

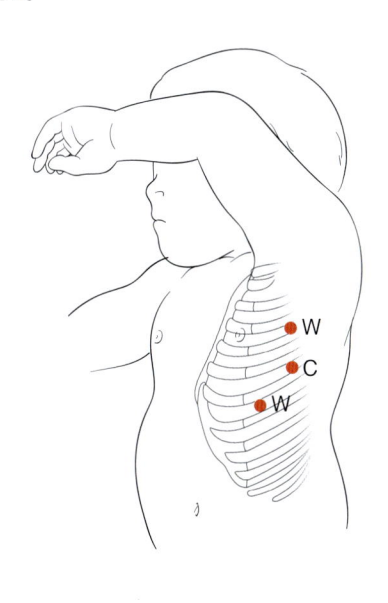

❺ 横隔膜縫縮術の体位とポート配置
完全な側臥位でポートは肋間に沿って斜めに配置する．第6肋間あたりの比較的高い位置にポートを配置するほうが縫縮は容易である．術者は患児の腹側でやや頭側に立つが，内側の縫縮の際には患児の背側に移ることもある．

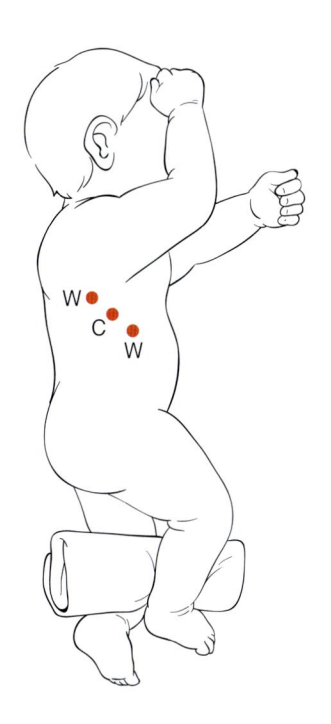

I 基本手技

単孔式内視鏡手術

八木　誠

1 single port法

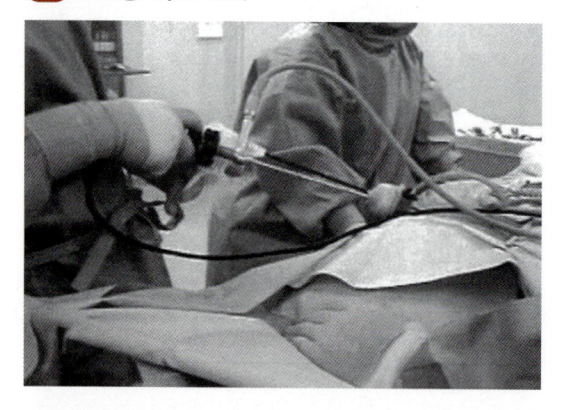

2 E・Zアクセスを利用した方法
a：E・Zアクセス　　**b**：E・Zトロカー

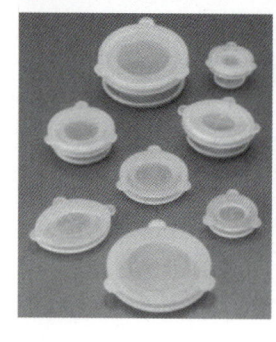

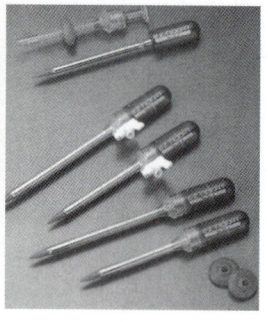

3 TLSILS法
a：ディスク

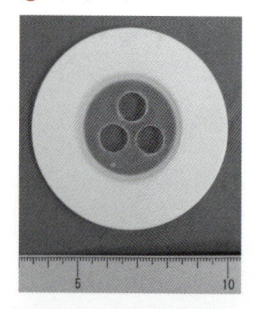

b：アクリルwindowと一方弁

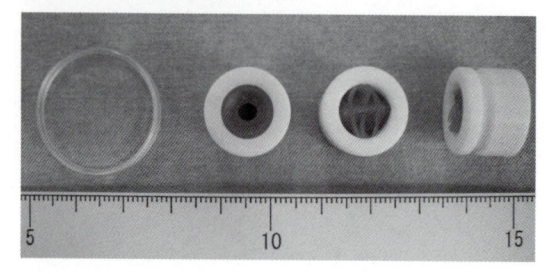

内視鏡手術の利点として低侵襲性，創の整容性があげられる．特に将来ある小児にとっては創の整容性は重要である．しかし小児での内視鏡手術では5mmのポートであっても術後創は意外と目立つものである．このため単孔式内視鏡手術が開発されてきた．一方で単孔式内視鏡手術は創の整容性には優れているものの，鉗子操作の困難性など問題も少なくない．このため現在ではポート数を減少させるreduced port surgeryや鉗子の細径化を図るneedlescopic surgeryなども提唱されている．

最後に【参考】として，当科で行ってきた単孔式内視鏡手術を示す．このなかには創外に患部を引き出して手術を行う虫垂炎，メッケル憩室など補助下手術と胆摘術など完全腹腔鏡下に行う手術がある．また癒着が激しい例で単孔式手術が施行困難な例では，ポートを追加するとか開腹手術に移行する判断が必要となる．

術前準備

使用する器具を確認しておく．腹腔鏡としては45°斜視鏡が狭い小児の腹腔内では広い視野が得られるのでよい．ライトケーブルの接続が光学視管に垂直に接続されるタイプのものでは，鉗子の操作に邪魔になる場合があるのでL字の接続管を用意しておく．

手術の実際

single port法 1

臍部の弧状切開により，12mmポートを挿入．ポートの頭に手術用8号手袋の親指部分を切ったものを被せ，空気漏れがないように糸で固定する．手袋の先端に小孔を2つ開け，これから5mmの腹腔鏡と鉗子1本を挿入し手術を施行する．この方法は，腹腔内操作を術者一人で行うため，癒着のあまり強くない虫垂炎やメッケル憩室，新生児卵巣囊腫，胃瘻造設術などが手術適応となる．患部を鉗子で把持し，ポートを除去後創外に引き出してそれぞれの手術を行う．

合併症としては穿孔性虫垂炎では創感染をきたす可能性がある．

E・Zアクセスを使用した方法

臍部を縦切開しラッププロテクターを装着した後，E・ZアクセスおよびE・Zポートを使用する方法である 2 ．E・Zアクセスは，まずE・Zポートを2〜3本挿入しておき，その後ラッププロテクターに装着する．虫垂炎や胆摘などにも応用できるが，10mm鉗子には対応していない．穿孔性虫垂炎で創外に化膿した虫垂を処理する際にもラッププロテクターを使用しているた

め創感染が起こりにくい。またシステムの脱着が容易である。

trocar-less single incision laparoscopic surgery (TLSILS)法

著者らの開発している方法であり，基本は手袋法を改良したものである。臍部を縦切開した後，ラッププロテクターを装着する。径7cmで中心部の3cmの範囲に径10mmの小孔を開けたディスク **3a** を置き，これに手術用ゴム手袋(5.5号)を被せ，気腹したCO_2が漏れないようにクリップで固定する。この手袋には3本の指の部分に一方弁を付け，また手袋の中が見られるようにアクリル製のwindowを装着しておく **3b**。手袋の親指部分から気腹チューブを入れて固定する。腹腔鏡および鉗子は一方弁から挿入し，windowで観察しながらディスクの穴を通して腹腔内に入れていく。

この方法の利点は安価であり，鉗子の支点となるディスクの穴が大きいため鉗子の操作性が非常に良い点である。このため癒着が高度な虫垂炎であっても手術を完遂することができる。適応疾患は[参考]に示した疾患のほとんどである。欠点としては10mm鉗子が使用できないこと，システムの組み立てが複雑であることがあげられ，現在改良に取り組んでいる。

SILS port法

市販のSILS port **4** を用いる方法である。臍部を縦切開し，SILS portを挿入する。15mmまでの鉗子類が使用可能であり，成人で多く使用されている。しかし径が大きく，学童期以上の児でないと挿入が困難である。著者らは遺伝性球状赤血球症などの摘脾術などに使用している。鉗子の操作性は良好である。

臍部の切開法

基本は臍部縦切開法を用いる **5**。臍を鉗子で持ち上げ，正中部で縦切開する。切開は臍輪内にとどめるが，容易に腹腔内に到達することができる。切開の頭側，尾側では皮下を剥離し，白線をさらに切開することにより比較的大きい開腹創を得ることができる。しかし患部を創外に引き出すときなど皮膚レベルで狭いことがある。この際には，皮膚切開部を臍輪に沿って輪状に切開することにより，皮膚レベルの狭窄をある程度解除することができる。

手術の補助器具

胆摘術や摘脾術では臓器を2本の鉗子だけでは操作困難なことが多い。このため臓器を牽引するための器具を用いることができる。現在1 MiniLapやMini-lop retractor IIなどを使用しているが，これらは径が2mmでポートを使用せず直接皮膚から挿入することができるため，煩雑な手術では非常に有用である。補助器具ではないが，先端の曲がる鉗子も疾患によっては有用である。

術後管理のポイント

単孔式手術の対象疾患が多岐にわたるため，術後管理はそれぞれの各疾患に準じて行う。これまでのところ通常の腹腔鏡手術と比べてより低侵襲であるとの報告はない。

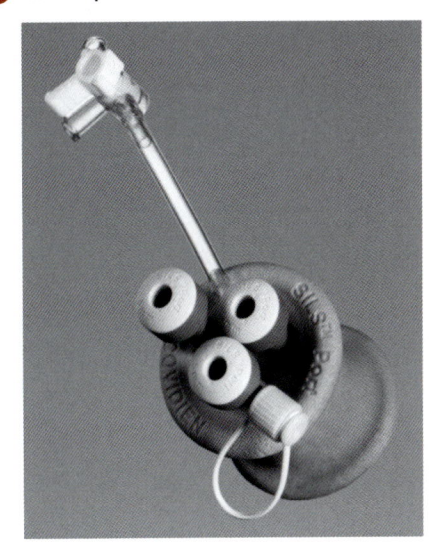

4 SILS port

5 臍切開法

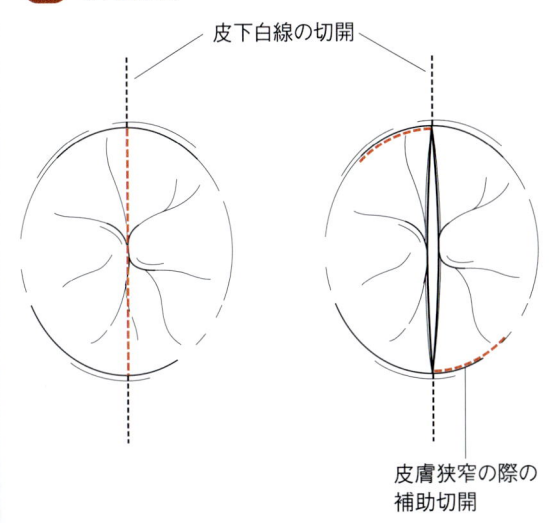

皮下白線の切開

皮膚狭窄の際の補助切開

[参考] 当科で行った単孔式内視鏡手術

single port法：	虫垂切除術	34例
(0日〜15歳)	胃瘻造設術	5例
	メッケル憩室切除術	2例
	卵巣茎捻転解除・嚢腫切開	1例
TLSILS法：	虫垂切除術	31例
(3日〜15歳)	先天性小腸閉鎖症手術	2例
	腸生検	2例
	腸間膜リンパ節生検	1例
	メッケル憩室切除術	1例
	回盲部切除術	1例
	腸間膜嚢腫摘出術	1例
	腹腔ドレナージ	1例
	腸重積整復術	
SILS port法：	摘脾術＋胆摘術	1例
(9歳〜14歳)	虫垂切除術	2例

I 基本手技

気管切開術

前田貢作

❶ 小児気管切開の適応疾患

1. 気道閉塞
   先天奇形(気道狭窄)：喉頭狭窄，声門下腔狭窄，喉頭気管食道裂，CHAOS
   急性感染症：急性喉頭蓋炎，急性喉頭気管炎
   気管内挿管による喉頭浮腫
   機能的狭窄：反回神経麻痺
   腫瘍：血管腫(声門下)，リンパ管腫(頸部)，食道腫瘍
   外傷，気道熱傷
   気管の狭窄症(内因性，外因性)，気管・気管支軟化症
2. 長期呼吸管理
   極，超低出生体重児におけるRDS後の慢性肺疾患
   先天性心疾患術後，胸郭の先天奇形，中枢神経系の先天奇形
3. 気道内分泌物の増加：頻回の気管内吸引
4. 喉頭，気管の手術に先立つ気道確保
5. 在宅人工呼吸管理

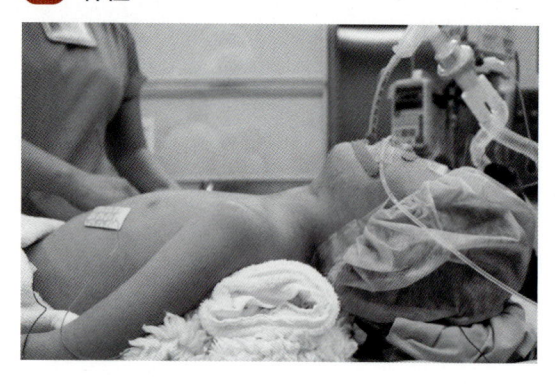

❷ 体位

❸ 皮膚切開の位置

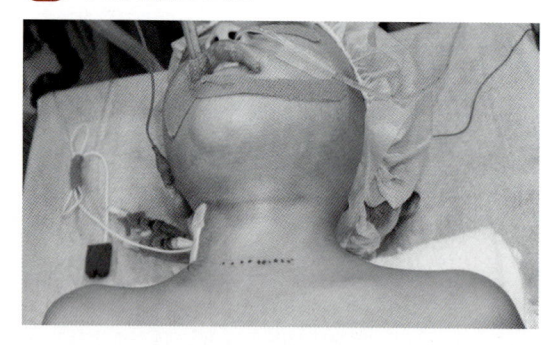

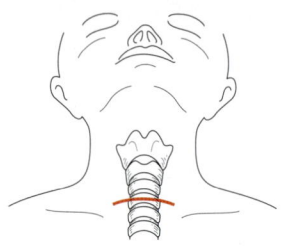

適応

小児における気管切開の適応は，1)上気道閉塞症に対する気道確保，2)気道分泌物の管理，吸引，3)長期にわたる人工呼吸管理が予想される場合，および，4)在宅人工呼吸管理である❶。

術前準備

気管切開を受ける必要のある児はほとんどの場合，あらかじめ経口または経鼻挿管にて気道確保されている。例外としては上気道の閉塞性疾患により気管内挿管ができない症例で，この場合は緊急気管切開の適応となる。

緊急時以外は原則として手術室にて，全身麻酔下に行うのがよい。適切な照明，体位と吸引や器具が準備されていれば，小児においても気管切開は安全な手術手技である。

手術の実際

体位

手術は頸部を十分に伸展した仰臥位で行う。肩の下に枕を入れ，頸部が最大限に伸展できるようにする。後頭部は低めの円座にて固定する。著者らはさらに顔の両側に砂嚢を置いて，頭部が左右にずれないようにする。この体位にて頸部が十分に伸展され，気管の上部が縦隔から引きだされる❷。

皮膚切開

年長児では気管輪を皮膚の上から触知できるが，乳幼児では困難なことが多い。輪状軟骨を触知できれば適切な切開部の目安となるので，手術中に不要な損傷を避けることができる。皮膚切開は第2気管軟骨輪の直上で横切開を加える。通常は胸骨上縁から1横指上にあたる。長さは2～3cmとする❸。

術野の展開

皮下組織は電気メスにて十分に止血しながら慎重に切開し奥へ進む。脂肪と広頸筋を横切開する。深部の頸筋膜に到達するとこれを正中で縦切開する。筋肉(胸骨舌骨筋と胸骨甲状筋)を正中でモスキート鉗子にて分け，血管(前頸静脈の枝)は凝固止血しておく。気管前面のみを慎重に剥離する。必要なら，甲状腺を鉤にて上方に牽引するが，視野が不良であれば甲状腺の峡部下方を正中で電気メスにて切離してもよい。気管前面が露出できれば，切開線を決め，この両側(通常は第2気管輪)に3-0シルクにて牽引用の支持糸を気管輪にかける。この糸はチューブ挿入時と，その後にも使用する。事故抜去の際にも利用できる❹。

気管切開

第2～3気管輪に縦切開を加える。剪刀で切開するが，出血しやすいので電気メスを使用してもよい。切開は気管切開チューブが容易に挿入できるくらいに十分大きくする。この際，切開のみ

で気管軟骨を切除してはならない。気管の支持力を弱め，結果として狭窄を形成することになるからである。

気管切開チューブを挿入する前に，必要なチューブ，滅菌されたコネクションチューブ類を用意し，すぐに麻酔器に接続できる準備をしておく。支持糸を左右に牽引すると気管内腔が容易に確認され，挿管チューブが見えるので，麻酔科医に切開孔上縁まで抜いてもらう。挿管チューブは気管切開チューブが正しい位置に挿入されるまでは，この位置に置いておく。切開孔が小さければさらに切開を延長する。次いで気管切開チューブを直視下に気管内腔に挿入する❺。

気管切開チューブの挿入

チューブは気管の太さによりサイズを決定するが，抵抗なく挿入できる大きさを選ぶ（通常は気管内挿管チューブと同じでよい：低出生体重児：内径2.5〜3.0mm，0〜1カ月児：内径3.5mm，1〜6カ月児：内径4.0mm，6カ月〜1歳：内径4.5mm，1歳児：内径5.0mm，2歳児：内径6.0mmが目安）。塩化ビニールもしくはシリコン製のチューブを使用する（シリコン性のチューブのほうが気道粘膜への障害が少なく，長期間の留置の際には推奨される）。気管切開チューブをコネクティングチューブに装着し，麻酔科医に加圧してもらい，十分に換気可能かどうか，呼吸音に左右差がないか確認する。このときエアーリークが多ければ，1サイズ太いチューブに入れ替える。

気管切開チューブの固定

挿管チューブを抜去し，皮下を吸収糸で縫合閉鎖する。必要なら皮膚も縫合する。固定のために気管切開チューブの翼部と皮膚を数針固定してもよい❻。

最後に綿テープもしくは気管切開チューブホルダーで気管切開チューブと頸部を固定する。頸部は術後も伸展位にしておくほうが固定は良好である。気管切開チューブは術後1週間は固定したままで，入れ替えずにおく。また，固定したテープも緩まないよう注意する。

術後管理のポイント

① 手術直後に胸部X線写真を撮り，気胸や皮下気腫のないこと，気管切開チューブの先端が適切な位置にあるかどうかを確認する。小児では体位の変化により，カニューレ先端の位置が容易に移動するので注意を要する。
② 術直後は頻回に気管内吸引を要することが多い。分泌物の内容に注意し，出血が続く場合は異常である。気道には十分な加湿を与え，粘稠な分泌物による閉塞を予防する。
③ 術後24時間は絶食とし，胃内容物の逆流による誤嚥を防ぐ。
④ 感染：皮膚と気管壁との間に瘻孔が完成するのに約1週間を要する。定期的に気管内分泌物の細菌検査を行う。術後1週間目に新しいチューブと交換し，以後は1〜2週間に1回の割でチューブ交換する。
⑤ 事故抜管：術後早期に誤ってチューブが抜けると，気管と皮膚の間の瘻孔が完成していないため再挿入に難渋する。この場合にはためらわずに経口挿管を行い，気道確保されてから再手術を行う。また，抜管に対して，患児のベッドサイドに1サイズ小さな気管切開チューブを用意する。

❹ 気管切開

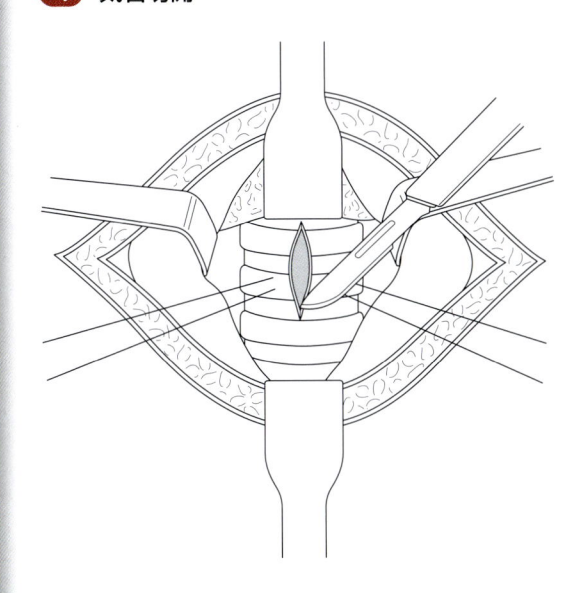

❺ 気管切開チューブの挿入

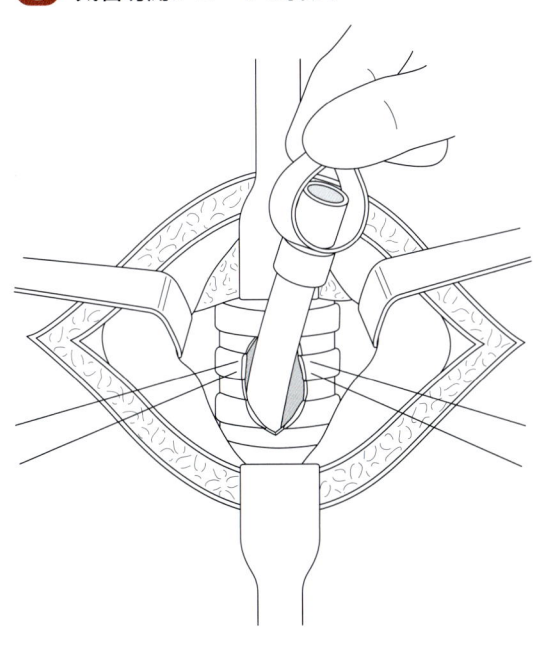

❻ 気管切開チューブの固定

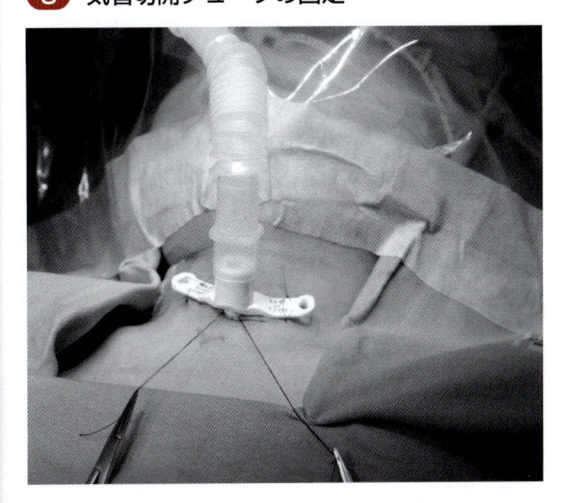

I 基本手技

胃瘻造設

高田晃平，佐藤正人，濱田吉則

小児外科領域において胃瘻は以前から食道閉鎖症患児ほかで開腹下に造設され，重要な手術手技のひとつである。しかし，嚥下や哺乳に障害をもつ小児においては，胃瘻造設時の手術侵襲を考慮して胃瘻栄養よりも経鼻胃管による栄養が一般的であった。経皮内視鏡的胃瘻造設術（percutaneous endoscopic gastrostomy；PEG）は1980年にGauderer[1]らにより報告され，非開腹，非全身麻酔下に胃瘻を造設できることから，成人ではわが国で1990年代以降に急速に普及してきた。胃瘻栄養が経鼻胃管と比較して，咽頭不快感の軽減や誤嚥性肺炎の低減が図れることなどの利点が周知されることとなった。また，小児麻酔の進歩に伴い全身麻酔のリスクが減少していることから小児領域で開腹胃瘻造設術が見直され，さらにPEGの導入に加えて腹腔鏡下噴門形成術施行時に併施される腹腔鏡下胃瘻造設術などが着目されている。

適応

胃瘻栄養を含めた経管栄養は一般的に，正常な消化吸収機能が維持されていることを前提にして，生命維持および生育に必要な栄養を経口摂取することができない成人および小児が対象である。これに胃瘻造設術の耐術能を含めて胃瘻造設の適応となる。小児外科領域では食道閉鎖症，長期の胃管栄養を行っている重度心身障害児が主な適応病態である。PEGに関して消化器内視鏡ガイドライン第3版[2]でその適応と禁忌が提唱されている❶，❷。

胃瘻カテーテルの選択

胃瘻カテーテルには腹壁外の形状からボタン型とチューブ型，胃内の形状からバンパー型とバルーン型に大別できる❸。

ボタン型胃瘻カテーテルは体外に出ている部分が少なく，事故抜去が起こりがたい。また，着衣でほとんど目立たない。しかし，ボタンの開閉や栄養チューブとの着脱に細かい操作を要する。チューブ型胃瘻カテーテルは体外のチューブにより患児の運動が制限されたり，チューブが引っ張られ，事故抜去の危険がボタン型に比して高い。栄養チューブとの接続は容易で，患児の腹壁厚に合わせてストッパーで調節可能である。

カテーテル胃側を伸展・変形させて交換するバンパー型はカテーテルが抜けにくく，耐久性があるので定期交換は4～6ヵ月と長い。しかし，交換時に疼痛や圧迫感があり，まれにではあるが瘻孔損傷をきたすおそれがある。これに対してバルーン型はカテーテル胃側のバルーンを拡張することで腹壁のからの脱落を防いでいる。交換が容易で痛みも少ないが，腹圧によるバルーン損傷やバルーン内から蒸留水の蒸散，漏出によるバルー

---

❶ PEGの適応

1. 嚥下・摂食障害
   - 脳血管障害，認知症などのため，自発的に摂食できない
   - 神経・筋疾患などのため，摂食不能または困難
   - 頭部，顔面外傷のため摂食困難
   - 喉咽頭，食道，胃噴門部狭窄
   - 食道穿孔
2. 繰り返す誤嚥性肺炎
   - 摂食できるが誤嚥を繰り返す
   - 経鼻胃管留置に伴う誤嚥
3. 炎症性腸疾患
   - 長期経腸栄養を必要とする炎症性心疾患，特にクローン病患者
4. 減圧治療
   - 幽門狭窄
   - 上部小腸狭窄
5. その他の特殊治療

（文献2より引用）

❷ PEGの絶対的禁忌と相対的禁忌

絶対的禁忌
- 通常の内視鏡検査の絶対禁忌
- 内視鏡が通過不可能な咽頭・食道狭窄
- 胃前壁を腹壁に近接できない
- 補正できない出血傾向
- 消化管閉塞（減圧ドレナージ目的以外の場合）

相対的禁忌
- 大量の腹水貯留
- 極度の肥満
- 著明な肝腫大
- 胃の腫瘍性病変や急性粘膜病変
- 横隔膜ヘルニア
- 出血傾向
- 妊娠
- 門脈圧亢進
- 腹膜透析
- 癌性腹膜炎
- 全身状態不良
- 生命予後不良
- 胃手術既往
- 説明と同意が得られない

（文献2より引用）

ン収縮などから事故抜去のおそれがある．交換も1〜2カ月ごとと短期である．患児のADLや介助者の巧緻性からカテーテルを選択する．

術前検査

　胃瘻を造設するにあたり，胃の位置情報，特に胃と胃壁の位置関係は重要である．胃瘻の造設を検討する患児では側彎などの体幹の変形を伴っていることも多く，上部消化管造影検査を行い，胃の容量や位置，特に胃が肋弓下に埋没していないことを確認する．可能な限り側面像を撮影し，胃前壁と腹壁との間に腸管が介在していないことも確認する．これには腹部超音波検査，腹部CT検査も一助となる．肛門側の消化管の通過・排出状態を把握する．また，胃瘻造設予定患児は胃食道逆流を合併していることがあり，観察のポイントとなる．24時間pHモニタリングによる胃食道逆流の鑑別診断を追加することも重要である．

　小児ではPEGであっても全身麻酔を要する例が多く，呼吸状態や止血検査など全身状態の検索は必須である．

術式の選択

　開腹胃瘻造設術とPEGの選択は，1）上部消化管内視鏡の安全な操作が可能かどうか，2）胃瘻カテーテルの大きさ，3）胃の位置で決定される．PEGの適応年齢や体重は定義されていないが，わが国では生後49日，体重3,626gの児での施行報告[3]がある．しかし，一般的には新生児では上部消化管内視鏡の操作に技術を要するうえに，わが国で現在市販されているPEG造設キット胃瘻カテーテルの最小径は14Frであり，体格や胃容量と合致しないことから，開腹胃瘻造設術が推奨される．胃が肋弓下に埋没している症例や胃と腹壁の間に腸管が介在する症例ではPEGは困難であり，開腹による胃瘻造設術や腸瘻造設術が選択されていた．しかし，これらの困難症例に対して腹腔鏡補助下に行ったPEGが報告[4]されている．

手術の実際

●開腹胃瘻造設術

　胃瘻の造設位置は心窩部左側で胃壁の授動位置で制限されるが，肋弓，腹壁創から2cm以上離れていることが望ましい❹．開腹胃瘻造設術では，新生児は左上腹部横切開，乳幼児では縦切開が術野を確保しやすい．開腹創とは別に切開創を加えて胃瘻孔を造設し，デバイスを挿入する．胃体下部の胃前壁中央や大彎寄りに非吸収糸で2重に巾着縫合をかけた後に，胃を切開してデバイスを留置する❺．胃瘻周囲の胃壁と腹壁の間で2〜3針縫着固定を行う．腹腔鏡下噴門形成術を施行する患児では，噴門形成術に引き続いて腹腔鏡補助下に胃瘻造設術を行うことが一般的である．把持鉗子で胃前壁を心窩部のトロカール創から体外に引き出し，創外で胃壁に2重巾着縫合をかけ，胃に切開を加える．

❸ 胃瘻カテーテルの種類

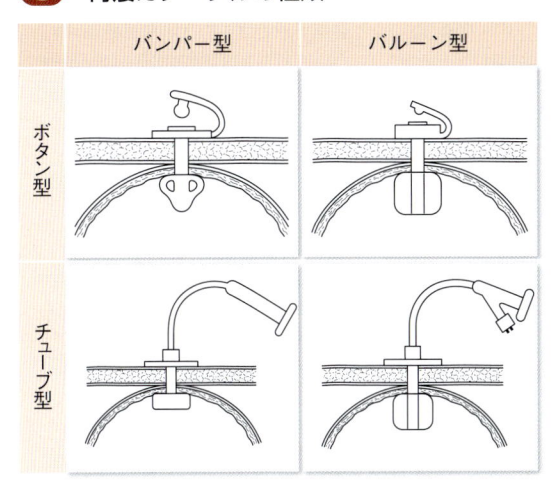

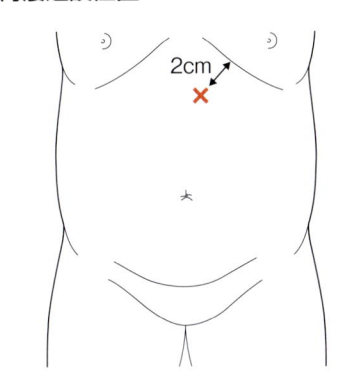

❹ 胃瘻造設位置

❺ 胃へのデバイス留置

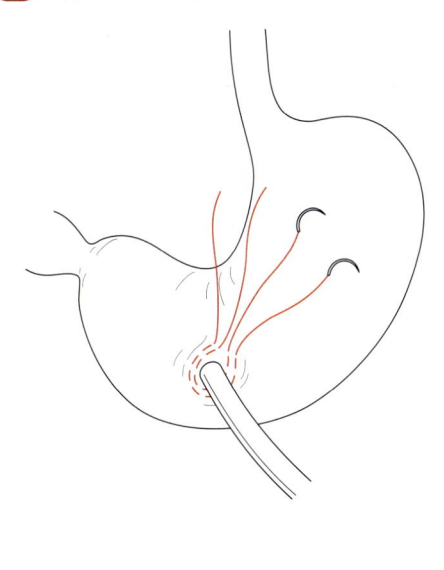

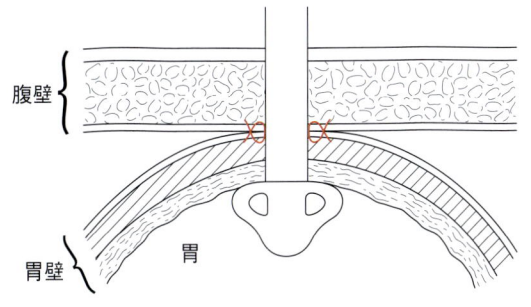

6 Pull法

ⓐ：胃瘻造設部位をファイバースコープで観察する。

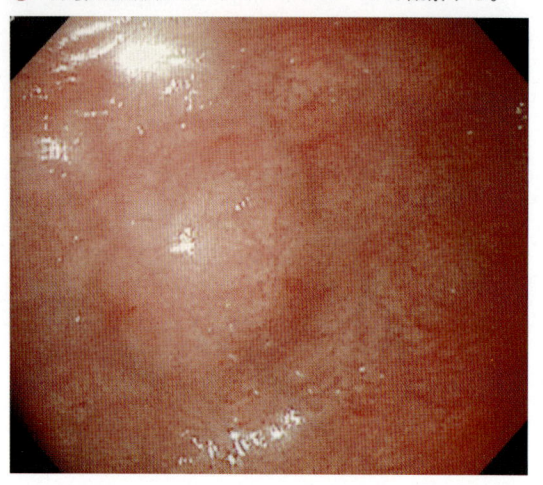

ⓑ：ファイバースコープで観察しながら，注射針を陰圧をかけながら胃内腔まで押し進める。

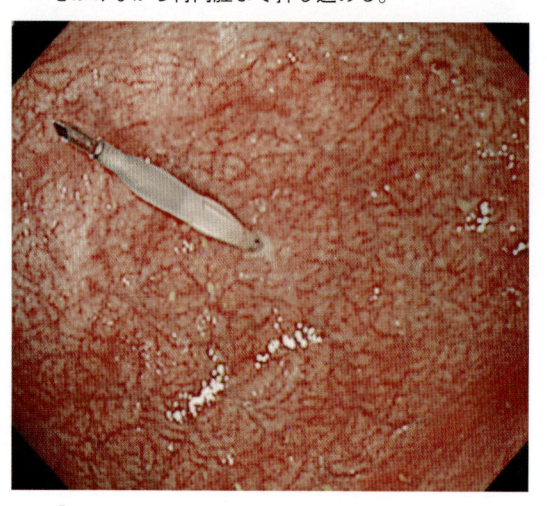

ⓒ：スネアでループワイヤーを把持し，ファイバースコープごと口腔外に引き出す。

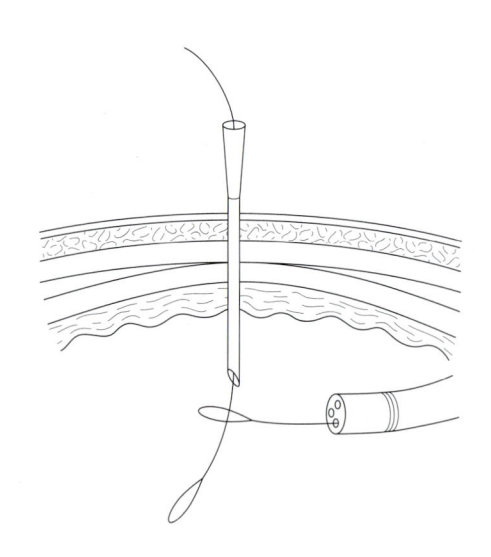

●経皮内視鏡的胃瘻造設術（PEG）

PEGは造設手順の違いからPush法，Pull法，およびIntroducer法があげられ，各社から造設キット製品が市販されている。Push法，Pull法は腹壁から胃内へ挿入されたガイドワイヤーを介して経口的に胃瘻デバイスを留置する。このため，デバイスが口腔内の細菌で汚染され，瘻孔感染の危険性が増加する。また，ガイドワイヤー挿入時と胃瘻デバイス留置時の2度内視鏡を挿入する必要がある。これに対してIntroducer法では腹壁側から胃瘻デバイスを挿入するので瘻孔汚染の危険は低く，原則的に内視鏡の挿入は1回で済む。しかし，デバイス挿入時に腹壁と胃壁に離開のおそれがあり，胃壁固定が必須である。年長児では全身麻酔の必要はないが，乳幼児や学童，意思の疎通が難しい症例では全身麻酔下の施行が望ましい。

Pull法

左側臥位でファイバースコープを挿入し，胃内容を吸引除去した後に十分に送気を行い，胃を拡張させる。そして仰臥位に体位を変える。ファイバースコープを胃体下部前壁中央に向け，腹壁から内視鏡の透過光を確認する。胃瘻造設部位を腹壁側から指先で圧迫すると，胃粘膜が指の動きに応じて突出することをファイバースコープで観察できる**6a**。この操作で最適な穿刺部位を決定する。この際，腹壁血管の走向も観察し，無用な出血は避ける。穿刺部位が決定したらその周辺を消毒後に局所浸潤麻酔を行う。ファイバースコープで胃内腔を観察しながら注射針はそのまま胃内腔まで陰圧をかけながら押し進める**6b**。胃内腔到達前にガスが吸引されないことを確認して腸管の誤穿刺を回避する。注射針を引き戻す際も同様に陰圧をかけて行う。ボタン型胃瘻の場合，この試験穿刺のときに胃内腔までの深さを計測し，成人では+1cmの丈のボタン型胃瘻を選択する。小児では1cmよりもいくぶん短くして差し支えない。長さ約1cmのT字あるいはY字状の皮膚切開をおき，鉗子で皮下組織を剥離しておく。内視鏡医はスネアを胃内で展開し準備しておく。穿刺針を胃壁に穿刺し，針先を胃内腔に1cmほど進めてから内筒を抜き，手早くループワイヤーを挿入する。スネアでループワイヤーを把持したままファイバースコープごと口腔外に引き出す**6c**。引き出したループワイヤーの中に胃瘻デバイス端に付いているループをくぐらせて結びつける。胃瘻デバイスに潤滑ゼリーを塗布し，腹壁側からループワイヤーを引き戻す。胃瘻デバイスが十分に体外に出るまでゆっくりと引き戻す**6d**。ループの連結部には角があり，引き戻す際に粘膜を傷つけるおそれがあるのでドレッシング剤などで被覆するほうがよい。内視鏡医はファイバースコープを再挿入してバンパー位置，挿入部の出血，デバイスが通過した粘膜の損傷などを観察する**6e**。ボタン型では付属のスペーサーやYガーゼを，チューブ型では固定板を用いてファイバースコープで観察しながら，バンパーが粘膜にくい込まないように調整する。

Push法

ファイバースコープの挿入や穿刺まではPull法と同様の手順で，ループワイヤーの代わりにガイドワイヤーを挿入し，ファ

イバースコープで誘導して口腔外へ引き出す。ガイドワイヤーに沿って胃瘻デバイスを口から挿入し，口腔側から押し進めていく。腹壁に胃瘻デバイスの先端を確認し引き出す。ガイドワイヤーを抜去した後ファイバースコープで観察を行う。

Introducer法

ファイバースコープの挿入，胃瘻造設部位の決定，局所浸潤麻酔まではPull法やPush法と同様である。胃壁固定具を用いてファイバースコープ観察下に胃壁と腹壁を体外から縫合固定する。2点あるいは4点の固定が提唱されている。小児では胃壁，腹壁ともに薄く，糸による組織損傷を防ぐ目的で3点固定を行い，1点にかかる力を分散させるほうが望ましい。胃壁固定具は，ほとんどのIntroducer変法造設キット製品に同梱されている。長さ約1cmのT字あるいはY字状の皮膚切開をおき，鉗子で皮下組織を剥離しておく。Introducer原法ではファイバースコープ観察下に本穿刺を行い，内筒を抜き，外筒を介して直接バルーン・チューブ型胃瘻を挿入する。Introducer変法では本穿刺を行い，内筒を抜き，ガイドワイヤーを挿入する。ガイドワイヤーに沿ってダイレータを挿入して胃瘻孔を拡張した後，ガイドワイヤーに沿って胃瘻デバイスを挿入する。ダイレータに目盛りが記されており，ダイレータ挿入時に計測し，胃瘻型ボタンのサイズを決定する。デバイス留置後のファイバースコープ観察，デバイスの処置はPull法やPush法と同様である。

●腹腔鏡補助下の経皮内視鏡的胃瘻造設術

体位の変形などにより，胃が肋弓下に嵌入している症例や胃壁と腹壁の間に腸管が介在する症例では通常のPEGは行えない。今まで開腹胃瘻造設の適応であったこれらの症例も腹腔鏡による観察下，あるいは鉗子を用いて胃を誘導することによって安全に胃瘻造設が行える。カメラポートは臍部に設置し，観察を行う。ファイバースコープで胃に送気を行い，胃瘻造設部位と胃壁との間に障害がなければ，観察下に通常のPEGを行う。造設法にかかわらず気腹の影響を考慮して胃壁固定術の前処置が推奨される。また，鉗子用ポートを追加して胃の腹壁への誘導や他臓器の授動を行ったうえでPEGを行える。ただし，胃壁と腹壁の離開やバンパー埋没症候群などを引き起こすので過度の授動は控える。

文献

1) MWL Gauderer, JL Ponsky, et al: Gastrostomy without laparotomy: a percutaneous endoscopic technique. J PediatrSurg 1980; 15: 872-5.
2) 鈴木裕，上野文昭，ほか：経皮内視鏡的胃瘻造設術ガイドライン．消化器内視鏡ガイドライン 第3版，日本消化器内視鏡学会(監)，医学書院，東京，2006, p310-323.
3) 中溝博隆，田中保，ほか：小児における経皮的内視鏡下胃瘻造設術(PEG)の適応と問題点．日本静脈・経腸栄養研究会誌 1998; 13: 150-2.
4) 神山雅史，米倉竹夫，ほか：腹腔鏡下での経皮内視鏡的胃瘻造設術(PEG)の経験．静脈経腸栄養 2009; 24: 801-5.

ⓓ：胃瘻デバイスが十分体外に出るまで，胃瘻デバイス端と結び付いているループワイヤーをゆっくりと引き戻す。

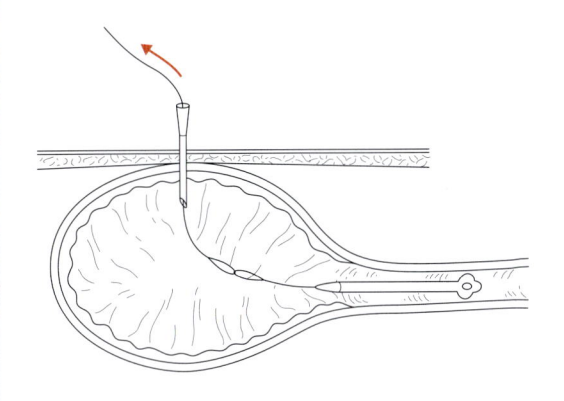

ⓔ：ファイバースコープを再挿入し，バンパーの位置や出血，粘膜損傷などを観察する。

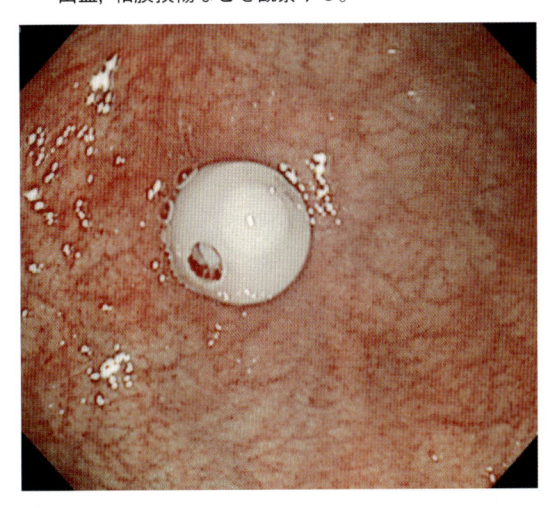

I 基本手技

チューブ腸瘻造設

吉田英生

1 チューブ腸瘻造設に必要な検査

- 血液型，感染症（HB，HCV，梅毒血清反応）
- 血液生化学検査
- 凝固機能
- 胸・腹部単純X線
- 心電図

2 インフォームド・コンセントの内容

- なぜ，チューブ腸瘻が必要なのか？
- チューブ腸瘻以外の治療法は？
- チューブ腸瘻の手術法は？
- チューブ腸瘻の合併症と安全性

3 Witzel法

タバコ縫合を結紮しカテーテルを固定したら，カテーテルを漿膜筋層の結節縫合によって覆い，トンネル内に固定する。

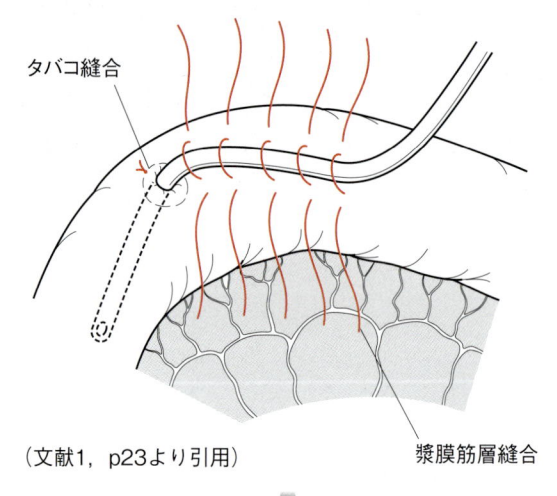

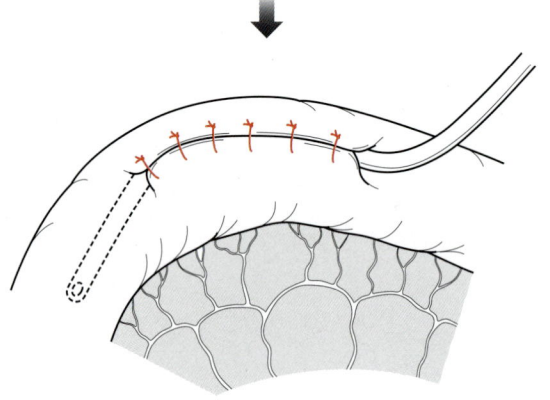

タバコ縫合

（文献1，p23より引用）　漿膜筋層縫合

目的

栄養剤の注入：食道・胃の通過障害や食事摂取不能症例（胃食道逆流症，脳性麻痺，嚥下機能障害など）
便，腸液の排液：①腸管機能不全症例の排便目的（全結腸型ヒルシュスプルング病，慢性特発性仮性腸閉塞症など），②腸管の安静を保つ減圧目的（胎便関連性イレウス，腸穿孔など）

チューブ腸瘻の種類

経鼻的チューブ腸瘻：鼻孔から食道→胃→十二指腸を経て空腸に栄養チューブを挿入する。
経胃瘻的チューブ腸瘻：胃食道逆流が多いときや胃瘻の瘻孔からの漏れが多いときには，胃瘻を通して十二指腸以下へカテーテルを送り込む方法がある。
経腸的チューブ腸瘻：①Witzel法，②Stamm-Kader法，③穿刺式カテーテル留置法（needle catheter jejunostomy）がある。

　チューブ腸瘻としてはWitzel法が一般的である。カテーテルを漿膜下に包埋することにより，チューブ脇からの腸液の漏れを防ぎ，チューブ抜去後も漏れないという利点がある。Stamm-Kader法は手技は簡単であるが，腸液の漏れや瘻孔遺残など合併症が多いため，状態の悪い患者に緊急的に行われる。穿刺式カテーテル留置法はカテーテル径が細いため，成分栄養剤などを用いた栄養注入を目的として造設される。

術前準備

確認事項：感染症の有無：特に，鼻腔，咽頭や便などのMRSAの保菌，常在
投与薬剤の確認：ステロイド，免疫抑制剤，抗凝固剤など
必要検査：必要な検査を ① に示す。
インフォームド・コンセント：インフォームド・コンセントの内容を ② に示す。
使用器材の確認：小児では，空腸ろうカテーテル®，ジェジュノストミイカテーテル®などが使用できるが，一般には，ネラトンカテーテル，バルーンカテーテル，シャントチューブ，中心静脈栄養カテーテルなどが使用される。

手術の実際

Witzel法 ③

　腸間膜対側にタバコ縫合でカテーテルの先端を肛門側に向けて挿入固定する。
　腸長軸口側に向かってカテーテルをまたぐように漿膜筋層縫合を行い，漿膜下トンネル内にカテーテルを固定する。タバコ縫合した部分も漿膜縫合を行い埋没する。

皮膚に小切開を加え，カテーテルを引き出す．カテーテル挿入部周囲の腸壁漿膜と腹壁腹膜に結節縫合で，3〜5針で全周性に固定する．皮膚側でも1,2針固定する．

Stamm-Kader法 ④

腸間膜対側に内，外2周のタバコ縫合を同心円状におく．タバコ縫合の中央に小孔をあけ，カテーテルを肛門側に挿入する．内側のタバコ縫合でカテーテル周囲を締め，さらにこれを埋没させるように外側のタバコ縫合を締める．

皮膚に小切開を加え，カテーテルを引き出す．カテーテル挿入部周囲の腸壁漿膜と腹壁腹膜に結節縫合で，3〜5針で全周性に固定する．皮膚側でも1,2針固定する．

穿刺式カテーテル留置法（needle catheter jejunostomy）⑤

腸管を引き伸ばし，腸管をしっかり把持しながらプラスチックカニューラ針を腸壁に穿刺し，漿膜下肛門側方向にトンネルを作成してから先端を腸腔内へ導入する．針を抜き，腸腔内へ留置されたカニューラの中に，カテーテルを挿入する．カニューラを抜き，カテーテルの腸壁入口部にタバコ縫合を行う．

経皮的に腹壁表面から腹腔へカニューラ針を穿刺し，針を抜く．カテーテルをこのカニューラの先端から通し，腹腔から体外へ出し，カニューラを抜く．カテーテル挿入部周囲の腸壁漿膜と腹壁腹膜を縫合する．皮膚側でもカテーテルを固定する．

キットとしてジェジュノストミイカテーテル®とニプロSTJキット®がある．

術後管理のポイント

瘻孔部の管理

①**皮膚炎**：腸液や栄養剤の漏出，固定用テープのかぶれによる．洗浄，漿膜下トンネルの十分な確保，被覆剤の貼付などを行う．

②**肉芽形成**：瘻孔部の感染や慢性刺激による．カテーテルが瘻孔の一定部位を圧迫しない固定を工夫する．

カテーテルの管理

①**チューブの閉塞**：栄養剤のむら，チューブ内腸内細菌による栄養剤固形化による．粉末栄養剤はダマにならないよう微温湯で溶解，調整後8時間以内に使用する．栄養剤投与前後に微温湯でフラッシュする．

②**チューブの事故（自己）抜去**：チューブ固定時に目印を付け，移動を確認できるようにする．チューブ固定部の固定糸の緩みやテープの剥がれに注意する．

文献

1) 石川義信, 福島松郎：腸瘻造設術. 現代 外科手術学体系, 中山書店, 1979.

④ Stamm-Kader法

同心円状に内，外2周のタバコ縫合をおく．内側のタバコ縫合でカテーテル周囲を締め，さらにこれを埋没させるように外側のタバコ縫合を締める．

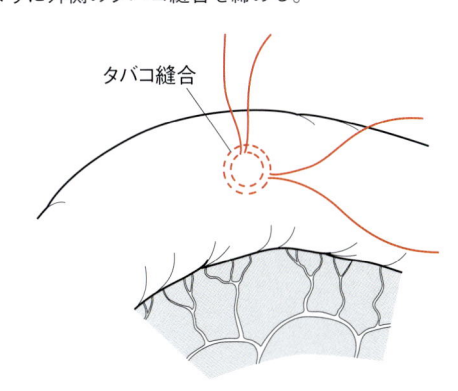

（文献1, p35より引用）

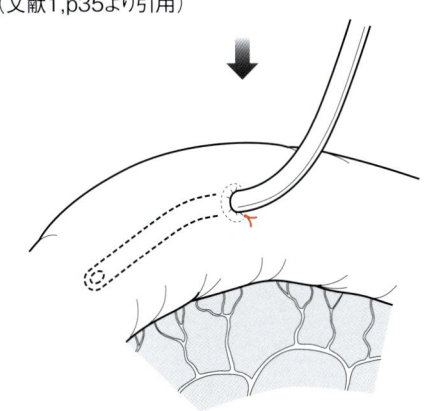

⑤ 穿刺式カテーテル留置法（needle catheter jejunostomy）

カニューラ針を腸壁に穿刺し，漿膜下に肛門側方向へトンネルを作成してから腸管内腔へ刺入する．針を抜いてカテーテルを挿入する．

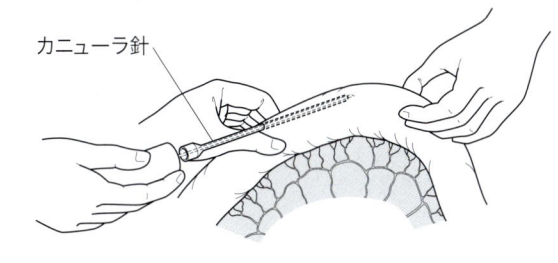

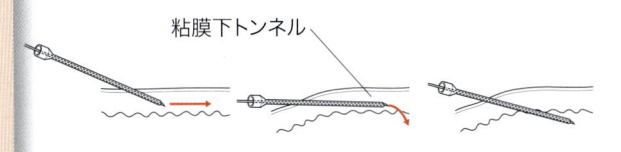

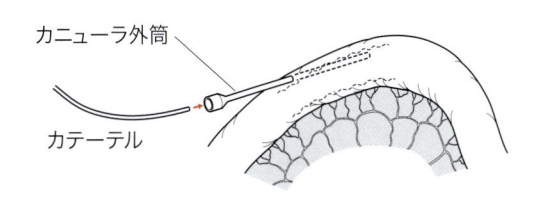

I 基本手技

人工肛門造設術・閉鎖術

濱田吉則, 高田晃平, 佐藤正人

　人工肛門造設術は小児外科の基本手技のなかで比較的頻度の高いものである. 主な適応疾患は, ①中間位・高位鎖肛, ②長節型以上のヒルシュスプルング病である. 造設年齢は新生児早期が多く, 根治手術前後の数カ月間, 一時的に造設されることが多い.
　鎖肛では造設部位の皮膚切開で造設術が可能である. 長節型以上のヒルシュスプルング病では別の開腹創を必要とすることもあるが, 腹腔鏡補助下や臍アプローチの小切開で生検して正常神経節部を確認する方法もある.
　壊死性腸炎や胎便関連性腸閉塞などに対する腸瘻造設術は, 結腸に造設する人工肛門造設術とほぼ同様の手技で行う. 特殊なBishop-Koop型腸瘻などは最近の経静脈栄養法の進歩などにより減っているので本項では割愛する.

人工肛門造設術

術前準備

　中間位・高位鎖肛の多くは, 時間経過とともに直腸からS状結腸が拡張し手術が困難になるので, 診断がつき次第絶ミルクとして胃管を留置し維持輸液を開始する. 内瘻が太く尿道や腟を通じて自然に減圧される症例は少ない. 直腸の著明な拡張例にはエコー下に拡張直腸を穿刺する方法もあるが, 男児では尿路損傷などの危険もあり積極的な推奨はできない. ヒルシュスプルング病の長節型はガス抜き, 浣腸, 洗腸などの保存治療で減圧に努める.
　術前にストーマサイトを創傷・オストミー・失禁(WOC)看護師に依頼してマーキングする. 造設腸管がS状結腸, 左側横行結腸, 右側横行結腸, 回腸の場合, 造設部位はそれぞれ左下腹部, 左上腹部, 右上腹部, 右下腹部となるが, 臍部の場合はいずれの腸管でも造設可能である❶.

手術の実際

　小児外科で行う人工肛門造設術は双孔式人工肛門(double barreled colostomy)がほとんどである. またloop colostomyとskin bridge loop colostomyがあるが鎖肛でもloop colostomyでまず問題はない. ここでは中間位鎖肛に対して, S状結腸から左下腹部にストーマを造設する場合の手技について述べる.

double barreled loop colostomy造設術の手技
　❶の❶の位置に2～3cmの横切開をおく. 腹直筋筋膜前鞘を横切開, 腹直筋を左右に開排, 腹直筋筋膜後鞘と腹膜を横切開して開腹する. 腸管の拡張が強く薄い場合は, 穿孔の危険があ

❶ 人工肛門造設部位と造設腸管
❶左下腹部(S状結腸)
❷左上腹部(横行結腸左側)
❸右上腹部(横行結腸右側)
❹右下腹部(回腸)
❺臍部(いずれの腸でも可)

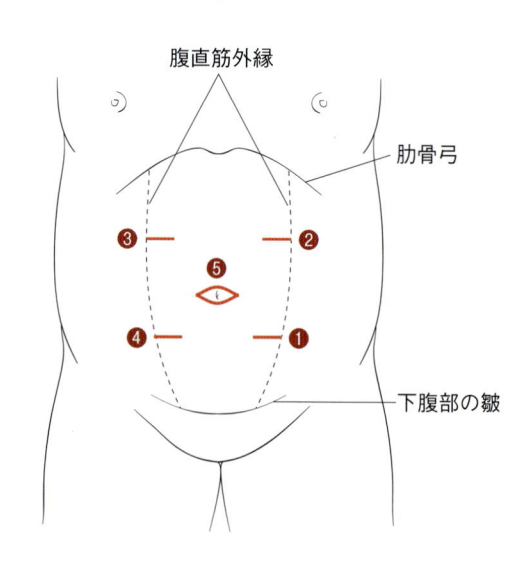

人工肛門造設術・閉鎖術

るのでなるべく鑷子は使用せず用手的に引き出すが，それでもだめなら安全のために創を拡大する。適切な造設部位が決定できない段階で腸を脱気，縮小させることは原則しない。

　S状結腸を確認したら口側が創の外側になるよう創外にループ状に引き出し，S状結腸の口側寄りでかつ緊張のない部位の腸間膜に細いネラトンカテーテルを通す❷。このカテーテルを吊り上げるようにしてループ部の腸管を4cm程度引き出し，口側と肛門側の腸管どうしを縫合して，腸間膜が両脚の間に挟み込まれるようにする。この縫合はカテーテル刺入部の約1cmから数mm間隔で4針，漿膜筋層縫合により両面から固定する（ループ固定部）❸。糸は5-0吸収糸，針付きatraumatic needleを用いる。このとき腸管壁の腸間膜血管を損傷しないように注意する。ネラトンカテーテルは短くループ状に形成する。

　次いで腹膜および腹直筋後鞘と腸管との固定に移るが，筋膜切開が大きい場合は，術後に予想される縮小径になるよう先に縫縮する。ループ固定部（❹の＊印）と腹壁との固定位置は口側が肛門側よりやや大きくなるように設定し，隙間から大網や小腸などが脱出しないように両面に1針ずつコの字に固定する。固定する高さは，すべてループ固定糸の3針目と4針目の間で，腸管が垂直に立つように全周8〜10針で縫合固定する❹。さらに筋膜（腹直筋前鞘）と腸管を，同様にループ固定部の2針目と3針目の高さで全周8〜10針で縫合固定する❺。

　皮膚と腸管は縫合せず，軟膏をその隙間の皮下に塗布する。引き続き，腸管前壁を長軸方向に切開して粘膜を外翻するが，切開は腹壁から1cmの高さで止める❻。創が汚染しないよう注意して，6倍希釈したガストログラフィン液で肛門側腸管を洗浄し，胎便を吸引除去して手術を終了する。

　約1週後にネラトンカテーテルをはずし，ループ部の後壁を電気メスにて離断する。こうして口側，肛門側の開口部が分離され，便は肛門側に入りにくくなる。ループ部の腸管は2本に離断され，翻転した1cm高のストーマとなる。

❷ ループの創外への引き出し

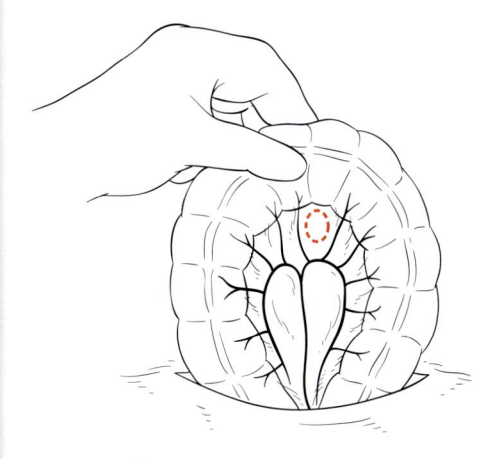

◯ ネラトンカテーテルを通す部位

❸ ループ同士の固定

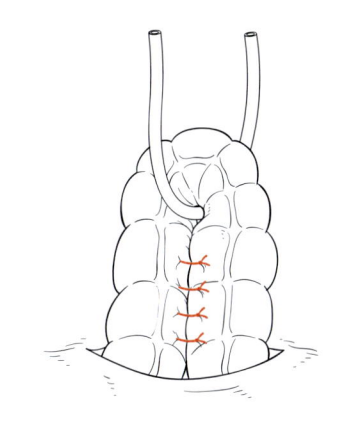

❹ 腹膜および腹直筋後鞘と腸管との固定

腹膜と腹直筋後鞘

＊ループ固定部

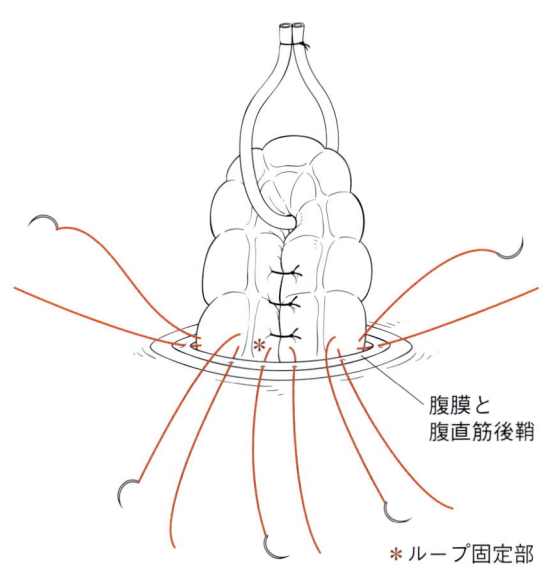

❺ 筋膜（腹直筋前鞘）と腸管との固定

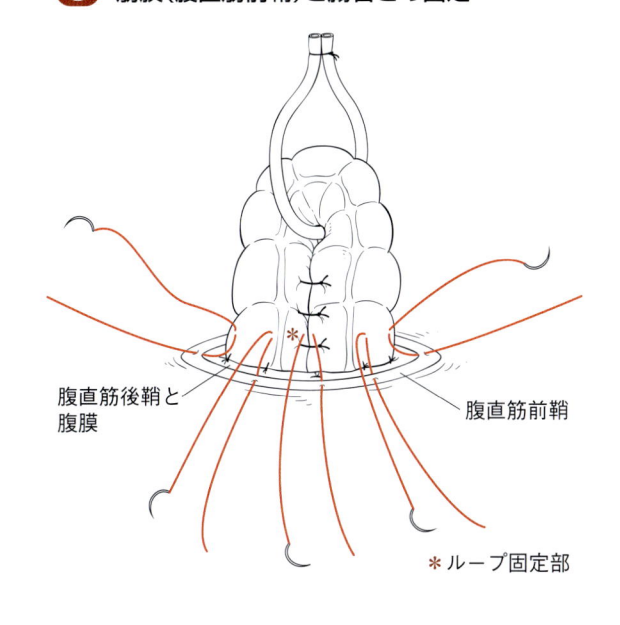

腹直筋後鞘と腹膜

腹直筋前鞘

＊ループ固定部

6 ストーマ前壁の切開

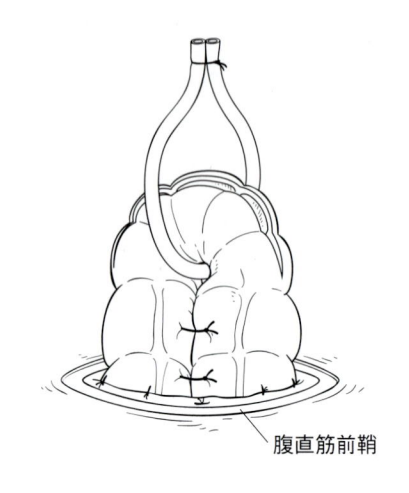

腹直筋前鞘

7 臍部人工肛門造設術における臍帯の処理

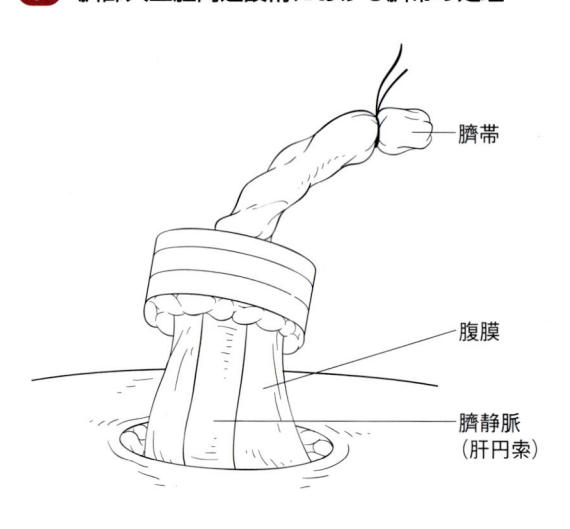

臍帯
腹膜
臍静脈（肝円索）

臍部人工肛門造設術の手技[1]

　臍輪の周囲に横長2cmの楕円形の皮膚切開をおき，その大きさで垂直に皮下組織と臍輪筋膜をくり抜く．腹膜前腔に達し，肝円索，正中臍索，2本の側方臍索を，それぞれ十分露出し，臍輪からできるだけ遠くで結紮処理する**7**．こうして臍帯を皮膚，皮下組織とともに切除すると創感染は起きない．

　腹膜を切開して開腹し，腸管拡張の程度に応じて適宜皮膚，筋膜を左右に広げて腸管を引き出す．臍輪周囲筋膜の切開は大きすぎると腸脱，小さすぎると臍輪の生理的閉鎖により狭窄，陥没が生じる．

　臍は腹部の中央で高い位置にあって肋骨や下腹部の皺と離れているので，ストーマ装具の接着性がよく，皮膚びらんも少ない．また閉鎖術後は創部が臍の一部になるので整容性の面からも利点がある[2]．

超低出生体重児における注意

　超低出生体重児の腸管は正常体重児に比べて細く壁も薄いが，拡張が加わるとさらに薄くなるので縫合針が腸壁を貫通しやすい．2.5倍拡大鏡の装着は必須で，糸もさらに細径の6-0や7-0などのatraumatic needle糸を使用し，細心の注意で運針する．貫通しなくても薄い腸管の全層近くに針が掛かるので，腸管径と筋膜径とのアンバランスがあるとモーメントにより穿孔が生じ瘻孔形成に至る．腹部が小さいので造設部位としては臍部も推奨される．

術後管理のポイント

①術後早期合併症にはストーマの壊死・陥没・脱落，腹膜炎，創哆開，内臓脱出，誤造設がある[2]．晩期合併症には皮膚びらん，腸脱prolapse，瘻孔，狭窄，粘膜出血などが多く，そのほか開腹に伴うイレウスや傍ストーマヘルニアもある．皮膚びらんの予防には高いストーマをつくることが最も大切であるが，装具の選択，装着時の工夫，皮膚保護剤の使用などWOC看護師の定期的な指導を受けるのがよい．保護者によるパウチ交換を指導し，人工肛門閉鎖までの在宅期間の準備をして退院させる．

人工肛門閉鎖術

　鎖肛やヒルシュスプルング病の患児が受ける一連の外科的治療のなかで，最後になるべき手術である．根治手術に比べれば侵襲も小さく，短時間で済む腸吻合術だと侮ってはいけない．閉鎖術後の良好な経過を得るには，根治手術部に吻合部狭窄がなく，ストーマ周囲皮膚にびらんのない状態で閉鎖術を行うのが望ましい．

術前準備

　小児のストーマ閉鎖術は，根治術後2～3カ月の乳児期後半に第3期的手術として行うことが多い．鎖肛，ヒルシュスプルング病とも，根治術の肛門形成部に吻合部狭窄のない状態で閉鎖術に臨みたい．そのために定期的な肛門ブジーによる拡張を自宅

で継続する．人工肛門周囲のびらんが続いている症例は，できるだけ良好にコントロールして閉鎖を行う．手術前夜に下剤を服用させ口側腸管の洗浄を行う．

手術の実際

ストーマ開口部の閉鎖を先に行ってもよいが，術中に腸液が漏れることはほとんどないので原則していない．ストーマ周囲の皮膚を紡錘形に切開し，電気メスで皮下組織を剥離し筋膜レベルに達する．筋膜は温存し，腸管を損傷しないよう注意して筋膜と腸管固定部の一部から曲モスキート鉗子を入れて腹腔内に至る❽．ここから順次腸管との癒着をメッツェンバウムで鋭的，鈍的に剥離して腸管を十分に創外に引き出す．腸間膜の処理は最少範囲とし，ストーマ部の近くで腸管をそれぞれ2cm程度切除する❾．口径差は3：2程度あることが多いが，端端吻合で問題ない．吻合は5-0または4-0吸収糸，結節縫合によるAlbert-Lembert吻合による2層縫合を行う．器械によるfunctional end-to-end anastomosisは行わない．腹腔内洗浄やドレーン留置は，腸管損傷や腸液漏れがない限り行わない．腹膜，筋層は各々3-0吸収糸による結節縫合で2層に閉鎖し，皮膚は6-0吸収糸で皮下埋没縫合を行い手術を終了する．

臍部人工肛門の場合，筋膜の縫合閉鎖までは同じであるが，そのあと皮膚と皮下組織は筋膜に粗く縫着し，semi-openの状態で手術を終了する．術後創の乾燥まで数日を要するが，臍部創の瘢痕化で臍窩様の陥没が得られる．

術後管理のポイント

① 合併症には創部感染が最も多く，そのほか創哆開，吻合部縫合不全，腸管皮膚瘻など再手術を必要とするものもある[3]．人工肛門周囲の剥離時に腸管損傷をきたし術野が汚染された場合には，上記の発生に注意する．
② 問題なく手術が終了した場合は，絶食，胃管なしでPIカテーテルからの維持輸液で3日間経過をみる．縫合不全の徴候がないことを確認したら，術後4日目から経口を開始し，順次ミルク量を増加する．経口開始後はしばらくの間は，軟便が頻回に排泄されて肛門周囲にびらんを生じることがあるので，止瀉薬の投与や軟膏塗布で皮膚を保護する．

文献

1) Hamada Y, Takada K, et al: Temporary umbilical loop colostomy for anorectal malformations. Pediatr Surg Int 2012; 28: 1133-6.
2) 濱田吉則, 高田晃平, ほか：臍部人工肛門造設術. 小児外科 2010; 42(5): 495-9.
3) 中田幸之介：人工肛門, 腸瘻の合併症と処置. 新外科学大系30D, 小児外科IV, 中山書店, 東京, p164-171, 1991.

❽ 筋膜（腹直筋前鞘）と腸管との剥離

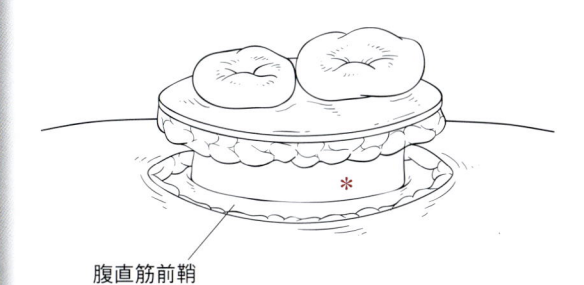

腹直筋前鞘

＊ここから曲モスキート鉗子先端を入れる

❾ ループの切除範囲

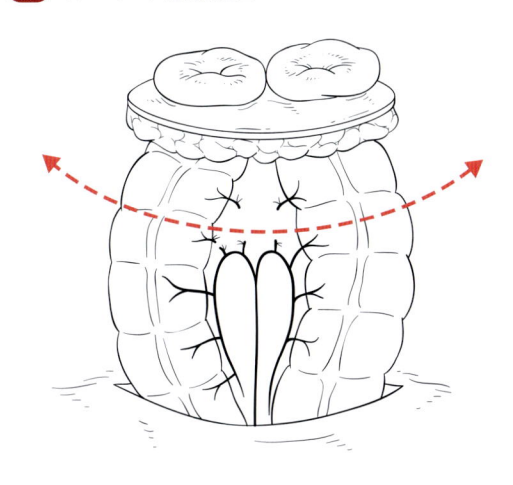

基本手技

消化管吻合法（基本）

濵田吉則, 高田晃平, 佐藤正人

1　1層縫合
ⓐ：全層1層外翻縫合

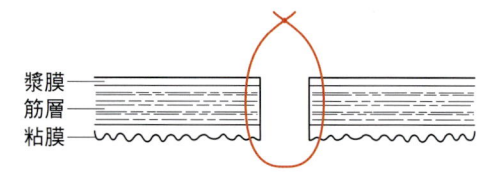

漿膜
筋層
粘膜

ⓑ：全層1層内翻縫合

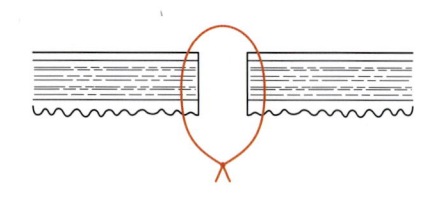

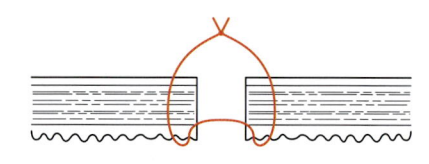

ⓒ：Gambee吻合

ⓓ：Hepp & Jourdan吻合

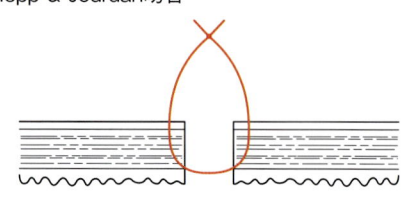

2　2層縫合
ⓐ：Albert-Lembert吻合

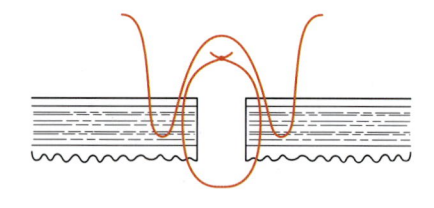

ⓑ：層層吻合（layer to layer anastomosis）

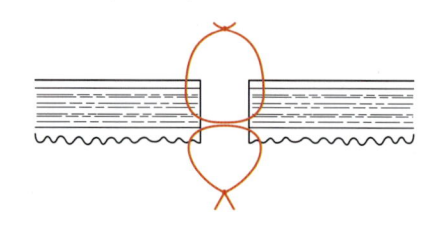

　小児外科において，消化管吻合は日常よく行われる基本手技の一つである。重要な対象疾患に新生児の先天性消化管閉鎖・狭窄症がある。成人と比べて単にサイズが小さいだけではなく，吻合する腸管どうしの口径や厚さが大きく異なるので，かかる消化管吻合には特別な工夫や配慮が必要である。新生児の腸の各層は肉眼で確認しがたいので，2.5倍程度の拡大鏡を使用するのがよい。縫合糸は細径の丸針付きの吸収糸（atraumatic needle）を腸管の状態によって適切に選択する。拡張を伴っていると腸壁はさらに薄く，不適切な外力で容易に破綻するので，精緻な運針と適切な強さで糸を結紮する縫合手技が肝要である。

縫合法

1層縫合と2層縫合 ❶, ❷
　1層縫合は腸管の全層どうしを1層で縫合するものである。新生児では径が細く壁も薄いので，漿膜筋層縫合を正確に行うことが困難なうえ，2層縫合にすると内翻して内腔が狭窄する可能性があるので1層縫合が望ましい。

　1層縫合には外翻吻合と内翻吻合があり，新生児では全周性に外翻吻合を行うことが一般に推奨されている。著者らは超・極低出生体重児でよほど細薄腸管でない限りは，後壁の内翻吻合から始め，両端に2～3針の内翻吻合を追加したあと前壁の外翻吻合に移行する手技を行っており，狭窄や縫合不全は経験していない。その他の1層縫合として，Gambee吻合は全層に糸を通した後，粘膜から粘膜下層に再度糸を通し，次に対側腸管の粘膜，粘膜下層に糸を通したあと全層に掛け，漿膜側で結紮する方法である。Hepp & Jourdan法は粘膜下組織までに針を留め粘膜面に糸の出ない方法である。いずれも粘膜下層での癒合を重視する吻合法であるが，新生児には困難である。

　2層縫合は，全層縫合を行ったうえに，漿膜筋層縫合を加えるAlbert-Lembert吻合が広く行われており，全層縫合のAlbert縫合の良好な抗張力，止血効果に加え，Lembert縫合で漿膜の接合を確実にするものである。層層縫合（layer to layer anastomosis）は粘膜層と漿膜筋層を別々に縫合するもので，粘膜下組織の接合が吻合に重要であるという考えから推奨されている。いずれも幼児期以降の比較的厚い腸管では行ってもよい方法である。

結節縫合と連続縫合
　結節縫合は連続縫合に比べてやや時間がかかるが，口径差のある腸管どうしを吻合するときには縫合の間隔や軸を調整しやすい。また吻合径も大きく保て，血行障害，縫合不全をきたし

にくい。成長に伴う相対的な吻合部狭窄に対しても連続縫合より優っていることから，一般的に乳幼児以下の小児では結節縫合が望ましい。肝移植時の腸吻合は止血を優先して全層1層の連続縫合が選択される[1]。

吻合法

端端吻合，端側吻合，側側吻合がある。端端吻合は，口径差がないか2：1程度以下では問題なく施行できるが，上部空腸閉鎖症などで口側拡張腸管を切除しても肛門側腸管と著明な口径差が残る場合は，特殊な工夫を行う必要がある[2]。なかでもNixonらの端背吻合（end-to-back anastomosis）がよく用いられる❸。

端側吻合は，胆道拡張症や胆道閉鎖症における胆道再建時の空腸空腸吻合に行われる。この際，吻合部口側空腸をRoux-en-Y脚に漿膜筋層縫合で1～2cm縫着し，食物が肝側に上がりにくく下部に流れやすい状態とする。

側側吻合は，ヒルシュスプルング病根治術のDuhamel-GIA法による器械吻合時に正常結腸と直腸との間で行われる。小腸どうしで長い範囲に行うと盲係蹄症候群（blind loop syndrome）の危険，内容のうっ滞が起きやすいので将来の長い小児には避けたほうがよい。

縫合材料

消化管吻合では操作性，結節安定性，組織損傷性，組織反応性が重要な因子となる[3]。縫合糸は吸収性合成糸を用いるが，モノフィラメント糸とブレイド糸の優劣は小児外科ではつけがたく，いずれを選択しても問題はない。針付きのatraumatic needleを使用し，針の形状，彎曲，大きさ，太さ，コントロールリリースか否かは，年齢，腸管のサイズ，状態に応じて適宜選択する。細薄腸管の場合，確実に粘膜をとるために両端針を使用するという選択も重要である。新生児，乳児では5-0または6-0，幼児では4-0または5-0がよく用いられるが，状況に応じて柔軟な判断が求められる。

　小児外科における消化管吻合の基本手技を総論的に解説した。特に新生児では疾患特有の病態を理解し，縫合不全や狭窄などの合併症をきたさない適切な吻合を行う必要がある。

文献
1) 田口智章，松浦俊治，ほか：消化管吻合法．小児外科 2010; 42(10): 1071-6.
2) 秋山　洋：消化管吻合法．新外科学大系 第30巻A［小児外科Ⅰ］，出月康夫，川島康生，ほか（編），中山書店，東京，1991, p366-371.
3) 菱木知郎，吉田英生：糸の種類と選択．小児外科 2010; 42(10): 1054-8.

---

❸　口径差のある腸閉鎖症の特殊吻合

ⓐ：Swenson法

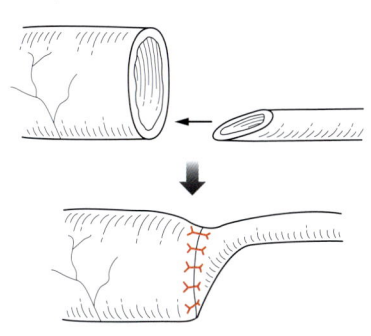

ⓑ：Nixon法（end-to-back anastomosis）

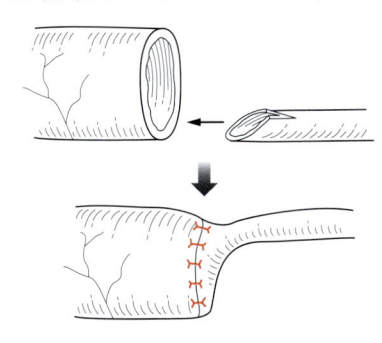

ⓒ：Nordstrand法

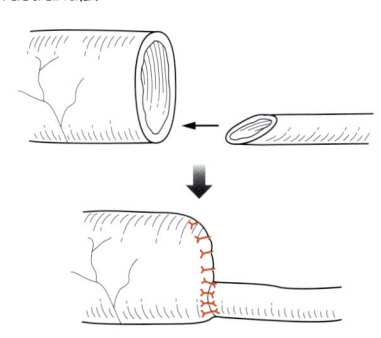

ⓓ：Rehbein法

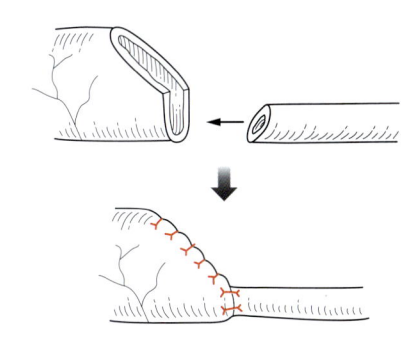

（文献2より引用改変）

I 基本手技

血管の修復法および吻合法

猪股裕紀洋, 林田信太郎

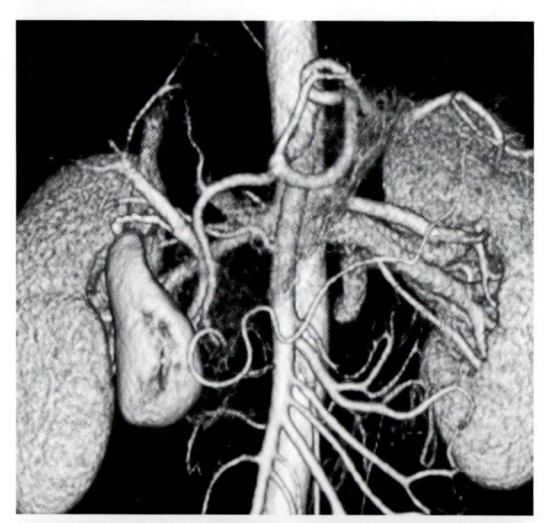

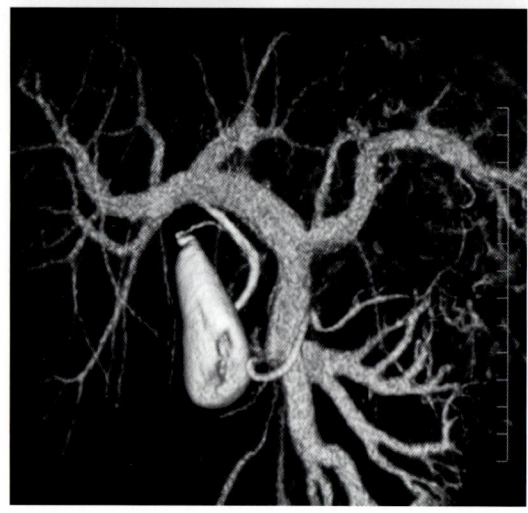

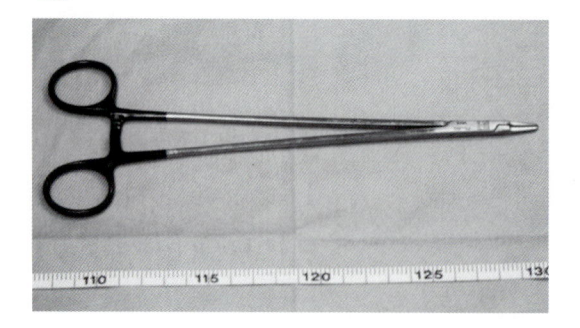

❶ 3DCT画像

❷ ライダー持針器

術前準備

　出血の制御方法や, 下大静脈系や門脈系の大血管損傷, あるいは切除再建やシャント造設を念頭に記述する。動脈再建は, 臓器移植の当該項を参照されたい。

　血管の修復や吻合は, 急に必要となって準備ができていない場合も多いが, 予測されるときに術前行っておくべきことは, 当該血管に関する画像による解剖学的解析である。腫瘍の摘出であれば, 血管と腫瘍との位置関係や浸潤程度, 血管合併切除や損傷時の自家代替血管が必要かどうかとその選定, などが含まれる。Seldinger法などによる血管造影は古典的手技となり, 最近は造影剤を用いた3DCTによる立体的な解析が可能で, 1回のCT検査で必要な情報の多くが低侵襲で得られるようになっている❶。造影剤のアレルギー既往や傾向がある場合にはMRIを使用する。

縫合材料や器械の準備

　縫合材料では5-0, 6-0プロリーンなど, モノフィラメント糸を準備しておく。吸収糸か非吸収糸かは, 特に急な場合には大きな問題ではない。プロリーンなど非吸収糸のほうが, 滑りがよくまとわりつかずに扱いやすい。静脈を連続縫合で吻合するような場合, 小児での成長と拡張を考慮してPDS®などの吸収糸を用いることを臓器移植などで行っているが, 同じ部位に非吸収糸が使われることも多く, 結果には大差ないと考えている。5-0より細い糸を把持するときには, 先端が細い持針器も必要である。著者らは, 6-0より細い糸ではライダー持針器を使用している❷。血管鉗子としてサティンスキー鉗子は一般的であるが, 大きいものはスリップの危険もあり, 著者らは, ベビーポッツ鉗子とよぶものを多用している❸。細いモノフィラメント糸を把持する鉗子としては, モスキート鉗子の先にネラトンを被せたもの, あるいは既製品としてある「ラバー鞘鉗子」を用いて, 把持しても糸が切れないようにする。

　出血点の正確な把握などにもルーペ使用のメリットは非常に大きいので, 日頃から慣れておくことが必要である。通常の手術では2.5倍拡大で十分である。

　人工血管を用いることは, 一般小児外科ではきわめてまれである。少なくとも, 細い静脈系の修復には用をなさない。なんらかの自家静脈の利用が推奨される。ただし, 今後の材質の改善は注目しておく必要がある。

手術の実際

血管損傷時や切除時の対応

出血点の把握と小孔の修復: 損傷修復のコツは, 出血点をよく確かめて対応を考えることである。一点の, 小さい損傷修復には, プ

ロリーン糸によるZ縫合を用いることが多い❹。薄い血管には細い針を用いることが必要で，運糸でも，きれいな弧を描くように回転させ，絶対に針を平行移動させるようなひっぱり力をかけないように注意する❺。小さい血管は，周囲組織を含めて糸をかけるが，血管壁の損傷が明らかな場合は，血管壁だけを縫合するようにする。ただ，静脈壁の直接縫合にはある程度の壁の可動性が必要で，周囲組織がまだ血管と固定された状態で出血の穴の周囲に糸をかけようとすると，裂けてより大量の出血につながり収拾がつかなくなる。押さえながら，周辺の他の部位の剥離を行い，出血点周囲の視野と可動性をよくすることが血管を縫う前に重要である。

やや大きな静脈損傷の修復：血管の損傷部位が明らかになったら，縫い代を残して鉗子がかかればベストであるが，出血させたまま直接縫うこともありうる。この場合は，生食水を注射器で出血点に浴びせてもらいながら運糸の場所を決める。大静脈系ではこの場合空気栓塞の危険があるので，生食水を連続的にかけてもらいながら縫合する。大出血が想定されるときは，吸引管を2本用意して，視野を妨げないように効率的に吸引できるようにするのが便利である。

　損傷の場合は，取りあえず縫合して出血を止めて手術を進め，落ちついてから，どこがどの程度損傷をうけ，また一時的な修復での血管の狭窄がないか確認し，その後の修復の要否を検討する。

自家静脈の利用：修復用の自家静脈が必要な場合，臨機応変に選択する。摘出臓器があれば，清潔状態においておき，その臓器に含まれる血管を捜す。例えば，腎摘出の場合には，腫瘍などの影響がなければ標本に含まれる静脈を掘り出す。その他，一般に有用な自家静脈は，腹部では下腸間膜静脈，女性の左卵巣静脈，大伏在静脈などであるが，小児では当然細くて期待薄である。小児患者では，パッチでなく間置として用いる場合，一時的な下肢の腫脹をきたすが外腸骨静脈，あるいは内頸静脈は採取可能である。年齢にもよるが，成人なら5～6cm程度は十分確保できる。外腸骨静脈は，下腹部切開なら経腹腔で採取可能であり，上腹部手術であれば，下腹部斜切開をおいて，外腹斜筋筋膜，内腹斜筋，腹横筋をそれぞれ切開して腹膜外腔から外腸骨動静脈鞘に達して静脈を分離テーピングして採取する。断端は，結紮でなく6-0プロリーンで連続縫合にて縫合閉鎖する。

血管縫合困難な静脈出血：直接の縫合止血が困難な静脈系では，例えば，仙骨前静脈叢や膀胱周囲の静脈叢など，まず圧迫止血である程度制御し，その後状況を確認して丹念に慎重に縫合止血すると安全に止血可能であるので，簡単にパッキングなどに頼ってあきらめてはいけない。

血管の断端の閉鎖方法

　血管の断端を結紮で閉じるか，縫合で閉じるかは，その血管の太さと圧力による。結紮は簡単であるが，スリップするおそれがあり，安全を期すならやや時間がかかるが縫合のほうがよい。同様に，十分首を残せない場合も縫合が安全である。鉗子で断端が挟んである場合は，まず両端に支持糸をおき，結紮し

❸ **ベビーポッツ鉗子(上)，サティンスキー鉗子(下)**

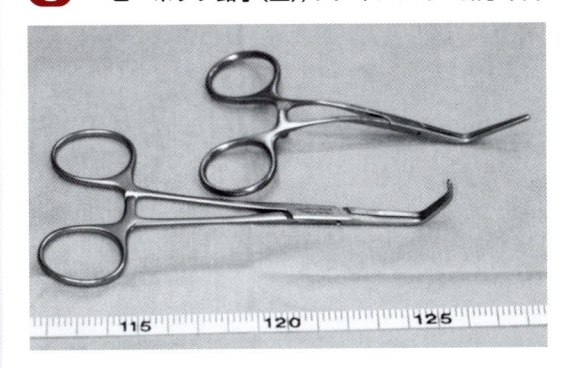

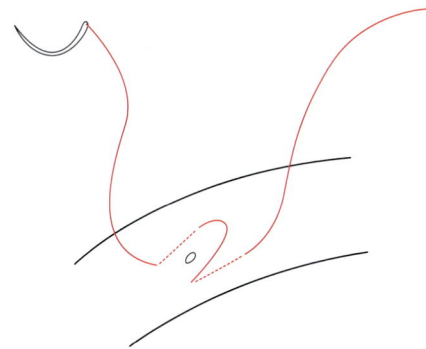

❹ **Z縫合**

❺ **運糸方法**
持針器を弧を描くように回転させることで，血管壁を損傷せずに止血することができる。

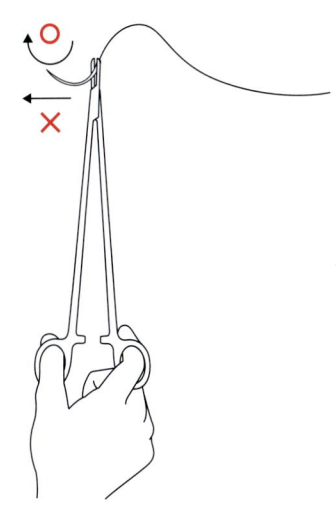

❻ **血管断端の閉鎖方法**
向こうから手前に連続で縫合し，その後backで縫合しているところ。

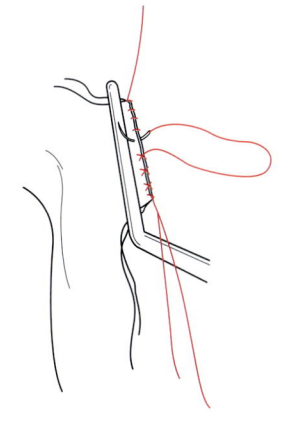

7 血管側壁への吻合孔の開け方
ⓐ：スピッツメスによる開孔

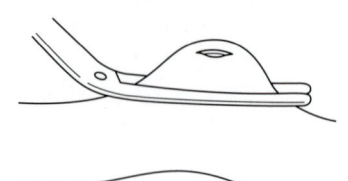

ⓑ：はさみによる壁の切り取り

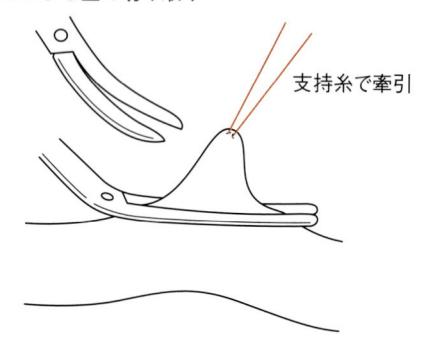

支持糸で牽引

8 血管の吻合（1）
ⓐ：外内-内外で縫合結紮した支持糸の一端（＊）を内腔に入れる。

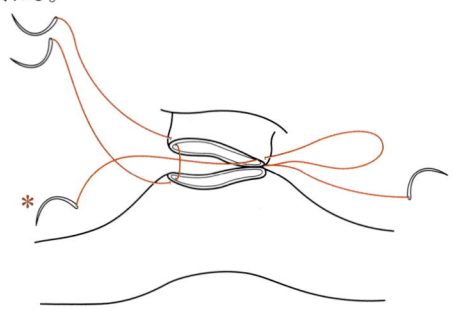

ⓑ：内腔に入れた支持糸を用い，内外-外内で連続縫合を行い，他端に至ったら外に出し他端の支持糸と結紮する。

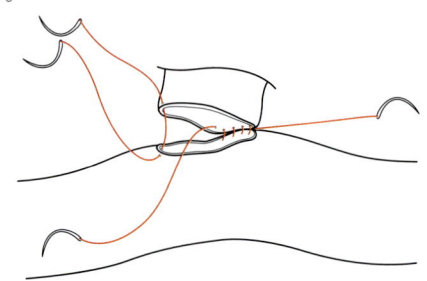

9 血管の吻合（2）
外内-内外で前壁の連続縫合を行う。

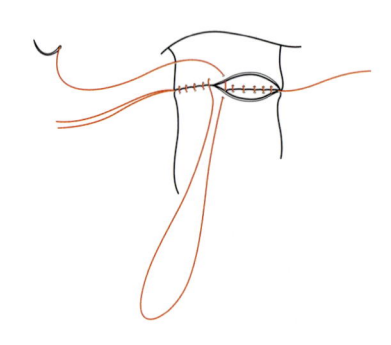

て置いておく。これは，もし鉗子が外れたときに，すぐ糸をつかんで引っぱり再確保できるようにするためである。通常，向こう側の端から手前の端に向かって連続縫合し，次いで向こうへ戻ってはじめの支持糸の他端と縫合する。「to and back」で閉鎖する ❻。縫い代の丈が非常に短い場合もあり，鉗子の表面をこそぐような運糸をする。縫合後，糸を切る前に鉗子を外して出血の有無を確認してから糸を切る癖をつける。もし出血点があれば，Z縫合で止血する。糸は，1 cm程度は残して長く切る。

血管吻合，縫合手技

端側吻合：血管縫合や再建の場合，血管の軸を合わせることは重要である。シャント手術をするときなど，でき上がりのイメージを慎重に想定して，血管鉗子をかける場所を決める。鉗子をかけたあと血管に穴を穿つことになるが，スピッツメスで切開を加える方法と，鉗子で挟んだ中央に細い糸をかけてこれを牽引しながら壁をはさみで切り取る方法がある ❼。血管の吻合は，基本的に外翻で，運糸を外-内-外で行う。結節縫合のときは絶対にこれになる。ただ，裏返せない状態の血管を吻合するときはこれが困難であり，運糸を内腔から連続で行うことは多々ある ❽。一般に端側吻合はこのやり方になることが多い。この場合，まず両端支持糸を，外内-内外でかけ，一端を結紮した後この針を内腔に入れて縫合を開始し，他端に至って外に針を出し，他端の支持糸と結紮の後，前壁を外内-内外で連続縫合する ❾。

連続縫合か，結節縫合か：吻合で，連続縫合を用いるか結節縫合を用いるかはケースバイケースであるが，径5mm程度以下であれば結節が望ましい。血管縫合で注意する点は，運糸で壁を裂かないことと，連続吻合のときに助手が縫合糸を強く把持して引っ張りすぎてせっかく縫った部分が狭くならないようにすることである。後者の予防のためには，両端にかけた支持糸をよく引いておくか，いわゆるgrowth factorといわれる糸の遊びを残して結紮することのどちらかが用いられる ❿。growth factorは，慣れないと残す加減がわかりにくいこともあり，両端を十分引きながら連続縫合を進めるのがやりやすい。

縫合後の手順：吻合が終わったら，まず血液が流れる手前の鉗子から外す。空気栓塞の予防として縫合完了直前にヘパリン生食水を内腔に注入することがよく行われるが，実際上あまり問

10 連続縫合による血管吻合時の狭窄予防方法
ⓐ：両端の支持糸をしっかりと牽引し，助手による縫合糸はできるだけゆるくする。
ⓑ：最後の結紮の際，growth factorをとって結紮する。

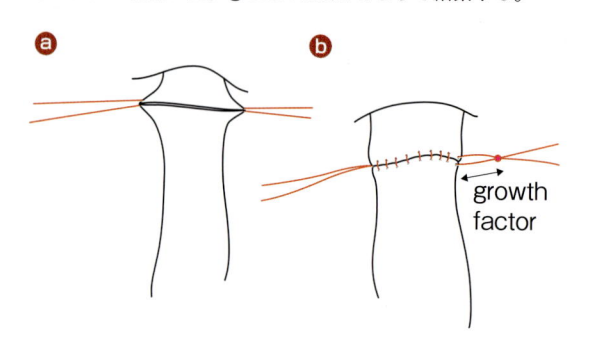

ⓐ　　　ⓑ

growth factor

題にならないのでこだわる必要はない。次いで遠位側の鉗子を外して血流を再開させ，最後に糸を切る。静脈の場合，鉗子を外した直後に出血があっても，血管の拡張とともに自然に止まることも多いので，少し観察してから追加縫合を加えるかどうか決める。

端端吻合：両端に緊張がかからないように吻合される血管の準備をする。軸を慎重に合わせる。回転させられる十分な余裕があれば，4点支持で外翻縫合が可能である。できなければ，前述の「端側吻合」同様後壁を内腔から，前壁を外から，連続縫合する。前壁のみを結節縫合することも可能である **11**。1.5倍程度の口径差であれば，運糸の幅を加減することによって十分合わすことが可能である。これ以上の差のときは，太いほうをテーパリングして吻合する **12**。

静脈間置吻合，あるいはパッチグラフト修復：血管グラフトを間置するような場合，まず，宿主側の血管に2点支持となる糸をかける。次いで相当するグラフト血管の端に糸をかけ，寄せる **13**。その後，連続または結節縫合で吻合する。

　静脈グラフトをパッチとして用いる場合には，採取血管を切開し，湿らせたガーゼの上に展開する。修復される血管側の4点または3点に支持糸をまずかけた後，それらを相当するパッチの辺縁に，内外を間違わないようにかけ，操り人形のようにこれを血管欠損部に持っていって，縫合を行う **14**。パッチのサイズは，吻合後の伸展と縫い代も考えて大きめであるほうがいい。糸は，下大静脈なら5-0，門脈系や末梢静脈では6-0，あるいは7-0が望ましい。

術後管理のポイント

①抗凝固療法が血管修復後に必ず必要となるわけではない。下大静脈系ではまず考慮しない。門脈系で血栓形成の既往や傾向があれば，ヘパリン化の後，ワーファリン使用を検討する。ヘパリン投与量は，活性化部分トロンボプラスチン時間（APTT）を目安にする，あるいは1U/kg/hrなどの目安があるが，出血リスクとのバランスもあるので，一概にはいえない。

11　吻合部の狭窄予防
血管径が細い場合には結節縫合を行うことで，狭窄を予防することができる。

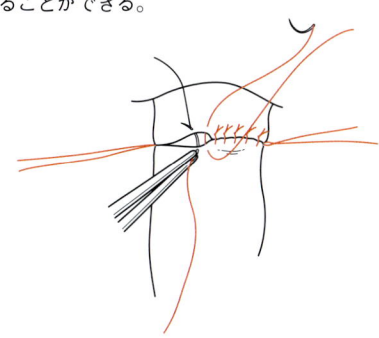

12　口径差があるときの端端吻合法
縫縮するサイズを決定し，連続縫合で縫縮する。

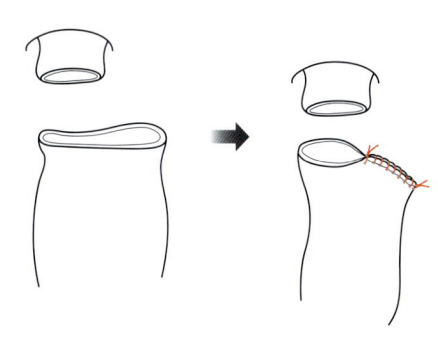

13　静脈間置吻合

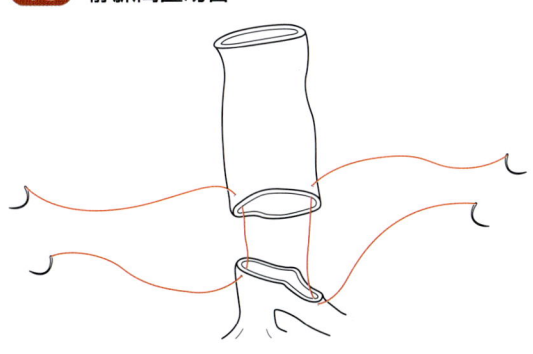

14　パッチグラフト修復
ⓐ：血管の走行に合わせ，逆Y字状に切開を加える。

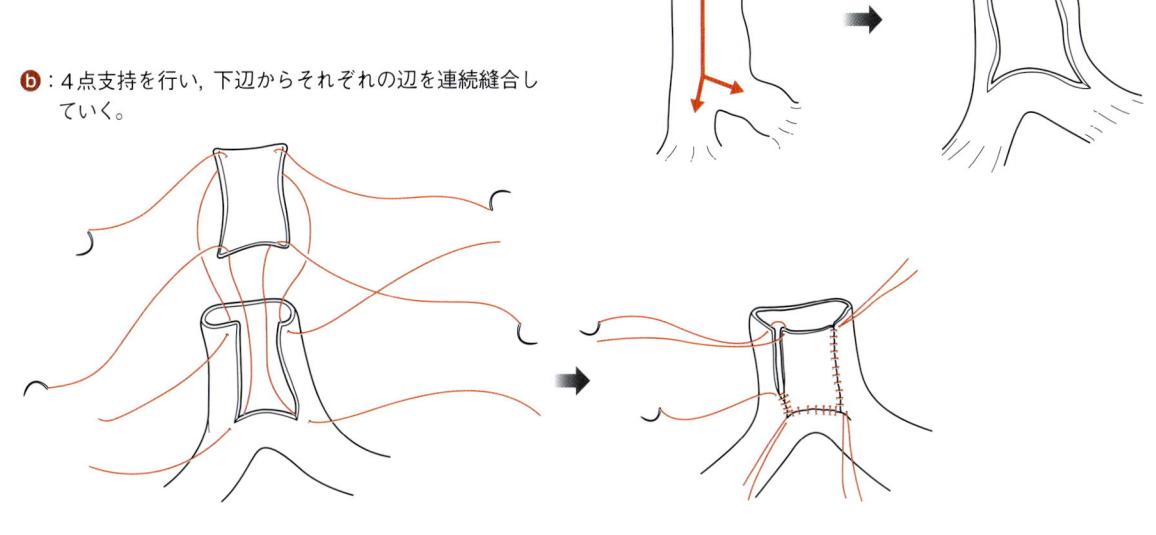

ⓑ：4点支持を行い，下辺からそれぞれの辺を連続縫合していく。

I 基本手技

腫瘍生検〔開腹（開胸），内視鏡下〕

大植孝治，福澤正洋

術前準備

生検の目的と，それに必要な検体量を明らかにする

　腫瘍生検の目的は，通常は腫瘍の病理診断を確定することである。しかし，化学療法後の治療効果判定や，治療後の腫瘍残存の有無をみるなど，さまざまな目的で行われることがあるので，生検の意義をよく理解して行うことが大切である。

　最近では病理診断や生物学的悪性度のために，腫瘍の染色体，遺伝子異常，表面マーカー等さまざまな検索が必要な場合が多い。したがって，生検に先立ち，あらかじめ小児科医，病理医とともに十分に検査項目を検討し，それらの検査を行うに十分な量の検体を採取するようにしなければならない。また，腫瘍検体の保存や提出に関する打ち合わせもしておく必要がある。採取した検体は素早く必要な検査ごとに分割し，適切に保存する。HE染色や免疫染色用のパラフィンブロックを作成するためのホルマリン固定標本は最低限必要であるが，染色体やDNA ploidyの検索や表面マーカーの検索には清潔操作で採取した生の検体が必要であり，RNAの検索が必要な場合は，検体をできるだけ早く液体窒素などで凍結し，ディープフリーザー内に保管する必要がある❶。

画像診断を検討し，採取部位と採取経路を決定

　CTなどの画像診断を検討し，生検する部位を選定する。できるだけ低侵襲で採取できる部位を選ぶべきであるが，出血を避けるため太い血管の近傍は避け，また出血，壊死部分を避けるなどして，最も適切と思われる生検部位を決定すべきである。生検はあくまでも腫瘍の一部を採取しているため，腫瘍全体の組織像を反映していないことにも留意すべきであり，もしCTなどで性状の異なる部分があると予想される場合は，それぞれの部分から生検組織を採取することも検討すべきである。

術式の選択

　必要検体量，生検の部位以外に，患者の全身状態，治療計画，整容的側面，手術侵襲などを考慮し，最善の手術術式を選択する。悪性腫瘍の場合，生検ののちスムーズに化学療法を開始しなければならないため，手術侵襲はできるだけ少なくし，また合併症が起こらないようにして化学療法が滞りなく開始できるようにしなければならない。

　生検の方法としては，侵襲の低い順に次のような方法があり，状況により使い分ける。

針生検（needle biopsy）：超音波ガイドにて，ツルーカットなど，ディスポーザブルの生検針を用いて行うことが多い。鎮静および局所麻酔下にて行うことが可能なため，縦隔腫瘍などで全身麻酔をかけるのが困難な症例でも可能である。

　小児悪性腫瘍は病理診断が難しく，針生検では十分な診断が

❶ 生検組織の処理

- ・無菌操作
- ・新鮮生組織検体

→ 培養 染色体分析 FISH FACS

- ・迅速凍結 −80℃で保存

DNA，RNA 分析生化学分析

- ・RNA用保存液にて保存

RNA分析 RT-PCR マイクロアレイ

↓

- ・肉眼検索 → 肉眼所見記載 スケッチ 写真撮影

↓

- ・凍結標本作成
- ・凍結用包埋剤

免疫染色 Ach-E染色

- ・光顕標本作成
- ・ホルマリン固定
- ・パラフィン包埋

HE染色 各種染色 免疫染色

- ・電顕標本作成
- ・グルタールアルデヒド固定

電子顕微鏡検索

❷ 胸腔内原発腫瘍の開胸生検

易出血性の実質腫瘍であったため，生検部の止血にフェルトを使用した。病理診断は肺芽腫であった。

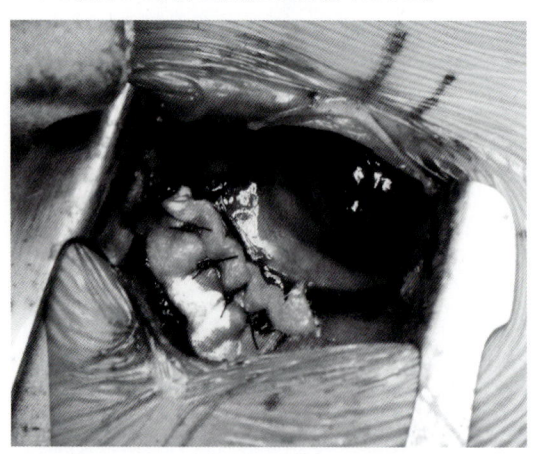

困難なことも多いため，診断目的の生検では，できれば針生検は避けることが望ましい。

内視鏡下針生検(laparoscopic/thrachoscopic needle biopsy)：腹腔内，あるいは胸腔内の腫瘍をモニター観察下に生検する方法である。腫瘍の外観を観察することが可能で，また安全，正確かつ確実に狙った部分を生検できるという利点があるが，全身麻酔が必要である。

内視鏡下生検(laparoscopic/thrachoscopic biopsy)：腹腔内，あるいは胸腔内の腫瘍を内視鏡下に生検する方法で，低侵襲で患者への負担が少なく，腹腔内，あるいは胸腔内全体を観察できるなどの利点がある反面，触診できない，止血が難しい，巨大腫瘍では視野が取りにくいなどの欠点があり，適応を十分検討する必要がある。

開腹(開胸)生検(open biopsy)：通常の開腹手術，開胸手術 ❷ により生検を行う。侵襲は大きいが，安全かつ確実に十分な量を生検できる。

手術の実際

開腹生検と内視鏡下生検術について詳述する。

開腹生検術 ❸

開腹に際しては，将来腫瘍全摘術を施行する際に想定される皮膚切開の一部を切開することにより，将来傷が一本となって整容性に有利である。

開腹したら腹腔内をよく観察，触知し，他に転移などがないかを検索する。

腫瘍表面を十分に剥離し，被膜を露出する。

❸ 開腹生検（肝芽腫）

ⓐ：将来の腫瘍摘出術で予測される開腹創の一部を切開する。

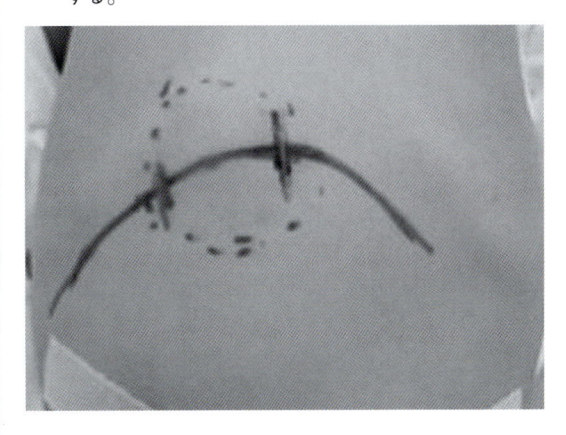

ⓑ：肝芽腫は易出血性なのであらかじめ結紮糸をかけておき，切除と同時に組織欠損部にサージセルなどの止血材料を充填して挟み込むように結紮し止血する。その際フェルト糸に付けておき，組織のカッティングを防止する。

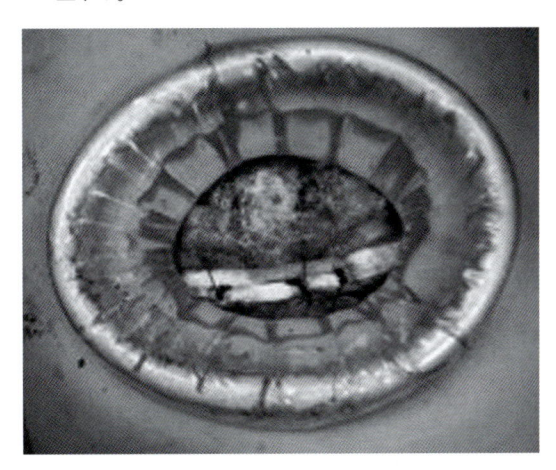

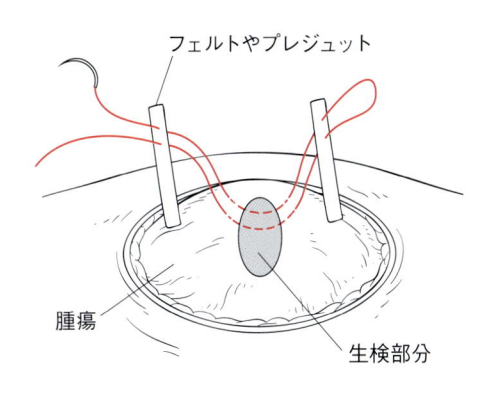

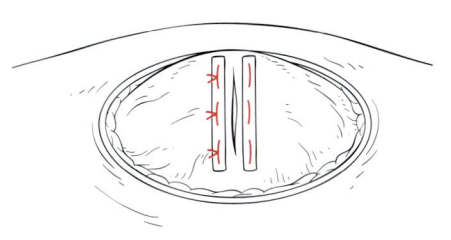

ⓒ：組織の熱損傷を避けるため，電気メスなどは使用せず，メスまたは剪刀にて生検組織を切除する。

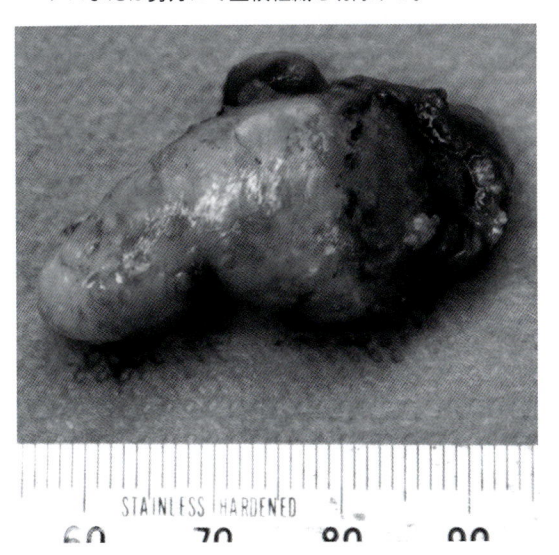

フェルトやプレジェット

腫瘍

生検部分

フェルトにて生検部分を挟むように結紮して止血

検体を切除する際に，電気メスなどを使用すると熱損傷で組織診断が困難になるので，メスや鋭利な剪刀で切除する（いわゆるcoldの状態）。出血量を減らすために切除は迅速に行い，直ちに止血操作に入る。検体に余計な力が加わると挫滅して組織診断が困難になるので，検体を取り扱う際には，圧損傷に十分注意する。

易出血性の腫瘍や軟らかい腫瘍を生検する際には，あらかじめ結紮糸をかけておき，切除と同時に組織欠損部にサージセルなどの止血材料を充填して，挟み込むように結紮し止血する。被膜がしっかりした腫瘍は直接縫合止血が可能であるが，被膜が薄く軟らかい腫瘍では，あらかじめフェルトやプレジェットを糸につけておき，組織のカッティングを防止する。

止血操作の間に生検組織の一部を迅速病理診断に供し，確実に腫瘍組織が採取されていることを確認してから閉腹する。

内視鏡下生検術 ❹, ❺

腫瘍の位置と生検部位に従って，ポートの配置をデザインする。通常はカメラポート1本と，ワーキングポート2本を挿入する。胸腔鏡下生検の際には，できれば分離換気を行い，腹腔鏡用のポートを用いて人工気胸により視野を確保する。これは止血の際に一時的に胸腔内圧を上げるのにも有利である。

カメラが入ったら，腹腔内（胸腔内）全体をよく観察し，他に転移がないかを確認する。

❹ 腹腔鏡下腫瘍生検（左副腎原発神経芽腫）

ⓐ：ポートを3本挿入する。

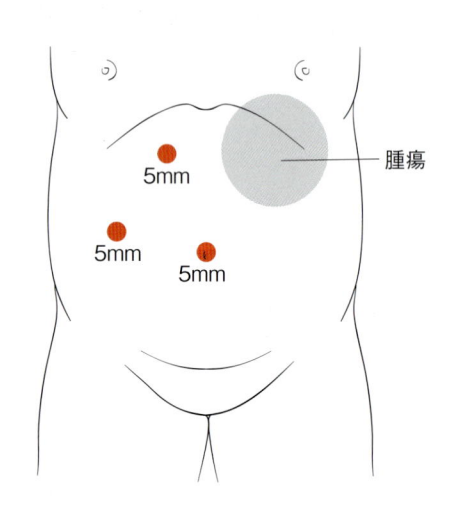

ⓑ：腫瘍表面を十分露出し，生検部に支持糸をかけて剪刀にて生検組織を切除する。一時的に気腹圧を12cmH$_2$Oまで上げて出血を軽減する。組織はプラスチックバッグなどに入れて回収する。

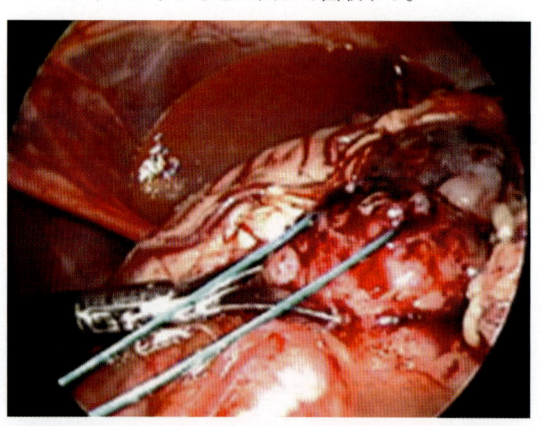

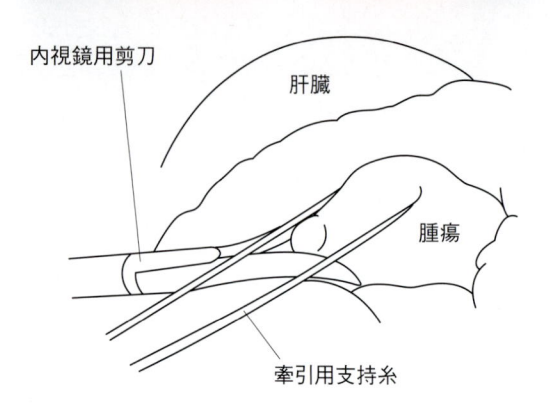

生検部の表面を剥離して十分腫瘍被膜を露出する。

検体の熱損傷を避けるため，電気メスなどの使用は腫瘍表面の血管の止血や被膜を切開にとどめ，腫瘍実質は剪刀を用いて切除する。場合によっては腫瘍に支持糸をかけ，上方に牽引しながら切除する。

止血のため，生検時には気腹圧（気胸圧）を一時的に10～12mmHgまで上げる。止血はガーゼやサージセルなどの止血材料を用いて圧迫によって行う。止血困難な場合は躊躇せず開腹（開胸）する。

摘出した組織はプラスチックバッグなどに入れて回収し，一部を迅速病理診断に出して，確実に腫瘍が採取されていることを確認する。

術後管理のポイント

①生検部位や生検方法によって異なるが，共通の術後の問題点として出血があげられる。生検終了時に十分に止血を確認することと，術後も循環動態の監視や貧血の進行に注意し，出血が疑われる場合には，直ちに超音波やCTにて確認する必要がある。
②化学療法中の患児では，できるだけ早期に次の化学療法を開始できるように留意する。

5 胸腔鏡下縦郭腫瘍生検（右後縦隔原発Ewing肉腫）
・ポートを3本挿入する。
・分離換気と人工気胸にて視野を確保する。
・腫瘍表面を十分露出し，剪刀にて生検組織を切除する。
・一時的に気胸圧を12cmH$_2$Oまで上げて出血を軽減する。

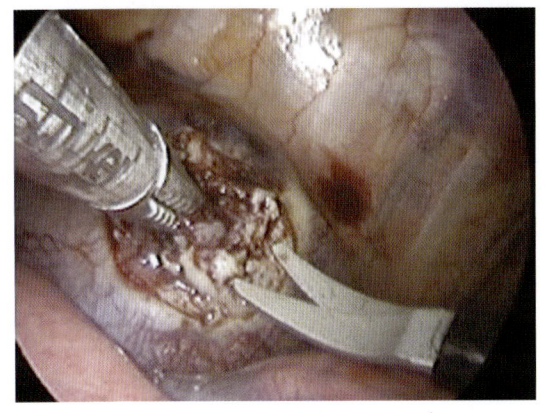

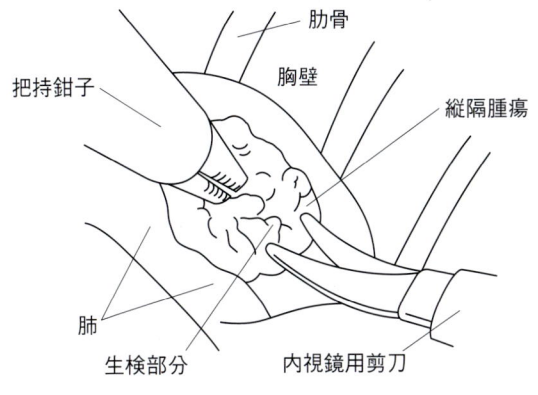

I 基本手技

直腸粘膜生検・全層生検

廣瀬龍一郎

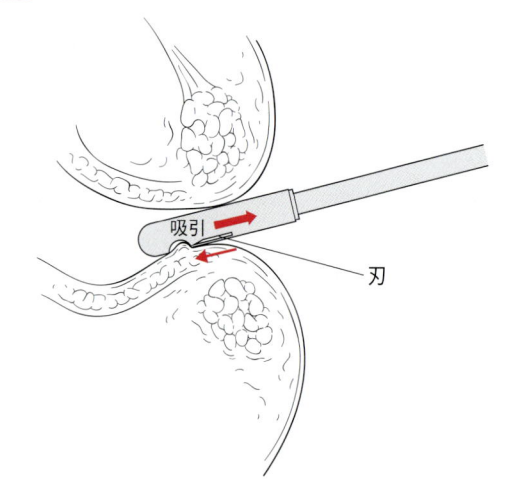

① 吸引生検

吸引　刃

② パンチバイオプシー
ⓐ：肛門鏡による採取

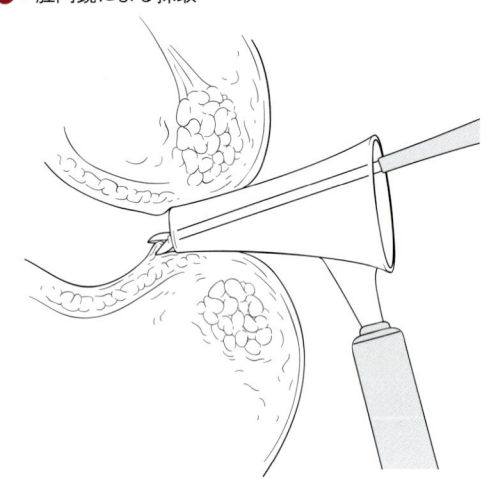

ⓑ：自作チューブによる採取

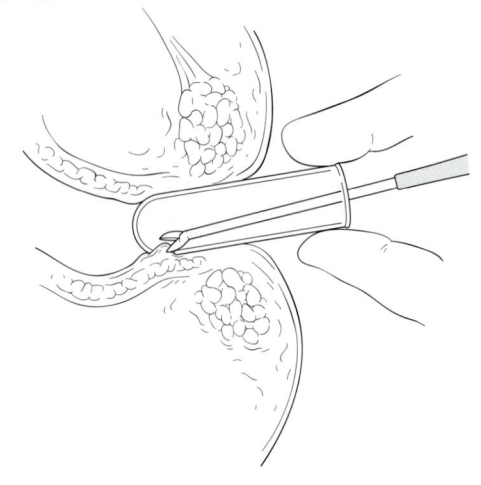

　壁内神経節細胞の欠如の証明によるヒルシュスプルング病の確定診断のためには筋層間組織を含む直腸の全層生検が必要である．一方，本症の直腸粘膜に特徴的なアセチルコリンエステラーゼ（AChE）陽性神経の増生所見を証明することで確定診断が可能であり，現在では直腸粘膜生検標本のAChE染色による診断を行うのが主流となっている．
　採取標本から凍結切片を作成して組織化学染色を行い，粘膜内（粘膜固有層・粘膜筋板）のAChE陽性神経増生所見の有無によって診断する．肛門管の扁平上皮では診断が不可能であり，少なくとも歯状線から1cm以上口側で採取する．新生児早期など採取年齢によって粘膜固有層内の神経増生が十分でないものもあるため，Meissner神経節や肥大神経線維束分布の有無の確認ができる粘膜下層までを確実に採取することが望ましい．
　採取後には粘膜下層の血管断端からの出血がみられるため，十分な圧迫止血が必要である．新生児や乳幼児例ではガーゼを詰め込むことで圧迫が可能であるが，年長児や成人例では直腸管腔が広いため圧迫効果が出にくいことがあり，注意が必要である．

直腸粘膜生検の実際

吸引生検（サクションバイオプシー）
　直腸粘膜を陰圧にて機器の小孔から吸引し，刃を走らせて切離して採取する方法である ①．近年，採取用の先端と刃がセットとなった専用の器具が発売されている．無麻酔下に患児を砕石位に固定させ，バイオプシー器具先端のチューブを肛門内に挿入，肛門縁から約3〜4cm口側に側孔を合わせて後壁に押しつけながら助手にシリンジを吸引させ，生検刃を走らせる．器具を抜去し，直腸内にガーゼを挿入して止血する．

パンチバイオプシー
　肛門鏡などを用いて歯状線から1〜3cm口側の直腸粘膜を生検鉗子で把持してかじりとる方法である ②ⓐ．通常の肛門鏡と生検鉗子の組み合わせで採取は可能であるが，滅菌を繰り返しているうちに生検鉗子の切れが悪くなることがあり，小児の直腸粘膜は軟らかいため，採取時に予定よりも広範囲が剥ぎ取られてしまうことがある．
　ポリプロピレン試験管の先端に5mm程度の小孔を開けたチューブを作成して用いることで，採取時に有効なカウンタートラクションをかけることができるようになる ②ⓑ．チューブを肛門内に挿入し，採取予定部位の後壁や側壁方向に押し当てると小孔内に粘膜が凸レンズ状に突出するため，この部位を鉗子で把持して引き抜くことで標本が採取される．このときチューブを回転させ，生検した部位に押し当てながら標本を取り出すことで，出血に邪魔されずに続けての採取が可能である．終了後はゼリーを浸したさばきガーゼを直腸内に挿入してパッ

キングし，20分程度圧迫した後にガーゼを引き抜き，もう一度ガーゼを挿入して止血を確認する．小孔が生検時に的確なカウンタートラクションをかけてくれるため，確実に生検鉗子の把持する範囲（約3mm径）の標本が取れること，試験管を回転させて採取部位を圧迫しながら次の標本を採取できること，器具の作成・洗浄・滅菌が容易であることなどの利点がある．

直腸全層生検

Auerbach神経叢の確認のため内輪筋・外縦筋両方の採取が必要であるが，新生児，乳児の肛門は小さく直腸の筋層を十分に含めて採取するためには熟練と慎重さを要する．

全身麻酔下に採石位とする．肛門鏡で肛門を左右に展開して，歯状線上から口側の生検予定部の左右の直腸粘膜に支持糸をかけて牽引する．牽引が不十分であれば支持糸を順次深部の粘膜筋層にかけて，採取予定部の直腸後壁をできるだけ肛門外に引き出して確実に筋層を採取するようにする❸．採取部位に支持糸をかけ，手前の粘膜に筋層までの小切開を行い，剪刀の先を筋層の後方に入れ楔状切除する．採取部位は止血の後に吸収糸で縫合閉鎖する．

参考：根治手術に際しての全層生検

根治手術に際して，引き降ろし結腸が正常神経節部であることを確認するための術中生検組織検査が必須となる．通常，腹腔鏡手術や経肛門手術では，腸管の剥離・肛門外への引き降ろしが済んだ後で初めて生検組織の採取が行われることとなり，手術を止めて術中迅速組織検査の結果を待たないといけない．もし採取組織が無神経節部・希少神経節部であった場合は，さらに追加の生検と結果待機が必要となる．腹腔鏡下に剪刀による漿膜筋層の楔状生検を行い採取部位にマーキングとしてクリッピングをする方法が多く採用されているが，合併症として生検部の術後穿孔がみられたとの報告もある．小児の結腸は腹腔鏡下にほとんどの箇所を臍部の5mmポート創から引き出すことが可能であるため，生検箇所を臍部から引き出し，全層楔状生検・縫合閉鎖すれば，容易な手技で，生検組織としての確実性，安全性を高めることができる．長域型症例の場合や無神経節部の範囲が不確実な場合も多数箇所の生検を手術開始直後に行うことができる．

迅速組織検査の提出時間に制限のある場合などは，最初に臍部に1ポートをおき，腹腔鏡の観察下に肛門からヘガールブジーや腹腔鏡下手術用の鉗子を挿入して生検部位を粘膜側から把持して臍部創から押し出して楔状生検を行うことで，ポートは術中の観察用に留置したまま，経肛門的手術を完遂することも可能である❹．

文献

1) Noblett HR: A rectal suction biopsy tube for use in the diagnosis of Hirschsprung's disease. J Pediatr Surg 1969; 4(4): 406-9.
2) Hirose R, Hirata Y, et al: The simple technique of rectal mucosal biopsy for the diagnosis of Hirschsprung's disease. J Pediatr Surg 1993; 28(7): 942-4.
3) Sauer CJ, Langer JC, et al: The versatility of the umbilical incision in the management of Hirschsprung's disease. J Pediatr Surg 2005; 40(2): 385-9.

直腸粘膜生検・全層生検

❸ 全層生検

支持糸を用いて採取する部位の直腸壁をできるだけ肛門外に引き出して操作を行う．

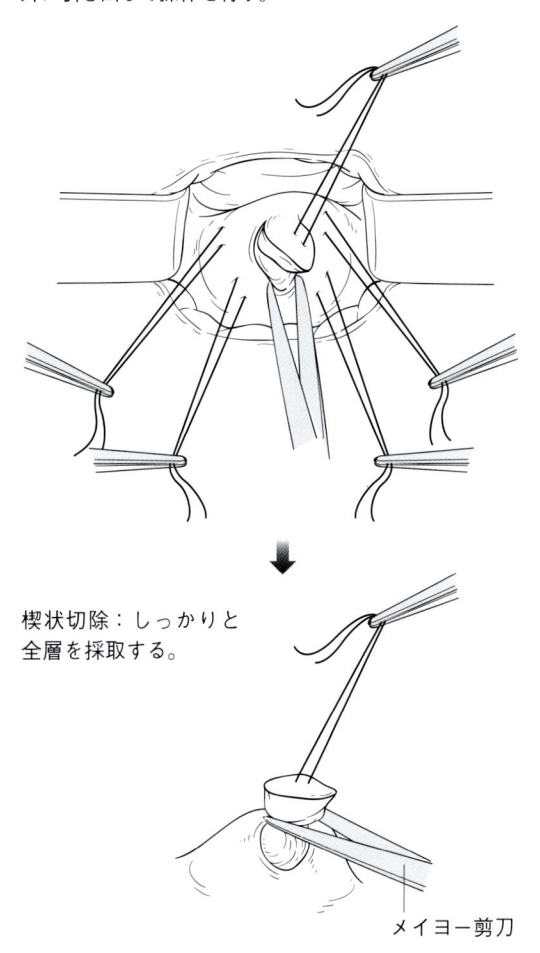

楔状切除：しっかりと全層を採取する．

メイヨー剪刀

❹ 術中生検手技：臍からの全層生検

生検したい部位を肛門から挿入した鉗子で内腔側から把持して臍窩の創に突き出して，創外での生検を行うことができる．

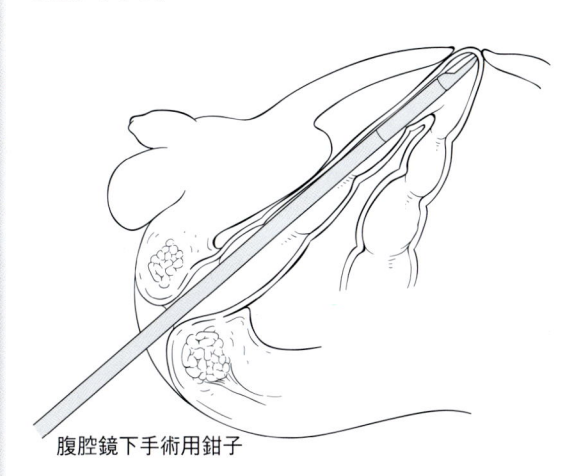

腹腔鏡下手術用鉗子

II

頭頸部および気管

II 頭頸部および気管

頸部瘻の手術

北川博昭，脇坂宗親

1 耳前瘻の瘻管切除術

ⓐ：発生部位。70％が前耳介瘻孔であるが，耳輪にも発生する。

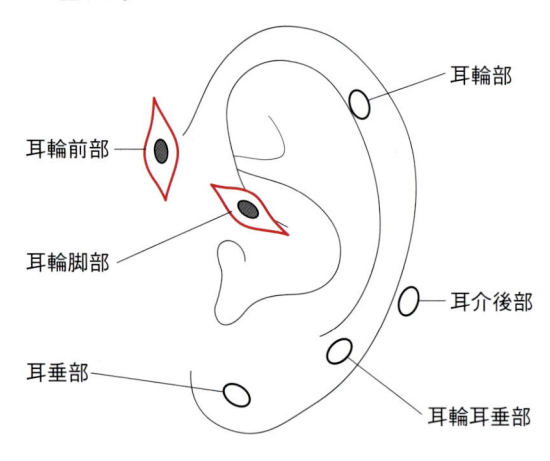

ⓑ：皮膚切開。瘻孔開口周囲に紡錘形の皮膚切開をおく。

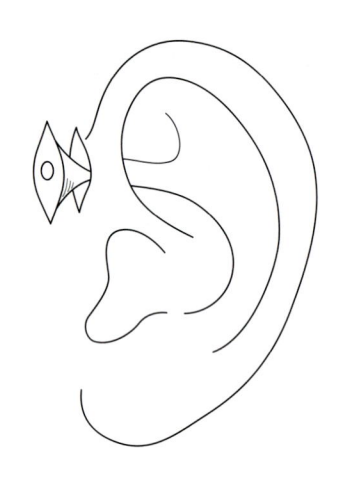

ⓒ：軟骨の一部を鋭的に切除する。

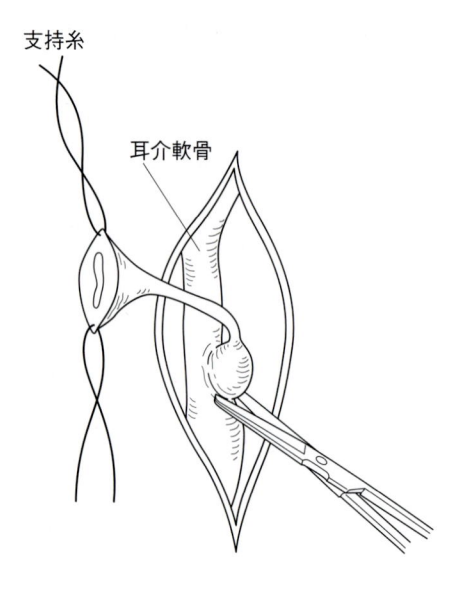

小児にみられる頸部瘻・嚢胞は胎生期遺残組織から発生する疾患で甲状舌管由来の正中頸瘻・嚢胞，鰓性組織，主として第1～2鰓裂の遺残ないし形成異常に由来する側頸瘻・嚢胞，第3ないし第4鰓裂の遺残ないし形成異常に由来する下咽頭梨状窩瘻・嚢胞がある。

耳前瘻

発生および診断

急性炎症期あるいは膿瘍形成時は手術を避け，炎症消退後2～3カ月での手術が一般的である。耳介は胎生5週頃第1鰓弓，第2鰓弓にそれぞれ3個の耳介結節が発生する。これらの発生過程の異常で発生すると言われている。耳前部が最も多く，次いで耳輪脚部である 1ⓐ。

手術の実際

体位
気管内挿管による全身麻酔後，手術側を上にした側頭位とする。瘻孔開口部から薄いピオクタニン色素を注入するか，涙管ブジーを挿入し瘻孔を確認する。エピネフリン入り局所麻酔剤を皮下部に注入し術野の出血を少なくする。

皮膚切開
瘻管開口部周囲に尖刀を用い紡錘形の切開を加える 1ⓑ。切離した皮膚をモスキートペアンで把持しながら，注入した色素で染色された瘻管を損傷しないように慎重に剥離を進める。

瘻管切除
瘻管深部は耳介軟骨部に付着していることが多い。その場合，形成剪刀を用い，瘻管と軟骨の一部を含めて鋭的に切除する 1ⓒ。出血は針先電気メスを用いて止血するが，皮膚の熱傷に十分注意する。

閉創
皮下をモノフィラメントの吸収糸で寄せ，皮膚は5-0吸収糸で皮下連続埋没縫合を行う。皮膚欠損が大きな場合は5-0ナイロン糸で皮膚・皮下を結節縫合し，後日抜糸する 1ⓓ。

術後管理のポイント

①経口抗生剤を5日～1週間使用する。
②閉創を結節縫合で行った場合は，やや抜糸を遅らせ創哆開を防ぐ。

正中頸瘻・嚢胞

発生および診断

　舌盲孔直下に発生した甲状腺原器は，胎生7週までに舌骨中央前面を経由して気管前面まで下降する。この下降路である甲状舌管の内腔は本来閉鎖し，その後次第に萎縮消滅していくが，内腔が閉鎖せずに分泌物の貯留嚢胞を形成したものが甲状舌管嚢胞である。頸部正中に発生するため正中頸嚢胞とよばれる。
　多くは舌骨と甲状軟骨の間に存在し小豆大〜母指頭大の皮下腫瘤として触知される。嚢胞が感染すると膿瘍となり皮膚面に自潰し瘻孔を形成し分泌物を排泄する（甲状舌管瘻または正中頸瘻）。超音波検査により嚢胞を確認し，舌骨との関係を調べ，正常甲状腺の存在とその位置を確認する。超音波検査所見が充実性腫瘤であれば，異所性甲状腺を疑ってCTや甲状腺シンチグラフィーによる鑑別診断を行う。
　手術は嚢胞の炎症が完全に消褪した後に行い，極力再発を防ぐ。嚢胞と瘻管の完全摘除には，嚢胞に続く舌骨の中央部分を切除し，さらに連続する瘻管を舌盲孔まで追跡し全摘除する（Sistrunk法[1]）。その後，瘻管を完全摘除せずに，甲状舌管の分枝が集族する舌筋の切除を浅くとどめる術式が汎用されるようになった[2]。

手術の実際

体位

　気管内挿管・全身麻酔下に仰臥位とし，頤が垂直に突き上がる程度に極端な前頸部伸展位をとる **2a**。術中，口腔内に示指を挿入し切除深度を確認する必要があるため，経鼻挿管あるいは経口挿管でチューブを口角固定とする。

ⓓ：皮膚・皮下の結節縫合。皮下組織を寄せた後，真皮を5-0吸収糸で縫合する。

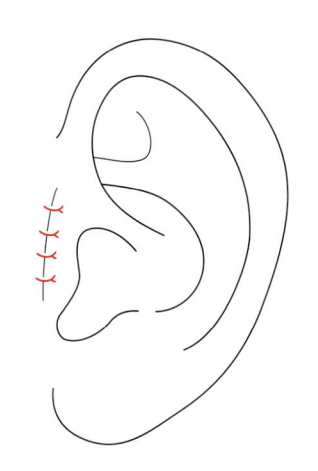

❷ 正中頸瘻・嚢胞手術の体位と皮膚切開
ⓐ：体位。頤が垂直に突き上がる極端な前頸部伸展位をとる。

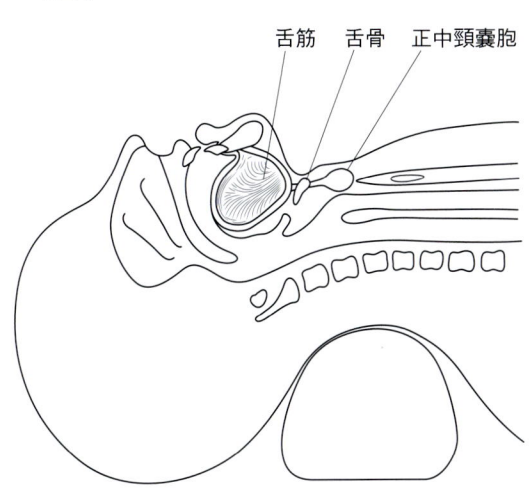

舌筋　舌骨　正中頸嚢胞

ⓑ：皮膚切開は嚢胞の周囲の皮膚の皺に沿って紡錘形に行う。

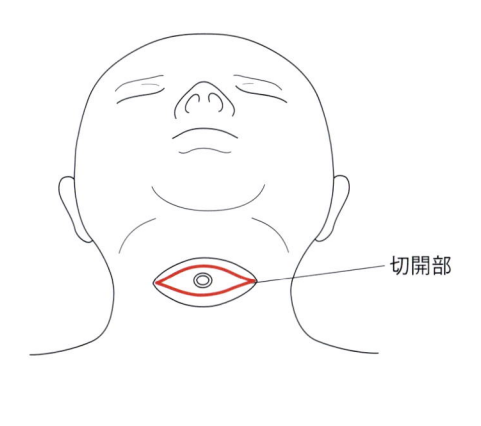

切開部

3 嚢胞の剥離と舌骨の切離

ⓐ：切除線は - - で示すように，舌筋内は舌骨後面から5mm程度にとどめる。

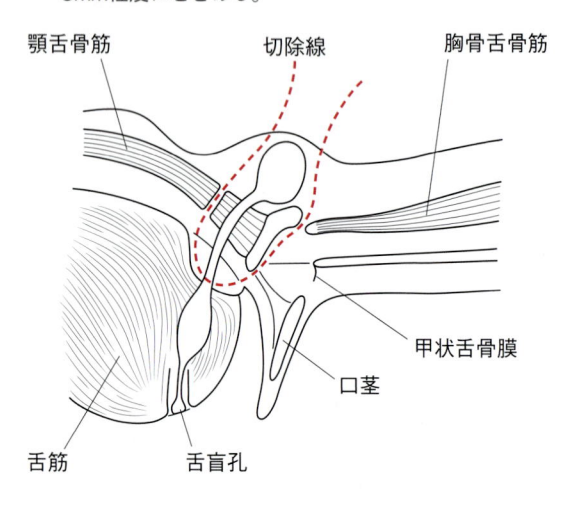

顎舌骨筋　切除線　胸骨舌骨筋
甲状舌骨膜
口茎
舌筋　舌盲孔

ⓑ：舌骨の中央部を1.5cm程度の幅で切離する。

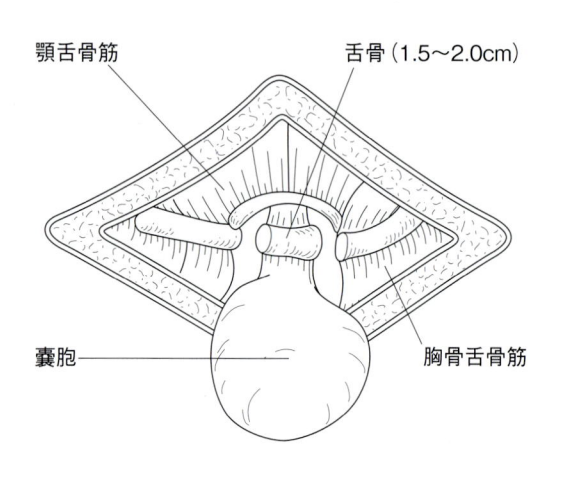

顎舌骨筋　舌骨（1.5〜2.0cm）
嚢胞　胸骨舌骨筋

皮膚切開

腫瘤直上に腫瘤幅の皮膚切開をおく。炎症後で瘢痕形成のある場合はそれを含めた皮膚割線に沿った紡錘形の皮膚切開を入れる。広頸筋を皮膚側に付けて，切除皮膚の両端ないし嚢胞そのものを把持しながら，周囲組織との剥離を進める **2b**。

嚢腫の剥離と舌骨の切離

嚢胞からは舌骨に向けて瘻孔が伸びているので，離断しないよう注意しつつ示指で舌骨を確認しながら剥離を進める。舌骨前面に達したら嚢胞あるいはそれに続く瘻管を付着させたまま舌骨骨膜を剥離し，胸骨舌骨筋を舌骨近位にて切離し，電気メスまたは剪刀を用いて舌骨の中央部を1.5〜2cmの幅で切除する **3**。

甲状舌骨膜，顎舌骨筋，頤舌骨筋の切離

剥離した嚢腫と切離した舌骨を把持挙上し，舌骨裏面を鈍的に剥離してゆくと甲状舌骨膜が展開される。甲状舌骨膜は舌骨の頭側端に付着しており，喉頭粘膜が近接する部位であり，これを損傷しないよう，骨に接して切離する。次いで，電気メスで扇状に顎舌骨筋，頤舌骨筋を1cm程度，舌骨に付けて切除する **4**。

舌筋内のcore out

舌骨後面から舌盲孔に向かって，舌筋内の瘻管を針型電気メスで切除する。すなわち甲状舌管主管に周囲筋組織を付けて棒状に刳り貫くようにする（core out）。このように行う"core out"は，舌筋内に入り舌骨の後面で測定し約5mm程度行うにとどめる。これは甲状舌管が舌筋内に至ると多数の細枝に枝分かれするとされ，その手前で主管を結紮切離するためとされる。

繊毛上皮を有する細枝からは，分泌貯留液が口腔内に排泄されると考えられている。瘻管と周囲の筋組織をcore outした後，その最も深い位置で吸収糸を用いて貫通結紮し，嚢胞，舌骨，core outした組織を一塊にして摘出する[2,3] **5**。

4 顎舌骨筋，頤舌骨筋の切離

電気メスで瘻管を損傷しないように胸骨舌骨筋，頤舌骨筋を切離していく。

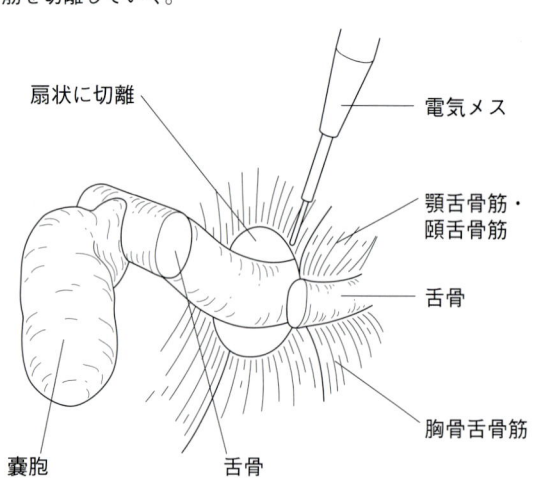

扇状に切離　電気メス
顎舌骨筋・頤舌骨筋
舌骨
嚢胞　舌骨　胸骨舌骨筋

5 舌筋内の core out

頤舌骨筋，顎舌骨筋を約1cm程舌骨に付けて切除し，ここから舌筋内のcore outを行う。ここで針糸を用いて瘻孔を結紮切離する。

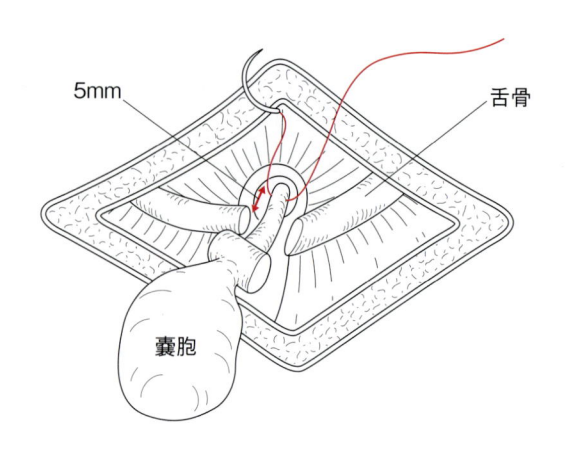

5mm　舌骨
嚢胞

閉創

切除した舌骨中央部約1.5cmの間隙は，舌骨に付着する周囲筋（顎舌骨筋），頤舌骨筋の切離縁を正中で合わせ吸収糸を用い縫合する。

舌骨の断端はそのまま放置し，胸骨舌骨筋の断端も縫合し，舌骨の裏側にペンローズドレーンを挿入し，皮膚は皮下埋没連続縫合および皮膚連続縫合で閉じる。

術後管理のポイント

①感染の既往例に対しては術後に十分な抗生剤投与を行う。
②経口摂取は翌日から可能である。
③ドレーンは排液が認められなくなった時点で抜去する。

側頸瘻・嚢胞

発生および診断

鰓性器官の鰓裂の発生異常・遺残により，頸部嚢胞および瘻が発生する。鰓組織は胎生4〜5週に出現し，第1鰓裂から第4鰓裂由来の発生異常症がある。

第1鰓裂由来では瘻管が外耳道から下顎部に連なる。第2鰓裂由来の瘻管は口蓋扁桃窩から内外頸動脈の分岐部を通り胸鎖乳突筋前縁下部に開口し，側頸瘻とよばれる。側頸部の炎症性腫瘤として発症することも多く，その部位は第1鰓裂由来では顎下腺部に，第2鰓裂由来では胸鎖乳突筋前縁下1/3に認めることが多い **6**。

診断は瘻孔造影による。頸部開口部から造影剤を注入し，咽頭側開口部に至る瘻管の走行，形態，長さを描出する。造影検査が不成功であれば，超音波検査により，おおよその瘻孔の走行と長さを評価する。

手術の実際

体位

経鼻挿管による全身麻酔が望ましいが，経口挿管の場合は患側反対側の口角固定とする。患児を仰臥位とし前頸部を伸展し，口腔内まで含めて消毒し術野とする **7a**。

皮膚切開

頸部の嚢腫・瘻孔を中心として，皮膚割線に沿った紡錘形の皮膚切開を加える。切開皮膚に支持糸をかけ把持し，瘻孔を周囲組織から剥離する。癒着がなければ剥離は容易であるが，癒着が高度の場合は瘻孔を破損しないよう電気メスを適時使用し，周囲組織と剥離する **7b**。

6 第1鰓裂由来側頸瘻摘出術

第1〜第3鰓裂の瘻管の走行を示す。

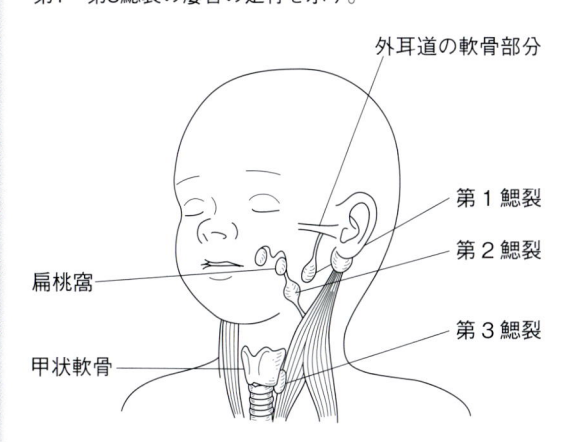

7 側頸瘻・嚢胞手術の体位と皮膚切開

ⓐ：体位は前頸部を伸展し，口腔内まで含めて消毒する。麻酔は経鼻挿管が望ましい。

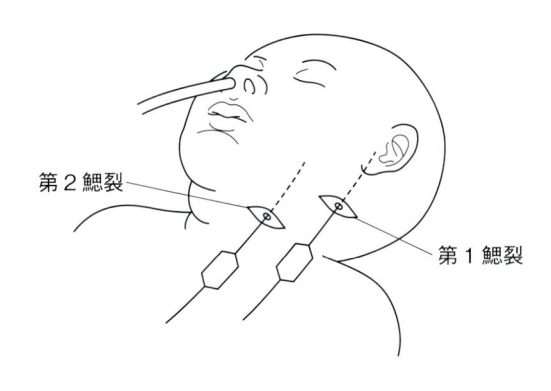

ⓑ：皮膚切開。瘻孔を中心に紡錘形の皮膚切開を加える。

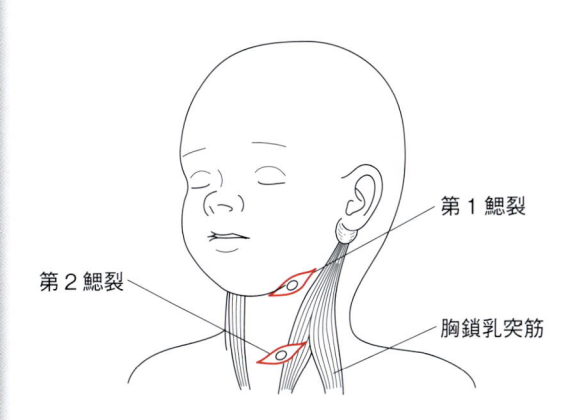

8 第1鰓裂由来側頸瘻摘出術

ⓐ：下顎角から瘻管を外耳方向に向かって剥離を進める。

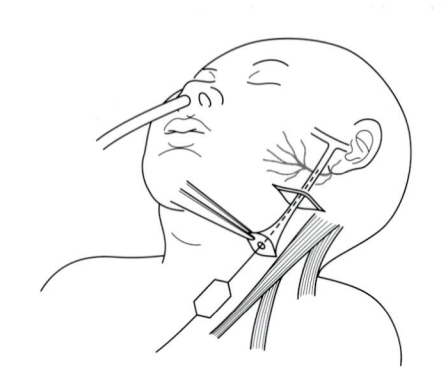

ⓑ：瘻管は顔面神経や耳下腺の外側，内側を通って外耳道に達している。

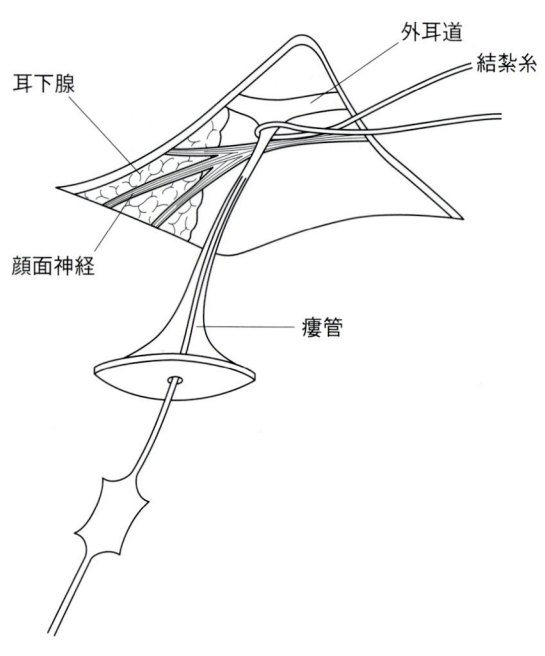

第1鰓裂由来側頸瘻摘出術

　本症は2型に分類されるが，ほとんどは下顎角と舌骨の間の側頸部から顔面神経と交差して外耳道に達する管状構造物で，下顎角付近から瘻管をたどると，顔面神経と耳下腺の近傍を走行している 8a。瘻孔に沿って剥離を進めれば損傷することはないが，神経刺激装置を用いて剥離を進めるのもよい。Langenbeck扁平鉤で圧迫するだけでも一時的な神経麻痺をきたすことがあり，注意を要する。瘻孔は外耳道付近に通じており（完全瘻管），瘻管を3-0吸収糸で結紮切離する 8b。

第2鰓裂由来側頸瘻の摘出術

　一般に側頸瘻といわれるほとんどが本症で，第2鰓裂由来側頸瘻の瘻管は長く，通常は咽頭内まで連なる完全瘻なので，瘻管に接した血管や神経を損傷しないよう，瘻管のみを慎重に剥離する。長い瘻管は1カ所の皮膚切開では摘出できず，下顎部に瘻の走行に沿った階段状追加切開（stepladder incision）をおくことが多い 9a。瘻管は途中，前頸筋膜を貫き深部に達する。前頸筋膜を胸鎖乳突筋膜の前縁に沿って縦切開し，さらに頭側に剥離を進める。瘻管は顎二腹筋の下方で舌下神経を乗り越え，内外頸動脈分枝部の間を通り，さらに舌咽神経を乗り越えて外頸動脈と内頸動脈の間を走行し口蓋扁桃窩に至るため，血管を損傷しないよう慎重に剥離を続ける 9b。

　瘻管摘除を安全確実にするため，頸部の瘻管開口部からナイロン糸あるいは細いガイドワイヤーを挿入し，口腔内で口蓋扁桃窩に露出したガイドワイヤーやナイロン糸にガーゼ球を結紮固定し，これらを牽引しながら瘻管を剥離・全摘する術式が考案された[4, 5]。本術式は
①瘻管内のガイド糸を牽引することにより瘻管が直線化し，長さが短縮する
②瘻管周囲の剥離操作時に，これに接する脈管の損傷を防ぐことができる

9 第2鰓裂由来側頸瘻の摘出術

ⓐ：stepladder incision

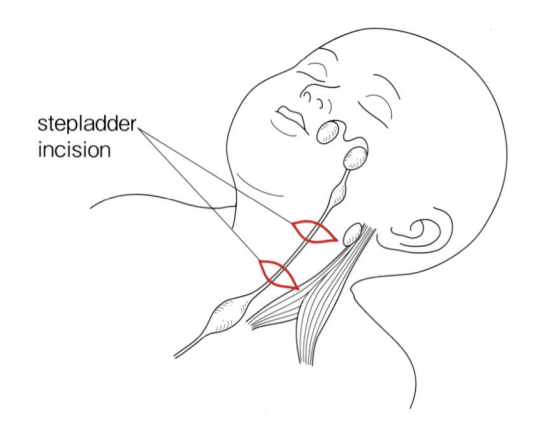

ⓑ：stepladder incisionは瘻管が長い場合に皮膚切開をおいて，一度途中で瘻管を引き出して全瘻管を摘出する。

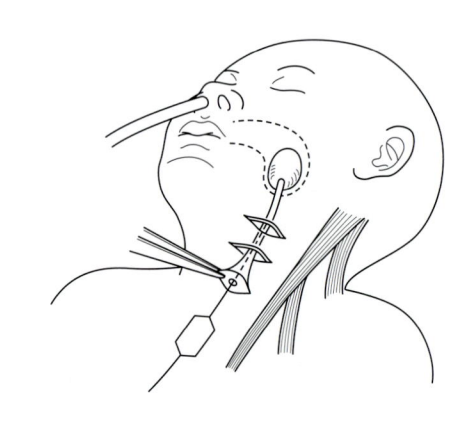

③瘻管の完全摘除が可能
④切開創が小さくかつ1カ所で済むため整容性に優れる

などが利点としてあげられる。

ナイロン糸などが留置できない場合や不完全瘻では，瘻管開口部から色素を注入し瘻管の走行目印とする。瘻管末端の結紮糸は4-0ないし3-0の吸収糸を用い，二重結紮を行う **9c**。瘻管は全摘出するか，全摘せずに口腔粘膜直下まで剥離し結紮摘除する。

閉創

頸部の瘻管摘出口からペンローズドレーンを挿入する。皮膚切開部を皮下連続埋没縫合で閉じ手術を終了する。

術後管理のポイント

①術後抗生剤を一剤使用する。
②経口摂取は翌日から可能である。経口摂取を行ってドレーンからの排液がなければ，抜去する。
③唾液瘻（耳下腺・顎下腺），神経損傷（顔面神経，舌下・舌咽神経），不完全切除による再発に注意する必要がある。唾液瘻は自然閉鎖をすることが多く，神経損傷は圧迫による一時的な場合が多く，数カ月で回復することが多い。

文献

1) Sistrunk WE: The surgical treatment of the thyroglossal tract. Ann Surg 1920; 71:121-4.
2) Horisawa M, Niinomi N, et al: Anatomical resection of the thyroglossal duct. J Pediatr Surg 1991; 26: 766-9.
3) Horisawa M, Niinomi N, et al: What is the optimal depth for core-out toward the foramen cecum in a thyroglossal duct cyst operation? J Pediatr Surg 1992; 27: 710-3.
4) 我妻達生, 永原 遥, ほか: ナイロン糸挿入による側頸瘻(完全型)の手術. 日小外会誌 1986; 22: 327.
5) 大塩猛人, 日野昌雄, ほか: 側頸瘻に対するナイロン糸挿入ガイド下手術. 小児外科 1998; 30: 1273-7.
6) Liston SL: Fourth branchial fistula. Otolaryngol Head Neck Surg 1981; 89: 520.
7) Francisco JP, Sell LL, et al: Pyriform sinus malformations: A cadaveric representation. J Pediatr Surg 2002; 37: 533-8.

c：瘻管は上咽頭収縮筋を貫いて口蓋扁桃に開口する。

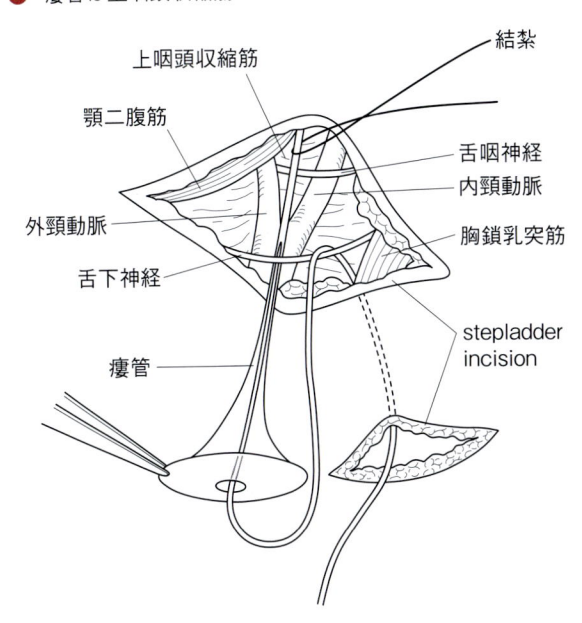

II 頭頸部および気管

梨状窩瘻・囊胞の手術

窪田正幸

❶ 梨状窩瘻の起源と瘻管の走行

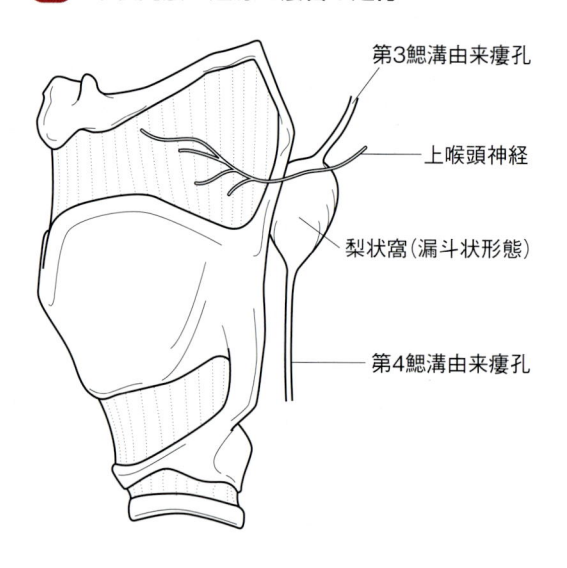

- 第3鰓溝由来瘻孔
- 上喉頭神経
- 梨状窩（漏斗状形態）
- 第4鰓溝由来瘻孔

❷ 瘻孔造影
第3鰓溝起源では，梨状窩起始部から側方に伸び，第4鰓溝起源では，梨状窩末端から下方に進展する。

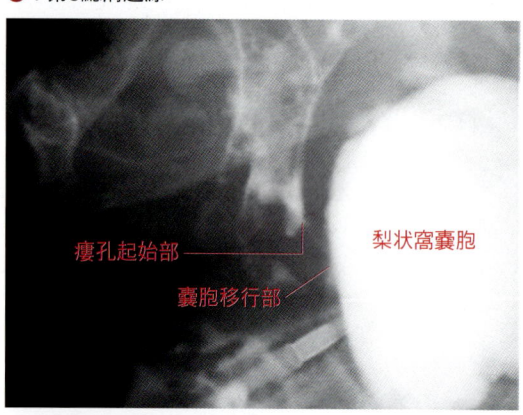

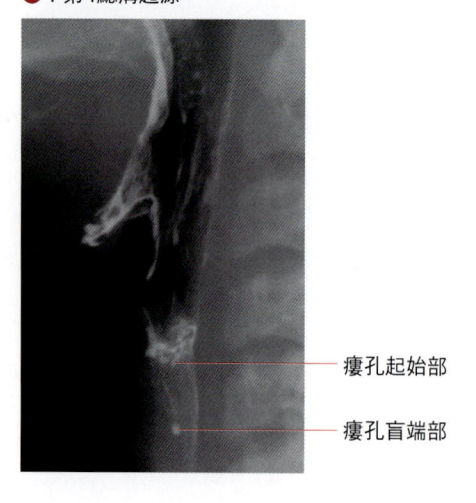

ⓐ：第3鰓溝起源

- 瘻孔起始部
- 囊胞移行部
- 梨状窩囊胞

ⓑ：第4鰓溝起源

- 瘻孔起始部
- 瘻孔盲端部

術前準備

　梨状窩瘻は，食道起始部の梨状窩から連続する瘻孔で，9割以上が左側に発生する。発生起源は，第3または第4鰓溝と考えられ，第3鰓溝起源の場合，漏斗状になった梨状窩の入口基部から瘻孔が発生し，梨状窩基部を横走する上喉頭神経の頭側を走行する[1]。第4鰓溝の場合は，漏斗状となった梨状窩の末端から下行性に伸展し，上喉頭神経の下方に瘻孔が位置する❶。
　診断には，バリウムを用いた嚥下時食道造影が必須である。瘻孔からの造影剤のwash outは早く，シネを用いることも有益である。第3鰓溝由来では，梨状窩の基部から側方向に伸展する瘻孔を同定でき❷ⓐ，第4鰓溝由来では，梨状窩から下方に伸展する瘻孔，いわゆる線香花火サインを示す❷ⓑ。瘻孔末端に巨大な囊胞を形成する梨状窩囊胞の場合は，出生前診断や新生児早期に腫瘤で発見され，腫瘤の増大により定期的穿刺や持続ドレナージが必要となる。自験例では，このタイプが第3鰓溝由来であった。頻度の高い第4鰓溝由来では，甲状腺に瘻管が続き，再発性の頸部膿瘍や慢性化膿性甲状腺炎として発症し，術前の適切な抗生剤投与と膿瘍切開・ドレナージが必要である。

手術の実際

体位，皮膚切開
　手術は，マットで肩を挙上させ頸部を背屈した甲状腺位で行う。皮膚切開は頸部中央の皮膚溝切開であるが，膿瘍創がある場合は，頸部下方の横切開となるが膿瘍創を含む横切開とする❸。第4鰓溝由来の場合，瘻孔同定のために術中内視鏡を行う。皮膚瘻孔が存在する場合は，手術開始時にガイドワイヤーを挿入し，そうでない場合は術中に行う。

瘻孔へのアプローチ
　瘻孔へのアプローチは，広頸筋を切開し，胸鎖乳突筋の内縁から前頸筋群を切開し，甲状腺左葉上極に進む。次に，左上甲状腺動脈を同定し結紮切離すると，甲状腺上極背面から下咽頭収縮筋が見える術野となる❹。皮膚に瘻孔を有する場合は，炎症性偽瘻孔を辿って，この術野に到達する。皮膚瘻孔を有しない場合でも，この段階では，内視鏡的に梨状窩からガイドワイヤーを挿入することができる。ガイドワイヤーは瘻孔途中から術野に出てくることがあり，甲状腺背面へ連続する末梢側瘻孔が存在すればこれを切離する。次に，ガイドワイヤーをステントとして口側から4～6Fr程度の栄養チューブを挿入する。瘻孔は壁が薄いため，栄養チューブに交換することで瘻孔の同定と剥離が容易となる。

瘻孔の剥離と結紮切断
　瘻孔を下咽頭収縮筋レベルまで剥離すると，その先が梨状窩

末端部となる．下咽頭収縮筋を分けて瘻孔を剥離し，そのレベルで結紮切離する．梨状窩は，嚥下圧が常にかかるため，瘻孔基部の完全閉鎖が最も肝要で，著者らは栄養チューブを挿入した状態で基部に結紮糸をかけ，糸をゆっくり締めながら口腔から栄養チューブを抜去し，完全な基部結紮を心がけている．その後，初回結紮から数mm離れた部分で刺通結紮を加え，二重に瘻孔を閉鎖する．術野は，層々に閉鎖し，内部に吸引式ドレーンかペンローズドレーンを細く短冊状にしたものを留置し，前者の場合は創下部から後者は創部から体外に導出する．

梨状窩嚢胞の場合の手技

梨状窩嚢胞の場合は，甲状腺位で嚢胞が正面にくるように頸部をやや右方に向ける．嚢胞直上の嚢胞サイズ程度の皮膚溝切開で入る．

嚢胞直上から最小限の剥離で嚢胞壁に到達し，嚢胞壁以外のものにはできるだけさわらないように嚢胞壁に沿って周囲へ剥離する．瘻孔は嚢胞壁内側面で発見される．第3鰓溝由来のため，甲状腺が術野にでてくることはない．半分以上剥離できた段階で，創外に嚢胞を押し出すことができるとその後の剥離が容易となる．この段階で適宜内容を吸引して嚢胞を縮小することも背面剥離に有用である．瘻孔は正中頸嚢胞の口腔底に続く瘻孔と同程度の細さで，内側剥離時に内容が漏出することがあれば，瘻孔が切離されている場合があり，瘻孔の有無を検索する．瘻孔基部は，二重に結紮・切離する．

瘻孔を完全切除するのではなく，瘻孔基部を電気焼灼したり[2]，トリクロール酢酸を注入する方法[3]も試みられているが，長期的な効果を検討する必要がある．

術後管理のポイント

①術当日は，ドレーン性状に注意し，後出血による頸部の腫脹と気道の圧迫に注意する．
②自験再発例では，術当日から漿液よりも濁った汚い排液が観察された．頸部瘻孔のなかでも最も再発率の高い瘻孔で，確実な初回手術が最も大切である．

文献

1) Franciosi JP, Sell LL, et al: Pyriform sinus malformations: a cadaveric representation. J Pediatr Surg 2002; 37: 533-8.
2) Jordan JA, Graves JE, et al: Endoscopic cauterization for treatment of fourth branchial cleft sinuses. Archives of otolaryngology--head & neck surgery 1998; 124: 1021-4.
3) Kim KH, Sung MW, et al: Pyriform sinus fistula: management with chemocauterization of the internal opening. Ann Otol Rhinol Laryngol 2000; 109: 452-6.

❸ 皮膚切開

❶通常の皮膚溝切開，❷膿瘍創がある場合の切開．通常は頸部正中の皮膚溝切開であるが，膿瘍創がある場合は，それを含む皮膚横切開とする．

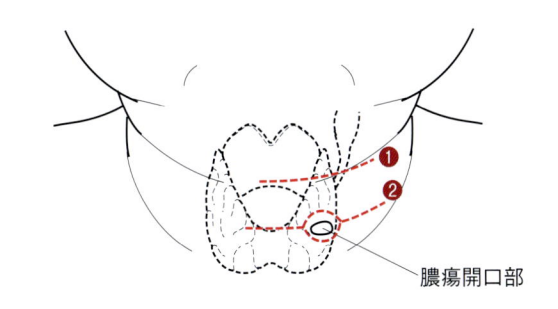

膿瘍開口部

❹ 第4鰓溝起源梨状窩瘻の周辺解剖とガイドワイヤーの挿入

下咽頭収縮筋の背面に梨状窩があり，末端から瘻孔が発生する第4鰓溝起源では，上喉頭神経の下方に瘻孔が出現する．瘻孔末端は甲状腺左葉上局背面に続く．内視鏡的に口腔側からガイドワイヤーを挿入し，瘻孔同定を行う．

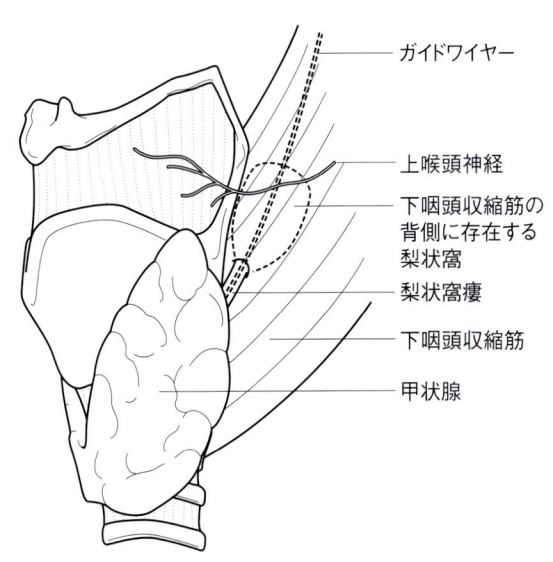

ガイドワイヤー
上喉頭神経
下咽頭収縮筋の背側に存在する梨状窩
梨状窩瘻
下咽頭収縮筋
甲状腺

II 頭頸部および気管

副耳，頸耳の手術

河野美幸

副耳（accessory ear, auricular appendage）は出生1,000に対し15と比較的発生頻度の高い皮膚隆起病変である。耳珠周辺に多く，耳珠と口角を結ぶ頰部にも発生し，また頸部に発生するものを頸耳ともよぶ。

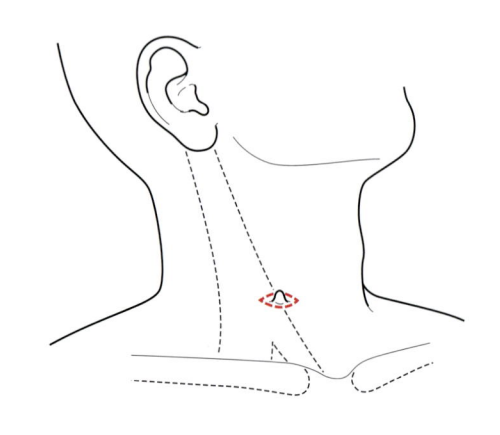

副耳・頸耳とは

副耳（耳前部，頰部副耳）

大多数が耳珠の前方に片側性に存在する。耳珠前方のほかに，耳珠と口角を結ぶ線上の頰部に発生し，これらの副耳は発生過程の第一咽頭弓（鰓弓）由来の迷入組織と考えられる。多くの場合は副耳のみで他に異常を認めることは少ないが，小耳症や第一第二咽頭弓（鰓弓）症候群など同側の顔面発育異常を合併することもある。形態はさまざまであるが，大きいものほど軟骨（弾性軟骨）を含むことが多く，しばしば耳珠軟骨との連続がみられる。頰部副耳では隆起ではなく臍様に小陥凹していることもある。

頸耳（頸部副耳）

頸耳（頸部副耳）は頸副耳（cervical accessory auricle），頸部鰓弓性遺残物（cervical branchial remnant）などいろいろな名称でよばれている。

頸耳は第二咽頭弓（鰓弓）もしくはそれ以下の第三，第四咽頭弓（鰓弓）由来と考えられ，胸鎖乳突筋前縁の下部1/3の部分に発生する。一般には小さな無茎の突起物として存在する❶。大きいものでは耳介様形態を呈するものもある。内部には軟骨が含まれるが，大多数は浅く，摘出は容易である。一般に頸耳の軟骨は他の深部組織とは連続性をもたないが，同側の耳介軟骨や気管輪状軟骨に連続していた報告もある。

手術の実際

機能的な意義はほとんどなく，整容面での改善を目的に手術を行う。術後，不自然な皮膚の隆起や陥凹が残らないように，サイズや形態により切除デザインを考慮する。

単純結紮術

軟骨を含まない皮膚のみの隆起で，茎が細いものに対しては，生後早期に絹糸などで根部を結紮すると7～10日で壊死により脱落する。基部での皮膚隆起の残存を防ぐため，副耳を引っ張り気味にして結紮するが，基部が残存し整容的満足が得られず後日追加の形成術が必要となる可能性を保護者に説明する必要がある。

---

❶ 頸耳（←）
胸鎖乳突筋前縁の下部1/3の部位に存在する。

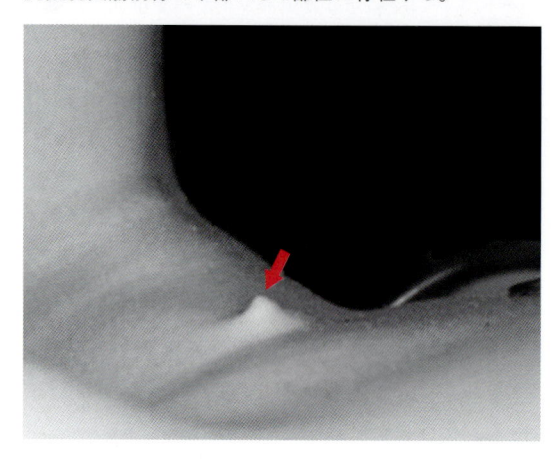

❷ 頸耳皮膚切開（胸鎖乳突筋前縁の下1/3に存在）
皮膚割線に沿った紡錘形切開となる。
頸耳の軟骨は一般に浅く，摘出は容易である。

単純切除術

多くの場合，基部に弾性軟骨を含んでいるため軟骨を含め切除術を行う。

茎部の立ち上がりで紡錘形に皮膚切開をデザインする。頸耳では皮膚割線に沿った横切開となる❷。耳前部では耳介前縁と平行な縦切開となる❸。この際，縫合線が長くならないように隆起の方向をよく観察して，短く自然な縫合線になるようにデザインする。軟骨の切除が不十分な場合，残存軟骨が皮膚の隆起を生じることがあるので，軟骨の切除は皮膚表面から触れないレベルまで十分に行う必要がある。しかし，軟骨が外耳道や耳珠の軟骨に連続している場合，切除しすぎるとかえって耳珠の変形をきたすことがあるため，耳珠の形態を損なわないように，耳珠軟骨を温存する必要があり，取りすぎないように注意する。切除後の皮下脂肪織は吸収糸を用いしっかり寄せておく。

基部が広い副耳の場合は，基部付近の隆起部皮膚をうまく利用して，皮膚切除幅を最小限にすることにより，縫合線も短くて自然な仕上がりとなる。

耳珠形成術

副耳の位置が耳珠に近い場合や一部癒合している場合などでは，副耳の一部を用いて耳珠の再建を行う場合もある。耳珠の稜線と副耳の稜線を通過するように切除部をデザインする。そうすると耳珠の外耳道側皮膚と副耳の正中側皮膚および軟骨の一部で新たな耳珠を作り直すことになると同時に，縫合した創が再建された耳珠の上を通過し整容的にも良好となる❹。

手術の注意点

無理に深くまで軟骨を切除しようとすると，深部を走行している浅側頭動脈の分枝や頬部の副耳では顔面神経を損傷する危険性があるので，十分な注意が必要である。

❸ 副耳皮膚切開
耳前部に存在する副耳の切開線は耳介前縁と平行な縦切開となる。

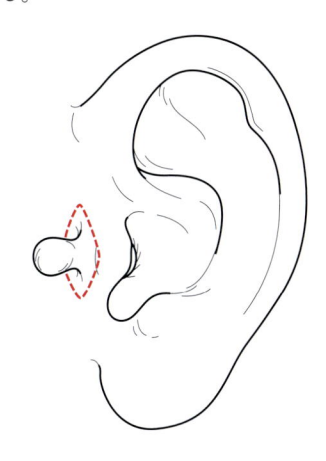

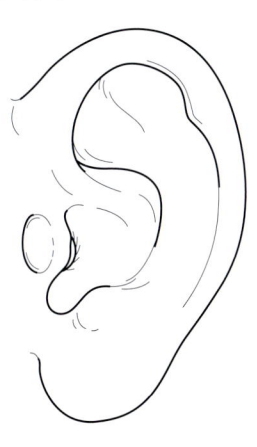

❹ 耳珠形成術
ⓐ：耳珠に近い副耳

ⓑ

ⓒ：-- は切除部位を ■ は軟骨を示す。
副耳と耳珠の稜線に切開線をおくようにする。副耳の内側皮膚と耳珠外耳道側皮膚で新たな耳珠をつくる。

ⓓ：縫合部は新たな耳珠の稜線に位置する。

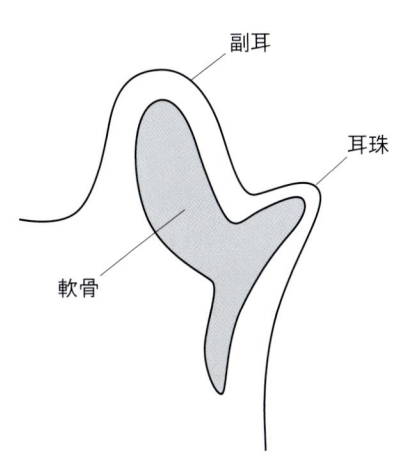

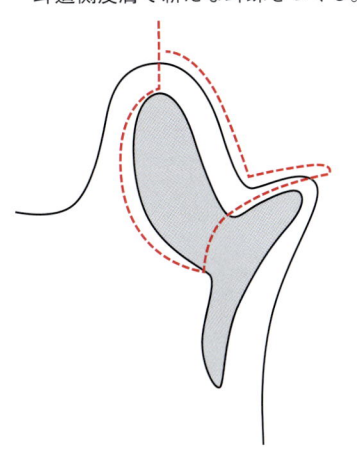

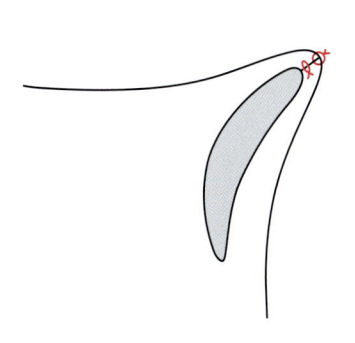

副耳／耳珠／軟骨

断面図

II 頭頸部および気管

喉頭気管分離

前田貢作

1 体位

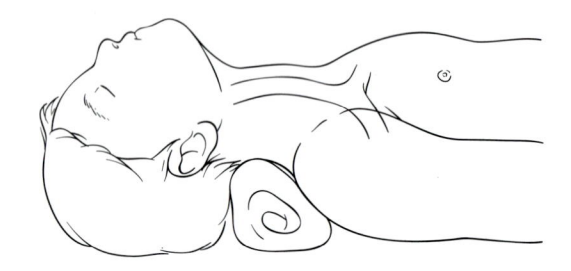

2 皮膚切開
ⓐ：通常の切開線

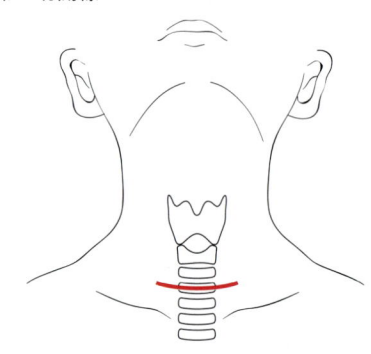

ⓑ：気管切開が置かれている場合の切開線

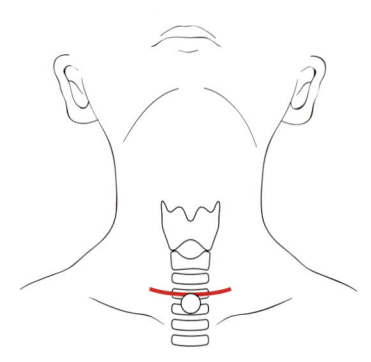

3 喉頭気管分離（Laryngotracheal separation）
輪状軟骨直下の気管を縫合閉鎖する。

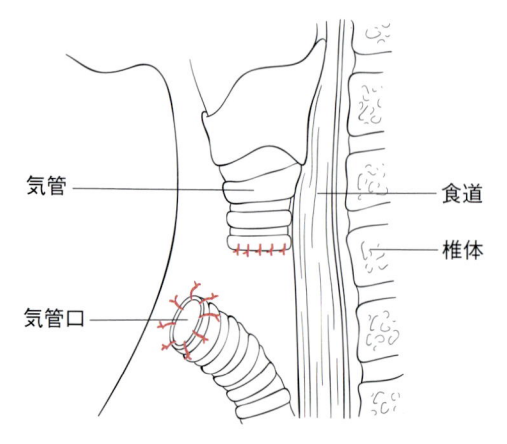

気管 ─── 食道
　　　　　 椎体
気管口

　喉頭気管分離は嚥下不能例や嚥下障害を伴い，呼吸器症状を繰り返す重症心身障害児に対して行われる手術手技である。
　手術適応は肺炎を繰り返しかつ①高度の誤嚥がある，②嚥下と無関係に唾液が気管内に流入する，③進行性もしくは回復が望めない疾患に罹患している場合に限定される。
　気管を上位で切離して喉頭側断端を縫合閉鎖する喉頭気管分離（laryngotracheal separation）と喉頭側断端の気管を食道前壁に縫合する気管食道吻合（laryngotracheal diversion）の2種類がある。いずれも気管の末梢側は永久気管口とする。喉頭が温存されるので，嚥下機能が回復すれば気管の再吻合により発声機能を再獲得が期待できる。

術前準備

　喉頭気管分離を受ける必要のある児はほとんどの場合，あらかじめ経口または経鼻挿管にて気道確保されている。また，既に気管切開のみを受けている場合もある。原則として手術室にて，全身麻酔下に行う。適切な照明，体位と吸引や器具が準備されていれば，小児においても安全な手術手技である。
　手技的には下方の気管を引き上げるような形態になるため，術後に気管腕頭動脈瘻の形成をきたすことがある。術前に造影CTを撮影し，腕頭動脈と気管の位置関係を確認し，腕頭動脈の走行異常のある例では，本手術と同時に腕頭動脈の離断を追加するのも一法である。
　術後の感染が大きな問題となるため，術前に気管内分泌物の細菌検索を行い，特にMRSAなどが検出される場合には術前から適切な抗生剤を投与しておく。

手術の実際

体位
　全身麻酔下に頸部伸転位で行う。気管切開と同様の体位でよい**1**。

皮膚切開
　輪状軟骨と胸骨切痕の中間よりやや下目で3～4cmの横切開をおく。皮膚切開は第2気管軟骨輪の直上で横切開を加える。通常は胸骨上縁より1横指上にあたる**2**。すでに気管切開がおかれている場合は，この外周のやや上方に沿って左右に延長する。

術野の展開
　皮下組織は電気メスにて十分に止血しながら慎重に切開し，やや頭側方向に広く剥離を進める。脂肪と広頸筋は横切開する。深部の頸筋膜に到達するとこれを正中で縦切開する。筋肉（胸

骨舌骨筋と胸骨甲状筋）を正中でモスキート鉗子にて分け，血管（前頸静脈の枝）は凝固止血しておく。気管前面のみを慎重に剥離する。甲状腺の峡部を正中で電気メスにて切離する。気管前面が露出できれば，切開線を決め，両側の反回神経を損傷しないように気管周囲を慎重に剥離する。気管膜様部と食道前壁との間を十分に剥離し，気管を全周性にテーピングする。

気管切離

次いで，気管を第2，3気管輪もしくは3，4気管輪の間で切離する。気管食道吻合の場合は，気管切離端は食道と吻合しやすいように気管前面から斜めに切離する。

気管の末梢側切離端には換気のためのスパイラルチューブを挿入し，術野からの換気を行う。誤抜去の防止のため，カフを膨らませる。気管が縦隔内に引き込まれないように切離断端には支持糸をかけ皮膚に固定しておく。

喉頭側の気管断端に支持糸をかけ，断端の閉鎖もしくは食道吻合の準備を行う。

喉頭気管分離

喉頭気管分離（Laryngotracheal separation）の場合は輪状軟骨直下の気管壁を直の鉗子で前後方向に挫滅させ，粘膜面を広く合わせるように3-0モノフィラメント吸収糸にて，4〜5針の水平マットレス縫合にて閉鎖する。さらに断端は，同じ糸の連続縫合にて閉鎖する❸，❹。

気管食道吻合

気管食道吻合（Laryngotracheal diversion）の場合は，食道前面を十分に露出させ，食道内に留置した太めのNGチューブを確認しながら，約3cmの縦切開をおき，喉頭側の気管断端と吻合する。3-0モノフィラメント吸収糸を用いて，8〜12針程度の結節縫合を行う。既に気管切開がおかれている場合は吻合のための縫い代が短くなるので，工夫を要する❺〜❼。

気管口の作成

気管口の作成は，縦隔内に引き込まれないように気管口の下半周をまず3-0モノフィラメント吸収糸にて，垂直マットレス縫合として内側に向かうように4〜5針で結節縫合する。上縁は皮膚を被せるように，同様のマットレス縫合を行う❻。左右の切開線を結節縫合閉鎖し，創部にペンローズドレーンもしくは持続陰圧ドレーンを留置する。気管口から通常の気管切開チューブを挿入，留置して十分に換気ができることを確認して手術を終了する。

術後管理のポイント

①術後最も留意すべき点は，縫合不全と感染である。
②体動の激しい患児や嚥下運動の強い児では，術後早期は十分に鎮静し，創部の安静を図る。
③感染に対しては早期から積極的に抗菌薬を使用する。
④気管口には適切な太さの気管切開チューブを挿入し，十分な加湿を行い，気管口の狭小化を防止する。

❹ 喉頭気管分離の手技

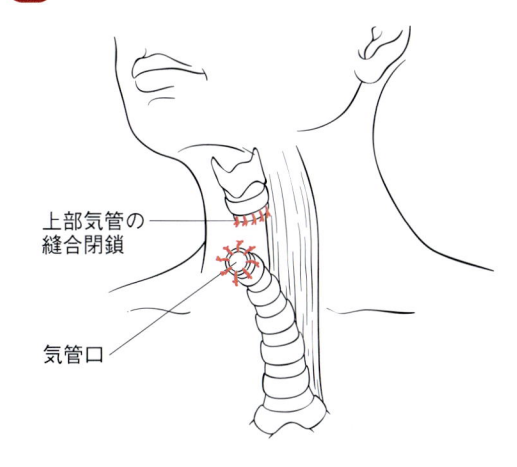

上部気管の縫合閉鎖
気管口

❺ 気管食道吻合（Laryngotracheal divertion）

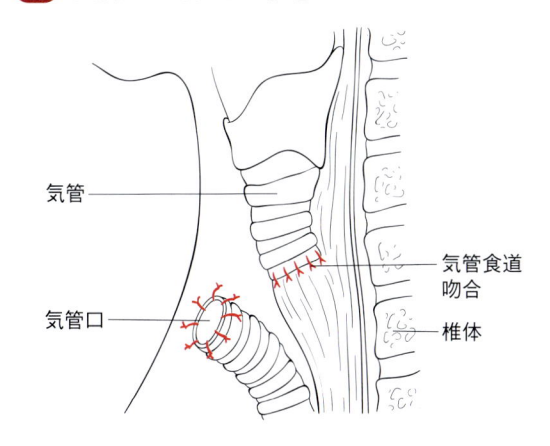

気管
気管食道吻合
気管口
椎体

❻ 気管食道吻合の手技

食道を縦切開し，気管後壁から吻合を開始する。

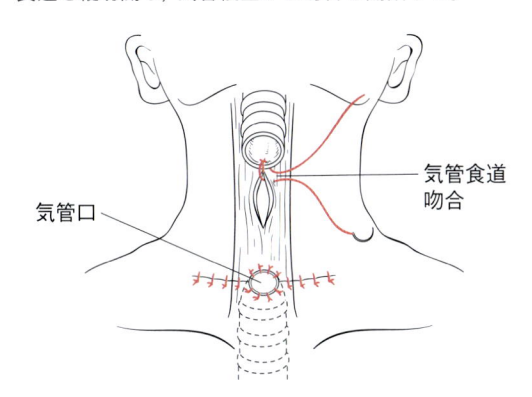

気管口
気管食道吻合

❼ 気管食道吻合

気管食道吻合
気管口

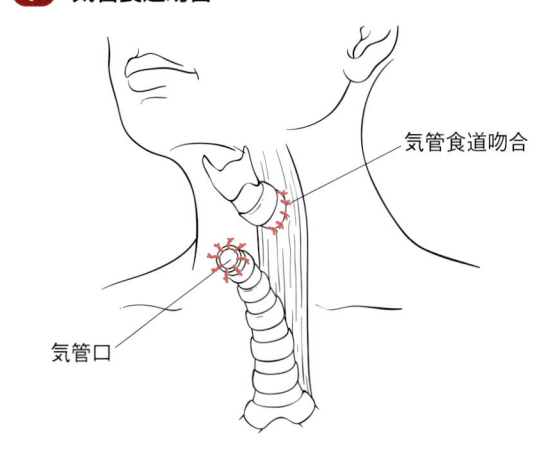

II 頭頸部および気管

気管腕頭動脈瘻の腕頭動脈離断術

前田貢作

気管腕頭動脈瘻は，気管切開および喉頭気管分離術の晩期合併症の一つである。いったん発症すると動脈性出血による出血性ショックや窒息をきたし，救命は難しい。約1/3の症例に先行出血を認め，後に大出血に至る。

頻度は気管切開全体では1％未満であるが，重症心身障害児については8.8％と高い頻度であると報告されている。チューブの刺激が原因となり，筋緊張による側彎，後弓反張，気管軟化症に対する深いチューブ挿入など，特に重症心身障害児では危険因子が多く注意を要する。

術前準備

いったん大出血を起こすと致死的となるため，予防することが重要である。方法としては，気管切開前に胸部造影CTやMRIにて気管と血管の位置関係を評価し適切なサイズ，形状のチューブを選択すること，気管軟化症など長いチューブを留置する必要がある場合は予防的に腕頭動脈を離断することなどがあげられる❶。

気管切開後は，定期的な気管支鏡検査による肉芽形成や拍動の観察が有用である。先行出血が疑われた場合は，胸部造影CTが診断に有効である。気管切開の術後6カ月以降に発症することが多いため，気管切開後半年ごとに内視鏡にて気道内を確認するのが望ましい。

出血をきたした場合は，気管切開チューブをカフ付きのものに交換するとともに，カフ圧を上げて一次止血し，直ちに緊急手術を行う。

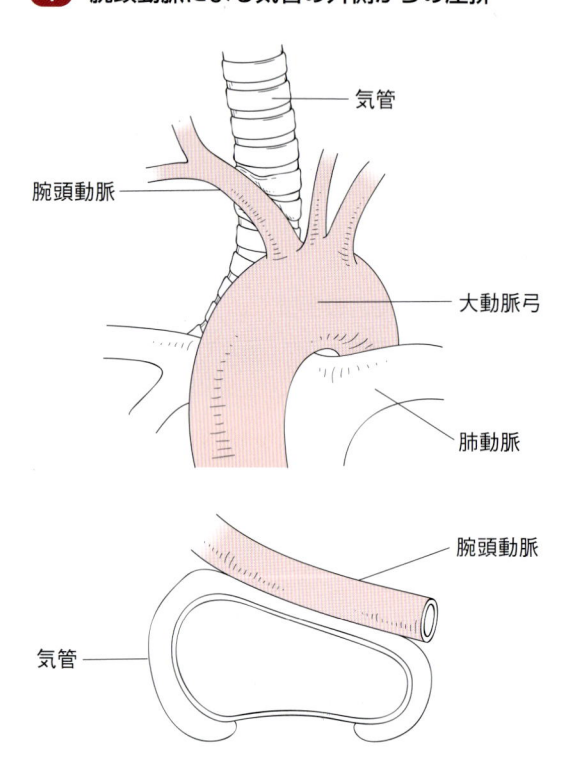

手術の実際

体位
全身麻酔下に手術を施行。仰臥位，頸部伸展位とする。

皮膚切開
頸部の低い位置にカラー切開を加え，皮下を十分に剥離した後，胸骨の頭側1/3〜1/2を縦切開する❷。視野によっては皮膚切開を正中に追加する。また緊急の場合には，胸骨を全長にわたり正中切開して前縦隔に達するほうが視野がよい。

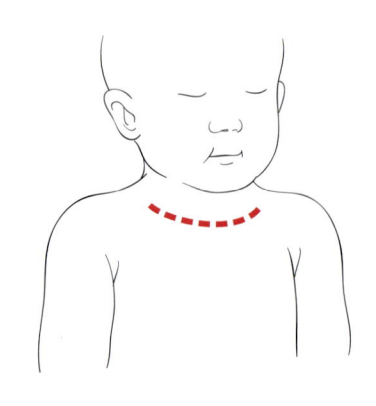

術野の展開
胸腺組織を左右に分けると，その深部に気管前面を走行する腕頭動脈が確認されるので，上行大動脈起始部および上方は右鎖骨下動脈と右内頸動脈の分岐する部位まで血管前面の剥離，露出を進める。上行大動脈の起始部の心膜を切開し，腕頭動脈の起始部を同定するのが確実である❸。

腕頭動脈背側と気管腹側との間に癒着を認めるので，この部

❶ 腕頭動脈による気管の外側からの圧排

❷ 皮膚切開（頸部襟状切開）

分の剥離は行わない。気管の前後で腕頭動脈を全周にわたって剥離し，テーピングした後，1mm幅の血管鉗子（Potts鉗子など）をそれぞれかけた後，この間を離断する。動脈の断端は5-0モノフィラメント吸収糸にて連続縫合閉鎖する。幼少児で動脈の径が細い場合は同じ糸で針刺結紮を含む2重結紮してもよい。

最後に気管に癒着した部分の動脈を気管前面から摘除する。通常は2cm程度の幅である ❹。肉眼的には気管の瘻孔は認められないこともあるが，気道内圧を上昇させるとエアリークを認めるので，この部分の気管壁を3-0モノフィラメント吸収糸にて縫合閉鎖しておく。

術後に内視鏡検査を行うと，気管壁の圧迫は解除されているのが確認できる。縦隔内にドレーンを1本留置し手術を終了する。

術後管理のポイント

①術直後は出血および感染に注意する。
②出血例の場合は大量輸血により，肺水腫，肺コンプライアンスの低下のため，数日間は人工換気を必要とすることがある。

❸ リトラクターのかかった状態
頸部襟状切開に胸骨縦切開を加えている。

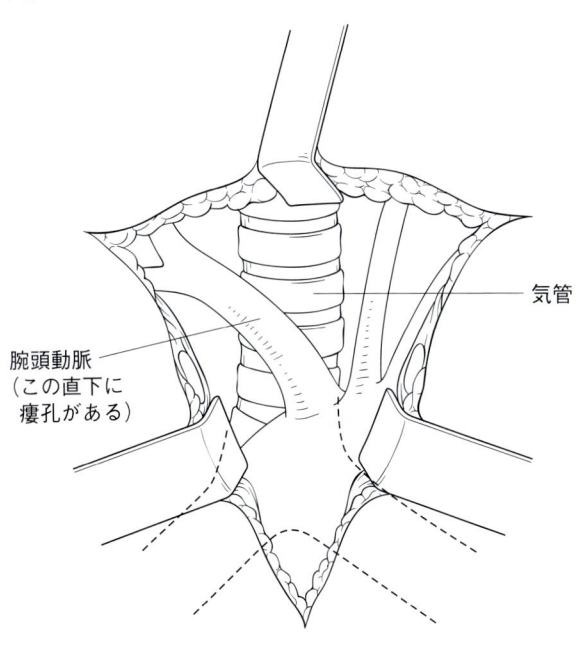

❹ 腕頭動脈離断術（正面からみた術野）

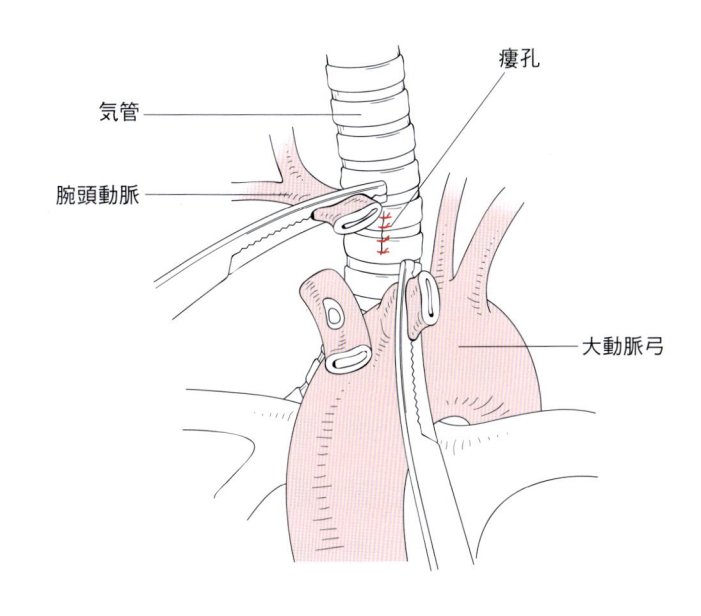

II 頭頸部および気管

先天性気管狭窄症の気管形成術

前田貢作

1 complete tracheal ring

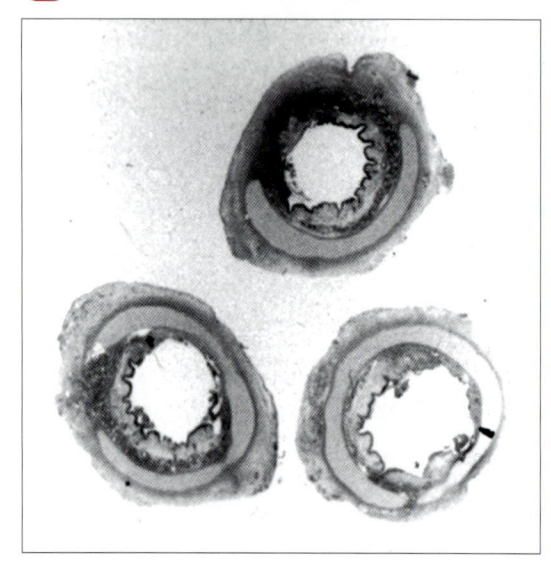

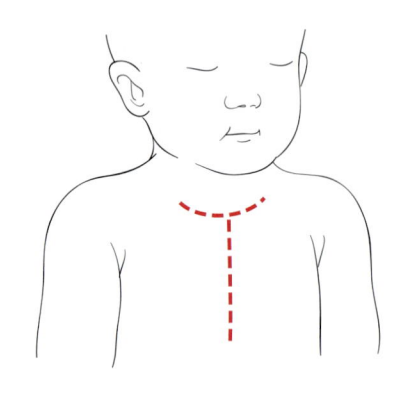

先天性気管狭窄症は気管軟骨の形成異常のために生じる疾患と考えられ，狭窄部の気管には膜様部が存在せず，気管壁の全周を軟骨がドーナツ様に取り囲んでいる（complete tracheal ring）**1**。狭窄の形態により，全長型，漏斗型，限局型の3つに分類される**2**。気管支の分岐異常（気管気管支）を合併したり，肺動脈による血管輪症を合併することも多い。また，約半数に先天性心疾患を合併する。

術前準備

胸部単純撮影（気管条件），MRI，3DCT，気管支鏡検査ならびに気管支造影により診断される。気管内挿管中の場合は細径気管支ファイバースコープにより診断される。小児の気管支鏡（硬性鏡）検査は診断の確定および狭窄起始部の同定，狭窄の範囲，末梢気管支の状態の検索のために必須である。気管支造影は，造影剤による気管粘膜の腫脹から閉塞症状をきたすことがあり慎重に行う必要がある。最近では造影3DCTにて多くの情報が得られるようになった。

手術の実際

●気管環状切除端端吻合

適応
狭窄が気管全長の1/3までの症例では狭窄部を環状に切除し端端吻合することが可能である。それ以上の長さの狭窄では，切除端端吻合は吻合部に緊張がかかり再狭窄の危険性が高くなるため，種々の形成術が考案されている。

体位
全身麻酔下に手術を施行。仰臥位，頸部伸展位とする。

皮膚切開
頸部襟状切開を加えた胸骨正中切開にて縦隔に達する**3**～**5**。

術野の展開
胸腺を左右に分けた後，腕頭動・静脈をテーピングする。狭窄部が気管分岐部付近まで及んでいる場合は，心嚢を開放し大動脈起始部と右肺動脈をテーピングする。大動脈を左方に，右肺動脈を下方に圧排すると，下部の気管および気管分岐部が確認される**6**ので，分岐部直上の気管前面に左右2本の支持糸をかけた後，これをテーピングする。続いて腕頭動・静脈の下方にて上部の気管を露出させ，同様に前面に支持糸をかけた後これをテーピングする。この後，反回神経を損傷しないように，気管を全長にわたって周囲組織から剥離する。

狭窄部の境界は肉眼的には明らかでないことが多いため，術中

2 気管狭窄症の分類：Cantrell（1964）
ⓐ：全長型　ⓑ：漏斗型　ⓒ：分節型（限局型）

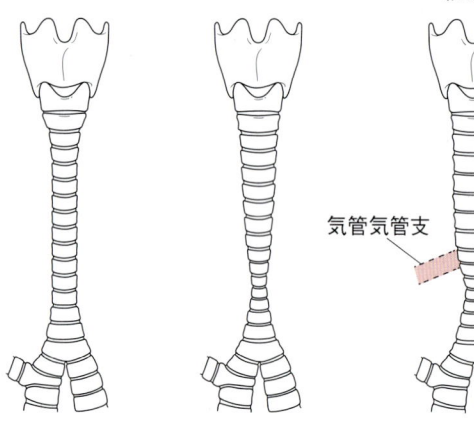

気管気管支

3 皮膚切開（胸骨正中切開＋頸部襟状切開）

内視鏡を施行する．気管支鏡にて完全気管輪の始まりを確認し，術野から29G針を刺して狭窄部の上縁を決め，この部にマーキング糸をかける．次いで，狭窄部を越えて気管分岐部まで観察し，気管膜様部の存在する部位を確認後，同様に狭窄部下縁にマーキングする．下端が気管分岐部から1cm以上上方であれば術野挿管による換気で手術が可能である．本術式が成功するためには，膜様部が存在する正常気管の部位まで，狭窄部が摘出される必要がある．狭窄部の中央から気管前面を膜様部が確認できるまで縦切開し，その上下で気管を離断する❼．下部の気管に術野挿管用の気管チューブ（内径3.5mm）を挿入する❽．これにより良好な換気が可能なことを確認し，術野挿管のまま，手術を続行する．

上下の気管をそれぞれスライドさせ，緊張なく端端吻合が可能なことを確認して，吻合にうつる．5-0モノフィラメント吸収糸を用いて，まず後壁半周を結節が内腔に出ないように結節縫合にて吻合する．次いで，術野から内径3.5もしくは4.0mmの気管チューブ（先端を水平にカットしたもの）を逆行性に鼻腔内まで誘導し，先端は吻合部の下端からやや分岐部よりに位置するところで固定する．この時点で術野挿管から経鼻挿管に切り替わり，良好に換気できることを確認する．引き続いて，気管前壁半周を結節縫合にて縫合して終了する．

気管内挿管チューブから内視鏡を挿入し，吻合部の状態を確認するとともに，たれ込んだ血液を吸引する．左右肺が容易に換気できることを確認する．最後に，麻酔医により30cm水柱圧で換気してもらい，術野を生食水にて洗滌しながら，気管吻合部から空気の漏れのないことを確認する．心囊を開放した場合は，可及的に縫合閉鎖し，シリコンドレーンを心囊内に1本留置する．最後に縦隔内にシリコンドレーンを1本留置する．胸骨を縫合閉鎖した後，順層的に閉胸し手術を終了する．

右上葉支が気管から直接分岐しその直後に気管狭窄を伴う形態の場合には，狭窄部の気管を斜めに切除して，吻合することで，右上葉支を温存することが可能である❾．

●スライド気管形成術

適応

気管全長の1/2以上に及ぶ広範囲の狭窄例に対しては種々の気管形成術が行われている．近年のslide tracheoplasty（スライド気管形成術）の導入により気管形成術の治療成績が飛躍的に良好となってきた．これは自身の気管による再建術式で，狭窄部中央の気管を横断した後，側側吻合する．狭窄の範囲に関係なく，また術後の合併症も少ないことによる．

体位

全身麻酔下に手術を施行．仰臥位，頸部伸展位とする．

皮膚切開

頸部襟状切開を加えた胸骨正中切開にて縦隔に達する．

術野の展開

胸腺を左右に分けた後，腕頭動・静脈をテーピングする．次いで，心囊を開放し大動脈起始部と右肺動脈をテーピングする．大動脈を左方に，右肺動脈を下方に圧排すると，下部の気管および気管分岐部が確認されるので，分岐部直上の気管前面に左右2本の支持糸をかけた後，これをテーピングする．続いて腕頭動・静脈

❹ 胸骨縦切開での術野のイメージ

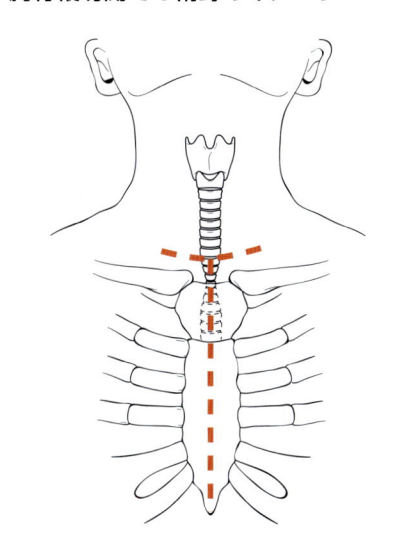

❺ 襟状切開と正中切開を加えた術野（開胸器がかかっている）

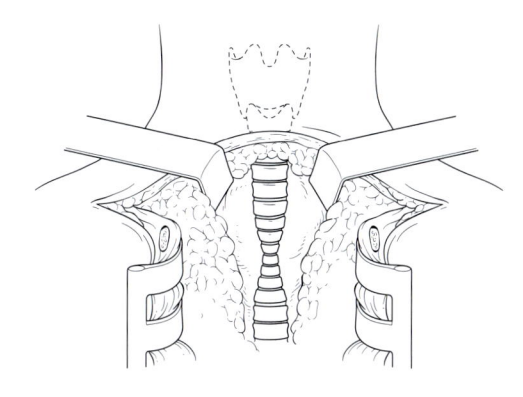

❻ 開胸時の血管と気管の位置関係
腕頭動脈
腕頭静脈
気管
上大静脈
大動脈
肺動脈

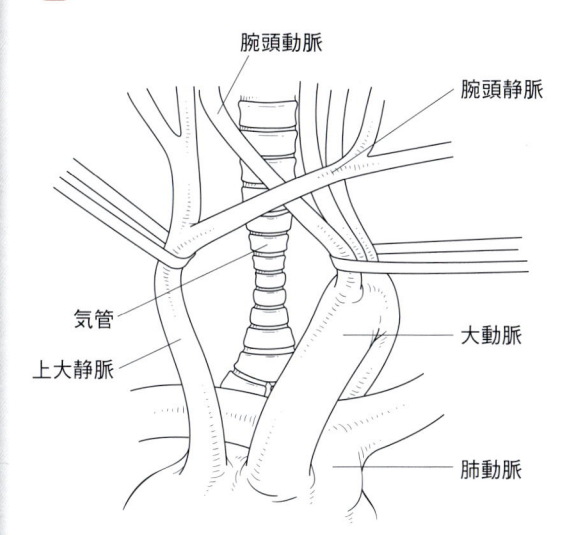

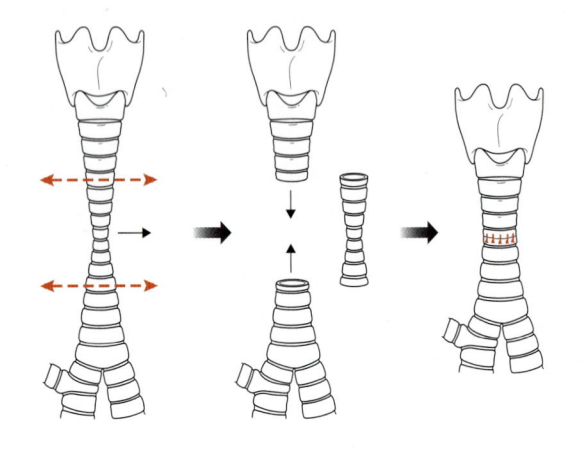

7 気管環状切除端端吻合

8 環状切除端端吻合時の術中換気

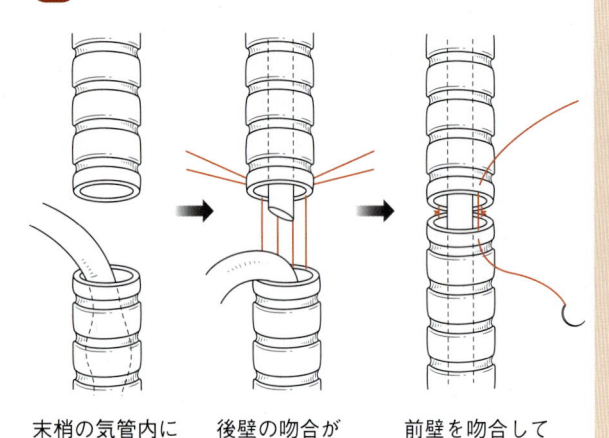

末梢の気管内に術野換気用のチューブを留置

後壁の吻合が終了した時点で，経鼻挿管のチューブに変更

前壁を吻合して終了

9 気管気管支を温存した気管形成

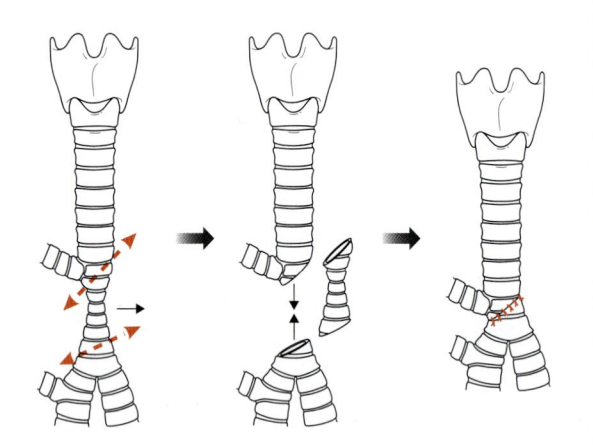

の下方にて上部の気管を露出させ，同様に前面に支持糸をかけた後これをテーピングする．この後，反回神経を損傷しないように，気管を全長にわたって周囲組織から剥離する．

狭窄部の境界は肉眼的には明らかでないことが多いため，術中内視鏡を施行する．硬性気管支鏡にて完全気管輪の始まりを確認し，術野から29G針を刺して狭窄部の上縁を決め，この部にマーキング糸をかける．次いで，狭窄部を越えて気管分岐部まで観察し，気管膜様部の存在する部位を確認後，同様に狭窄部下縁にマーキングする．下端が気管分岐部から1cm上方であれば術野挿管による換気で手術が可能である．これより狭窄部が下方まで存在する場合や，肺動脈スリングを合併する場合は人工心肺下に手術を行う．また，本術式が成功するためには，膜様部が存在する正常気管の部位まで，狭窄部がスライドされ側側縫合される必要がある．狭窄部の中央から下方の気管前面を膜様部が確認できるまで縦切開し，術野挿管用の気管チューブ（内径3.5mm）を切開部から挿入する．これにより良好な換気が可能なことを確認し，術野挿管のままで，手術を続行可能である．次いで，狭窄部の中央で気管を離断した後，気管上部の後面にも同様に膜様部が確認できるまで上方に向かって縦切開を加える **10** 。上下の気管をそれぞれスライドさせ，緊張なく側側吻合が可能なことを確認して，吻合にうつる．下部気管の上縁は左右斜めにカットしてトリミングする．5-0モノフィラメント吸収糸を用いて，まず後壁側から結節縫合にて吻合し，半周を縫合する．吻合の上半分が終了した時点で，術野から内径3.5もしくは4.0mmの気管チューブ（先端を水平にカットしたもの）を逆行性に鼻腔内まで誘導し，先端は吻合部の下端からやや分岐部よりに位置するところで固定する．この時点で術野挿管から経鼻挿管に切り替わり，良好に換気できることを確認する．引き続いて，上部気管の下縁を同様にトリミングした後，前壁を結節縫合にて縫合閉鎖して吻合を終了する．

この時点で気管内挿管チューブから内視鏡を挿入し，吻合部の状態を確認するとともに，たれ込んだ血液を吸引する．左右肺が容易に換気できることを確認する．最後に，麻酔医により30cm水柱圧で換気してもらい，術野を生食水にて洗滌しながら，気管吻合部から空気の漏れのないことを確認する．心嚢を可及的に縫合閉鎖し，シリコンドレーンを心嚢内に1本留置する．さらに縦隔内にもシリコンドレーンを1本留置する．胸骨を縫合閉鎖した後，順層的に閉胸し手術を終了する．

吻合の手技自体は困難ではないが，狭窄が高度な症例や，体重の小さな症例では，十分な縫い代をとった吻合が難しく，大きな内径が得られないことも考えられる．吻合のコツとしては軟骨輪双方を正確に接合させるように心がければ十分な内腔が確保できる．現時点では体重10kg以上，1歳以上がかかる手術が安全に施行可能な基準ではないかと考えている．

●気管分岐部形成の追加 **11**

適応

大血管奇形を伴う先天性気管狭窄症の治療においては，大血管による気管の圧排を外科的に除去した後も，気管壁の変形や軟化症は残存するために，気管形成に工夫が必要な症例も存

在する．左肺動脈の起始異常による肺動脈スリングは頻度も多く，治療上の大きな問題となる．これは左肺動脈（もしくはその一部）が右肺動脈から分岐し，気管分岐部直上で気管の後方を回り込んで左肺へつながる（スリング形成）のと，この部分の気管が完全気管輪（complete ring）を伴う狭窄症を合併する（ring-sling complex）ことによる．この場合，左右の主気管支に切り込んで，その上に近位側気管断端を被せる分岐部形成を行うことで，気管分岐部の軟化症が改善されることが報告されている．

術式

　気管分岐部直上に肺動脈スリングが確認される場合は，異常左肺動脈の起始部を右肺動脈から離断し気管の背側から左側へ引き抜いて，左肺動脈に吻合する．上行大動脈送血，両大静脈脱血にて人工心肺が確立された後，スリングとなった異常肺動脈と左肺動脈の吻合が施行され，肺動脈スリングに対するスイッチ術が終了する．

　この時点で小児外科チームに交代し，大動脈を左方に，右肺動脈を下方に圧排すると，下部の気管および気管分岐部が確認されるので，気管前面に2本の支持糸をかけた後，これをテーピングする．続いて腕頭動・静脈の下方にて上部の気管を露出させ，同様に前面に支持糸をかけた後これをテーピングした．この後，反回神経を損傷しないように，気管を全長にわたって周囲組織から剥離する．肺動脈スリングは気管分岐部直上に巻き付いていたことになり，解除後も気管壁の変形と脆弱が確認される．

　上記の手技にて，吻合の上半分が終了した時点で，術野から内径4.0mmの気管チューブを逆行性に留置して気管分岐部直上までの内ステントとし，前壁を気管分岐部の上方に被せるようにして縫合するが，肺動脈スリングが存在した部分から末梢側まで気管前壁の形成が必要と判断した場合，左右の主気管支まで下部気管の前壁の切開を逆Y字型に延長し，上部の気管の下端はほぼ直角になるようにトリミングする．気管分岐部の上に上部の気管壁がドーム状に被うような形で吻合する．

術後管理のポイント

①術後は2～4日間，筋弛緩剤を用いた調節呼吸管理とし，吻合部に緊張がかからないように，頸部の前屈姿勢を保持する．その後は自発呼吸を出しながら人工換気から離脱を進める．
②術後3～5日目に，細径気管支ファイバースコープを用いて気管内挿管チューブを上方に引き抜きながら気管吻合部の状態を観察する．良好な気管内腔が形成され，肉芽形成や変形がないことを確認できればPICUにて抜管する．
③以後呼吸状態に変化がなければ，術後2週間で退院可能である．十分な口径をもった吻合が達成できた症例の術後経過から，手術直後に抜管し，特にステントの留置は必要でないとの報告も最近ではある．
④気管分岐部形成例ではステントチューブを吻合部を越えて末梢まで留置することはできないが，吸引チューブを吻合部まで挿入しないことや，細径の気管支ファイバースコープを用いて吸引操作を行うことで，肉芽形成などのトラブルを回避できる．
⑤同時に合併する心内奇形，特に進行性の肺高血圧症の存在が予後に大きく関与するので周術期の慎重な管理が必要である．

10 スライド気管形成術

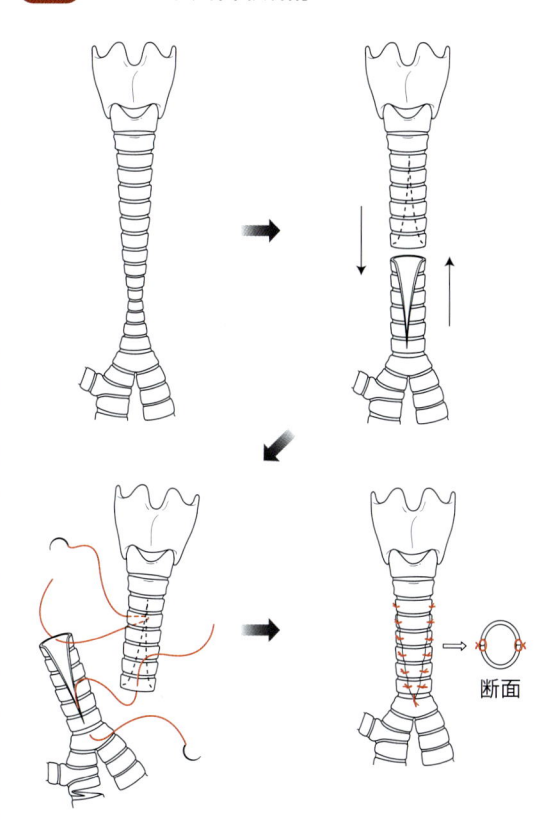

11 気管分岐部形成

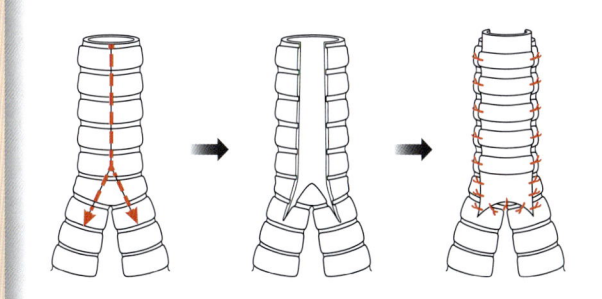

II 頭頸部および気管

気管軟化症の大動脈胸骨固定術
（大動脈吊り上げ術）

前田貢作

1 気管軟化症の内視鏡所見

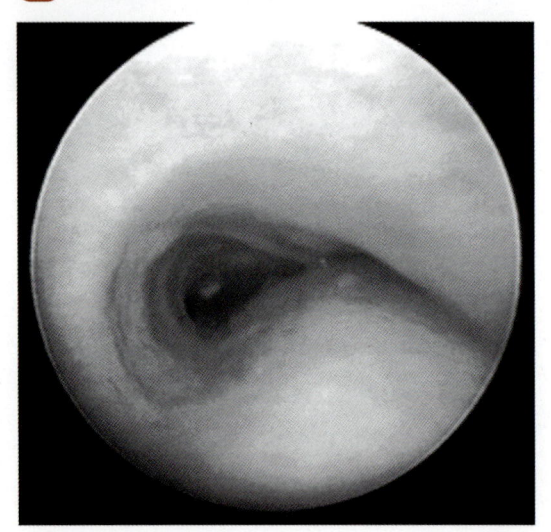

2 大動脈胸骨固定術

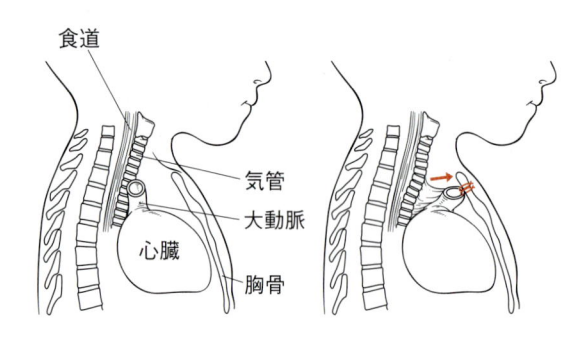

食道／気管／大動脈／心臓／胸骨

3 大動脈胸骨固定術のメカニズム

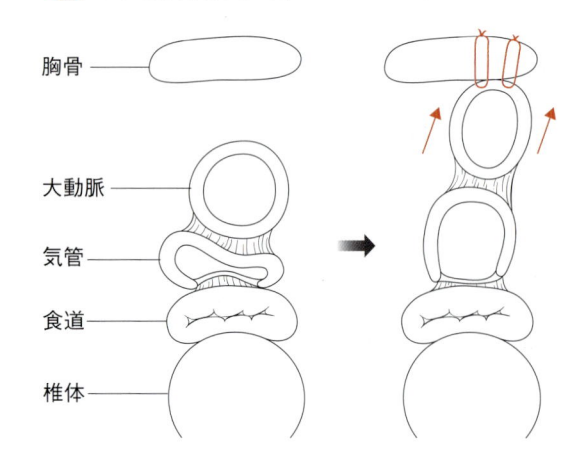

胸骨／大動脈／気管／食道／椎体

　気管軟化症は気管や気管支の内腔が保たれず，虚脱（扁平化）し，閉塞症状をきたすものと定義される**1**。気管狭窄症とは異なり，気管内チューブの挿入は可能である。その成因として，気管壁を保持している気管軟骨の構造的欠陥によるものと，大血管や腫瘍などによる外部からの圧迫が原因である場合とが考えられている。先天性食道閉鎖症や気管食道瘻に合併するものでは，これら両因子がからんでいる。

外科的治療の適応

　気管軟化症では，窒息を起こすような発作（dying spell）のある例や，気管内挿管や人工呼吸管理から離脱できない例が手術適応となる。先天性食道閉鎖症の術後に発症するもの（I型）および，外因性の圧迫が原因と考えられる，主として気管分岐部付近に限局する軟化症（II型）に大動脈胸骨固定術およびその変法が有効であると考えている。本手術の原理は，気管前面に走行する大動脈を前方へ牽引し胸骨に固定することにより，大動脈と結合織にて線維性に癒着している気管前壁が前方に持ち上がり，気管内腔が拡大して呼気時の虚脱を防止することにある**2**，**3**。

術前準備

　単純撮影では，正面で太い気管が側面では細く虚脱して認められる。気管支鏡検査にて内腔が三日月状に変形し閉塞した気管が観察され，診断が確定する。著者らは全身麻酔下に筋弛緩を用いた状態で，気道内圧を30cmHg以上に保たなければ気管内腔が虚脱してしまうものを手術適応のある気管軟化症と考えている。大血管の圧迫が疑われる場合は動脈造影もしくは心大血管の超音波検査を施行し，血管と気管の位置関係を明らかにする。造影3DCTが最も診断に有効である。腫瘍性病変による外部からの圧排が疑われる場合も胸部造影CTが有効である。

手術の実際

体位
　全身麻酔下にて手術を施行。仰臥位，頸部を十分伸展した体位にて行う。

皮膚切開
　頸部の低い位置にカラー切開を加え，皮下を十分に剥離した後，胸骨の頭側1/3～1/2を縦切開する**4**。視野によっては皮膚切開を正中に追加することもある**4b**。

術野の展開
　胸骨を縦切開すると直下に胸腺組織が確認されるので，慎重

に正中で切開する．この際流入する血管を含めて吸収糸で切離面を結紮しながら進めると，出血はほとんどない．この結紮糸は左右の牽引糸として用いてもよい．胸腺組織を左右に分けると，その深部に気管前面を走行する腕頭動脈が確認されるので，上行大動脈起始部まで，前面の剥離，露出を進める．上行大動脈の起始部の心膜を切開し，腕頭動脈の起始部を同定する❺．大動脈を胸骨に固定し，気管とともに前方へ牽引するためには，大動脈後壁と気管前壁の間の結合織が存在することがこの術式のポイントであることから，大動脈の背側の剥離は行ってはいけない．

心大血管の手術や気管形成術と同時に本手技を行う場合には，気管前面の剥離がなされているため，あらためて気管と大動脈の縫合固定の操作を追加する必要がある．

術中内視鏡検査

術中に気管支鏡検査を行い，気管内腔から最も吊り上げの効果のある血管の部位と方向を確認する．効果がある部位の血管壁を吊り上げると，虚脱した気管内腔が上方に持ち上がるようにして大きく開大するのが確認できる．

大動脈の吊り上げ固定

吊り上げる位置を2～3カ所決定し，大動脈前壁の外膜のみに3-0非吸収糸を用いて糸針をかけ，プレジェットを用いた水平マットレス縫合を行う❻．気管壁への圧迫が上行大動脈起部の場合は，切開した大動脈付着部の心膜に糸針をかけてもよい．また腕頭動脈が気管前壁を走行する場合は，腕頭動脈前壁に直接糸針をかけてもよい❼．

❹ 皮膚切開

ⓐ：頸部襟状切開

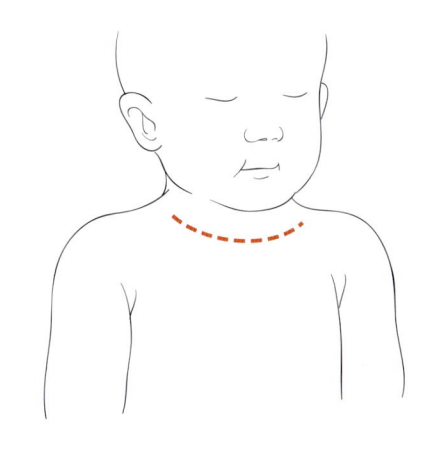

ⓑ：頸部襟状切開＋胸骨正中切開

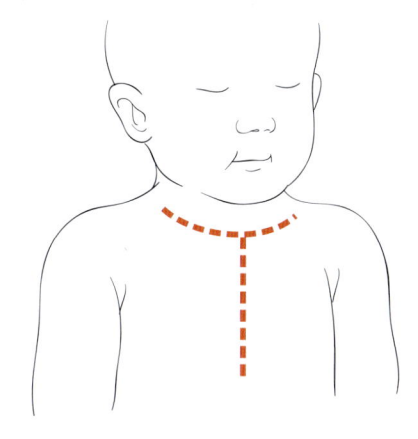

❺ 胸骨正中切開を追加した術野
開胸器がかかった状態．心嚢も開放されている．

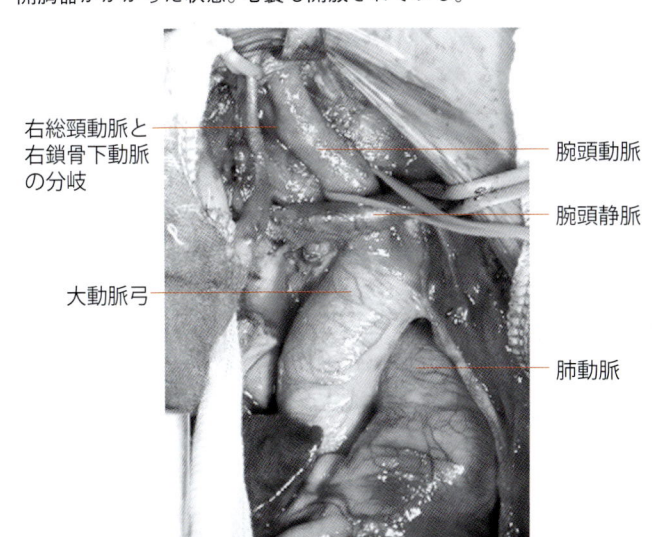

右総頸動脈と右鎖骨下動脈の分岐
大動脈弓
腕頭動脈
腕頭静脈
肺動脈

❻ 大動脈胸骨固定術

気管
腕頭動脈
通常の大動脈吊り上げの位置
大動脈弓

気管軟化症の大動脈胸骨固定術（大動脈吊り上げ術）

85

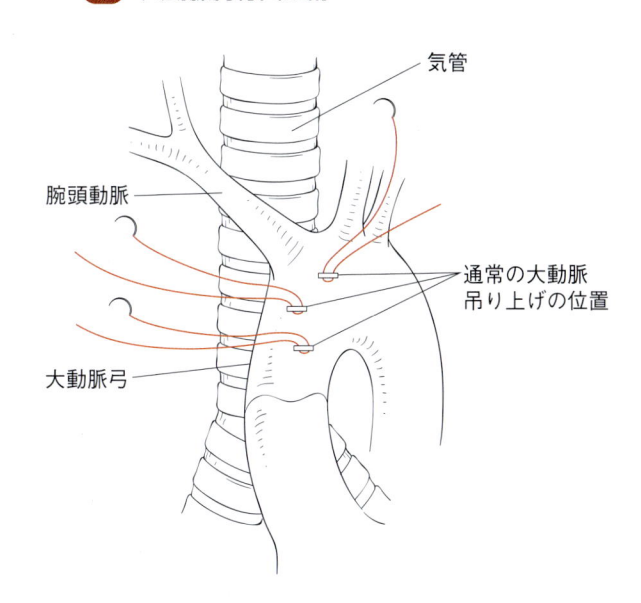

7 心膜フラップおよび腕頭動脈吊り上げ

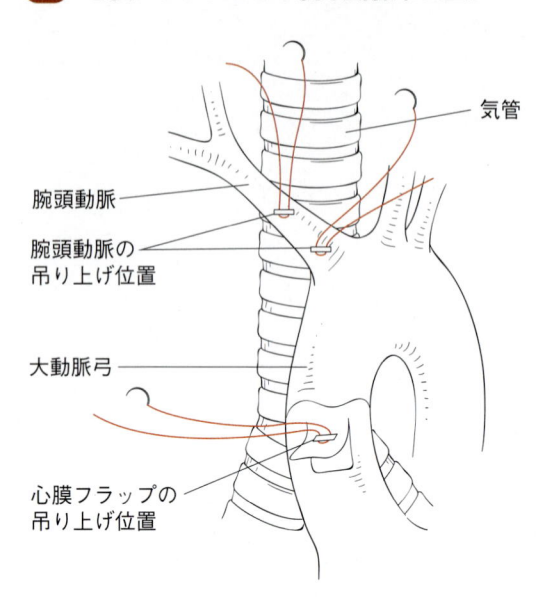

- 気管
- 腕頭動脈
- 腕頭動脈の吊り上げ位置
- 大動脈弓
- 心膜フラップの吊り上げ位置

　吊り上げた糸は胸骨を貫通させて，大動脈が胸骨裏面に接触するまで，吊り上げながら胸骨の前面で結紮する 8 。この間も気管支鏡で効果を確認しながら手術を進め，最後に縦隔内にドレーンを留置した後，胸骨を縫合閉鎖して手術を終了する。

術後管理のポイント

①手術直後は出血と感染に注意する。
②気管内腔が良好に開大されれば，呼吸状態は劇的に改善する。その場で抜管可能なこともあるが，通常は長期挿管により末梢肺に分泌が多く残存しているので，1日程度十分に吸引した後，抜管するほうが安全である。
③ドレーンは出血の可能性がなくなれば2～3日で抜去する。

8 胸骨への固定

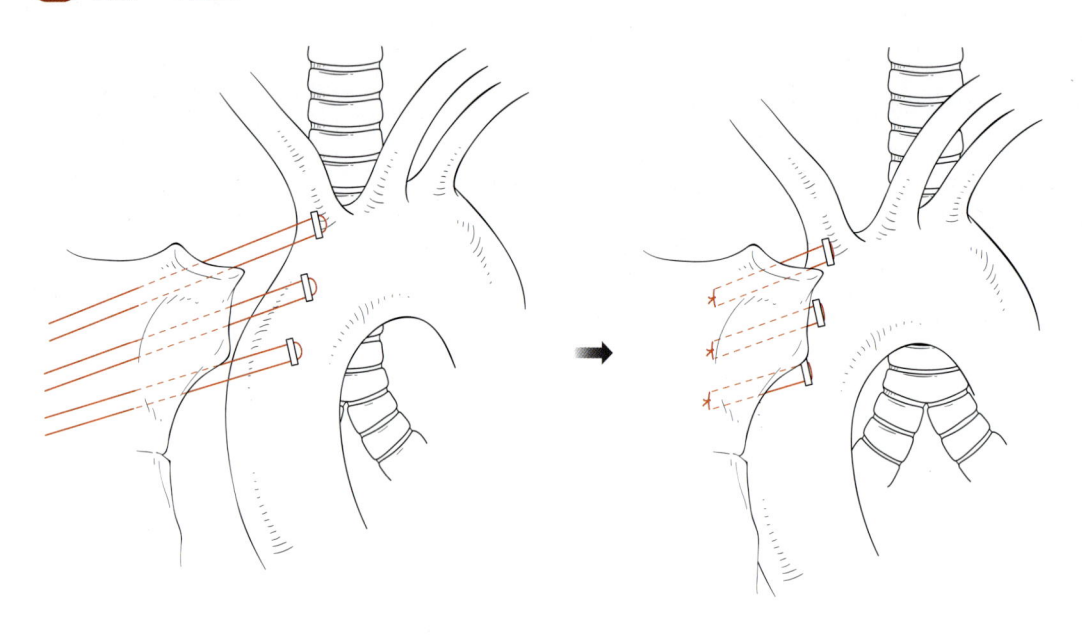

III

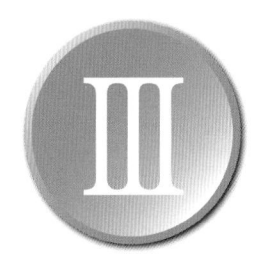

胸 部

III 胸部

食道閉鎖症の一期的吻合法（オープン法）

田口智章，木下義晶，永田公二

1 食道吻合の方法：1層吻合と2層吻合

ⓐ：全層1層吻合

5-0 PDS
両端針

6-0 PDS

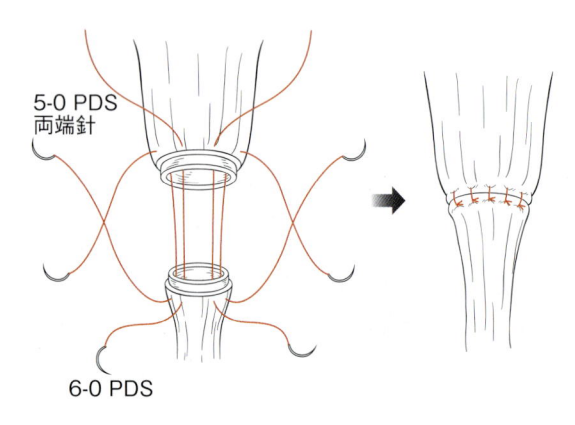

ⓑ：telescope型2層吻合（Haight）

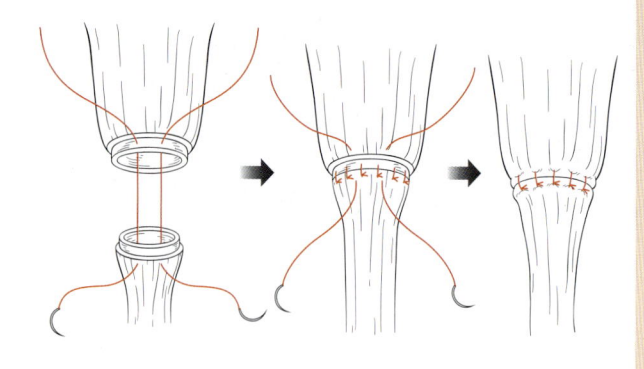

（文献1より引用改変）

2 右腋窩皺切開法の皮膚切開

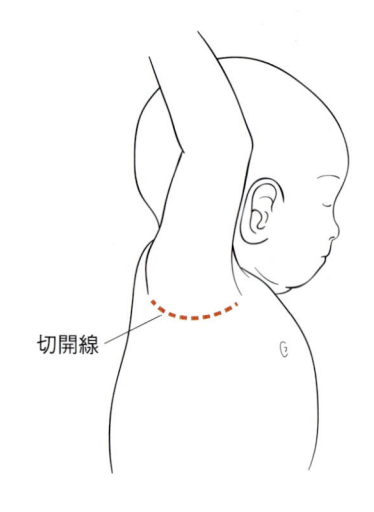

切開線

食道閉鎖症は上部食道が盲端で下部食道が気管に交通する気管食道瘻（tracheo-esophageal fistula；TEF）を有するGross C型で上下食道間のgapは短いものが多い。この典型的なGross C型の食道閉鎖症の手術を中心に解説する。

原則として後側方切開または腋窩縦または横切開で，第4肋間から胸膜外から後縦隔にアプローチし食道に到達する。これらの開胸法は別項（開胸法）に譲り，ここでは傷の整容性が優れ，術後の胸郭変形が少ない腋窩皺切開を中心に述べる。

手術操作のポイントは，①腋窩皺皮膚切開から第4肋間の露出，②肋間から胸膜外スペースに入る操作，③上下食道の同定，④TEFの閉鎖，⑤食道端端吻合である。これらの点を中心に詳細に解説する

腋窩皺切開の歴史

腋窩皺切開は1949年Atkinsが星状神経節と上部胸部交感神経節への"peraxillary approach"としてLancetに報告した[3]。これは成人例で第2肋間を4〜5cm開大でき，従来の前方切開や後方切開よりも傷が目立たず，視野も良好であったと報告している。小児例ではBianchiらがJ Pediatr Surgに1998年に報告したのが最初で，"high axillary skin crease approach to lateral thoracotomy"として紹介し，新生児例29例（食道閉鎖27例と動脈管開存2例）に実施した[4]。さらにKalman & Verebelyは"axillary skin crease incision for thoracotomy"として，2002年に17例の新生児（食道閉鎖8例，動脈管開存8例，CCAM1例）と9例の小児（8カ月〜15歳：肺手術5例，神経芽腫3例，奇形腫1例）に実施し，胸腔の上部2/3までであれば年長児でも実施可能としている[5]。著者らの施設では2007年ごろから，新生児および乳児の食道閉鎖症および肺嚢胞性疾患など27例に対して腋窩皺切開を試みて満足すべき結果を得ている[6]。

食道端端吻合法（1層吻合か2層吻合か？）

新生児の食道閉鎖の食道吻合は全層1層結節縫合が原則である **1a**。著者らは吻合部が狭くならないように結紮部を外側に置くのを原則としている。糸は5-0および6-0 PDS®を用いる。まず吻合部両端を5-0 PDS®両端針を用いて内外・内外で全層にかけて外で結紮，この両端の糸を軽く引っ張りながら外側から前壁を6-0 PDS®で結節吻合する。次にひっくり返し，後壁の吻合を同様に外側から行う。吻合の粘膜が引っ込み気味で糸がかけにくい場合は，間の縫合も両端針を用いて内外・内外とかけると確実に全層を捕らえやすい。

2層縫合はHaightが初めて食道閉鎖の一期的吻合に成功した方法で，telescope型吻合とよばれる **1b**。上部食道の粘膜と下部食道の全層（下部食道は全層の壁が薄い）を縫合し1層目とし，さらに上部食道の筋層と下部食道の筋層を縫合し2層目とする

方法である．この方法は2層縫合で，縫合不全のリスクは少ないが狭窄をきたしやすいことから，最近はほとんど行われないようである．

腋窩皺切開による一期的吻合法の実際

麻酔の前処置はアトロピン投与のみで，気管内挿管チューブの位置は換気ができてTEFに空気が流入しにくい位置とする．まず気管支鏡を行いTEFの位置を確認する．TEFが気管分岐部にある場合はlong gapの可能性が高い．また上部食道との間のTEFの有無についても確認しておく．食道内視鏡を行い，上部食道と気管の交通を確認しておく（Gross D型の否定）．上部食道のTEFは，食道盲端よりも少し上部に横向きに空いているので注意が必要である．Gross Cのつもりで手術に臨むと上部食道のTEFを見逃すリスクがあるので確認しておいたほうが安全である．また上部食道と気管の間は癒着が強いので，剥離の際にTEFの有無に関する情報があったほうが術者のストレスが少ない．

体位
体位は左側臥位で，右上腕を上方に展開し腋窩を開くようにする．右上腕と胸壁のなす角度は130°以内とする．それ以上の角度にすると腕神経叢麻痺のリスクがあるとされている[3,4]．

SpO₂のモニタリング
右手指にパルスオキシメーターを装着し，術中に常時SpO₂をモニターする．開胸器で開窓する際に，圧迫しすぎてパルスオキシメーターが拾えなくなると術後に上腕の麻痺を起こすことがあるので注意する[4]．

皮膚切開，切開部の展開
皮膚切開は腋窩の皺に沿って弧状切開を加える❷．皮下組織を切開していくと前方に大胸筋，後方に広背筋が見えてくる．これらの筋肉の筋膜と皮下の脂肪組織の間を剥離し，皮膚が進展しやすいようにしておく．

腋窩のリンパ節および脂肪組織を頭側にかき上げながら，切開部を胸壁に沿って尾側に展開すると第3肋骨が同定できる．筋肉を切らずに筋鉤で展開していくと後方に長胸神経が同定できるので，広背筋とともに筋鉤で後方に分ける❸．なお肋骨は皮膚にしるしを付けて，番号をマジックペンで書いておくと術中も数えやすい．

そのまま尾側に展開し第4肋骨，第4肋間と数える．前鋸筋が肋骨に付着しているので電気メスで付着部を外し，第4肋間を露出する❸．

第4肋間の肋間筋を外側から内側と順にやさしく持ち上げながら切開し❹a，胸膜の手前で止め，胸膜外の剥離に移る．濡らしたツッペルで胸膜と胸壁の間の剥離を進め❹b，スペースができたら開胸器をかける．

食道閉鎖症の一期的吻合法（オープン法）

❸ 右腋窩皺切開法の筋肉の同定と肋骨の露出
筋肉はsplitのみで，前鋸筋は肋骨付着部を電気メスで切離する．

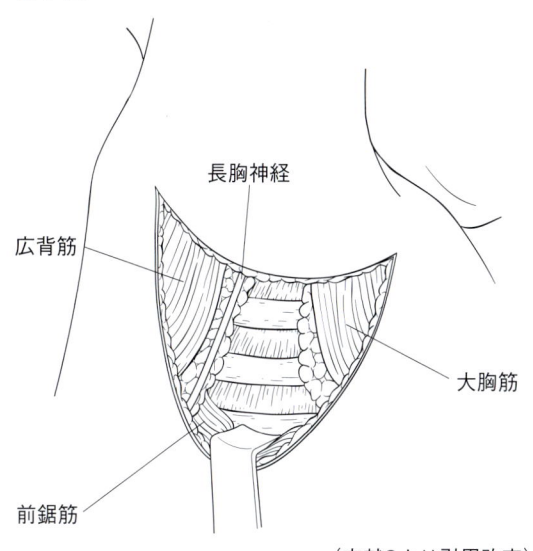

長胸神経
広背筋
大胸筋
前鋸筋

（文献2より引用改変）

❹ 切開部の展開（1）

ⓐ：第4肋間筋の切開

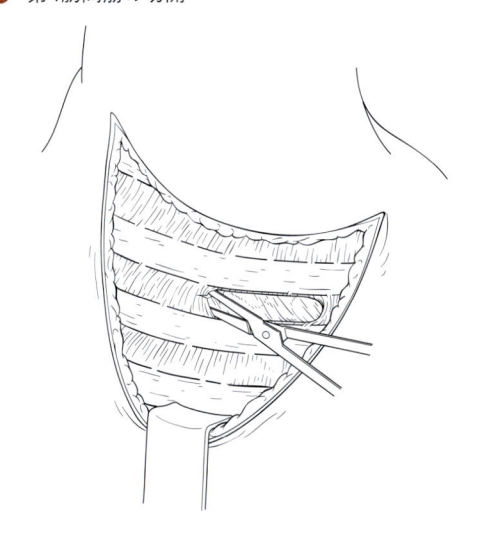

ⓑ：胸膜と胸壁間の剥離

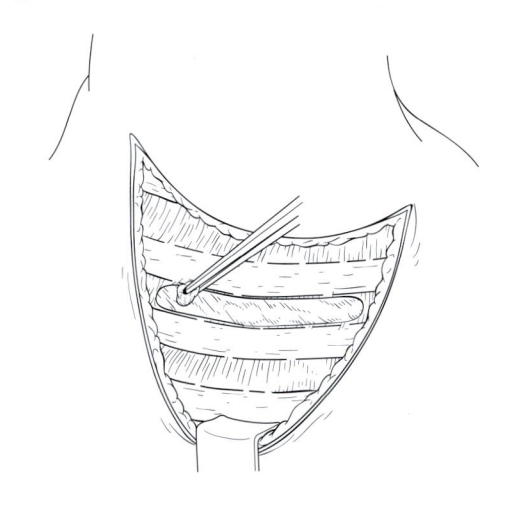

89

5 切開部の展開（2）

a：奇静脈の結紮切断

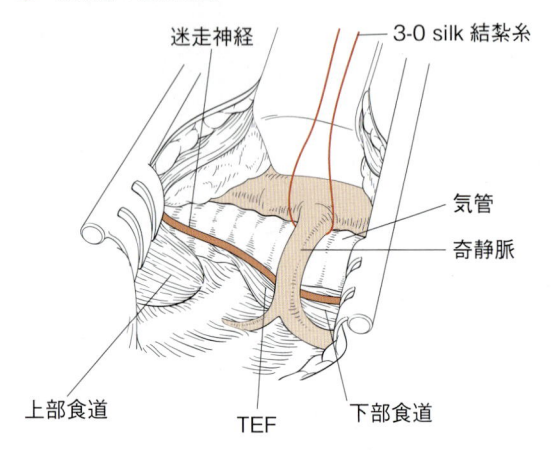

（図：迷走神経、3-0 silk 結紮糸、気管、奇静脈、上部食道、TEF、下部食道）

b：TEFの同定

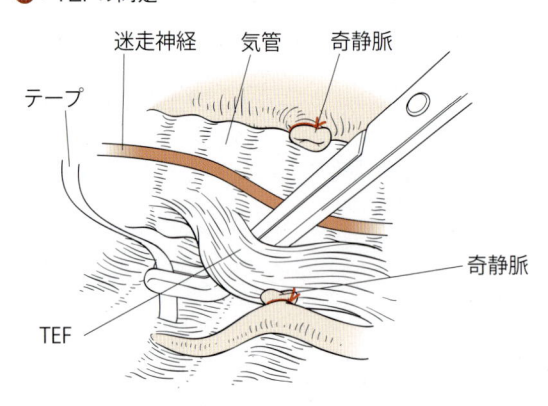

（図：テープ、迷走神経、気管、奇静脈、TEF、奇静脈）

6 TEFの処理

a：支持糸をかけておいて，気管の近くを切開する．

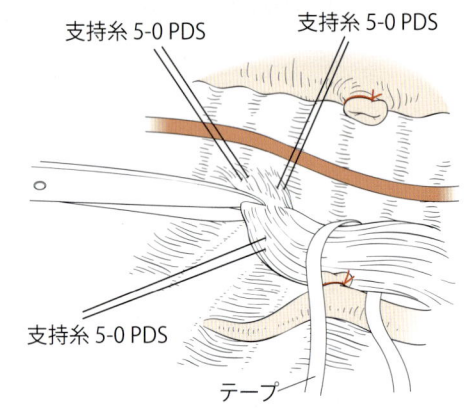

（図：支持糸 5-0 PDS、支持糸 5-0 PDS、支持糸 5-0 PDS、テープ）

b：TEFを少しずつ切りながら結節縫合していく．

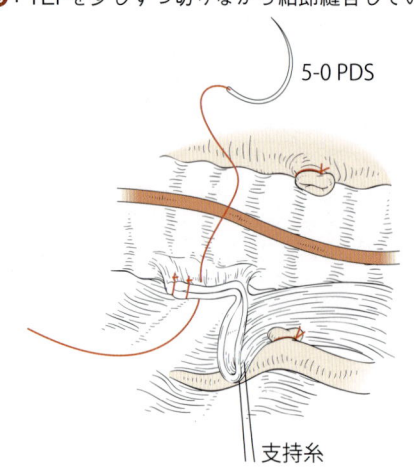

（図：5-0 PDS、支持糸）

胸膜外の剥離とTEFの同定

胸膜外の剥離を後縦隔の方向に進め，後縦隔に到達する．肋間静脈が集束し奇静脈となるのでこれを同定する．胸膜が後縦隔で折りかえるので破らないように注意しながら奇静脈を結紮切断する．結紮糸は3-0または4-0 silkを用いている **5a**．

上部食道の同定は麻酔医にお願いして，太目のネラトンカテーテルを口から挿入していただけば容易である．下部食道は奇静脈の近傍の向こう側にみつかることが多い．TEFが大きければ陽圧呼吸時に空気が通過するので容易にわかるが，わかりにくいときは上部食道に沿って迷走神経が同定できるので，これを追っていくとみつかる **5b**．

なお右大動脈弓の場合は大動脈にテーピングし軽く牽引しながら視野を確保する．

TEFの処理

TEFにテーピングし牽引しながら支持糸をかけておいて，気管の近くで少しずつ切りながら5-0 PDS®で気管側を結節縫合していくと安全である **6a**．食道側は圧挫しないように，できるだけ残すように配慮する．なおTEFが細い場合は5-0 PDS®のtransfixing sutureでもかまわない．

下部食道を切り離す前に支持糸をかけ **6b**，食道断端から栄養チューブやゾンデを挿入し内腔が全層であることを確認し，さらに下部食道に狭窄がないことを確認する．

食道の吻合

上部の食道はネラトンを押してもらいながら遠位端を同定し，両端に支持糸をかける．支持糸をひっぱって吻合可能になるように，上部食道を気管から剥離する **7a**．この際にGross D型であればTEFに注意して処理する．上部食道と気管の間はtightに癒着しているので，気管を傷つけないようにていねいに剥離する．口からのネラトンを押してもらい，上部食道の盲端を確認しメスで切開を加える．切開の大きさは下部食道の径に合わせる．

食道吻合は5-0および6-0 PDS®全層1層の結節縫合で行う．まず両端に5-0 PDS®をかけ，片方を牽引しながらもう一方を結紮し，結紮部に緊張がかかりにくいようにする．両端針を用いると内側から粘膜を確認しながら縫合できるので確実な全層縫合ができる **7b**．著者らは両端の糸を左右に開き，まず前壁を6-0 PDS®で結節縫合してから，ひっくり返し後壁を縫合する．そうすると結紮糸がすべて外にきて狭窄が起こりにくい．

前壁吻合が終わったら，trans-anastomotic tube（5Fr EDtube）を鼻から挿入し，吻合部を通ってできるだけ深く挿入しておく **7c**．

後壁も全層の結節縫合で順次縫合する．結紮糸は次の糸がかかるまで保持し，次の糸がかかったら切るようにすると吻合しやすい．原則として両側から内側に向かって縫合するようにしている．なお，食道は腸管と異なり漿膜がないため裂けやすい．吻合部に緊張がかかる場合は，複数の糸をまず糸だけかけておき，まとめて糸の全部を引っ張って寄せておいてから糸を結紮すると壁が裂けにくい **8**．無理に寄せて糸を1本ずつ縛ると，糸により吻合部が縦に裂けるので注意が必要である． **9** は完成図である．

ドレーンの設置，切開部の閉鎖

ドレーンは，はじめのころは第5肋間から胸膜外で吻合部に向かって入れていたが，ドレーン挿入部に傷が付くので，最近は閉鎖式ドレーンを腋窩皺切開の傷の端から出している。

第4肋間を，3-0 Vicryl®で胸膜に気を付けながら数針で締めすぎないように閉鎖する。筋肉は切っていないのでほとんど縫う必要はないが，前鋸筋を一部はずしているので，胸壁に縫い付ける。

腋窩脂肪組織を元に戻し閉創するが，皮下にも閉鎖式ドレーンを留置し，創の反対側の端から出す **10**。皮膚は5-0 PDS®埋没縫合にて閉鎖する。

術後管理のポイント

① 吻合部の緊張をとり，肺合併症を防ぐ目的で，原則として3日間は鎮静下人工呼吸を行う。
② 筋弛緩剤は浮腫防止のため必要に応じて間欠投与としている。
③ 術後1週間目に造影し，縫合不全がないことを確認して吻合部のドレーンを抜去する。皮下ドレーンはリンパ漏が続く場合は長めに入れておく。
④ 呼吸管理を終了し，腸管の蠕動が確認できればtransanastomotic tubeから経管栄養を開始する。

文献

1) 田口智章，松浦俊治，ほか：消化管吻合法．小児外科 2010; 42: 1073.
2) 田口智章，木下義晶，ほか：腋窩皺切開による食道閉鎖根治術．小児外科 2009; 41: 264.
3) Atkins HJB: Peraxillary approach to the stellate and upper thoracic sympathetic ganglia. The Lancet 1949; 254: 1152.
4) Bianchi A, Sowande O, et al: Aesthetics and lateral thoracotomy in the neonate. J Pediatr Surg 1998; 33: 1798-800.
5) Kalman A, Verebely T: The use of axillary skin crease incision for thoracotomies of neonates and children. Eur J Pediatr Surg 2002; 12: 226-9.
6) Taguchi T, Nagata K, et al: The utility of muscle sparing axillar skin crease incision for pediatric thoracic surgery. Pediatr Surg Int 2012; 28: 239-44.

7 食道の吻合（1）
ⓐ：全層1層吻合
口から挿入したネラトン／迷走神経／切開

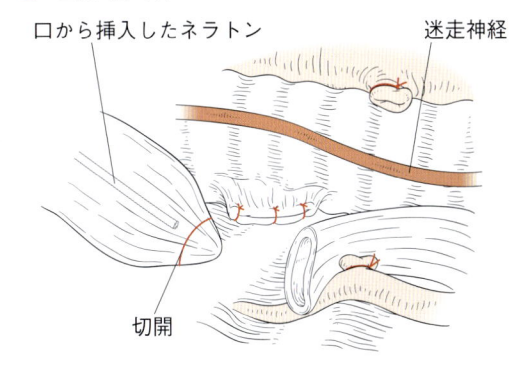

ⓑ：2点支持
5-0 PDS 両端針

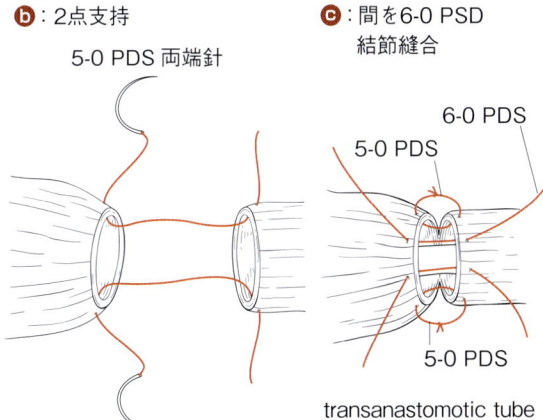

ⓒ：間を6-0 PSD 結節縫合
6-0 PDS／5-0 PDS／5-0 PDS
transanastomotic tube

8 食道の吻合（2）：緊張がかかる場合

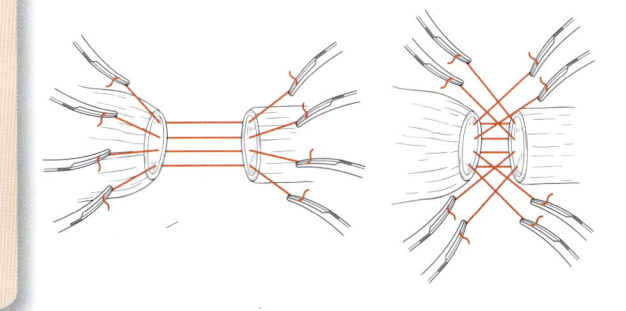

9 食道の吻合（3）：完成図
気管／奇静脈／迷走神経／上部食道／下部食道／奇静脈

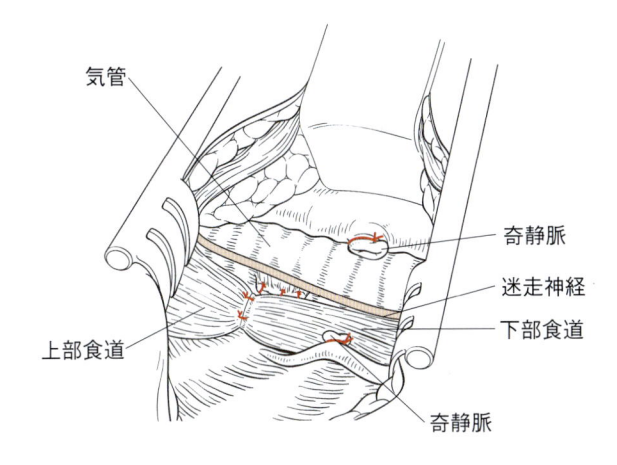

10 右腋窩皺切開法のドレーン
皮下ドレーン／吻合部ドレーン

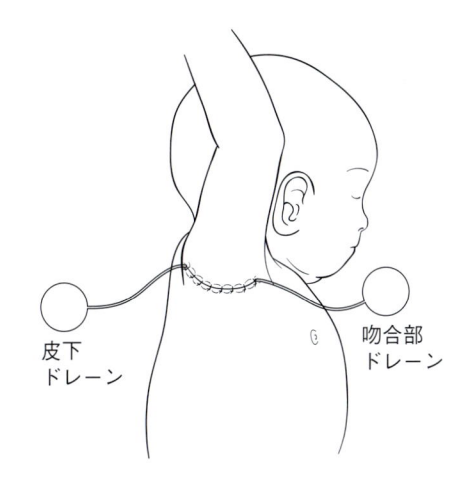

III 胸部

食道閉鎖症の胸腔鏡手術

岩中 督

1 胸腔鏡下食道閉鎖症根治術のスタッフの配置
全員が患者の頭側右に置いたモニターを見て手術を行う。手術中は麻酔科医の協力が不可欠であるため、麻酔科医が観察できるモニターも準備する。

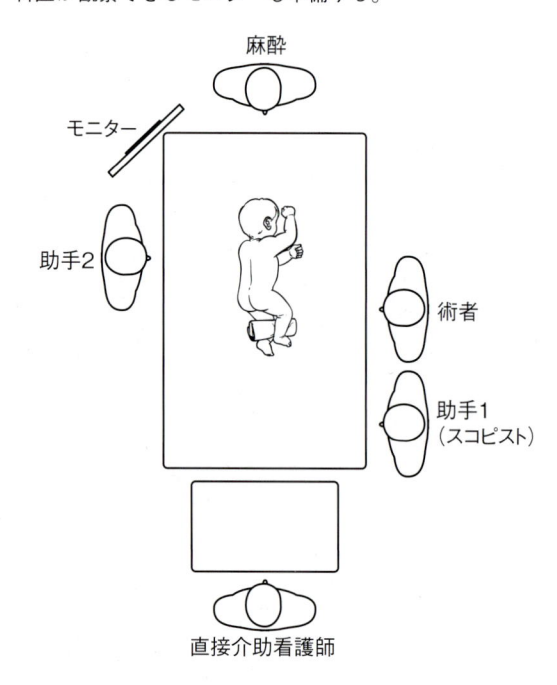

2 術野の展開
奇静脈、迷走神経がその後の剥離の目印になる。4mmHgの陽圧気胸で患側肺は十分虚脱し、良好な視野が得られている。

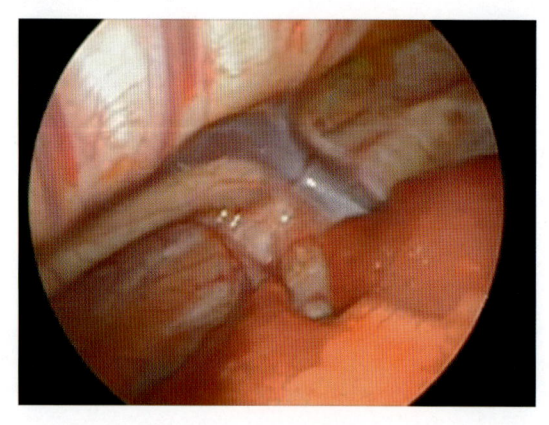

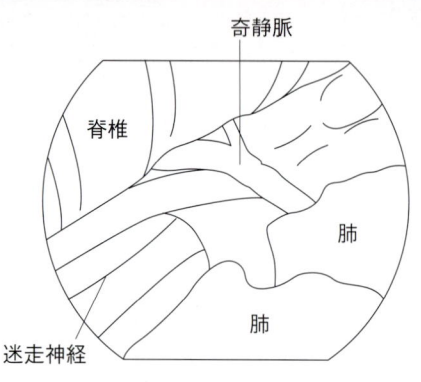

食道閉鎖症の根治術は、瘻孔の有無、上下食道盲端間の距離、合併する心奇形・呼吸器合併症などの重症度、出生時体重などによって、手術時期、術式の選択など幅広い検討が不可欠であるが、本項では、出生時体重が約2,000g以上で、重症心奇形や呼吸器合併症がないC型食道閉鎖症の新生児に対する一期的胸腔鏡下根治術について述べる。

術前準備と麻酔

従前の開胸術による根治術と術前準備は同じである。手術室への入室までは、唾液の誤嚥を予防するため、口腔内吸引を確実に行いつつ腹臥位管理とする。

きわめて難易度の高い麻酔を要するため、事前に麻酔科医と十分な検討を行い手順を確認しておく。まず全身麻酔の導入に際しては、筋弛緩を使用しての陽圧換気を行ってはならない。瘻孔を通して胃に麻酔ガスが流入することを防ぐため、自発呼吸下に気管内挿管を行う。次いで気管支ファイバースコープを行い、瘻孔の位置を確認する。硬性気管支鏡下にFogarty®カテーテルを用いて瘻孔を一時的に閉鎖し、陽圧換気下で手術を開始する方法もあるが、少しでも早い確実な瘻孔閉鎖を行うためには手術操作による結紮が不可欠であり、著者らは直ちに体位変換に移る。なお、「I. 基本手技—胸腔鏡手術法」の項(p.36)でも述べたとおり、術野の確保は陽圧気胸で十分であり、左気管支への片肺挿管や右気管支のFogarty®カテーテルによる一時的閉塞法などの分離肺換気は勧められない。

手術の実際

体位と手術スタッフの配置
両肺挿管、自発呼吸の全身麻酔下で、やや右側を挙上した腹臥位に近い体位をとる。術者は患者の腹側(手術台の左)に立ち、スコピストは同側でさらに足元に立つ ❶。

ポートの位置
スコープ用の5mm径の第1ポートを、肩甲骨下角すぐ尾側の肋間に、ペアンで鈍的開胸後挿入する(「I. 基本手技—胸腔鏡手術法」の項の ❷ を参照)。8mmHgの炭酸ガスによる陽圧気胸で肺を虚脱させ、スコープ直視下で第一ポートの左右に3〜4mm径のワーキングポートをそれぞれ挿入する。腋窩近くの右手のワーキングポートは、クリップの使用を想定している場合は5mmポートとするが、5mmポートから3mm径の器械を挿入すると炭酸ガスの漏出があり術野を確保できなくなるので工夫が必要である。

食道閉鎖症の胸腔鏡手術

下部食道の剥離と瘻の結紮

まず奇静脈，迷走神経，下行大動脈を確認し，十分視野が展開できていると判断できれば，気胸圧を4mmHgまで下げる❷。奇静脈の切離は，電気メスで十分であるが，後出血が心配される場合は，結紮あるいはベッセルシーリングシステムなどを用いる。奇静脈を切離せずに残しても手術の進行にはまったく支障がないばかりか，術後の気管食道瘻再開通予防も兼ねることができるとの報告もあり，著者らは最近の症例では奇静脈を温存している。奇静脈のすぐ尾側で迷走神経近くの胸膜を切開し，迷走神経右枝を剥離すると，その直下に容易に下部食道が発見できる❸。下部食道の周囲を鈍的に剥離し，全周の剥離を終えた後，4-0吸収糸を用いて，できるだけ気管に接して瘻を結紮する❹。この操作が終了するまでは自発呼吸下に手術を行うが，気管食道瘻の結紮が終了した時点で筋弛緩剤を投与し調節呼吸とする。陽圧気胸による術野の展開を維持するため換気圧は低めとし，換気回数を増やして高炭酸ガス血症の予防に努めるよう麻酔科医に依頼する。

❸ 下部食道の剥離

迷走神経右枝のすぐ直下に容易に下部食道を確認できる。

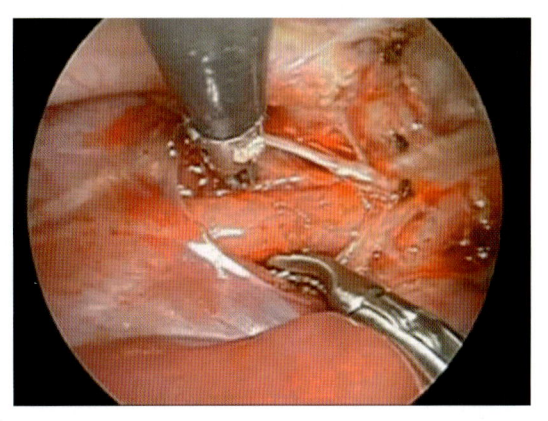

❹ 気管食道瘻の結紮

4-0吸収糸による結紮を行っているところ。最終的には，食道吻合が終了後，1，2針の結節縫合を追加することが多い。

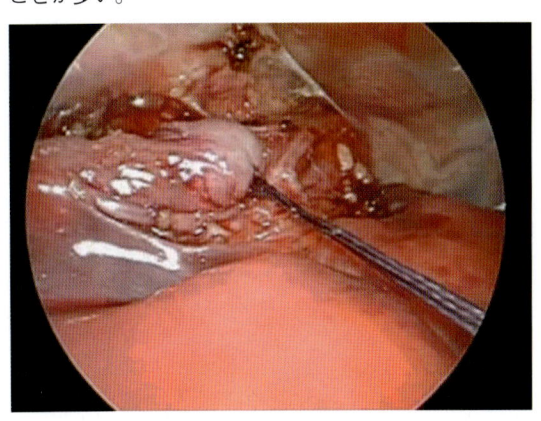

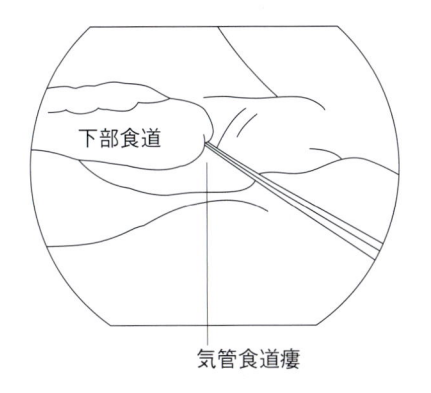

❺ 上部食道の剥離

迷走神経，気管膜様部の損傷に注意する。

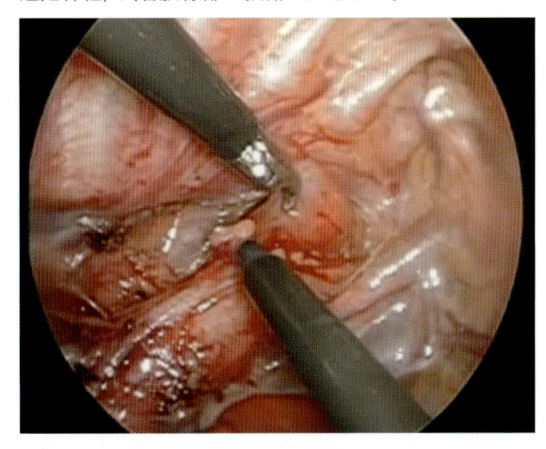

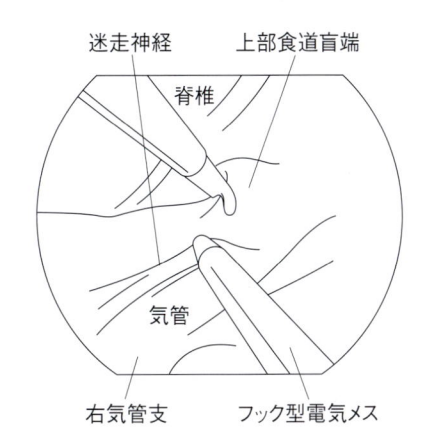

６　上部食道の尾側への牽引
切開した上部食道盲端にanchoring sutureを置き，胸壁外から上部食道を尾側に牽引する。

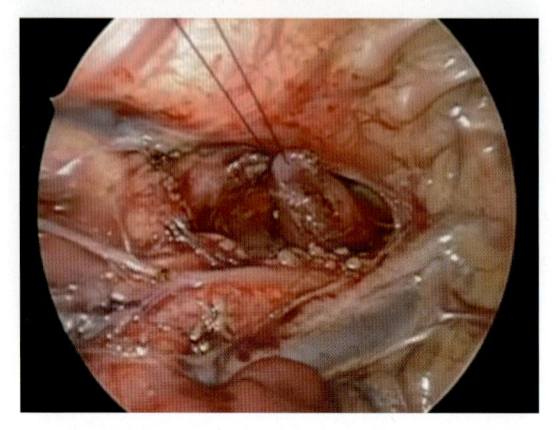

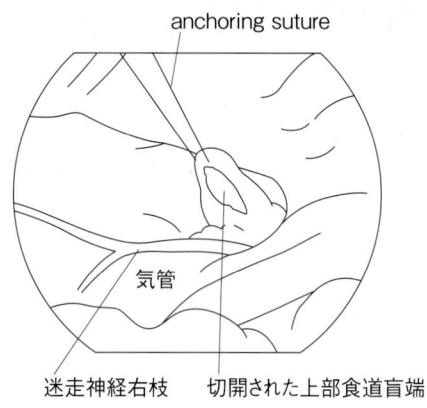

anchoring suture
気管
迷走神経右枝　*切開された上部食道盲端*

上部食道の剥離
　気管食道瘻の切離は上下食道吻合直前に行うためここでは結紮のみとし，上部食道盲端の剥離に移る。麻酔科医に食道聴診器を奥まで挿入してもらうことで容易に上部食道盲端を同定できる。壁側胸膜を切開し，電気メスのフックなどを用いて上部食道の胸郭入口部近くまで剥離を行うが，気管膜様部の損傷には十分注意する❺。上部食道の剥離後，上部食道盲端の切開を行う。吻合には上部食道の尾側への牽引が不可欠であり，切開部最背側に１針anchoring sutureをおく。この糸を，LPEC針などを利用して胸壁外に出し，助手が適度な強さで牽引する❻。

気管食道瘻の切離と食道吻合
　吻合に先立ち，気管食道瘻の切離を行うが，その際に完全に切離せず最も背側の一部を残して置くと，小さな内腔の確認も，１針目の縫合も容易である❼。吻合の運針順は，従前の開胸術の場合と異なり，１針目を後壁中央にかけ，順次両脇へ繰り返していく方法が最も容易である❽。０時，６時の運針をまず行い，その後に後壁から順に運針を行う従前の方法では，助手の支援が得られない胸腔鏡手術では，確実な全層縫合に不安が残り勧められない。後壁の吻合が終了した時点で，麻酔科医にtransanastomotic tubeの挿入を依頼する。前壁吻合も同様に順次結節縫合で行う。粘膜を直視下でしっかり拾い，大きな運針を

７　気管食道瘻の切離
気管食道瘻を切開し，１針目の運針が終わったのち瘻を切離する。

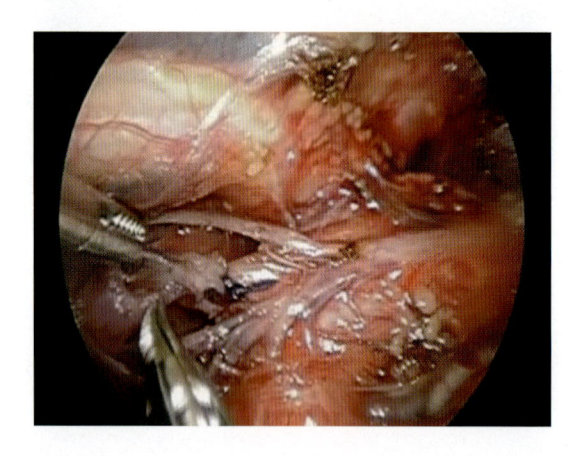

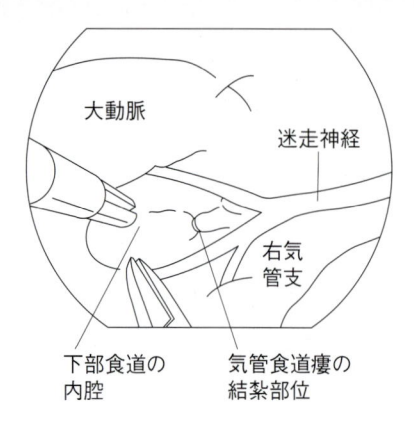

大動脈　*迷走神経*
右気管支
下部食道の内腔　*気管食道瘻の結紮部位*

８　食道吻合
5-0吸収糸で順次縫合を行う。結紮は体内結紮でも体外結紮でもどちらでも構わない。いずれにせよ，下部食道が脆弱で裂けやすいので十分注意する。

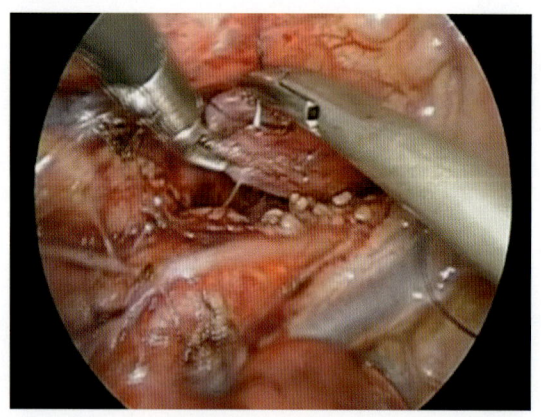

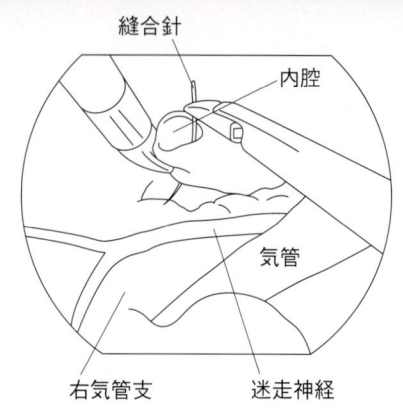

縫合針
内腔
気管
右気管支　*迷走神経*

心がける⑨。おおよそ後壁4～5針，前壁3～4針，計8針くらいの吻合が望ましい。確実な吻合を行うためには，麻酔科医との協働が不可欠である。すなわち，それぞれの運針を行う直前に麻酔科医にやや過換気気味の換気を依頼し，運針時にそれぞれ10秒ほど呼吸を止めてもらうと運針は非常に容易になる。また，手術中に高炭酸ガス血症が認められたときは直ちに手術操作を中断し，陽圧気胸を開放してしっかり換気を行うことが必要である。

気管食道瘻断端の縫合追加

吻合が終了した時点で，気管食道瘻断端に6-0吸収糸で1～2針の結節縫合を追加する⑩。胸腔内を観察し，生理食塩水による洗浄後，スコープを挿入したポートを利用して胸腔ドレーンを挿入し手術を終了する。合併奇形のない症例では，著者らは胃瘻を造設しない。

術後管理のポイント

①術後のCRPの上昇も軽度で低侵襲であることより，あまり緊張のない吻合ができた場合には早期に筋弛緩剤投与を中止し，呼吸器から離脱する。
②術後食道造影で吻合不全がないことを確認した後に経口摂取を開始するなど，従前の開胸手術症例と術後管理上の違いはない。

⑨ transanastomotic tube 挿入後の前壁吻合
前壁縫合も同様に粘膜をしっかり拾って大きく縫合する。外→内への運針でかまわない。

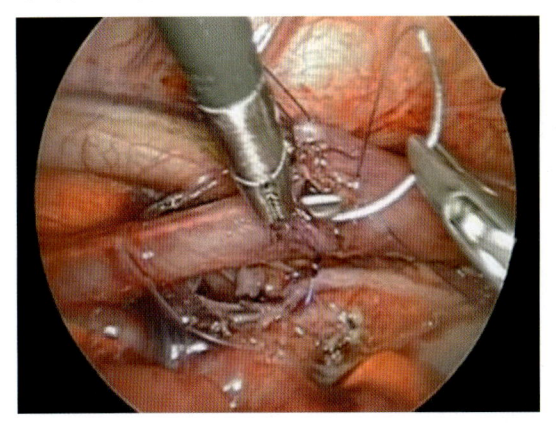

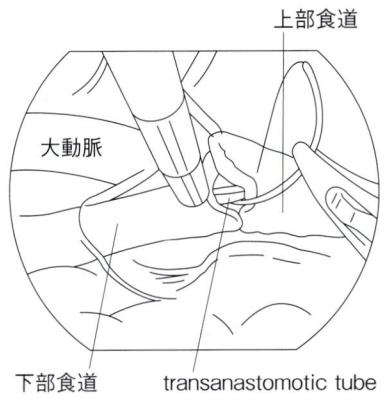

⑩ 食道吻合終了時の所見
気管後壁に位置する迷走神経，左右気管支，結節縫合が追加された気管食道瘻断端などが観察できる。

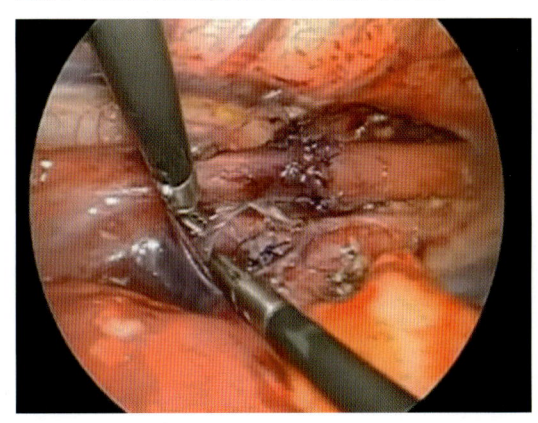

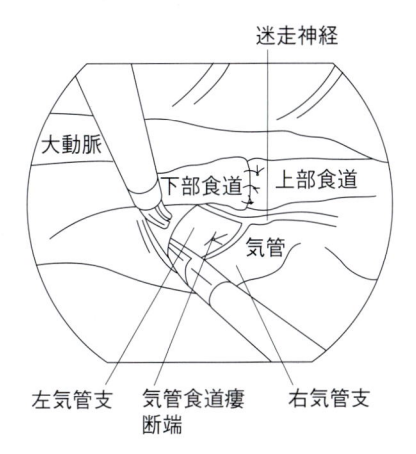

食道閉鎖症のlong gapの手術

田口智章, 木下義晶, 永田公二

1 Foker法（original）

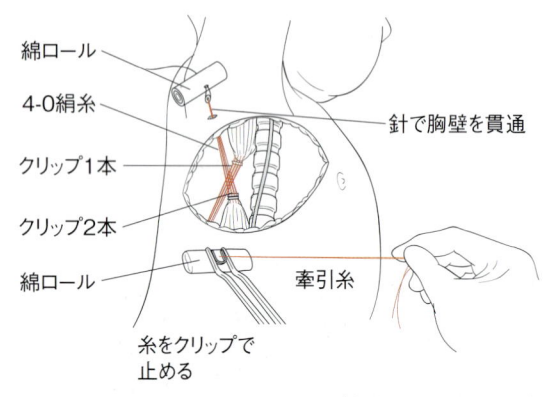

- 綿ロール
- 4-0絹糸
- クリップ1本
- クリップ2本
- 綿ロール
- 針で胸壁を貫通
- 牽引糸
- 糸をクリップで止める

（文献1より引用改変）

2 modified Foker法

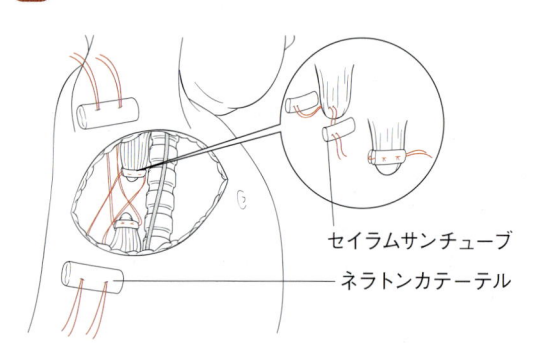

- セイラムサンチューブ
- ネラトンカテーテル

（文献4より引用改変）

3 reversed gastric tube

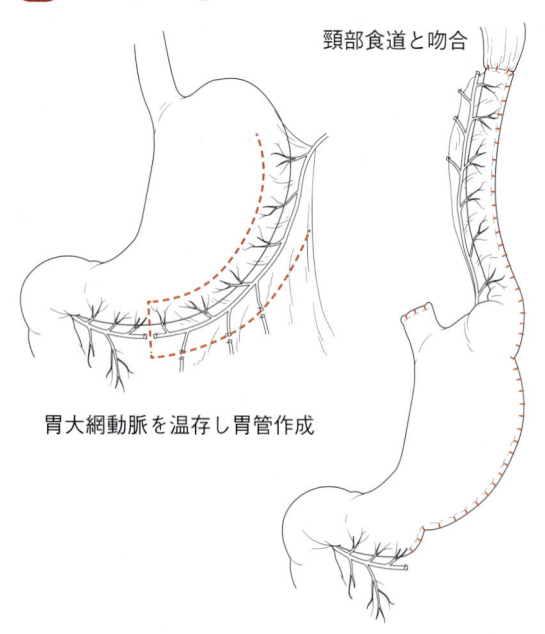

- 頸部食道と吻合
- 胃大網動脈を温存し胃管作成

（文献6より引用改変）

long gap食道閉鎖症はGross A型およびB型の大部分とGross C型の一部にみられる。定義ははっきりとしたものはないが，一期的吻合が不可能な基準として，自然な状態で2椎体を超えるものをlong gapとよんでいる。

Gross A型とB型では下部食道と気管の間の交通（TEF）がないため胃液の食道への流入のリスクがない。したがって，まず胃瘻を造設し上下のgapを評価してから手術に臨むことができる。一方Gross C型ではTEFの処理を先行する必要があるため，術中にlong gapであることが判明し，食道吻合が不可能の場合がある。その場合はTEFの閉鎖のみを行い，チューブ胃瘻を作成しGross A型と同様な形にし，ミルク注入可能な状態にする。

自己食道を用いた食道延長法

適応

long gapの食道閉鎖は，原則として自己食道を用いて一期的吻合をめざす。上下食道のブジーにより食道延長を図るHoward法がよく用いられるが，最近は2ヵ月超えても吻合可能な状態にならない場合は，体表面から食道盲端を牽引するFoker法が考案されている 1 。この方法では，牽引開始後2週間以内に一期的吻合が可能になる[1]。originalでは上部食道盲端にクリップ1本，下部食道盲端をクリップ2本としてX線で識別できるようにしている[2]。2回の開胸操作が必要であるが，間隔が短いので癒着は軽度で問題にならない。食道盲端の牽引部分の食道が裂けるのを防ぐため，X線でマーカーが写るsilastic tube[3]やサンプチューブ[4]を用いて食道盲端を把持する方法などが考案されている 2 。その他，頸部食道瘻を段階的に尾側に延長していく木村法，上部食道の筋層を切開して上部食道を延長するLivaditis法，上部食道に縦切開を加えて延長する方法などがある。

代用食道を用いた食道再建法

適応

自己食道では吻合に不十分な場合は，代用食道として胃，結腸，小腸が試みられている。胃を使う方法として，胃そのものを持ち上げるgastric transposition[5]と胃管をつくって持ち上げるreversed gastric tube 3 がある[6]。結腸は上行または横行，または下行結腸の血管茎を伸ばして持ち上げるcolon

食道閉鎖症のlong gapの手術

transposition ❹ があり[6]，小腸は血管茎を長く伸ばす方法 ❺[7]とfree graftとして血管を頸部の血管に吻合する方法がある。

それぞれ一長一短あり，1施設あたりの症例数が限られているため比較が難しいが，合併症として，短期的には血行障害によるグラフト壊死，吻合部狭窄，縫合不全など，長期的には蛇行，拡張，Barrett食道などがある[6]。最近の報告では，胃そのものを持ち上げるgastric transposition が合併症が少なく優れているという意見が多い[8), 9]。著者らの経験でも，gastric transpositionは血行障害を起こす心配がなく，機能的にも良好である。ここではgastric transpositionについて詳記する。

胃を通すルートとして，開胸開腹する方法と開胸せずに頸部と腹部から後縦隔を通すルートを作成する方法がある。後者のほうが侵襲が少なく，縫合不全を起こしても炎症が頸部のみで済むので，この方法について述べる。

基本的な考え方は，胃に流入する4本の血管のうち遠位の2本（右胃大網動脈，右胃動脈）を温存し，その2本からの胃の大弯と小弯の分枝を温存し，近位の2本（左胃大網動脈，左胃動脈）を切離することにより，胃の血流を温存した状態で頸部まで挙上することを可能にする。なお胃が小さいとやりにくいので，胃瘻からの注入量を多めにして胃を大きくしておいたほうがよい。

❹ colonic transposition

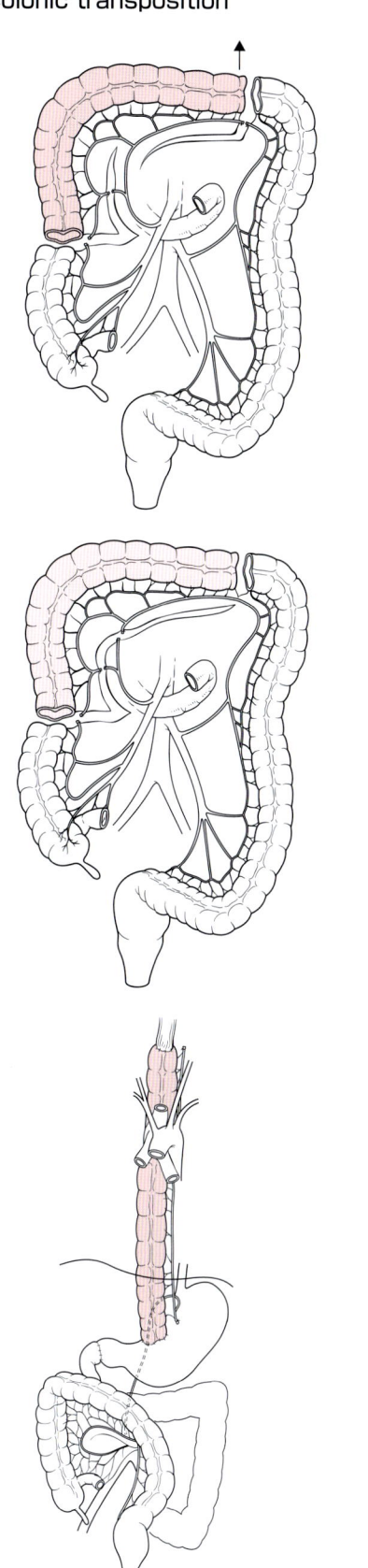

❺ jejunum interposition

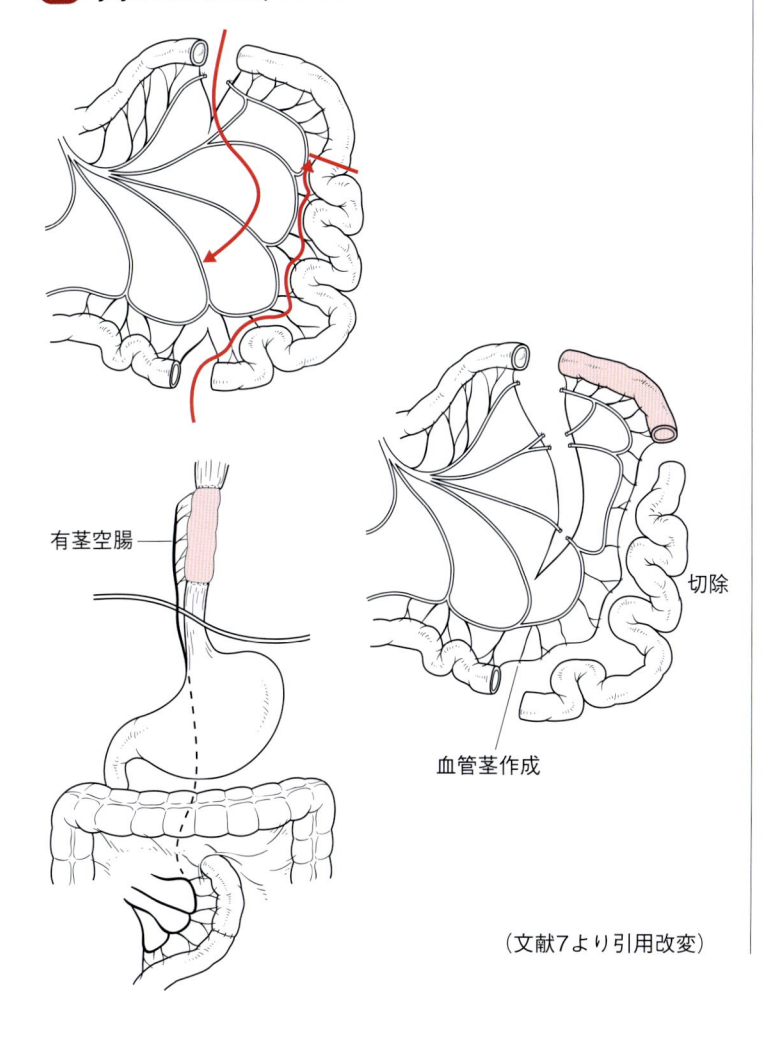

有茎空腸

血管茎作成

切除

（文献7より引用改変）

（文献6より引用改変）

97

6 gastric transposition（1）

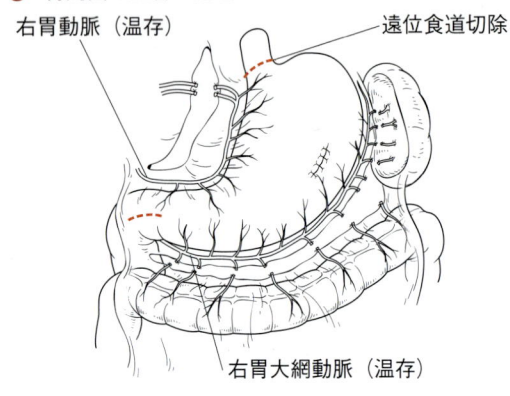

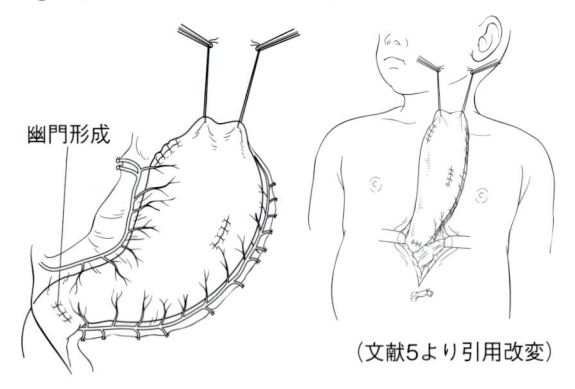

a：胃周囲の血管の処理
- 右胃動脈（温存）
- 遠位食道切除
- 右胃大網動脈（温存）

b：胃の遊離
- 幽門形成

c：胃の吊り上げ

（文献5より引用改変）

7 gastric transposition（2）：頸部食道の剥離

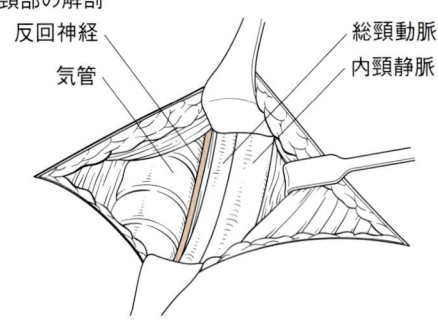

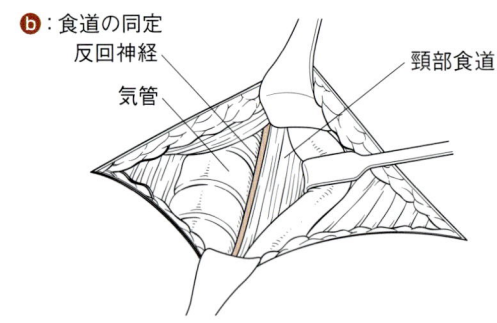

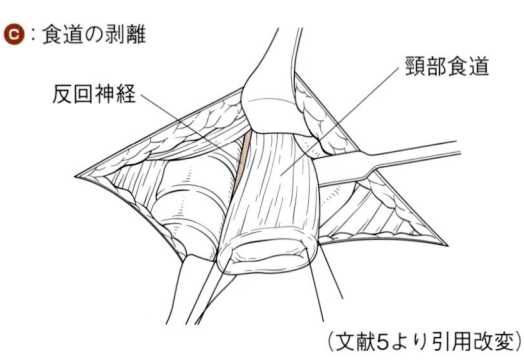

a：頸部の解剖
- 反回神経
- 気管
- 総頸動脈
- 内頸静脈

b：食道の同定
- 反回神経
- 気管
- 頸部食道

c：食道の剥離
- 反回神経
- 頸部食道

（文献5より引用改変）

手術の実際

胃瘻の造設

　胃瘻は大弯と小弯の血管を損傷しないため，胃の大弯から離れた胃の前面につくっておくことが望ましい。

　体位は仰臥位で頸部を反らせておく。開腹は上腹部正中切開または上腹部横切開。

　胃瘻の癒着部をていねいに腹壁から剥離し，胃の大弯，小弯の血管を傷つけないように注意する。

　胃瘻を閉鎖する。

胃の遊離と吊り上げ

　胃の大弯側の右胃大網動脈からの血流を温存しながら，胃壁から離れた場所で大網と短胃動静脈を処理し大弯側を遊離する **6a**。この際，脾臓を損傷しないよう注意する。

　小網を胃壁から離れたところで切開し，小弯の血管を温存しながら小網の切開を幽門から横隔膜のhiatusまで進める。右胃動脈を同定し温存，左胃動脈を胃の近くで切離する **6a**。

　横隔食道膜（靱帯）を切離し，下部食道を引き出す。この操作で迷走神経2本は切離される。食道をEC-junctionで切断する **6a**。

　これで胃体部から胃底部まで完全にフリーになる。十二指腸にKocher授動術を行い，胃がさらに挙上しやすい状態にする。胃に縦切開横縫合の幽門形成を加える **6b**。

　胃底部の最上部に支持糸を2本かけ，左右の区別がつくようにしておく。これを創外で頸部に吊り上げて十分に持ち上がることを確認する **6c**。

頸部食道の剥離

　左頸部に横切開を加え，上部食道を同定し剥離する。上部食道の同定は口から太いネラトンカテーテルを挿入し目印にする。胸鎖乳突筋を外側に牽引し **7a**，総頸動脈と内頸静脈も牽引し食道を同定する **7b**。

　頸部食道瘻がある場合は，そこから2〜3cm剥離を進める。剥離にあたり食道の筋層の損傷を避け，気管の後側方に沿って走行する反回神経が同定できれば確認し温存する。食道盲端の全層遊離は，吻合のため少なくとも1.0〜1.5cm必要である **7c**。

後縦隔ルートの作成

　次に術者の指で胃を吊り上げるルートを作成する。上からは気管の後面と脊椎前面の間，下からは食道のhiatusからまっすぐ後縦隔に上昇し，心臓の裏側と脊椎前面の間に鈍的に指でルートを作成する **8a**。心臓の拍動を前面に感じながら，疎性結合組織を指でやさしくこじ開けて隙間をつくっていく感触である。両手で上と下から進んでいるうちに後縦隔にルートができる。胃を通すので，術者の指が2〜3本入るくらいの広さに広げておく。もし縦隔炎などの既往があり癒着が強い場合は，無理をせず開胸により直視下にルート作成する。

　頸部から作成したルートに沿って長いケリー鉗子を食道裂孔まで挿入し，胃の支持糸を把持し，ゆっくりと胃を吊り上げる **8b**。無理すると血行障害や胃が裂けたりするので，優しく抵

抗がないのを確認しながら行う．支持糸が頸部に見えたら左右の方向を確認し，捻れがないようにする 8c ．十分に吊り上がらない場合は，肝臓の左三角靱帯を切離するとルートがより短くなる．

頸部食道と胃の吻合から完成まで

　頸部食道と胃を全層結節一層吻合する 9a ．吸収糸の4-0または5-0 PDSを用いる．壁が厚くて層が確認しにくい場合は，両端針を用いて内外，内外に運針すると縫いやすい．術後胃拡張を防止するため，後壁吻合が終了時に経鼻的に太めの減圧チューブ(10～12Fr)を挿入する 9b ．頸部の創はドレーンを挿入し閉鎖する．

　次に腹部は横隔膜の食道裂孔を胃前庭部に縫着し閉鎖する．チューブ空腸瘻を造設し 9b ，腹部を層々に閉鎖する．腹部のドレーンは通常必要ない．

　 9b に完成図を示す．食道胃吻合は頸部で，幽門形成部は横隔膜より下部となる．

術後管理のポイント

①気管の後面を剥離するため気管周囲の浮腫が起こり，気道狭窄のリスクがあるため，術後数日は気管内挿管して呼吸管理を行うほうが安全である．
②経腸栄養は術後3日目くらいから腸管蠕動を確認してチューブ空腸瘻から開始する．
③術後1週間目に経口造影し縫合不全がなければ経口摂取を少しずつ開始し，頸部のドレーンも抜去する．

文献

1) Foker JE, Linden BC, et al: Development of a true primary repair for the full spectrum of esophageal atresia. Ann Surg 1997; 226: 533-43.
2) Al-Qahtani AR, Yazbeck S, et al: Lengthening technique for long gap esophageal atresia and early anastomosis. J Pediatr Surg 2003; 38: 737-9.
3) Hadidi AT, Hosie S, Waag K-L: Long gap esophageal atresia: lengthening technique and primary anastomosis. J Pediatr Surg 2007; 42: 1659-62.
4) 望月響子，大畠雅之，ほか：Gross A型long gap食道閉鎖にmodified Foker法による体外延長術が奏功した1例．日小外会誌 2010; 46: 1178-82.
5) Spitz L, Kiely E, Sparnon T: Gastric transposition for esophageal replacement in children. Ann Surg 1987; 206: 69-73.
6) Arul GS, Parikh D: Oesophageal replacement in children. Ann R Coll Surg Engl 2008; 90: 7-12.
7) Bax NMA, van der Zee DC: Jejunal pedicle grafts for reconstruction of the esophagus in children. J Pediatr Surg 2007; 42: 363-9.
8) Hirschl RB, Yardeni D, et al: Gastric transposition for esophageal replacement in children. Ann Surg 2002; 236: 531-41.
9) Tannuri U, Tannuri ACA, et al: Total gastric transposition is better than partial gastric tube esophagoplasty for esophageal replacement in children. Diseases of the esophagus 2008; 21: 73-7.

---

8 gastric transposition (3)：後縦隔ルートの作成

ⓐ：両手指で後縦隔ルート作成
ⓑ：長いケリーで胃を吊り上げる
ⓒ：頸部に胃が吊り上がった状態

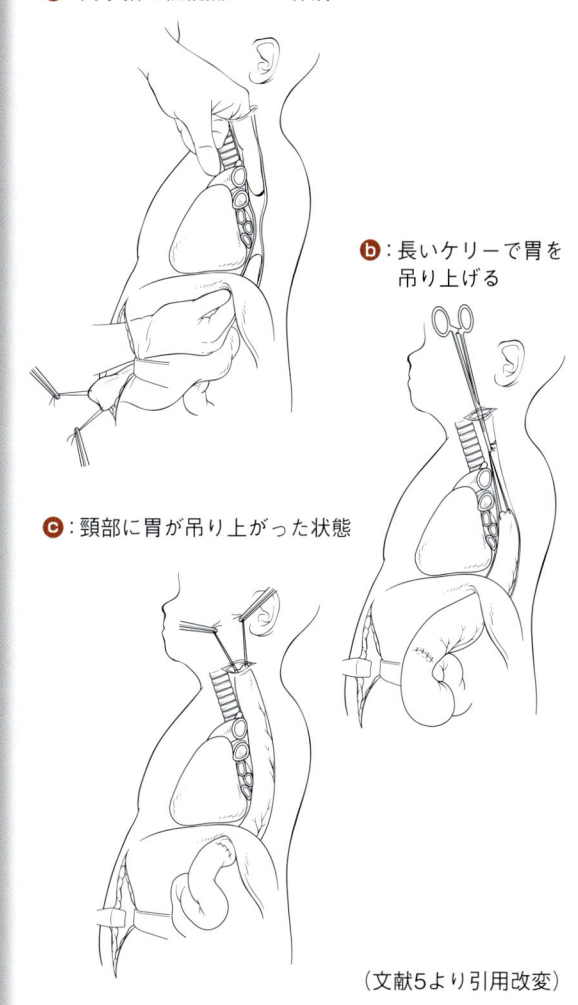

(文献5より引用改変)

9 gastric transposition (4)

ⓐ：頸部食道と胃の吻合

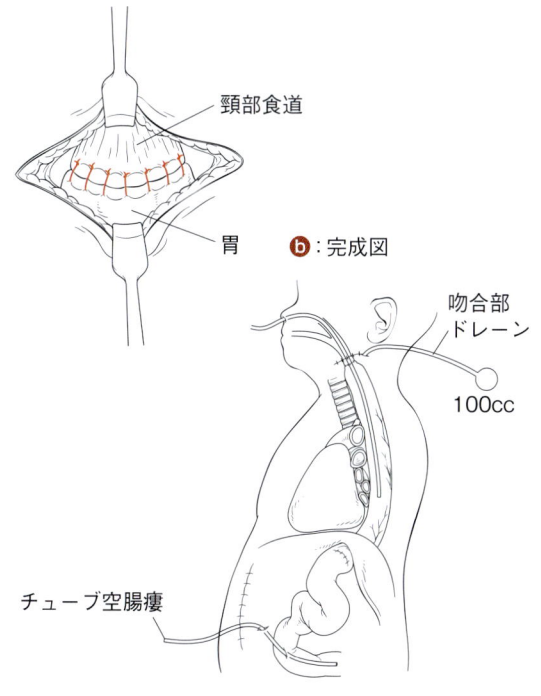

頸部食道
胃
ⓑ：完成図
吻合部ドレーン
100cc
チューブ空腸瘻

(文献5より引用改変)

III 胸部

食道閉鎖症のH型の手術

広部誠一

食道閉鎖症H型（Gross E型）は全食道閉鎖の2〜4％であり，非常にまれである．哺乳時のチアノーゼ，喘鳴，繰り返す肺炎での精査で発見される．新生児から乳児に多いが，診断が遅れた年長児，成人症例では，繰り返す肺炎のため気管支拡張症の合併も報告されている．

術前準備

気管食道瘻の高さは第2胸椎レベルより高位にある場合がほとんどである．食道造影は腹臥位でチューブを鎖骨の高さあたりに留置し，等張性造影剤を用いて検査すると同定しやすい．さらに食道，気管の内視鏡で気管食道瘻を確認しておく．術前に胃管を挿入しておく．

気管食道瘻へのFogarty® カテーテルの挿入のコツ

Gross C型も含めてすべての気管食道瘻にFogarty®カテーテルを挿入している．挿管する前に喉頭展開してFogarty®カテーテルを挿入しておくのがコツである．後から挿管チューブをカテーテルの前方に沿わせて，声門下2cmほどに留置する．挿管チューブから気管支鏡を挿入して観察しながら，カテーテルを気管後壁にある気管食道瘻に誘導し，バルーンを膨らませる．先に挿管してから，その後壁に沿ってカテーテルを入れようとすると，カテーテルの硬さの影響で気管後壁に沿うコントロールがしにくい．

1 食道閉鎖症 H 型の手術

ⓐ：右頸部，鎖骨上の皮膚切開

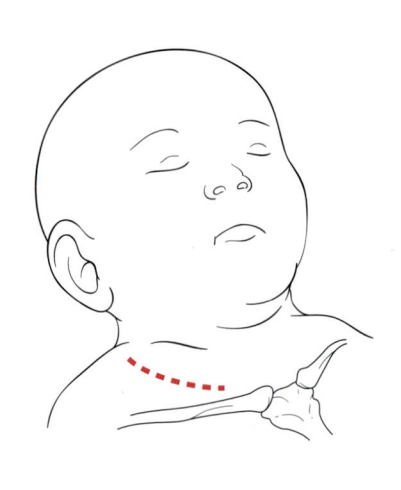

ⓑ：反回神経の解剖

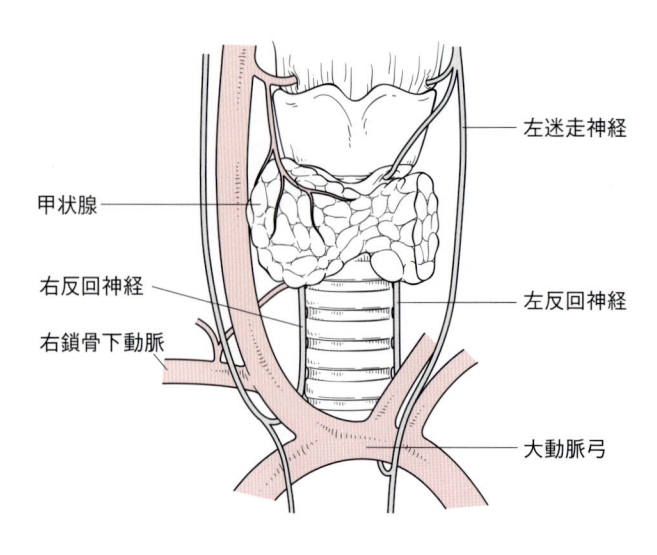

100

バルーンを膨らませることで，胃への換気をブロックでき，また気管食道瘻の位置を確認しやすい利点がある。

手術の実際

体位，皮膚切開
気管食道瘻が第2胸椎レベルより高位にある場合は右頸部アプローチで手術する．左側では静脈角に流入する胸管損傷の危険がある．仰臥位，頸部伸展で左に向いた体位として，右頸部，鎖骨上の皮膚の皺に沿い約4cmの切開を加える 1a 。

筋肉切開
胸鎖乳突筋の内側に入り，内頸動静脈を外側に圧排し，胸骨舌骨筋，胸骨甲状筋の一部を切離して気管前面の視野を得る．気管食道瘻再発防止のため，瘻孔閉鎖部に筋膜を被せる工夫をする場合は，胸骨甲状筋を上方で切開して筋肉flapをデザインしておく．

食道テーピング
甲状腺部気管前面を露出し，甲状腺直下で気管の前縁から外側を露出する．気管食道間の反回神経を確認して，その背側の食道壁も露出していく 1b, c 。食道にテーピングして牽引しながら遠位側に剥離を進め，瘻孔を確認する 1d 。テーピングの際には左側の反回神経の視野が不良なので注意が必要である．

瘻孔閉鎖
Fogarty®カテーテルを留置したり，内視鏡で瘻孔位置を確認できる症例では瘻孔の位置が確認しやすいので，気管，食道の剥離操作は最小限にでき，テーピングする操作は省略できる．瘻孔部に目印のstay sutureをおいて切断する．切断端は3-0 Vicryl®で結節縫合閉鎖する 1e 。気管食道瘻の再発防止のため，胸骨舌骨筋の筋肉flapを縫合閉鎖部の間に挟む場合がある．

以上のごとく，手術では気管，食道の剥離を最小限にして，反回神経麻痺，気管の浮腫などの術後合併症を回避する工夫が重要である．

術後管理のポイント

①気管の剥離範囲が広いと浮腫が起こるので，一時的に挿管管理が必要な場合がある．
②挿管チューブの位置は瘻孔処理部を越えて深く留置しておく．
③抜管時には，声帯の動きを確認する．

c：胸鎖乳突筋の内側で内頸動静脈を外側に圧排し，気管，食道，管食道間の反回神経を確認する．

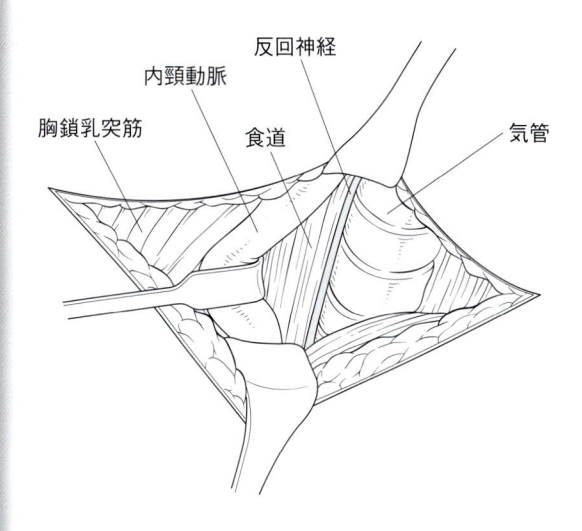

d：気管食道瘻にFogarty®カテーテルを挿入しておく．瘻孔の位置を確認，stay sutureをおく．

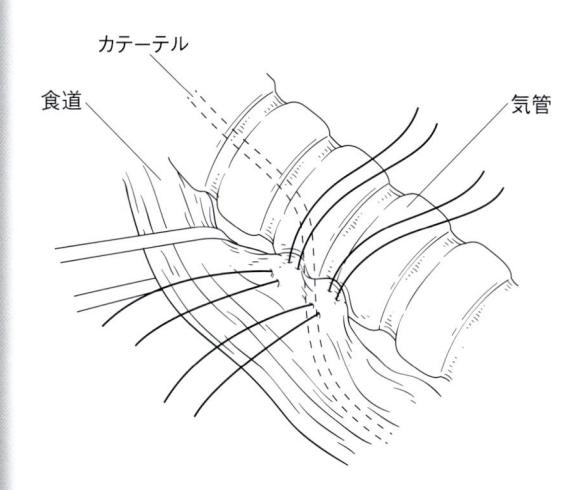

e：瘻孔部切断端の縫合閉鎖

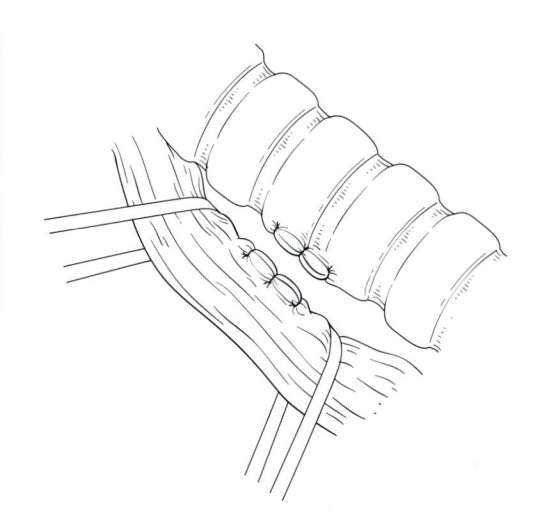

III 胸部
食道狭窄の手術

連 利博, 矢内俊裕

1 バルーン拡張
ⓐ：食道/幽門用バルーン拡張カテーテル・キット（Boston Scientific）。非血管系バルーン用加圧器および食道/幽門用ワイヤーガイド付バルーン拡張カテーテル12mm 13.5mm, 15mmのサイズがある
ⓑ：バルーン拡張前。狭窄部にくびれができる。
ⓒ：バルーン拡張後。狭窄部が拡張してくびれが消失する。

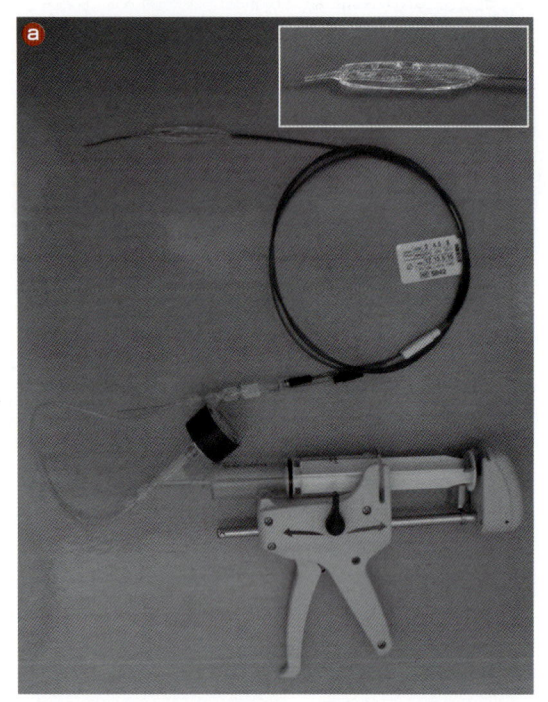

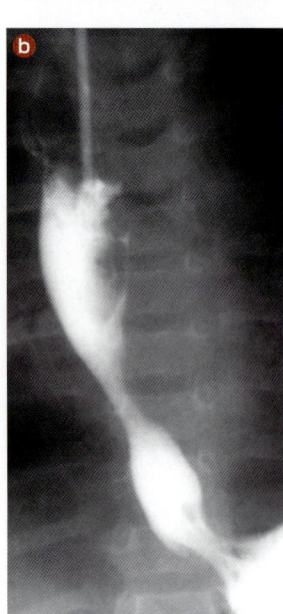

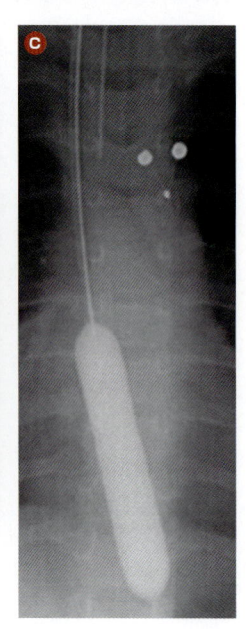

食道狭窄症は嘔吐，嚥下困難様苦悶もしくは食物残渣の完全閉塞により起こる流涎で発症し，狭窄の存在は食道造影で容易に診断できる。先天性と後天性に分けられ病態が異なるものの，治療戦略としてはバルーン拡張と外科的処置の組み合わせで考えることになる。

先天性には膜様狭窄，筋性線維肥厚型狭窄および気管原基迷入型狭窄があり，後天性の原因としては胃食道逆流症（GERD）に続発する消化性潰瘍と腐食性物質の誤飲があげられる。ボタン電池，特にリチウム電池は放電能力が高く，アルカリ性の液が生成され，1時間以内で接触する局所に潰瘍をつくるとされている。ボタン電池は第一狭窄部に停留することが多く，食道が壊死し狭窄や気管と瘻孔をつくることもあり，除去できても3, 4週間後に狭窄や瘻孔が続発する可能性を考えておかなければならない。

先天性食道狭窄症
バルーン拡張

孤立性の食道狭窄の他に食道閉鎖症の遠位側狭窄も少なくなく，その場合には軟骨迷入が多い[1,2]。食道造影で診断できれば，全身麻酔下の内視鏡検査を予定し，同一の麻酔で食道バルーン拡張を一度は試みるのがよい。軟骨迷入の場合にはバルーン拡張では効果がないことも多いので軟骨迷入の有無の判断は重要で，食道腔内からの超音波内視鏡検査が有用なこともある[3]。

手術の実際

術前準備
食道造影所見から健常部位の食道直径を参考に，適切なサイズのバルーンを準備する 1a 。また，十分な絶食により食道に異物が貯留していない状況で麻酔の導入に入る。

バルーン拡張の実際
細径内視鏡を用いる場合には鉗子口にバルーンカテーテルが入らないため，ガイドワイヤーを内視鏡下に挿入しておき，内視鏡を一度抜去した後にガイドワイヤーを通してバルーンカテーテルを挿入する。透視下にバルーン拡張し，順次太いバルーンに換えていく方法であるが，バルーンを膨らませるのに薄めた造影剤を使うと狭窄部にくびれができるのがわかる。それを消失させることができる程度の適切なバルーンサイズを使用する 1b,c 。内視鏡を併用しバルーンカテーテルを動かしてずれないことが確認されれば拡張は有効であることを示しており，透視を使わず被曝を避けることもできる。また，予定のカテーテルが通過するサイズの気管内挿管チューブを鼻孔から咽頭を越え食道入口部付近まで挿入しスライドチューブとして利

用すれば，バルーンカテーテルをスライドチューブの中を通して内視鏡下に誘導できる。

拡張後，潰瘍の有無，出血の有無などを観察する。

術後管理のポイント

①麻酔から覚醒すれば，通常水分摂取は可能である。浮腫があるので固形物の摂取は翌日から開始する。
②粘膜が脱落した場合，術後に粘膜保護剤などの経口投与を考慮する。
③抗生剤は不要である。ただし，発熱がみられるようなら，食道穿孔による縦隔気腫を疑って胸部X線撮影となる。

先天性食道狭窄症
食道狭窄部切除端端吻合手術，軟骨核出術，粘膜外筋層切開術

手術の実際

術前準備

食道造影や内視鏡検査により食道部分切除が可能であることをよく吟味する。短い範囲の切除でないと術後に緊張がかかり吻合部狭窄となり，結局術後にバルーン拡張が必要となり，手術施行の価値が半減する。

狭窄範囲の同定

食道下部には通常左第6，7肋間開胸で到達する。狭窄部が外観では同定できない場合には，食道内視鏡を併用し内視鏡の光を透見することで同定可能となる。食道狭窄部の前後でテーピングし，切除端端吻合する **2** 。断端を術中病理診断に提出して壁構造が正常になっているかを確認し，必要ならば追加切除する。

縫合不全があってもドレーンが適切な位置にあり唾液がドレナージされていれば自然に閉鎖する。なお，軟骨迷入が孤立性ならば軟骨のみの核出が有効な場合もある。また，筋性線維性肥厚型に対しては正常な筋層部まで十分に長さをとった狭窄部の粘膜外筋層切開術 **3** も選択される[4]。

術後管理のポイント

術後5〜7日でNGチューブを抜去し，その際に食道造影を行い漏れのないことを確認すれば確実である。

後天性食道狭窄

GERDによるものと判明すれば，バルーン拡張と同時に噴門形成術を行う。噴門形成術を行わずに拡張を繰り返しても，胃酸の逆流により再狭窄をきたすので効果的でない。狭窄が著明であれば胃瘻造設も同時に考慮すべきである。また，ボタン電池による狭窄が重度の場合には，バルーン拡張を反復施行する必要があり，ステロイド局所注入療法や経静脈的大量ステロイド療法の併用が奏功することもある[5]。

2 狭窄部切除端端吻合術

a：狭窄部を全周性に剥離後，切除する。
b：食道断端の両端に縫合糸を掛ける。
c：後壁の全層縫合を行い，経鼻胃管を通しておく。
d：前壁の全層縫合を行う。

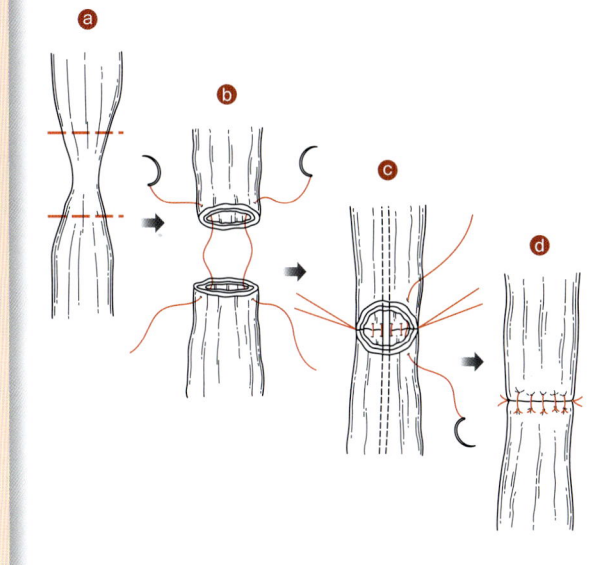

3 粘膜外筋層切開術

a：1条の筋層切開の場合
b：狭窄部を超えて正常な筋層部まで十分な長さを切開する。
c：2条の筋層切開の場合。
d：狭窄部をわずかに越える程度の筋層切開を行う。

文献

1) Neilson IR, Croitoru DP, et al: Distal congenital esophageal stenosis associated with esophageal atresia. J Pediatr Surg 1991; 26: 478-82.
2) Yeung CK, Spitz RJ, et al: Congenital esophageal stenosis due to tracheobronchial remnants: A rare but important association with esophageal atresia. J Pediatr Surg 1992; 27: 852-5.
3) Takamizawa S, Tsugawa C, et al: Congenital esophageal stenosis:therapeutic strategy based on etiology. J Pediatr Surg 2002; 37: 197-201.
4) 中山智里, 土岐 章, ほか: 先天性食道狭窄症の治療. 小児外科 2010; 42: 1305-9.
5) 森川信行, 黒田達夫, ほか: 二次性食道狭窄症に対する経静脈的ステロイド大量療法. 小児外科 2010; 42: 1319-24.

III 胸部

肺の開胸手術

広部誠一

手術時期に関して議論がある。肺葉切除術の目的は，病変が正常肺を圧迫したり，炎症を波及させ，正常肺の発育過程に悪影響を及ぼすので，病変を切除し，正常肺葉の発育を促すことが目的である。肺の正常発育は，1〜2歳で急速に肺胞の数が増え，その後も10歳ごろまでゆっくり増加する。よって，手術時期は炎症を繰り返す前で，肺切除後に残存肺が発育できる1歳前後の時期が望ましい。

1 体位，皮膚切開と開胸

ⓐ：体位は患側を上にした側臥位で，腋窩の皮切の位置と第5肋骨をマーキングしている。

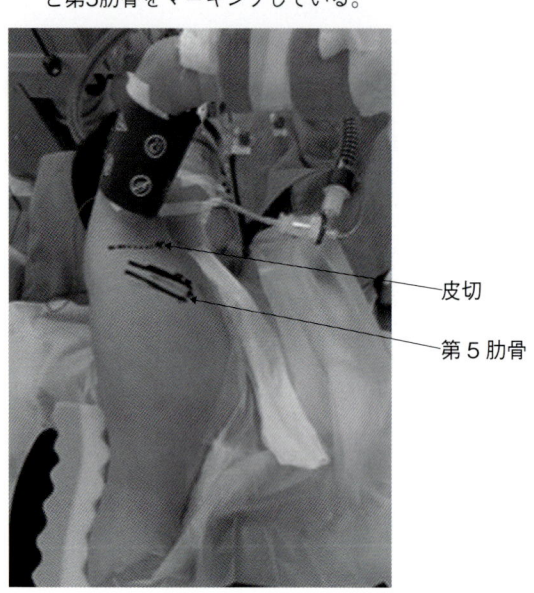

― 皮切
― 第5肋骨

ⓑ：2個の開胸器での視野確保。切除する上葉を肺把持鉗子で把持している。

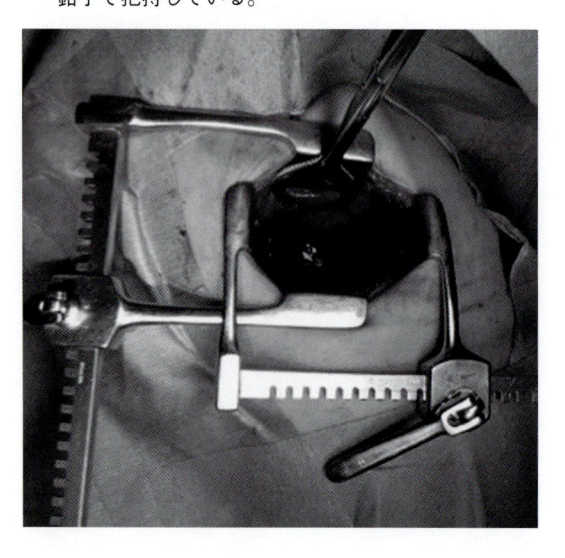

術前準備

CT，MRIなどの画像評価で肺病変の位置，気管支，肺動脈，肺静脈，異常動脈の評価を行う。術前に炎症は可能な限りコントロールしておく。

手術の実際

分離肺換気

胸腔鏡下手術の進歩とともに，小児における分離肺換気の需要が増加している。著者らは，気管支ブロッカーバルーンセット(Cook社)を使用している。気管チューブ4.5mmから使用可能なので，1歳の症例でも分離肺換気が可能である。通常の気管チューブにマルチポートアダプターを装着して，5Frのブロッカーバルーンを挿入し，気管支鏡下で位置調整しながら片肺の気管支をバルーンでブロックする。気管チューブが4mm以下の症例では挿管チューブの脇からFogarty®カテーテルを挿入して分離肺換気にしている。

体位 **1**

患側を上にした側臥位にする。胸部を持ち上げてその下に枕を挿入して，肋間を開く。頭部が屈曲しすぎないように枕の高さを調節する。離被架に手を固定するが，過伸展に留意する。左右に倒れないよう，骨盤はクッションを用いて，しっかり固定を行う。

皮膚切開と開胸 **1**

以前は後側方切開，すなわち肩甲骨下角直下を通り，側胸部の皮膚を肋骨に沿って12cm程度の切開をし，広背筋と前鋸筋も一部切開して開胸していた。手が入り，広い視野が得られることが最大の長所だが，術後の一時的な運動制限と疼痛，手術創が大きく残る欠点がある。また，胸郭変形の症例も報告されている。

成長していく子どもに対する手術は，身体に対する負担が少なく安全であり，生涯保証する成績が大切である。著者らは，現在肺葉切除に対して，腋窩皺切開，すなわち腋窩の皺に沿い約6cmの弧状の皮膚切開での直達手術を基本とし **1a**，適宜，胸腔鏡を補助として用いている。広背筋は温存し，前鋸筋の肋骨付着部を切離して肋間開胸している。肺葉切除では第5肋間が基本であるが，小さい皮切では第5肋間を同定しにくいので，体表に肋骨のマーキングをして確認している **1a**。

視野確保 **1b**

1つの開胸器で肋間を拡げ，それに直角にもう1つの開胸器で広背筋を圧排した2個の開胸器で視野を確保している。視野が小さいので，開胸器の選択は重要で，視野を妨げない小さな開胸器で，しかも胸壁の厚さに応じた厚みがあるものを組み合

わせる．2個目の開胸器で腋窩動脈を圧排しやすいので，その上肢に経皮酸素飽和度を装着して術中モニターをしている．

術者はhead lightを使用し，また適宜，胸腔鏡を併用する場合があるので，胸腔鏡補助下手術のスタンバイをしておく．

創が小さく，指は4本まで入るが，手は入らない．視野展開のためには，分離肺換気で肺を過膨張させない工夫や，肺を創外に大きく出さないで，創内で視野展開する．例えば葉間の視野は，切除肺葉は肺把持鉗子で把持し，残す肺は鉗子で把持しないで脳ヘラなどで愛護的に圧排して視野を得る 1b．

肺葉切除術のアプローチ 2，3

小さい視野からのアプローチなので，どんな葉切も創から一番視野の良い葉間面から剥離を開始する．基本は，葉間面の肺動脈から露出して肺動脈の分岐を明らかにしてから，切除肺葉の肺動脈を処理し，次に肺静脈，気管支の順に処理する．

葉間から肺動脈がすぐ確認できる症例は容易だが，高度癒着や分葉不全症例では，小さい視野からのアプローチでは全体像が確認しにくいので工夫が必要である 2a〜c ．分葉不全の切除肺側の肺実質をケリーですくい結紮して，少しずつ深く入ることで，葉間の比較的安全な位置で肺動脈の表面に達することを目指す．どこかで肺動脈表面が同定できれば，その動脈の表面に沿いトンネルを掘るように剥離を進める 2a〜c ．動脈の表面さえ同定できれば，その上に残った肺実質は安全に結紮切断，または器械縫合できる．葉間からのエアリークの修復は，3-0ナイロンZ縫合を大きくかけて閉鎖する．

肺動脈の処理 2〜4

肺動脈は壁の厚さが他の動脈の半分であり，かつ血流量が多量である．内圧は低圧なので押さえていれば止まりやすいが，裂けると修復しにくいので，愛護的な剥離が大切である．また肺動脈は1本の主幹から枝分かれしているので，中枢で損傷すると全体の血流に影響してしまい，全摘が必要となる場合がある．肺動脈からの出血時には，圧迫止血が基本で，鉗子で把持すると壁構造が脆弱で裂けやすい．損傷部を縫合閉鎖するための血流遮断は，葉間部では分岐が複数あり，損傷部の中枢，末梢，さらに近くの分岐もプッシャーで血流遮断する必要がある場合がある．血流遮断したうえで損傷部を確認して5-0 proleneで縫合閉鎖する．

肺動脈壁の周りは線維性結合織，血管鞘が覆っており，これを剥離して血管壁をいい層で露出することが大切である．前壁でいい層に入れば，鈍的剥離で全周剥離する．著者らは，血管剥離にスパーテルを愛用している 4 ．血管を剥離する際にケリー鉗子で剥離する場合，最深部ではブラインドとなる．スパーテルを2本利用した剥離では，血管の壁を最深部まで直視下に確認しながら剥離でき，ブラインドとなる部分がなく安全である．特に肺動脈は裏側に肺静脈が近接している場合があり，利用価値があると考えている．

切除肺葉の肺動脈の結紮切離は，太さに応じて絹糸3-0，2-0を用い，さらに中枢側は貫通結紮している 3b ．小さい視野での結紮では，指が届かない場合があり，届かないときはケリーでの器械結びを併用している．

2 右上葉切除

ⓐ：左上下葉間に分葉不全を認める．

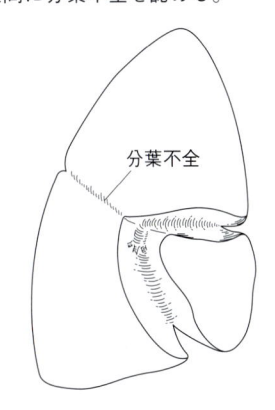

ⓑ：葉間の肺動脈の前面を剥離する．

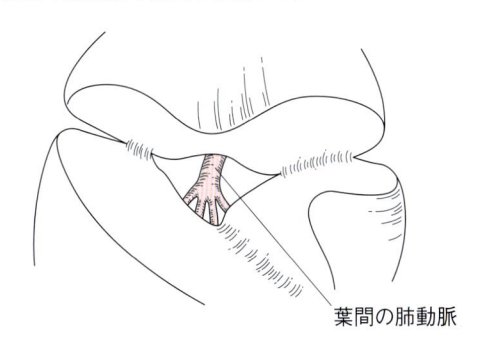

ⓒ：肺動動脈の表面に沿いトンネルを掘るように剥離を進める．

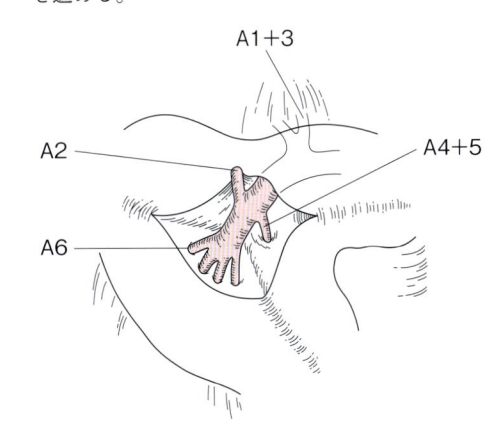

ⓓ：左上肺静脈は肺門部前面から同定する．V1，V2，V3と中葉静脈（V4，V5）を確認する．

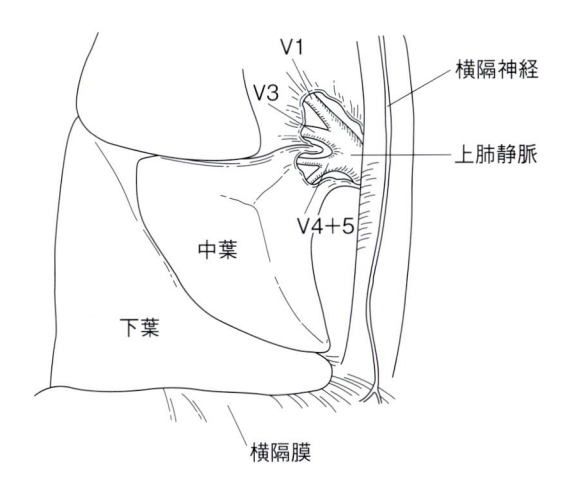

3　左下葉切除

ⓐ：左上葉，下葉間の葉間部肺動脈。

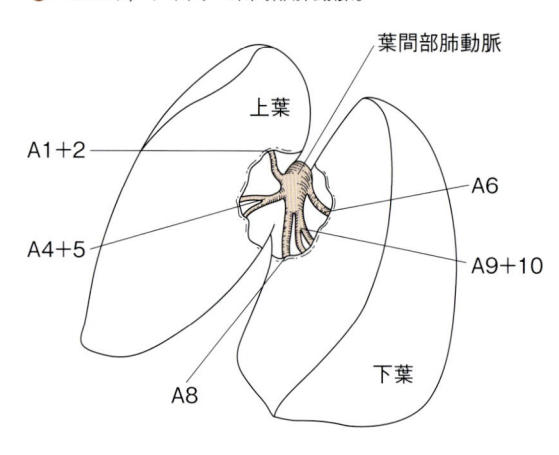

（図：上葉，下葉，葉間部肺動脈，A1+2，A4+5，A8，A6，A9+10）

ⓑ：A6，A8，A9+10を結紮切断。

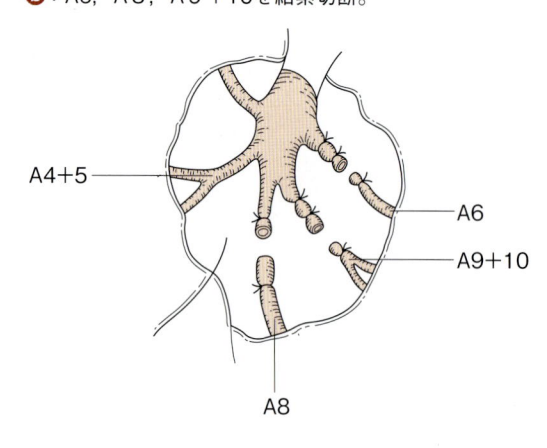

（図：A4+5，A6，A9+10，A8）

ⓒ：下肺静脈を左肺門部後面から確認すると，肺靱帯の上方で下行大動脈の前方にある。

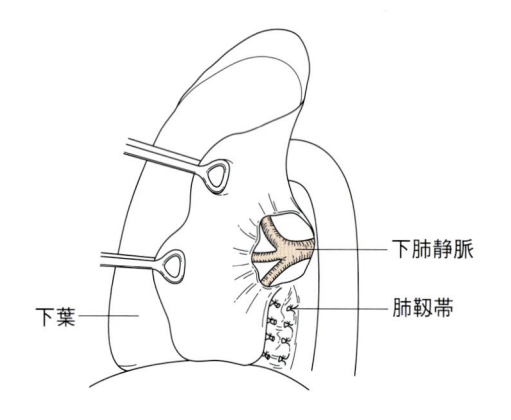

（図：下葉，下肺静脈，肺靱帯）

ⓓ：下葉気管支の断端閉鎖は膜様部に平行な方向に閉鎖する。

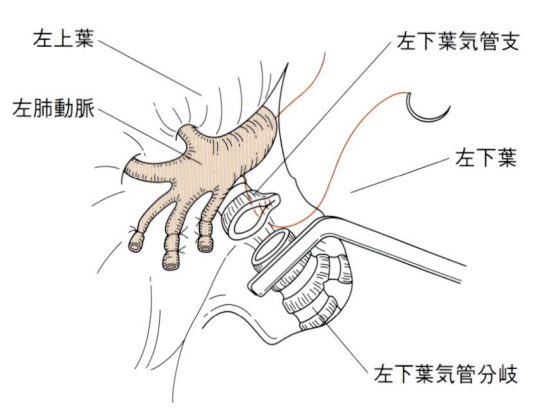

（図：左肺動脈，左上葉，左下葉気管支，左下葉，左下葉気管分岐）

肺静脈の処理　2d，3c

肺静脈は心膜外で合流して1つの幹をなしているが，ときには分岐が別々に心膜を貫通していることもある。肺静脈の心囊近くの剥離での損傷では，左房から噴き出す出血となり処理が困難となるので，心囊から離れて，肺内の末梢側肺静脈の分岐部で剥離する。肺動脈と同様に中枢側は2重結紮にしておく。

気管支の処理　3d

肺動脈，肺静脈が切離されると，気管支の位置が明らかとなる。気管支の周囲結合織，気管支動脈を剥離して切離部気管支を露出する。処理する位置は，残す肺葉気管支を狭窄させず，しかも断端が長すぎないよう留意する。実際は，切離予定部に直角鉗子をかけ，残す肺葉の換気が問題ないのを確認する。この際，膜様部と軟骨部が相対するように挟むことが大切である。その末梢側にもう1本鉗子をかけ，尖刃刀を用いて鉗子の直上で気管支を切断し，肺葉を摘出する。気管支断端の閉鎖は膜様部に平行な方向に閉鎖するSweet法で行い，約5mmの縫い代をとって，約2mmの間隔で縫合閉鎖する。気管支分岐部など細い場合は，貫通結紮のみとしている。肺外気管支は馬蹄形の軟骨部と平滑筋からなる膜様部からなる。上葉支，下葉支本幹には膜様部があるが，分岐した気管支には膜様部はなく非吸収糸で貫通結紮している。

閉胸

洗浄しながらleak testを行い，胸膜からの漏れには4-0ナイロンにてZ縫合閉鎖する。

胸腔ドレーンは，開胸肋間より1〜2肋間下から，肺尖部背側に向けて留置する。閉胸は上下の肋間に0号Vicryl®鈍針にて6針程度かけ肋間を閉鎖する。肋間筋を3-0 Vicryl®にて寄せ，前鋸筋を3-0 Vicryl®にて修復を行い，皮下3-0 Vicryl®，真皮は5-0 PDS®にて埋没縫合を行う。

手術時の解剖学的注意点

左，右肺での肺葉切除での解剖学的注意点を述べる。

左肺の肺葉切除　3

肺動脈：左上葉，下葉の間の葉間部を剥離し，底部を走る葉間部肺動脈を露出する。下葉へは，まず中枢からA6が背側に単独で分岐し，次いでA8，A9+10の肺底動脈となって下葉に分布している。上葉への肺動脈は，A4+5がA6のやや下流で前方に分岐していることが多いが，A4+5がA8，またはA3から分岐していることもあるのでA4+5の確認には注意が必要である。

上葉切除では，従来中枢側のA3，A1+2，A4，A5の順に処理する方法が施行されることが多いが，小さい視野でより安全に行える葉間からの処理，つまりA4，A5，A1+2，A3と処理していく。葉間から中枢に肺動脈を辿ると，A1+2，A3が確認される。A3は太く処理には注意が必要で，A3の裏面の剥離はとくに慎重に行わなければならない。A1+2，A3の分岐様式は変異があるので，肺動脈本幹からの分岐を注意して確認する。

下葉切除では，A6を結紮切断したのち，A8，A9+10を剥離露出し，それぞれ結紮切断する。

肺静脈　3c：肺門部前面からみると，横隔神経が大動脈弓を

越えて下行し，心膜上を横隔膜へと向かっている。この横隔神経から約1横指背側に肺門部がある。上肺静脈は左肺門部の最も前面に位置している。上肺静脈はV1＋2，V3，V4＋5の3分岐である。3つの静脈は，通常，心膜外で合流して1つの幹をなしているが，ときには別々に心膜を貫通していることもある。

　左上葉切除での上肺静脈の剥離は，上肺静脈を主肺動脈から引き離すような気持で剥離する。肺静脈の裏面に剥離鉗子を挿入して肺動脈を損傷しないように注意が必要で，著者らはスパーテルを2本利用した剥離で，血管の壁を最深部まで直視下に確認しながら剥離している。上肺静脈の結紮は，まず末梢でV1，V2，V3，V4＋5を別個に結紮する。次いで心膜に最も近い上肺静脈の基部で結紮し，中枢側は2重結紮にしておく。

　下肺静脈は肺門部腹側からの視野では深く位置するので，左肺門部後面から確認する。下肺静脈は肺靱帯の上限で下行大動脈の前方にある。左下葉切除では，横隔膜から肺靱帯を剥離して，下行大動脈の前縁に沿って下肺静脈の下縁まで剥離する。下肺静脈の基部でその縦隔胸膜を開いて，3分岐（V6，上肺底静脈，下肺底静脈）の分岐部まで剥離，露出し，それぞれなるべく末梢側で結紮する。

気管支 `3d`：気管支は肺動脈，肺静脈にかこまれており，この2つの血管が処理されると支配領域の気管支が露出するので，気管支周囲の結合組織や気管支動脈を結紮切断していく。

右肺の肺切除 `2`

肺動脈 `2a〜c`：上下葉間，上中葉間の葉間部を剥離すると，葉間部肺動脈が見える。背側に分岐するA6が確認され，A4＋5がA6の高さで前方に分岐していることが多い。さらに中枢に肺動脈を辿ると，A2，A1＋3が確認される。A1＋3は右主肺動脈から最初に分岐する太い枝で，損傷に注意する。下肺動脈の処理は，A6，さらにA7＋8，A9＋10を剥離露出し，それぞれ結紮切断する。

肺静脈 `2d`：上肺静脈は肺門部前面から同定する。上葉静脈（V1，V2，V3）と中葉静脈（V4，V5）を確認して上葉静脈を処理する。

　下肺静脈は肺門部後面からの視野で，食道の背側に位置し，横隔膜直上から肺靱帯を剥離していくと露出する。通常V6と総肺底静脈とが合流している場合が多く，その基部は太く短い。小切開創では視野が奥であり，胸腔鏡補助が必要な場合がある。

気管支：下葉気管支の処理では，後方に分岐するB6と，前方に分岐するB4＋5を確認する。もしB6がB4＋5より中枢側で分岐している場合や，ほぼ同じ高さで分岐している場合には，B6とB7-10とは別々に処理する。

術後管理のポイント

　胸腔ドレーンには，出血や肺から漏れる空気が胸腔内に溜まらないようにするという目的がある。通常は，空気漏れがなくなり，排液量が少なくなるのを確認し，2〜3日程度で抜去する。

4 スパーテルによる血管剥離

肺動脈，肺静脈の剥離にはスパーテル（ⓑ）を2本利用して，血管壁を最深部まで直視下に確認しながら剥離する。

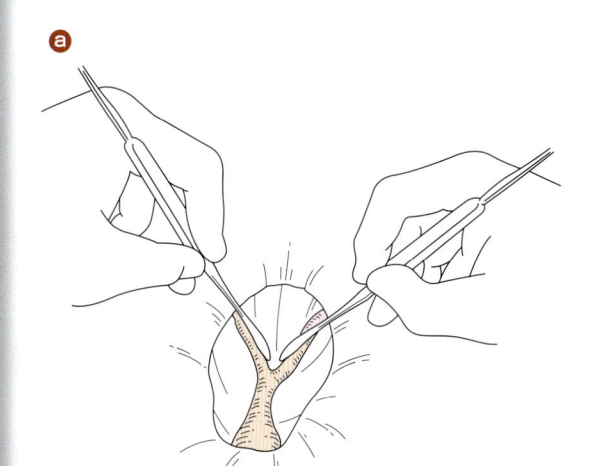

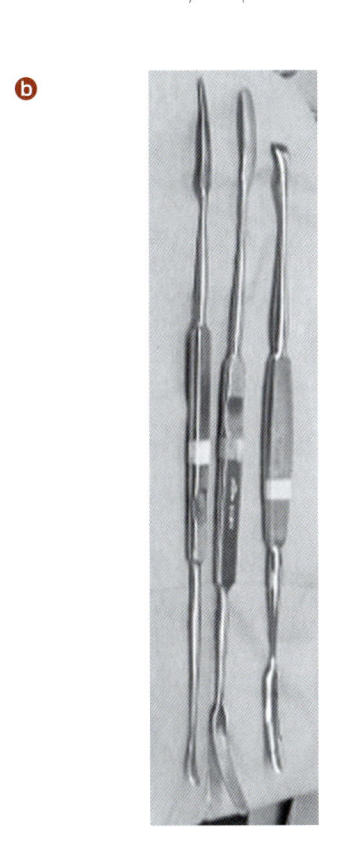

ⓐ

ⓑ

III 胸部

肺の胸腔鏡下手術

佐々木英之，仁尾正記

> 胸腔鏡下肺切除の手技について詳述し，術前・術中・術後に起こりうる偶発症および合併症とその対策について述べる。

適応

これまで開胸手術で行われてきた小児外科領域における肺切除術は，基本的にはすべて内視鏡手術により行いうる。具体的な適応疾患としては嚢胞性肺疾患，肺腫瘍がある。転移性肺腫瘍についてはCTガイド下マーキングが有用な場合がある。

しかし実際の臨床の場では，完全内視鏡手術で行うか，内視鏡補助下に小開胸で手術を行うか，あるいは従来通りの開胸手術を行うかの判断は，各施設の実情により異なる。

肺切除術を内視鏡下に施行するかの判断は，
①肺炎の既往や気腫性変化の有無
②患者の全身状態が片肺換気麻酔または術中人工気胸に耐えられるか
③その施設が内視鏡手術に習熟しているか否か
④小児外科領域では症例数が決して多くない肺切除術に対する習熟度
⑤麻酔科などの協力が得られるか否か
⑥保険診療上の問題
などのいくつかの条件が考慮される。

術前準備

術前準備は，従来の開胸手術と同様である。一般的な全身麻酔のための前処置を施行する。

必要な器具

通常用いる小児用の内視鏡手術セットがあればおおむね事足りる。完全内視鏡手術を行う場合には，人工気胸が有用であることが多い。そのため，アクセスポートは腹腔鏡用の送気ができるものを用いる。

エネルギーデバイスとして超音波凝固切開装置(USAD)，ないしはVessel Sealing System(VSS)を用いる。内視鏡用のリニアステープラーも状況に応じて用いるが，小児では成人と異なり，体腔の容積が小さく，自由度が低い場合もある。

手術の実際

麻酔

全身麻酔が原則である。換気は体格と麻酔科の協力が得られれば，分離肺換気を行うほうが視野は良い場合が多い。

❶ 人員および器具の配置

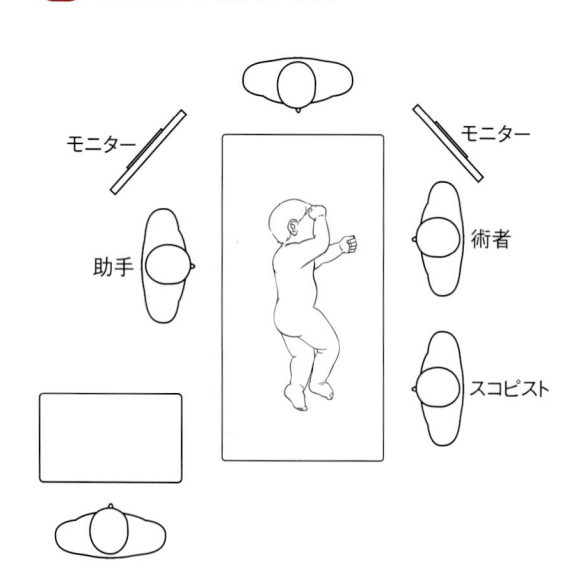

分離肺換気を行うための方法としては，1）通常の挿管チューブの健側気管支挿入，2）気管支ブロッカーによる患側肺のブロック，3）ユニベントチューブの使用，4）ダブルルーメンチューブの使用があげられる[1〜3]。

新生児例などで分離肺換気が困難な場合などは二酸化炭素による4〜8mmHgの人工気胸による視野確保が有用である。人工気胸を用いる場合，特に新生児においては低体温を防ぐために低流量（1l/分）による処置が肝要である[3]。

体位，手術スタッフおよび器具の配置 ❶

体位は患側が上の側臥位が基本である。

腋窩開胸を併用する場合には，患側上肢を挙上して，腋窩を露出しておくことが必要である。この場合に上肢を過度に外転して固定すると，術後に一過性の上肢の運動障害をきたすことがあり，注意を要する。

適応疾患と手技の実際

肺葉切除術：小児外科領域では多くは囊胞性肺疾患がその適応となる。完全内視鏡手術で行う場合には，カメラポート1つとワーキングポート2〜3つが基本である❷。肺葉切除術の手術手技については罹患肺葉の部位，広がりによって異なる❸〜❺。肺動脈，肺静脈，気管支の処理を行う際には，体格や脈管径によりリニアステープラー，クリップ，USADまたはVSSを用いる。小児外科領域では一般に血管径は成人に比較して細いので，USADまたはVSSで十分に処理可能である場合が多い。一般的には5mm以下の血管であればこのようなエネルギーデバイスでの処理のみでよいとされている[4]。しかし太い異常血管を有する囊胞性肺疾患の場合には，安全を期してクリップを用いることもある。気管支の処理は鋭的に剪刀で切離して，体腔内で結節縫合により閉鎖する方法も取りうる[3]。

リニアステープラーを使用する場合には12mmのポートが必要となる。しかし乳幼児例では肋間が狭く，12mmのポートを挿入することが困難な場合もありうる。また小児では体腔容積が小さく，大きなステープラーの取り回しに難渋することもある。

葉間形成不全の場合は，成人例と同様にリニアステープラーか挿入可能であれば，ステープラーによる葉間形成を行う場合もある。しかし実際には小児では困難な症例が多い。一方で，成人と異なり，気腫性変化が少ないので，USADまたはVSSによる処理でも，術後の気漏に難渋することはほとんどない。

肺葉切除術の手技が完遂したら，腋窩に近いポート創を必要最小限広げて摘出する。

内視鏡手術でも，癒着などの視野不良例や出血に対する止血困難例では，開胸手術への移行を躊躇すべきではない。

肺部分切除術：ブラ・ブレブといった囊胞性疾患や転移性肺腫瘍がその適応となる。通常は完全内視鏡手術で行われる。カメラポート1つとワーキングポート2つが基本である。

小さい転移性肺腫瘍の場合には，その同定に難渋する場合もある。これを回避するために，術前のCTガイド下マーキングが有効であることが多い。

切除は小さなものであれば，Endo-loopによる結紮でも十分で

❷ ポートの配置（右下葉切除）

ポートはすべて5mm，カメラポートは操作により適宜移動。

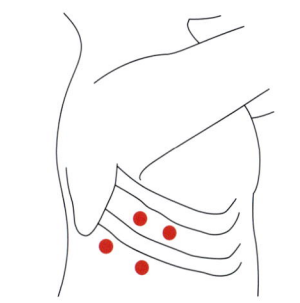

第5・6肋間，中腋窩線にポートを配置する。

❸ 右下葉切除時の葉間（肺動脈）

肺動脈の分岐にはバリエーションも多いので，切除肺葉に近い処理が安全である。

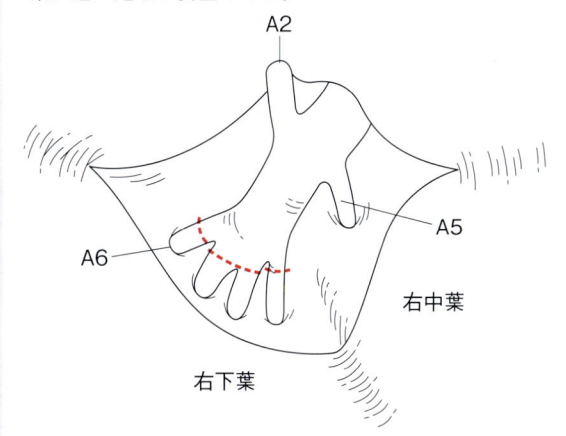

❹ 右下葉切除時の肺静脈

縦隔側からの視野。

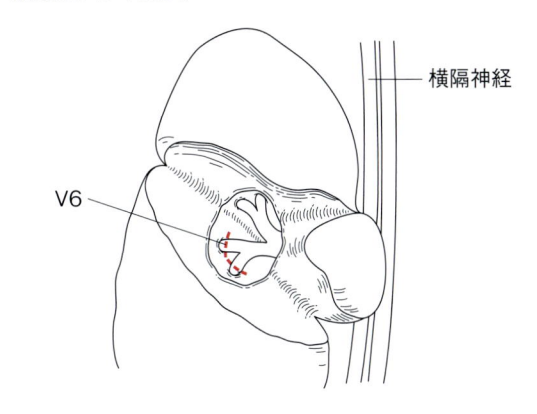

❺ 右下葉切除時の気管支

気管支の処理は可能なかぎり末梢での処理が安全である。

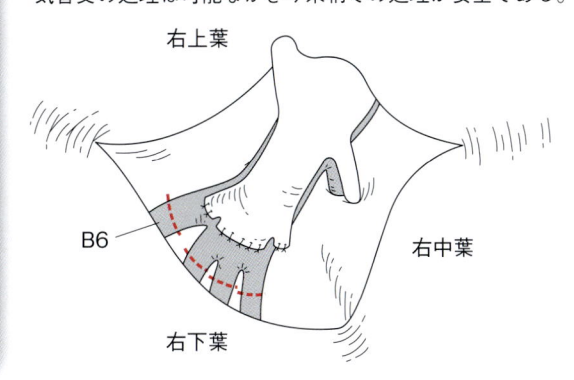

109

6 体位，皮膚切開とポート位置（右開胸の場合）

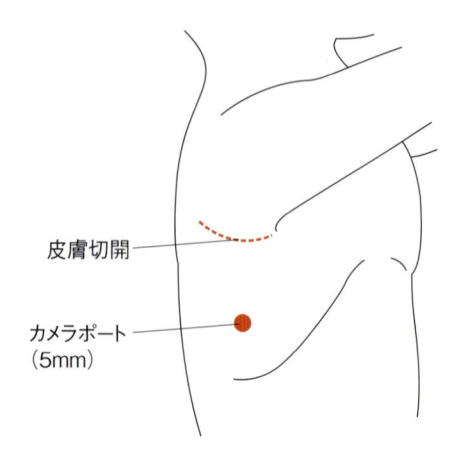

皮膚切開
カメラポート（5mm）

7 腋窩開胸併用時の視野
左下葉切除術において葉間の肺動脈処理。

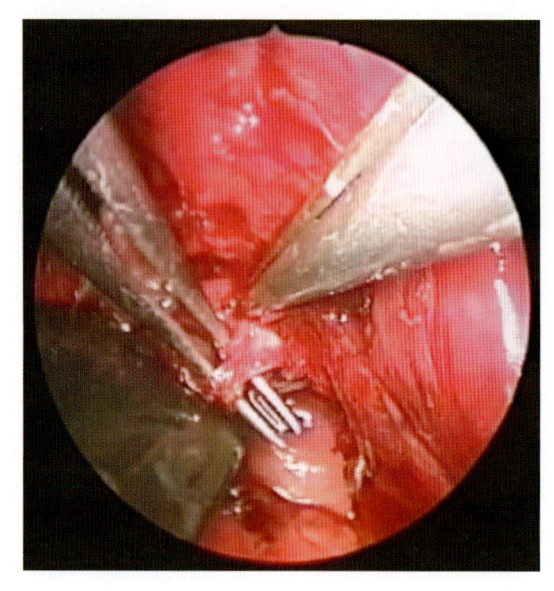

8 miniLap

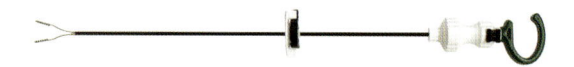

9 CTガイド下マーキング

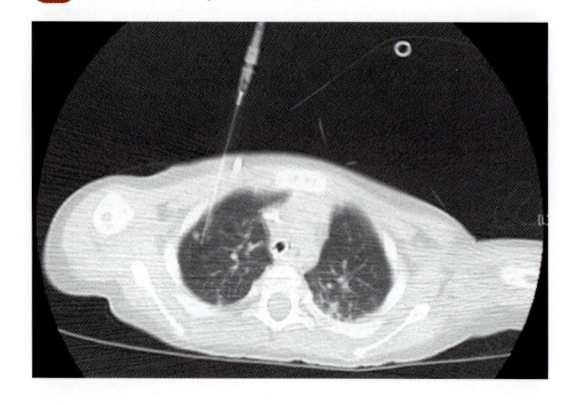

ある．大きな部分切除ではリニアステープラーによる切除が簡便である．

腋窩開胸併用内視鏡補助下手術 6，7：体位は患側の上肢を挙上した側臥位で行う．通常は若干背側を高くすることが多い．

まずは腋窩皺襞に沿って5cmの皮膚切開を置く．長胸神経を確認しつつ，胸壁の筋肉は切開せずにmuscle splittingで肋間に達する．肋間筋を切開して開胸する．通常は第4肋間で開胸する[5]．

開胸肋間から2肋間尾側の中腋窩線上に胸腔鏡を挿入する．

基本的な手術操作は開胸創から行うが，牽引が必要な場合には適宜ポートを追加する．最近は細径の一体型ニードル・トロカー・鉗子デバイスが発売されており，牽引であればポート追加することなく行うこともできる **8**．

肺の切除については，葉切除あるいは部分切除の手技と基本的には同様である．

新生児，乳児例では腋窩開胸による術野の制限は少ないが，年長児では，尾側の視野や手術操作に制限が加わることがある．この場合にはより内視鏡手術の手技の比重が大きくなる．

CTガイド下マーキング 9：最近のCTの機能向上により，微小な肺の腫瘍性病変が同定可能となった．悪性腫瘍の治療成績向上のために，複数回の転移性肺腫瘍の切除が必要となることがある．複数回の手術を考慮すると，癒着の少ない内視鏡手術のメリットがある．しかし一方で，病変の同定に難渋することもある．その際に微小な病変を，術中に確実に同定するために，CTガイド下マーキングが有用な場合がある．

マーカーとしては，アンカーによるものと色素を注入するものがある．いずれによるかは，病変の局在や大きさなどを考慮して，放射線科と相談して決定する．

息止めが可能な年長児では前日のマーキングが可能である．一方で息止めができない年少児では，全身麻酔のもと，手術の直前に行うほうがより正確なマーキングが可能である．

術後管理のポイント

術後の起こりえる合併症としては，気漏，出血，膿胸，乳び胸などがある．これらは，おおむね保存的に治療されることが多い．しかし，バイタルが不安定になるような出血や保存的にコントロールできない膿胸などは再開胸の適応となる．

文献

1) Wald SH, Mahajan A, Kaplan MB, et al: Experience with the Arndt paediatric bronchial blocker. Br J Anaesth 2005; 94: 92-4.
2) Rahman N, Lakhoo K: Comparison between open and thoracoscopic resection of congenital lung lesions. J Pediatr Surg 2009; 44: 333-6.
3) Rothenberg SS: Thoracoscopic pulmonary surgery. Semin Pediatr Surg 2007; 16: 231-7.
4) Rothenberg SS: Experience with thoracoscopic lobectomy in infants and children. J Pediatr Surg 2003; 38: 102-4.
5) Bianchi A, Sowande O, Alizai NK, et al: Aesthetics and lateral thoracotomy in the neonate. J Pediatr Surg 1998; 33: 1798-800.

胸部

縦隔腫瘍の手術（開胸，胸腔鏡下）

大植孝治

術前準備

術式の検討

良性腫瘍は通常化学療法が効かないため，摘出術が唯一の治療法であるが，小児の悪性腫瘍は化学療法が著効するものが多いため，まず術前化学療法を施行して縮小させてから摘出することが多い。

限局性の小さな腫瘍ではまず全摘を行う方針で問題ないが，簡単に摘出できない大きな腫瘍で，画像所見で悪性腫瘍の可能性がある場合はまず生検を行い，悪性腫瘍であれば術前化学量を開始する。特に悪性リンパ腫は通常化学療法のみで治療するため，摘出術は不要となる。縦隔腫瘍の生検に際しては，その目的と腫瘍の占拠部位に従って，開胸生検，胸腔鏡下生検，超音波ガイドによる針生検などが行われる（生検に関しては「腫瘍生検〔開腹（開胸），内視鏡下〕」の項（p.58）を参照）。

縦隔腫瘍の全摘術に際しては主に①開胸，②胸骨正中切開，③胸腔鏡下の3つのアプローチ法のいずれかが用いられる。通常中縦隔，後縦隔の腫瘍摘出には開胸手術が用いられ，上縦隔，前縦隔腫瘍や，開胸では視野が取れない巨大な腫瘍の摘出に際しては胸骨正中切開が用いられる。また，限局性の比較的小さな腫瘍（おおむね5cm以下）の摘出では胸腔鏡手術の適応が検討される。

前縦隔の腫瘍では麻酔管理に注意する

前縦隔に悪性リンパ腫や奇形腫などの巨大な腫瘍が発生すると，気管や気管支を圧排して呼吸困難をきたし，緊急処置を要することがある。また意識下では呼吸が保たれていても，鎮静や筋弛緩剤の投与などにより一気に腫瘍が気道を圧排し，呼吸停止に至ることがあるので，前縦隔腫瘍の症例❷では鎮静や麻酔の導入の際には細心の注意が必要である。このため，事前に麻酔科とのカンファレンスを行い，重篤な事態を避けるために十分な準備を行っておくことが望ましい。

手術の実際

縦隔には心臓に直接つながる大血管，気管，食道，胸腺，横隔神経，迷走神経，胸部交感神経幹など，重要な臓器がお互いに近接し合って位置しているため，縦隔腫瘍の手術に当たっては，これらの詳細な解剖学的知識が必要である。

胸骨正中切開による摘出

本術式は心臓血管外科領域でしばしば用いられるが，前縦隔，上縦隔に到達する際に良好な視野が得られる。また，大きな視野が得られるため，巨大な腫瘍を摘出する際にも有効である。

体位，皮膚切開：胸骨上縁やや頭側より剣状突起まで，正中線上に皮膚切開を加える。皮下の軟部組織，大胸筋筋膜を切開し

腫瘍の評価

一言に縦隔腫瘍といっても，発生部位と大きさ，組織型，良性か悪性かによって，その症状や治療方針や手術術式が大きく異なる。

縦隔は大きく分けて，①上縦隔（胸腔上縁から心膜翻転部まで），②前縦隔（心膜の前方），③中縦隔（心膜に接する部分），④後縦隔（心膜の後方）の4つの部分に分けられる。

縦隔腫瘍はその種類によって，好発する発生部位が決まっている❶。胸腺腫，奇形腫は良性，悪性ともに上縦隔から前縦隔にかけて発生することが多く，神経芽腫，神経節腫，神経鞘腫などの神経原性腫瘍は後縦隔に好発する。また，悪性リンパ腫は前縦隔から中縦隔にかけて好発する。従って，術前に画像診断をよく検討し，腫瘍の占拠部位，性状，大血管や周囲臓器との位置関係，圧迫や浸潤の有無，転移の有無を確認して治療方針を決定する。

❶ 縦隔腫瘍好発部位

前縦隔
奇形腫，胸腺腫，
リンパ腫，リンパ管腫等

上縦隔
胸腺腫，リンパ腫，
奇形腫，胸腔内甲状腺腫等

中縦隔
リンパ管腫，心膜嚢腫，
気管支嚢腫等

後縦隔
神経原生腫瘍
（神経芽腫，神経節腫，
神経鞘腫等），リンパ腫

111

2 呼吸管理を要した前縦隔腫瘍症例

症例：11歳男児，縦隔悪性リンパ腫。咳嗽と呼吸困難を訴え近医受診し，縦隔腫瘍を疑われて当院紹介となった。前縦隔に巨大腫瘍を認め，気管，気管支の圧排所見が認められた（ⓐ，ⓑ）。悪性リンパ腫の疑いにて生検を予定したが，麻酔導入時に換気不能となった。緊急にて右片側挿管を行い，換気可能となった（ⓒ）。低侵襲で生検を行うため仰臥位のまま軟骨の間から腫瘍前面を露出し，直視下に針生検を施行し，直ちに悪性リンパ腫に対する化学療法を開始したところ腫瘍は急速に縮小し，呼吸状態は改善して5日後に抜管できた。

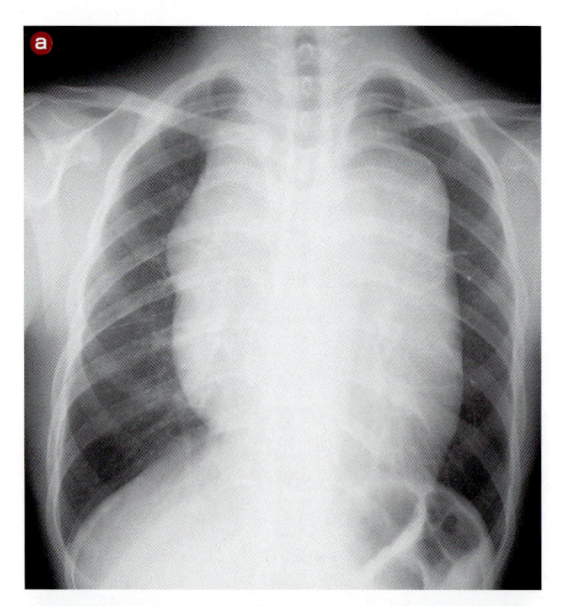

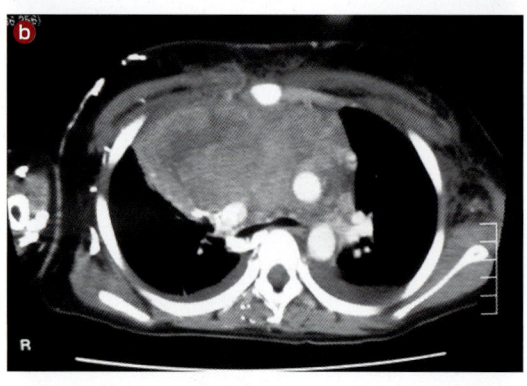

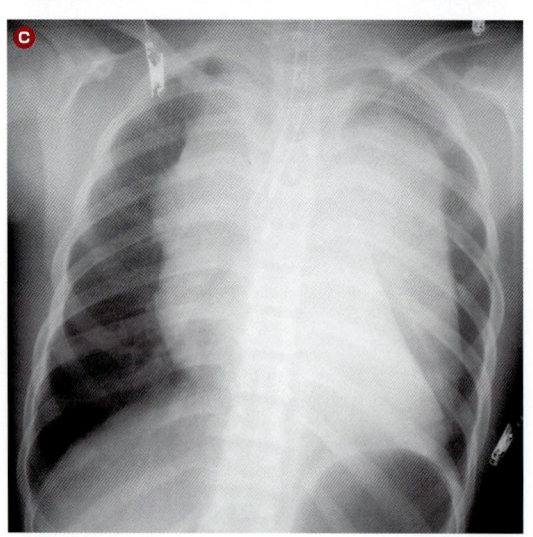

て胸骨前面を全長にわたって露出する。

胸骨の切開：腫瘍や腕頭動脈に注意しながら，胸骨後面を鈍的に剥離した後，胸骨鋸を用いて胸骨を縦に切開する。骨髄および骨膜からの出血を骨蠟や電気メスを用いて止血する。腫瘍前面が露出されるので，腫瘍の広がり，大血管や神経との位置関係を把握する。

腫瘍の剥離：大血管，神経などの重要臓器と腫瘍との間を慎重に剥離していく。上縦隔では，特に腕頭静脈との剥離を慎重に行う。後面は心膜との間を剥離するが，心膜に浸潤しているようなら心膜を合併切除する。

閉創：腫瘍摘出後は止血を確認し，ワイヤー付き胸骨針を用いて胸骨を縫合する。胸骨後面にドレーンを留置し，閉創する。

開胸による摘出

中縦隔，後縦隔に発生した腫瘍を摘出する際には主に後側方切開による開胸法が用いられる。以下，小児の後縦隔腫瘍で比較的頻度の高い神経芽腫系腫瘍（神経芽腫，神経節芽腫，神経節腫）の摘出術について詳述する。

体位：体位は側臥位とする。

術野の展開：開胸する肋間の高さは腫瘍の占拠部位により規定されるが，通常は第4か第5肋間開胸で摘出できることが多い。腫瘍が小さい場合は，腋窩切開など整容性を考慮した切開法が用いられる。

開胸器を直交する2方向にかけると，大きな視野が得られやすい。肺を前方に圧排すると，椎体の側方に，臓側胸膜に覆われた境界明瞭な腫瘍を直視できる。

腫瘍の摘出：腫瘍表面の胸膜を切開し，胸壁および椎体と腫瘍の間を剥離する。良性の神経節腫の場合剥離は容易であるが，悪性の神経芽腫，神経節芽腫の場合は肋間神経，肋間動静脈，神経根などを巻き込んだり浸潤したりしていて，これらを結紮切離して合併切除しなければならない場合がある。上下の交感神経幹を腫瘍との境界で結紮切離して腫瘍を全摘する❸。

腫瘍が椎間孔内に浸潤する，いわゆるdumb-bell型の場合，腫瘍を全摘するためには椎弓切除が必要になるが，最近は化学療法に期待して，椎弓切除は行わず，椎間孔内の腫瘍は可及的切除にとどめることが多い。

胸腔鏡下摘出術

腫瘍の位置と大きさに従って，ポートの配置をデザインする。通常はカメラポート1本と，ワーキングポート2本の3カ所を設定する。腫瘍の大きさによっては，摘出の際に小開胸が必要となるが，小開胸を行う場合は，小開胸の予定線を考慮してポートを配置する。

まず，腫瘍が観察しやすい位置にカメラポートを挿入し，腫瘍を観察する。次に，手術操作に必要なポートの位置を定め，順次ポートを挿入する。小開胸を行う場合は，腫瘍の位置によって開胸する部位を決定する。第4肋間を開胸することが多いが，腫瘍が横隔膜に近い場合は第5または第6肋間で開胸する。開胸部位は，中腋窩線を中点として必要な大きさをあけると術後傷が目立ちにくい。

できれば分離肺換気下に手術を行うが，不可能または不十分な

ときは，腹腔鏡用のポートを用いてCO_2による人工気胸により視野を確保する．これは止血の際に一時的に胸腔内圧を上げるのにも有利である．

13歳，男児の右前縦隔腫瘍（成熟奇形腫）に対する，胸腔鏡下摘出術の一例を示す．

全身麻酔下，左側臥位とし，第6肋間中腋窩線上に10mmの皮膚切開を置き，小開胸を行って10mmのカメラポート（❶）を挿入 4a ．分離肺換気を開始して，カメラを挿入，胸腔内全体をよく観察し，転移などの病変や，周囲臓器との癒着がないかよく観察する．次に胸腔鏡観察下にて，❷第8肋間後方，❸第6肋間前方，❹第4肋間中腋窩線上に3本のワーキングポートを挿入し，手術を開始する 4a ．

腫瘍は前縦隔内側に位置し，前面は肺上葉，後面は心囊に癒着していたため，まず腫瘍と肺上葉との間を電気メスやツッペルを用いて剥離し 4b ，次に心膜と腫瘍の間を鈍的，鋭的に剥離した 4c ．この時点で胸腺原発腫瘍であることが判明したため，腫瘍と胸腺との間をGIAにて切離して腫瘍を胸腔内で遊離した．第6肋間ポート部の皮膚切開を3cmに延長して小開胸をおき，プラスチックバッグに腫瘍を収納して摘出した．

術後管理のポイント

出血
①巨大な腫瘍では，腫瘍が後面に癒着していて剥離面から大量に出血することがある．また大血管と癒着や浸潤がある場合，血管の損傷により大量出血をきたすこともある．
②手術終了時に十分に止血を確認することと，術後もすぐに輸血を行えるように準備しておき，循環動態の監視や貧血の進行に注意し，出血が疑われる場合には，直ちに超音波やCTにて確認する必要がある．

呼吸循環管理
巨大な腫瘍を摘出した後は，術後の出血や浸出液の貯留により心肺を圧迫し，呼吸不全や心タンポナーデをきたすことがあるので呼吸循環のモニタリングを厳重に行い，早期に治療する必要がある．

神経損傷
①横隔神経に接する腫瘍では，剥離操作によって横隔神経を損傷したり，損傷しなくても一時的な麻痺をきたすことがあるので，術後の横隔膜の挙上に注意する．
②後縦隔の神経原性腫瘍を摘出する場合には，交感神経幹や肋間神経の麻痺をきたすおそれがある．上縦隔腫瘍では，交感神経幹の損傷によるHorner徴候や，反回神経の損傷による嗄声をきたすおそれがある．

胸管損傷
後縦隔腫瘍の摘出の際に胸管を損傷すると，術後に乳び胸水をきたすおそれがある．

化学療法中の患児
化学療法中の患児では，できるだけ早期に次の化学療法を開始できるように留意する．

縦隔腫瘍の手術（開胸，胸腔鏡下）

❸ 縦隔原発神経芽腫

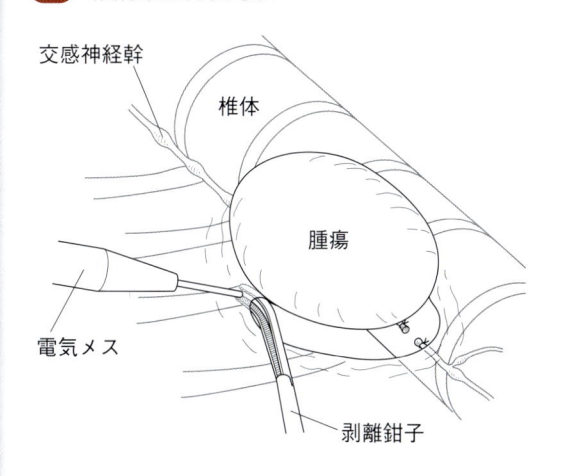

交感神経幹
椎体
腫瘍
電気メス
剥離鉗子

❹ 13歳男児の右側前縦隔腫瘍（成熟奇形腫）に対する胸腔鏡下摘出術

ⓐ：体位とポート位置

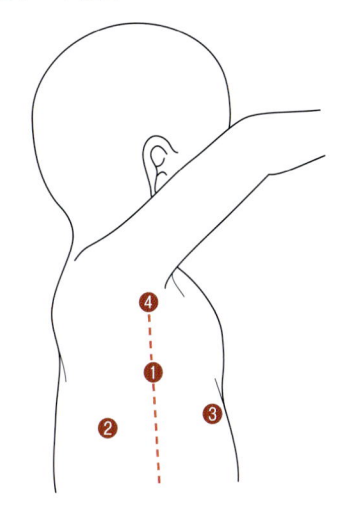

ⓑ：右上葉との剥離

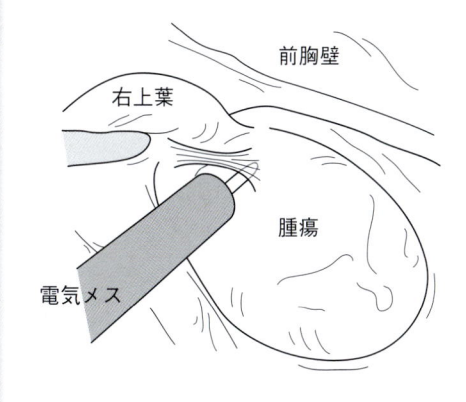

前胸壁
右上葉
腫瘍
電気メス

ⓒ：心膜との剥離

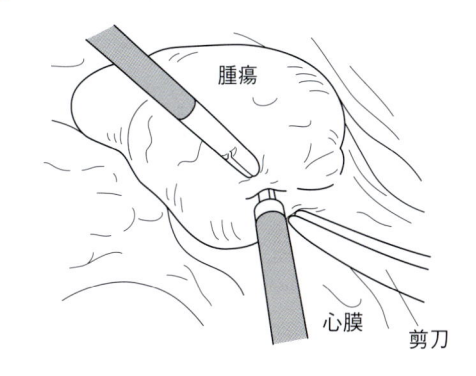

腫瘍
心膜　剪刀

III 胸部

胸郭変形（漏斗胸，鳩胸）の手術

植村貞繁，吉田篤史

❶ Haller CT index
CT index＝胸郭横径（A）/胸骨・椎体距離（B）

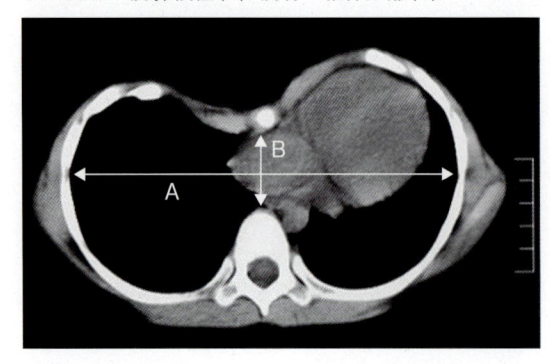

❷ 手術の体位
両側上肢を外転させる。右から胸腔鏡を挿入する際，スコープがベッドに当たって見えにくくなるため，体をベッドの右端に寄せる。

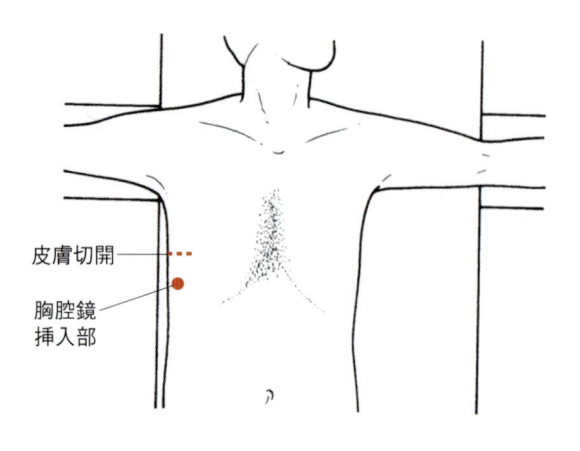

皮膚切開
胸腔鏡挿入部

漏斗胸のNuss手術

術前準備

胸部CTによる胸部変形の評価
　術前に胸部CT検査を行い，胸郭の変形を詳細に検討することが必要である。通常，変形の程度を示す指標としてHaller CT index❶を用いる。これによりindexが5以上を高度陥凹，3.5～5未満を中等度陥凹，3.5未満を軽度陥凹と考えている。CTは放射線被曝が多いため，頻回の撮影は控えるべきである。手術までの経過観察や術後経過には胸部単純X線側面像により胸骨の陥凹を評価する。

呼吸機能検査，ECG，心臓超音波検査
　術前検査として呼吸機能と心機能の評価の評価を行う。ECGでは不完全右脚ブロック，右軸偏位，V1のP波陰転，不整脈などが指摘されることが多い。これは心臓の解剖学的位置が左後ろに押しやられているために起こると考えられている。心臓超音波検査では心臓の機能を評価し，弁の逆流，僧帽弁逸脱症の有無をみる。

手術時年齢
　自験例の検討から，6歳以下の長期経過をみると，術後の胸壁の不整が目立ち，満足いく結果が得られない場合がある。また，抜去後の再発も低年齢では危惧される。そのため，手術時年齢は6歳以下は避けるべきであり，手術を行うのに適した年齢は8～12歳くらいと考えている。思春期を超えると胸骨，肋骨が硬くなる，非対称性変形が多くなる，陥凹の範囲が広くなるなどの問題が生じる。そのため，手術はより難しくなり，術後の合併症の頻度も高くなる。このような症例はより習熟した施設で手術が行われることが望ましい。

マルファン症候群
　マルファン症候群に漏斗胸を合併することはよく知られている。非常に高度の陥凹を示す例も多く，術前に診断されないこともある。マルファン症候群の疑いが強いときは循環器科を紹介する。マルファン症候群に対するNuss手術はできるだけ低年齢は避け，2本のバーを用いて幅広く挙上すること，バーは長期に留置することが必要である。

開胸手術の既往例
　心臓外科手術や肺嚢胞性疾患，横隔膜ヘルニアの術後に漏斗胸になることがある。また，漏斗胸術後に再発してNuss手術を行うかどうか検討することもある。開胸手術既往例では出血などの術中合併症や術後の感染，胸郭変形の不十分な改善など，問題も多い[1]。胸膜や心膜の癒着があるため，それを丁寧に剥離しバーを通すための視野を確保することができれば，Nuss手術は可能である。

手術の実際（手術手順）

麻酔導入と体位 ❷

　全身麻酔下で手術を行う．硬膜外麻酔は麻酔導入前に行うことが望ましいが，年齢が低いと協力が得られないため，麻酔導入後に行う．体位は仰臥位，両腕を外側90°伸展位とし，患者を手術台の右端に寄せておく．これは右から入れる胸腔鏡が手術台の右縁に当たらないようにするためである．術後感染予防は重要である．皮膚をブラシで予洗した後，手術野は胸壁の側方から背側の後腋窩線までを清潔野として消毒し，側胸部から背側の不潔野が露出しないようしっかりドレーピングする．

バーの選択と曲げ

　使用するバーはステンレス製とチタン合金製がある．曲げ加工のしやすさや思春期以降の例ではステンレス製が優れているが，金属アレルギーの危険性がある場合はチタン合金製が望ましい．著者らはステンレス製のペクタスバーを使用しているが，650例以上のNuss手術経験では，金属アレルギーによる皮膚症状や炎症をきたした例は1例もない．

　使用するバーの長さは手術前に計測した値を参考に決めている．測定の方法は胸骨下縁の高さ（最陥凹部）で両側中腋窩線の間の距離をメジャーを胸壁に当てて測る．ちょうど，胸囲の半周と考えればよい．その長さより1〜2cm短い長さのバーを選択する．しかし，皮下脂肪の厚い人や乳腺の発達した人ではこの計測値が大きく出る問題があるため，最近では独自に算出した計算式を用いている[2]．また，テンプレートを用いることもある．

　選択したバーはベンダーを用いバーの中央部から両端に向って，なだらかな彎曲を作るように少しずつ曲げていく．左右対称になるように曲げ，中央部は彎曲を大きくしないようにする．全体的には胸郭に沿った楕円形に近い形になるのが理想的で，彎曲の程度はバーを胸に当てたときにきついと感じる程度がいい ❸．最近ではprebent barもある．

胸腔鏡

　胸腔鏡は右第7あるいは第8肋間の後腋窩線から挿入し，5mmの30°斜視用スコープを使用する．5cmH$_2$Oの圧で送気して胸腔内の視野を確保する．胸腔鏡では前縦隔の観察とその部位の剥離，およびバーが貫通する第5肋間の位置を確認することが必要である．片肺換気は通常行っていない．左片肺換気を行う場合，左肺は膨張したままなので，introducerが縦隔を越えて左胸腔に入ったらその先端で左肺を損傷する危険性があるので注意が必要である．

バーを留置する位置と皮膚切開

　手術を始めるにあたり，最も重要なことは正しい位置でバーを通すことである．これが術後の胸郭形態を理想的な形にするポイントである．胸骨下端の最陥凹部に皮膚ペンでマークを入れる（❹ C点）．このC点が胸骨をはずれて剣状突起やそれより尾側にずれると胸骨挙上は不十分となり，胸郭の形態は不良となる．胸骨最陥凹部のマークから左右に伸びた線上で左右の胸郭の最も高いところから1横指外側がバーが肋間を貫くところである（❹ A, B点）．ここは通常第5肋間となる．しかし，

❸ バーの曲がり具合の確認

曲げたバーを胸壁に当てて曲り具合を確認する．少しきついと感じるくらいがちょうどいい．

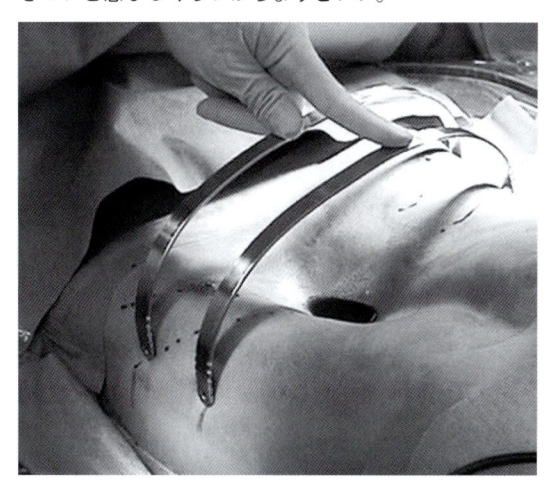

❹ 皮膚切開とバーの留置位置

ⓐ：皮膚切開の位置とバーが肋間を貫く位置を術前にデザインしたところである．A, B点は第5肋間で，C点は胸骨下端である．この位置決めが最も重要で，これが適正でない場合，最終的な胸郭の矯正は不整となる．上のバーが通るのは第4肋間で，下のバーよりやや外側から肋間を通るようにデザインしている．

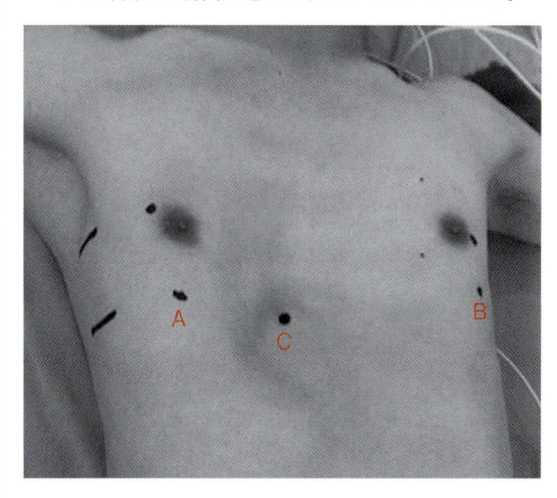

ⓑ：A, B点とC点はこのイラストのような位置関係になる．

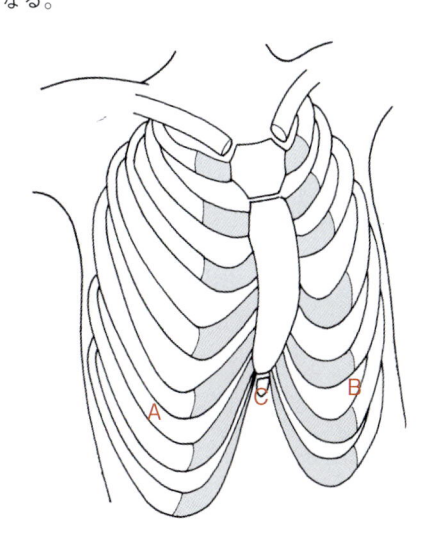

115

5 胸骨挙上鉤による操作

ⓐ：胸骨挙上鉤を入れたところ。胸骨下面と心臓の間が狭い。

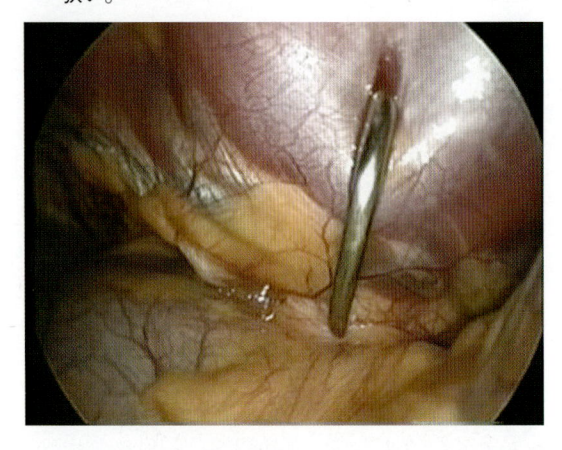

ⓑ：胸骨を挙上すると縦隔がよく見える。

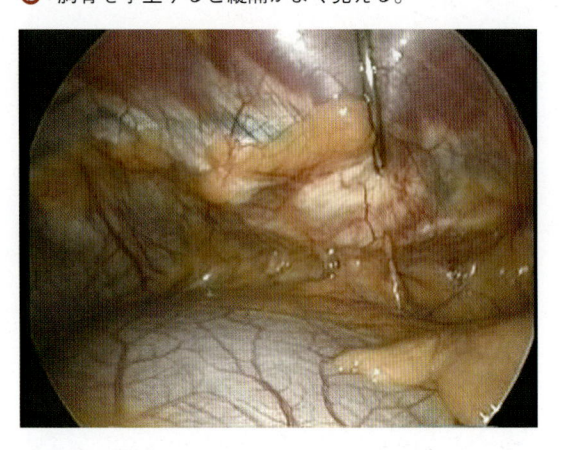

ⓒ：胸骨挙上鉤を入れた状態。

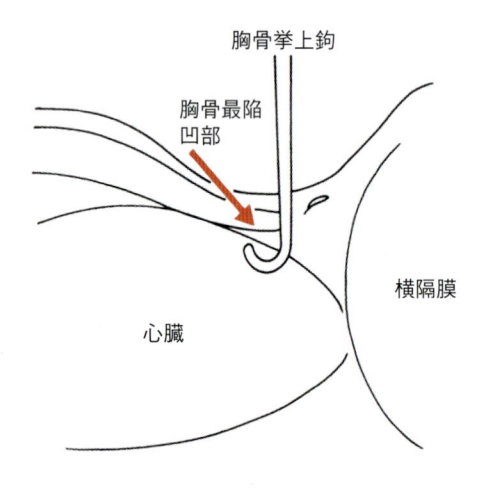

胸骨挙上鉤
胸骨最陥凹部
心臓
横隔膜

肋骨が邪魔になることがあり，適切な肋間の位置（A, B点）を決めるには理想的な位置から上下左右へずらす必要がある．外側へ移動させると，胸骨挙上が不十分で術後に陥凹が残ることもある．内側へ移動させると，胸骨の持ち上がりがよくなるが，鳩胸様の変形を残すことがある．そのため，C点を中心に異なる肋間でバーを通すこともある．

A, B点が定まれば，その延長線上で中腋窩線に交わるところに2～2.5cmの横切開を入れる．皮下を筋膜直上でできるだけ広く剥離する．筋膜直上の皮下組織は疎な結合組織であるため剥離は容易であり，出血することはほとんどない．

バーの使用本数

年齢の高い人（12歳以上）や前胸部の陥凹が幅広い場合，非対称性陥凹例には2本のバーを使用する．この時，下のバーは陥凹の最も強い第5肋間に入れる．ついで1肋間上に2本目のバーを挿入する．上のバーは下のバーより少し外側の肋間から胸腔内に挿入する．そうすることにより，2本のバーの間隔が広がり，幅広く挙上できる．上のバーは下のバーと同じサイズか，1インチ大きいサイズを使用する．

縦隔の剥離

胸腔鏡で胸骨の最陥凹点を見て，ここが先に皮膚に入れたマーク（C点）と一致することを確認する．胸骨の陥凹が強いと胸腔鏡下で心臓が隠れ，前縦隔の剥離面が見えないため，心臓穿刺などの重大な合併症を起こす恐れがある．それを回避するために，最陥凹のC点から少し右に2mmほどの小切開を加え，ここに著者らが開発した専用の胸骨挙上鉤（Medical U&A社製）を肋間から胸腔に刺入する．この鉤の先端を胸骨下端に当て，助手がこれを引き上げることにより前縦隔の視野は良くなり，introducerによる胸骨裏面の剥離がやりやすくなる❺．

ついで体表のA点（通常右第5肋間）を体表から押してその部位を胸腔鏡で確認し，この肋間をペアン鉗子で穿破する．introducerをここから挿入し，前縦隔の剥離を始める❻．この際，胸骨挙上鉤で胸骨を持ち上げると縦隔の視野が良くなるので，胸腔鏡によりintroducerの先端と剥離操作を確認し，最も危険な合併症である心臓穿刺を防止する．胸腔鏡で確認しながらintroducerの先端を上に向けて左右にゆっくり動かしながら壁側胸膜を穿破し，少しずつ先端を動かしながらトンネルを掘るように縦隔剥離をすすめる．introducerの先端が縦隔を越え対側の胸壁から触れるようになればその先端をB点のマークを入れた肋間まで進め，肋間を穿破して対側の創部から出す．

このとき，introducerの先端が縦隔を越え，対側胸腔に達すると，右胸腔の陽圧により左胸腔にCO_2が流れ込み，左肺が少し落ちてくる．introducerの先端は胸壁に接しているため，左肺の損傷をきたす危険性は低い．この操作以降は両側の気胸という状態になるため，送気圧を高くすると術中の換気不全をきたすことがあり，麻酔医とよく連携をとりながら手術を行うことが求められる．

バーの挿入と反転

introducerの先端がB点の肋間を貫いた後，その先端にある小孔にガイドテープを繋いでintroducerを右に引き戻す．これ

胸郭変形（漏斗胸，鳩胸）の手術

によりガイドテープが両側の皮膚切開部から縦隔を貫くことになる。著者らは輸液用の延長チューブ（長さ1m，内容1ml）の両端を切り落としたものをテープの代わりに用いている。通常の綿テープは滑りが悪いが，輸液用のチューブならすべりが良く，手術室では手に入りやすい。

　ガイドテープを牽引してバーを左から胸腔内に挿入し，彎曲が下凸になるようにバーを通す❼。その両端が皮膚切開部から出たら，右の術者から見て時計方向にflipperを用いて180°反転させ，胸骨を挙上する。この際，バーの中央部が胸骨の最陥凹部に直角に当たっていることが重要である。バーが胸骨最陥凹部に直角に当たっていないと胸骨が戻ろうとする力でflippingが発生する。もし，バーの位置が最陥凹部より頭側あるいは尾側にずれていればバーを通す位置を変更する。すなわち，バーが頭側にあれば肋間を貫く位置を内側に移動するか，1肋間下にする。片側の移動だけでもよい。

　バーの両端はしっかり胸壁に密着しているのが望ましい。バーの両端と胸壁に隙間があると固定が不良となりflippingを起こす危険性が高くなる。必要に応じて胸壁と密着するようにバーの曲げを調整する。

固定の方法

　バーを反転したあと，左右第6，7肋骨とバーの両端を糸（5号エチボンド）で計4カ所固定する。肋骨の裏面に固定糸を通す方法として，デシャン動脈瘤針（エースクラップ社製）が便利である。動脈瘤針の先端にある小孔に固定糸を通したまま，バーと肋骨が交差する部位の肋間から刺入し，それより上の肋間から先端を出し，先端の小孔にある糸を引き抜く❽。これを結紮すると肋骨とバーが固定される。左右2カ所ずつ計4カ所の固定でしっかりとした安定性が得られ，flippingの危険性は少なくなる。中央部の固定を加えるとさらに固定がしっかりとする。

スタビライザーの挿入

　さらに，スタビライザーの使用は術後のバーの安定に寄与する。スタビライザーを装着する際，右は胸腔鏡のポートが邪魔をすることがあり，バーの左端が装着しやすい。バーの端周囲の皮下を広く剥離し，ここにスタビライザーを収めたら，筋鉤でバーを少し持ち上げながら，スタビライザーをバーの端から滑り込ませる。できるだけ奥にまでスタビライザーを押し込み，肋骨固定用の2本の糸の間に収める。固定の糸をスタビライザーの上下で結紮する❾。これによりバーは肋骨に密着し，スタビライザーも肋骨にしっかり当たる。バーがずれようとする力が働いても，スタビライザーが肋骨に当たっているため，ずれる動きを制限することによりflippingは防止できる。

皮膚縫合

　固定が終了したら，胸腔鏡で出血がないかを確認する。できればバーが通過した縦隔を越えて対側の胸腔まで観察する。左胸腔からバーの挿入部を観察し，肺の損傷がないか，出血がないかを確認する。その後に胸腔の脱気を行う。胸腔ドレーンは出血がある場合を除いて必要ない。

　皮膚の縫合は真皮埋没縫合で行い，創をテープで固定する。これにより，術後の抜糸は不要となり，術後の創消毒などの無

❻ 胸骨裏面の剥離

ⓐ：introducerにより縦隔を剥離しているところである。胸腔鏡でintroducer先端を確認しながら剥離を進めていくことにより，心臓の損傷は予防できる。

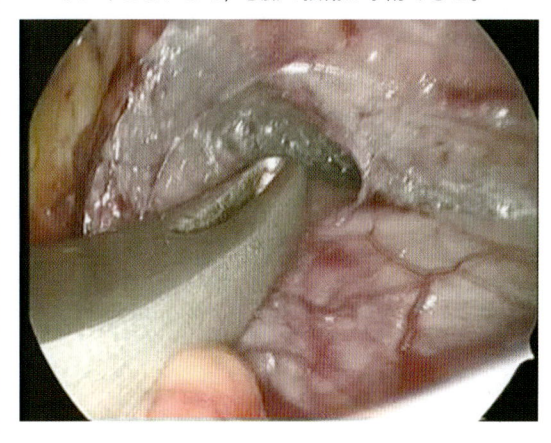

ⓑ：胸骨挙上鉤により前縦隔が見やすくなり，剥離が安全に行える。

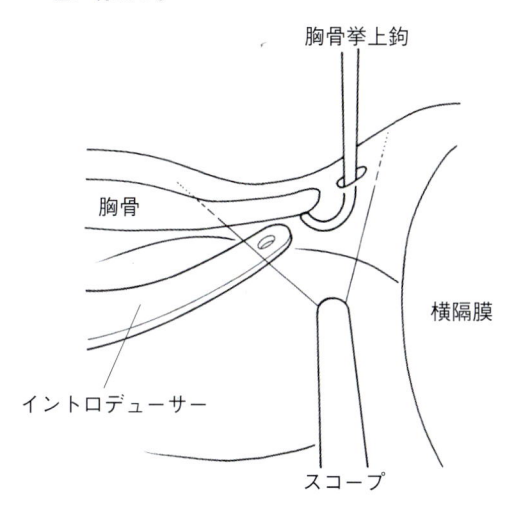

❼ バーの挿入と反転

バーを下向きに通し，フリッパーをつけて反転するところ。

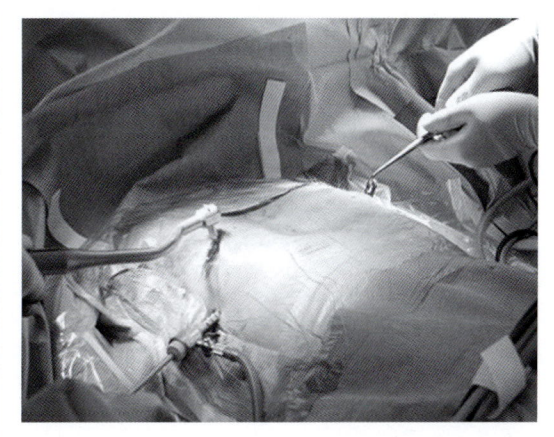

117

8 バーの固定方法

デシャン動脈瘤針の先端にある孔に固定用の糸をかけ，バーと肋骨が交差する部位の肋間にこれを刺入して，上の肋間からこの先端を出す。先端にある糸を引き出し，デシャンを引き抜くと固定の糸は肋骨の裏を通る。バーの前面で糸を結紮すると，バーと肋骨がしっかりと固定される。

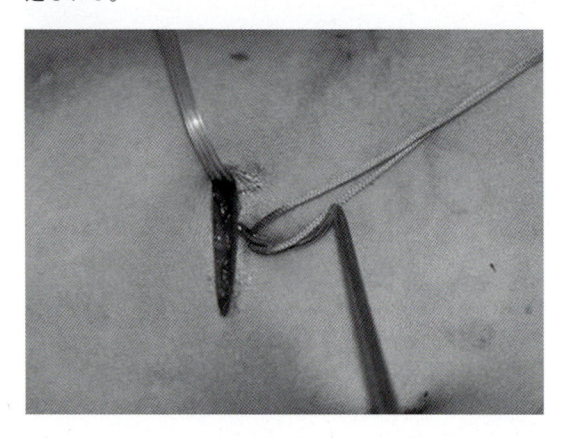

9 スタビライザーの固定

スタビライザーを装着し，その上下にデシャンで肋骨に通した糸を結紮したところ。スタビライザーはこの固定糸で同時に固定される。

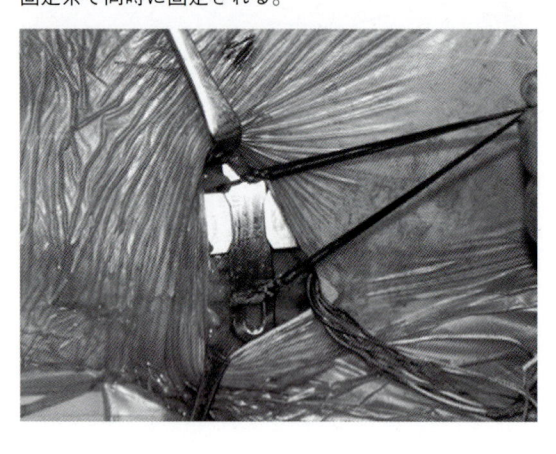

10 バーの抜去時の注意点

リムーバルギアをバーの両端に装着し，バーの曲りを直にして抜去する。

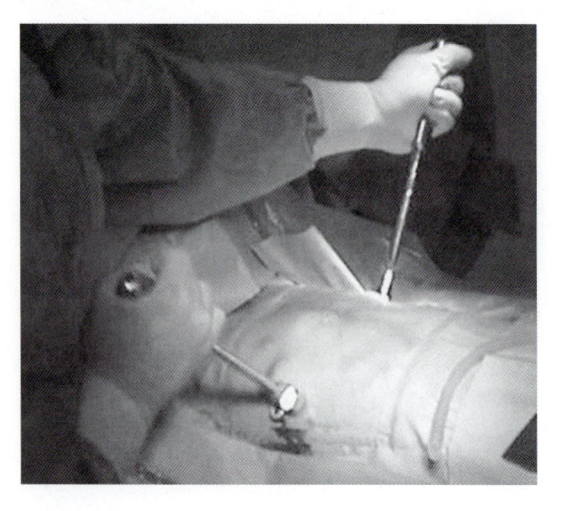

駄な処置はなくなる。また，美容上も創の治癒は良好である。成人では側胸部の傷は肥厚性瘢痕となる危険性が高いので，長期のテープ固定を行い，その予防を図る。

バー抜去手術

初回手術から3年間バーを留置した後，抜去することを基本としている。抜去術は初回手術と同じ左右の創を切開する。バーの表面が露出したら，バー周囲の結合組織を切開し，固定の糸を抜去してバーの両端を明らかにする。バーが肋骨に接するところでバー表面が仮骨により覆われていることがある。これを骨膜剥離子やリューエルで削り取るようにしてバーを露出させる。スタビライザーも同様に周囲の結合組織を切開してはずす。バーの両端にある小孔に小フック(Medical U&A社製)を使用し切開創から引き出す。その後，バーをその彎曲に沿って無理に引っ張ると，バー周囲にできた結合組織のsheathを引き裂き，それによる肺損傷から血胸をきたす危険性がある。そのため，バーの彎曲をリムーバルギア®(Medical U&A社製)で平坦化させて引き出す **10**。この手技により，これまでに行った400例以上のバー抜去術で術中の合併症は1例も経験していない。術後に起こりうる合併症として気胸や血胸がある。術後に胸部X線写真でそのような異常がないことを確認したら，術後1日目には退院可能である。

術後管理のポイント

術後の鎮痛処置

①Nuss手術は術後の痛みが非常に強いため，十分な鎮痛処置が必要である。これは肺炎などの術後合併症を予防し，早期離床，在院期間の短縮に寄与する。最も効果的な除痛法は硬膜外麻酔である。著者らは全例に0.2％アナペイン®あるいは0.25％ポプスカイン®を体重あたり0.15～0.2ml/hでシリンジにより持続注入している。痛みは広い範囲にあるため，投与量は通常より多くして，術後4日目から減量し，術後5日目に中止する。これまでに感染や運動麻痺などの合併症の経験はない。

②これに加え，必要に応じてフェンタニールの持続静注(0.3～0.5μg/kg/h)も行う。麻薬は副作用として嘔気嘔吐が高頻度にみられ，中止せざるをえないことも多い。また，術後すぐから座薬や内服でNSAIDsを投与する。鎮痛効果も高く，術後の発熱や全身倦怠感はこれによりかなり改善される。

術後感染

Nuss手術は体内に金属の異物を留置するため，感染に対する厳重な注意が必要である。術後の創部感染(SSI)は術中の汚染が原因であるため，術野の厳重な清潔野確保と清潔操作が必要である。手術開始前の抗菌剤投与は必須であり，術後5日間の抗菌剤投与を行う。術後4～5日ころの発熱，創痛の再発，皮膚の発赤が出現したらSSIを疑い，制菌力の強い抗菌剤に変更する。皮下に浸出液や膿が貯留していればドレナージ，洗浄を行う。適切な治療により，バーを抜去しなくてもいい場合が多い[3]。

SSIではなくても術後に発熱が持続し，胸痛や胸水貯留をきたす場合がある。これは術後胸膜炎と考えられるが，比較的長

期間(2～4週間)の安静と抗菌剤投与が必要になる。胸膜炎によりバーを抜去せざるをえなくなった例はない。

バーのずれ
術後のバーのflippingは胸部の再陥凹をきたし，バーの端が皮膚に突出してくるため，術後の重大な合併症である。術式のなかで述べたように，しっかりとした固定を行うことで，flippingは回避できる。flippingが生じるのは術後比較的早期のことが多い。再固定を行う場合はバーの位置を再度確認し，安定しやすい位置に再度入れ直すことが必要である。

術後血胸
術後遠隔期に血胸を発症することがある。これは年長例に多く，術後半年から1年の間にみられることが多い。胸部に強い衝撃が加わって起こると考えられるため，突然の胸痛や呼吸困難がみられたときには血胸を疑って，胸部X線検査を行う。血胸に対しては少量であれば入院のうえ，胸腔ドレナージを行う。出血が多いときには胸腔鏡を用いた止血術を行う。出血部位は内胸動脈あるいは肋間動脈である。

鳩胸の胸郭形成術

鳩胸は漏斗胸に比べれば発生頻度は約1/10程度である。鳩胸は肋軟骨が胸骨を前方に押し上げるような形となる。第4～6肋軟骨はやや陥凹した状態から胸骨を押し上げるように前に突出する変形を示す。また，漏斗胸の非対称性変形といわれる例では，胸骨が捻れて片側の陥凹と対側の突出がみられ，片側鳩胸様の変形を示す。思春期前の症例では胸骨を圧迫して突出を改善する治療法が望ましい[4]。

手術手技

鳩胸の手術には従来より行われている変形肋軟骨の切除を主とする術式とNuss法に使用するバーを用いて胸骨を圧迫する低侵襲の術式(Abramson法)[5]がある。

変形肋軟骨を切除する手術 11
皮膚切開は最も突出した胸骨の中央部を中心に約5cmの正中切開を加える。皮下を大胸筋の筋膜直上で広範囲に剥離し，大胸筋が胸骨に付着するところで大胸筋を切開して肋骨からはずしていく。肋軟骨の変形が強い部位，多くは両側第3～6肋軟骨膜を切開し，肋軟骨膜を剥離して軟骨のみを1～2cm切除する。これにより，胸骨の突出は手で押すと容易に正常の位置まで押し下げることができる。この際，切離した肋軟骨の断端を寄せて縫合する。

Abramson法 12
皮膚切開は胸骨突出部から左右に延長した線上で中腋窩線に2～3cmの横切開を入れる。皮切部から胸骨前面まで皮下を剥離し，Nuss法に用いるバーを通すルートを作成する。バーの曲りは胸骨を圧迫した状態で形を作る。皮下にバーを通し，バーの端に固定用のスタビライザーを装着する。このスタビライザーは肋骨としっかりワイヤーで固定する。この固定の方法が難しいが，胸腔内の操作が不要であり，創部はNuss法と同様に側胸部にできるため，より低侵襲である。

11 鳩胸の肋骨切除術
胸部正中切開を行い，イラストで赤く示した第3～6肋軟骨部を切除し，再縫合する。

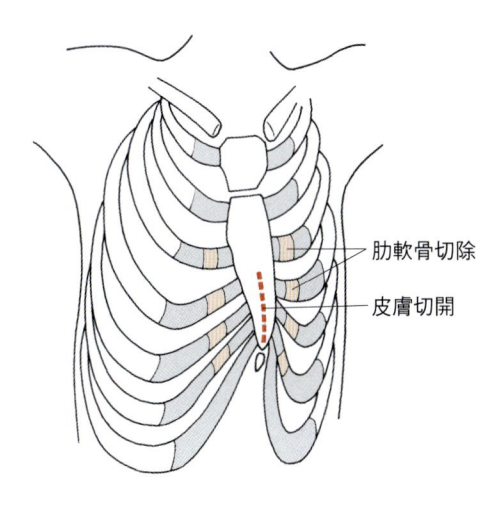

12 Abramson法
Nuss手術で用いるバーとスタビライザーを用いる。胸骨の前面皮下を剥離し，突出した胸骨を抑え，バーをスタビライザーとともに側胸部の肋骨に固定する。

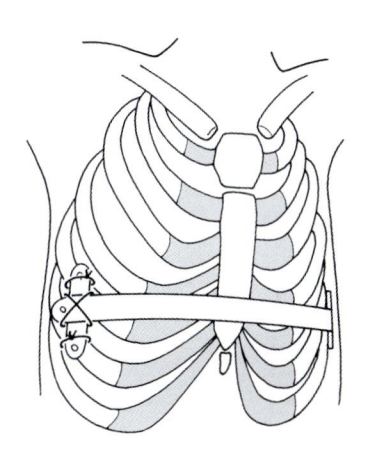

文献
1) 中岡達雄，植村貞繁，ほか：開胸手術の既往例に対するNuss手術の安全性と問題点．日本小児外科学会雑誌2008; 44(6): 793-7.
2) 三宅 啓，植村貞繁，ほか：Nuss法で使用するbar size決定に関する検討．日本小児外科学会雑誌 2012; 48(7): 1019-23.
3) 中岡達雄，植村貞繁，ほか：漏斗胸に対するNuss手術後感染例の検討．日本小児外科学会雑誌 2007; 43(4): 609-14.
4) Pectus carinatum guidelines. The American Pediatic Surgery Association (web site).
5) Abramson H, D'Agostino J et al: A 5-year experience with a minimally invasive technique for pectus carinatum repair. J Pediatr Surg 2009; 44: 118-24.

III 胸部

膿胸の手術

連 利博

1 膿胸の病期

病期1（滲出期）
胸部単純X線で胸水貯留が認識されて3日程度の早期で，胸水貯留を示すメニスカスサインがあり，透視では体位変換で貯留液が移動する。

病期2（膿貯留・線維析出期）
胸水貯留後4〜7日，胸水はゼリー状となり隔壁が形成され，体位変換で貯留液像が移動しなくなる。

病期3（器質期）
胸水貯留後7日以上，貯留胸水は線維塊となり臓側胸膜と固着し，毛細血管が発達する。患側の肺は胸腔内の線維塊により圧迫され拡張できなくなる。

2 膿胸のX線像

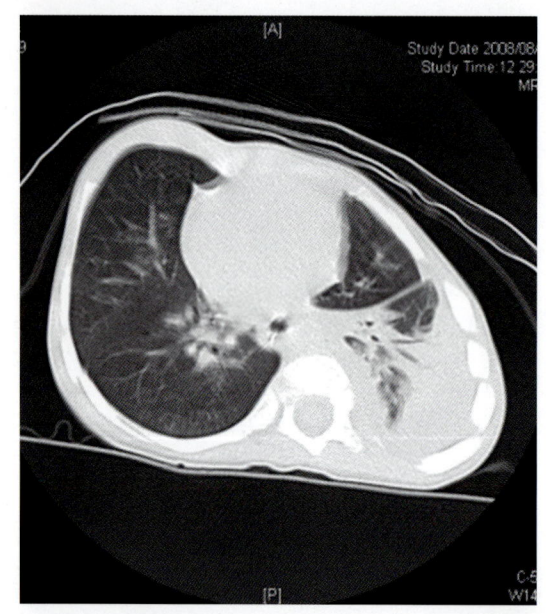

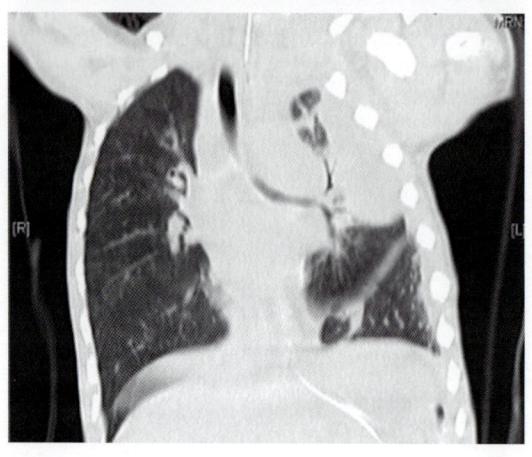

発熱，多呼吸，呼吸困難，咳などの呼吸器症状で発症し，時にはチアノーゼが観察される。通常肺炎が先行する。原因菌は *Streptococcus pneumoniae*, *Staphylococcus aureus*, *Hemophilus influenzae* および嫌気性菌で，病気の進行は3つの時期に分けられる❶。

1980年代までは病期3に至ってから開胸により胸膜剥皮術が行われていたが，すでに肺に固着した組織を強引に剥がすことになり，出血量は多く，肺も損傷し臓側胸膜が剥脱されるため気胸にもなり，術後の胸腔ドレーンの留置期間が長くなるなど侵襲は比較的大きいものであった。内視鏡手術の登場とともに成人領域では胸腔鏡下に剥皮術が行われるようになり，90年代になると小児でも報告[1]されるようになった。早期の滲出期に行えばゼリー状の線維素を簡単に除去できるので，低侵襲の胸腔鏡下手術がより一層低侵襲に行われることが報告[2]され，さかんに早期介入されるに至った。一方，1994年ウロキナーゼを胸腔ドレーンから注入することにより，胸腔内に貯留する線維素は溶解し，病期が進行することなく非手術的に治療することが報告[3]されて以来，積極的に線維素溶解治療が小児科医により用いられるようになった。2000年代半ば以降，どちらが優れているかの議論で多くの論文[4,5]が出ており，その優劣ついてはいまだ混沌としているが，2010年のprospectiveに検討された論文[6]では，少なくとも早期においては線維素溶解は勧められる治療法であり，手術症例を限定できそうだ。

現時点で合理的であると思われる治療方針は，抗生剤投与とともに胸水貯留像の体位変動の有無で患者がどの病期にあるかを考え，病期1であれば胸腔ドレーンを挿入し，効果なければ線維素溶解剤を開始する。治療開始時すでに病期2に到達していると考えれば，胸腔ドレーン挿入と同時に線維素溶解治療を開始する。2，3日以内にその効果を判定し，無効例もしくは病期3に近いと考えれば，時期を逸しないように胸腔鏡下胸膜剥皮術を行う。

線維素溶解治療

ウロキナーゼ1,000IU/m*l*の溶解液20m*l*もしくは56,000IU in 56m*l*生食水/m²を胸腔ドレーンから胸腔内に注入し，1時間クランプし体位変換を繰り返す。副作用はまれとされているが，出血傾向について注意しなければならない。

胸腔鏡下膿胸剥皮ドレナージ術

術前準備

超音波エコーおよび必要ならば胸部CTにより胸水貯留部位を的確に確認し，第1ポートの挿入すべき肋間を決定する❷。

手術の実際

体位

全身麻酔下に患側を上にした側臥位 ③ にするが，脳性麻痺患者などで側臥位がとれなくてもよい．仰臥位のままでポートを挿入することはできる．

ポート挿入

術前の所見に従って胸水貯留部位と思われる肋間に第1ポートを挿入する．多くの場合第7肋間中腋窩線上となる．トロカーが肋間を越え，壁側胸膜を突き破ったところでCO_2を送気し，術野を画面に映し出しながら，テレスコープ自身をゼリー状になった胸水貯留スペースに何度も方向を変え突き刺し分け入るようにしてスペースを確保する ④．第2ポートは肋間を変え，また前腋窩線もしくは後腋下線上にずらして，その確保したスペースの範囲で直視下に挿入する．剥皮の際ブラインドになるところが小さくなるよう工夫する．ワーキングポートは1つ，すなわち合計2本のポートで作業は完遂できる．

剥皮

肺表面のフィブリンを鉗子で掴んではぎ取る ⑤ ことになるが，発症から数日以内であれば容易である．隔壁を破りすべての膿汁を排出し，ゼリー状の線維組織塊を除去するが，どうしてもポート挿入付近はブラインドになる部位があるが，完全に除去しようと思わなくてよい．生理食塩水で洗浄した後ポート孔の1つを利用し，胸腔ドレーンを留置し，手術を終了する．

術後管理のポイント

術後はフィブリンが析出してくるので早晩ドレーンは閉塞するが，この時点で線維素溶解治療を併用する必要はない．胸水がすべて排出できていなくても，残りは自然に吸収されるので解熱すれば抜去する．胸部X線写真上陰影が消えるまでドレナージチューブを留置する必要はない．抗生剤は白血球数が正常化すれば終了してよい．

文献

1) Kern JA, BM Rodgers: Thoracoscopy in the management of empyema in children. J Pediatr Surg 1993; 28: 1128-32.
2) Kalfa N JR, Allal H, et Al: Thoracoscopy in pediatric pleural empyema: A prospective study of prognostic factors. J Pediatr Surg 2006; 41: 1732-7.
3) Stringel G, Hartman A: Intrapleural instillation of urokinase in the treatment of loculated pleural effusions in children. J Pediatr Surg 1994; 29: 1539-40.
4) Avansino JR, Goldman B, et al: Primary operative versus nonoperative therapy for pediatric empyema: a meta-analysis. Pediatrics 2005; 115: 1652-8.
5) Shah SB, et al: Costs of treating children with complicated pneumonia: A comparison of primary VATS and chest tube placement. Pediatr Pulmonol 2010; 45: 71-7.
6) Stefanutti, G, et al: Evaluation of a pediatric protocol of intrapleural urokinase for pleural empyema: A prospective study. Surgery 2010; 148: 589-94.

③ 患側を上にした側臥位

膿は横隔膜上で後側に多く貯留する傾向があり，その際は肺を重力で前方に落とせば下後側にスペースをつくることができる．そのためには患者を前傾にする体位がよい．手術台を回転させることにより調整をすることも可能である．

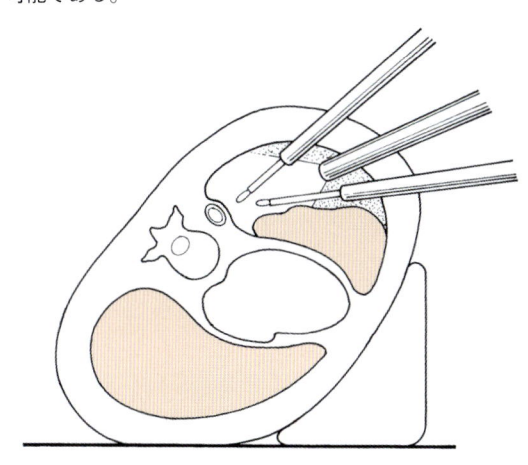

④ 第1ポート挿入

透明のトロカーを使用する．テレスコープを挿入したトロカーを，モニターを見ながら胸腔内に入ったところでCO_2を送気しつつ，テレスコープ自身をゼリー状になった膿性胸水の貯留スペースに何度も方向を変えながら突き刺し分け入るようにしてスペースをつくる．

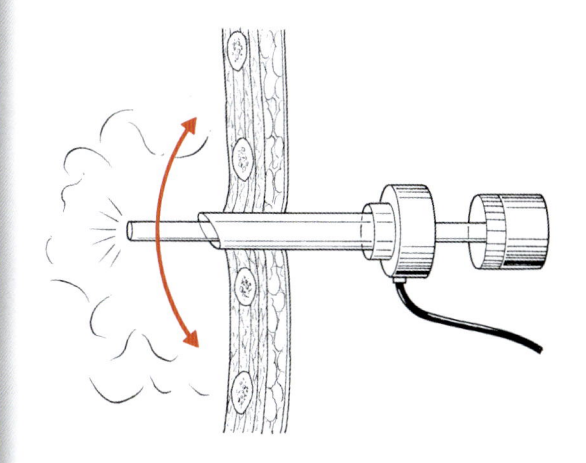

⑤ 胸腔鏡下胸膜剥皮術

肺表面のフィブリン塊を鉗子で除去する．

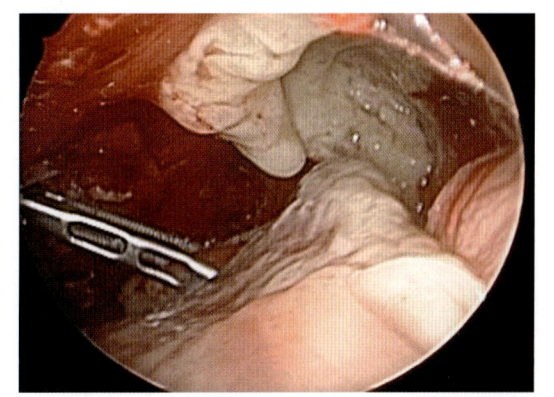

（写真提供：兵庫医科大学 奥山宏臣先生）

先天性横隔膜ヘルニアの手術

黒田達夫

1 開腹手術の皮膚切開

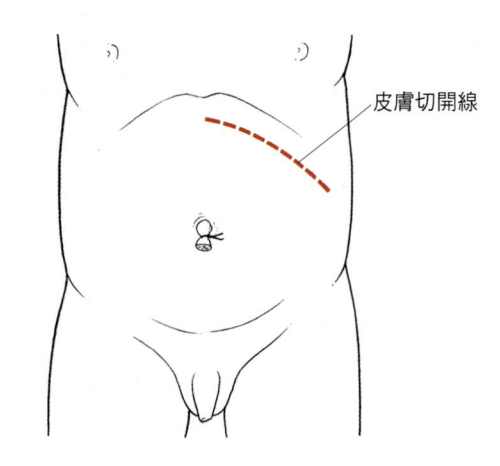

皮膚切開線

2 腹腔内臓器の還納

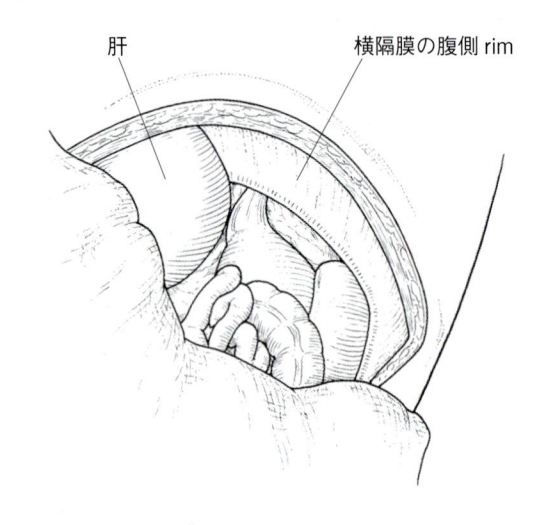

肝　　横隔膜の腹側 rim

3 ヘルニア門の確認

横隔膜の腹側 rim

横隔膜の背側 rim

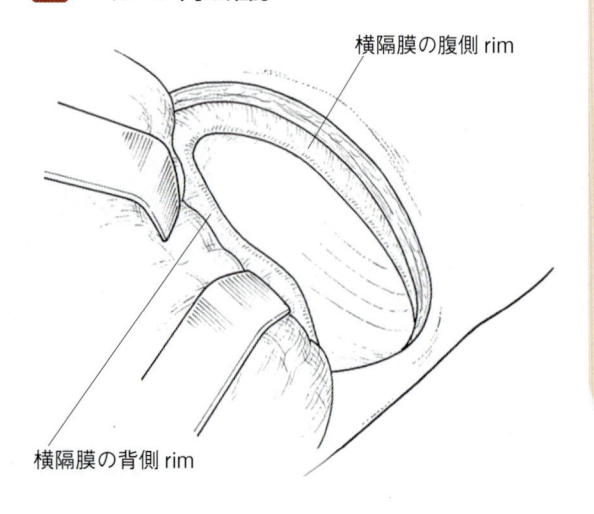

術前準備

　重篤な呼吸障害を呈する症例では，呼吸，循環の安定を行い，肺動脈攣縮などの起こりやすい生直後の時期を過ぎた生後24〜48時間以降に手術を行うことが多い。生直後より術前から膜型人工肺（ECMO）を使用する場合，生直後に手術により横隔膜ヘルニアを修復してECMOを装着する場合もある。手術術式を選択するうえで，内視鏡的手術に耐えられる全身状態であるか否か，横隔膜の欠損が大きく自家筋肉フラップを用いた修復を必要とするか，など呼吸循環状態の評価を的確に判断しなければならない。

　いずれの場合も，術前には経鼻胃管を適切な位置に留置して胃内容のドレナージを行うとともに，浣腸を行い胎便を可及的に排泄させて腸管内容をドレナージしておく必要がある。

手術の実際

●開腹手術（直接縫合）

皮膚切開と視野の確保 **1**

　皮膚切開は左季肋縁に沿って，閉創の際の縫い代分約1cmをとって，上腹部斜切開を置く。皮膚切開が季肋縁から下方に離れると，横隔膜の視野が悪くなる。

　ヘルニア門内側縁を同定するために，肝鎌状靱帯を切開して外側区域を授動，反転させて圧排する場合がある。このため，内側は正中近くまで皮膚切開をしておいたほうがやりやすい。一方，ヘルニア門は外側に大きく広がっているため，皮膚切開を外側へ延ばすと横隔膜ヘルニアを修復した外縁が開腹創とぶつかる。外側は前腋窩線をわずかに越えたあたりまでとする。

腹腔内臓器の還納 **2**

　愛護的に腹腔内臓器を術野へ還納する。ガーゼで腸管を包むように把持すると滑りにくい。脾臓の扱いにはとくに注意し，胃の大彎と併せて引き出すようにする。還納した腸管が腸間膜根部で捻転しないように腸管の色調に注意する。

ヘルニア門の確認 **3**

　ヘルニア門の腹側rimをアリス鉗子で把持する。これを外側上方へ牽引して，内側縁および背側縁を同定する。背側縁は分かりにくいことが多いが，腸べらで後腹膜を押し付けるようにすると，その連続した頭側に筋肉成分が隆起してrimが見やすくなる。とくに重症例では外側の背側rimはほとんど同定できない場合が多い。

先天性横隔膜ヘルニアの手術

縫合閉鎖 ④

　3-0などの比較的太い糸とatraumaticな針を用いて前側と背側のrimを縫合してヘルニア門を閉鎖する。大きなbiteでしっかり縫合する。水平マットレス縫合も有効である。縫合は内側からかけていくと，rimが分かりやすくなる。

　最外側で背側rimが同定できない場合は，縫合線の延長に沿って，胸壁と前側rimを縫合する。

追加手技：腸回転異常症を合併する際にはLadd手術を追加する。

人工布による閉鎖

背側の縫合 ⑤：横隔膜欠損が大きい場合にはダクロンなどの人工布を用いてヘルニア門を閉鎖する。直接縫合による閉鎖が可能であっても，胸郭の変形が大きくなる場合には人工布のパッチをあてて閉鎖する。

　最初に人工布の片側のみを長円の湾曲でトリミングし，背側rimと縫合していく。重症例でもほとんどの症例では内側の背側rimが同定可能であるので，まず内側から縫合する。

④ 縫合閉鎖

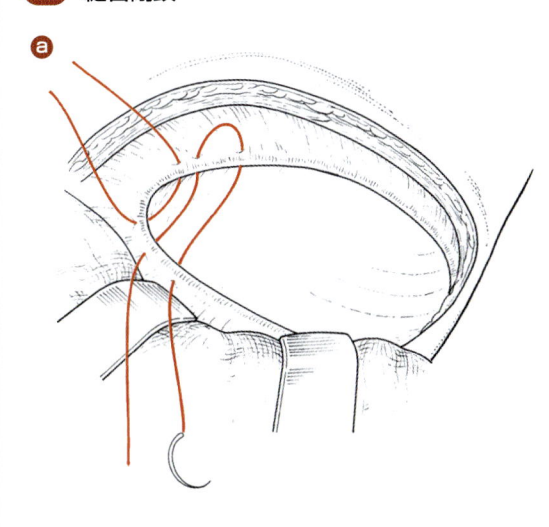

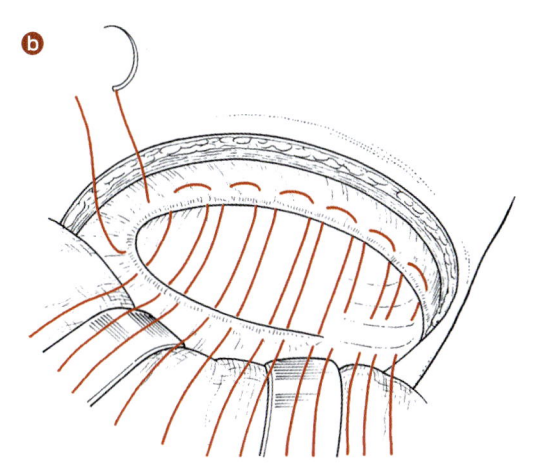

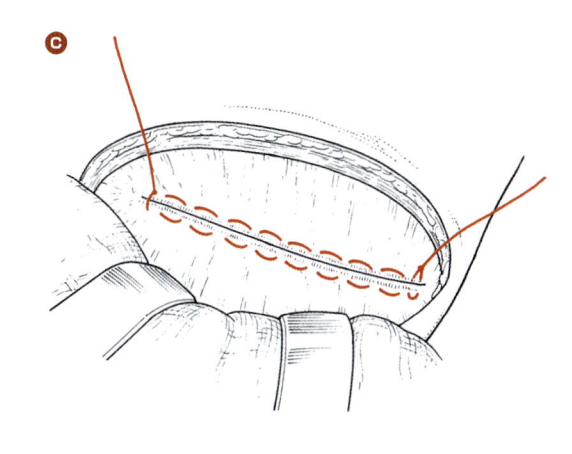

a

b

c

⑤ 背側の縫合

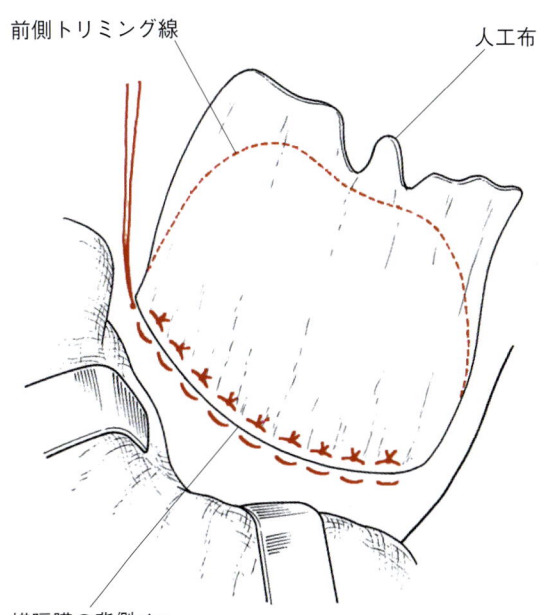

前側トリミング線　　人工布

横隔膜の背側rim

123

6 前側の縫合

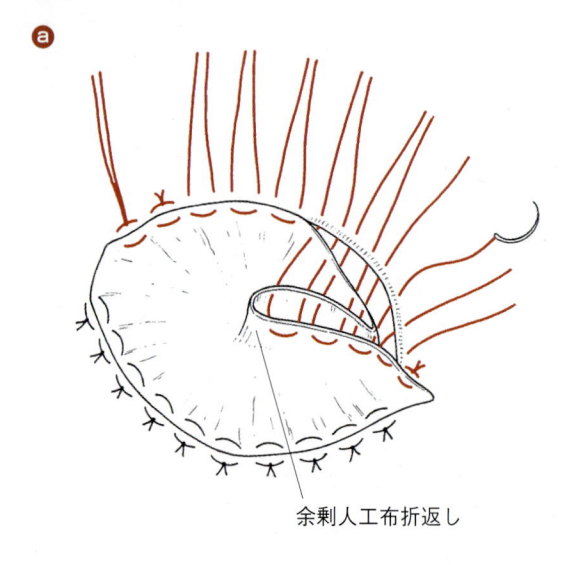

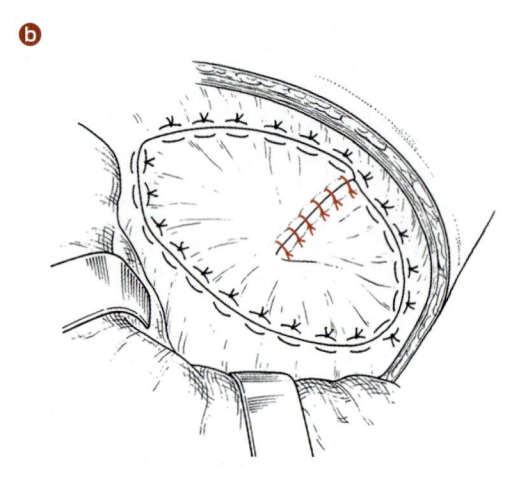

a

余剰人工布折返し

b

前側の縫合 6：人工布は，できるだけ張力がかからないように縫合する。人工布を大きく胸腔内に押し込み，その上で前側rimとの縫合線に沿って長円型にトリミングする。

内側と外側の辺縁を，まず数針ずつ縫合する。次いでその間に，人工布が胸腔内へドーム型に凸になるように折り畳みつつ，縫合針をかけていく。

●胸腔鏡下手術

体位とポートの配置 7

内視鏡下手術による横隔膜ヘルニアの修復は，腹腔鏡下手術と胸腔鏡下手術の双方の報告がみられるが，脱出臓器の還納は胸腔側から腹腔へ押し込むほうが容易とするものが多い。本項では胸腔鏡下アプローチを呈示する。

患者は側臥位とする。

第1ポートは中腋窩線上の第3肋間あるいは後腋窩線上で肩甲骨のすぐ下レベルに置き，呼吸循環動態を見ながらゆっくり5mmHgまで圧を上昇させて気胸とする。胸腔鏡を挿入して観察し，脱出臓器の損傷に注意しながらワーキングポートを第5，第6肋間の前・後腋窩線を目安に挿入する。

脱出臓器の還納と横隔膜の修復 8

術者は患者の頭側に立って，横隔膜を見下ろすようにする。胸腔内脱出臓器をチェリーダイセクターなどを用いて愛護的に腹腔内に還納する。横隔膜のrimを同定して，ヘルニア門を縫合閉鎖する。ヘルニア門の大きい場合には，開腹手術と同様に人工布を用いて修復する場合もある。

7 胸腔鏡下手術の体位とポート位置

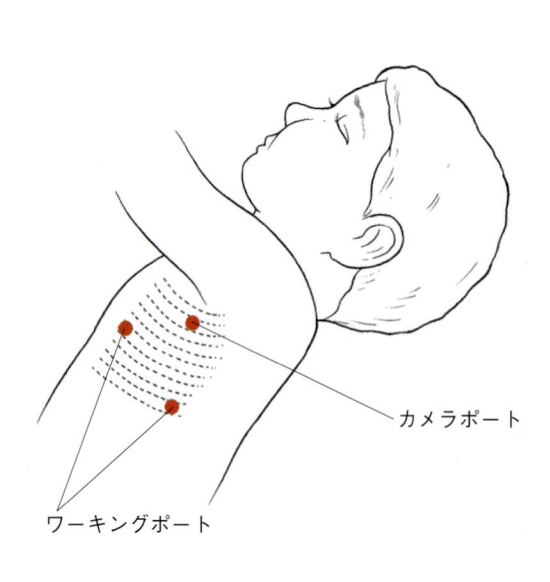

カメラポート
ワーキングポート

8 脱出臓器の還納と横隔膜の修復

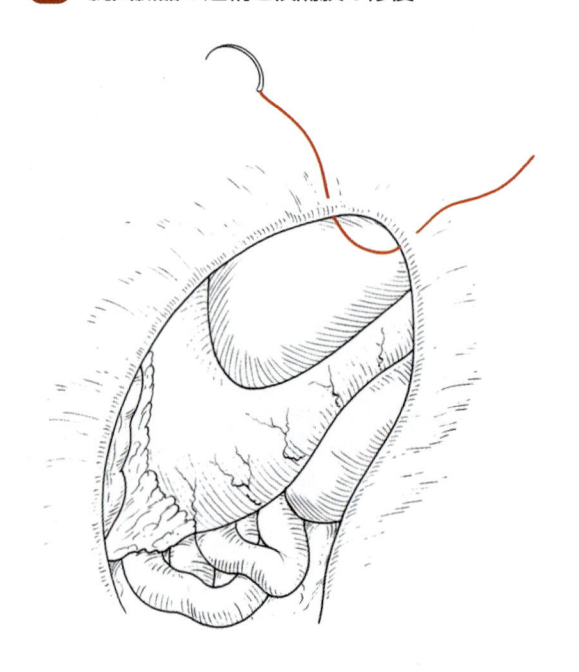

●腹斜筋による横隔膜再建

人工布による修復では，加齢で成長しない人工物が体内に残り，高い再発率が報告される。内腹斜筋フラップを用いた修復手技が報告される。

皮膚切開 ⑨

フラップを取るために，季肋部正中寄りから上前腸骨棘へ向けて皮膚切開を置く。

内腹斜筋フラップの作成 ⑩

創部頭側の内・外腹斜筋の間を剥離して，内腹斜筋＋腹横筋を授動する。正中側では腹直筋外縁で内腹斜筋を切離する。

横隔膜の修復 ⑪

内腹斜筋のフラップを内側へ折り返して，ヘルニア門のrimと縫合する。

術後管理のポイント

①手術侵襲や，術後処置などにより肺動脈の攣縮を起こして肺高血圧が進行することがある。手術直後も，ゆっくりと慎重にリネンなどを外す。

②全身状態が安定していれば，経管栄養を再開する。高率に胃食道逆流を合併するため，手術中に経腸チューブを挿入留置しておくことも行われる。

呼吸循環管理の詳細に関しては他項へ譲る。

文献

1) Frischer JS, Kuentzler KA, et al: Congenital diaphragmatic hernia and eventration of thediaphragm. Atlas of pediatric surgical techniques, Chung DH, Chen MK, ed, ElsevierSaunders, Philadelphia, 2010, p83-96.
2) Simpson JS, Gossage JD: Use of abdominal wall muscle flap in repair of large congenital diaphragmatic hernia. J Pediatr Surg 1971; 6: 42-4.
3) Scaife ER, Johnson DG, et al: The split abdoinal wall muscle flap; a simple, mesh-free approach to repair large diaphragmatic heria. J Pediatr Surg 2003; 39: 1748-51.

⑨ 腹斜筋による横隔膜再建の皮膚切開

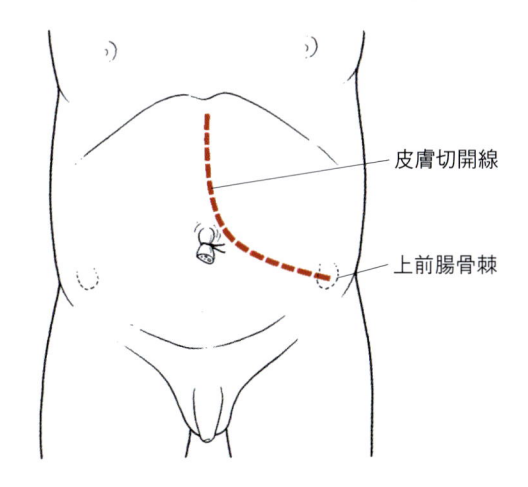

⑩ 内腹斜筋フラップの作成

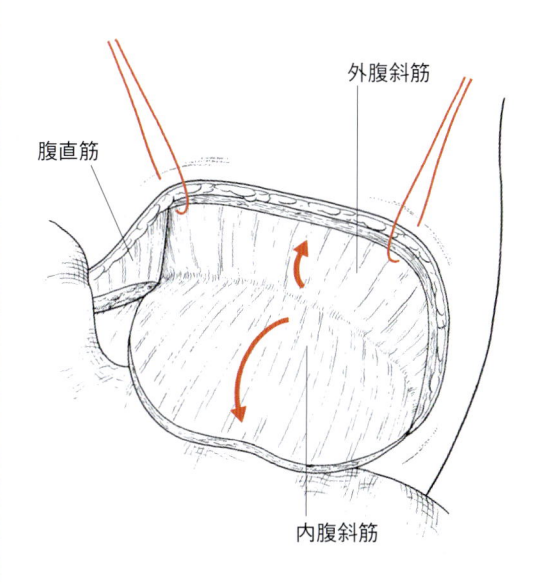

⑪ 横隔膜の修復

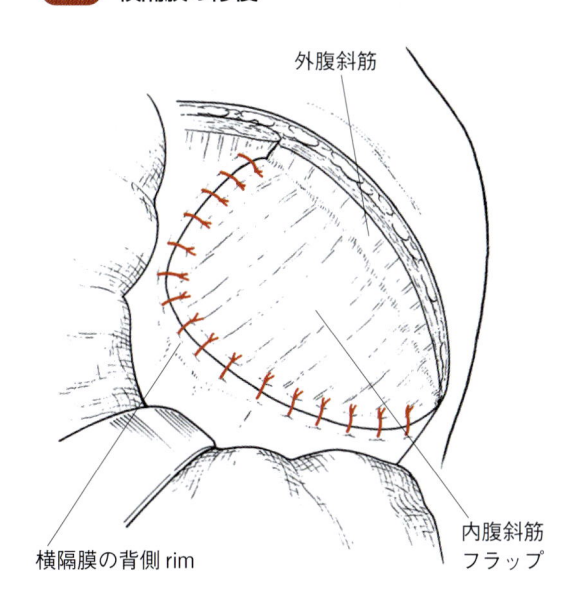

横隔膜弛緩症の手術

Ⅲ 胸部

杉山正彦

1 開胸による横隔膜縫縮術

ⓐに体位と皮膚切開（右横隔膜弛緩症の場合）を示す。左側臥位で--のように後側方切開で皮膚切開し，第5もしくは6肋間で開胸する。開胸後，水平マットレス縫合（ⓑ）し，縫縮する（ⓒ）。

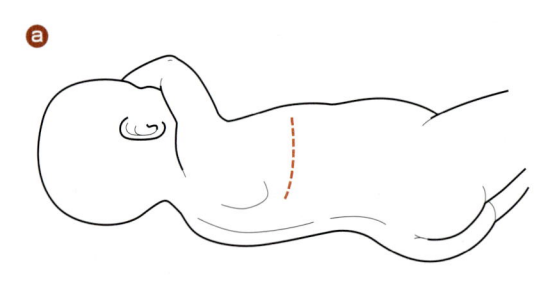

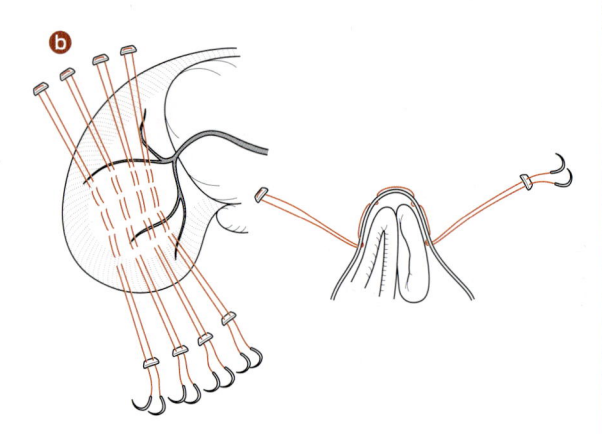

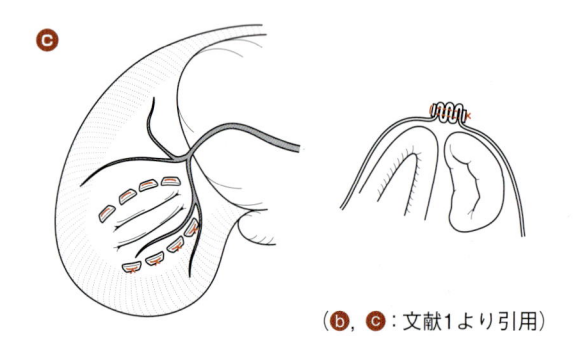

ⓐ

ⓑ

ⓒ

（ⓑ，ⓒ：文献1より引用）

2 胸腔鏡手術の配置図（左横隔膜弛緩症の場合）

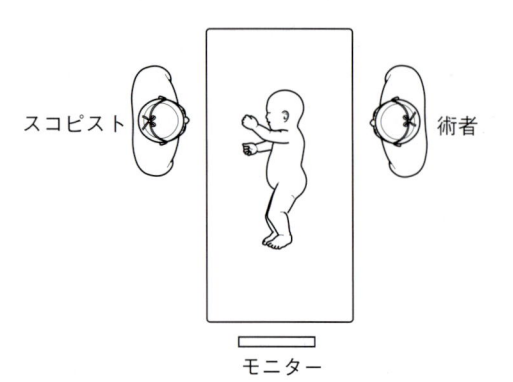

スコピスト　術者　モニター

先天性と後天性の要因により，横隔膜の緊張性が低下し挙上した状態を呈する疾患である。先天性のものは比較的まれで，胎生8〜12週ごろの胸腹裂孔膜による横隔膜の筋肉の発達不全や横隔神経の機能障害が原因とされる。横隔膜全体の挙上は男児の左側に多くみられ，部分的な横隔膜の挙上は，性差なく右側の前部に多くみられる。後天性の要因としては，分娩時外傷（C3〜C5の神経損傷）や先天性心疾患に対する手術時の横隔神経の損傷である。

胸部単純X線写真で，横隔膜頂部の位置が高いことや，吸気時に挙上する横隔膜の奇異性運動が診断の決め手となる。無症状で経過する症例もあるが，有症状症例に対しては手術適応となる。

新生児期や乳児期早期に発症する症例では，呼吸器症状を呈することが多く，人工呼吸管理や酸素投与を必要とする。年長児の症状としては反復する呼吸器感染や発育不良などを認める。

手術の実際

●開胸による横隔膜縫縮術

体位，皮膚切開

健側が下になる側臥位の体位をとり，後側方切開で皮膚切開をおき第5もしくは6肋間で開胸する 1a 。

手術手技

横隔神経を同定して横隔膜上の横隔神経の分枝を損傷しないように横隔膜の縫縮を行う。横隔膜頂部を吊り上げ，腹腔内臓器を損傷しないよう横隔膜を絞り込み，腹側背側方向に2-0か3-0の非吸収糸を用いて連続水平マットレス縫合を行う。この際，横隔膜の損傷を防ぐためプレジェットを用いることを推奨している成書もある 1b, c 。

閉胸

止血を確認の後閉胸する。

●胸腔鏡による横隔膜縫縮術

開胸操作による肋間筋の損傷が，術後の呼吸障害や疼痛の原因となると考えられ，近年内視鏡による横隔膜縫縮術が行われている。胸腔鏡でも腹腔鏡でも可能であるが，今回は胸腔鏡下横隔膜縫縮術について説明する。

術中の呼吸管理において分離肺換気は必ずしも必須ではなく，特に新生児，乳児において分離肺換気は困難であり，腹腔鏡用の炭酸ガスによる気腹装置を使用して胸腔内に陽圧をかけることで人工気胸下に手術を行う。胸腔内を陽圧に保つためト

ロカーも腹腔鏡用のバルブ付きを使用する．新生児，乳児では3mm径の器械セットを使用する．

体位，ポート配置

体位は健側を下にする側臥位で，腹腔内臓器を尾側に押し下げるためやや頭側を挙上する．術者は患児の背中側にたち，スコピストは腹側に，モニターは患児の足側に配置する ❷．手術創ができる限り隠れるようにするため，中腋窩線上にカメラポートを配置し，ワーキングポートを前腋窩線上と後腋窩線上に配置する ❸．カメラポートを中腋窩線上第4肋間から挿入し，気腹装置を用いて胸腔内を3～4mmHgで加圧維持して陽圧気胸の状態とする．陽圧気胸により挙上していた横隔膜は腹側に押し下げられ，同時に肺は虚脱するので十分な視野が確保される．その状態で前腋窩線上と後腋窩線上にワーキングポートを配置する．

手術手技

横隔神経を確認して，損傷することなく横隔膜を縫縮する．胸腔内が陽圧のため，横隔膜を把持して胸腔側に引き上げると横隔膜のあらゆる方向から同様の陽圧がかかることにより，腹腔内臓器は引き上げた横隔膜の裏面に入り込むことなく尾側に押し下げられる ❹．横隔膜の縫縮には両端に針の付いた非吸収糸を用いて連続水平マットレス縫合を行っている術式もあるが，当科では腹側から背側へ（もしくはその逆）波縫いを行い，そのまま体外結紮で横隔膜を縫縮している ❺．一度にきつく縫縮しようとせず，同じところを縫合しても構わないので，何回か縫合して徐々に締め上げていくようにする．最初の数針は縫縮後結紮糸を切る際に長めに残して，これを牽引しながら外側に縫合を進めると比較的容易に縫合ができる．十分に外側の縫合が済んだ後に縦隔側の縫合を行う．横隔膜が裂けない程度にできる限りきつく縫縮しないと再発するので注意する．

閉胸

陽圧気胸を中止して横隔膜の縫縮の程度を確認し，止血確認後虚脱した肺を再膨張させて閉創する．一般的に胸腔ドレーンは挿入の必要はない．

術後管理のポイント

術直後抜管が可能であれば，抜管後帰室する．術後管理は一般の開胸手術に準ずる．有効な縫縮が行われていれば，数日のうちに抜管は可能となる．

両側横隔膜弛緩症に対しては，一般的に体位の変換なく患児の呼吸制限のかからない腹腔鏡下の横隔膜縫縮が推奨されている．しかし，体位変換しながら，胸腔鏡下での横隔膜縫縮を左右同時に行った経験もあるが，特に問題なく完遂できた．術者の習熟度と全身管理の安全性により，手術術式を決定すべきと考える．

文献

1) Lewis Spitz, Arnold G Coran: Pediatric Surgery Fifth edition, 1995, p168-175.
2) 伊藤泰雄，ほか: 標準小児外科学 第6版, 2012, p156-157.

---

❸ 体位とポート位置（左横隔膜弛緩症の場合）

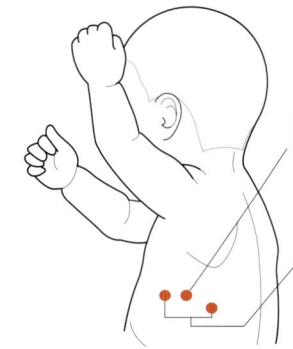

カメラポート：
中腋窩線上第4肋間

ワーキングポート：
前腋窩線上第4肋間
後腋窩線上第4あるいは第5肋間

❹ 胸腔鏡による横隔膜縫縮術（1）

人工（陽圧）気胸下で横隔膜を把持し糸をかける．

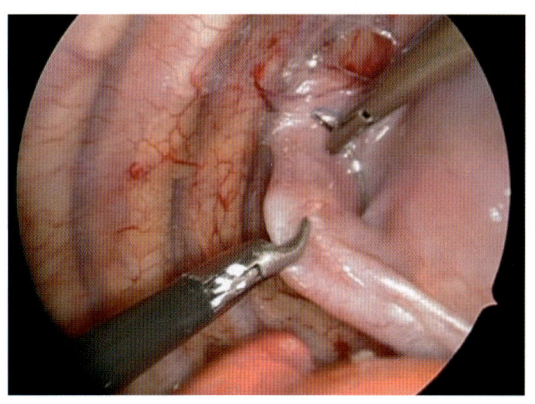

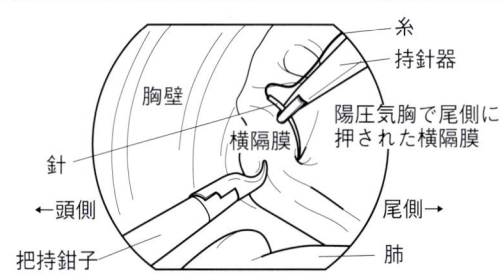

糸
持針器
陽圧気胸で尾側に押された横隔膜
胸壁
横隔膜
針
←頭側　　尾側→
把持鉗子　　肺

❺ 胸腔鏡による横隔膜縫縮術（2）

体外結紮で横隔膜を縫い縮めたところ．

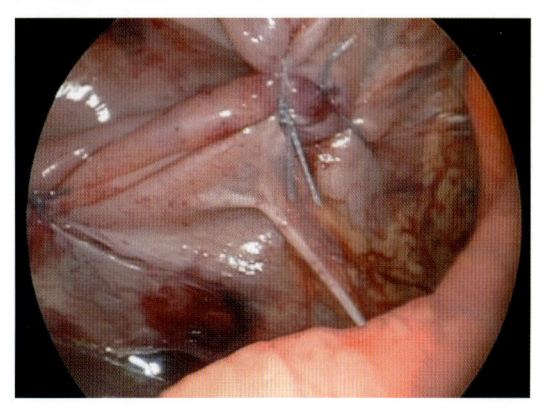

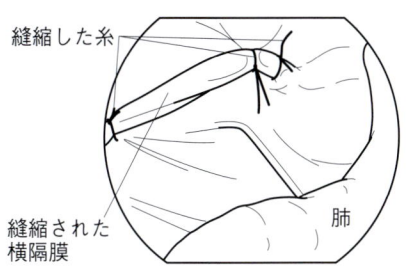

縫縮した糸
縫縮された横隔膜
肺

IV

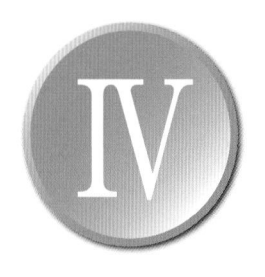

腹 壁

IV 腹壁

鼠径ヘルニアのオープン手術

池田　均, 田原和典

> 小児の鼠径周囲のヘルニアのほとんどが腹膜鞘状突起の開存を原因とする外鼠径ヘルニアであるが，内鼠径ヘルニアも0.5～2.6％，大腿ヘルニアも1～2.6％といずれもまれながら存在する[1]。小児の内鼠径ヘルニアは術前診察や術中の鼠径管の肉眼所見によっても正確な診断は容易でないが，大腿ヘルニアは膨隆がやや外側（多くは鼠径靱帯の外側）に位置するので，ていねいな診察により診断が可能である。本項では外鼠径ヘルニアを以下，鼠径ヘルニアとして治療を述べる。

術前準備

鼠径ヘルニアの手術時期は，嵌頓の危険が高い例を除いて生後3カ月以降とするのが一般的である。低出生体重児の場合には全身状態を考慮しながら，NICUの退院前または修正月齢3カ月以降などの退院後に手術時期を設定する。低出生体重児では麻酔の影響による無呼吸など，術後の呼吸状態に注意が必要である。

腸管や卵巣，大網などの非還納例でも用手還納できる場合には局所の浮腫軽減を待って手術とする。大網は非還納でも無症状であれば予定手術で対応可能である。一方，卵巣は無理な用手還納により卵巣捻転を誘発する危険があるので，ドップラーエコーで卵巣の血流を確認できれば還納は試みず，1～2日のうちに準緊急手術とするのが安全である。腸管が還納できない場合，鼠径部の発赤や疼痛，イレウスなどの症状を呈する場合，卵巣が非還納で可動性不良や血流低下を認める場合などは嵌頓ヘルニアとして緊急手術とする。

術前準備は経口摂取制限，輸液，麻酔前投薬，浣腸などを適宜実施する。患側のマーキングを担当医，看護師，家族の立ち会いのもとに行う。緊急手術では最終経口摂取時間の確認，嵌頓による嘔吐，脱水，電解質異常に対する対応などを忘れてはならない。

手術の実際

小児鼠径ヘルニアの手術はヘルニア嚢，すなわち腹膜鞘状突起の高位結紮が必要かつ十分な操作で（単純高位結紮術），成人鼠径ヘルニアにおける内鼠径輪の縫縮や，鼠径管や腹壁の形成，補強などのような操作は必要としない。わが国では小児鼠径ヘルニアに対する単純高位結紮術を一般にPotts法とよぶが，術式の原則は19世紀末にRussellが提唱しており，むしろRussell法とよぶべきものである。ちなみに，わが国では八代がすでに20世紀の初めに小児鼠径ヘルニアに対する単純高位結紮術を記載している[1]。

❶ 単純高位結紮術（Potts法）の皮膚切開
内鼠径輪直上に皮膚切開をおく。

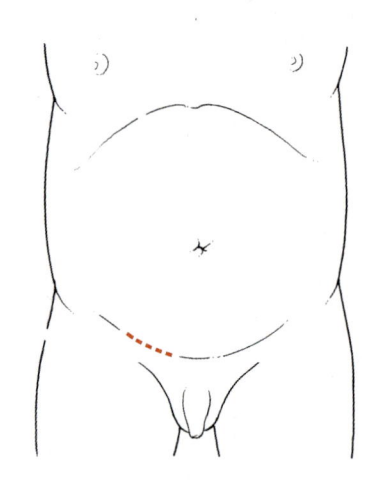

鼠径ヘルニアのオープン手術

●単純高位結紮術（Potts法）

皮膚切開と鼠径管の開放

　ヘルニア嚢頸部に最短でアプローチできる内鼠径輪直上に，皺に沿った2～2.5cmの皮膚切開をおく❶。二層の浅腹（浅在）筋膜（Camper筋膜，Scarpa筋膜）を鈍的に開いて，外腹斜筋腱膜を同定する。外腹斜筋腱膜は白色調で，内下方へ向かう線維と腱膜固有の張り感がある。外腹斜筋腱膜を線維方向に2cm程切開して鼠径管を開放すると，直下に内腹斜筋（男児では最尾側が精巣挙筋）と筋表面を走る腸骨鼠径神経が同定される❷a。外腹斜筋腱膜の切開が内側へずれると腹直筋前鞘を切開し，腹直筋鞘に至ることがある。この場合は筋（腹直筋）の走行が異なり，腸骨鼠径神経も同定されない。

精索（子宮円索）の挙上

　鼠径管を開放した後，精巣挙筋（女児では内腹斜筋）を鼠径靱帯から十分に剥離して，筋を線維方向に鈍的に分け，男児では精索，女児では子宮円索を同定する。精索（子宮円索）を背側の横筋筋膜から遊離，挙上してテーピングすると，局所解剖が理解しやすく以後の操作がやりやすい❷b。

ヘルニア嚢の同定・切開

　続いて男児では精索を包む内精筋膜を切開し，精索の内側上方に白色調で光沢のあるヘルニア嚢を同定する。女児の場合も子宮円索は薄い筋膜に被われており，これを切開すると円索の上方にヘルニア嚢が連続している。ヘルニア嚢をモスキートペアンで把持して切開し，内腔を確認する。男児ではヘルニア嚢後壁に接する精管と精巣動静脈を剥離し，ヘルニア嚢を全周性に切離，横断する❷c。女児の場合にはヘルニア嚢を全周にわたり横断する必要はなく，ヘルニア嚢の後壁を走る子宮円索の存在と卵巣・卵管滑脱の有無を確認する。子宮円索は筋線維，血管を含む索状構造で，これを確認できない場合は性分化異常（精巣女性化症候群）を疑う手がかりとなる。万一，精巣様性腺を認める場合には小さな楔状切除により生検を行い組織診断に委ねる。

ヘルニア嚢の剥離と高位結紮

　ヘルニア嚢は近位側を牽引しながら内鼠径輪へ向かって剥離を進め，腹膜前脂肪織を確認する。十分に術野が展開できれば下腹壁動静脈も確認できる。腹膜前脂肪織にかかる部位でヘルニア嚢を，非吸収糸を用いて二重に貫通結紮する❷d。卵巣・卵管，盲腸などの滑脱を認める場合には滑脱臓器を還納し，臓器の腹膜固定部の遠位で高位二重結紮を行う。閉創は外腹斜筋腱膜，浅腹筋膜，皮膚をそれぞれ吸収糸で縫合し，皮膚は真皮縫合とする。

　嵌頓による緊急手術の場合には皮膚をやや長めに切開し，外腹斜筋腱膜は外鼠径輪まで切開して鼠径管を開放する（この場合はLucus-Championnière法とよぶ）。絞扼による臓器損傷が軽度であれば臓器を還納し，ヘルニア嚢の高位二重結紮を行う。

❷ 男児鼠径ヘルニアの単純高位結紮術（Potts法）

ⓐ：鼠径管を開放し，内腹斜筋，精巣挙筋および腸骨鼠径神経を同定する。

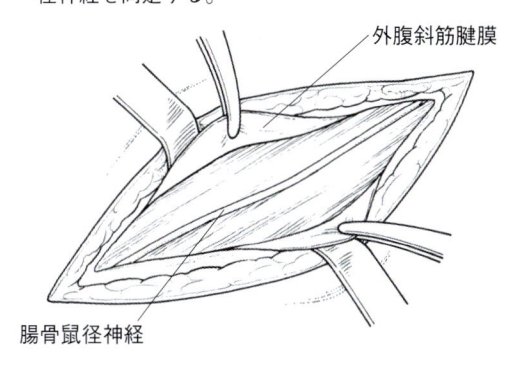

外腹斜筋腱膜
腸骨鼠径神経

ⓑ：精索の挙上，テーピング。

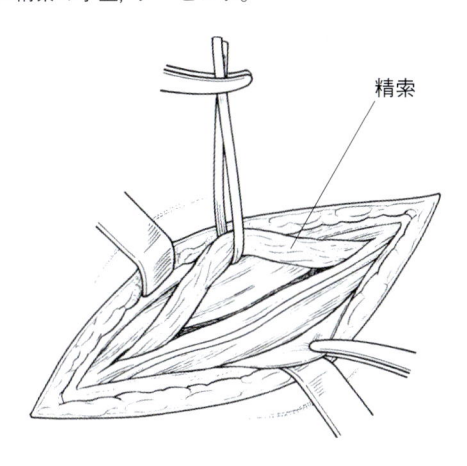

精索

ⓒ：精管と精巣動静脈を剥離してヘルニア嚢を切離，横断する。

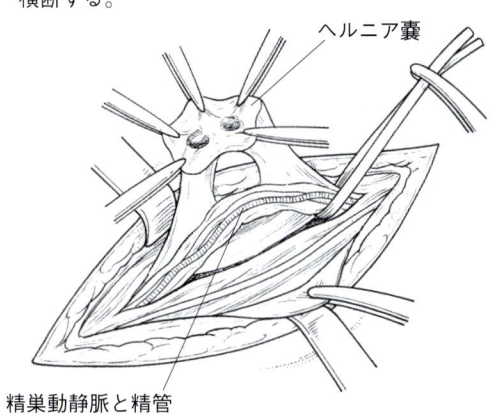

ヘルニア嚢
精巣動静脈と精管

ⓓ：ヘルニア嚢近位側の高位二重結紮。

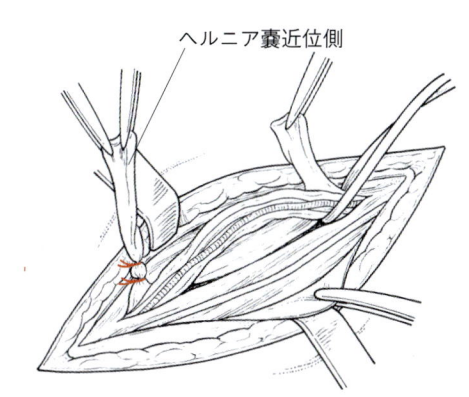

ヘルニア嚢近位側

3 SSEMによるヘルニア嚢高位結紮術

ⓐ：極小の切開創からヘルニア嚢の近位側を剥離し、精管、精巣動静脈を確認する。

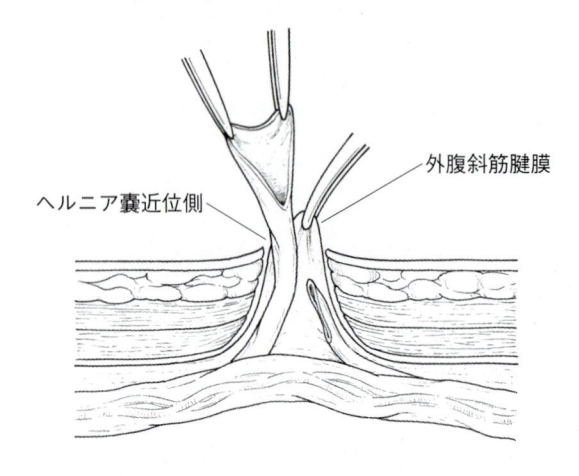

ヘルニア嚢近位側　外腹斜筋腱膜

ⓑ：高位結紮前にヘルニア嚢にゾンデを挿入し（←），直下の内鼠径輪を確認する。

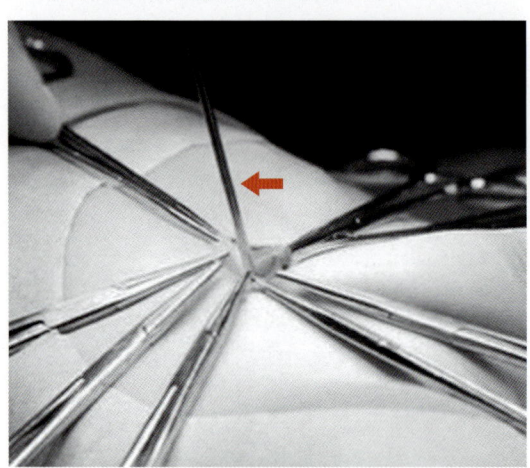

● selective sac extraction method(SSEM)

数mmの極小皮膚切開からヘルニア嚢のみを選択的に創外へ引き出し高位二重結紮を行う方法で，整容面においてきわめて優れた方法である[2]。小さな手術創からアプローチするため，Potts法よりやや難度の高い細かな手術操作が要求される。

皮膚切開と鼠径管へのアプローチ

切開創は正確に内鼠径輪直上におくのが理想的で，そのためには触診により肥厚した精索あるいは子宮円索を同定し，これらが恥骨を越える手前で切開を深部に進める。

ヘルニア嚢の剥離と高位結紮

男児ではヘルニア嚢を横断しながら遠位側は創内へ還納し，ヘルニア嚢近位側の剥離と精管，精巣動静脈の確認を行う **3a**。ヘルニア嚢の高位二重結紮に際してはヘルニア嚢が十分に高位まで剥離されたことを確認するため，ヘルニア嚢内に挿入したゾンデが小骨盤腔へ向かって直立することを確認するなどの注意が必要である **3b**。

術後管理のポイント

① 術直後は麻酔関連の合併症および創出血（鼠径ヘルニア手術を契機に血友病の存在が診断される場合もある）に留意する。
② その後は創感染，再発，また遠隔期には男児で精巣萎縮，精巣転位などが問題となる。

文献

1) Ikeda H: Minimally invasive repair of inguinal hernias in children. Hernias: Types, Symptoms and Treatment, Eiras JR, ed, Nova Science Publishers Inc, Hauppauge, NY, 2011, p1-29.
2) Ikeda H, Hatanaka M, et al: A selective sac extraction method: another minimally invasive procedure for inguinal hernia repair in children: a technical innovation with satisfactory surgical and cosmetic results. J Pediatr Surg 2009; 44: 1666-71.

腹壁

鼠径ヘルニアの腹腔鏡下手術

奥山宏臣

鼠径ヘルニアに対する腹腔鏡下手術は，整容性に優れること，対側検索および修復が可能なことなどの理由から施行する施設は増加している．

術式としては，腹腔内で内鼠径輪を縫合閉鎖する腹腔内アプローチと，腹膜外で内鼠径輪の縫縮を行う腹膜外アプローチがある．腹腔内アプローチは鏡以外に2本の鉗子が必要なこと，腹腔内縫合操作の習熟に時間を要すること，従来のオープン法に比べて再発率が高いことなどの理由から，わが国では腹膜外アプローチがより多く用いられている．腹膜外アプローチのなかでも最も一般的なのが，内鼠径輪周囲の腹膜外に糸を通して皮下で結紮閉鎖するlaparoscopic percutaneous extraperitoneal closure（LPEC）法である[1,2]．この術式は内鼠径輪を結紮・閉鎖するという点では従来のオープン法とまったく同じコンセプトで，メッシュなどの異物を使用しないことから，小児から若年成人までが適応と考えられている．一方，成人では一般的なtransabdominal preperitoneal approach（TAPP法）や totally extra peritoneal approach（TEP法）は，メッシュを使用するので，小児の外鼠径ヘルニアでは通常行われない．

小児におけるLPEC法は，性別・年齢を問わず，すべての外鼠径ヘルニアが対象となる．嵌頓例は，整復後の腸管や卵巣を観察できるので腹腔鏡下手術のよい適応であり，最近では陰嚢水腫に対してもその適応が広げられている．

また，再発例や，小児では稀な内鼠径ヘルニア・大腿ヘルニアの診断にも有用である．

術前準備

便秘の場合や腸のガスが多い場合は術前に浣腸しておき，さらに麻酔導入後にネラトンカテーテルを肛門から挿入して腸管ガスを可及的に抜いておく．内鼠径輪と膀胱は近いので，麻酔導入後に導尿して膀胱を空にしておく．特に乳幼児ではワーキングスペースが小さいので，こうした術前準備は必須である．

手術体位，手術室配置，ポート配置 ①

モニターを患者の足下において，術者は患者の右側または左側に立つ．カメラ助手は術者の反対側に位置する．手術部位である鼠径部が高くなるように腰枕を入れて頭低位とする．5mmカメラポートを臍から挿入し，CO₂送気により8〜10mmHgの圧で気腹する．5mm，30°斜視鏡またはフレキシブルスコープを使用する．操作用の2mmワーキングポートを臍の横，術者側に1本挿入する．

LPEC針

Lapaherclosure™ 19G，Endoneedle Kit™ 16Gなどが用いられる．②は著者らが用いているLPEC針（Lapaherclosure™

① 体位，手術室配置，ポートの位置

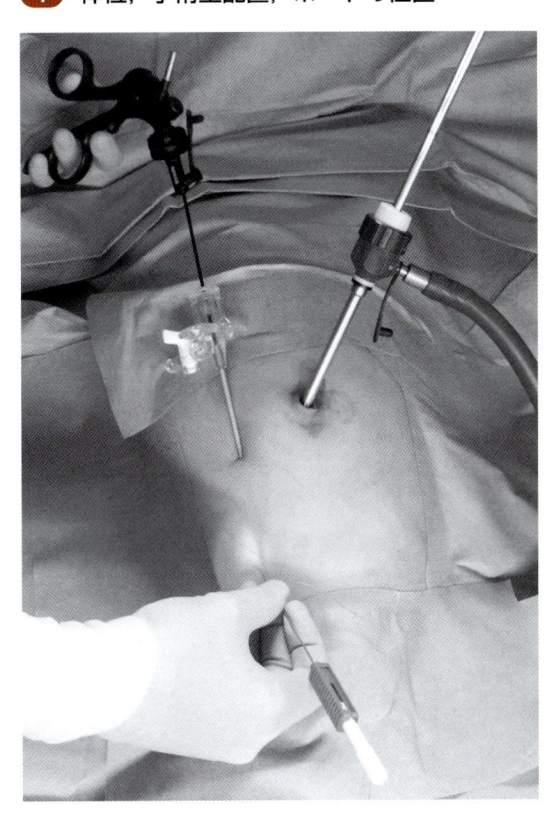

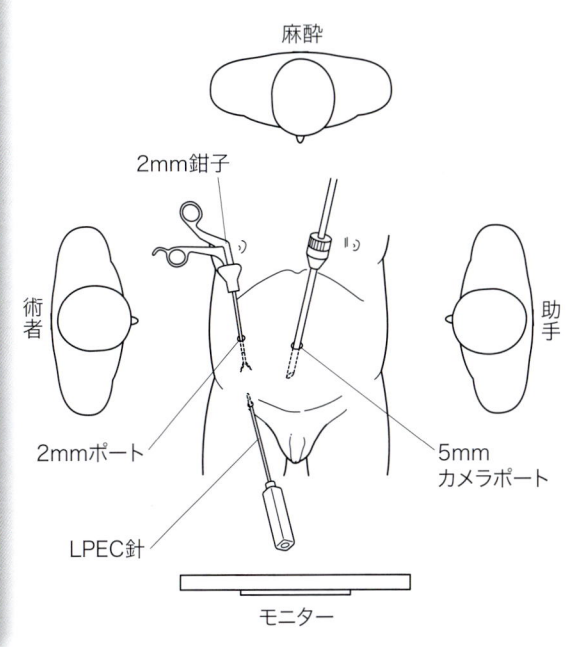

2 LPEC針（Lapaherclosure™）

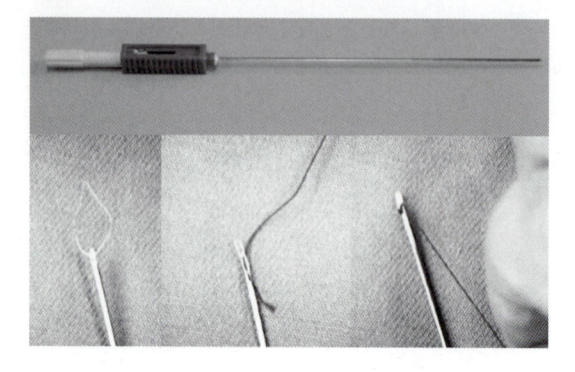

3 内鼠径輪外側の運針（右側）
LPEC針を経皮的に腹膜外腔へ刺入する。

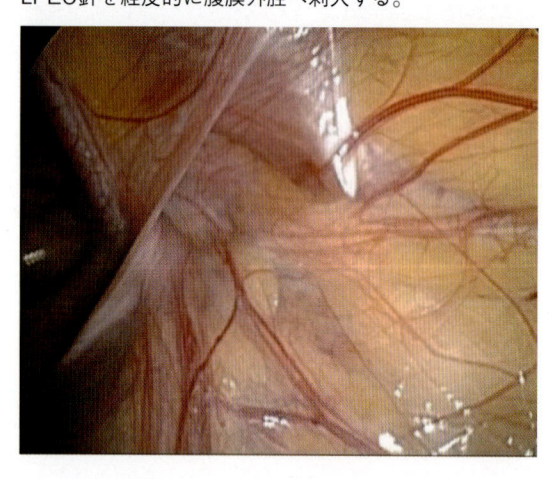

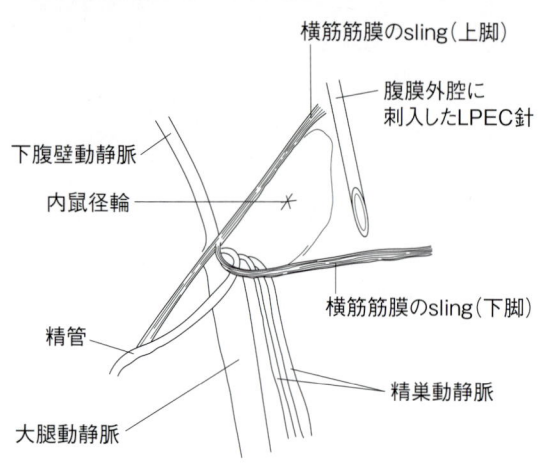

横筋筋膜のsling（上脚）
腹膜外腔に刺入したLPEC針
下腹壁動静脈
内鼠径輪
横筋筋膜のsling（下脚）
精管
精巣動静脈
大腿動静脈

である。針先端にループ状のワイヤーが出し入れできるようになっていて，糸の把持とリリースが可能である。結紮糸には通常2-0非吸収性編み糸を用いる。

手術の実際：LPEC法

腹腔内の観察，対側検索
　腹腔鏡を挿入したら，まず患側の内鼠径輪の開存を確認後，対側検索を行う。内鼠径輪がスリット状やベールで覆われている場合は見逃しやすいので，鉗子を用いて丁寧に観察する。特に内鼠径輪からやや離れた精巣血管や精管に沿った部位は慎重に検索する。LPEC法における対側腹膜鞘状突起の開存率は30～50％と高いが，著者らは対側発生を確実に予防するため，開存が確認できたすべての内鼠径輪を閉鎖する方針としている。また女児の場合は卵巣，子宮などの内性器に異常がないか検索しておく。

内鼠径輪外側の運針
　腹腔鏡観察下に内鼠径輪の最も腹壁に近いところを確認して，内鼠径輪のやや外側よりの皮膚からLPEC針を腹壁に垂直に刺入して，針の先端を腹膜外腔に進める **3**。このとき針先を，次に述べる，腹膜と腹膜前筋膜深葉の間の層まで進めると，引き続く精巣動静脈・精管の剥離が容易になる。

精巣動静脈，精管の剥離
　内鼠径輪周囲の膜構造は，腹腔側から腹膜，腹膜前筋膜深葉，腹膜前筋膜浅葉の3層となっている。精巣動静脈および精管はこの腹膜前筋膜深葉と浅葉の間に位置するので，腹膜と深葉の間の層を剥離しながらLPEC針を進めると精巣動静脈や精管の損傷は回避できる **4**。内鼠径輪の外側から精巣動静脈 **5**，精管 **6** の順に剥離して，内側方向に進めたところでLPEC針を腹腔内に刺入する。ここで針先のワイヤーを緩めて糸の先端を腹腔内に留置する **7**。

4 内鼠径輪周囲の層構造（右側）

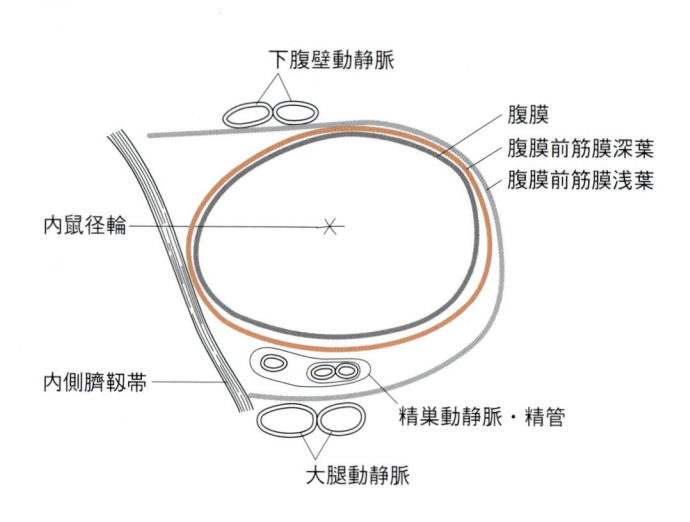

下腹壁動静脈
腹膜
腹膜前筋膜深葉
腹膜前筋膜浅葉
内鼠径輪
内側臍靱帯
精巣動静脈・精管
大腿動静脈

鼠径ヘルニアの腹腔鏡下手術

5 精巣動静脈の剥離

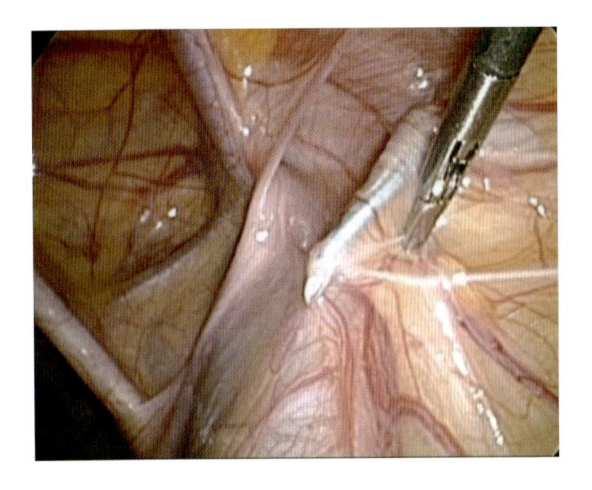

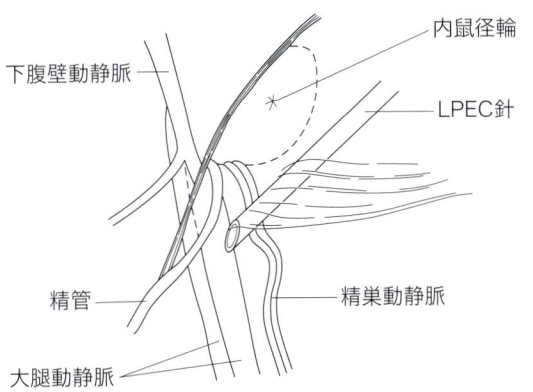

- 下腹壁動静脈
- 内鼠径輪
- LPEC針
- 精管
- 精巣動静脈
- 大腿動静脈

6 精管の剥離

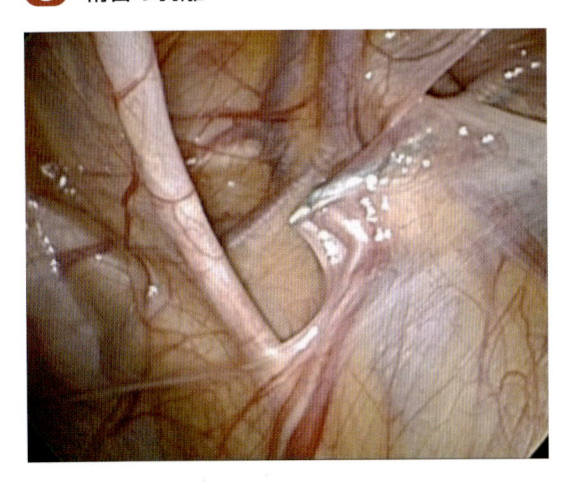

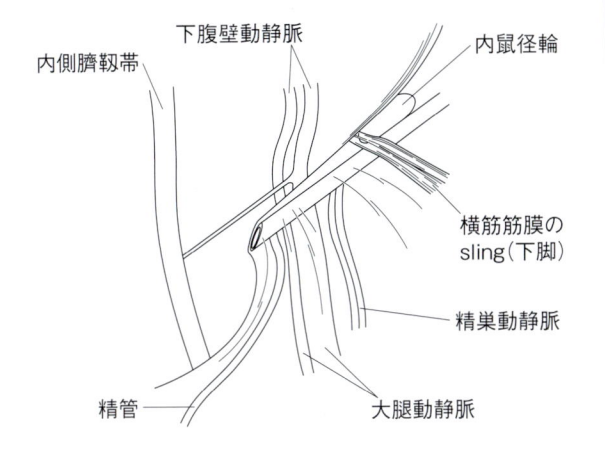

- 内側臍靱帯
- 下腹壁動静脈
- 内鼠径輪
- 横筋筋膜のsling（下脚）
- 精巣動静脈
- 精管
- 大腿動静脈

7 LPEC針の刺入

LPEC針を腹腔内に刺入する。

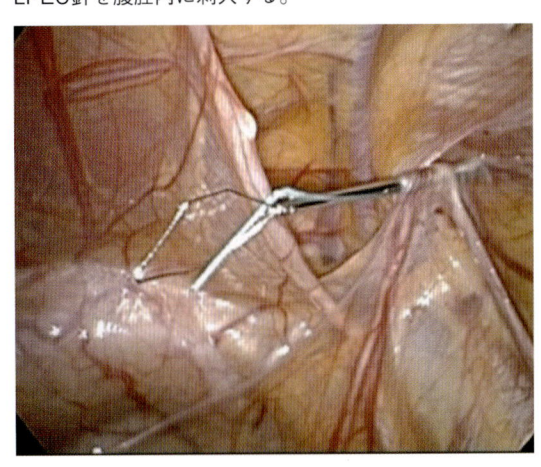

8 内鼠径輪内側の運針

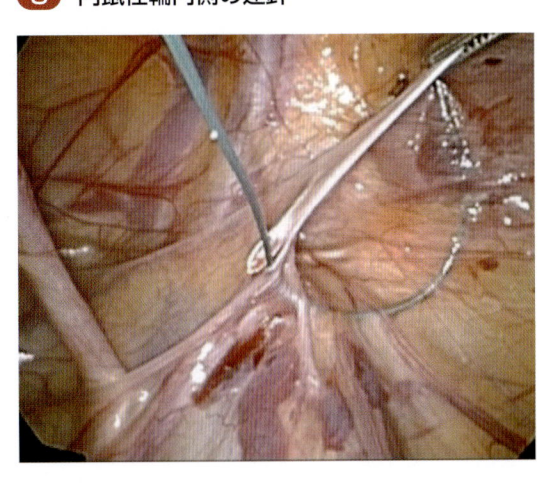

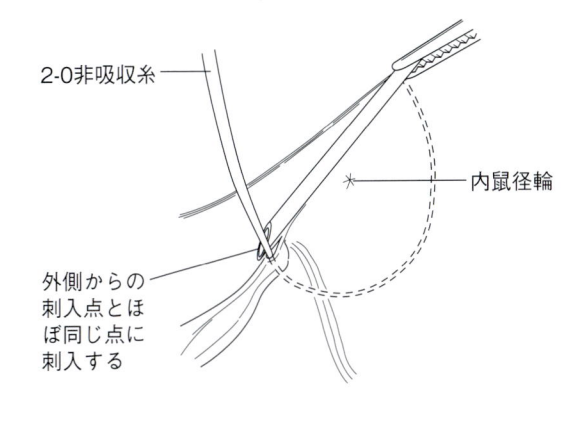

- 2-0非吸収糸
- 内鼠径輪
- 外側からの刺入点とほぼ同じ点に刺入する

135

9 内鼠径輪全周に糸をかけた状態

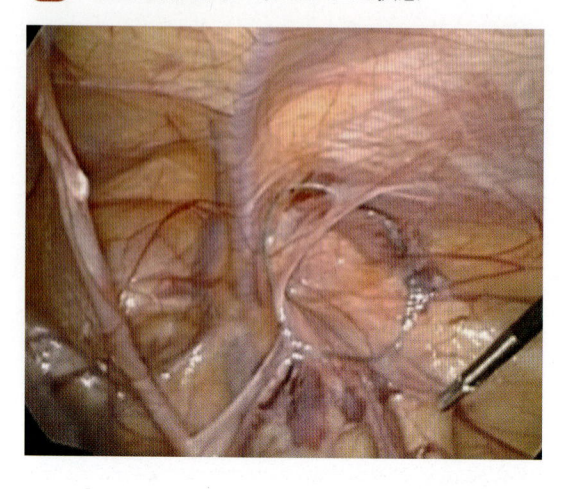

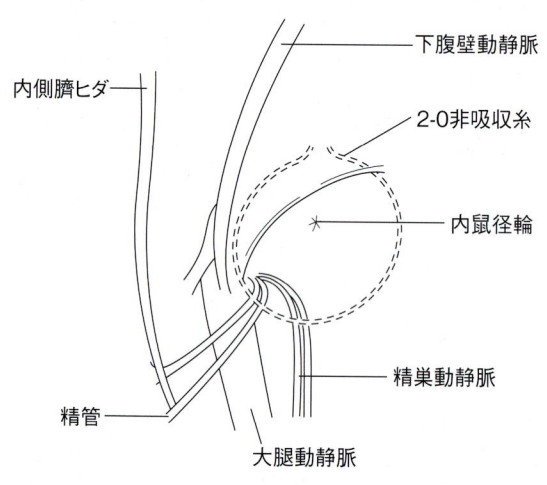

下腹壁動静脈
内側臍ヒダ
2-0非吸収糸
内鼠径輪
精巣動静脈
精管
大腿動静脈

10 結紮による内鼠径輪の閉鎖

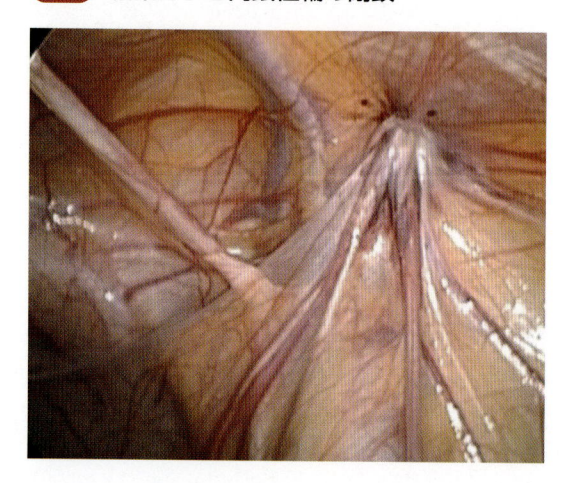

内鼠径輪内側の運針

次にLPEC針を内鼠径輪の腹側である最初の刺入点まで戻す．ここで針先を腹膜外に置いたまま内側に向けて下腹壁動・静脈の前面を越えたあと，背側に向けて内鼠径輪内側に進める．鉗子で腹膜を把持してカウンタートラクションをかけながらさらに針を進めて，先に留置した糸の刺入点とわずかにオーバーラップするところでLPEC針を腹腔内に刺入する **8** ．ここで針先のワイヤーで腹腔内の糸を捕捉してそのまま体腔外に引き抜くと，内鼠径輪の全周にわたって腹膜外に糸が留置される **9** ．このとき，糸の刺入点と回収点に隙間をつくらないようにすることが，再発を予防するために重要である．縫縮した時点で糸が腹腔内から見えるようであれば再発の原因となるので，糸を抜去してやり直す．

結紮 **10**

結紮糸は通常1本で十分であるが，結紮が少しでも緩むと再発の原因となる．特に年長児になるほど腹膜が厚くなり，結紮が緩みやすいので注意が必要である．1本目の結紮が緩めば，同様の手順でもう1本の糸を腹膜外に通して2重結紮する．女児の場合は子宮円靱帯を同時に結紮することができるので，男児の場合より容易である．

手術成績

手術時間を従来の鼠径法と比べると，片側では差はなく，両側ではLPECの手術時間が短いとの報告が多い[1,2]．当初報告されていた腹腔内アプローチの再発率は従来法に比べて高かったが，LPECの再発率は1％以下と従来法と同等である[1,2]．LPEC法術後の対側発生はほとんどみられず，これは明らかに従来のオープン法に勝る点である．ただ対側の腹膜鞘状突起開存率は30～50％と高く，不必要な手術操作を加えている可能性は残る．

術後管理のポイント

①術後の疼痛対策として，腹腔鏡ガイド下にキシロカインとアナペインで傍臍神経ブロックを行う．
②術後，特別な管理は必要なく日帰り手術も可能である．

文献

1) Takehara H, Yakabe S, et al: Laparoscopic percutaneous extraperitoneal closure for inguinal hernia in children: clinical outcome of 972 repairs done in 3 pediatric surgical institutions. J Pediatr Surg 2006; 41: 1999-2003.
2) Endo M, Watanabe T, et al: Laparoscopic completely extraperitoneal repair of inguinal hernia in children: a single-institute experience with 1,257 repairs compared with cut-down herniorrhaphy. Surg Endosc 2009; 23: 1706-12.

腹壁

内鼠径ヘルニア，大腿ヘルニアの手術

黒岩　実

　小児の内鼠径ヘルニア，大腿ヘルニアの発生基盤は成人と同様に腹壁を構成する支持組織の脆弱性が関与している。そのため外鼠径ヘルニアでは手術操作が加わることのない横筋筋膜およびこれより深部（腹腔側）の組織を用いて脆弱部の補強・修復がなされる。

　一方，小児では内鼠径ヘルニア，大腿ヘルニアはきわめて少なく，数百例の外鼠径ヘルニア手術を経験した小児外科医でもこれらのヘルニアを経験することはまれであり，術中に思いがけずこれら両ヘルニアに遭遇したとき，適切に手術が行えるかについては一抹の不安があるのではないだろうか。

　本項ではまず，両ヘルニアに関係する鼠径部の局所解剖と臨床的特徴について概説し，その後に各々の術式につき言及する。

　なお，腹腔鏡下手術やメッシュを用いる方法はその妥当性について検証がなされていないことから割愛する。

内鼠径ヘルニア，大腿ヘルニアの局所解剖と臨床剖

局所解剖

　鼠径管の前壁（外腹斜筋腱膜）を開け精索（または円靭帯）を挙上すると，鼠径管後壁が露出される。後壁はHesselbach三角（下腹壁動静脈，腹横筋腱膜弓，腸骨恥骨靭帯で囲まれる部位）に一致し，この部は内腹斜筋や腹横筋腱膜を欠き，横筋筋膜のみで構成されるため腹圧に対し抵抗減弱部位となる **1b**。横筋筋膜は鼠径靭帯と接する部分でこれと平行して後腹膜側に厚く肥厚し索状となり（腸骨恥骨靭帯：iliopubic tract），尾側で大腿動静脈の前面で大腿血管鞘前壁を形成しCooper靭帯に付着する **2a**。Cooper靭帯は恥骨上枝上縁を覆う索状の骨膜で，横筋筋膜や腹横筋腱膜が付着し大腿輪の下縁を形成する **1b**。外腸骨動静脈は後腹膜腔を下降しCooper靭帯と腸骨恥骨靭帯の間を抜け，さらに鼠径靭帯を潜り大腿に出て（大腿動静脈），横筋筋膜由来の大腿血管鞘に覆われる **3**。Hesselbach三角の横筋筋膜には上方の腹横筋腱膜弓から強い腱膜線維が散在性に入り込みヘルニアの発生を防いでいるが，横筋筋膜が脆弱化することにより内鼠径ヘルニアが発生する **2b**。

　大腿ヘルニアは腸骨恥骨靭帯とCooper靭帯で形成される大腿輪の脆弱化により大腿静脈の内側（大腿管）をヘルニア嚢が鼠径靭帯の背側を卵円窩方向に脱出して発生する **2b**，**3**。

臨床的特徴

　小児の内鼠径ヘルニア，大腿ヘルニアは成人とは異なりきわめてまれで，その発生頻度は，鼠径部ヘルニア（Groin hernia）のうち内鼠径ヘルニアが0.2〜0.3％，大腿ヘルニアは約0.1〜0.9％と報告されている。男女比や左右出現頻度に差はない。両

1 鼠径部断面図

a

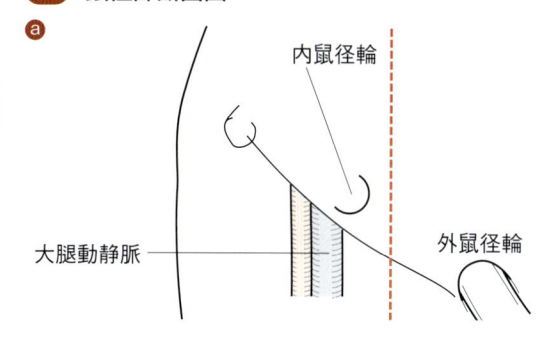

内鼠径輪／大腿動静脈／外鼠径輪

b：**a**の破線部の矢状断面図

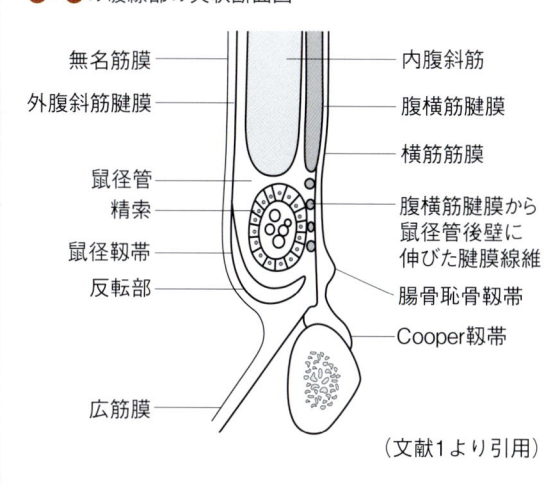

無名筋膜／外腹斜筋腱膜／鼠径管／精索／鼠径靭帯／反転部／広筋膜／内腹斜筋／腹横筋腱膜／横筋筋膜／腹横筋腱膜から鼠径管後壁に伸びた腱膜線維／腸骨恥骨靭帯／Cooper靭帯

（文献1より引用）

2 右鼠径部を腹腔側から見た局所解剖

a：局所解剖図

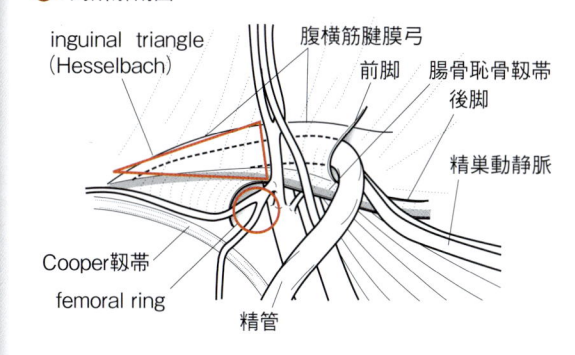

inguinal triangle (Hesselbach)／腹横筋腱膜弓／前脚／腸骨恥骨靭帯／後脚／精巣動静脈／Cooper靭帯／femoral ring／精管

b：鼠径部ヘルニアのヘルニア門

内鼠径ヘルニアのヘルニア門／腸骨恥骨靭帯／外鼠径ヘルニアのヘルニア門／大腿ヘルニアのヘルニア門

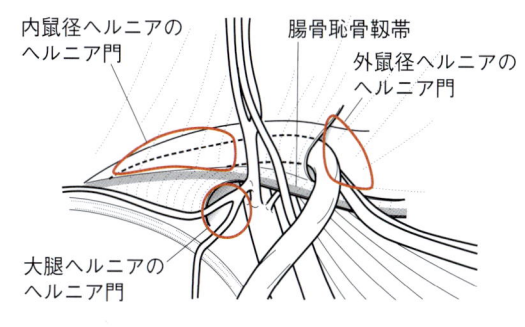

（文献2より引用改変）

❸ 鼠径・大腿部の立体図（右側）

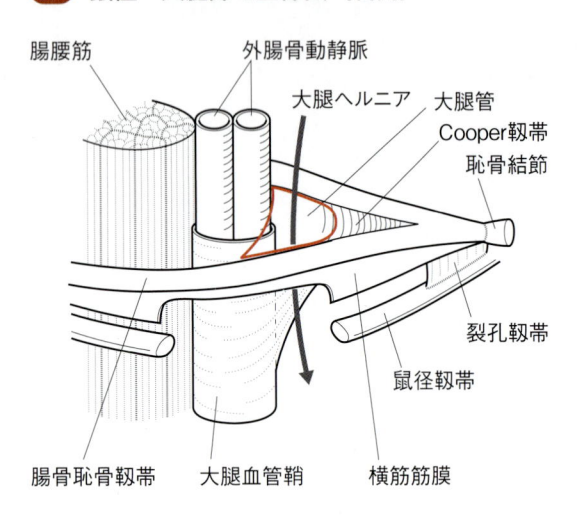

腸腰筋／外腸骨動静脈／大腿ヘルニア／大腿管／Cooper靱帯／恥骨結節／裂孔靱帯／鼠径靱帯／腸骨恥骨靱帯／大腿血管鞘／横筋筋膜

❹ 横筋筋膜切開後の鼠径管後壁構造

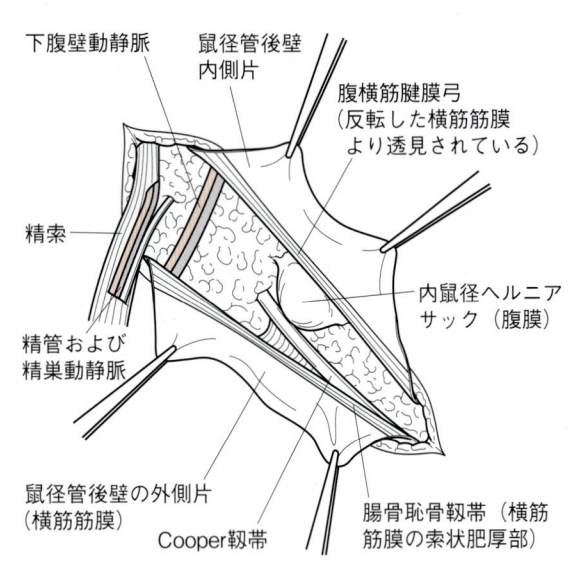

下腹壁動静脈／鼠径管後壁内側片／腹横筋腱膜弓（反転した横筋筋膜より透見されている）／精索／内鼠径ヘルニアサック（腹膜）／精管および精巣動静脈／鼠径管後壁の外側片（横筋筋膜）／Cooper靱帯／腸骨恥骨靱帯（横筋筋膜の索状肥厚部）

（文献3より引用改変）

❺ iliopubic tract repair の手技

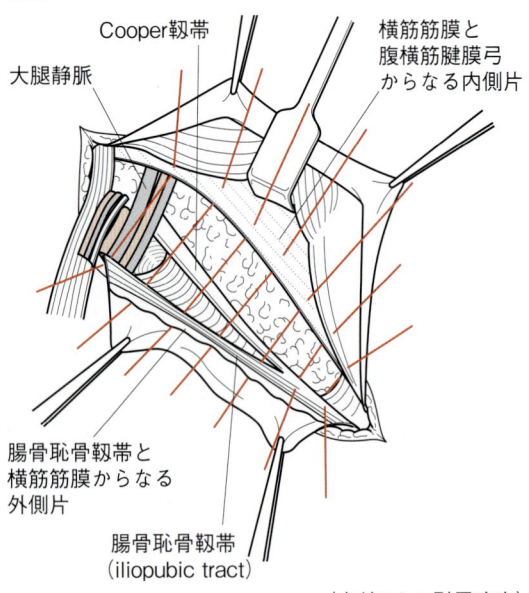

Cooper靱帯／横筋筋膜と腹横筋腱膜弓からなる内側片／大腿静脈／腸骨恥骨靱帯と横筋筋膜からなる外側片／腸骨恥骨靱帯（iliopubic tract）

（文献3より引用改変）

ヘルニアとも既往に鼠径ヘルニア手術をもつことが多く，通常は術前診断は困難である．内鼠径ヘルニアでは脱出部位がやや内側，脱出程度は軽く容易に還納可能なことに加え，特に外鼠径ヘルニアの術後に多いことが特徴である．既往にヘルニア手術が多いという事実は再発例をみるとき内鼠径ヘルニアの可能性を一応に考慮にいれておくべきことを教える．大腿ヘルニアは外側で鼠径靱帯の尾側（下方）に脱出するが，鼠径靱帯上の腫瘤のこともある．内鼠径ヘルニアほどではないが，ヘルニアの手術既往を有する例が多い．両ヘルニアとも嵌頓は少ないが，大腿ヘルニアのほうが嵌頓しやすく，女児に好発し，嵌頓臓器は卵巣や腸管であることが多い．最近では，確定診断にUS，CTおよびMRIが有用と報告されている．

手術の実際

術前管理は予定手術，緊急手術ともに外鼠径ヘルニアに準ずる．

●内鼠径ヘルニア根治術

皮膚切開，ヘルニア嚢確認

皮膚切開から鼠径管前壁（外腹斜筋腱膜）を解放するまでの操作は外鼠径ヘルニアと同様であり，横筋筋膜に包まれたヘルニア嚢を見出して脱出部位が精索（下腹壁動静脈）の内側であることを確認する．また，初回手術の場合には腹膜鞘状突起の開存を検索し，これを認めれば高位結紮処理を行う．

鼠径管後壁切開，ヘルニア嚢の処理 ❹

後壁の横筋筋膜を切開し，弛緩した横筋筋膜は切除してヘルニア嚢を明らかとする．内容があれば還納した後にヘルニア嚢を剥離し可及的高位で刺入結紮，切断する（通常，嚢は広基性で頸部は形成されないので，ヘルニア嚢は切除せずにタバコ縫合をおいて内翻するか，同部を縫縮するのみでよいとする術者もいる）．

腹横筋の腱膜（弓）を横筋筋膜とともにペアン鉗子で把持する（後壁内側片）．横筋筋膜は腹横筋と接着しており，無理に剥離すると横筋筋膜を損傷するため，一緒に把持することが原則である．後壁外側片（横筋筋膜）もペアン鉗子で把持する．

鼠径管後壁の補強 ❺

外側片の横筋筋膜が索状肥厚して形成される腸骨恥骨靱帯を確認する．非吸収糸を用いて，内側片である横筋筋膜および腹横筋腱膜弓に針糸を通し，次いで腸骨恥骨靱帯（鼠径靱帯の棚状部縁，shelving edgeを含める術者もいる）をすくって針糸をかける．

縫合および鼠径管前壁の閉鎖

縫合糸は内鼠径輪の閉鎖具合の吟味とそこを通る精索の締めすぎを避けるため，内鼠径輪部から恥骨方向へと結紮していく．成人と異なり，小児では腹直筋前鞘に減張切開をおく必要はない．外腹斜筋腱膜縫合以降は外鼠径ヘルニアと同様である．

●大腿ヘルニア根治術

皮膚切開～鼠径管後壁切開

皮膚切開から後壁切開に至るまではiliopubic tract repairの場合と同様であるが，途中で鼠径靱帯直下にあるヘルニア嚢を確認しておく．

内鼠径ヘルニア，大腿ヘルニアの手術

ヘルニア嚢の確認と頸部の剥離 ６

鼠径管後壁切開後，Cooper靱帯，腸骨恥骨靱帯を外側に向かって露出していくと，ヘルニア嚢が腸骨恥骨靱帯とCooper靱帯の間を通り鼠径靱帯の下で大腿静脈の内側へと侵入しているのがわかる。嵌頓例では不用意に嚢周囲の剥離を行うと内容が還納されて検索が不可能となるので，注意が必要である。頸部にテープを通した後，大腿部から左手にてヘルニア嚢の底部を腹腔側に圧迫しながら，右手でヘルニア嚢を牽引して鼠径靱帯上に引き出す。ヘルニア嚢を開き内容に壊死がないことを確認したうえで腹腔内に戻す。大腿ヘルニア嚢は頸部が狭く，放置すると再び入り込むので必ず切除を要する。ヘルニア嚢の存在につき迷うときには腹腔鏡による腹腔からの観察が有用とされる。

大腿輪縫縮と後壁補強 ７

恥骨結合側より，内側片に掛けた針糸をCooper靱帯（実際には腸骨恥骨靱帯付着部を含む）にかける 7a①。外側では両靱帯が分かれるので，内側片，Cooper靱帯，次いで前方の大腿血管鞘前壁を形成する腸骨恥骨靱帯にかける（transition suture）7a②。最外側の１～２針は　外腸骨静脈を外側に圧排し腹横筋腱膜弓と腸骨恥骨靱帯とに刺入して内鼠径輪内縁の縫縮を意図する 7a③。結紮はすべての糸を通してから内側より行い，内鼠径輪が狭すぎないことを確認する。一方，操作性・確実性を考慮し，まずCooper靱帯と腸骨恥骨靱帯の逢着を先に行って適切な大腿輪縫縮であることを確認して，引き続き腹横筋腱膜弓と腸骨恥骨靱帯を新たに逢着して後壁閉鎖を行う方法（McVay変法としてのMoschcowitz repairやRuggi repair[4]）7b, c）もある。減張切開は不要である。

鼠径管前壁の閉鎖

鼠径管前壁の縫合閉鎖は外鼠径ヘルニアに準ずる。

大腿法は大腿輪閉鎖の不確実さや術操作の困難性より勧められないとする報告[3]が多い。しかし，現実的にはMcVay法（変法を含む）が約1/3に行われていて，最多ではあるものの，約半数はそのほかの方法（大腿法，iliopubic tract repairあるいは高位結紮のみ，ほか）が行われているのが現状である[5), 6)]。

★　　★　　★

内鼠径ヘルニアと大腿ヘルニアは異なった疾患であることを理解する必要がある。手術では内鼠径ヘルニアに対しては脆弱した鼠径管後壁の補強のためiliopubic tract repairを，大腿ヘルニアには大腿輪縫縮が確実に行えるMcVay法が最も適した術式である。

文献

1) 柵瀬信太郎: 鼠径部の局所解剖. 外科MOOK52 ヘルニア, 草間 悟, 和田達雄, 三枝正裕 編, 金原出版, 東京, 1989, p11-23.
2) Nyhus LM: The preperitoneal approach and iliopubic tract repair of inguinal hernia. Hernia, 4th ed, Nyhus LM, Condon RE, ed, JB Lippincott, Philadelphia, 1995, p153-159.
3) 柵瀬信太郎: 内鼠径ヘルニア, 大腿ヘルニアの手術. 外科MOOK52 ヘルニア, 草間 悟, 和田達雄, 三枝正裕 編, 金原出版, 東京, 1989, p50-63.
4) 三毛牧夫, 加納宣康, ほか: 鼠径ヘルニア, McVay法. 外科2012; 74: 590-7.
5) 山崎　徹, 岡田安弘, ほか: 小児大腿ヘルニアの2例. 日小外会誌2009; 45: 220-5.
6) Ceran C, koyluoglu G, et al: Femoral hernia repair with mesh-plug in children. J Pediatr Surg 2002; 37: 1456-8.

６　ヘルニア頸部の露出

ヘルニア嚢は腸骨恥骨靱帯とCooper靱帯の間を抜け，鼠径靱帯の下を通過する。ヘルニア嚢を鼠径部創へ移動できないなら，両靱帯間の付着部を内側に向け切開する（切開線）。場合によっては鼠径靱帯を切離する。

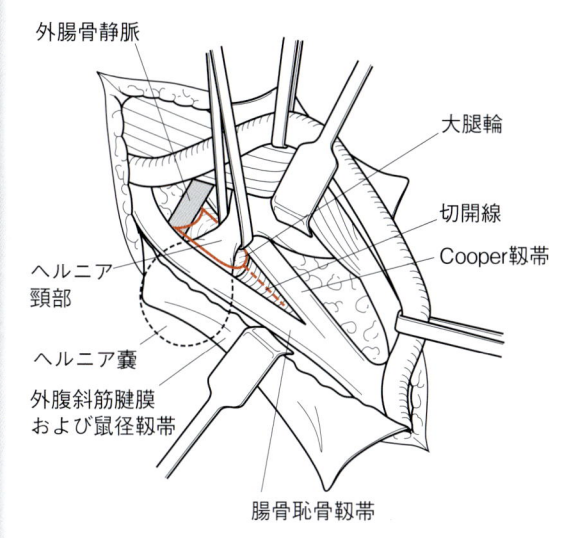

外腸骨静脈
大腿輪
切開線
Cooper靱帯
ヘルニア頸部
ヘルニア嚢
外腹斜筋腱膜および鼠径靱帯
腸骨恥骨靱帯

（文献3より引用改変）

７　McVay法の手技

大腿ヘルニアのヘルニア嚢結紮，切除後の状態は内鼠径ヘルニアのそれとほぼ同じである。
❶後壁閉鎖を目的
❷transition suture：大腿輪縫縮 兼 後壁閉鎖を目的
❸内鼠径輪縫縮を目的

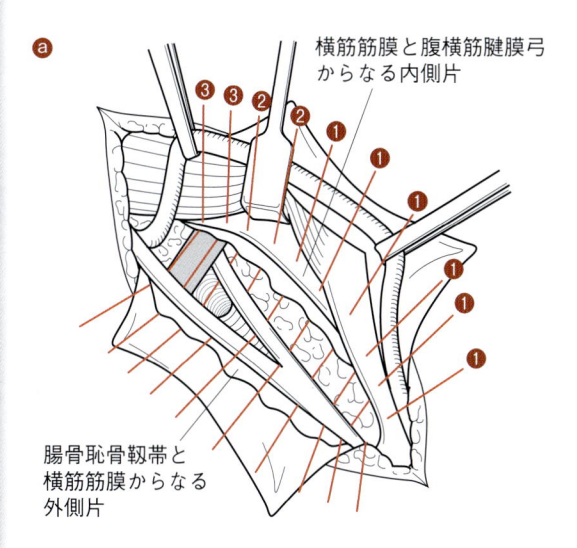

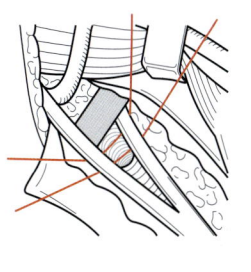

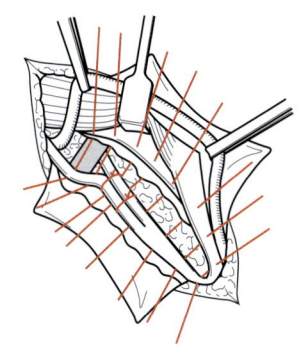

ⓐ
横筋筋膜と腹横筋腱膜弓からなる内側片
腸骨恥骨靱帯と横筋筋膜からなる外側片

ⓑ：大腿輪縫縮　　ⓒ：鼠径管後壁閉鎖

（文献3より引用改変）

精巣・精索水瘤，ヌック管水瘤の手術

池田 均，田原和典

1 精巣・精索水瘤
ⓐ：交通性水瘤　　ⓑ：非交通性水瘤

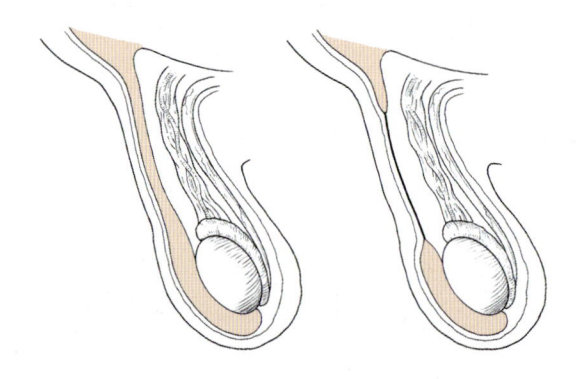

2 水瘤の穿刺操作
水瘤の穿刺は経皮（ⓐ）あるいは経陰嚢または鼠径管内（ⓑ）において行う。

男児の精巣・精索水瘤，女児のヌック管水瘤はいずれも開存した腹膜鞘状突起内に液体の貯留をきたした状態で，水瘤と腹腔内に肉眼的交通があるものを交通性水瘤，ないものを非交通性水瘤という❶。貯留した液体は腹水で，たとえ肉眼的に非交通性でも水瘤と腹腔内には顕微鏡レベルの交通があるものと考えられ，実際に非交通性水瘤においても腹膜鞘状突起の高位結紮術が効を奏する。

術前準備

水瘤は自然治癒傾向が強く1歳を過ぎるまでは手術の対象にならない。2歳ないしは3歳を過ぎても残存する場合，あるいは同年齢を過ぎて新たに発症する場合には自然治癒の可能性が低いと判断され手術の対象となる。

術前準備は鼠径ヘルニア手術の場合と同様であるが，特に医療事故防止の観点から患側のマーキングを忘れてはならない。

手術の実際

水瘤に対する根治術は水瘤腔と腹腔との交通を遮断することを目的に行われる。したがって，交通性の場合には水瘤壁を，非交通性の場合には腹膜鞘状突起をいずれも内鼠径輪近くで結紮する。手術操作は鼠径ヘルニアに対する単純高位結紮術と基本的に同様であるが，水瘤壁や腹膜鞘状突起はヘルニア嚢に比べて薄くまた腹膜鞘状突起の同定が困難な場合もあり，水瘤手術は鼠径ヘルニア手術に比べ手術の難易度がやや高く，より繊細な手術操作を必要とする。水瘤に対する手術はオープン手術が標準で，腹腔鏡下手術の応用はいまだ限定的な試みにとどまっている。水瘤手術の手順は以下のとおりである。

皮膚切開と鼠径管の開放
皮膚切開は鼠径ヘルニアにおけると同様に，内鼠径輪直上で2〜2.5cmの皮膚切開とする。浅腹筋膜を分け，外腹斜筋腱膜を切開して鼠径管を開放する。精索（ヌック管水瘤の場合は子宮円索）を同定しテーピングによりこれを創外へ脱転挙上するが，緊満した水瘤が操作の邪魔になる場合は水瘤を穿刺排液してから脱転挙上操作を行う❷。

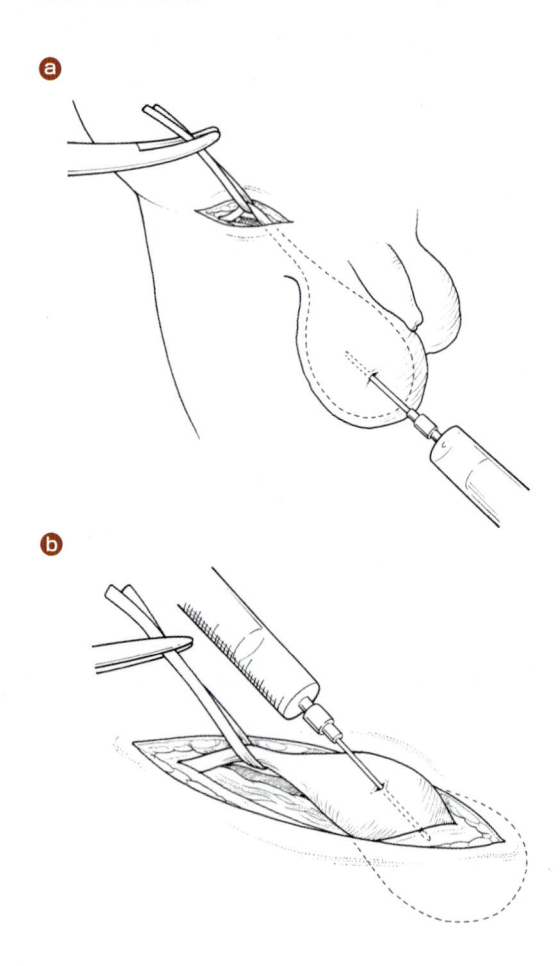

水瘤腔と腹腔の遮断
水瘤腔と腹腔の遮断はできるだけ内鼠径輪近くの高位で行う。交通性の場合には水瘤壁を，非交通性の場合には腹膜鞘状突起を非吸収糸で二重に結紮する。男児では水瘤壁または腹膜鞘状突起を背側の精管および精巣動静脈から遊離し，全周にわたり切離横断して結紮する❸。女児の場合には水瘤壁の横断は行わずに高位二重結紮を行う。

術中トラブルの対処

水瘤壁や腹膜鞘状突起はヘルニア嚢に比べて薄く，特に精管に接する部分は薄く裂けやすいため慎重な操作を必要とする。ヘルニア手術においてもヘルニア嚢と精管の剥離操作には注意が必要である。水瘤壁や腹膜鞘状突起が裂け内鼠径輪近くまたはその奥にまで及んだ場合には，裂けた辺縁をモスキートペアンで慎重に把持して裂け目の最深部を確認し5-0吸収糸の結節縫合により縫合修復する❹。

水瘤腔遠位側の処理

水瘤手術では閉創前にできるだけ遠位の水瘤腔に溜まった内容液を排除する。腹腔との交通を遮断すれば水瘤腔に溜まった内容液は放置しても自然に吸収排除されるはずであるが，術後は水瘤のない状態が家族の望むところであり，そのような状態で患児を手術室から帰室させたいと考えるからである。交通性であれば内容液の排除は簡単であるが，非交通性の場合には水瘤を創直下に誘導し水瘤壁をモスキートペアンで把持しながら切開して内容液を排除する❺。

大きな水瘤が創直下へ誘導できない場合には，経皮または経陰嚢的に穿刺して水瘤を小さくしてから創直下に誘導し壁を切開する。水瘤壁には細かな血管が豊富にあるため小さな切開部からも出血しやすく，切開後は止血を十分に確認し細かな血管からの出血も確実に止めておく。また水瘤腔は壁のくびれや隔壁などにより複数の腔に分かれていることがあるので，内容液を完全に排除するためには複数の切開を必要とすることもある。ただし水瘤腔の切開が難しい場合には穿刺による排液のみでもよい。

閉創

閉創は外腹斜筋腱膜，浅腹筋膜，皮膚をそれぞれ吸収糸で縫合し，皮膚は真皮縫合を行う。

術後管理のポイント

①手術直後は麻酔関連の合併症および創出血に留意する。
②その後は創感染，水瘤の再発などに注意する。

❸ 男児水瘤における高位結紮

非交通性の場合には腹膜鞘状突起を横断挙上して内鼠径輪近くで結紮する。

ⓐ：水瘤壁の同定と剥離

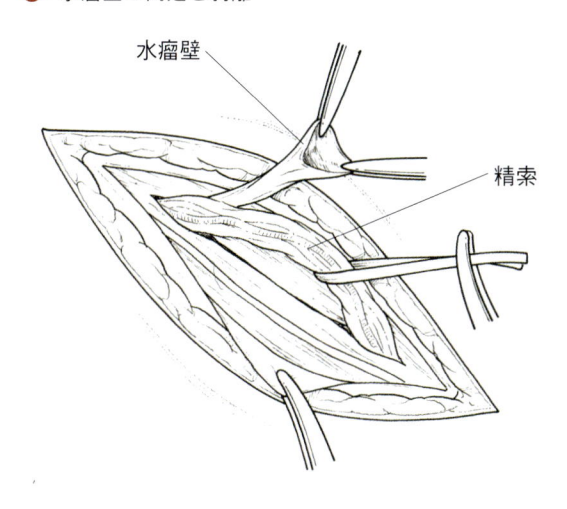

ⓑ：水瘤壁の高位二重結紮

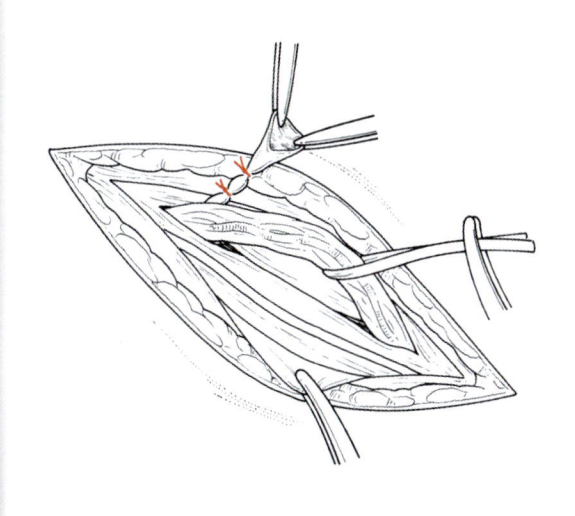

❹ 水瘤壁（腹膜鞘状突起）の修復

水瘤壁や腹膜鞘状突起は精管に接する部分が薄く裂けやすく，裂けた場合には5-0吸収糸で縫合，修復する。

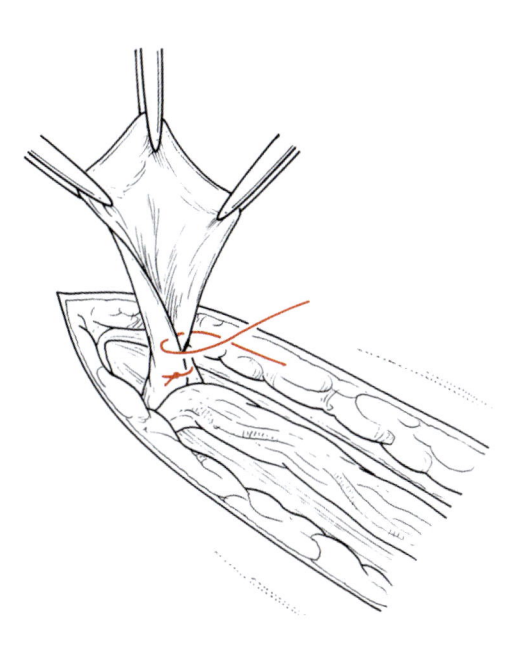

❺ 水瘤内容液の排除

水瘤手術では閉創前に水瘤を創直下に誘導し，水瘤壁を切開して内容液を排除する。

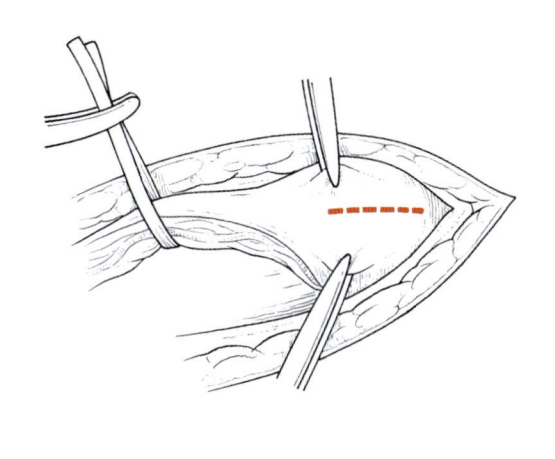

IV 腹壁

臍ヘルニア，臍形成，白線ヘルニアの手術

土岐　彰

1 臍形成術

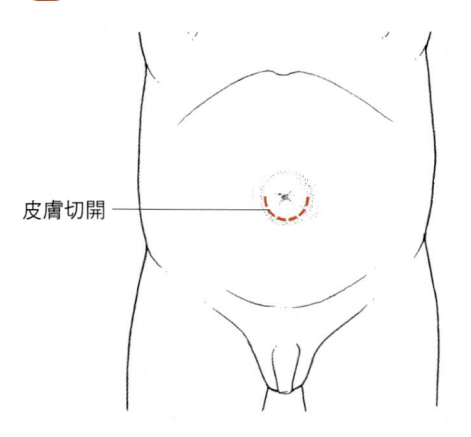

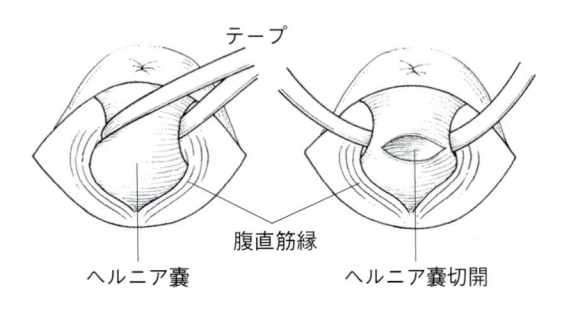

皮膚切開

テープ
ヘルニア嚢　腹直筋縁　ヘルニア嚢切開

2 臍形成術

皮膚側ヘルニア嚢
ヘルニア嚢
腹直筋縁
皮膚側ヘルニア嚢
3-0ナイロン糸
ピーナッツ型ツッペルガーゼ
腹直筋鞘

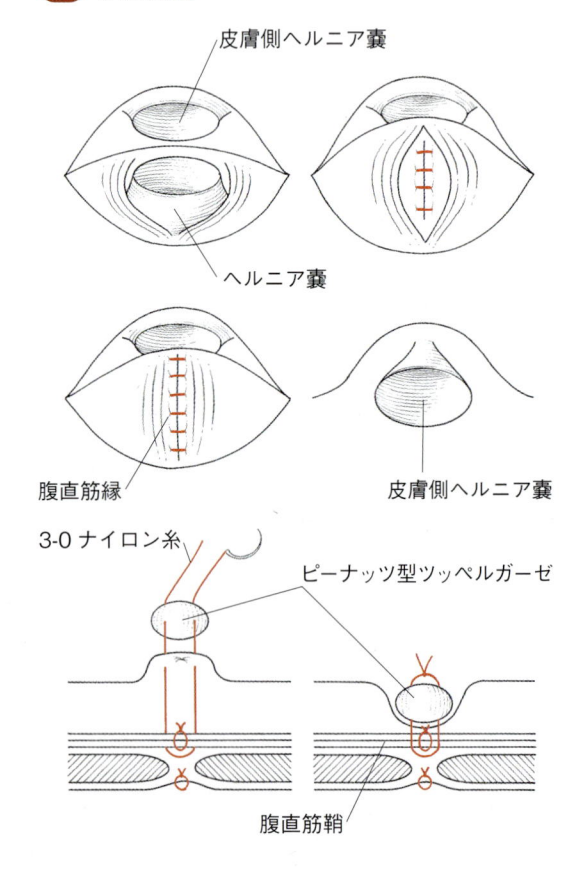

術前準備

通常手術前日に入院する。術前は麻酔に必要な検査以外は特に検査，処置はしない。

臍形成術

手術適応

手術の適応は2歳を過ぎて，ヘルニア門の開存があり，臍部の膨隆を認める場合としている。最近では，臍部の膨隆出現時から早期にスポンジ圧迫法を行えば90％以上の確率で早期に自然治癒することがわかったため，積極的には手術を行わない方針としている。

手術の実際 １，２

体位，皮膚切開
仰臥位，全身麻酔下で手術を行う。皮膚切開は，突出臍部の下縁基部に半弧状に行う。

ヘルニア嚢の剥離
ヘルニア嚢の全周を剥離し，テープを通す。ヘルニア嚢を切開し，内容を確認後，ヘルニア嚢全周を切離する。

ヘルニア門閉鎖
ヘルニア門を形成する腹直筋縁を十分に露出する。ヘルニア嚢を4-0吸収糸で連続縫合閉鎖する。その際，縦縫合でも横縫合でも問題はない。また，余剰のヘルニア嚢を切除する必要はない。ヘルニア門を形成する腹直筋筋膜縁を4-0吸収糸で縦に結節縫合する。

余剰組織の切除
臍部皮膚側に残ったヘルニア嚢を可能な限り切除し，臍部の皮膚が厚くならないようにする。
臍部を腹直筋縁縫合部に固定する。

固定方法
固定方法としていくつかあるが，ここでは著者らが行っている手技を述べる。

臍窩形成：臍窩を陥凹させるために臍窩となる皮膚中央に3-0ナイロン糸をかけ，さらに腹直筋鞘あるいは白線部に糸をかけ，再度臍窩となる皮膚中央にナイロン糸を出す。この糸にピーナッツ型ツッペルガーゼを通し，圧迫の準備とする。
臍は尾側へ陥凹した盃様形態がよいとされているが，これを強く行うと，頭側の皮膚が臍部に向かって牽引され，皺となって目立つので，臍窩となる位置を無理のないように決めることが重要である。

皮下組織縫合：深部皮下組織を3～4針程度6-0モノフィラメント吸収糸で固定し，その後，皮下組織を同じく6-0モノフィラメント吸収糸で結節埋没縫合を行う．

創部を皮膚接着剤で被覆後，先ほど準備したナイロン糸を結紮することにより，ピーナッツ型ツッペルガーゼで臍窩部を圧迫する．

術後管理のポイント

① 術翌日に退院としている．
② 退院後，自宅でシャワーは可能であるが，シャワー後創部を消毒（1回/日）するように指導している．
③ 術後1週間目に外来受診とし，ナイロン糸を抜糸してピーナッツ型ツッペルガーゼを除去する．
④ さらに，術後1カ月時に再度外来で経過を診ることにしている．

巨大臍ヘルニア・余剰皮膚の臍形成術

原則として臍外へ皮膚切開創が残存しないように心がけている．また，手術時に過度の余剰皮膚を切除して臍形成を行うと術直後は満足な臍形態であっても，経過とともに縮小することがある．余剰皮膚は縮小することを考慮して，過度に切除はせず，経過とともに満足度が増すような臍を作成するようにしている．

代表的な臍形成術として鬼塚法が有名であるが，著者はダイヤモンド型切除法を好んで用いている．

●ダイヤモンド型切除法

この方法は，臍ヘルニアの尾側余剰皮膚をダイヤモンド型に切除し，余剰皮膚を少なくする方法である．

皮膚切開は❸のごとく，臍ヘルニアの尾側余剰皮膚にダイヤモンド型の皮膚切開を加える．この際，臍窩部は温存する．この創から通常と同様にヘルニア嚢を処理する．

ダイヤモンド型切除面を縦方向に縫合する．その後，前述したごとく周囲の皮膚に異常な牽引による皺ができないように臍窩部を決定し，前述のごとくピーナッツ型ツッペルガーゼで臍部を圧迫する．

この方法は，余剰の皮膚を切除することが容易で，切開創はすべて臍内にあるため整容性にも優れている．

●鬼塚法

臍ヘルニア突出部に❹のような皮膚切開デザインをおく．臍先端部は切除し，通常と同様にヘルニア嚢を処理する．

尾側中央の皮弁を内下方に翻転し，臍の下壁を作成し，腹壁から直接糸をかけてマットレス縫合で固定する．その他の数個の皮弁を相互に縫合し，臍底部の模様を作成し，臍上部および側壁を形成する．

臍窩を形成するために抜糸まで固めの綿球で圧迫する．

❸ 臍形成術：ダイヤモンド型切除法

ダイヤモンド型皮膚切除

縦方向に縫合

3-0ナイロン糸
頭側　尾側
縫合部
ピーナッツ型ツッペルガーゼ

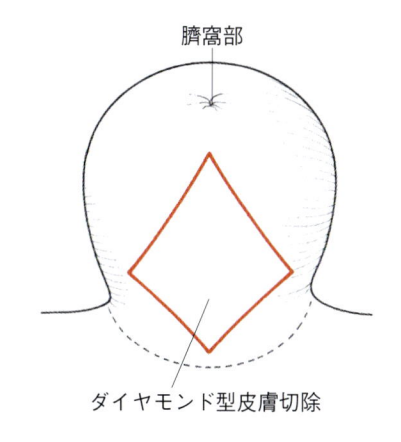

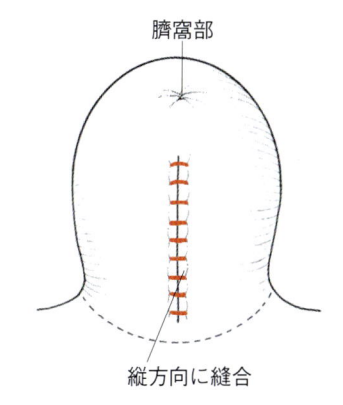

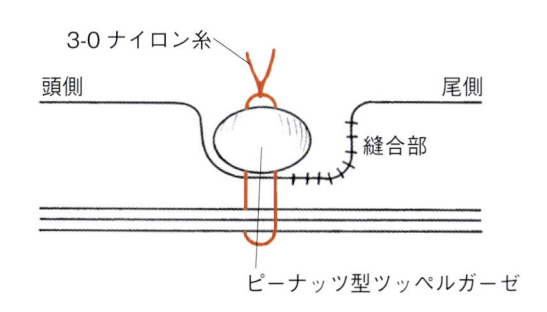

❹ 皮膚切開のデザイン：鬼塚法

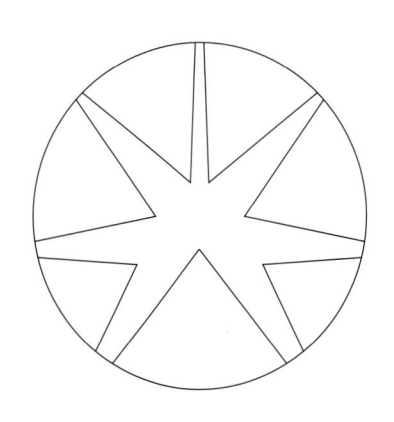

（文献1より引用）

5 皮膚切開のデザイン：鬼塚変法

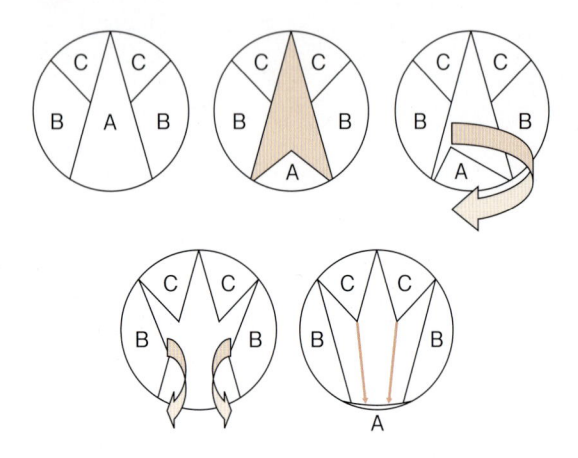

（文献2より引用）

6 皮膚切開のデザイン：4枚皮弁法

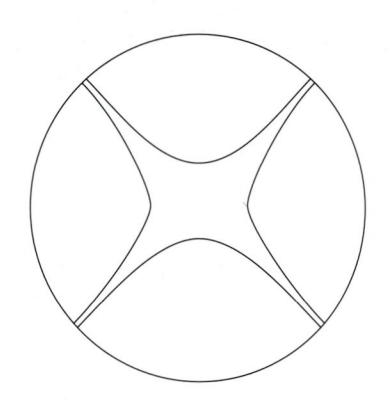

（文献3より引用）

●鬼塚変法

皮膚切開デザインを **5** のようにおく。この創から通常と同様にヘルニア嚢を処理する。

皮弁Aのグレー部分を切除し，腹直筋鞘に折りたたむように内反させ，臍窩の下壁となるように臍尾側の腹直筋鞘に固定する。皮弁Bは，皮弁Aを固定した腹直筋鞘の両側に固定し，臍の側壁を形成する。皮弁Cは皮弁Aの頂点の腹直筋鞘に固定する。最後にそれぞれの皮弁を縫合する。

●4枚皮弁法

臍辺縁に沿った円内の上下左右に各々高さ約1cmの花弁状皮弁となるように皮膚切開デザインをおく **6**。

余剰皮膚をヘルニア嚢とともに切除し，ヘルニア門を閉じる。

頭側皮弁と左右皮弁を縫合後，それぞれの皮弁と腹直筋鞘を縫合する。その後，尾側皮弁の頂点と頭側皮弁の頂点を縫合し，さらに左右の皮弁と縫合する。

臍部は1週間圧迫固定する。

白線ヘルニアの手術

原則としては，経過とともに目立たなくなるので，手術を必要とする場合は少ない。

手術の実際

臍上部に半弧状切開をおき **7a**，頭側へ剥離を進め，ヘルニアとなった白線部を結節縫合する **7b**。

文献
1) 鬼塚卓弥, 小島和彦：造臍術. 形成外科 1971; 13: 248-53.
2) 佐藤かおり, 内田広夫：鬼塚変法による臍形成術. 小児外科 2010; 42: 541-4.
3) 李　慶徳, 宮崎栄治, ほか：4枚皮弁を用いた臍形成術. 小児外科 2010; 42: 532-4.

7 白線ヘルニアの手術

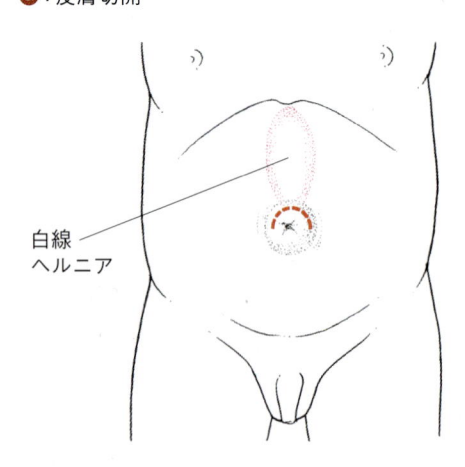

ⓐ：皮膚切開

ⓑ：ヘルニアとなった白線部の縫合

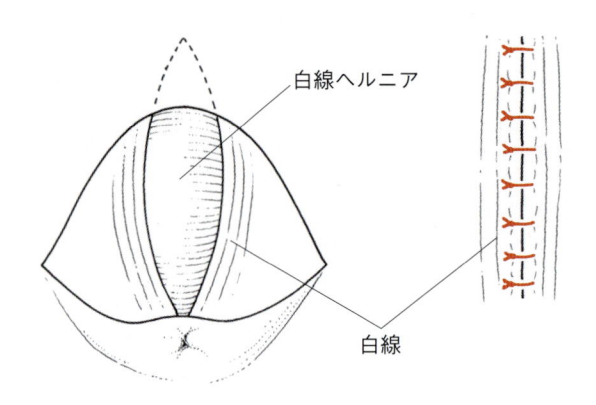

腹壁

臍腸瘻，尿膜管瘻・嚢胞の手術

飯田則利

臍腸瘻

術前準備

症状：臍から腸液が流出，臍内に小腸粘膜が露出する❶。
検査：瘻孔造影❷を実施する．診断がつきしだい，早期手術を行う．

手術の実際

皮膚切開
　①臍上もしくは臍下の横切開，②臍下縁U字ないし逆Ω切開，③臍内円周切開❸のいずれでもよいが，❶のように小腸粘膜が露出している場合には，臍内円周切開が整容性に優れる．

瘻管の剥離，臍腸瘻の切除と吻合
　小腸粘膜と臍部皮膚の移行部に沿って円周切開を加え❸，瘻管を周囲組織から剥離を進め腹腔に達すると瘻管に連なる回腸が逆T字型に持ち上がってくる❹ので，瘻管の根部に腸鉗子をかけ楔状切除し回腸壁を短軸方向に縫合閉鎖する❺．mesodiverticular bandが存在するときはbandを切離しておく．自動縫合器で切除してもよいが，術後に狭窄をきたさないよう切除線に注意する．

閉創
　創内に腸粘膜の遺残がないことを確認し臍部の創を閉鎖するが，腹膜は単純縫合し，臍は皮内巾着縫合で閉鎖する．

❶ 臍腸瘻：小腸の露出
臍内に小腸粘膜が露出している．

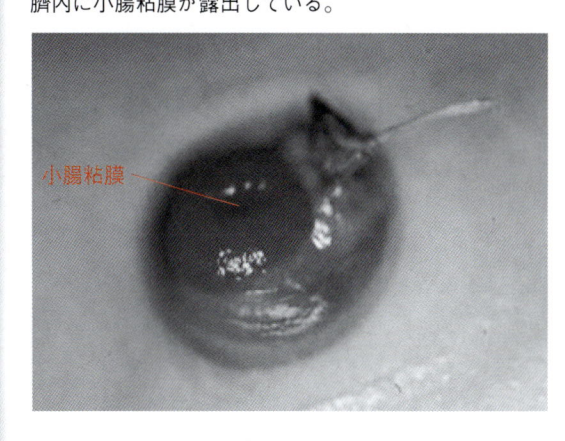

❷ 臍腸瘻の瘻孔造影
臍部の瘻孔から造影すると腸管（回腸）が描出されている．

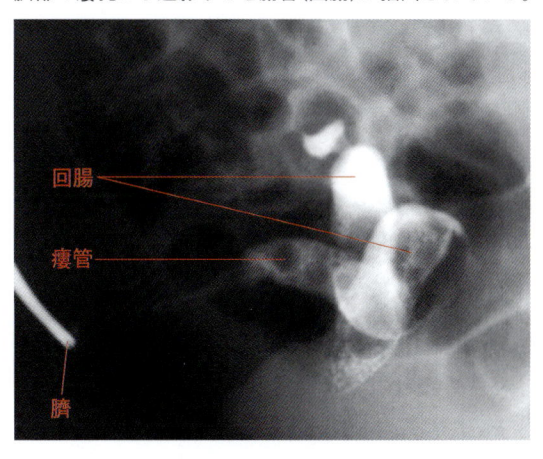

❸ 臍腸瘻の皮膚切開，瘻管剥離

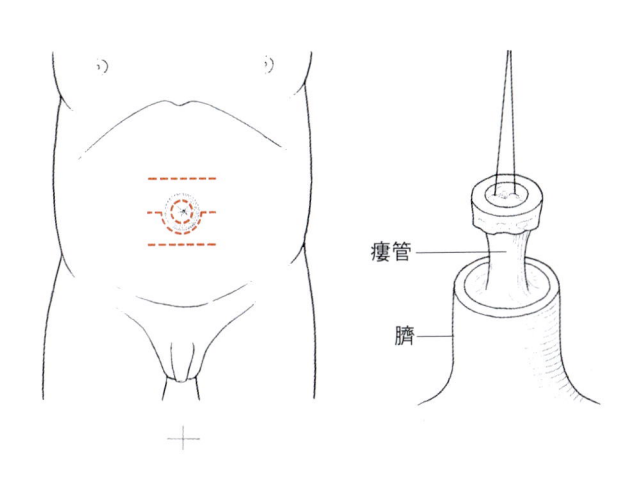

❹ 臍腸瘻
瘻管に連なる回腸がT字型に持ち上がってくる．

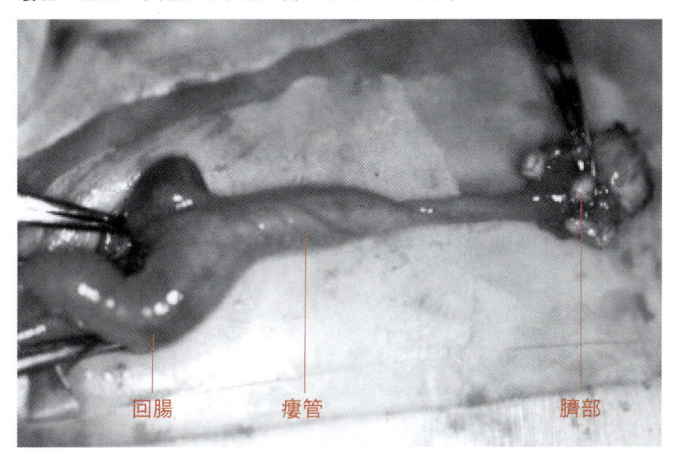

5 臍腸瘻の楔状切除・吻合

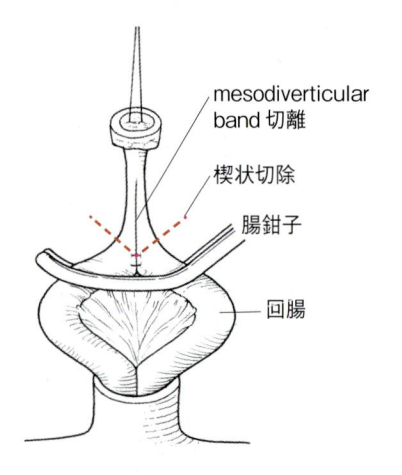

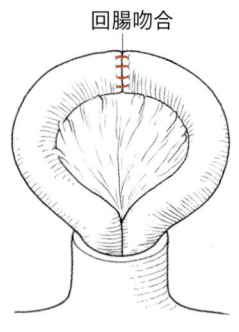

- mesodiverticular band 切離
- 楔状切除
- 腸鉗子
- 回腸

回腸吻合

6 臍尿瘻の瘻孔造影

臍から挿入したチューブが尾側に向かい膀胱が造影されている。

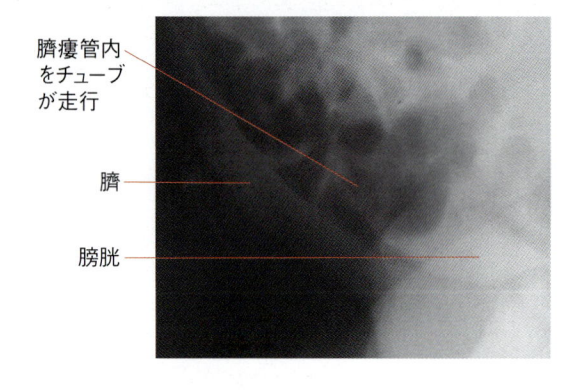

- 臍瘻管内をチューブが走行
- 臍
- 膀胱

7 臍尿瘻の膀胱造影

膀胱頂部から臍に連続する瘻管が描出されている。

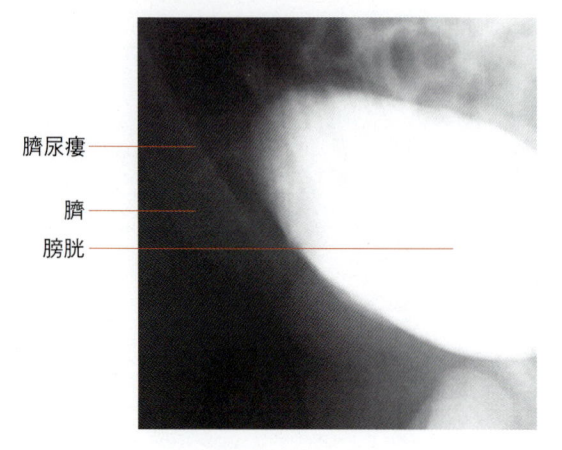

- 臍尿瘻
- 臍
- 膀胱

術後管理のポイント

① 排ガス，排便があれば哺乳ないし経口摂取を開始する。
② 術後合併症：縫合不全，回腸狭窄，創感染，癒着性イレウス。

尿膜管瘻・嚢胞

術前準備

症状としては，臍からの尿排泄（臍尿瘻），臍発赤・腫脹・排膿がある。

検査は，瘻孔造影 **6**，膀胱造影 **7**，超音波検査 **8**，CT **9**，MRIを実施する。

感染を伴っているときは抗菌薬で炎症を消褪させてからが望ましいが，臍尿瘻は診断がつきしだい，早期手術を行う。

手術の実際

皮膚切開

①臍下の横切開，②下腹部正中切開，③臍下縁U字ないしY字切開のいずれでもよい **10**。臍尿瘻・尿膜管嚢胞の場合には，膀胱頂部まで追跡するので，臍下の横切開，または下腹部正中切開が視野が良好である。尿膜管臍洞では，臍下縁U字ないしY字切開が整容性に優れる。

尿膜管の同定と剥離

皮膚切開後腹直筋前鞘を切開し，次いで白線を縦切開し腹直筋を左右に分けると尿膜管が露出する。臍側では両側の内側臍ヒダが並走するが，尾側に行くに従い内側臍ヒダは斜走し正中を離れていく **11**。尿膜管臍洞では臍からゾンデを挿入しておくと尿膜管の同定および剥離がしやすい。

尿膜管の切除

可能な限り腹膜を穿破しないように尿膜管を剥離するが，炎症性癒着が強い場合には腹膜を切開し尿膜管を腹膜とともに剥離・切除する。

膀胱壁の閉鎖，正中臍索の切除

臍尿瘻では膀胱側へ尿膜管を剥離・追跡し，膀胱頂部を含め切除後膀胱壁を吸収糸で二層に縫合閉鎖する。尿膜管臍洞では盲端から尾側の索状物（正中臍索）も含め切除する。

閉創

開腹になった場合には腹膜を閉鎖後，白線を縫合し創を閉鎖する。臍部は尿膜管を残さないよう閉鎖する。

術後管理のポイント

① 腹膜外で摘出できれば当日から経口摂取は可能であるが，炎症が強く開腹面が広くなった場合には，腹部所見をみながら経口摂取の開始時期を判断する。
② 術後合併症：創感染，腹壁血腫，癒着性イレウス（開腹となった場合）

臍腸瘻，尿膜管瘻・嚢胞の手術

8 尿膜管臍洞の超音波検査
臍から腹膜外を尾側に走行する低エコー管状構造物が描出されている。

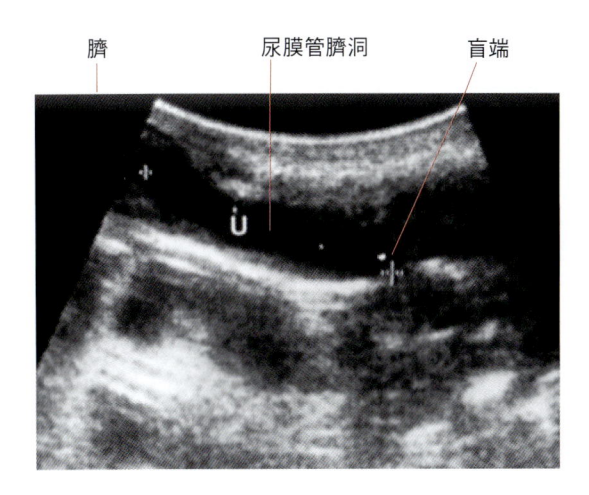

臍　　尿膜管臍洞　　盲端

9 尿膜管臍洞のCT検査
臍から尾側に走行する管状構造物が描出されている。

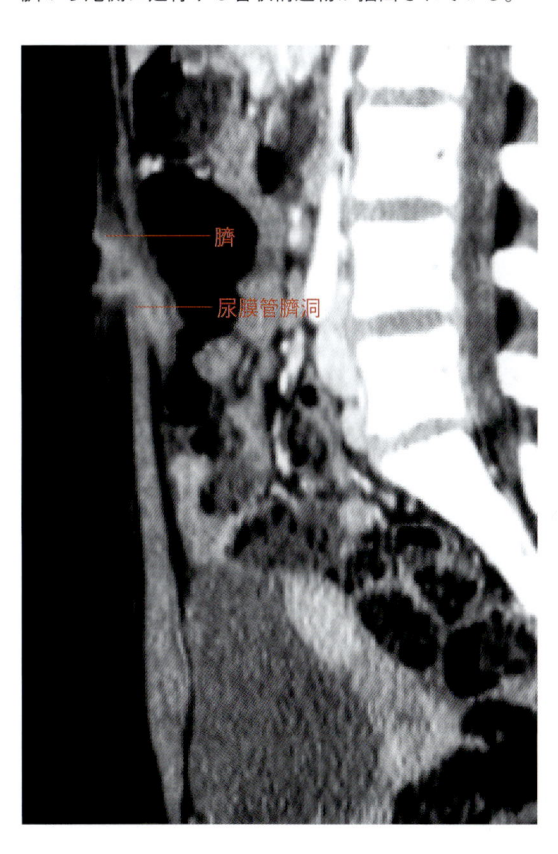

臍
尿膜管臍洞

10 尿膜管摘出術の皮膚切開
① 臍下の横切開　② 下腹部正中切開
③ 臍下縁U字切開　④ 臍下縁Y字切開

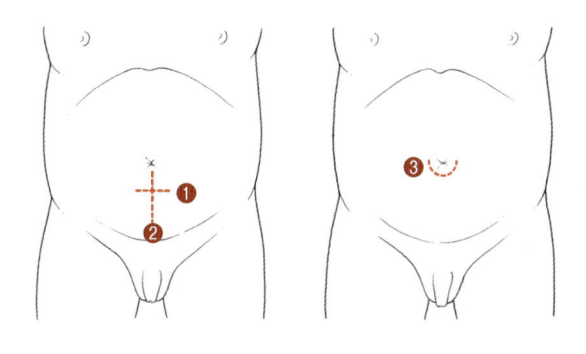

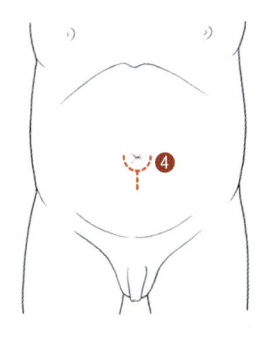

11 尿膜管の剥離および下腹部腹壁解剖

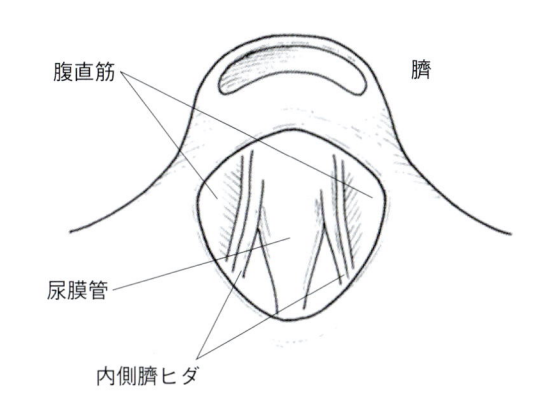

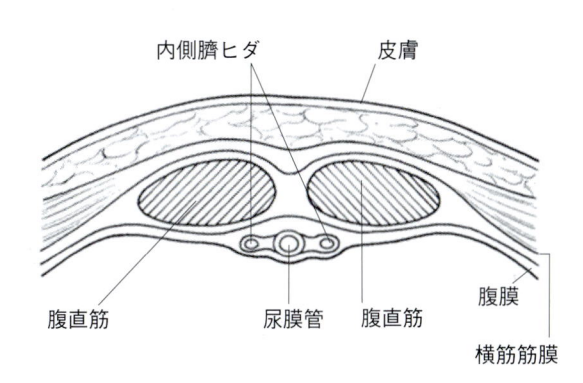

腹直筋　　臍
尿膜管
内側臍ヒダ

内側臍ヒダ　　皮膚
腹直筋　　尿膜管　　腹直筋　　腹膜
横筋筋膜

147

Ⅳ 腹壁

腹壁破裂・臍帯ヘルニアの手術

金森 豊

1 腹壁破裂（1）
ⓐ：脱出腸管に浮腫を伴わない腹壁破裂

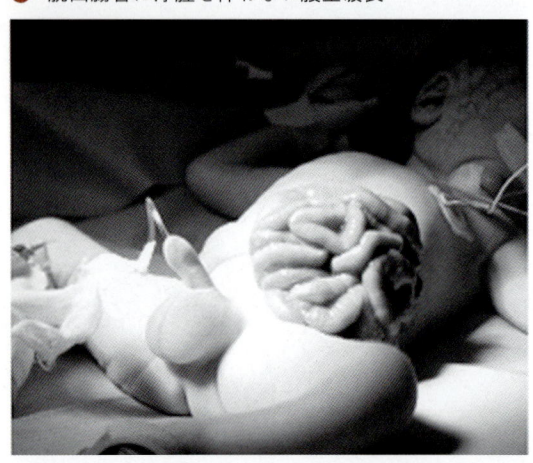

ⓑ：直接腸管を腹腔内に還納し，筋層を剥離して一期的に閉鎖した。臍帯を温存する閉鎖法では，臍帯部分の筋層には縫合糸をかけられないので，臍帯を絞り込むように臍帯両脇の針糸を写真のように斜めにかけて縫合する。

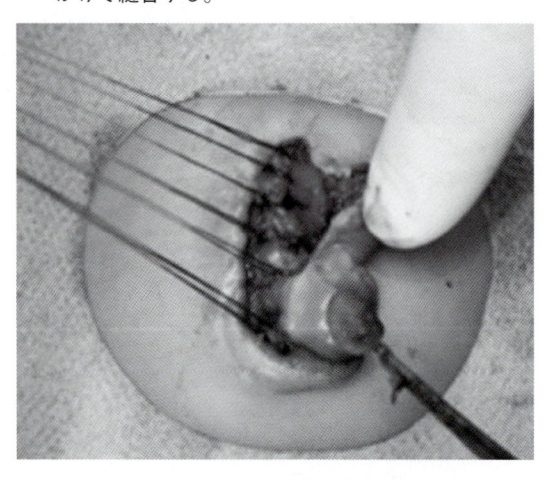

ⓒ：脱出腸管が著しい浮腫を呈している腹壁破裂。この症例は一期的閉鎖は難しいと判断した。

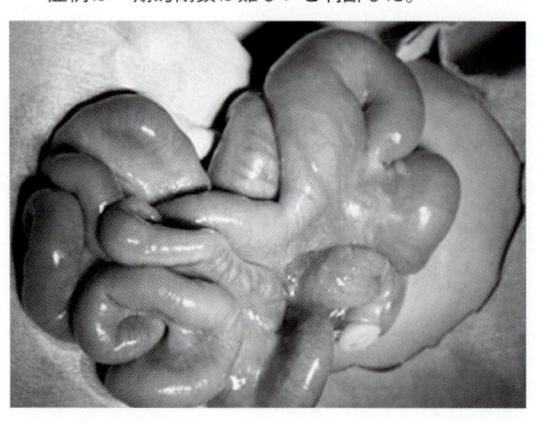

腹壁破裂の手術

腹壁破裂は多くが臍右側の2〜3cm長の腹壁欠損部から腸管を主体として，胃・生殖器・膀胱などが脱出している疾患である。その治療上留意する特徴は，腹壁欠損孔が小さい，脱出臓器が管腔臓器である，腸管病変（浮腫，閉鎖，穿孔など）を伴うことが多い，などである。

術前準備

脱水・低体温の予防に努め，脱出臓器を清潔ガーゼで覆い，ラップなどでカバーするなどの処置を行う。

手術の実際と術後管理

脱出臓器に浮腫がない場合 1ⓐ

脱出腸管やその他の臓器に浮腫がない場合には，一期的に腹壁閉鎖を行うことを考慮する。この場合には，全身状態，特に呼吸循環系の安定が前提である。生後搬送症例などで脱水・低体温など全身状態が不良の場合や，早産例で低体重があり呼吸循環系が不安定な場合には，後に述べる多期的手術を選択する。

一期的手術例では，基本的に全身麻酔下に脱出臓器を腹腔内に還納する。まず脱出腸管に閉鎖や穿孔などの異常がないことを確認する。次いで脱出臓器を還納するが，腹腔内容積が小さければ指を腹腔内に入れて用指的に腹壁筋層を引き延ばすことによってある程度腹腔を拡張することができる。腸管を順序よく還納したら，腹壁欠損孔の皮下を全周性に剥離して，筋層を十分に露出させる。この際に臍帯は温存しておく。3-0吸収糸や非吸収糸を用いて腹壁筋層を閉鎖する。臍帯部分には針糸をかけることができないので，その近傍の腹壁筋層にしっかりと針糸をかけて臍帯部分が締め付けられるような形にする 1ⓑ。皮膚は，たばこ縫合をかけて欠損部分を縫縮するように工夫すると術後の整容性が良好である。

脱出臓器に浮腫がみられ，一期的に還納が難しい症例 1ⓒ

腹壁破裂は胎児期に脱出腸管が羊水中を浮遊しているため，羊水刺激による炎症・浮腫を呈している場合がある。また腹壁欠損部分が小さいため，浮腫を呈した腸管が欠損孔で締め付けられ，腸管うっ血による浮腫の増悪を示す場合がある。このような場合には一期的な還納は難しく，多期的に脱出臓器を還納する方針をとるのが無難である。

まず，脱出した臓器の保湿と水分蒸発を防ぐために，サイロ形成を行う。医療材料で適当なものがないが，最近ではウーンドリトラクター Alexis®（Applied Medical社，USA）を用いた形成が行われることが多くなっている。著者らも，Alexis®のなかでXS

またはXXSという小さいサイズのものを用いている 2a 。
　腸管浮腫が強く，腹壁破裂部分が相対的に小さい場合には，腸管を腹腔内に還納しようとしたときにかえって締め付けが悪化して腸管うっ血や虚血を引き起こすことがある。その場合には腹壁欠損孔を正中で頭側に2〜3cmほど筋層・皮膚ともに切開して広げると臓器の還納がその後やりやすくなることがある。
　ウーンドリトラクターを脱出臓器に被せるようにして包み込み，片方のリングを腹腔内に挿入する。この場合には，肝円索や肝鎌状靱帯を切離すると，リングの入るスペースが広がり安全にリングが腹腔内に挿入できる 2b 。
　リングのサイズは調整することができないので，患児の腹腔内容積が小さい場合（低体重児の場合）リングが腹壁に強く当たることがある。この場合は，しばらく留置しておくと腹壁皮膚に発赤がみられることがあり，リングの圧による組織壊死などに留意する必要があるが，これまでのところそのような合併症は経験していない。可能であれば，さらに小さいサイズのXXSを使用するとよい。リングを挿入したら，フリーのリング側を回転させて絞り込んで開放部分を閉鎖し，太めの糸で結紮する 2a,b 。
　フリーのリングは両端を結紮して直線状に折りたたみ，クリップで断端を把持してガーゼなどで吊り上げておく 2a,b 。腹壁とリングリトラクターの間は隙間があるので，カラヤヘッシブ®などの被覆材でカバーして感染予防に努める。腹壁形成を行うと，重力によりむくんだ腸管の水分が全身に還流し，腸管のむくみが取れてくる。同時に腸管自身も腹腔内に自然に還納し始める。多段階手術の場合感染のリスクを考慮して，腹壁筋層の閉鎖をサイロ形成後7〜10日以内に行うことを目標にする。サイロ形成後翌日から，サイロごと脱出腸管に用手的に圧をかけて少しずつ脱出臓器を腹腔内に還納していく。
　著者らは，大腿静脈から下大静脈にカテーテルを挿入して圧測定を行うか，膀胱内カテーテルの圧を測定して腹腔内圧モニターとしている。通常は腸管を押し込んだ後一過性に腹腔内圧は上昇するが速やかに低下するので，圧上昇が持続する場合には注意を要するサインと考え，押し込んだ腸管を戻すような対応が必要になる。また腸管の戻し方によっては腸管虚血をきたす場合があり，押し込んだ後には腸管の血流を注意深くモニターする必要がある。
　腸管を徐々に押し込んでいって腹壁皮膚のレベルまで還納できたら 2c ，全身麻酔下にサイロを外して腹壁筋層の閉鎖を行う。この場合は直接腹壁閉鎖を行うときと同じ要領で，皮下を剥離して筋層閉鎖を行い 1b ，次いで皮膚をたばこ縫合で縫縮する 2d 。術後は腹腔内圧をモニターしながら人工呼吸管理を行い，内圧が低下してきたら呼吸条件を下げて抜管する。通常腹腔内圧は術後数時間で低下する。
　臍帯を残して腹壁を閉鎖すると，臍帯部分は筋層が欠損しているので臍ヘルニアになることが多いが，自然にこのヘルニアは閉鎖することも多い。外来での経過観察を行う。

腸閉鎖や腸穿孔を合併した腹壁破裂の場合
　腹壁破裂では腸閉鎖を合併することが多い。しかも，閉鎖部

2　腹壁破裂（2）

ⓐ：ウーンドリトラクター Alexis®XSを直接腹腔内に挿入し，サイロ形成を行った腹壁破裂の症例。腸管浮腫はないが全身状態が不良で，一期的に腹壁閉鎖ができない場合は直接ウーンドリトラクター Alexis®XSを腹腔内に挿入する。その後，ウーンドリトラクターが解放になっているので適当な高さで絞り込んで，太めの糸で縛り内腔を閉鎖する。体外側のリングは両端を縛って直線化しておく。

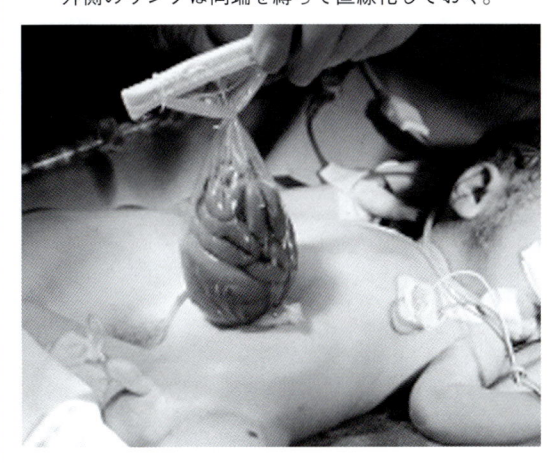

ⓑ：ウーンドリトラクター Alexis®XSを用いた腹壁破裂に対するサイロ形成のシェーマ。

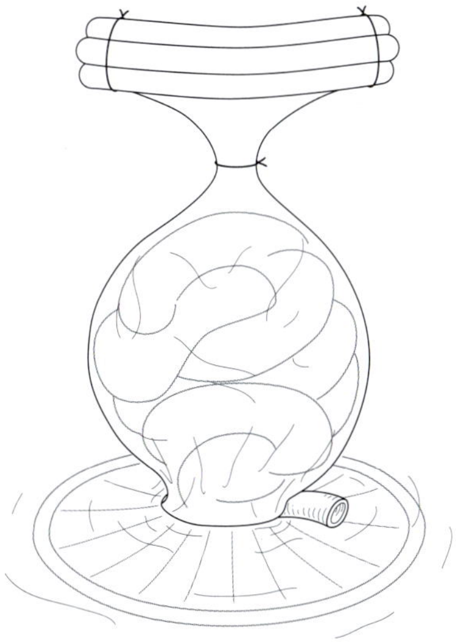

ⓒ：サイロを数日で絞り込み，脱出腸管が腹壁レベルまで還納された。

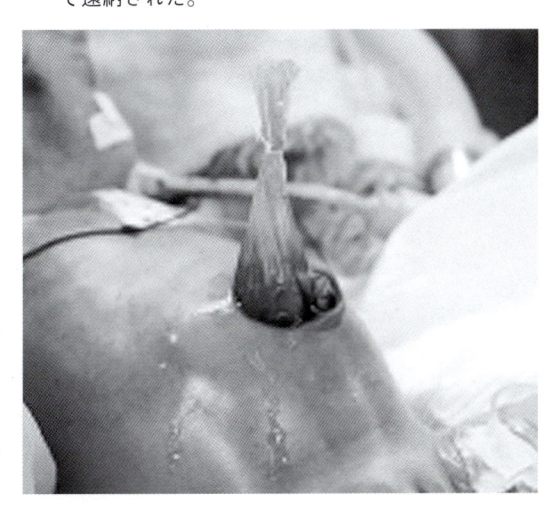

❷ 腹壁破裂（2）

ⓓ：腹壁筋層の閉鎖を行った後，欠損皮膚にたばこ縫合をかけて同心円状に皮膚を絞り込み，臍形成とした。

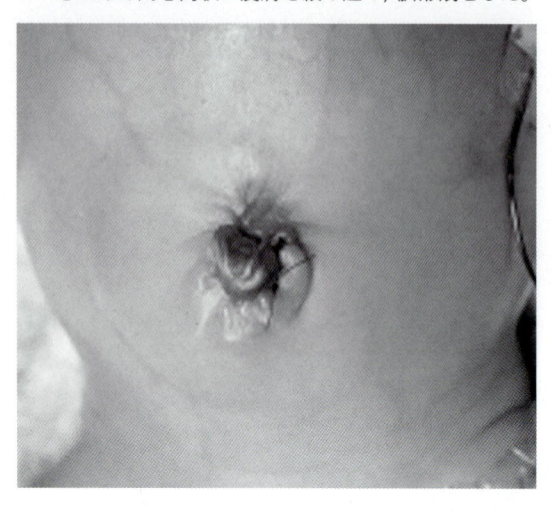

❸ スーチャーレスの腹壁閉鎖例

腹壁破裂例に対してサイロ形成術を施行し，8日目にサイロを外して臍帯を被せ，絆創膏で破裂部分を閉鎖した。この場合には縫合操作をまったくしておらず，スーチャーレス閉鎖法とよんでいる。一定期間このままにしておいて，腹壁が閉鎖し，破裂部が皮膚で覆われるのを待つ。

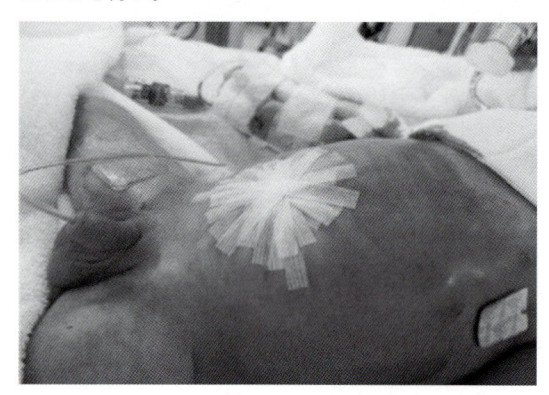

位は小腸だけでなく大腸にも起こりうるので，腸管全体をよく観察する必要がある。腸閉鎖症を合併した腹壁破裂の治療方針は閉鎖部位をそのままにして一度腹腔内に還納して腹壁を閉鎖してしまう方法と，閉鎖部をストーマにして減圧を図り，それ以外の腸管を還納して腹壁閉鎖を図る方法とが考えられる。閉鎖部位が小腸上部で，胃カテからの減圧が可能と判断されれば前者の方針を選択することが可能である。しかし，確実に減圧を図るためには後者のように閉鎖部をストーマにして他の腸管を腹腔内に還納し，二期的にストーマ閉鎖，腸管吻合を行うことが望ましいと考える。

また，腸管穿孔を起こしている場合にはさらに複雑な病態といえる。多くは腸閉鎖症に合併した穿孔で，腸管浮腫や腸管機能の低下も著しいことがある。この場合には，とりあえずサイロ形成を行って，穿孔部位は可及的に閉鎖するか，減圧用のチューブを留置するなどの工夫が必要である。そして腸管浮腫が減じた時点でストーマ造設と腹壁閉鎖を行う。感染症には十分に注意しながら一連の処置を行う。

スーチャーレス閉鎖法

最近サイロ形成の有無にかかわらず，腸管を還納して腹壁閉鎖を行う際に，皮下を剥離して筋層を閉鎖することをせずに，臍帯を欠損孔に被せるか直接皮膚を寄せて，そのままテガダームTMなどの被覆材を貼付して自然に腹壁筋層が閉鎖するのを待つ方法が報告されている❸。

この方法では全身麻酔が必要なく，縫合の手間が省けるので好んで行っている施設もある。閉鎖後に臍ヘルニアが発生することがある点は筋層縫合閉鎖法と同様である。縫合閉鎖法とスーチャーレス閉鎖法のどちらが優れているかは議論のあるところで，今のところ施設によって術式が選択されているのが現状である。

臍帯ヘルニアの手術

臍帯ヘルニアは，腹壁破裂と異なり合併奇形が多いことで知られている。心疾患や染色体異常などの合併があるときは，本疾患よりもそれらの合併症が患児の予後決定因子になることがある。臍帯ヘルニアには，臍帯内ヘルニア，臍上部型ヘルニア，臍部型ヘルニア，臍下部型ヘルニア，といった分類がある。本項では臍帯内ヘルニアと臍部型ヘルニアについて述べる。

術前準備

術前準備については前述の腹壁破裂の手術を参照。

手術の実際と術後管理

臍帯内ヘルニア

臍帯内に腸管の一部が脱出している軽症例を示す。容易に脱出腸管は腹腔内に還納が可能である。脱出腸管を覆っている臍帯を切開せずに，腸管を腹腔内に還納して基部を結紮する方法をとることがある。しかし，本症に尿膜管遺残症や卵黄腸管遺残症を合併していることがあり，後日腹壁閉鎖部から尿が出たり，腸液が出たりすることがある。

そこで，できれば全身麻酔下に皮膚レベルで臍帯を切除し，腸管奇形の有無や尿膜管遺残症の有無を確認し，また臍帯静脈や臍帯動脈も結紮処理して腹壁筋層を閉鎖することが望ましいと考えている．皮膚欠損部はたばこ縫合などをかけて縫縮することで臍を作成する．

肝臓の脱出を伴う巨大臍帯ヘルニア

肝臓脱出を伴う臍帯ヘルニアは脱出臓器として腸管や胃なども伴うこともあり，そのボリュームが大きいため一期的な腹壁閉鎖は通常は行わず多期的閉鎖を行う．

多期的閉鎖にはいくつかの方法があるがそれぞれに利点と欠点があり，症例によって，あるいは施設によって治療法が適宜選択されているのが実情である．現在日本では使用できる適当なサイロ形成用医療材料がなく，腹壁破裂で述べたウーンドリトラクター Alexis®を使用する施設が多いと推測される．

皮膚による閉鎖法

臍帯を切除し，次いでヘルニア周囲の皮膚を広範囲に剥離して牽引し，腹壁筋層をそのままにして脱出臓器を皮膚で覆う方法である．

腹壁形成が著しく悪い場合や，呼吸循環系の不安定な症例で行うことがあるが，後日筋層閉鎖手術が必要であり，最近では行われることは少なくなっている．

腹壁筋層にサイロを逢着する方法

臍帯を皮膚レベルで切除し皮膚と筋層を剥離して，筋層に直接人工布を縫着してサイロ形成とする方法である．

この方法は直接筋層を牽引するために筋層レベルでの腹壁拡大が期待できる方法である．しかし，初回サイロ逢着時に筋層を露出するための剥離が必要であり，サイロ逢着部筋層が，臓器還納につれて裂けこんだりして腹壁筋層閉鎖時に使用ができなくなるなど難点もある．

サイロ形成後は，1週間くらいをめどに臓器を少しずつ還納していき，臓器が腹壁皮膚レベルまで入った時点で全身麻酔下に筋層を閉鎖する手術を行う．

ウーンドリトラクター Alexis®を腹腔内に挿入する方法

比較的小さな，しかし肝臓脱出を伴う臍帯ヘルニアで適応になる **4a**．臍帯を切除して腹腔内に腹壁破裂で述べたウーンドリトラクターを挿入しサイロ形成を行う方法である **4b**．この方法は比較的新しい試みといえるが，臍帯と脱出臓器の癒着なども確認できサイロ形成としても先に述べた方法よりも侵襲が少なく有効な場合がある．しかし，脱出臓器を還納していくときに，腹壁筋層への牽引力がかからないことと，肝臓などは充実臓器であり強い張力がリトラクターにかかるため，還納するときリングが外れてしまう恐れがあること，など臓器還納の効率がややわるい印象があるので，脱出臓器のボリュームが小さいときに適応となる．サイロ形成後は腹壁破裂と同じ対応を行う．

ウーンドリトラクター Alexis®を臍帯基部の皮膚に縫着する方法

肝臓脱出が中心で腸管脱出も伴う巨大な臍帯ヘルニアが適応となる **4c**．ウーンドリトラクター Alexis®XSを臍帯基部の皮膚に直接縫着する方法である **4d**．

---

4 臍帯ヘルニア（1）

a, b：肝臓のみが脱出した中等度のサイズの臍帯ヘルニア．

c, d：肝臓と腸管が脱出した巨大臍帯ヘルニア．

a：Wharton jellyの中に浸出液が溜まって，嚢胞形成となっているのが見える．

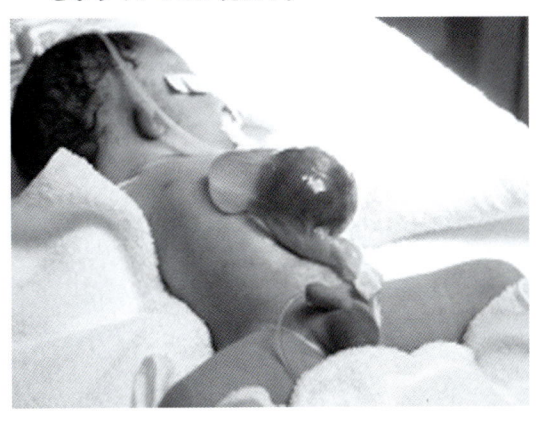

b：次いで，ウーンドリトラクター Alexis®XSを腹腔内に挿入して絞り込んだ．脱出した肝臓の一部が既に腹腔内に還納されている．

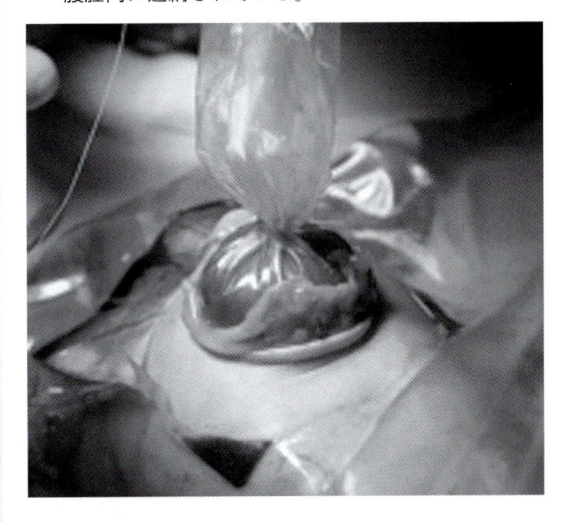

c：この患児は体幹も低形成で脱出臓器の還納は困難が予想された．

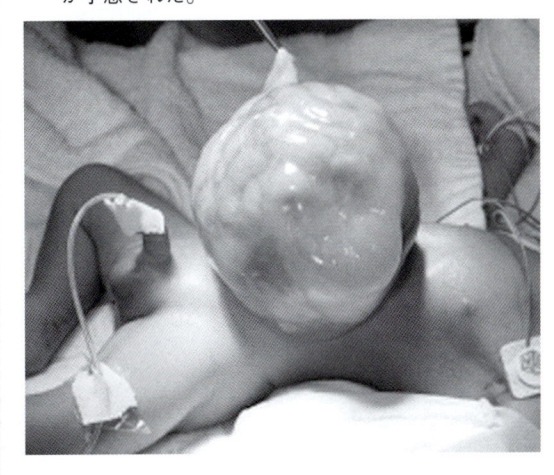

4 臍帯ヘルニア（1）

d：ウーンドリトラクター Alexis®XSの中に脱出臓器を入れた後，皮膚とリングとを直接縫合してサイロ形成とした。

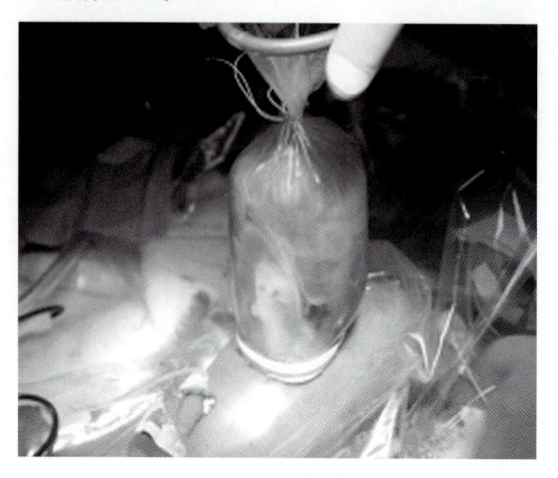

5 臍帯ヘルニア（2）

a：4c〜dの症例のサイロ形成後7日目の外観。脱出臓器は腹壁レベルまで還納されている。

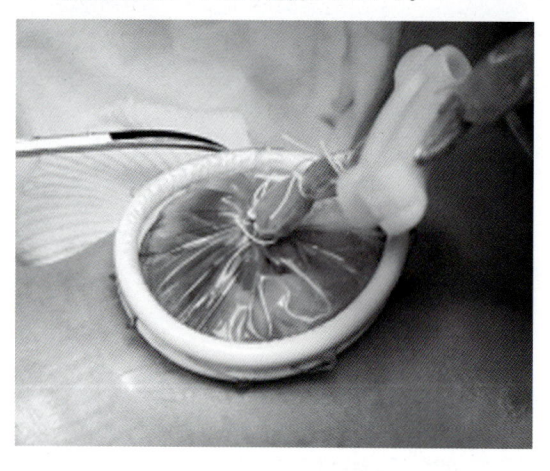

b：臍帯を切除して筋層を剥離し，腹壁を閉鎖したところ。この時点では筋層にはかなりの張力がかかっている。

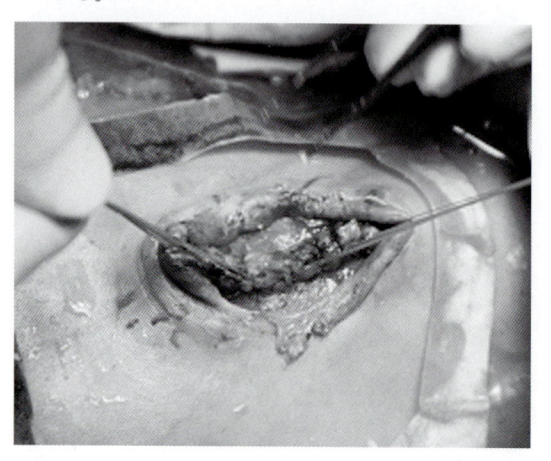

c：皮膚の形成は，欠損が大きい場合には縫縮ができないので，縦方向に閉鎖し最も尾側の皮膚を一部短冊状に形成しロールとして臍形成を行った。

この方法は，局所麻酔下でも施行可能でサイロ形成としては一番侵襲が少ない方法であり，臓器還納を行っている間腹水の漏出がない，臍帯を切除しないので脱出臓器がスムーズに腹腔内に滑り入っていくなどの利点がある。この方法の場合，術後7〜10日で臓器を押し込むことで皮膚の裂けこみは回避できる。また，あらかじめ臓器と臍帯の癒着が疑われる場合には，臍帯の頂部付近を一部切開して臓器との癒着を確認し，癒着がある場合には剥離してからサイロを形成している。最終的には脱出臓器が腹壁レベルまで還納されたら腹壁筋層閉鎖手術を行う **5a**。

全身麻酔下に十分に筋弛緩を効かせて手術を行う。この方法では臓器還納とともに臍帯は折りたたまれて残存しているので，これを皮膚縁から切除して筋層を皮膚から十分に剥離し，縫合閉鎖する **5b**。

皮膚の縫合は，欠損孔が大きい場合にはこれまで述べたような縫縮はできないので，縦に皮膚縫合を行い，縫合尾側の皮膚を一部短冊状に切開しロール状にして臍形成を行う **5c**。術後は筋弛緩下に呼吸管理を行い，先に述べた腹腔内圧をモニターしながら呼吸条件を少しずつ下げていく。

その他重症例に対する対処法

特殊な例としては，巨大臍帯ヘルニアで側湾症や体幹低形成，肺低形成などがあるために，これまでに述べたどの方法も施行しえない重症例が最近では報告されるようになってきている。胎児診断例の増加と生後の呼吸器管理の進歩で重症例の救命が可能になってきた背景があると思われる。この場合には，植皮によってヘルニアを覆う方法や，臍帯ヘルニアをとりあえず人工布で被覆して次第にカラヤヘッシブに置換していき，最終的に周囲皮膚がヘルニアを覆うように増殖してくるのを誘導していく方法などが報告されている。

また，重症例で筋層閉鎖が困難な場合に，外腹斜筋を腹直筋に接する位置で切離し筋層を延長するcomponent separation technique法や，適応外使用であるが，tissue expanderを腹腔内に留置して腹腔内容積を拡大して閉鎖する方法などの工夫が報告されている。

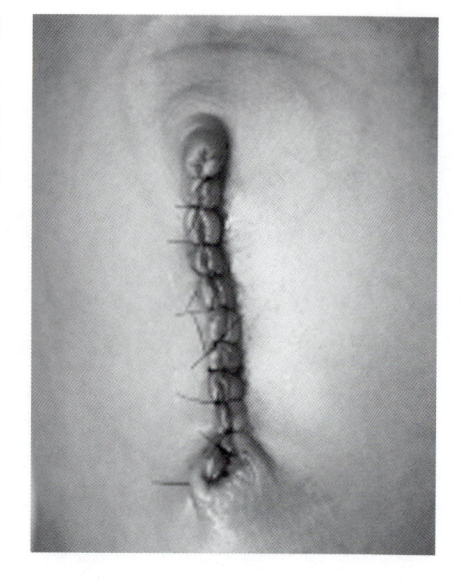

腹壁

総排泄腔外反症の手術

藤野明浩

総排泄腔外反症（cloacal exstrophy，膀胱腸裂：vesicointestinal fissure）は消化管・泌尿生殖器・腹壁・骨格・脊髄神経等に広範囲に異常を認める先天性疾患で，最も治療困難な奇形症候群の一つである。古来知られていたこの疾患では，短腸による栄養管理の問題と感染により救命率も非常に低く，Rickhamはこの疾患の最初の治療成功例の報告[1]において，治療することの正当性に疑問を投げかけたほどであった。しかし現在では治療法は改善し，解決できない問題は残るものの生命予後はよい。

発生原因は不明だが，総排泄腔の発生上，膀胱前壁と，膀胱と腸を隔てるurorectal septumの欠損により発生すると考えられている。環境因子と遺伝因子の両方の関与が示唆されている。非常にまれであり，日本では毎年5例程度の頻度と推測される（20～40万出生に1人[2]）。2：1で男児に多い。

病態

多くの種類のさまざまな程度の解剖学的異常を伴い，結果として機能的に多くの問題を有する。

解剖学的問題[3]
- 臍帯ヘルニア **1a**
- 二分膀胱外反，尿道無形成，二分陰茎・陰嚢，尿管拡張・水腎症，異所性腎，腎無形成
- 停留精巣，双角子宮，腟無形成
- 結腸外反（盲腸部と考えられている），回腸・後腸の重積脱出 **1b**，短小腸（非常に多彩な形態が認められる），重複腸管，鎖肛
- 恥骨結合離開，股関節脱臼，下肢骨の異常
- 二分脊椎，髄膜瘤，脊髄脂肪腫

機能的問題
短腸症候群，永久人工肛門，尿失禁，膀胱皮膚瘻しばしば尿管皮膚瘻，尿路易感染性，種々の程度の下肢麻痺，性決定

手術の実際

近年出生前診断されるケースが非常に多くなっている。出生後早期に外科的治療が必要であり，あからじめ産科，新生児科，小児外科，小児泌尿器科，整形外科，脳神経外科，小児内分泌科等のチームで打ち合わせのうえ，治療を行うことが望ましい[4]。

症例により外反膀胱の大きさなど各病態・症状の程度はさまざまであり，出生後早期に一期的に腹壁閉鎖，膀胱閉鎖が可能なものから，多段階手術にてようやく膀胱閉鎖へ至るものまで，症例ごとに戦略を吟味する必要がある。

初期外科治療の柱は，腹壁閉鎖，人工肛門造設（後腸瘻，回腸

1 総排泄腔外反症

ⓐ：外観と皮膚切開。臍帯ヘルニアの嚢の部分を切除し，膀胱から外反腸管を遊離できるように皮膚切開をおく。

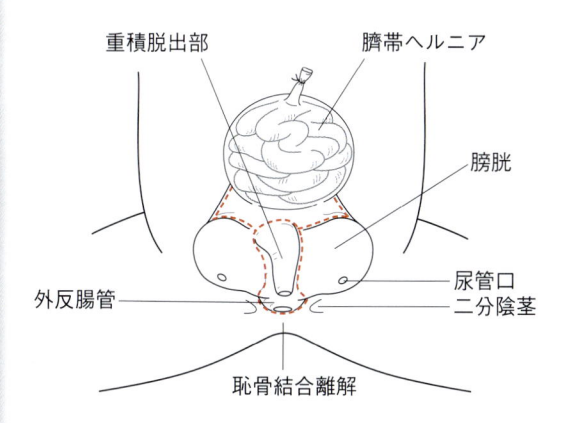

（重積脱出部，臍帯ヘルニア，膀胱，外反腸管，尿管口，二分陰茎，恥骨結合離解）

ⓑ：腸管の状態

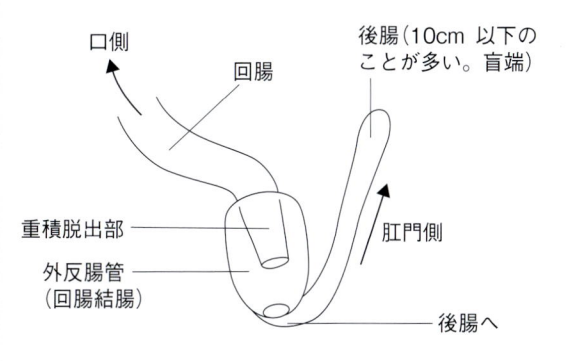

（口側，回腸，後腸（10cm以下のことが多い。盲端），重積脱出部，外反腸管（回腸結腸），肛門側，後腸へ）

153

2 外反腸管の切離と人工肛門造設

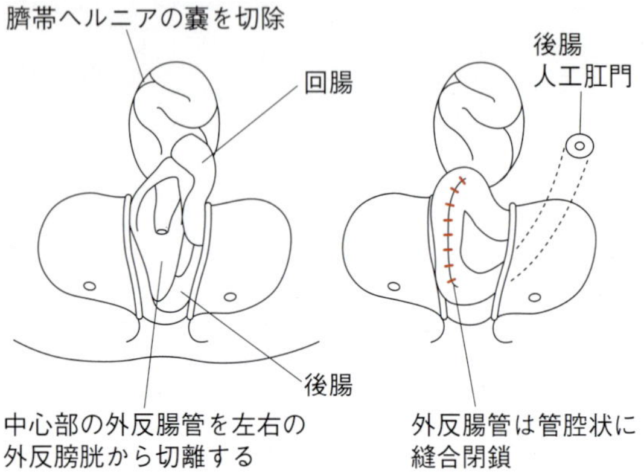

- 臍帯ヘルニアの嚢を切除
- 回腸
- 後腸人工肛門
- 中心部の外反腸管を左右の外反膀胱から切離する
- 後腸
- 外反腸管は管腔状に縫合閉鎖

3 膀胱後壁の縫合

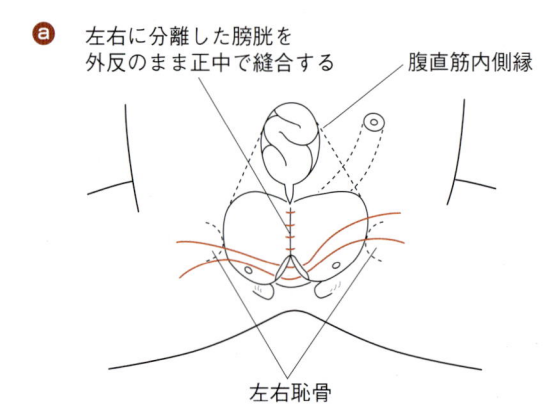

a 左右に分離した膀胱を外反のまま正中で縫合する
- 腹直筋内側縁
- 左右恥骨

b 腹直筋を縫合閉鎖(ただし,恥骨離開のため尾側は縫合できない)
- 肋骨弓
- 腹直筋
- 腹直筋外側縁
- 離開した恥骨
- 外反膀胱

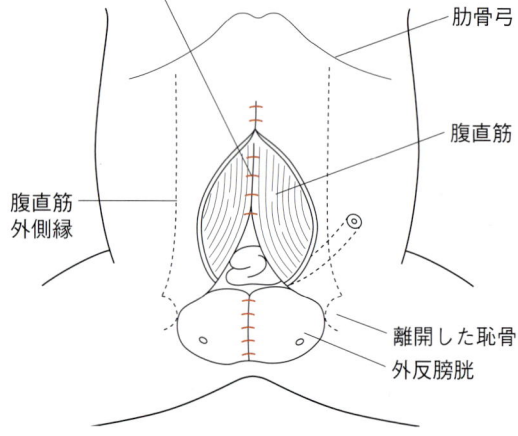

4 腹壁の閉鎖
臍帯ヘルニア部から外反膀胱までを皮膚縫合閉鎖する。

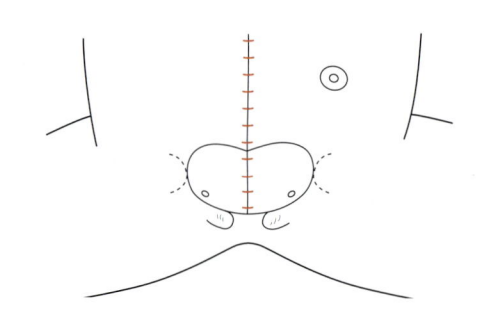

5 膀胱前壁および下部腹壁閉鎖
膀胱内カテーテルおよび左右尿管カテーテルを留置する。
- 縫合閉鎖
- 膀胱前壁を閉鎖
- 膀胱
- 左尿管カテーテル
- 膀胱内カテーテル
- 右尿管カテーテル

瘻),と外反膀胱の後壁閉鎖であり,可能であれば一期的に膀胱閉鎖,恥骨結合形成まで行うが,多くの場合骨盤骨骨切を含めて段階的手術が選択される。

出生後の処置
　外反膀胱腸管部はサランラップにて被覆して乾燥による膀胱・腸管粘膜障害を防ぐ。

腹壁欠損(臍帯ヘルニア)に対して
　臍帯ヘルニアは出生後直ちに修復を行うが,肝脱出の程度など重症度に応じてサイロ造設を要したり皮膚縫合となり,多段階手術が必要となることもある(前項「腹壁破裂・臍帯ヘルニア」を参照)。生後24〜48時間以内であれば,一期的閉鎖が可能とされる。一期手術で膀胱外反部をそのまま残せば,多くの場合腹壁は閉鎖できる。恥骨が離開しているため,尾側は皮膚閉鎖にならざるをえない(**3b**参照)。

腸管に対して
　経腸栄養を開始するため,出生後可及的速やかに手術を行う。臍帯ヘルニア手術と同時に行う。
　短腸症が約半数に認められるため,腸管はなるべく切除せず温存に努める[5]。
　左右に二分した外反膀胱から正中部の外反腸管を切離して縫合閉鎖し管腔を形成,遠位の後腸盲端を単口式人工肛門とする**2**。腸間膜の温存に注意する。一時的回腸瘻の造設や外反腸管部をストーマとし二期的に閉鎖してもよい[6]。重複腸管(後腸)が認められることがあるが,将来膀胱拡大術,回腸導管や造腟に用いる可能性もあるので,なるべく切除せず残す。
　人工肛門造設後,待機的に肛門形成を行う場合もあるが,骨盤底筋群の発達はわるく神経麻痺の問題もあり括約筋機能は見込めないため,永久人工肛門となることが多い[7]。

膀胱外反・尿道無形成に対して[4,5]
　症例により1)一期的閉鎖もしくは,2)段階的閉鎖を行う。
一期的閉鎖:新生児期(生後数日の間)に中央の外反腸管を切離し,恥骨を外力で寄せつつ左右の膀胱を縫合して一期的に閉鎖し,尿道形成も行う(**5**,**6**参照)。
段階的閉鎖:中央の外反腸管を切離し,左右の膀胱を縫合(後壁)**3**して膀胱外反状態**4**のまましばらく腹圧による膀胱の伸展を誘導し(半年〜2年),骨盤骨骨切りによる恥骨結合形成時

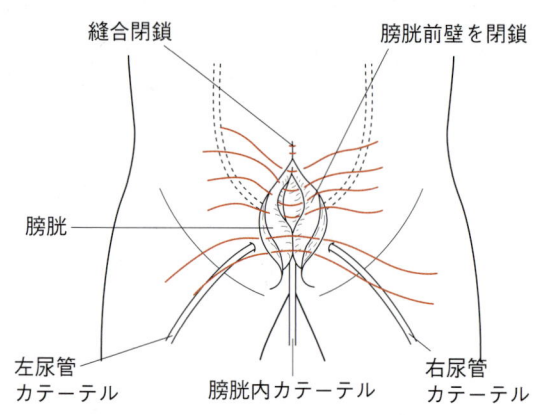

もしくは後に膀胱前壁を縫合閉鎖し尿道形成をする❺,❻。
　尿道は失禁を避けるため尿生殖隔膜を貫通する恥骨結合後面に再建するのが原則とされるが，実際には失禁を抑えることは難しく，また恥骨前面に膀胱瘻や膀胱皮膚瘻を造設することも多い。

二分脊椎・髄膜瘤に対して
　髄膜瘤の程度により，出生後可及的速やかに処置が必要となる。係留脊髄や脊髄脂肪腫に対して後に待機手術が必要となることも多い。

骨盤骨骨切術
　恥骨結合離開に対する修正術で，腹壁閉鎖，骨盤腔形成を目的とする。出生後の数日間は外力により左右の恥骨を寄せることができるため，膀胱閉鎖と同時に骨切をせずに恥骨結合形成を行う方法もある。二期的膀胱閉鎖時には，まず骨切りにて恥骨結合が形成できることを確認してから膀胱前壁を縫合し，その後恥骨結合を形成する。恥骨が寄ると分かれていた腹直筋の尾側部も縫合可能となる❻,❼。骨切術は主に下記のAかCが行われているが，わが国ではAが主流。

A：前方骨切術 (anterior innominate osteotomy)
B：後方骨切術 (vertical iliac osteotomy)（有効性に劣る）
C：A＋B[5,8,9] ❼。骨切り後は創外固定用ピンを立て，約1ヵ月固定する。

その他
　尿路・腸管（腸閉塞，人工肛門脱出など）に関してたびたび問題を生じるため，外科的処置が重なる症例が多く認められる。
　後に，尿失禁に対して膀胱頸部形成術を，膀胱内腔容量が小さく尿を貯められない場合は膀胱拡張術も考慮する。回腸導管や尿管皮膚瘻等の尿路変向術を選択せざるをえない場合もある。
　停留精巣に対する精巣固定術，陰茎や腟など外性器の形成は症例に応じて行う。

　複合奇形にて骨盤臓器の機能を十分得るのが困難だが，少しでもQOLを上げるために関連複数科のチームにて吟味して治療戦略を進めるべきである。

文献
1) Rickham PP: Vesico-intestinal fissure. Arch Dis Child 1960Feb; 35(179): 97-102.
2) Manzoni GM, Hurwitz RS: Cloacal exstrophy. Surgery of the newborn. Freeman NV, Burge, et al, eds, Churchill Livingstone, Edinburgh, 1998, p767-780.
3) Johnston JH, Penn IA: Exstrophy of the cloaca. Br J Urol 1966; 38: 302-7.
4) Pediatric Surgery. Chapter 57 Cloacal Exstrophy, Puri P, Hollwarth M, ed, Springer, 2006, p607-611.
5) Pediatric Surgery. Chapter 56 Bladder Exstrophy and Epispadias, Puri P, Hollwarth M, ed, Springer, 2006, p589-606.
6) A Taghizadeh, A Qteishat, et al: Restoring Hindgut Continuity in Cloacal Exstrophy: A Valuable Method of Optimising Bowel Length. Eur J Pediatr Surg 2009; 19: 141-4.
7) Letitt MA, Mak GZ, et al: Cloacal exstrophy—pull-through or permanent stoma? A review of 53 patients. J Pediatr Surg 2008; 43: 164-70.
8) Mathews R, Gearhart JP, et al: Staged pelvic closure of extreme pubic diastasis in the exstrophy-epispadias complex. J Urology 2006; 176: 2196-8.
9) Cervellione RM: The use of pelvic osteotomy in cloacal exstrophy. Semin Pediatr Surg 2011; 20: 119-22.

---

❻ 腹壁閉鎖，膀胱還納後
膀胱前壁閉鎖後に恥骨を寄せて恥骨結合を形成。直上の腹直筋のすきまを縫合して腹壁を完成し，皮膚を縫合閉鎖する。

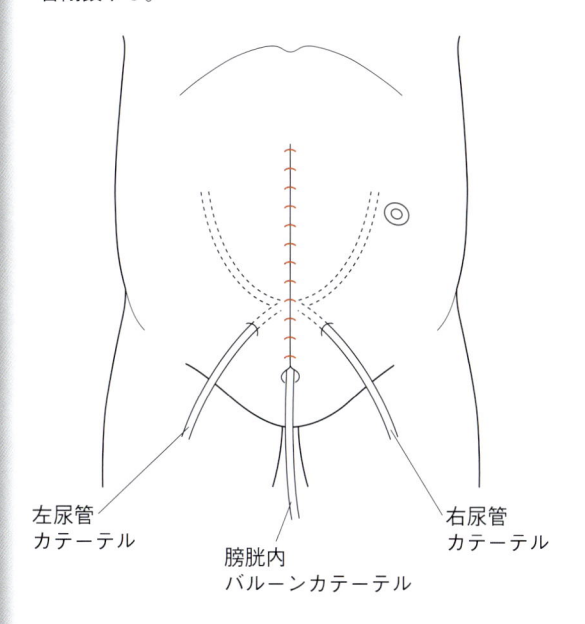

左尿管カテーテル　　膀胱内バルーンカテーテル　　右尿管カテーテル

❼ 前方骨切術＋後方骨切術

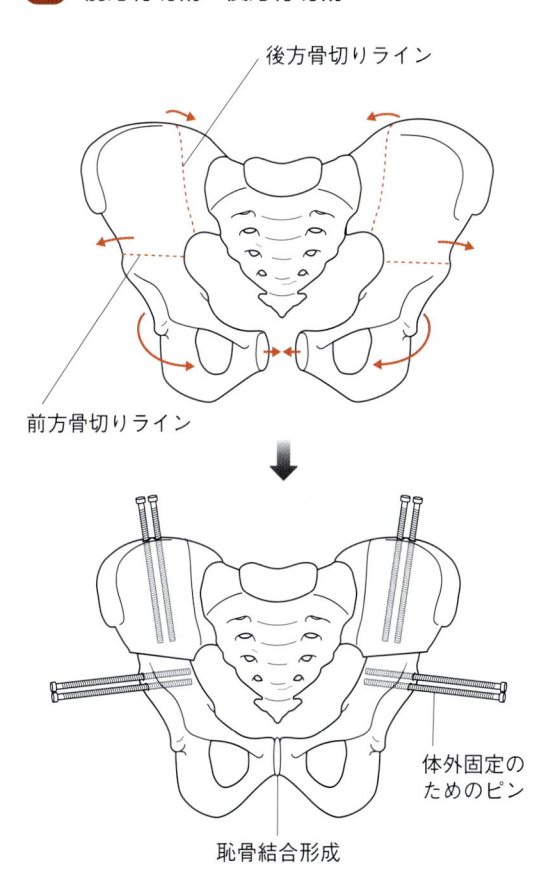

後方骨切りライン
前方骨切りライン

体外固定のためのピン
恥骨結合形成

V

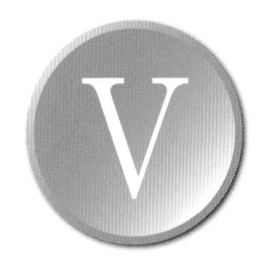

腹　部

V 腹部

食道アカラシアの腹腔鏡下手術

寺倉宏嗣

1 体位

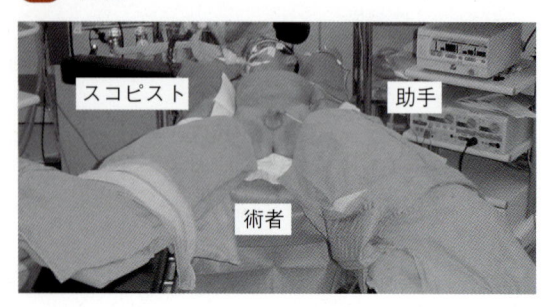

2 ポート位置

● スネークリトラクター挿入時追加ポート

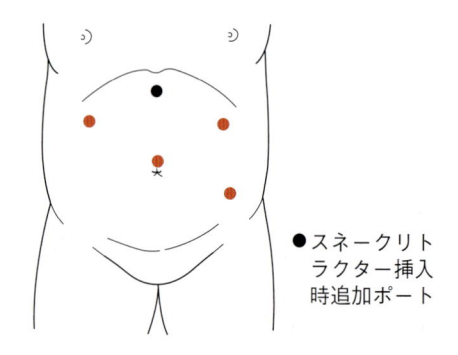

3 食道の剥離

食道を全周性に剥離する。特に前壁はテープで食道を引きながら、筋層切開を十分な長さでできるように剥離する。

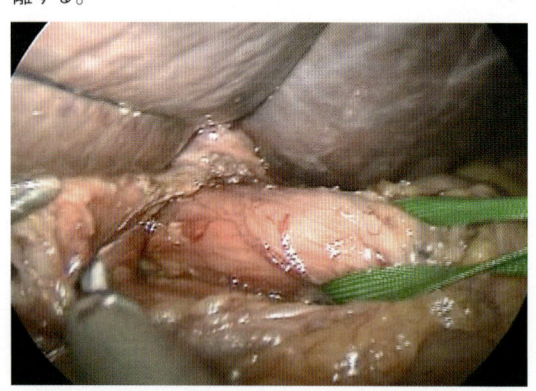

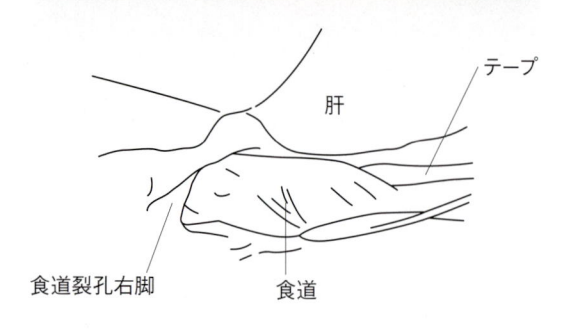

肝／テープ／食道裂孔右脚／食道

食道アカラシアは下部食道括約筋（lower esophageal sphincter；LES）の機能が障害された病態で、物を飲み込んでもLESが弛緩しないため食事内容がいつまでも食道にたまる。

食道アカラシアの手術では、狭窄している下部食道の筋層を切開し拡張することにより通過障害を解除するが、通過障害解除に伴う胃食道逆流症が発生する可能性があるため、同時に噴門形成術によりHis角形成を行う逆流防止の手術も必要となる。代表的な食道アカラシアの術式にはHeller-Dor法があり、著者らは腹腔鏡下にてこの術式を行っているので、具体的に述べる。

術前準備

基本的には腹腔鏡下噴門形成術と同じである。術前準備で最も大切なことは、術野の確保のために、できるだけ腸管のガスを少なくすることである。前日昼から絶飲食とし、点滴を確保する。午後に経口的もしくは胃管からクエン酸マグネシュウム（マグコロールP）を摂取または注入する。夕方と夜に浣腸をする。手術当日は朝浣腸をする。乳幼児で腹腔内容積が狭く空気嚥下が多いときは、夜間に胃管を持続吸引することもある。

手術の実際

体位 ❶

開脚位とし、術者は患児の股の間に立つ。スコピストは患児の右側に立ち、助手は左側で椅子に座る。助手は立つと術者の鉗子に体外で干渉することがあり、座ったほうがいい。スコピストも座らせることもある。

ポートの位置、視野の展開 ❷

ポートは臍上部に5または12mmのポートを小開腹法にて挿入する。操作鉗子用に左右鎖骨中線上肋骨弓下、胃の牽引用に左下腹部に5mmのポートを穿刺法にて挿入する。肝左葉の授動のためにスネークリトラクター（Diamond-Flex® Retractor）などを用いるときは心窩部にポートを追加する。糸にて肝左葉を吊り上げるときは（詳しくは次項「噴門機能再建術」(p.161)にて述べる。）ポートの追加は必要ない。

食道の剥離 ❸

胃をEndobabcockを用いて牽引しながら行う。右側の肝胃食道間膜を、迷走神経の肝枝を切断しないように注意しながら、食道に向け切開する。横隔食道間膜を食道前面から左側に切開する。食道裂孔からの食道の剥離は左側から開始する。左の横隔膜脚と食道を剥離し食道後面も可及的に右側に向けて剥離する。その後、食道前面を剥離し右側に移る。右側を剥離しそのま

ま食道後面の剥離に移る。食道後面は迷走神経後幹に注意しながら剥離する。食道後面を左まで剥離し食道が全周性に剥離できたら，テープを食道の後面に通す。テープは二重に結紮しておく。左下腹部のポートから挿入した鉗子でテープの結び目を把持し，食道を腹側に牽引する。さらに食道を全周性に縦隔内方向に剥離する。縦隔内の食道は，筋層切開のため必要な長さの腹部食道を確保できるまで十分剥離する（通常は40〜50mmであるが年齢によっては短くなる）。

下部食道および胃の筋層切開

十分な腹部食道が確保できたら筋層切開に移る。下部食道の筋層切開の範囲は，基本的には食道側を食道胃接合部（esophago-cardiac junction；ECJ）から頭側へ約40mm，胃側を約20mmとする。筋層切開の長さは，年齢により体格に合わせて短縮してもいい。

まず，フック型電気メスまたはライトアングル剥離鉗子でECJ付近の漿膜に切開を入れ，メリーランド型剥離鉗子にて筋層を左右方向に粘膜下層まで剥離する。Ramstedt術のときのように粘膜が盛り上がってくる **4**。切開する層がはっきりしたら，筋層を鈍的に粘膜下層から剥離し，剥離した筋層を縦に超音波凝固切開装置（USAD）にて切開する **5**。これを繰り返しながら頭側方向へ剥離を進める。万が一粘膜を損傷したときは結紮縫合する。筋層は左右幅も十分剥離すると，食道の3分の1周程度は剥離できる。食道の筋層切開のときは迷走神経前幹を損傷しないように注意する。

食道が十分に剥離切開できたら胃側の剥離切開に移る。胃側は，距離は短いが剥離方向が逆のためやや困難である。剥離方向ができるだけ頭側を向くように，左手の鉗子で胃の剥離面を引くようにする。このときは，USADを左手で操作できると便利である。食道と胃の筋層の剥離が終わったら，長さを測るが，著者らはメモリ入りの硬膜外チューブを利用している。切離の長さと粘膜が十分盛り上がっているのを確認する。

食道裂孔の縫縮法

食道裂孔の縫縮は，追加の剥離が必要になるときもあるため，筋層の切開が終わってからがいい。食道裂孔は背側を緩めに1針縫縮する。著者らは，縫合糸として非吸収糸のネスポーレン2-0（ネスコスーチャー）を使用している。

逆流防止

逆流防止はNissen法でもいいが，胃底部を食道前面に覆うように被せるDor法のほうが筋層を剥離した部位を覆うため安心

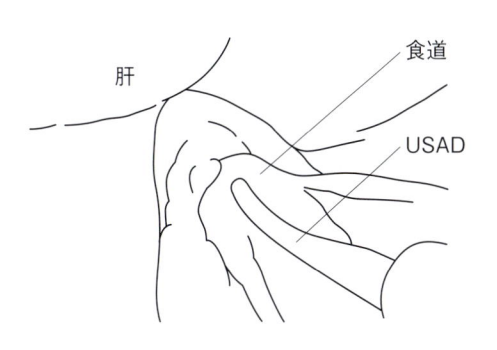

4 筋層の剥離

筋層を切開すると粘膜が盛り上がる。

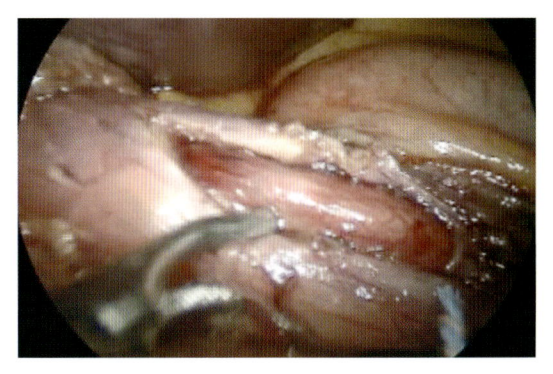

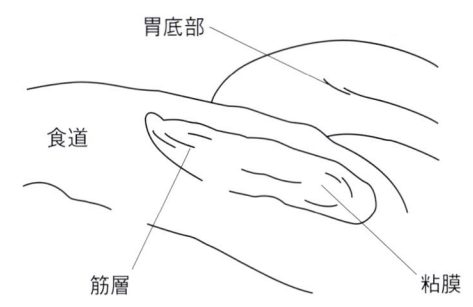

胃底部／食道／筋層／粘膜

5 筋層の剥離と切断

ⓐ：メリーランド鉗子での剥離

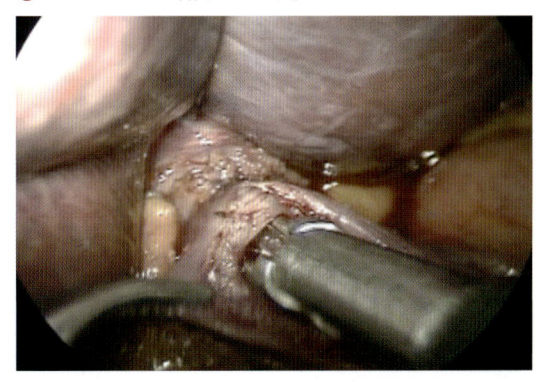

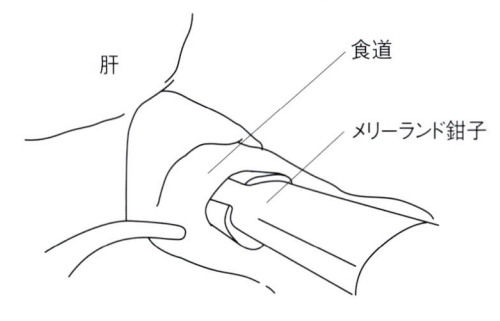

肝／食道／メリーランド鉗子

ⓑ：USADでの切断

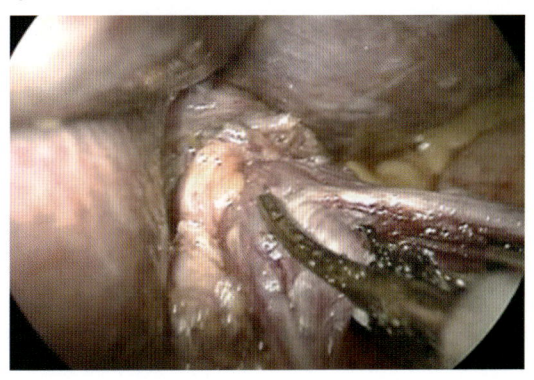

肝／食道／USAD

6 頭側の縫合
頭側は胃，横隔膜，筋層断端をかける。

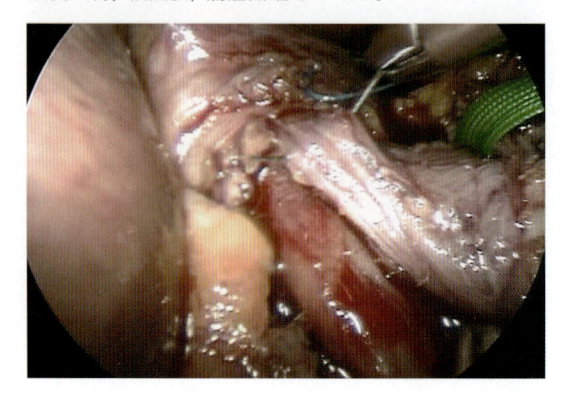

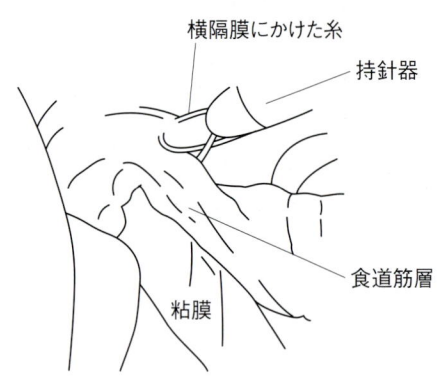

横隔膜にかけた糸
持針器
食道筋層
粘膜

感がある。胃底部を鉗子にて把持して食道裂孔頂部まで動かせることを確認する。ほとんどの症例は，短胃動静脈を切離せずに胃底部を食道へ縫合できる。

　まず，食道左側から縫合する。縫合は，頭側から始める。縫合部の胃底部に針をかけ，次に左の食道裂孔脚そして食道と運針する。食道は剥離した筋層の断端に糸が出るように運針する 6 。2針目からは約10mm間隔で胃底部と食道筋層を縫合する。食道はすべて剥離断端にかける。5～6針で胃側まで縫合する 7 。食道右側にも同じようにして胃底部を縫合する。頭側は右側も食道裂孔脚に固定するようにかける。すべて縫合すると，筋層を剥離した面に胃底部が縫着されたようになる 8 。剥離した筋層が再狭窄するのを防ぎ，かつ露出した粘膜面を覆うため安心である。

ポートの抜去
　腹腔内に出血のないことを確認しポートを抜去する。洗浄やドレーンは必要ない。

術後管理のポイント

①術翌日朝9時に胃管から30～50mlのガストログラフィンを注入する。
②2時間後の11時にポータブルで腹部X線写真を撮る。
③迷走神経の損傷がないことを，ガストログラフィンの胃からの排出にて確認し，胃管を抜去し，午後より水分から経口摂取を開始する。夕方にはプリンやヨーグルトを食べることができる。
④術後2日目から食事を開始する。1～2日おきに食事形態をアップする。全粥食を食べることができるようになれば，退院することができる。

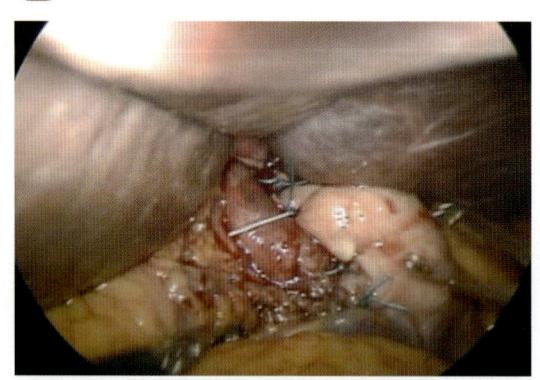

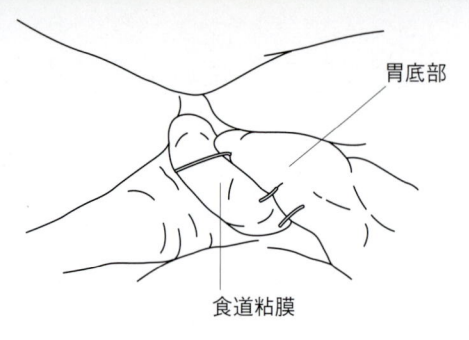

7 左側縫着終了

胃底部
食道粘膜

8 完成

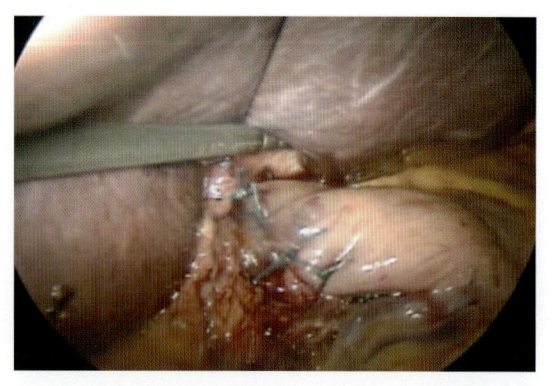

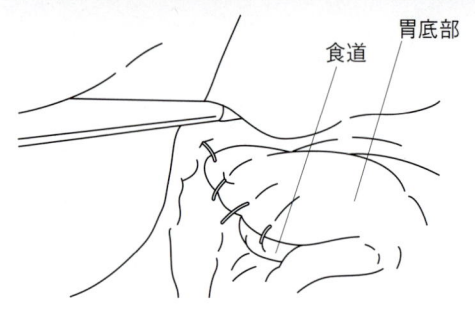

食道
胃底部

腹部

噴門機能再建術（腹腔鏡下手術）

寺倉宏嗣

手術のポイント

腹腔鏡下手術は，その手技ができるだけ単純で，手数が少なく，再発が少ない方法がいい。著者の腹腔鏡下噴門形成術式はNissen-Rosettiで，短胃動静脈は可及的に切離しない。食道裂孔の縫縮は1針で緩めに締める。wrapは食道の11時方向に3針縫合し，360°形成する。anchoring stitchはwrapを食道裂孔右脚に1針固定する。縫合箇所は計5カ所で，極力手術操作は少なくしている。

術前準備

術前準備で最も大切なことは，術野の確保のために，できるだけ腸管のガスを少なくすることである。前日昼から絶飲食とし点滴を確保する。午後に胃管から下剤（マグコロールなど）を注入する。夕方と夜に浣腸をする。手術当日は朝浣腸をする。乳幼児で腹腔内容積が狭く空気嚥下が多いときは，夜間に胃管を持続吸引することもある。

手術の実際

体位 ❶

噴門形成術を受ける患児には重症心身障害児が多い。また，キャリーオーバー症例も多く，側彎による体幹の変形がよくみられる。この術式では術者は患児の足元に立つのが最もやりやすい。理想的には開脚位とし，患児の股の部位に立つのがよい。しかし，体幹の変形と四肢の硬縮により開脚位とできる症例は少ない。患児の体幹の変形に合わせて手術台を変形させ，患児の骨盤の近くに立てるようにする。スコピストは患児の右側に立ち，助手は左側で椅子に座る。助手は立つと術者の鉗子に体外で干渉することがあり座ったほうがいい。スコピストも座らせることもある。

視野の確保 ❷

胸郭の扁平な症例は，気腹しても十分な術野が得られない。特に側彎が強く胃が季肋部奥深くにあるときは，非常に手術操作がやりにくくなる。吊り上げ鉤の器械を利用し，左季肋部に糸をかけ吊り上げると腹壁が持ち上がり視野がより広く展開できる。

ポートの位置，視野の展開 ❸

ポートは臍上部に5または12mmのポートを小開腹法にて挿入する。操作鉗子用に左右鎖骨中線上肋骨弓下，胃の牽引用に左下腹部に5mmのポートを穿刺法にて挿入する。左季肋下のポートは，側湾が強く術野が非常に狭くなるときなどは，縫合時にエンドステッチを使用するため12mm挿入することがある。肝左葉の授動にスネークリトラクター（Diamond-Flex® Retractor）などを使用するときは心窩部（胃瘻造設予定部）に5mmポートを追加挿入する。スネークリトラクターなどは鉗子ホルダーにて

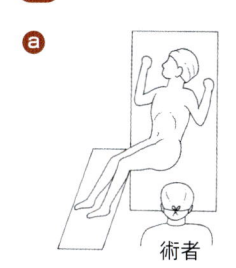

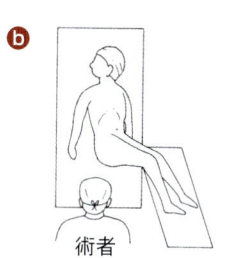

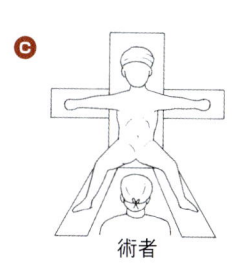

❶ 体位

ⓐ　ⓑ

術者　術者

ⓒ

術者

❷ 視野の確保：吊り上げ鉤による腹壁吊り上げ

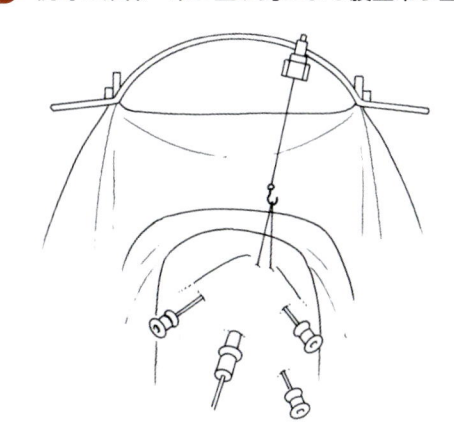

❸ ポート位置と視野確保

ⓐ：糸での吊り上げ
ⓑ：スネークリトラクター使用

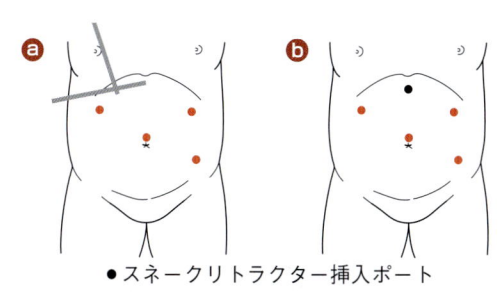

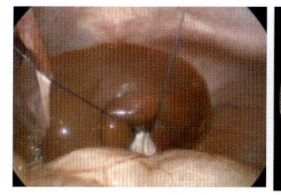

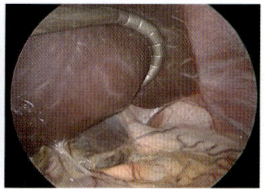

ⓐ　ⓑ

●スネークリトラクター挿入ポート

161

4 迷走神経肝枝の頭側の切開

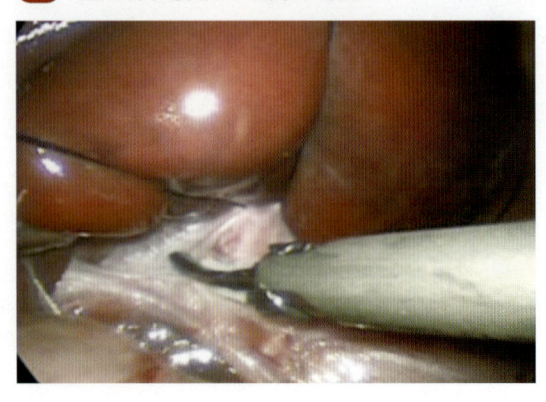

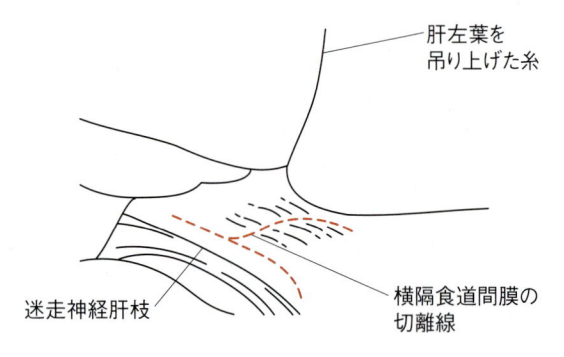

肝左葉を吊り上げた糸

迷走神経肝枝

横隔食道間膜の切離線

5 胃側の膜の切離

広いウインドウを作成するために胃側の膜を十分に剥離する。

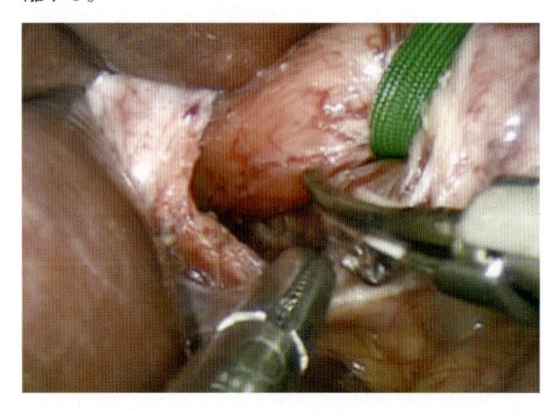

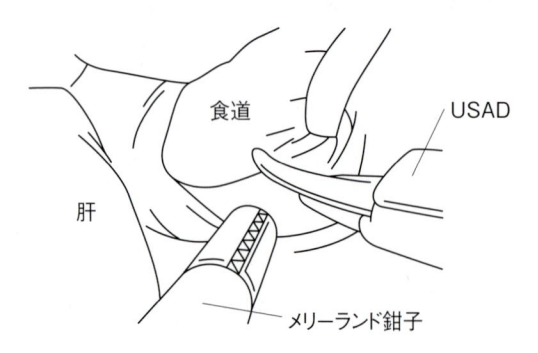

食道
USAD
肝
メリーランド鉗子

手術台に固定したほうがいい。最近著者は，2-0程度の糸を心窩部より体内に挿入し，食道裂孔頭側にかけ，右季肋部より体外に出して肝左葉を持ち上げるようにしている。この方法では心窩部のポートは必要ない。

食道の剥離

術者は左手に，メリーランド型剥離鉗子や腸把持鉗子を持ち，右手に超音波凝固切開装置(USAD)を持って剥離操作をする。助手はEndoBabcockを用いて胃底部を把持し，胃を牽引する。まず，右側の肝胃食道間膜を，迷走神経の肝枝を切断しないように注意しながら，食道に向け切開する。このとき迷走神経の肝枝部は，やや頭側で肝枝に沿って肝胃食道間膜を肝臓側に切離しておくとその後の操作時に視野がよくなる❹。横隔食道間膜を食道全面から左側に切開する。食道裂孔からの食道の剥離は左側から開始する。左の横隔膜脚と食道を剥離し，食道後面も可及的に右側に向けて剥離する。その後，食道前面を横隔膜から剥離し右側に移る。右側を横隔膜右脚から剥離し，そのまま食道後面の剥離に移る。食道後面を剥離するときは，チェリーダイセクターの先端を縦隔の深い部位に入れ，食道を持ち上げるようにして手前に引くと安全に剥離できる。食道後面は迷走神経後幹に注意しながら剥離する。食道後面の剥離には腸鉗子のような先端が鈍な鉗子を使用すると安全に右側から左側に鉗子先端を出すことができる。食道後面を左まで剥離し食道が全周性に剥離できたら，テープを食道後面に通す。テープは二重に結紮しておく。左下腹部のポートから挿入した鉗子でテープの結び目を把持し，食道を腹壁側に牽引する。さらに食道を全周性に縦隔内方向に剥離する。食道を縦隔から引き出すように助手に牽引させて剥離する。食道の後面は，テープより胃側に残っている膜を十分切離する❺。後壁のウインドウが十分大きくないと，wrap形成時に，wrapが締め付けられるようになる。迷走神経後幹は食道から剥離しても食道側に付けていてもよい。ほとんどは剥離時に食道から外れるため，食道から可及的に剥離し，食道裂孔を縫縮するときに縫合した裂孔脚の背側に位置するようにする。

食道の剥離時に重要なのは助手の胃の牽引である。食道の右側を剥離するときは，胃を向かって右方向やや背側に牽引する。食道の左を剥離し始めたら，胃を向かって左側に牽引する。このときも持ち上げずに，やや背側方向に牽引するとよい。しだいに食道の背側近くになったらやや腹側に持ち上げる。食道前面を剥離するときは，尾側やや背側方向に牽引する。食道の背側を剥離するときは向かって右腹側に牽引する。術者の操作を見ながら適切に牽引することが重要である。

短胃動静脈の切離と胃底部後壁の剥離

再発防止のために原則としては胃底部の剥離も短胃動静脈の切離も行わないが，どうしてもwrapが余裕をもって形成できないときは必要に応じ胃底部後壁を剥離し，それでもだめなときには短胃動静脈を切離する。無理にwrapを形成すると食道の背側に通した胃弓隆部が小さくなったり，wrapの形が悪くなり胃の軸が捻れたりする。

Nissen法のように短胃動静脈の切離を常に行う場合には，短

噴門機能再建術（腹腔鏡下手術）

胃動静脈の切離を開始し，脾頭側まで切離したらそのまま胃底部の剥離を行い，左の食道裂孔部の剥離にはいると食道と食道裂孔脚の層を間違わずに剥離できる．短胃動静脈の切離はUSADでもいいが，Vessel Sealing System（VSS）のほうが万が一脾に接していても比較的熱損傷を起こさないため安全である．特に脾頭側は胃脾間膜が狭いためVSSが有用である．

食道裂孔の縫縮 ❻
　食道裂孔は背側を緩めに1針縫縮する．目安としては，5mm鉗子がゆっくり通るぐらいの締めかたとする．縫合糸は2-0非吸収糸を使用する．迷走神経後幹を食道から剥離したときは，食道裂孔を縫縮するときに縫合部の背側に位置するようにする．

噴門形成術 ❼
　ブジーは挿入してない．wrapは基本的には360°形成する．wrapは10時から11時の部位で形成する．縫合する前にwrapのシミュレーションをすることが重要である ❽．wrapの左右のバランスと締めすぎないように，short & looseになるように左右の胃底部を，どの部位を縫合するのが最適か決める．wrapの縫合は尾側から始める．次に頭側を縫うが，この2針は食道にも針をかけるようにする．wrapが外れないように，胃壁は十分に厚めに針をかけることが重要である．さらにこの2針の中心に胃のみを縫合するように1針かける．以前は頭側と尾側の2針のみであったが，wrapが外れて再発する症例があったため，現在は3針かけている．anchoringは右側のwrapを右の食道裂孔脚に1針縫合固定する．縫合糸はすべて2-0非吸収糸を使用する．すべて終了したら止血確認後ポートを抜去する．洗浄やドレーンは必要ない．

既胃瘻造設症例
　胃瘻が造設してあっても，原則的には胃瘻を外す必要はない．操作部位は胃瘻より頭側のため，スコープを胃瘻に向かって右側から挿入し手術を施行すると胃瘻は気にならず，通常の手術操作と変わりない．鉗子の挿入は，特に左手の鉗子を挿入するときに胃瘻と肝円索の間を通すときにやや困難であるが，ポートを深めに入れておくとよい．

術後管理のポイント

①術翌日朝9時に胃瘻または経鼻胃管から20〜50mlのガストログラフィンを注入し，2時間後の11時にポータブルで腹部X線写真を撮る．
②ガストログラフィンの胃からの排出を認めたら，迷走神経の損傷がないことを確認できる．
③午後より，胃瘻からの経管栄養または経鼻胃管を抜去し，水分から経口摂取を開始する．
④順調であれば乳児や胃瘻からの経管栄養児は術後3〜5日目に退院となる．
⑤普通食を食べている患児は，術後2日目から3分粥副食きざみから始め，しだいに形のあるものとするため，退院まで1週間以上かかることもある．

❻ 食道裂孔縫縮

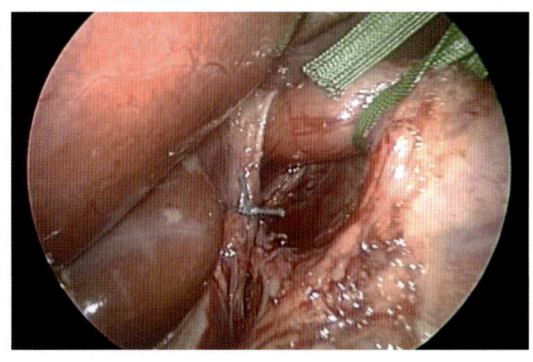

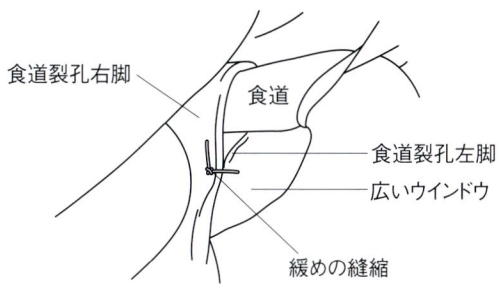

食道裂孔右脚
食道
食道裂孔左脚
広いウインドウ
緩めの縫縮

❼ wrap形成・アンカリング

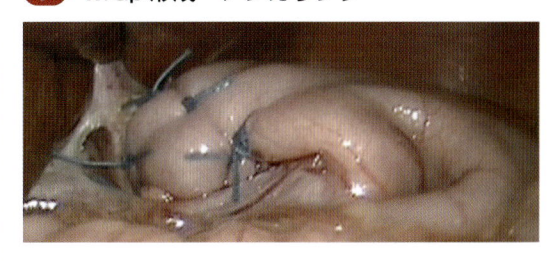

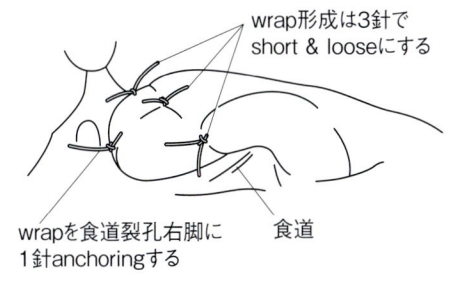

wrap形成は3針で
short & looseにする

wrapを食道裂孔右脚に
1針anchoringする
食道

❽ wrapのシミュレーション
縫合する前に十分にwrapのシミュレーションをする．

胃底部　　腸鉗子
食道
テープ

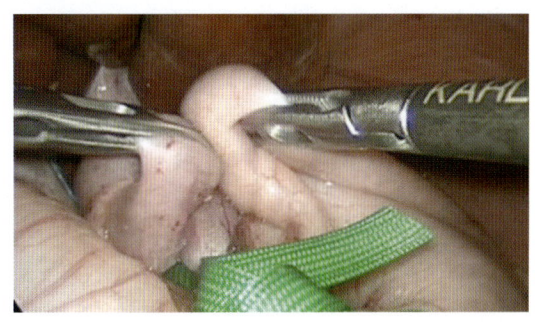

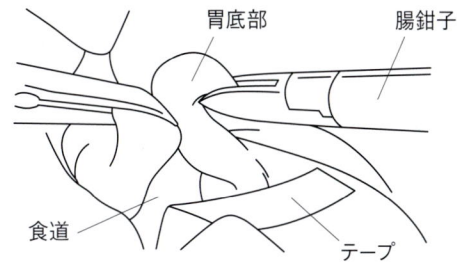

V 腹部

肥厚性幽門狭窄症の開腹手術，腹腔鏡下手術

川嶋 寛，岩中 督

① 超音波検査
ⓐ：肥厚した幽門筋の長軸像。幽門筋の厚さは5mm。

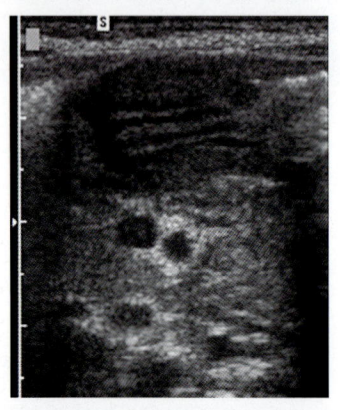

ⓑ：肥厚した幽門筋の短軸像。

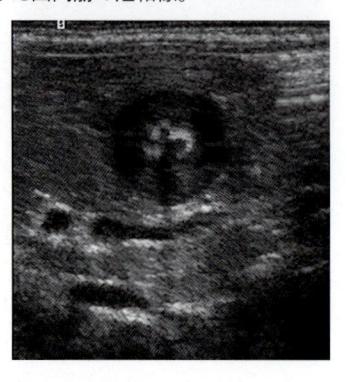

② 上部消化管造影
string sign (➡)，umbrella sign (⇨) を認める。

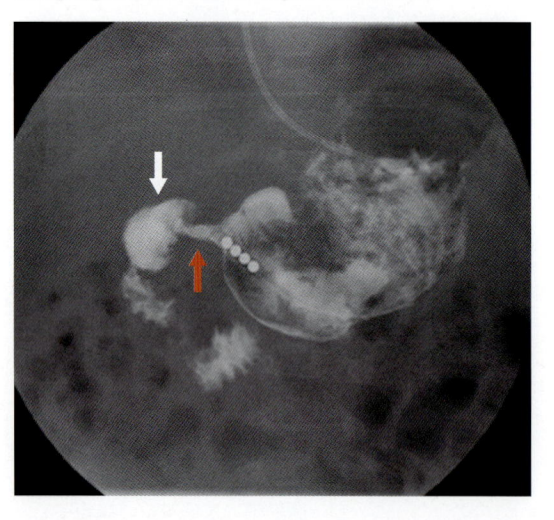

現在行われている幽門へのアプローチ法は，開腹法が一般的で，比較的大きな術野が得られ，幽門の脱転も容易であることから非常に安全な術式である。
一方，腹腔鏡下幽門筋切開術は，開腹手術に比べても術後成績に差はなく，創が小さいことで手術侵襲が小さく，整容性に優れた術式である。

術前準備

生後1カ月前後に発症し，症状として非胆汁性嘔吐による脱水や，胃酸喪失に伴うアルカローシス，上腹部腫瘤触知（オリーブの触知），上部消化管造影や超音波検査で肥厚した幽門筋の観察などにより診断される ①，②。筋層の厚さが4mm以上，幽門管長が16mm以上あれば本症と診断され手術適応となる。
頻回の嘔吐症状を伴う本症は，体液電解質の喪失，脱水や低蛋白血症が認められる。術前の血液ガス分析でbase excess (BE)の値により重症度の分類を行い，重症度に合った電解質，BEの補正を行う ③。また，術前に胃管を挿入し，嘔吐に伴う誤嚥の予防を行う。
腹腔鏡手術では，臍からカメラポートを挿入するため，臍の清拭を行う。特に新生児期の症例は，臍帯が脱落直後である場合，特に十分な清拭を必要とする。
膀胱バルーンは，開腹術では必ずしも必要ではないが，腹腔鏡下手術ではポート挿入時の膀胱損傷を避けるために必ず挿入する。

手術の実際

●開腹手術

開腹法は，多くの皮切方法が報告されている。それぞれに一長一短はあるものの，いずれの方法でも安全に行えるため術者

③ 肥厚性幽門狭窄症における電解質補正液の組成・補正量

重症度	BE値	補正液（電解質比 meq/L）	補正液（ml）	補正量（ml/kg/day）
重症	≧10	Na：Cl：K=100：120：20	生食：5%Glu：1mmol KCL=200：100：12.5	150
中等症	10>BE≧5	Na：Cl：K=75：95：20	生食：5%Glu：1mmol KCL=100：100：10	150
軽症	5>	Na：Cl：K=75：95：20	生食：5%Glu：1mmol KCL=100：100：10	120

の技術，各施設の方針に合わせて選択する。

開腹法 ④
右上腹部横切開：右上腹部に触知する腫瘤の直上で約3cmの皮切を置く。腹直筋以下は縦切開を行い，筋層は筋線維の方向に沿って鈍的に分けて開腹する。創の直下に腫瘤があるため，腫瘤を創外に脱転することが容易である。創の拡大が容易で簡便な方法である。

臍上部Ω（オメガ）切開・腹上部弧状切開：臍上部の臍輪に沿ってΩ型または弧状に皮切を行う方法である。筋層以下は正中切開で開腹する。腫瘤を創外に脱転する際に，腫瘤を傷つけないように注意する必要があるが，比較的大きな開腹創が得られ，切開創が臍輪となるため，術後の瘢痕が目立たない利点がある。

幽門部への到達，腫瘤の脱転と把持
開腹したら，頭側から筋鉤をかけ，大網を確認し胃の大彎を確認する。胃前壁で比較的血管の少ないところを把持し，胃を牽引し腫瘤を創外に脱転する。この時，比較的固く弾性に乏しい腫瘤を把持すると漿膜を損傷するため，できるだけ腫瘤は把持せずに胃壁を把持して脱転する⑤。腫瘤が大きく視野が妨げられ，創外への脱転が困難な場合には，創を拡大するか腫瘤に支持糸をかけ牽引すると比較的容易に脱転することができる。腫瘤を創外に脱転したら中指を腫瘤の背側に挿入し，拇指と示指で腫瘤の口側と肛門側を挟むように把持すると⑥a，腫瘤を確実に把持することができ，また幽門管を確認しつつ，後に記すdangerous pointでの粘膜の穿孔を防ぐことができる⑥b, c。

幽門筋の切開
腫瘤を脱転したら筋層切開を行う部位と長さを設定する。切開部は幽門部前壁で大彎と小彎のほぼ中央部にある無血管野（avascular area）で行い，切開線の長さは肥厚した腫瘤から口側の正常胃壁を5mm程度含め切開し，十二指腸側は幽門静脈の手前まで切開する⑦。切開の深さは術前に行っている超音波検査を参考にし，2〜3mm程度で十分である。漿膜筋層の切開部をメスホルダーの尾部などで鈍的に筋層を分け粘膜下層まで到達し，Benson鉗子を挿入し筋層切開を行う。腫瘤の中央から筋層の切開を行い，粘膜下層に沿って，鉗子を粘膜に押しつけないように注意しながら切開を拡大し，粘膜が膨隆するまで拡大する。このとき，筋線維が粘膜上に橋状に残ると粘膜の膨隆を妨げるので，筋線維が残らないように十分に切開する。胃側の切開は正常胃壁に到達するまで十分に行い，十二指腸側は⑥のようにdangerous pointが存在するため，胃側から慎重に切開を進める⑧。

切開が終了したら胃管から空気を約40〜50ml注入し，空気を十二指腸に送り切開が十分行われたか，粘膜の損傷がないかを確認する。止血は無血管野を切開していれば漿膜からの出血は少なく，筋層からの少量の出血を認めるのみで，軽い圧迫により止血可能である。オリーブを創外に脱転している状態では，静脈のうっ滞による出血がみられるが，腹腔内に戻すことにより止血される。止血を確認し閉腹する。

肥厚性幽門狭窄症の開腹手術，腹腔鏡下手術

④ 開腹法
- ❶：右上腹部横切開
- ❷：臍上部Ω切開
- ❸：臍上部弧状切開

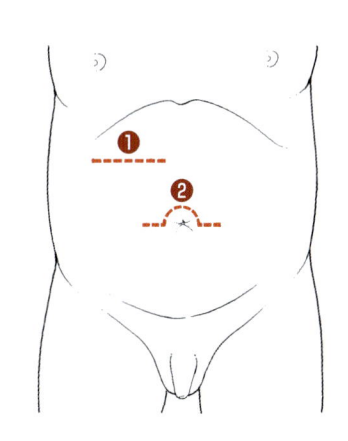

⑤ 腫瘤の脱転
胃壁を把持し創外へ脱転すると比較的容易に脱転できる。

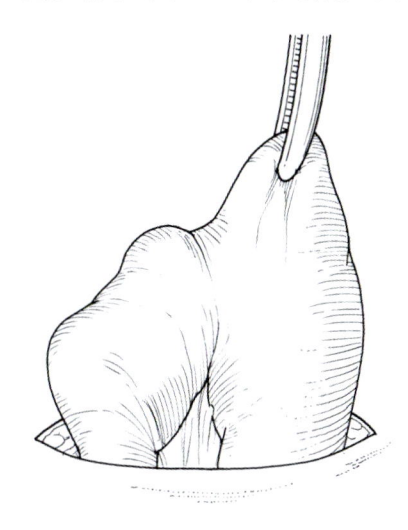

⑥ 腫瘤の把持

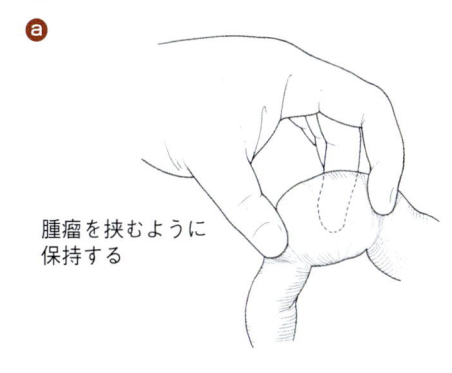

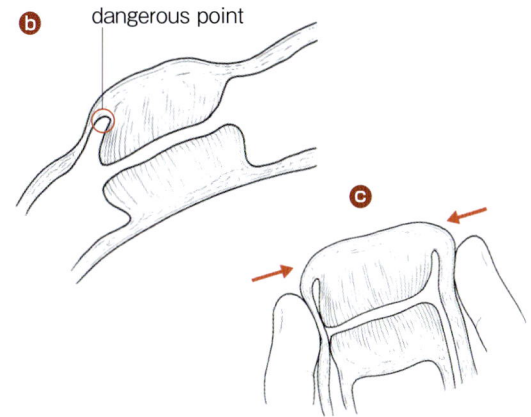

a

腫瘤を挟むように保持する

b dangerous point

c

165

7 腫瘤の無血管野

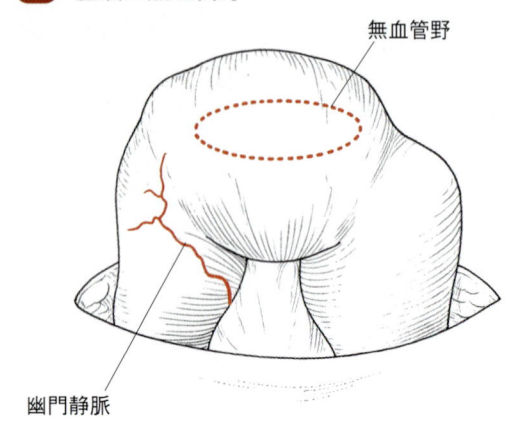

無血管野
幽門静脈

8 幽門筋の切開
ⓐ：漿膜・筋層の切開。

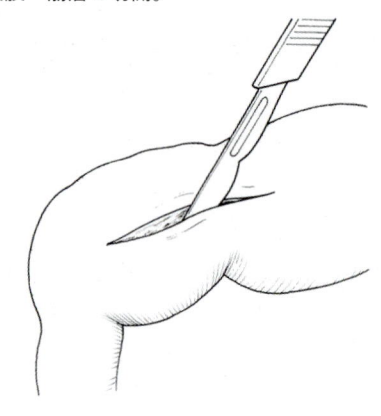

ⓑ：メスの柄などを利用し，鈍的に筋層を切開する。

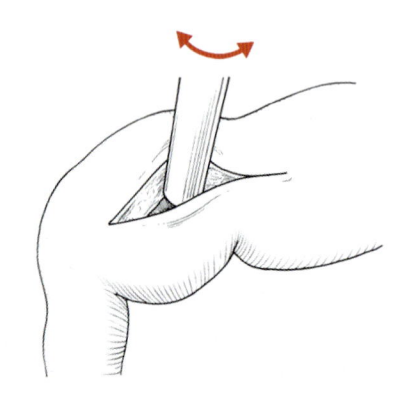

ⓒ：Benson鉗子で拡大する。

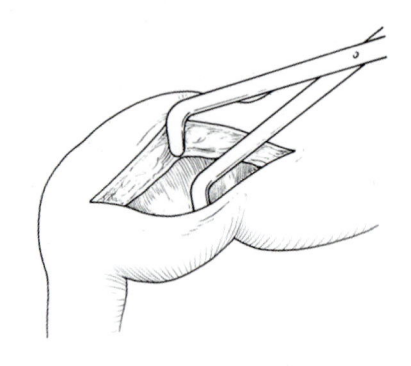

●腹腔鏡下幽門筋切開術

　腹腔鏡下幽門筋切開術は，臍部からカメラを挿入し，上腹部より鉗子を挿入し，開腹手術と同様の手術を行うものである。腫瘤を腹壁外へ引き出す必要がなく，また胃や幽門への侵襲が小さく，開腹術に比べ経口摂取が早くできるため入院期間を短縮できる。

体位，術者位置，ポートデザイン ⑨
　ポートは⑨のように，臍部に5mmカメラポートを開腹法で挿入し，気腹圧は8mmHgで手術を行う。腫瘤を中心に，腫瘤を挟むように腫瘤のやや尾側で4mmワーキングポートを挿入する。術者は患児の足下，スコピストは患児の右側に立ち，モニターは術者の正面に置く。ワーキングポートを腫瘤から頭側に挿入すると，鉗子が患児に対して垂直になり，腫瘤の把持や幽門筋の切開が困難になるので注意が必要である。

腫瘤の把持，固定
　両手の鉗子を使い肥厚した筋層の範囲を確認し，左手の鉗子で十二指腸を腫瘤に近いところで把持し，右手の鉗子で胃壁を把持する。この両方の鉗子を利用して捻るように腫瘤を尾側に向け，無血管野をスコープに正面視する。右手の鉗子を離し左手の鉗子のみで腫瘤の固定を行うことを確認する。このときに腫瘤を持ち上げすぎず，腫瘤のある場所からできるだけ動かさないように把持すると腫瘤が動きにくく，後の漿膜や筋層の切開を行う際に有利である。また十二指腸を把持しているので力を入れすぎると壁を挫滅するので注意が必要である。

幽門筋の切開
　開腹法と同様に，無血管野で十二指腸側から胃側に向け漿膜の切開を行う ⑩a 。切開の中央をやや深めに切開しておくと，後の鉗子の挿入が容易となる。切開に使われるメスは，Tanエンドトーム（KARL STORZ社製）が刃の長さを調節できるため，粘膜を損傷する心配がなく便利である。幽門筋の切開は，鉗子を開き鉗子の片側を切開した幽門筋の中心に挿入し鈍的に開大し ⑩b ，さらに先端を閉じて鉗子の両側を挿入し，切開創を鈍的に拡大して粘膜下層まで到達する ⑩c 。筋層の開大は粘膜に鉗子を押しつけないように注意し，粘膜に沿って胃側，十二指腸側へと切開を進める ⑩d,e 。幽門筋の開大にはTan幽門スプレッダー兼把持鉗子（KARL STORZ社製）が，鉗子先端の外側に溝があり幽門筋を開大する際に滑りがたく便利である。

　切開の範囲は開腹と同様で，胃側は正常胃粘膜が確認できる程度まで，十二指腸側はdangerous pointに注意し切開を行う。

粘膜損傷の有無を確認
　腹腔鏡下幽門筋切開術における粘膜損傷の確認方法は，把持鉗子で切開した幽門筋漿膜の頭側と尾側を把持し，粘膜が見えるように術野を固定する。腹腔内の炭酸ガスを抜いて気腹圧を3mmHgまで下げ，胃管から空気を50ml程度注入する ⑩f 。気腹圧より胃内の圧を上げることによって，幽門粘膜の損傷による胃液や胆汁の漏出を確認することができる。

粘膜損傷時の対処法
　幽門筋切開術における術中合併症で最も問題になるのが粘膜

の損傷である．愛護的に手術操作を行えば起こることがほとんどない合併症であるが，損傷すると意外と厄介である．開腹手術で粘膜を損傷した場合，穿孔部の粘膜を6-0吸収糸で1〜2針で縫合閉鎖し，大網を充填・縫着する．術後は胃管を留置して吸引を行い，24〜48時間の絶食時間を置く．

その他の方法として，浅い漿膜筋層縫合により切開した腫瘤を縫合閉鎖し，腫瘤を反転させ幽門の背側で再度幽門筋切開術を行う．

腹腔鏡下手術でも穿孔時の対応は同様であるが，粘膜の縫合や，浅い漿膜筋層の縫合，腫瘤背側での再切開など，縫合操作に慣れた術者でない場合は開腹術へ移行し直視下に行うのが肝要である．

術後管理のポイント

①術後の経口摂取開始の目安は，開腹手術の場合で術後12〜24時間を目安に少量から開始し，3〜4日かけて通常量に増量する．
②腹腔鏡下手術の場合は，術後3時間から少量で開始し，3〜4日かけて通常量に増量する．
③肥厚性幽門狭窄症の場合，術後も嘔吐症状が継続する症例が多い．嘔吐症状が強い場合はいったん哺乳を中止し，12時間程度の絶食時間をおいて再開する．
④いずれの方法でも退院は術後3〜4日で可能である．

❾ 体位・術者位置・ポートデザイン

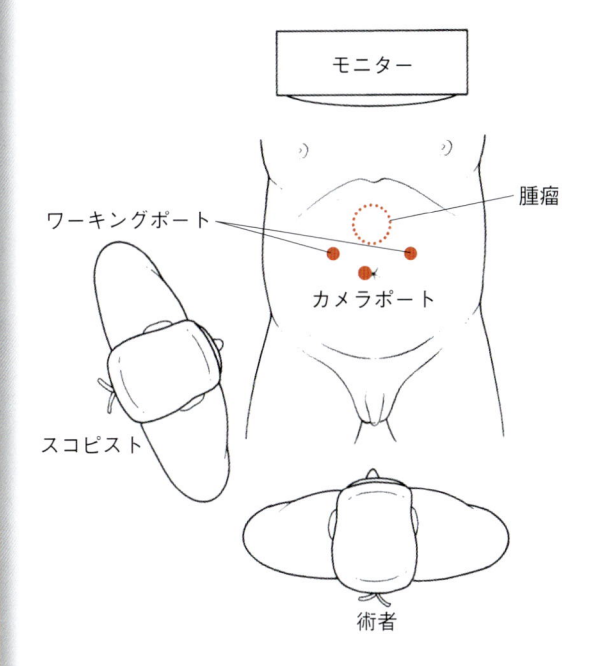

❿ 腹腔鏡下手術の手技

ⓐ：ナイフによる漿膜・筋層の切開　ⓑ：鉗子の一方を挿入　ⓒ：鉗子の両方を挿入し幽門筋の切開

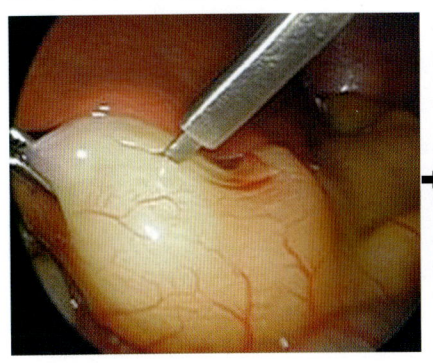

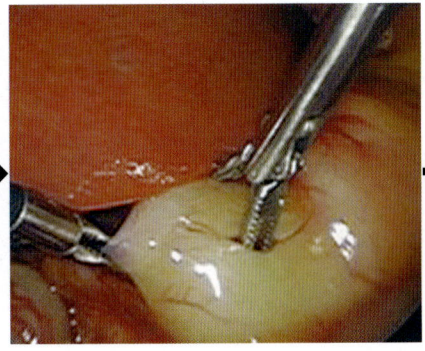

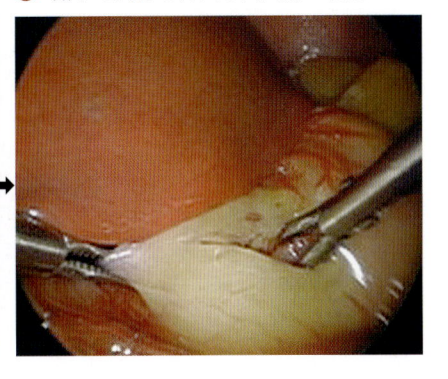

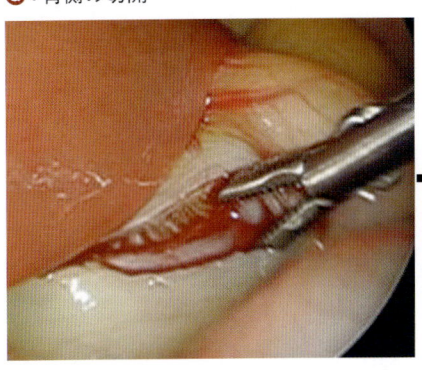

ⓓ：胃側の切開　ⓔ：十二指腸側の切開　ⓕ：切開終了

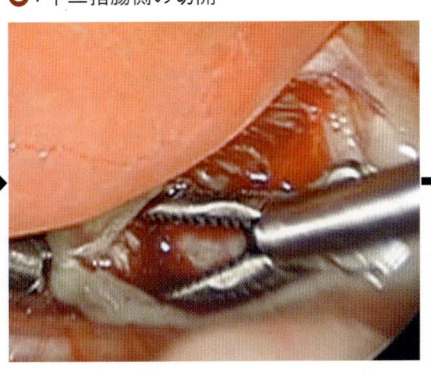

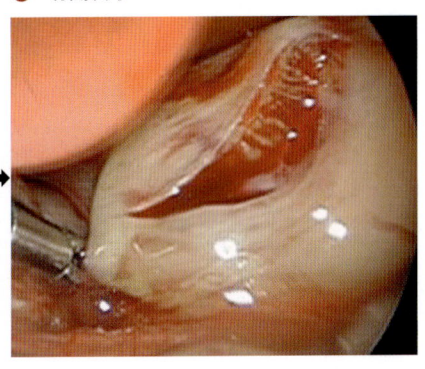

十二指腸閉鎖症または狭窄症の開腹手術

奥山宏臣

1 閉鎖形態による分類
ⓐ：膜様型
ⓑ：索状型
ⓒ：離断型

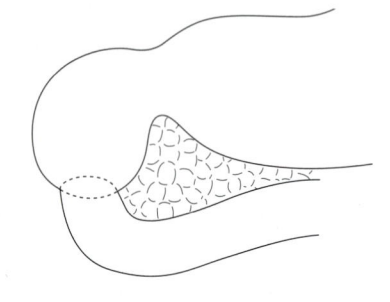

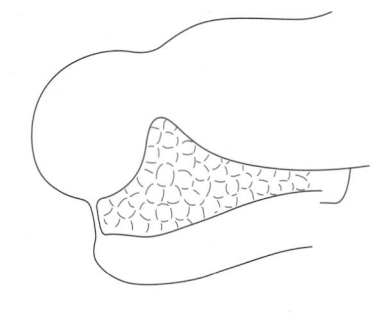

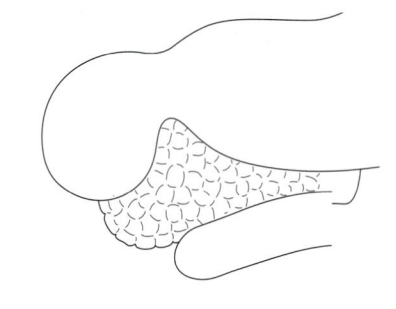

十二指腸閉塞を起こす先天的な疾患は大きく内因性と外因性に分類される。内因性のものは先天性十二指腸閉鎖症，先天性十二指腸狭窄症があり，外因性のものは腸回転異常症，上腸間膜動脈症候群などがある。ここでは内因性閉塞である十二指腸閉鎖症・狭窄症に対する術式を述べる。

術前準備

十二指腸閉鎖症全体では約半数に合併奇形を伴う。主な合併症の発生率はダウン症30％，心奇形30％，食道閉鎖，直腸肛門奇形などの消化管奇形25％とされているので，こうした疾患の検索は必須である。全身状態の管理として輸液による脱水の補正，経鼻胃管による減圧を行う。腸回転異常症による外因性閉塞が否定できれば緊急性はないので，全身状態の改善・十分な評価ののちに待機的手術を行う。

病型

閉鎖形態により膜様型，索状型，離断型に分類される **1**。膜様型は十二指腸の連続性が保たれ，膜様物により内腔が閉鎖しているタイプで最も頻度が高い。膜様型のうち小孔を有するものが膜様狭窄である。また膜様物が吹き流し状に肛門側に突出しているものをwindsock型といい，吻合の際には膜様物付着部位を確認することが必要である **2**。下部腸管内にガス像が存在する場合は十二指腸狭窄を考えるが，胆管がY字開口していると閉鎖であっても下部腸管にガスがみられることがあるので注意を要する **3**。

2 windsock型の膜様閉鎖
吻合の際には膜様物付着部位を確認する。

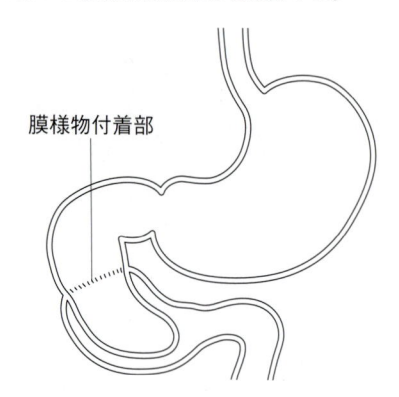

膜様物付着部

3 総胆管のY字開口
総胆管を介して下部腸管にガスがみられる。

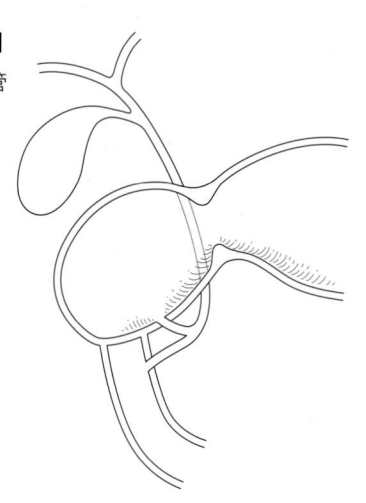

十二指腸閉鎖症または狭窄症の開腹手術

手術の実際

● 十二指腸十二指腸吻合術（ダイヤモンド吻合）

皮膚切開 ❹

この術式は，閉鎖形態や輪状膵の有無にかかわらずほぼすべての十二指腸閉鎖症・狭窄症が対象となる。従来行われていた十二指腸空腸吻合や胃空腸吻合とは異なり，blind loopはほとんど形成されないので，術後吻合部の通過や長期予後も良好である。

右上腹部横切開にて開腹する。皮膚および筋層の切開は，正中から腹直筋外縁を越えた辺りまでとする。最近では整容性の観点から，臍部弧状切開やΩ型小切開といった臍を利用したアプローチも報告されている。

十二指腸の剥離 ❺

まず拡張した十二指腸球部を確認する。次に結腸・小腸の走行やTreitz靱帯形成の有無を検索する。腸回転異常症（non-rotation）を合併していれば，以下に述べるTreitz靱帯の切離操作は不要となる。まず，右結腸曲から上行結腸外側に沿い後腹膜を切開して，右半結腸を左方に移動した後に，十二指腸水平部を上腸間膜動脈と交差するところまで露出する。

肛門側十二指腸の同定 ❻

次に拡張した十二指腸外側縁に沿った後腹膜を切開して十二指腸と膵頭部を後腹膜から剥離して，下大静脈が確認できるところまで引き起こしてくると（Kocher授動術），拡張した球部のすぐ肛門側，膵頭部下縁付近に肛門側十二指腸を見つけることができる。以上の操作で肛門側十二指腸が見つからない場合は，空腸上部まで欠損していることがあるので，Treitz靱帯から逆行性に検索する。肛門側十二指腸を把持して，上腸間膜動脈背側より右側に牽引しながら腸管壁に沿って剥離を進めてゆくと，Treitz靱帯が切離されて十二指腸C loopが直線化する。この操作により閉塞部位の形態を容易に観察できるようになり，最終的な術式を決定する（十二指腸十二指腸吻合か膜様物切除の選択）。

十二指腸の切開 ❼

閉鎖部位を挟んで口側と肛門側の十二指腸が緊張なく引き寄せられることを確認した後に，十二指腸壁を切開する。口側横切開の両端と肛門側縦切開の左右中央に支持糸をかけると吻合時のイメージがしやすい。口側・肛門側の切開部は，閉鎖部位からそれぞれ約1cm離した前壁のやや外側寄りとすれば乳頭損傷を回避できる。切開する長さは口側・肛門側ともに1.5～2cmとする。内腔を観察しながら胆嚢を圧迫して胆汁流出点であるVater乳頭の位置を確認する。乳頭は通常閉鎖部の直上か直下にあるが，閉鎖部を挟んで胆管がY字開口している場合もあり注意を要する。さらに口側と肛門側の内腔にカテーテルを挿入して，併存するduodenal webやgastric antral webがないかを確認する。

十二指腸の吻合 ❽

後壁縫合は5-0モノフィラメント吸収糸を用いた全層一層

❹ 皮膚切開

右上腹部横切開（❶）が一般的であるが，整容性を重視した臍部弧状切開（❸）やΩ型小切開（❷）といったアプローチも用いられる。

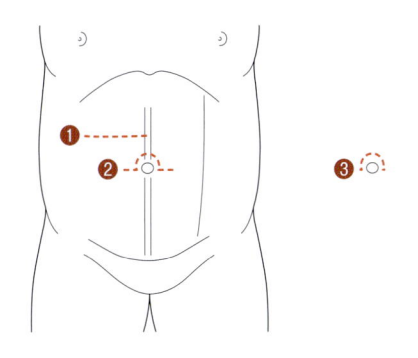

❺ 十二指腸の剥離

右結腸曲から上行結腸外側に沿い後腹膜を切開して右半結腸を左方に移動して，十二指腸球部を膵頭部とともに後腹膜から剥離する。

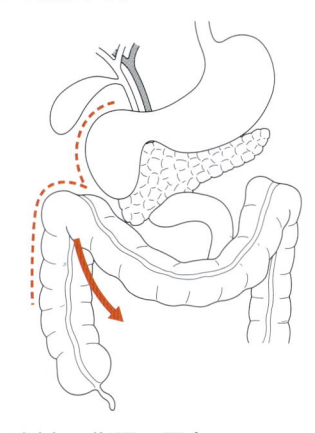

❻ 肛門側十二指腸の同定

球部の肛門側，膵頭部下縁にある肛門側十二指腸を右側へ牽引しながら（←），腸管壁に沿って剥離を進める。

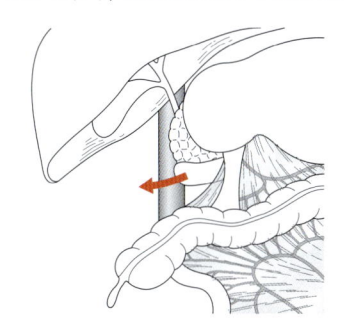

❼ 十二指腸の切開

十二指腸の閉鎖部をはさんで，図のように4本の支持糸をかけ，口側は横切開，肛門側は縦切開する。

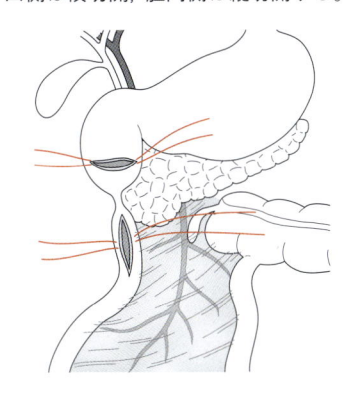

8 十二指腸の吻合

口側横切開の中央と肛門側縦切開の口側端，口側横切開の両端と肛門側縦切開の左右中央をまず縫合する。

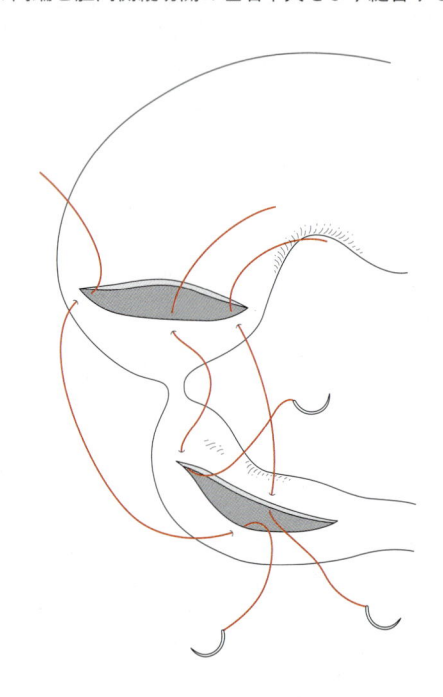

9 膜様物切除術（1）

口側拡張部を縦切開してvater乳頭確認後，膜様物を切除して，十二指腸を横縫合する。

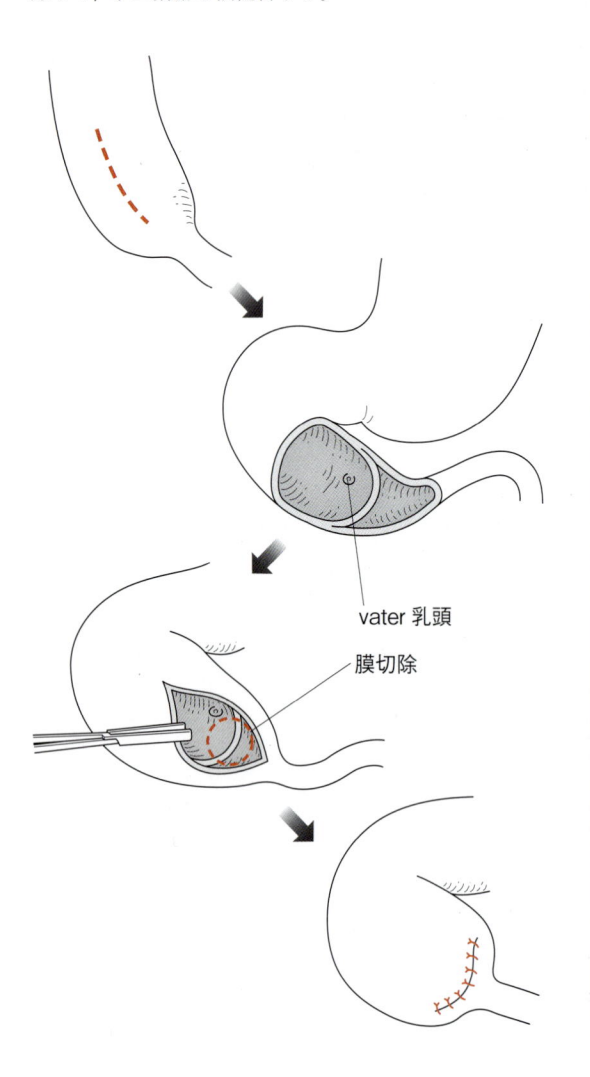

vater乳頭
膜切除

結節縫合あるいは連続縫合で行う。口側横切開の中央と肛門側縦切開の口側端，口側横切開の両端と肛門側縦切開の左右中央をまず縫合する。運針は内外・外内で行い，十二指腸内腔側で結紮すれば粘膜は自然に内反される。次にその間を均等になるように適宜結節縫合する。膵臓に接する側の十二指腸壁に糸をかけるときは，内腔を確認しながらVater乳頭の損傷を避けることがポイントである。後壁縫合が終了した時点で再度胆嚢を圧迫して胆汁流出点を確認する。さらに経鼻的に挿入したtransanastomotic feeding tubeを空腸上部まで進めて留置する。前壁も同様に全層一層結節縫合，あるいは連続縫合する。運針は外内・内外となり粘膜が外反しやすいので，粘膜組織をあまりとらないこと，結紮時は助手が粘膜を内反させること，などが肝要である。

吻合が終了したら腹腔内を温生食で洗浄して，減圧用チューブを胃内に留置して閉腹する。通常，口側十二指腸の拡張は閉塞解除により自然軽快するので，縫縮操作は不要である。

◉十二指腸十二指腸吻合術（側側吻合）

ダイアモンド吻合が標準術式となったので，通常の側側吻合はあまり施行されなくなった。しかし，十分なKocher授動を行い，口側と肛門側の十二指腸が緊張無く引き寄せられれば，術後の通過は問題なく，今なお選択肢の一つとなる術式である。手術手技は，十二指腸壁切開まではダイアモンド吻合と全く同じである。吻合は，口側と肛門側の十二指腸切開端同志をそのまま縫合する。吻合口の径を合わせやすいので，連続縫合も容易である。

◉膜様物切除術

膜様閉鎖・狭窄に対する膜様物切除は，空置部がなく，他の吻合に比べてより生理的であり，まず第一に考慮すべき術式である。しかし膜切除だけで十分な内腔が得られるかどうか腸管の外側から判断しにくい。ポイントは十二指腸の連続性が保たれていること，膜様物付着部が確認できること，などである。乳頭が膜様物そのものに開口していることが多いので，膜様物の切除範囲を決める際には注意が必要である。十二指腸内腔へのアプローチは，口側拡張部を縦切開して膜様物切除後横縫合する方法 9 や，閉鎖部位を中心に縦切開して膜様物切除後横縫合する方法 10 などがある。

開腹方法およびKocher授動術・十二指腸C loop直線化までの操作は十二指腸十二指腸吻合と同じである。ここで閉鎖部を含めた十二指腸をよく観察して，膜切除が可能かどうか判断する。

口側拡張部を縦切開して膜様物切除後に横縫合する方法 9

まず十二指腸拡張部に支持糸をかけて前壁やや外側を縦切開して内腔を観察する。Vater乳頭の位置を確認して，その部分の膜様物を残すようにして部分切除を行う。通常半分程度の膜様物を切除する。前壁および外側の粘膜の切開部分は内腔から縫合して修復しておくが，乳頭に近い部分は縫合しない。内腔が十分に広がったこと，およびVater乳頭からの胆汁流出を再度確認する。十二指腸内腔の狭小化を避けるために，前壁は横に全層一層結節縫合にて閉鎖する。

閉鎖部位を縦切開して膜様物切除後に横縫合する方法 ⑩

　まずNGチューブにより閉塞部を圧迫して膜様物付着部を確認する。次にその付着部を中心として上下に約1.5cmの縦切開を加える。Vater乳頭を損傷しないように，切開の位置は前壁やや外側とする。膜様物の口側および肛門側の内腔を観察しながら胆嚢を圧迫して胆汁流出点を確認する。次に膜様物を鉗子で把持して軽く牽引しながら，Vater乳頭や十二指腸壁を損傷しないように注意しながら膜様物を切除する。乳頭の損傷を避けるために，切除縁の縫合はできるだけしないようにする。十二指腸切開口は術後の狭窄を予防するため，全層一層結節で横縫合する。

　膜様物が吹き流し状に肛門側に突出しているwindsock型❷では，十二指腸の切開口から口側または肛門側にカテーテルを通して閉鎖部位を圧迫すると，漿膜側に少し線状にくびれた膜様物付着部位を確認できる。いずれの術式においても，一つの病変にとらわれず，併存するduodenal webやgastric antral webを見落とさない注意が必要である。

●膜様狭窄症の内視鏡的膜切開，バルーン拡張術

　膜様狭窄症に対しては，バルーン拡張術や内視鏡観察下にhook knifeを用いた膜切開術などが施行されている。これらの方法は乳児や年長児が適応となるが，最近では新生児例での報告もみられる。開腹を必要としないので低侵襲であるが，どのような症例に対して安全に行えるかについては，さらなる検討を要する。今後小児用内視鏡デバイスの開発が進めば，適応が広がる可能性がある。

術後管理のポイント

①胃管を吻合部にかからない適切な位置に留置して，胃内を減圧することが縫合不全の予防に重要である。
②胃管は側孔のある減圧に適したチューブがよい。
③transanastomotic feeding tubeを留置しておけば，術後早期から経腸栄養を再開できる。
④胃管やtransanastomotic feeding tubeによる吻合部損傷を避けるために，それぞれのチューブの位置を術後X線で確認する。
⑤下部腸管へのガスの流入がみられ，胃管からの排液が減少すれば，少量より哺乳を開始する。
⑥新生児でも中心静脈栄養が安全に施行可能となったので，術後の栄養管理を目的に胃瘻造設する必要はない。
⑦遷延する吻合部狭窄や口側十二指腸の拡張により腸管内容がうっ滞する場合は，再吻合や拡張した十二指腸の縫縮を考慮する。また，膵管胆道合流異常や膵管癒合不全などの膵・胆道系合併症がみられることもあるので，膵炎などに注意した長期フォローアップが必要である。

文献

1) Kimura K, Mukohara N, et al: Diamond-shaped anastomosis for duodenal atresia; an experience with 44 patients over 15 years. J pediatr Surg 1986; 21: 1133-6.

⑩ 膜様物切除術（2）

閉鎖部位（膜様物付着部位）を中心に縦切開して，膜様物切除後，十二指腸壁を横縫合する。

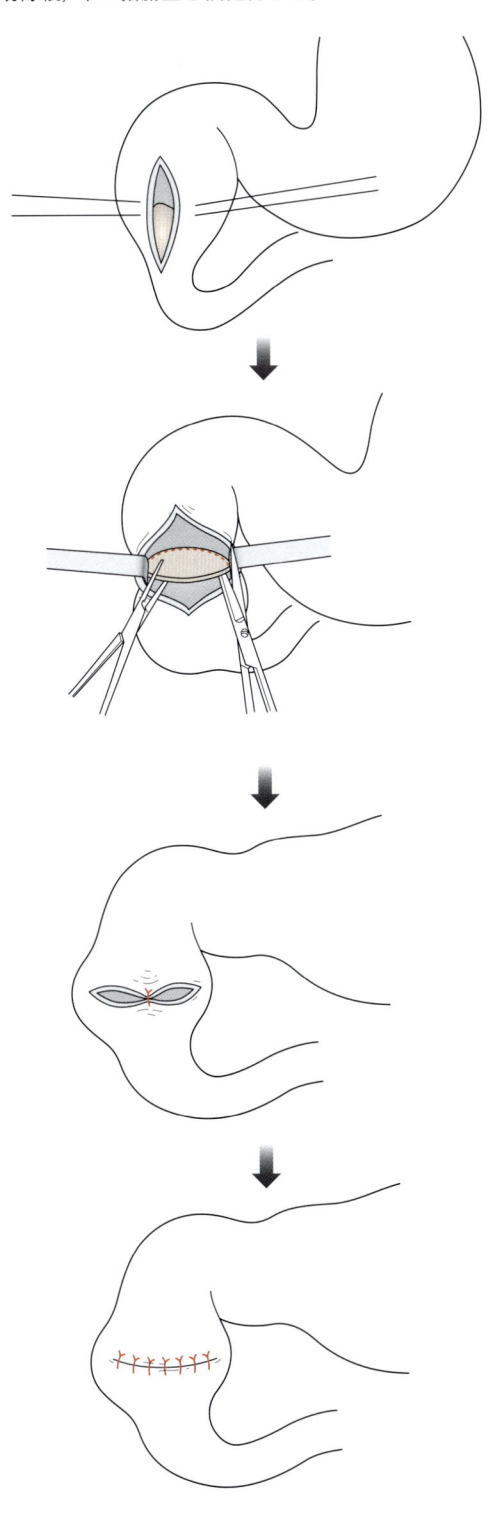

V 腹部

十二指腸閉鎖症または狭窄症の腹腔鏡下手術

奥山宏臣

術前準備

　術前管理は開腹手術と同様である．通常小腸ガスは欠如するので，腹腔鏡手術では良好な視野が確保できる．

手術器材

　新生児用にデザインされた手術器具を用いることで，腹腔鏡下手術の質が保たれ，術者のストレスも軽減される．鏡は径3mmまたは5mmの30°の斜視鏡を用いる．新生児の手術ではワーキングスペースが狭いので，フレキシブルスコープは有効ではない．手術器具は，主に径3mm/長さ20cmの鉗子および持針器を使用する．
　低体温を予防するためには，ガス漏れを可及的に抑えて送気量を減らすこと，加温できる気腹装置を使用することなどが有用である．縫合糸には5mmポートを通過する弱彎針（C-1Needle）付の5-0モノフィラメント吸収糸を用いる．ワーキングスペースが限られているためノットプッシャーを用いた体腔外結紮法も有用である．

手術の実際

●腹腔鏡下十二指腸十二指腸吻合術

手術室の配置

　❶に手術室の配置を示す．気管内挿管による全身麻酔下に，仰臥位にて手術を行う．患児の背側にタオルを置いて，術野となる上腹部を高くする．患児は手術台の下端に寝かせて，モニターは患児の頭側に置き，術者は患児の足下に立つ．

ポート配置

　❷にポート配置を示す．オープン法で3mmまたは5mmカメラポートを臍から挿入する．気腹圧を8mmHgとして，送気流量を1l/min程度の低流量に設定すれば，新生児でも安全に気腹可能である．次にカメラポートを中心に左右上腹部に2本のワーキングポートと肝臓の挙上用に右側腹部に1本のポートを挿入する．通常左上腹部は5mmポートとして，ここより針付縫合糸を出し入れする．他のポートは鉗子に合わせて3mmとする．新生児の腹壁は薄いので腹壁とポートを絹糸で固定しておく．またこうすることで，ポートとともに腹壁を吊り上げて，ワーキングスペースを確保することもできる．腹腔鏡で観察しながら経皮的にラパヘルクロージャー®などを用いて肝円索の下に太い絹糸を通して腹壁外で結紮することにから肝全体を挙上することができる．さらに右側腹部ポートより挿入した鉗子やDiamond-Flex® retractorなどで肝右葉を挙上すれば，十二指腸周囲の良好な視野が得られる．

❶ 手術室の配置
患児は手術台の下端に寝かせて，術者はその足下に立つ．

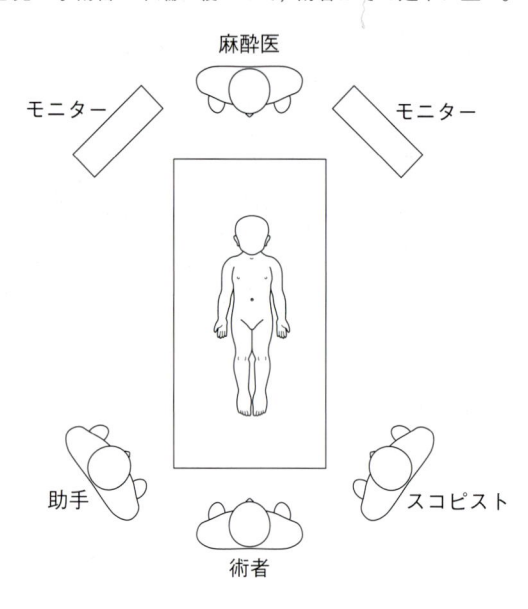

❷ ポート配置
4つのポートのうち，縫合糸を出し入れする左上腹部のポートのみ5mmとする．

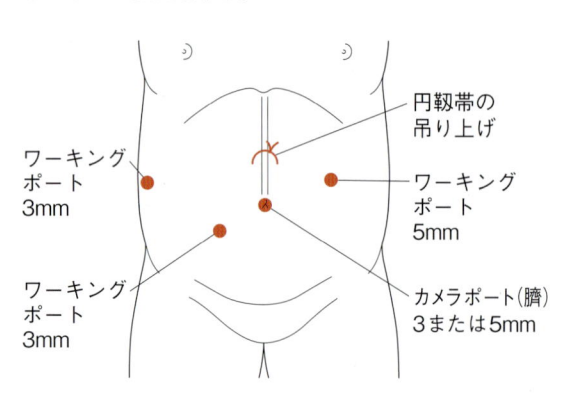

十二指腸の剥離 ❸

　まず拡張した十二指腸球部を確認した後に，右結腸と横行結腸を剥離して尾側によける．次に十二指腸球部を膵頭部とともに後腹膜より剥離すると（Kocher授動術），拡張した球部のすぐ肛門側，膵頭部下縁付近に肛門側十二指腸を見つけることができる．この肛門側十二指腸を把持して上腸間膜動脈背側より右側に引き出しながら腸管壁に沿って剥離を進め，十二指腸C loopを直線化する．

十二指腸切開と後壁の吻合 ❹

　口側と肛門側の十二指腸が緊張なく引き寄せられることを確認した後に，十二指腸壁の切開操作に移る．開腹術と同様に鋏を用いて，拡張した口側盲端は横切開，細い肛門側は縦切開する．上下盲端の切開部は閉鎖部位からそれぞれ約1cm離し，口側・肛門側とも2cm程度切開すると十分な吻合径が得られる．十二指腸内腔を観察しながら胆嚢を圧迫してVater乳頭部の位置を確認する．

　十二指腸吻合は開腹術と同様にダイアモンド吻合も可能だが，側々吻合にすると持針器が吻合線に重なり，より円滑な縫合操作が可能になる．5-0モノフィラメント吸収糸を用いた全層一層結節縫合あるいは連続縫合で行う．膵臓に接する側の壁に糸をかけるときは，内腔を確認しながらVater乳頭の損傷を避けることがポイントである．後壁奥の端から始めて手前の端まで，内外・外内の順に運針して内腔側で結紮する．

十二指腸前壁の吻合 ❺

　前壁も同様に奥から手前にかけて外内・内外の順に運針し，結紮は外側で行う．側々吻合の場合，吻合径がそろっていれば支持糸は必要としない．吻合が終了すれば，NGチューブから50ml程度の空気を胃内に注入して，吻合部の開存性と他の膜様閉鎖の有無をチェックする．最後に下部腸管に閉鎖や拡張のないことを確認して手術を終了する．

●腹腔鏡下膜様物切除術

　腹腔鏡下の膜様物切除術は手技が煩雑で，十二指腸十二指腸吻合術に比べて報告は少ない．

　手順としては，まず始めにやや太めのNGチューブを十二指腸球部まで挿入して，十二指腸の閉鎖部を押すことにより膜様物付着部位を同定する．次に膜様物付着部を中心に十二指腸に縦切開をおいて内腔を観察し，Vater乳頭の位置を確認して膜様物切除を行う．

　十二指腸切開口は，術後の狭窄を予防するため，開腹術と同様に全層一層結節で横縫合する．開腹術と異なり，内腔を観察することが難しいので，支持糸をうまく使うなどの工夫が必要である．

術後管理のポイント

開腹術に準じる．

文献

1) 奥山宏臣, 佐々木隆士, ほか: 小児内視鏡手術の適応拡大. 十二指腸閉鎖症に対する十二指腸吻合術. 小児外科 2009; 41: 936-41.

---

❸ 十二指腸の剥離
肛門側十二指腸を把持して腸管壁に沿って剥離を進めていくと，Treitz靱帯が切離されて十二指腸C loopが直線化される

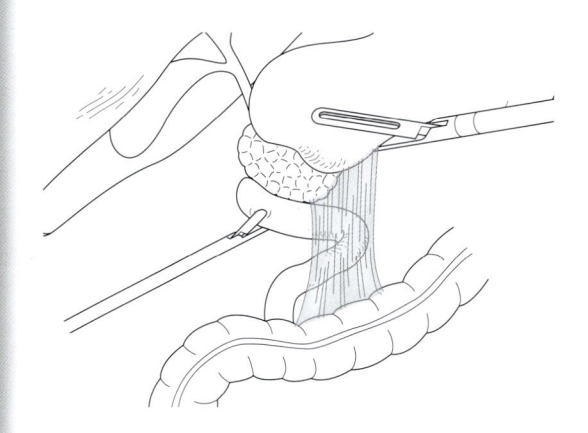

❹ 十二指腸切開と後壁の吻合
後壁奥の端から始めて手前の端まで内外・外内の順に運針し，内腔側で結紮する．

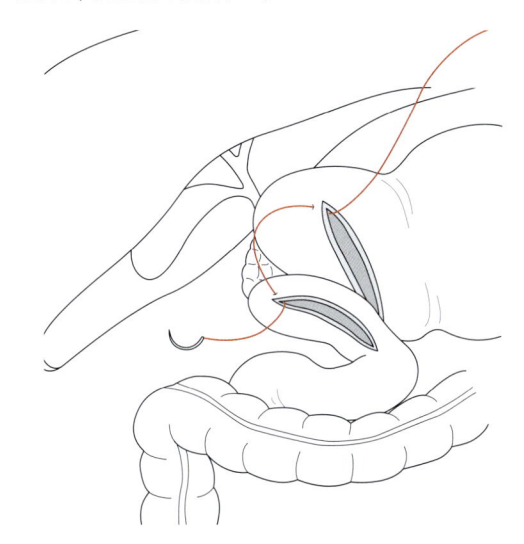

❺ 十二指腸の前壁の縫合
前壁も同様に奥から手前にかけて外内・内外の順に運針し，結紮は外側で行う．

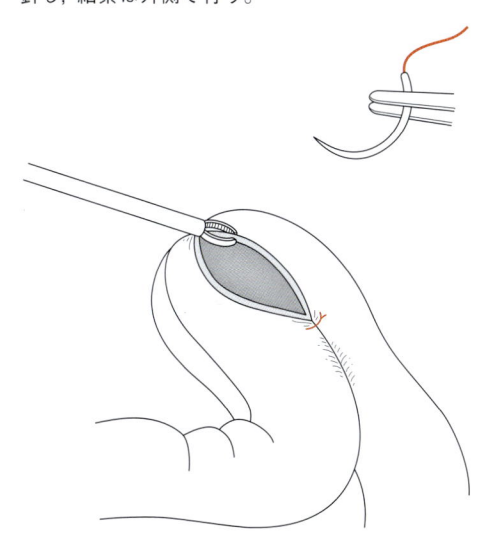

小腸閉鎖症または狭窄症の開腹手術

奥山宏臣

❶ 閉鎖形態による小腸閉鎖の分類
ⓐ：膜様型　ⓑ：索状型
ⓒ：離断型　ⓓ：apple peel型（クリスマスツリー型）
ⓔ：多発型

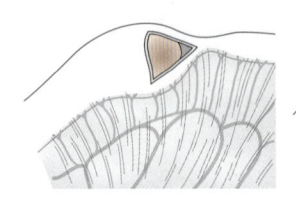

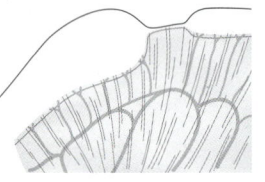

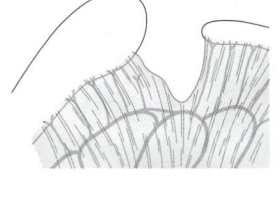

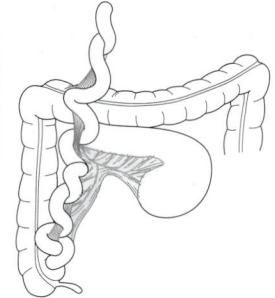

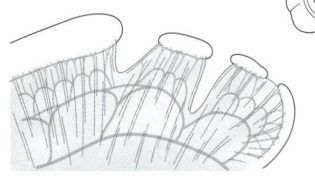

❷ 皮膚切開法
❶上腹部横切開，❷臍部弧状切開，臍部Ω型小切開

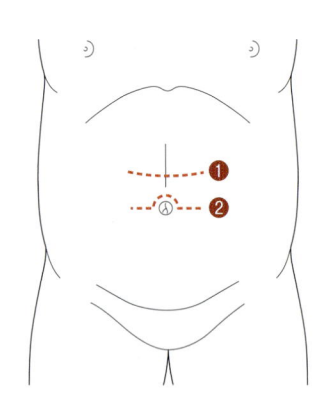

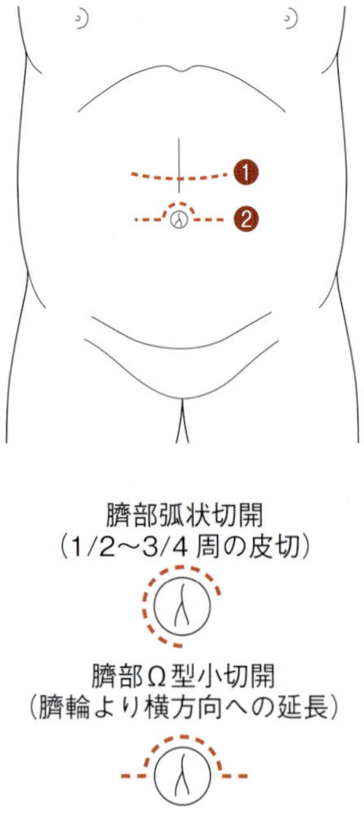

臍部弧状切開（1/2～3/4周の皮切）
臍部Ω型小切開（臍輪より横方向への延長）

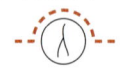

小腸閉鎖症・狭窄症に対しては種々の術式が考案されているが，大きく一期的根治術と分割手術に分けられる。病型，閉鎖部位，合併奇形，穿孔の有無などを考慮して術式を決定する。腹膜炎を合併するなど患児の全身状態が不良な場合を除いて，ほとんどの場合一期的根治術が選択される。

術前準備

術前管理として合併奇形の検索とともに，輸液による脱水の補正，経鼻胃管による減圧を行う。下部小腸の閉塞ほど消化管の減圧は困難で穿孔の危険が高くなるので，手術は準緊急的に行う。

術前に注腸造影を行って結腸の走行や通過性を確認しておくと，診断に役立つだけでなく，開腹時間を短縮できる。

病型

閉鎖形態により膜様型，索状型，離断型に分類され，特殊なものとしてapple peel型（クリスマスツリー型）や多発型がある❶。apple peel型では上腸間膜動脈が欠損して，全小腸が回結腸動脈または右結腸動脈から逆行性に血流を受けている。

腸管の捻れや位置により容易に循環不全に陥るため，吻合，腸間膜の修復，閉腹に際しては細心の注意が必要である。

手術の実際

● 一期的根治術

アプローチ

上腹部横切開が一般的であるが，整容性の観点から臍部弧状切開や臍部Ω型小切開といった，臍を利用したアプローチも用いられる❷。臍部弧状切開では1/2～3/4周の皮膚を切開する。いずれのアプローチにしても，全小腸を検索することができる最小限の創で手術を行うことが望ましい。

開腹，観察

開腹したらまず全小腸を創外に引き出して，閉鎖部位・形態を確認する。癒着があり引き出すことが困難な場合は，必要に応じて開腹創を左右に延長する。閉塞部の形態には，apple peel型や多発型などの特殊型もあるので，特に閉鎖部以下の肛門側腸管の検索が重要である。閉鎖部位が確認できたら，まず口側の腸管の減圧を図る。粘稠な胎便を吸引できるように側孔の付いた太めのネラトンカテーテルを挿入して，腸管内容をできるだけ吸引する。一方，細い肛門側腸管には生食水を注入して膜

様閉鎖の有無を確認する。下部腸管には胎便栓が詰まっていることがよくあるので，生食水を十分に注入して胎便栓を洗い流すとともに，細い内腔を拡張しておくと，後の吻合操作がやりやすくなる❸。腸管の検索と減圧が終われば，切除する部位以外の腸管を腹腔内に戻しておく。腸管を長時間腹腔外に出しておくと，低体温・脱水になるばかりでなく，術後腸管機能の回復も遅れ，不必要な手術侵襲が加わることになる。

腸管の切除 ❹

拡張した部分を残すと口径差が大きくなるだけでなく，蠕動が不良であるため，術後吻合部の通過障害が遷延する可能性がある。一般的には，口側盲端から最も拡張した10～20cmを切除して吻合する。

吻合

端側吻合や側側吻合は口径差に関係なく吻合が可能であるが，腸管軸のずれによる遷延性の通過障害やblind loop syndromeを引き起こす可能性があるとの理由からあまり行われていない。end-to-endあるいは end-to-back anastomosisが一般的で，腸管の拡張部分を十分に切除すれば，ほとんどの場合これらの方法で一期的吻合が可能である。ただし，拡張腸管を切除できない高位空腸閉鎖や短腸症例では，口径差を解消する工夫が必要になる。

end-to-end anastomosis：通常は5-0または6-0モノフィラメント吸収糸を用いて，全層一層結節縫合で吻合する。かなりの口径差があっても，❺aのように両端とその中央という縫合を繰り返してゆくと，口径の差は修正され均一な間隔で吻合できる。後壁は内外・外内と運針することで，縫合糸の結紮時に粘膜は自然に内反される。一方，前壁は外内・内外の運針になるので，粘膜を内反させるには，結紮時に粘膜を内腔に押し込む操作が必要である❺b。

end-to-back anastomosis：口径差を修正する方法としてendo-to-backやend-to-obliqueがある。口側の拡張腸管は長軸に対して垂直に切除する。細い肛門側腸管は，❻のように腸間膜反対側が短くなるように斜めに切除する。さらに，腸間膜反対側を長軸方向に縦切開を加えて口径差を修正する❻。吻合の手技自体は先に述べたend-to-endと同じ全層一層結節縫合である❼。過度の斜め切り（45°以上）や長軸方向への長い切開は，

❸ 口側腸管の減圧と肛門側腸管の検索

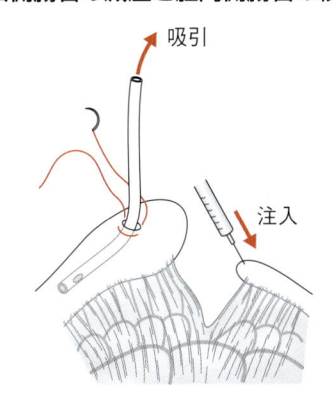

吸引
注入

❹ end-to-end anastomosis を行う際の腸管切除

口側拡張腸管を10～20cm切除する。

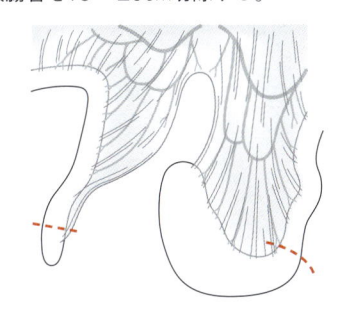

❺ end-to-end anastomosis

両端とその中央の順に，全層一層結節縫合を繰り返す。

ⓐ：後壁。内外・外内と運針。粘膜は自然に内反される。

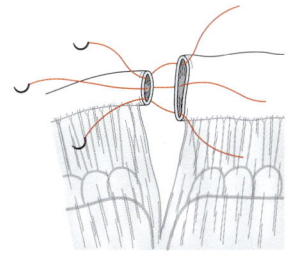

ⓑ：前壁。外内・内外と運針。結紮時に粘膜を内反する必要がある。

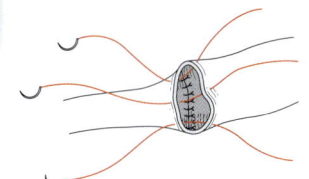

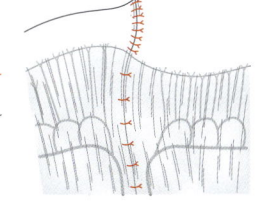

❻ end-to-back anastomosis を行う際の腸管切除

細い肛門側腸管は斜めに切除して，腸間膜反対側に長軸方向の切開を加える。

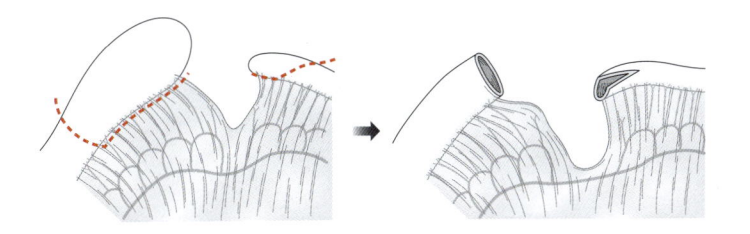

❼ end-to-back anastomosis

end-to-end anastomosisと同様に全層一層結節縫合を行う。

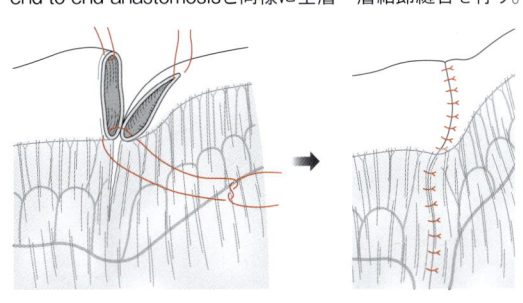

8 口径差の修正方法

ⓐ：end-to-end linear anastomotic technique（Patilら）

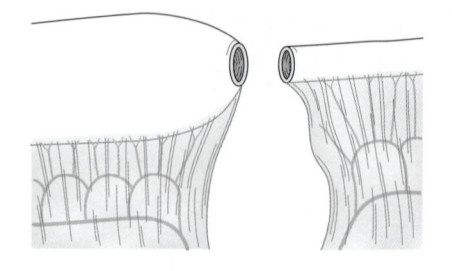

ⓑ：翼状吻合（吉野ら）

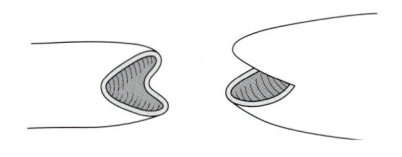

ⓒ：longitudinal tapering jejunostomy（Grosfeldら）

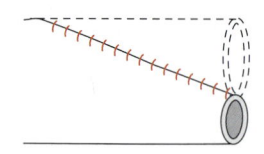

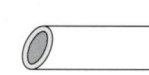

9 器械吻合による functional end-to-end anastomosis

肛門側腸管に細い方のanvilを挿入する。

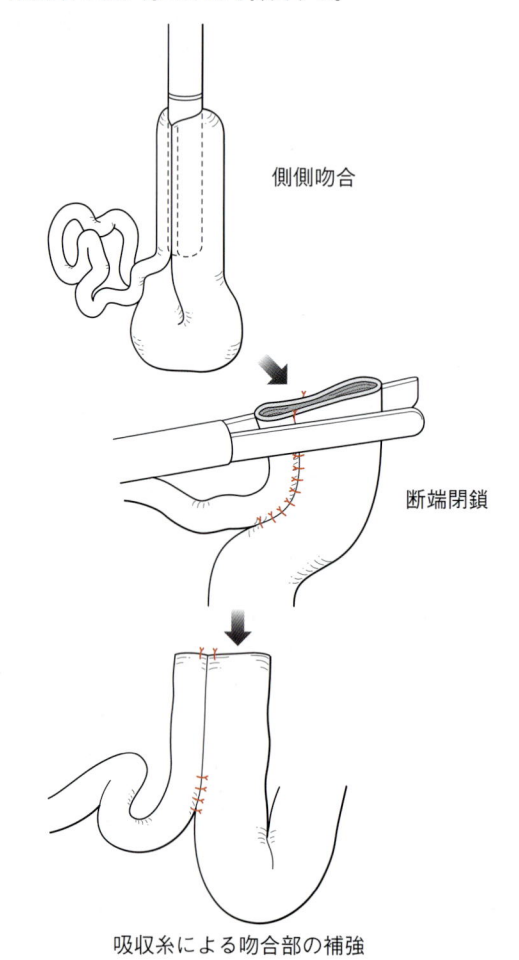

側側吻合

断端閉鎖

吸収糸による吻合部の補強

腸管壁がflap状になってかえって吻合しにくくなるばかりでなく，結果的に端側吻合と同じような形態となり，通過障害が遷延する可能性がある。

拡張腸管を切除せずに口径差を修正する方法 8：腸管をできるだけ温存する目的で，拡張腸管の切除を最小限にして口径差を調節する種々の吻合方法が報告されている。いずれの術式も，術後拡張腸管の十分な減圧が必要となるが，長期予後は問題ないとされているので，高位空腸閉鎖や短腸症例のように拡張腸管を十分に切除できない場合に適応となる。
①end-to-end linear anastomotic technique（Patilら）
②盲端を楔状に形成する翼状吻合（吉野ら）
③longitudinal tapering enterostomy（Grosfeldら）：拡張腸管を切除するかわりに，長軸方向にtaperingして口径差を解消して肛門側腸管と吻合する方法である。tapering部は3弁縫合となり手技が煩雑であるが，自動吻合器を使えば手術時間を短縮できる。

器械吻合によるfunctional end-to-end anastomosis 9：成人では一般的となったこの吻合方法も，器械の大きさの問題で小児ではほとんど報告はなかった。しかし，最近内視鏡手術用の径の細い自動縫合器が開発されたことにより，新生児や乳児例の報告がみられるようになってきている。肛門側の細い腸管に自動吻合器の細い方のanvilが挿入できれば（内腔の径が7～8mm以上あれば可能），口径差にかかわらず吻合可能であるが，肛門側腸管が極端に細い場合や閉鎖部が回盲部に近い場合は適応外となる。新生児の場合，staple line 30mm，staple leg 1.5mmの自動縫合器を用いて，腸間膜の反対側で吻合する。側側吻合の端の部分（股の部分）は，吸収糸による漿膜縫合を追加して補強する。断端の閉鎖は同じく自動吻合器を用いて行うが，triple stapleにならないように側側吻合の縫合線は両端から少しずらすように行う。最後に出血部とdouble staple部に追加縫合を行い，吻合を終了する。従来の手縫い吻合と比べて手術時間が短く，口径差を修正する特別な技術も必要ない。イレウスや縫合不全などの合併症の発生率は手縫い吻合と変わらず，安全な術式と報告されている。一方，出血，腸重積，吻合部の部分的な拡張などの器械吻合に特有な合併症も報告されている。今後，小児に対する長期成績が明らかになれば，その適応は広がると思われる。

多発閉鎖に対する手術：多発閉鎖部位は切除して，吻合部位を少なくしたほうが縫合不全の危険性が少なくなる。しかし，多発閉鎖に短小腸を合併している場合は，腸管はできるだけ温存して複数の箇所で吻合する必要がある。細い肛門側腸管に膜様閉鎖を伴っていることがあるので，吻合前に内腔の開存を確認することが必須である。

腸間膜裂隙の閉鎖

腸管の吻合終了後に生じる腸間膜裂隙は内ヘルニアの原因となるので，吻合部が自然な形態になるようにして縫合閉鎖する。apple peel型では腸間膜は広範に欠損し，容易に循環不全に陥るため，腸間膜裂隙の修復に際しては細心の注意が必要である。

●分割手術

　口径差が大きい場合(肛門側が細く吻合が困難な場合)，患児の状態が悪い場合，胎便性腹膜炎を併発して癒着が強い場合などは，分割手術の適応となる。ループ式腸瘻造設が一般的であるが，術後の管理や閉鎖術式を考慮していくつかの方法が考案されている。これらの術式は，小腸閉鎖症以外のいろいろな腸閉塞性疾患にも応用できる。

ループ式・2連銃式腸瘻

　口側の拡張した腸管を体外に引き出して腸瘻を作成する。減圧に使った孔を使用すればよい。肛門側腸管も体外に引き出して2連銃式小腸瘻として，術後に造影や注入などのアクセスができるようにしておく。肛門側腸管はチューブを挿入して腹壁に固定しておくだけでもよい。

Bishop & Koop法　10a

　口側の拡張した腸を切除した後，口側腸管を肛門側腸管に端側に吻合し，肛門側端は腸瘻として腹壁外に出す。腸瘻から吻合部を越えて減圧チューブを挿入し，下部腸管には栄養チューブを挿入できる。肛門側腸管の通過が良好となった時点で，腸瘻を腹膜外で閉鎖する。ストーマを筋膜下まで十分に遊離して，1～2層で閉鎖する。

Santulli法　10b

　Bishop&Koop法とは逆に，肛門側腸管の断端を口側腸管に端側に吻合し，口側端は腸瘻として腹壁外に出す。外に出した腸瘻には腸鉗子をかけて，腸液の喪失を調整する。腸瘻から吻合部を越えて下部腸管に栄養チューブを挿入できる。

術後管理のポイント

①術後は経鼻的に胃管を挿入して消化管を減圧する。
②口径差が大きい場合や吻合部が下部小腸の場合は，イレウス管(新生児では8Fr程度)を挿入しておくと効果的な減圧が可能である。
③transanastomotic feeding tubeが必要な場合は，腹壁を通して吻合部近くの口側腸管から挿入して，吻合部を越えて肛門側腸管に留置する。吻合部が回腸末端に近い場合は，虫垂より逆行性に減圧チューブを留置することも可能である。

文献

1) Mitchell IC, Barber R, et al: Experience performing 64 consecutive stapled intestinal anastomosis in small children and infants. J Pediatr Surg 2011; 46: 128-30.

10　Bishop & Koop法とSantulli法

吻合部を越えて減圧チューブや栄養チューブを留置する。

ⓐ：Bishop & Koop法

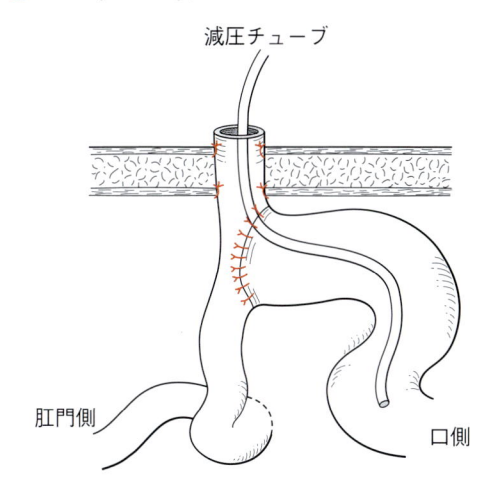

ⓑ：Santulli法

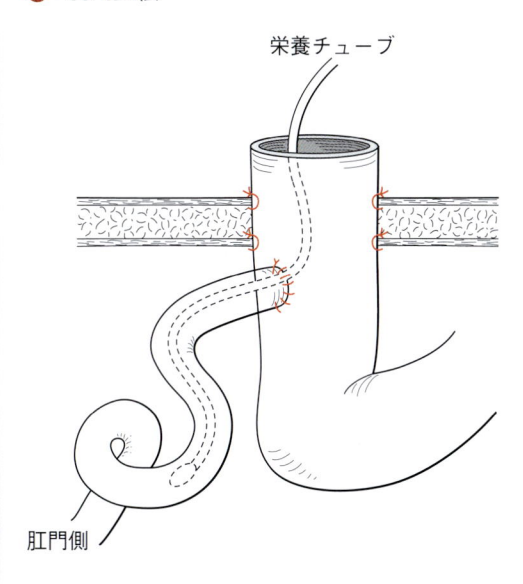

Ⅴ 腹部

腸回転異常症の手術

山本裕俊

1 十二指腸空腸（duodenojejunal loop）の回転

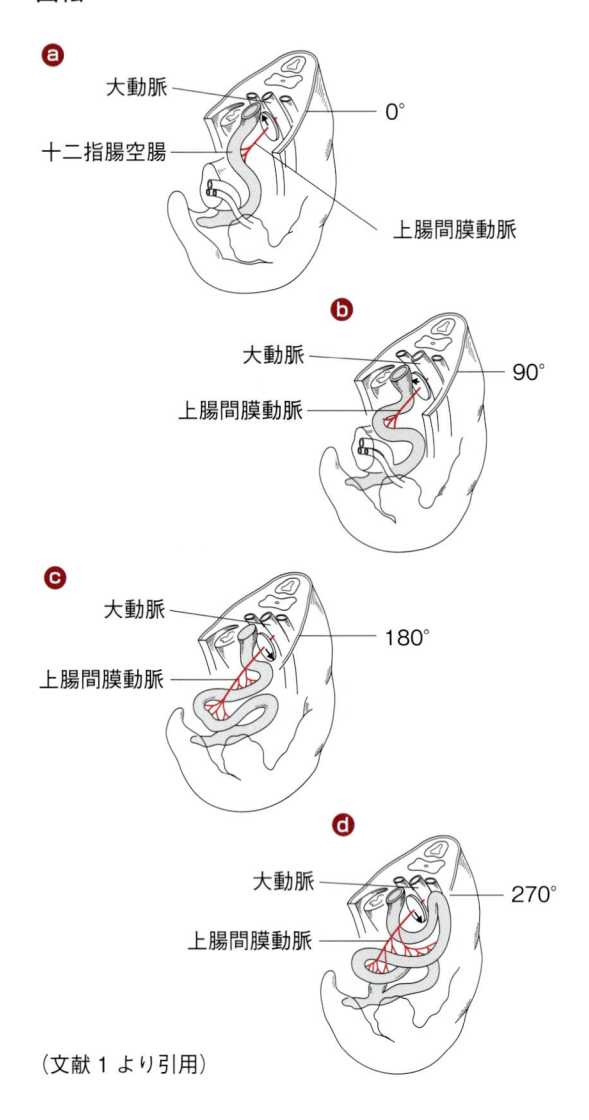

a
大動脈
十二指腸空腸
上腸間膜動脈
0°

b
大動脈
上腸間膜動脈
90°

c
大動脈
上腸間膜動脈
180°

d
大動脈
上腸間膜動脈
270°

（文献1より引用）

腸回転異常症を理解するためには正常腸管の発生について知る必要がある。発生学的に腹腔外で発育した中腸（十二指腸から横行結腸中部までの上腸間膜動脈の支配領域）の十二指腸空腸ループと盲腸結腸ループは胎生4～10週から上腸間膜動脈を中心にそれぞれ反時計方向に回転しながら腹腔内に戻り，270°回転した胎生10～12週ごろに十二指腸空腸曲は左上腹部（Treitz靱帯）の後腹膜に **1**，また回盲部は右下腹部の後腹膜にそれぞれ固定される[1] **2**。このような胎生期の腸回転の過程において，回転の停止が起こったものを腸回転異常症という。さまざまな病型が存在し，90°回転で止まったnonrotationとよばれる型と，180°回転の時期に回転が停止した型とが大半を占め臨床的に問題になる。空腸起始部と回盲部がきわめて接近して茎状となった腸間膜根部に中腸軸捻転が起こり，絞扼性閉塞に陥りやすいため緊急手術が必要となる。一方，腸回転異常症は臍帯ヘルニア，腹壁破裂や横隔膜ヘルニアにも高率に合併する。しかし，これらの疾患の根治術後には腹腔内に発生する癒着が軸捻転を予防するので，合併する腸回転異常に対する同時手術は一般的に不要と考えられている。

術前準備

初発症状の多くは生後数日以内の十二指腸通過障害による高度の胆汁性嘔吐であり，嘔吐に伴う脱水症状を至急改善する。また，経鼻胃管を挿入留置して胃十二指腸の内容を十分吸引して減圧を図り，軸捻転症状の悪化を防ぐ。術前の十分な輸液により利尿をみてから手術を開始することが望ましい。しかし，軸捻転が高度の場合には，腸管は早期に循環障害から壊死状態となり，患児はショックに陥る危険性があるため緊急手術を要する。また軸捻転が疑われる症例に対しては術前に抗生剤を投与する。

2 盲腸結腸ループ（cecocolic loop）の回転

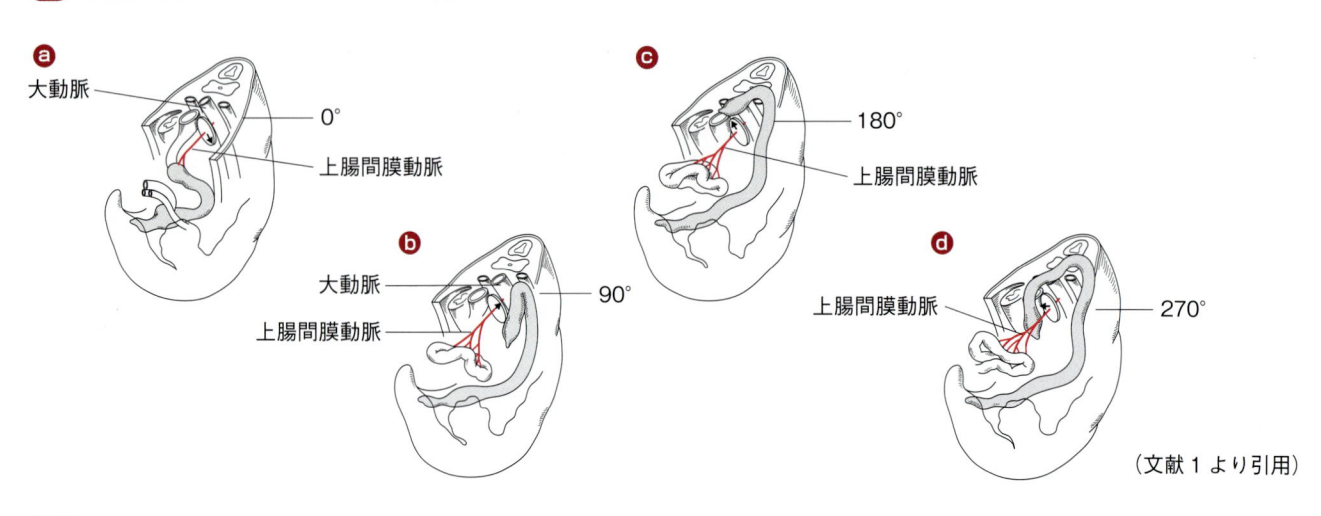

a
大動脈
上腸間膜動脈
0°

b
大動脈
上腸間膜動脈
90°

c
上腸間膜動脈
180°

d
上腸間膜動脈
270°

（文献1より引用）

178

手術の実際

手術はLadd手術が標準術式である[2]。

開腹，腸管の脱転

通常は右上腹部横切開で開腹するが，最近は整容性に優れた臍部アプローチも行われている。臍輪に沿って頭側をΩ状に切開し，皮下・白線・筋組織・腹膜を可及的に大きく切開して開腹する。ウーンドリトラクターを装着すればより良好な手術野が確保される **3**。開腹すれば，まず腹水の性状を観察する。多くは透明であるが，ときに捻転によるリンパ管のうっ滞のために乳びを呈していることがある。血性であれば腸管壊死を，また胆汁や便中を混じていれば腸穿孔を疑って腹水を細菌培養検査に提出する。拡張した小腸ループはしばしばうっ血して暗赤色に変色しており，壊死や穿孔していることもまれではない。愛護的に腸管全体を一塊として持ち創外へ脱転し，腸間膜根部を観察して軸捻転の有無を確かめる。十二指腸から横行結腸中間部までの腸管が含まれた軸捻転がほとんどであり，時計方向に360°〜720°程度捻転していることが多い **4**。

捻転解除

軸捻転を合併していれば速やかに解除する。脱転した腸管全部を両手で持ち，反時計方向に90°ずつゆっくりと回転させて捻転を解除する **4**。新生児の腸管は脆弱なので，損傷しないよう操作はきわめて愛護的に行うべきである。十二指腸が患児の右側，腸間膜の前面に横行結腸と盲腸が位置するところまで完全に修復する。捻転の解除とともに腸管の色調は次第に回復してくる。腸管の色調が改善しない場合は，虚血性腸管を温い生食水で浸したガーゼに包んで腸管循環の改善を図り，20〜30分後に再度観察する。狭い範囲の腸管壊死であれば壊死腸管を切除して端端吻合する。もし広範囲の腸管の色調が不良な場合には絞扼を解除するだけに止めていったん閉腹し，12〜24時間後に再開腹して色調の戻った腸管を温存することにより術後の短腸症候群を防ぐ（second look）。

paraduodenal bandの切離

軸捻転を解除した後，paraduodenal band（Ladd靭帯）を確認する。Ladd靭帯は右側腹壁から十二指腸空腸移行部を乗り越えて，上腸間膜動静脈近傍に位置する盲腸や右結腸に伸びている線維性膜様物である。この膜様物を十二指腸の外側で鋭的に完全に切離し，連続して十二指腸にKocherの授動を行う **5**。次に回盲部および上行結腸を左方に向かって後腹膜から剥離すると上腸間膜動静脈が現れる。

腸間膜根部の伸展

十二指腸と盲腸・上行結腸を剥離して腸間膜根部を最大限に広げる操作は，軸捻転の再発予防に重要である。十二指腸空腸移行部の剥離操作では，この部分が屈曲蛇行しながら浮腫状の腸間膜と癒着していることが多く，また上腸間膜血管の分枝が短いために屈曲が残りやすいので，腸間膜側から腸管を起こすようにていねいに剥離して，可能な限り直線化する **6**。次に盲腸・上行結腸を患者の左側に押しやりながら，広げられた腸間膜のほぼ中心部に上腸間膜動静脈が走行するよう上腸間膜

3　皮膚切開

❶上腹部横切開，❷臍部Ω型小切開，❸臍部弧状切開

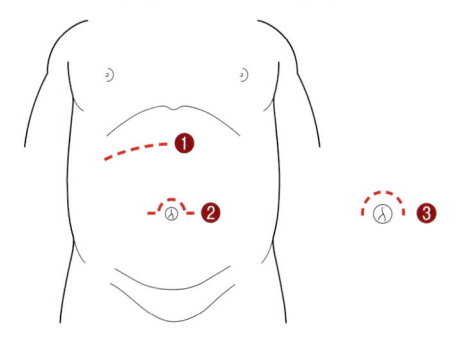

4　臍部アプローチによる捻転解除

Alexis® ウーンドリトラクター，XSサイズを装着。軸捻転した中腸全体を創外に出し，時計方向にゆっくりと回転させて軸捻転を解除する。

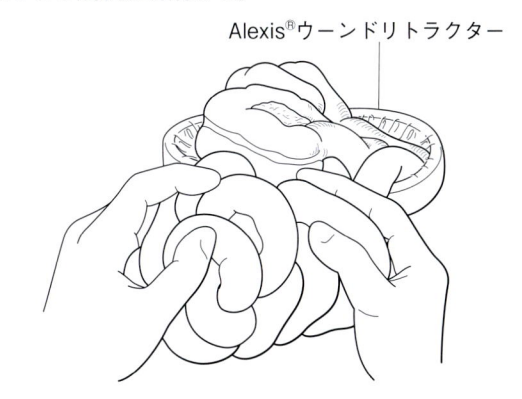

5　Ladd 靭帯の切離

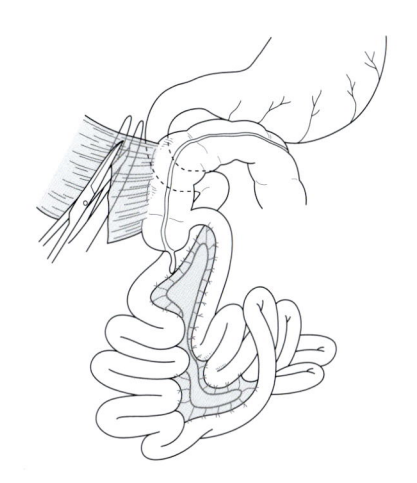

6　腸間膜根部の伸展：十二指腸空腸移行部の剥離操作

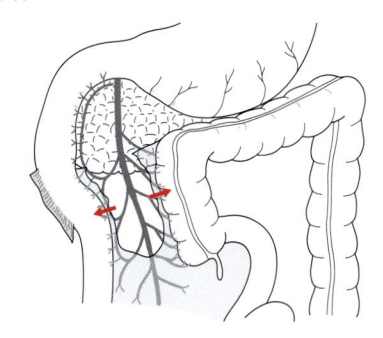

7 腸間膜根部の伸展の完成：non-rotationの状態

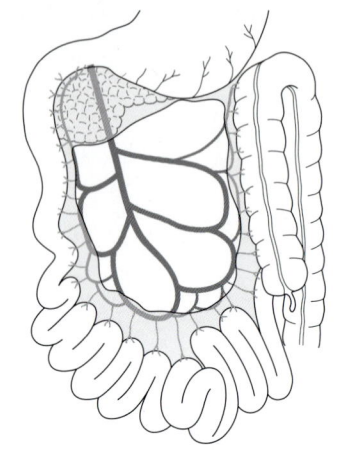

8 inversion appendectomy（1）
虫垂を結腸に向かって反転挿入する。

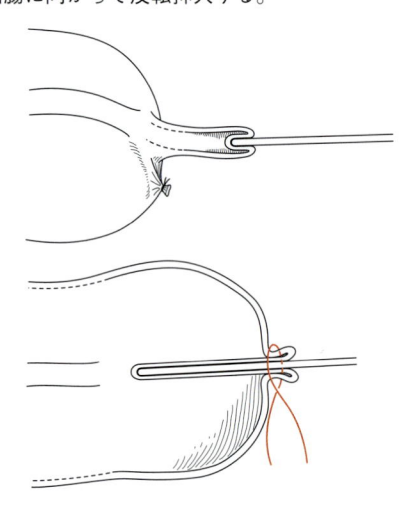

9 inversion appendectomy（2）
虫垂の結紮と虫垂根部周囲を巾着縫合する。

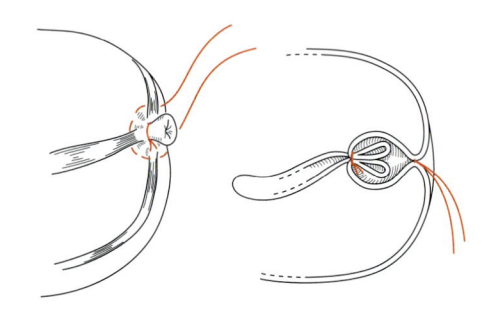

10 Billの固定 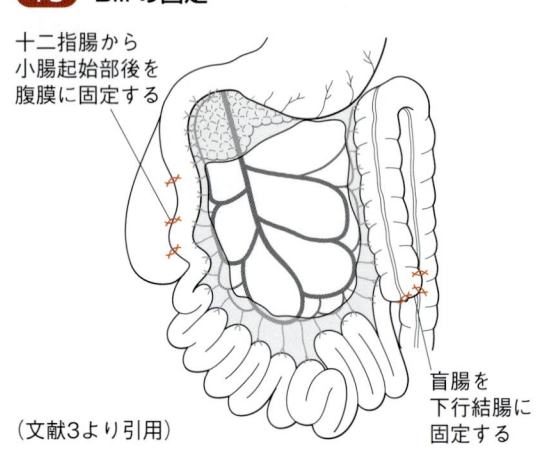
十二指腸から小腸起始部後を腹膜に固定する
盲腸を下行結腸に固定する
（文献3より引用）

動静脈の分枝にいたるまで露出する。このとき膵や上腸間膜動静脈を損傷しないように十分注意する。この操作により十二指腸は第2部から右側腹腔をほぼ真っ直ぐ下方へ走行し，右結腸全体は左側腹部に偏在して回盲部は左下腹部に局在するnon-rotationの状態となる**7**。

内因性閉塞（閉鎖，狭窄）の検索

生直後に発症した症例では，十二指腸や上部空腸に膜様閉鎖の合併がないか術中に検索する必要がある。胃内に挿入したカテーテルから空気を注入して十二指腸以下の小腸に容易に移行することを確認する。閉塞や狭窄があれば同時に根治術を行う。

無菌的虫垂切除術

本症の術後には，虫垂が腹腔内のどこに位置するかを確定できなくなる。そこで将来の虫垂炎発症時の診断に困難をきたさないように，患児がショック状態で手術時間が制限される以外は虫垂切除を付加する場合もある。Ladd手術は非汚染手術なので，虫垂切除も無菌的操作であるinversion appendectomyを行う。虫垂間膜を結紮紫切離した後，虫垂の先端をゾンデで押しながら虫垂を結腸に向かって反転挿入する**8**。虫垂を全部結腸内に挿入しないで根部を少し残し，その部位で虫垂を結紮する。次に根部周囲を巾着縫合で盲腸内に押し込む**9**。虫垂はいずれ壊死に陥り脱落する。虫垂切除術を施行しなかった場合は，虫垂が通常と異なる位置にあることを家族に説明する。

腹膜欠損部分の処置

腸間膜根部を最大限に広げる操作の完成時には腹膜欠損部分が広範囲に及ぶため，術後癒着性イレウスが3～5%に合併する。癒着を予防するには丹念な止血と温い生食水による十分な洗浄が必要である。

腸管の腹腔内還納

最後に十二指腸と小腸を腹腔内の右側に，結腸を左側になるよう還納する。本症手術後の軸捻転再発率は5%以下とされ，軸捻転予防の目的に十二指腸から小腸起始部の右後側部を右腎部後腹膜に，さらに盲腸を下行結腸に縫合固定する（Billの固定[3]）場合もある**10**が，操作は不要とする意見が多い。

術後管理のポイント

①経鼻胃管を術後24時間吸引して排液を輸液で補正する。
②広範囲腸切除により短腸症候群をきたした症例では，吸収面積・吸収機能の増大といったadaptationが起こるまで経静脈栄養が必要である。
③術後腸重積症が他の開腹手術に比べて多いので注意する。

文献

1) Snyder WH, Chaffin L: Embryology and pathology of the intestinal tract. Presentation of 48 cases of malrotation. Ann Surg 1954; 140: 368-80.
2) Ladd WE: Surgical Diseases of the Alimentary Tract in Infants. N Engl J Med 1936; 215: 705-8.
3) Bill AH, Grauman D: Rationale and technique for stabilization of the mesentery in cases of nonrotation of the midgut. J Pediatr Surg 1966; 1: 127-36.

腸管延長術（STEP法）

増本幸二

　腸管延長術は，短腸症候群における残存小腸のadapatationを促進する，あるいは腸管細菌叢の異常増殖の改善などの目的に行われる手術である[1,2]。特に治療に難渋する短腸症候群においては，この腸管延長術により，静脈栄養からの離脱や，経腸栄養の促進ができることが示されている[1~5]。

　この腸管延長術には大きく分けて2つの術式がある。1980年にBianchiらにより発表されたintestinal loop lengthening procedure[4] ❶ と，2003年にKimらにより発表されたserial transverse enteroplasty [1]（STEP）❷ である。どちらの術式も，残存小腸が拡張して腸管内容が停滞する状態となった場合に適応となる。

　Bianchi法は，拡張した残存小腸を縦に2分割し，順蠕動方向に吻合する方法であり，当時画期的な手術であった。しかし，縦に2分割する拡張腸管の腸間膜も2分割するため，分割腸管の腸間膜損傷に伴う血流障害を生じる危険性があり，拡張腸管が均一に太くなっている必要性，吻合を行う断端の血流がわるいなどの短所があった[1,2]。

　一方，STEP法は，拡張残存腸管の縦軸方向に対して，垂直方向にstaplerを用いてジグザグに交互に切離延長する方法であり，Bianchi法に比べ手技が比較的安全かつ簡単に行える，拡張腸管が均一に太くなっている必要性がない，吻合を行う必要がないなどの理由で，現在国内においてもSTEPを行う施設が増加している。そこで本項では，最近よく使われるSTEP法の手技を紹介する。

❶ intestinal loop lengthening procedure（Bianchi法）

- ⓐ：延長する腸管の腸間膜を血管の走行に注意しながら2分割するため，腸間膜をていねいに分けていく。
- ⓑ：延長する腸管の2分された腸間膜血管。
- ⓒ：延長する腸管を自動吻合器で縦方向に分割する。
- ⓓ：分割された腸管。
- ⓔ：順蠕動方向で2分割した腸管を端端吻合する。

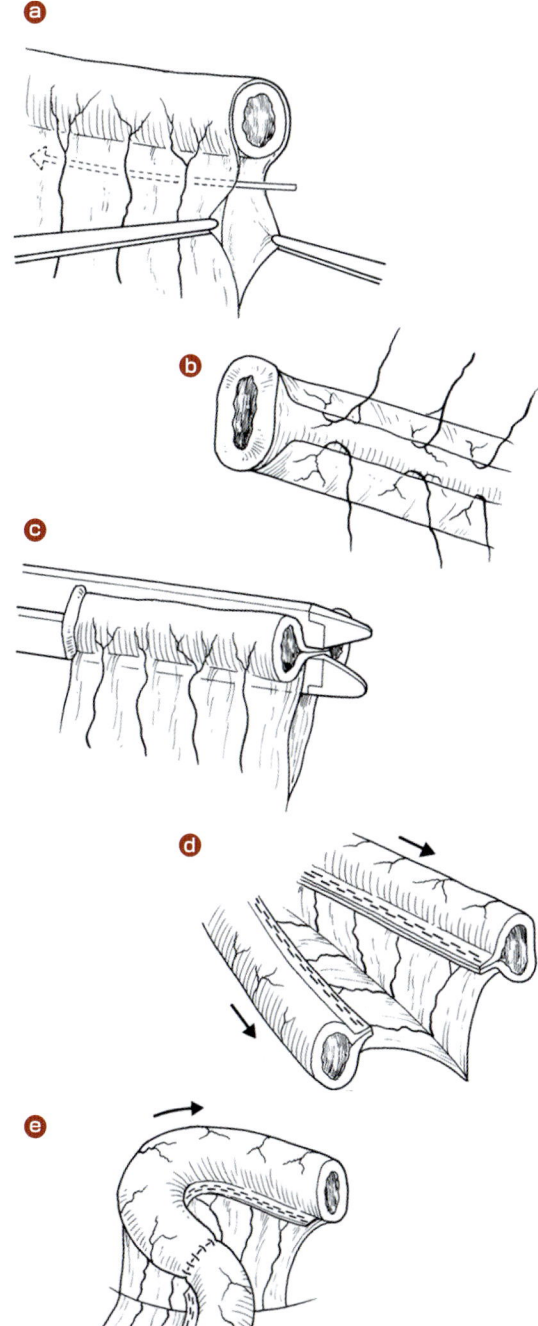

❷ serial transverse enteroplasty（STEP法）

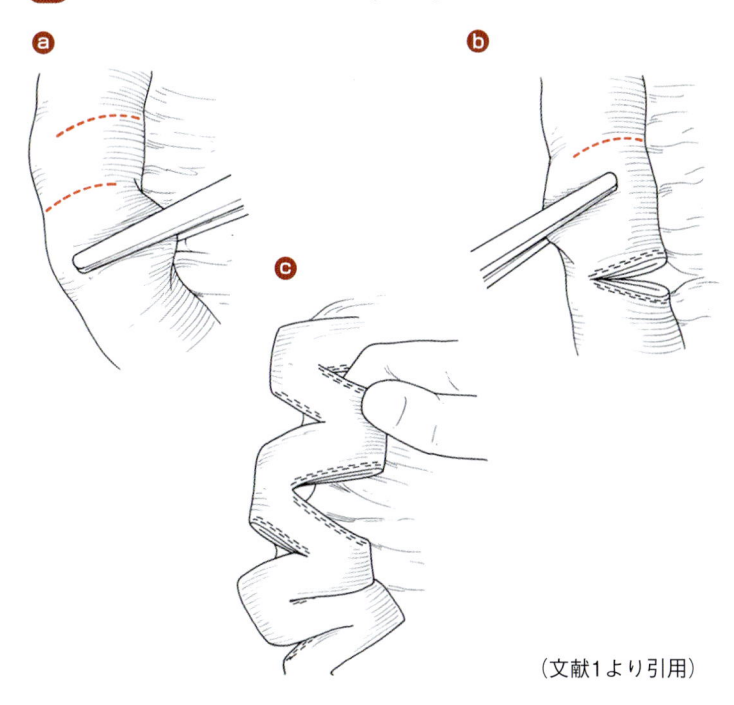

（文献1より引用）

（文献4より引用）

3 STEP法の実際

ⓐ：中腸軸捻転後の残存腸管（腸管長 9cm）。

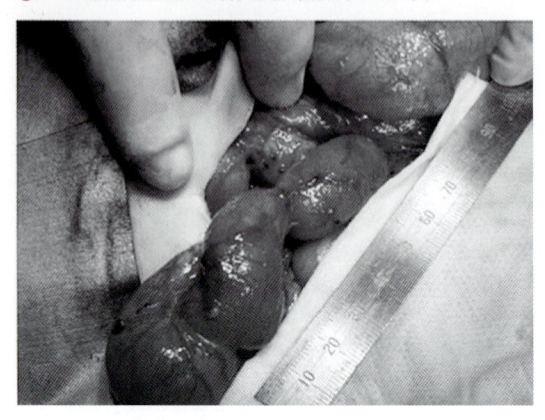

ⓑ：延長する腸管をジグザグに切離するためにマーキングする。

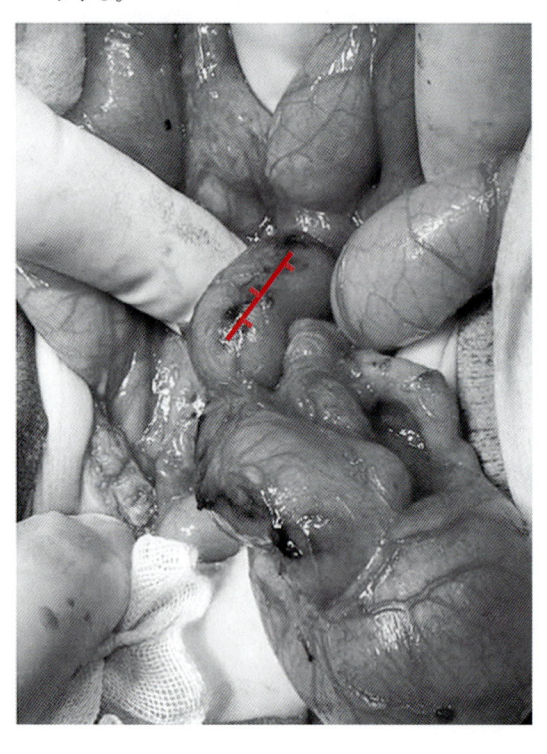

ⓒ：マーキングに従って，endo-GIA™を用いて，拡張腸管の反腸間膜側2/3〜1/2を切離する。

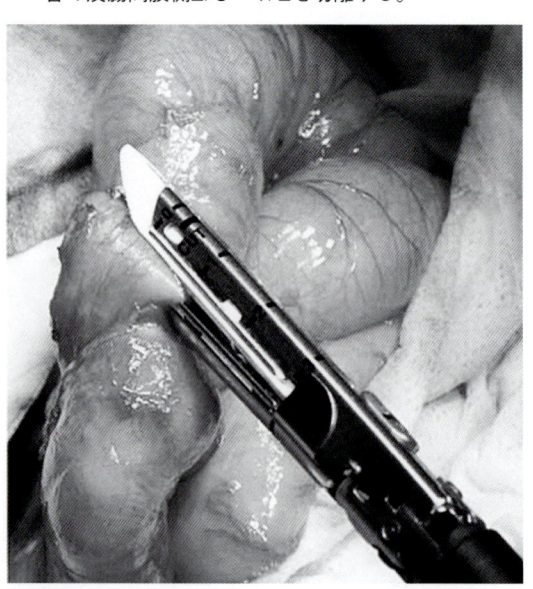

STEP法の適応

STEP法は残存小腸の拡張がある場合に行われる術式である。拡張腸管の腸管径としては3〜4cmの拡張であれば行うことが可能である。短腸症候群では，肝障害の進行が予後を決める因子であり，肝硬変への進行が生じる前でのSTEP法の施行が望ましい[1,2,6]。

手術の実際 3

皮膚切開

前回の手術創に沿って皮膚切開を行うが，その直下は腹膜と残存腸管との癒着が存在する可能性があり，腹膜切開部分は前回とは異なる部分で開腹する。

マーキング

残存腸管周囲の癒着を剥離し，残存腸管の全貌を確認した 3a うえで，残存腸管の縦軸方向に対して垂直方向に，ジグザグになるように交互に切離する部位のマーキングを行う 3b。このマーキングの際，非切離部分の残存腸管の径が非拡張腸管の径と同じ程度になるようにする（STEP法施行後の腸管径が一定になることを考慮する）。

Stapler挿入のための腸間膜処理

腸管切離部分の腸間膜にstaplerが挿入できる程度の欠損部を作成する。この欠損部は大きくしてしまうと，切離腸管への血流障害を生じる危険性もあり，staplerがぎりぎり挿入できる程度にする。

Staplerによる腸管延長

staplerをマーキングに従って挿入し，切離線に沿って腸間膜付着部位を損傷しないように切離する 3c, d。目安として，腸間膜付着部分を0°として90°〜270°の範囲を切離するものと考えるとよい[1]。

延長する長さの想定

STEP原法では延長術での最終的な延長後の長さは，4 のように拡張腸管径とジグザグに切離するライン数で規定されるとしている[1]。STEP施行部位の腸管の長さは，拡張径が大きい場合は2倍以上の長さに延長が可能であるが，拡張径が小さい場合は切離するライン数を多く取れず2倍弱になることもある 3e。

操作中の注意点

staplerにて切離した部位は，ときに出血や穿孔の危険性がある。そのため，エアーでのリークテストを行い，脆弱と思われる切離部位では5-0 PDS®などにより補強を行う。また出血傾向があるような例では，切離線部位を5-0 PDS®などによる連続縫合を加える場合もある。

閉腹

切離部位には可能であればフィブリン糊の散布を行い，閉腹する。なお，癒着防止としてセプラフィルム®を閉腹部位の直下に貼っておく。腹腔内へのドレーン挿入は施設ごとの方針でよいと思われる。

注意すべき合併症

stapler切離線部位の出血
短腸症候群では肝障害を合併している例も多い。肝障害の強い症例では，stapler使用部位の出血が生じる危険性がある。そのため，肝障害のある症例では閉腹時に十分な観察を行い，不安がある場合は十分に止血を行う。

縫合不全
切離線の腸間膜を損傷している場合，血行障害により縫合不全を生じる可能性がある。そのような場合，切離線部位の補強をしておく。またSTEP施行部位から口側を術後減圧しておくことも重要である。

STEP施行部位の再拡張
長期経過例ではSTEP施行部位の再拡張が知られている。再拡張が生じる例ではSTEP施行後，平均1.5年程度で生じている[7]。再拡張が高度になると経腸栄養が進まなくなり，成長障害や頻回の腸炎の出現などが生じてくる。場合により同部位に潰瘍形成を生じ，消化管出血を生じることもある[8]。このような場合，再度STEP法の施行（repeat STEP）を行うことが勧められている[2,7,9]。

文献

1) Kim HB, Fauza D, et al: Serial transverse enteroplasty (STEP): a novel bowel lengthening procedure. J Pediatr Surg 2003; 38: 425-9.
2) 森川信行，黒田達夫，ほか：小腸延長術：Serial transverse enteroplasty (STEP). 小児外科 2011; 43: 419-25.
3) 新美教弘，飯尾賢治，ほか：小腸延長術：LILT (longitudinal intestinal lengthening and tailoring procedure). 小児外科 2011; 43: 415-8.
4) Bianchi A: Intestinal loop lengthening: a technique for increasing small intestinal length. J Pediatr Surg 1980; 15: 145-51.
5) Masumoto K, Souzaki R, et al: Improvement in the QOL using both Bianchi's procedure and the closure of a jejunostomy in a case with short bowel syndrome. Pediatr Surg Int 2007; 23: 285-8.
6) Modi BP, Javid PJ, et al: First report of the intestinal serial transverse enteroplasty data registry: indications, efficacy, and complications. J Am Coll Surg 2007; 204: 365-71.
7) Miyasaka EA, Brown PI, et al: Redilation of bowel after intestinal lengthening procedures-an indicator for poor outcome. J Pediatr Surg 2011; 46: 145-9.
8) Ching YA, Fitzgibbons S, et al: Long-term nutritional and clinical outcomes after serial transverse enteroplasty at a single institute. J Pediatr Surg 2009; 44: 939-43.
9) Morikawa N, Kuroda T, et al: Repeat STEP procedure to establish enteral nutrition in an infant with short bowel syndrome. Pediatr Surg Int 2009; 25: 1007-11.

ⓓ：endo-GIA™を用いて延長された腸管。

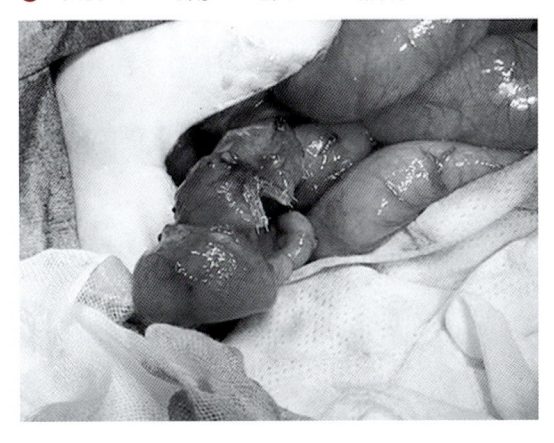

ⓔ：延長腸管の完成（腸管長16cm）。

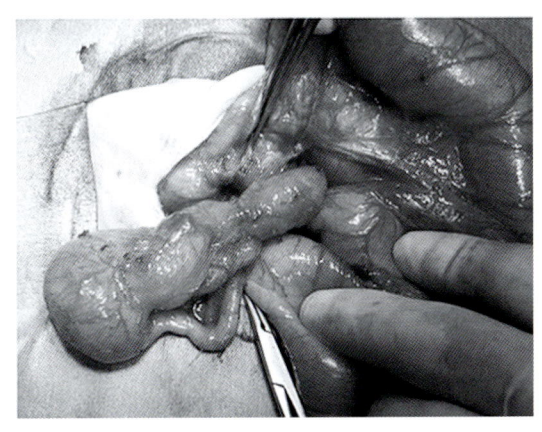

4 STEP法による腸管延長後の腸管長

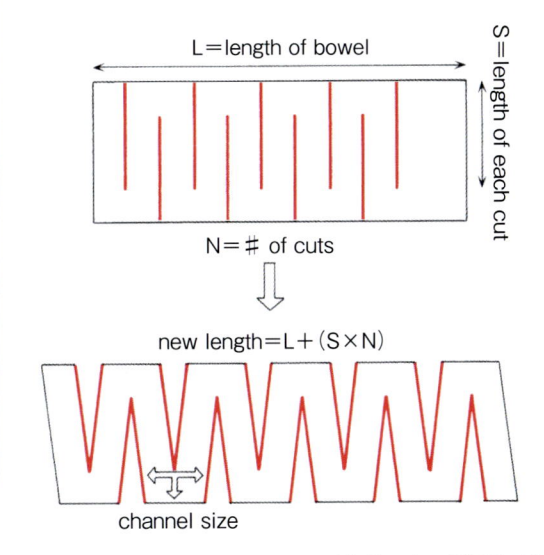

L＝length of bowel
S＝length of each cut
N＝# of cuts

new length＝L＋(S×N)

channel size

（文献1より引用改変）

V 腹部

メッケル憩室の手術

山本裕俊

❶ 腹腔鏡所見
臍下縁の腹腔鏡の観察の下，両側腹部からの腸把持鉗子を用いて回腸末端から口側に向かって憩室を探す。

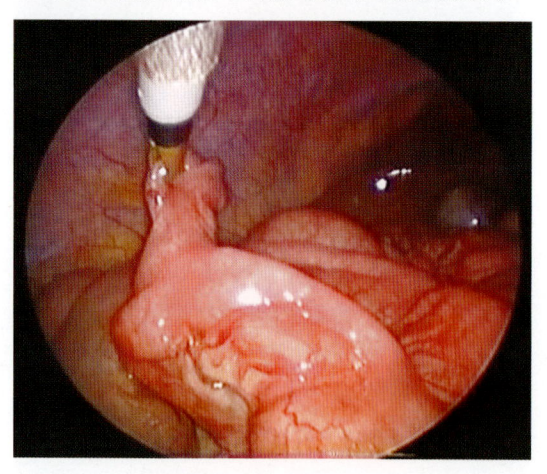

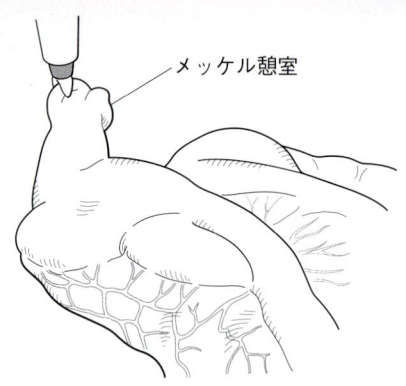

メッケル憩室

❷ 腹腔鏡補助下手術
腹腔鏡下に憩室を把持し，臍部のポート創から腹腔外に引き出して切除する。

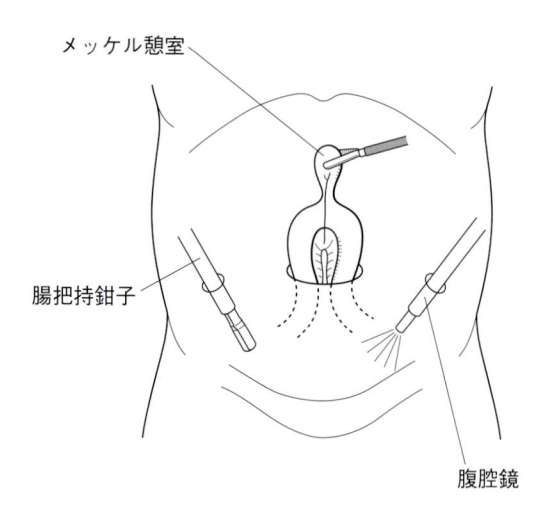

メッケル憩室
腸把持鉗子
腹腔鏡

卵黄腸管は胎児期に中腸と卵黄嚢とを連絡するが，通常胎生6週に消失する。腸管と臍との間に卵黄腸管や胎児血管が遺残すると，多様な形の先天異常が起こる。メッケル憩室は卵黄腸管の小腸側遺残部分が形成する回腸憩室であり，全人口の1～2％に認められる最も一般的な消化管奇形である。

メッケル憩室のほとんどが無症状で経過するが，15～33％が腸閉塞，憩室炎，腸重積，潰瘍・消化管出血，腸穿孔，憩室捻転などによる急性腹症を発症し外科的治療の対象となる。

術前準備

腸閉塞症例に対しては経鼻胃管を挿入留置して，術前に十分な腸管の減圧を行う。また嘔吐による脱水症には輸液を行い，電解質のバランスを補正する。

消化管出血例では，経鼻胃管からの内容物より胃・十二指腸からの出血を原因から除外する。感染や穿孔例では抗生剤を点滴投与する。

手術の実際

消化管出血を発症したメッケル憩室を切除する場合のポイントは，潰瘍の原因となった異所性胃粘膜をすべて切除することである。

開腹
出血や炎症の原因がメッケル憩室であると術前診断されている場合には，臍の位置での右側部横切開や右傍正中切開が，また閉塞部位が不明な腸閉塞であれば右上腹部横切開が用いられてきた。最近では腹腔鏡下にメッケル憩室を検索することが多く，出血源が不明な症例はよい適応である。

臍下縁の切開創から挿入した径5mmの腹腔鏡の観察の下，両側腹部の径3または5mmポートから挿入した腸把持鉗子を用いて，回腸末端から口側に向かって憩室を探す❶。メッケル憩室の多くは，回腸末端から口側100cm以内に位置する。

憩室切除
腹腔鏡下に自動縫合器を用いて憩室を切除する方法もあるが，憩室の基部が広い場合は憩室内のどの部位にも異所性胃粘膜は存在しうるので，胃粘膜の取り残しがないように憩室を含めた回腸楔状切除を腹腔外で行う。臍部のカメラポートを抜き，皮切を臍輪に沿って2/3周ほどに延長し，臍輪の皮下，白線，腹膜を可及的に大きく切開して創外に憩室を引き出す❷。

まず切離予定部から数cm離して，腸鉗子で腸内容の流出と血流を遮断する。切除予定線の前後左右に4点支持糸をかけて牽引しながら止血鉗子2本で楔状に小腸側を圧座して，鉗子の

小腸側で憩室を切除する **3**。切開創から小腸の内腔を観察し異所性胃粘膜の有無を確かめ，あれば追加切除する **4**。腸管の切開創は，支持糸を横方向に牽引しながら腸管の長軸と直角方向になるよう縫合閉鎖する **5**。

一方，長い憩室の場合はその先端部分に異所性胃粘膜が存在するので，腹腔鏡下に自動吻合器を用いて切除することも選択される。このとき腸管に狭窄をきたさないよう自動縫合器は憩室基部に腸管の長軸に対して45°程度斜めにかけて切除縫合する。長い憩室を腹腔外で切除する場合も，憩室基部に2本の止血鉗子を腸管の長軸に対して同じく斜めにかけて切除し **6**，腹腔内を汚染させないよう腸管側の鉗子をかけたままマットレス縫合する **7**。

炎症性メッケル憩室で腫瘤を形成したものや，腸重積・憩室捻転・腸閉塞等により回腸の循環障害が重度な症例には回腸切除，端端吻合を行う。

術後管理のポイント

①術後は経鼻胃管により腸管の減圧を図り，正常な消化管運動が回復するまで輸液を行う。
②抗生剤は創感染が回避できるまで投与する。

3 憩室の切除
憩室基部の広い症例では基部を含めて楔状に切除する。

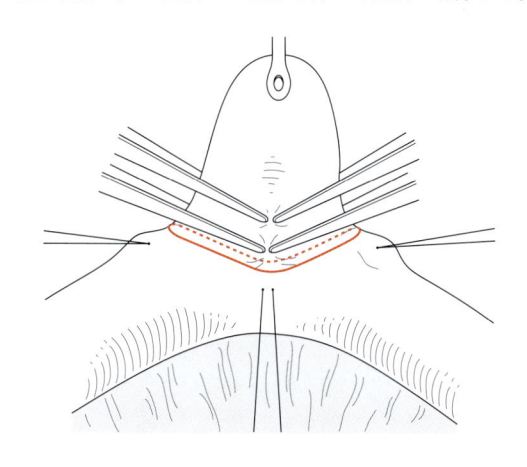

4 切除標本
憩室基部まで異所性胃粘膜（⇨）があり小腸に潰瘍出血（➡）を認める。

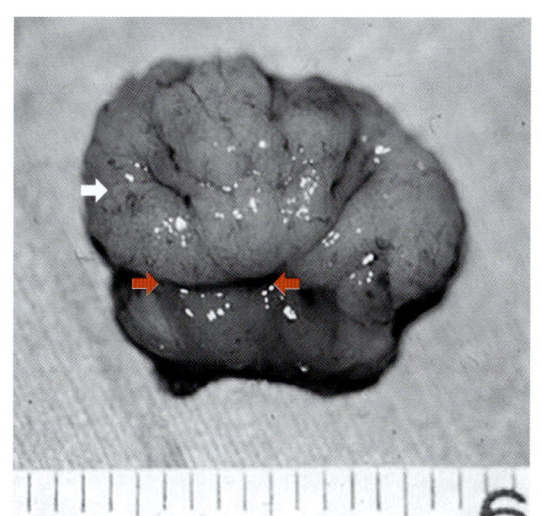

5 腸管切開創の閉鎖
切開創は腸管の長軸と直角方向に縫合閉鎖する。

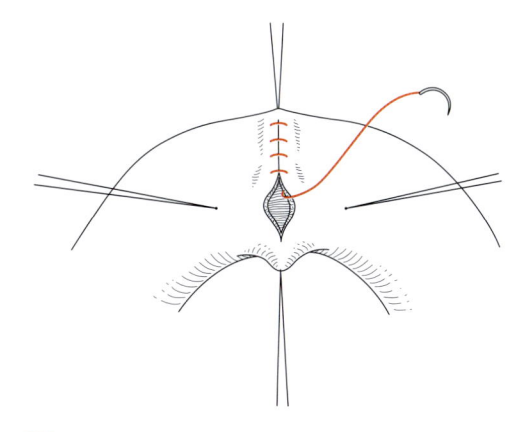

6 長い憩室の切除法
長い憩室症例では憩室基部で鉗子を斜めにかけて切除する。

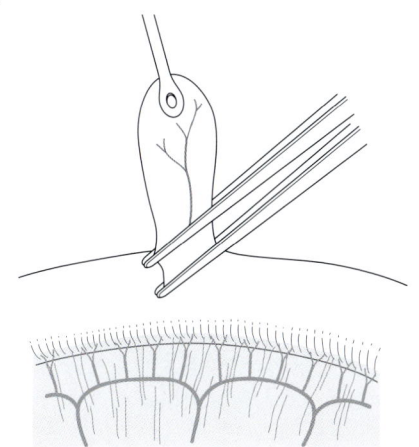

7 長い憩室切除創の閉鎖
腸管側の鉗子をかけたままマットレス縫合で閉鎖する。

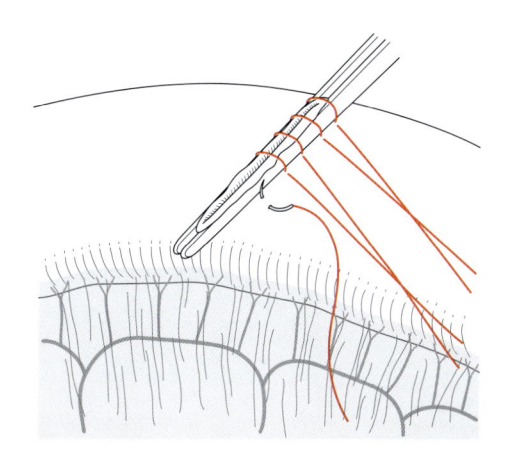

V 腹部
腸管重複症の手術

山本裕俊

❶ 腸重複症の部位別頻度

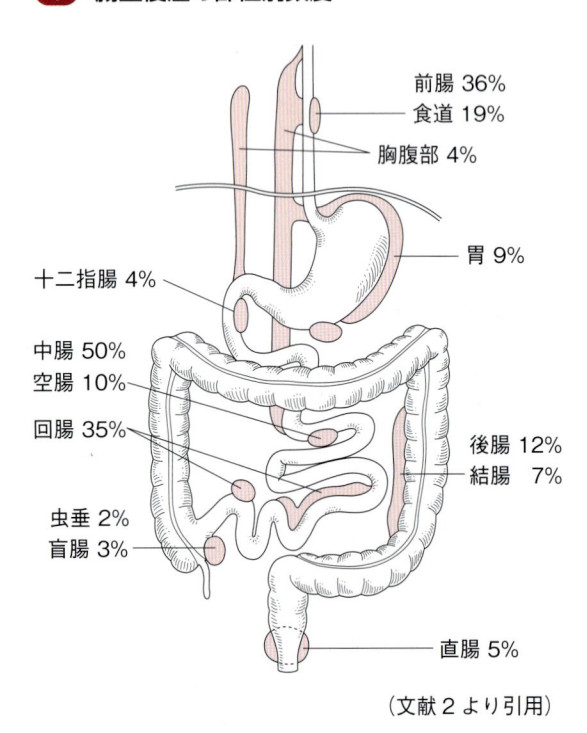

前腸 36%
食道 19%
胸腹部 4%
胃 9%
十二指腸 4%
中腸 50%
空腸 10%
回腸 35%
虫垂 2%
盲腸 3%
後腸 12%
結腸 7%
直腸 5%

（文献2より引用）

❷ 胃重複症の手術：囊胞の遊離
重複腸管の流入血管を結紮切離する。

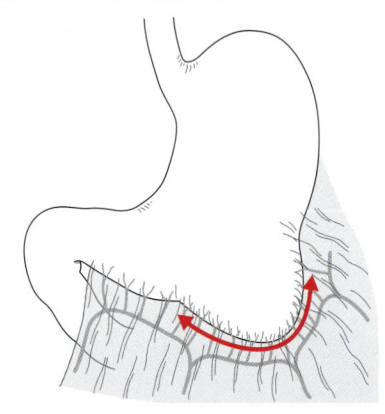

❸ 囊胞が胃と筋層を共有しない場合の切離線

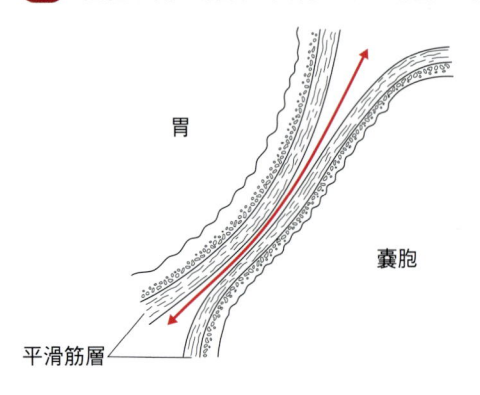

胃
囊胞
平滑筋層

　腸管重複症は，舌根部から肛門までのあらゆる消化管に発生するまれな先天性疾患である．定義は，1）平滑筋層によって覆われている，2）内面に腸管粘膜を有する，3）少なくとも一部は本来の腸管に密着して存在していることとされているが[1]，今日では消化管と隣接しないものや，筋層を共有しないものも含まれている．
　形態的には囊胞状と管状に分類され，本来の腸管との交通により交通性と非交通性に分類される．発生部位は腹部では回腸が最も多く，以下空腸，結腸，胃の順となっている[2]❶．症状は形態，部位により異なり，腫瘤形成による隣接臓器の圧迫症状，異所性胃粘膜による潰瘍出血，腸重積症，軸捻転症など多彩である．最近は胎児超音波検査により発見されることもある．
　治療は隣接腸管を含めた重複腸管の完全切除が原則であるが，重複症の発生部位，大きさ，血管支配の状態により合併切除が困難な場合は術式を十分検討しなければならない．

術前準備

　術前処置は病変の部位，合併症の種類によって異なる．腸閉塞，腸重積や軸捻転に対しては経鼻胃管を挿入留置して，高度の嘔吐とそれに伴う脱水症状を改善する．また異所性胃粘膜からの出血・下血があれば，経鼻胃管からの排液より胃・十二指腸潰瘍の出血と鑑別しておく．消化管穿孔例では術前に抗生剤の投与を行う．結腸重複症で盲端部に多量の便が貯留した症例に対しては，絶食にして重複腸管内をできるだけ空虚にする．

手術の実際

●胃重複症の手術

　胃重複症の大多数は囊胞性であり，胃の大彎側に発生する．多くは非交通性であるが，交通性であれば出血を伴う消化潰瘍形や穿孔が起こることがある．また，ごくまれに膵と交通していることがある．

狭い範囲の胃重複症

　まず胃大網動脈から囊胞に向かう血管を結紮切離して，囊胞を大網から遊離する❷．
　小型の重複腸管で胃と筋層を共有しないものがあれば，胃を損傷することなく重複腸管だけを切除することが可能である．囊胞壁と胃壁に支持糸をかけて牽引しながら，胃壁と囊胞壁の境界線で電気メスにて切除する❸．囊胞が胃壁と筋層を共有している場合には胃の筋層を残すように切離するが❹，胃の部分切除を行っても切除面積が小さく内腔狭窄や通過障害をき

たすおそれがない症例に対しては，囊胞を含めた胃楔状切除も可能である．囊胞を挟んで胃壁に腸鉗子または自動縫合器を掛けて切除縫合する **5**．

広範囲管状型胃重複症

重複腸管が大彎側の広範囲に付着している症例では，囊胞の亜全摘に粘膜抜去を追加する[3]．まず囊胞前壁を穿刺して，内容液を漏らさぬように吸引除去する．次に囊胞の前壁側を噴門側に向かって電気メスで切開して囊胞前壁をすべて開く．このとき囊胞を胃との境界線では切開せず，胃の漿膜欠損部を後で覆える幅を残しながら切離する **6**．次いで胃との共通部分の粘膜を残して囊胞後壁を切離して囊胞を切除するが，このときも前壁と同様に後で胃の漿膜欠損部を覆える幅を後壁側にも確保しておく **7**．囊胞の亜全摘後に胃壁に残した囊胞粘膜を把持牽引して，電気メスを用いて完全に抜去する **8**．囊胞粘膜が遺残すれば術後に合併症を引き起こす危険性があるので，粘膜を完全に除去する必要がある．粘膜除去を終え，経鼻胃管から空気を注入して胃粘膜損傷の有無を確認した後，囊胞の前後壁を縫合して胃の漿膜欠損部を閉鎖する **9**．内瘻化術は癌化や胃粘膜の存在による出血，潰瘍形成を防ぐことは困難であり避けるべきである．

4 囊胞が胃と筋層を共有する場合の切離線

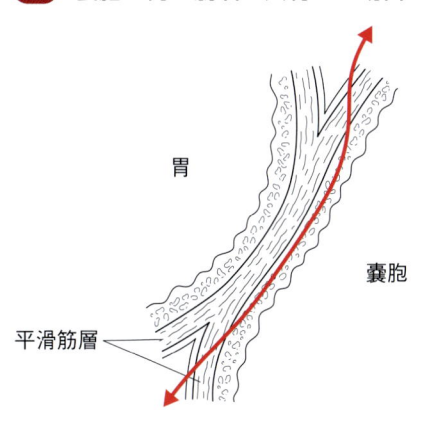

胃　囊胞　平滑筋層

5 囊胞を含めた胃楔状切除

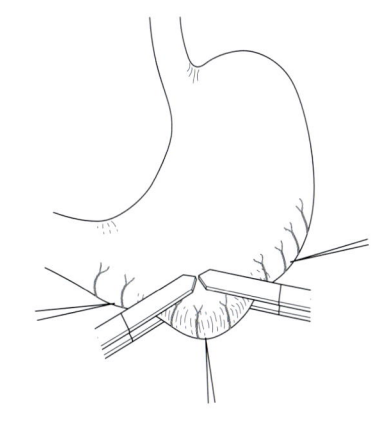

6 囊胞壁前壁の切開

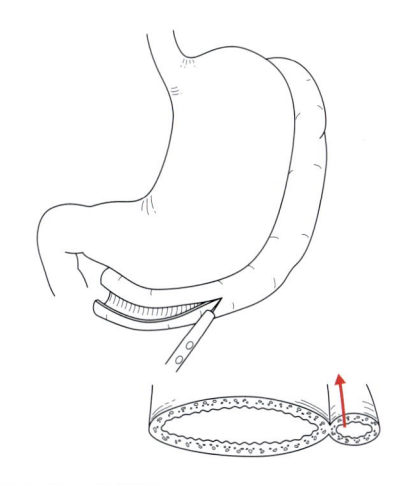

7 囊胞の亜全摘
囊胞壁の後壁を切開して亜全摘する．

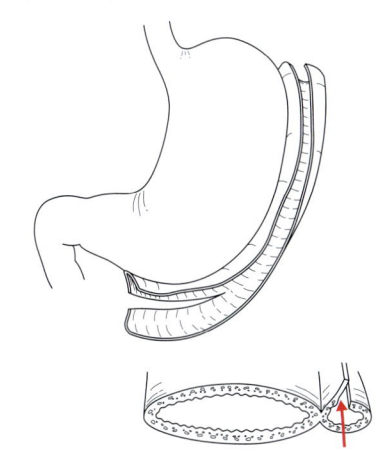

8 囊胞壁の粘膜抜去

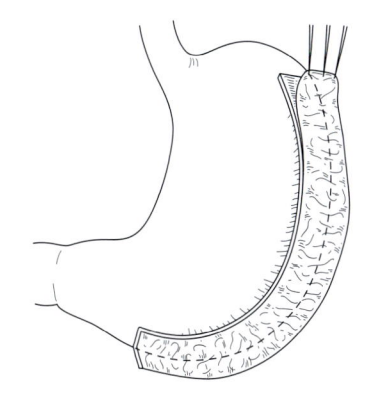

9 漿膜欠損部の閉鎖
漿膜欠損部を囊胞漿膜で縫合閉鎖する．

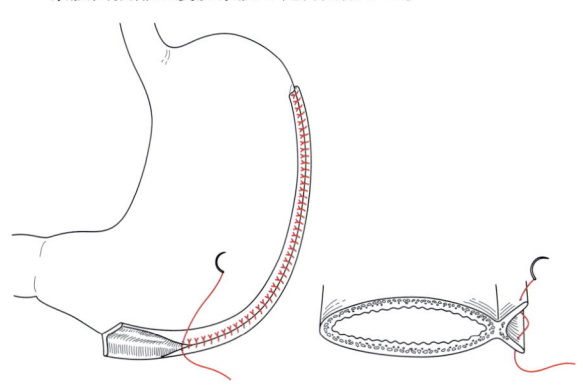

10 腹腔鏡下重複胃切除術

筋層共有部を損傷しないように嚢胞の粘膜下層で慎重に剥離する。

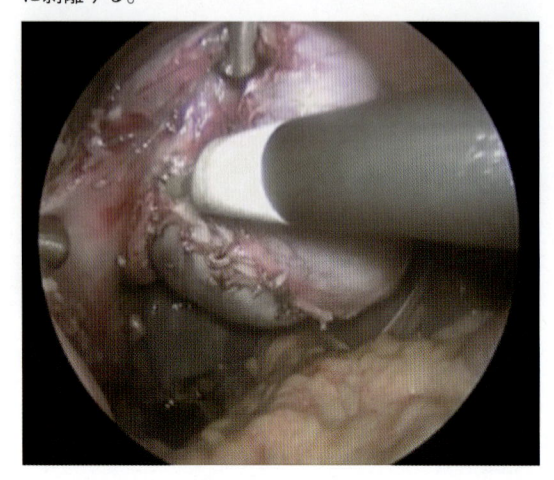

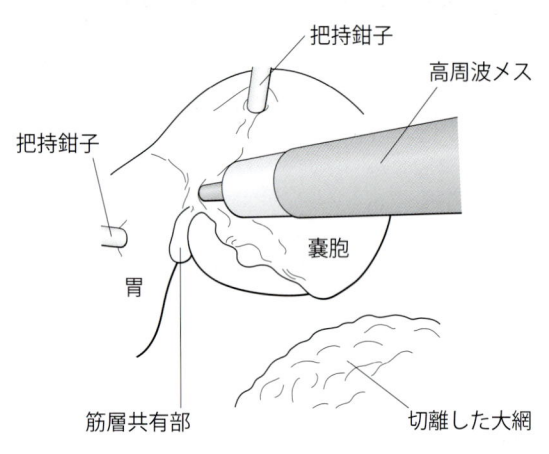

（把持鉗子／高周波メス／把持鉗子／胃／嚢胞／筋層共有部／切離した大網）

11 小腸重複症に対する小腸切除術

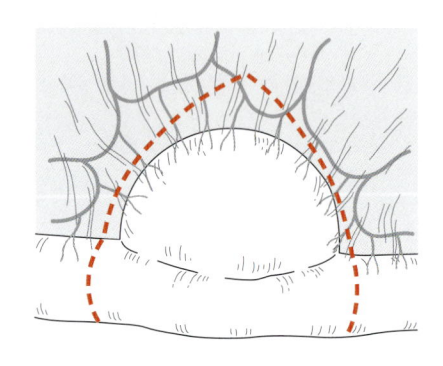

12 広範囲管状型小腸重複症に対する粘膜抜去術（step ladder technique）

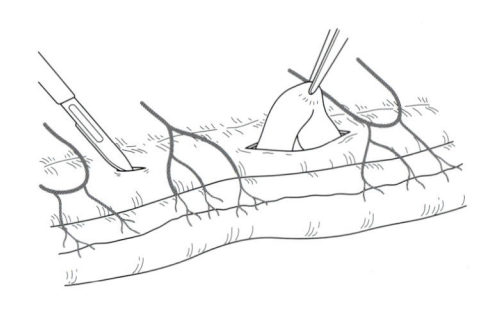

腹腔鏡下重複胃切除術

　狭い範囲の重複胃は腹腔鏡下の切除術も可能である。臍下縁の切開創から挿入した径5mmの腹腔鏡の観察の下，左肋骨弓下と両側腹部に径5mmポートを留置する。重複腸管の剥離は開腹手術と同様に筋層共有部を胃側に残しながら重複腸管側の粘膜下層で高周波メスなどを用いて慎重に進める必要があるが，胃壁は他の消化管と比べ壁が厚く剥離が比較的容易である 10, 11 。切除した嚢胞は臍部のポート創から取り出す。

●十二指腸重複症の手術

　発症部位は十二指腸第一部，第二部の内側に多く，ほとんどが嚢胞状で異所性胃粘膜を有することが多い。十二指腸への血流が維持されるならば単純な嚢胞切除術が望まれるが，膵管や胆管と交通する症例の手術は複雑である。まずKocherの授動を行った後に，十二指腸の側壁を斜切開して嚢胞を中央に露出する。術中に膵管造影と胆道造影を行い膵管系と胆管系との関係を確認して，胆管・膵管に注意しながら嚢腫壁の粘膜をすべて抜去する。胆管・膵管系への血流を維持するためにRoux-en Y嚢胞空腸吻合術が必要になることもある。

●小腸重複症の手術

　小腸重複症の大多数は嚢胞で回腸に発生することが多く，異所性胃粘膜が管状の80％，嚢胞状の20％にみられる。

狭い範囲の小腸重複症

　通常の小腸切除と同様に隣接腸管の肛門側と口側を腸鉗子で遮断し，隣接腸管を含めて重複腸管を切除して端端吻合を行う 11 。

広範囲管状型小腸重複症

　広範囲管状型の症例では，隣接正常腸管をともに切除すれば，術後に短腸症候群をきたし問題となる。また異所性胃粘膜の迷入が疑われる症例に異所性組織を切除しない内瘻化術を行えば，術後に出血，潰瘍，穿孔などの合併症が起きる危険性がある。そこで，正常腸管の余分な犠牲を避ける選択的嚢胞切除が選択される[4]。

　まず重複腸管前壁の漿膜筋層を切開して粘膜下層に至り，粘膜下層を鉗子で把持する。これを牽引しながら長軸方向へ粘膜下層での剥離を進める。細かい血管はバイポーラで丹念に止血する。最初の切開創からの剥離操作が困難になれば，剥離先進部の漿膜筋層を新たに切開して粘膜下層の剥離層を連続させる。そしてこの漿膜筋層切開と粘膜剥離の操作を繰り返し，すべての嚢胞粘膜を切除する（step ladder technique） 12 。

●結腸重複症の手術

腹腔鏡補助下小腸切除術

　従来は開腹手術で重複腸管を検索し切除する方法が一般的であったが，最近では腹腔鏡が有力な手段となっている。臍下縁の切開創から挿入した径5mmの腹腔鏡の観察の下，両側腹部の径3または5mmポートから挿入した腸把持鉗子を用いて回腸末端から口側に向かって重複腸管を探す。重複腸管を発見で

きれば臍部のカメラポートを抜き，皮切を臍輪にそって2/3周ほどに延長し，臍輪の皮下，白線，腹膜を可及的に大きく切開して創外に正常腸管と共に引き出して切除する⓭。

無症状の大きい管状重複症で遠位側に正常腸管と交通のあるものに関しては，緩下剤投与などの保存的治療が適当である。

狭い範囲の結腸重複症
結腸における小型の重複腸管は，小腸重複症と同様に正常腸管とともに合併切除して端端吻合する⓮。

広範囲管状型結腸重複症（ときに全結腸）
全結腸に及ぶ重複症は通常口側で隣接腸管と交通しているので，肛門側が盲端であれば便が多量に貯留して隣接腸管を圧迫する。結腸重複腸管には異所性胃粘膜を含んでおらず，潰瘍や出血の予防のために全摘除術を行う必要はないので，盲端部の内瘻化術が選択される。重複腸管の盲端と盲端部の隣接腸管を小切開し，自動縫合器を挿入して隔壁を部分切除する⓯。

直腸重複症
直腸重複症はきわめてまれな疾患で，直腸背側のpresacral spaceに発生する。経肛門的な囊胞切除，後方矢状切開によるアプローチで切除する方法や経肛門的中隔切除術が行われる。

術後管理のポイント

腸管切除を伴うものは経鼻胃管を吸引し，排液を輸液で補正する。食事は排液が透明になり，量が減少してから開始する。長い管状重複症に対する粘膜抜去は，術後早期の腸管壊死の危険性があり，厳重な経過観察が必要である。また腸管重複症の腫瘍化に関してまれながら報告されているので，内瘻化術など重複腸管の粘膜を残存させた症例には発癌に対する長期フォローが必要である。

文献
1) Ladd WE, Gross RE: Surgical treatment of duplication of the alimentary tract. Surg Gynecol Obst 1940; 70: 295-307.
2) Langer JC, Somme S: Duplications of alimentary tract. Operative Pediatric Surgery (6th ed). Spitz L, ed, Hdder Arnold, USA, 2006, p 433-444.
3) White JJ, Morgan WW: Improved operative technique for gastric duplication. Surgery 1970; 67: 522-6.
4) Wrenn EL Jr: Tubular duplication of the small intestine. Surgery 1962; 52: 494-8.

⓭ 腹腔鏡補助下重複小腸切除術
臍部ポートと2つの細径ポートを用いて小腸を検索し，臍部の創から正常小腸とともに囊腫を引き出して切除する。

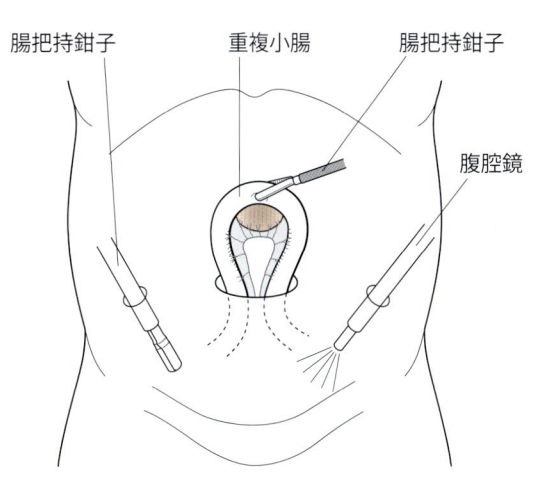

⓮ 結腸重複症に対する結腸切除術

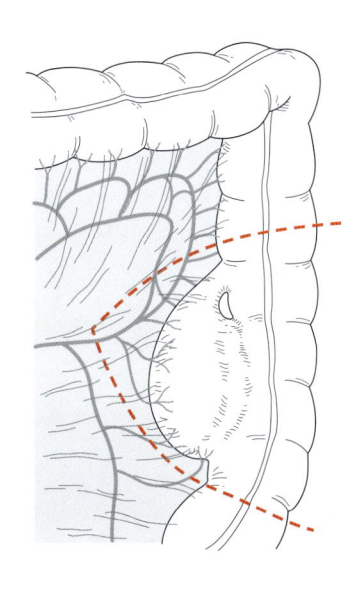

⓯ 広範囲管状型結腸重複症に対する内瘻化術

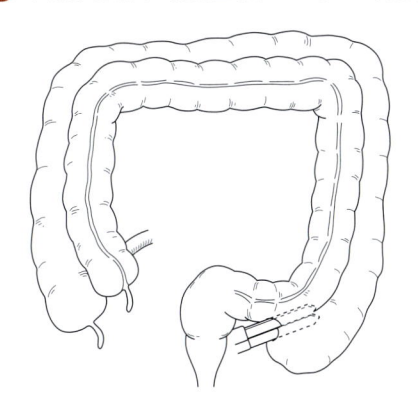

内ヘルニアの手術

V 腹部

杉山正彦

1 小腸腸間膜裂孔ヘルニア
ⓐ：裂孔部と嵌入した腸管

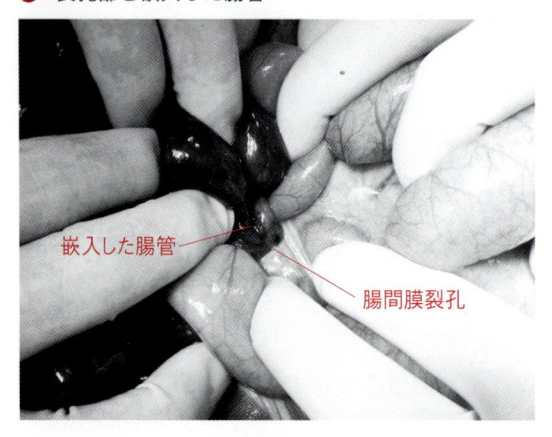

嵌入した腸管
腸間膜裂孔

ⓑ：腸間膜裂孔の一部を切開し，腸管の整復を行ったところ

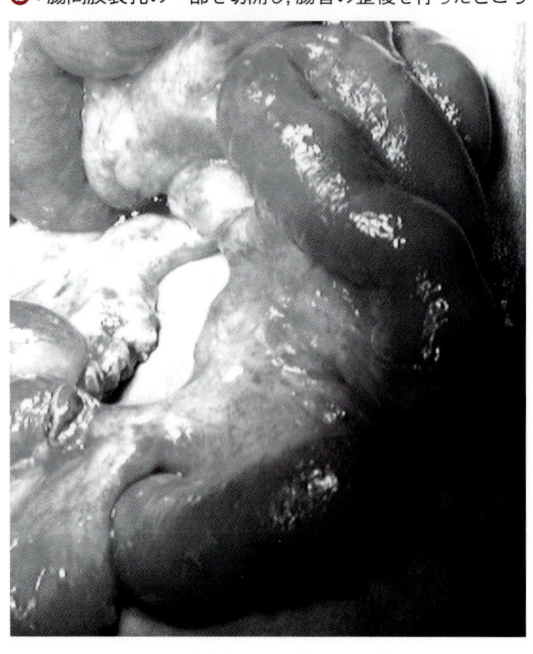

2 右型傍十二指腸ヘルニア
ⓐ
Ladd靱帯

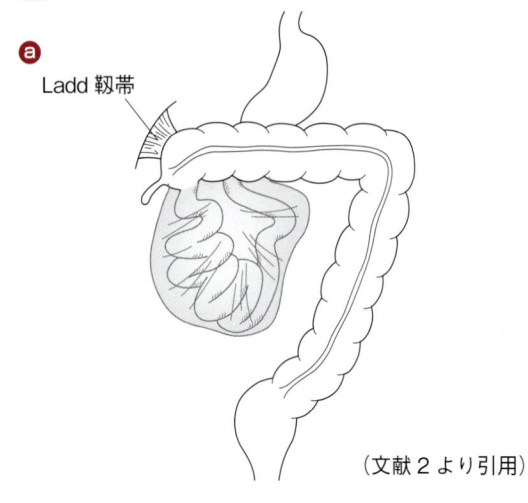

（文献2より引用）

内ヘルニアとは「体腔内の異常に大きい陥凹，囊腫部あるいは裂孔に臓器が嵌頓すること」とされ，これらの陥凹，囊腫部，裂孔は先天的，後天的に腹腔内に生じる．内ヘルニアの多くはイレウスで発症するが，その発生頻度はイレウス全体からみると0.5～1.2％とされ，比較的まれな疾患といえる．

内ヘルニアは腹膜窩を通じて後腹膜に臓器が入り込む腹膜窩ヘルニアと異常裂孔ヘルニアに分けられる．腹膜窩ヘルニアには，傍十二指腸ヘルニア，盲腸周囲ヘルニア，S状結腸間膜窩ヘルニア，Winslow孔ヘルニアなどがあげられ，異常裂孔ヘルニアには腸間膜裂孔ヘルニア，大網・小網や子宮広間膜の異常裂孔ヘルニアなどがあげられる．

内ヘルニアは腹痛や胆汁性嘔吐，腹部膨満などのイレウス症状を主訴として発症することが多く，急速に絞扼性イレウスに進展する症例も多いので注意を要する．術前診断は困難とされていたが，画像検査の進歩により，症例によっては術前診断が可能となってきている．絞扼性イレウスが疑われる場合は緊急手術となるが，イレウス管などで腸管内容の減圧が可能であれば，全身状態の改善を試みる．

手術の実際

皮膚切開
絞扼性イレウスで緊急手術を行う場合は，大きく皮膚切開をおき腹腔内全体を観察できるようにする．CTなどで術前診断がされている場合は，ヘルニア存在部位の直上で開腹する．術前診断が不明でも全身状態が許せば，腹腔鏡をまず挿入し，腹腔内を観察，内ヘルニアの診断の後，そのまま内視鏡的に嵌入腸管の整復，ヘルニア門の縫合閉鎖を施行することも可能である．腹腔鏡下に整復が困難でも観察により適切な位置に最小限の開腹創をおくことが可能であり，腹腔鏡の挿入は推奨される．

手術手技
腹腔内の状況やヘルニア部の観察を行うが，口側腸管の拡張が著明で観察が困難な場合は，回盲部から口側に向かって検索する．また，内ヘルニアの存在が明らかとなれば，愛護的に腸管を牽引して，嵌入腸管を整復する．嵌入していた腸管の評価は重要で，壊死腸管は切除するが，うっ血や壁内出血により色調が変化しただけの腸管は可能な限り温存する．

生理食塩水で腸管を温め，腸間膜動脈の拍動や静脈環流の有無，腸蠕動などを観察し切除範囲を決定する．ヘルニア門は閉鎖，もしくは開放することで再発を防止する．

止血を確認の後，閉創して手術を終了する．

以下特異的な内ヘルニアの治療につき記載する．

小腸腸間膜裂孔ヘルニア：腸間膜の欠損部に腸管が嵌入すること症状を呈する 1a 。嵌入した腸管の整復が困難な場合は，ヘ

ルニア門周囲の組織を動静脈を避けて切開し，ヘルニア門を広げて整復する **1b**。ヘルニア門に対しては，その周囲の動静脈や組織を損傷しないように縫合閉鎖を行う．

傍十二指腸ヘルニア：胎生5〜10週に中腸が上腸間膜動脈を軸として反時計回りに回転しながら腹腔内に還納されるときの異常により発生する．右型と左型に分類され，左型が多い．

右型傍十二指腸ヘルニアは90°回転後小腸の回転が起こらず，結腸のみが回転することにより，小腸が上腸間膜動脈の右側に位置することになる．その後，Ladd靱帯により盲腸部が右上腹部に固定され，小腸は上行結腸間膜に包まれた型のヘルニアとなる **2a**。手術はLadd靱帯を切離し，そのまま尾側の後腹膜を切開してヘルニア嚢を解放する **2b**。

左型は腸管の回転は正常に行われるが，下腸間膜が後腹膜に固定する前に，小腸が下腸間膜静脈の後方，下腸間膜の背側に入り込んだ後に下腸間膜静脈が後腹膜に固定されヘルニア嚢を形成する **3a**。手術は嵌入腸管を腹腔内に整復後，ヘルニア門を閉鎖するか，下腸間膜静脈の右側を尾側に切開することでヘルニア嚢を開放し整復する **3b**。

盲腸周囲ヘルニア：盲腸周囲に存在する腹膜の陥凹部に腸管が嵌入することで発症する内ヘルニアで，胎生期の右結腸の固定における発生異常と考えられている．一般的にその発生部位から上回盲窩，下回盲窩，盲腸後窩，虫垂後窩の4種類に分類される．陥凹部は通常漏斗状で腸管が嵌入する可能性は低いが，陥凹部が深く，その入り口が狭い場合に内ヘルニアを発症する．嵌入腸管の整復，ヘルニア門の閉鎖が必要であるが，ヘルニア門が大きく閉鎖が困難な場合はヘルニア門を開放する **4**。

S状結腸間膜による内ヘルニア：3種類に分類される．1)S状結腸間膜窩ヘルニア：S状結腸間膜と左側壁側腹膜の癒合異常により形成されるS状結腸間膜窩に腸管が嵌入する．2)S状結腸間膜裂孔ヘルニア：S状結腸間膜基部に先行性の欠損があり，同部に腸管が嵌入する．3)S状結腸間膜内ヘルニア：S状結腸間膜の左葉か右葉のいずれかに欠損孔が生じ腸間膜内にヘルニア嚢を形成，腸管が嵌入する．いずれも嵌入腸管の整復後，ヘルニア門を閉鎖する．

Winslow孔ヘルニア：Winslow孔が開大し，腸間膜過長や腸管の固定異常などから通常であればWinslow孔に届かない腸管が嵌入し発症する．整復後Winslow孔周囲は主要臓器に囲まれているため縫縮が困難なことも多い．十分な縫縮を行わなくても，嵌入腸管の固定などで再発はしないといわれている．

文献
1) Steinke CR: Internal hernia. Arch Surg 1932; 25: 909-25.
2) 岡田　正: 系統小児外科学 第2版, 2005, p53.

4 盲腸周囲ヘルニア（盲腸後窩）
盲腸の背側に腸管が嵌入する．嵌入腸管を整復し，盲腸と後腹膜とを縫合しヘルニア門を閉鎖する．

内ヘルニアの手術

b：Ladd靱帯を切離し，そのままヘルニア嚢と後腹膜との間を血管を傷つけないように切開し開放する．

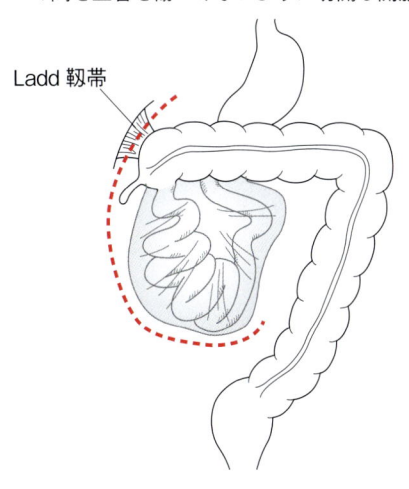

Ladd靱帯

3 左型傍十二指腸ヘルニア
a
下腸間膜静脈

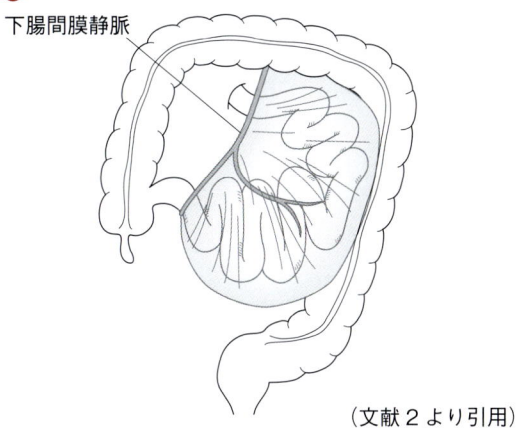

（文献2より引用）

b：後腹膜に固定されている下腸間膜を下腸間膜静脈の右側で尾側に向かって切離しヘルニア嚢を開放する．

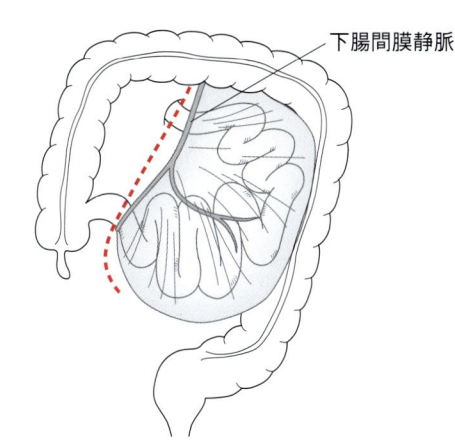

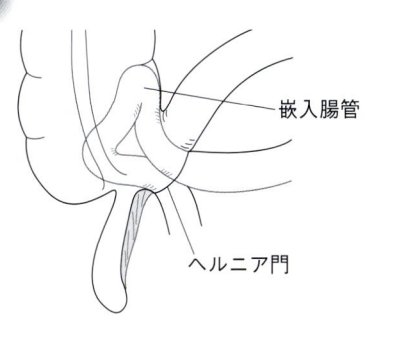

下腸間膜静脈

嵌入腸管

ヘルニア門

V 腹部

腸重積症の開腹手術(Hutchinson手技)

佐藤正人

　超音波検査や注腸造影検査で腸重積症の確定診断が得られた後，治療方針を決定する。はじめに患児の全身状態を把握し，腸重積症の重症度診断を行う。
①ショック症状や腹膜炎症状，X線写真での遊離ガス像を認める重症例では集中治療で全身状態の安定化を図り，非観血的整復術を試みることなく，オープン手術を行う。
②全身状態は良好であるが腸管虚血が疑われるときは造影剤の選択や整復圧，整復回数に十分に注意して非観血的整復術を試みる。
③全身状態が良好な軽症症例では非観血的整復術が手術療法に優先される。

非観血的整復術

　一般に，非観血的整復術の整復成功率は90％前後とされる。非観血的整復術の方法には，空気や生理食塩水を用いて行う超音波下整復術と6倍希釈ガストログラフィン®を用いるX線透視下整復術がある。なお，バリウムによる非観血的整復術は腸管穿孔時のバリウム腹膜炎の危険性を考慮すると推奨されない。

開腹手術(Hutchinson手技)

　重症例や発症後長時間(48時間以上)が経過し腸管の拡張が強い症例，腸管の壊死が疑われる症例に加え，非観血的整復術不能例や，器質的疾患の合併が疑われる症例，ときには非観血的整復術での整復が確診できない場合にもオープン手術が選択される。

術前準備

　手術は全身麻酔下に施行される。術前検査として血液生化学検査や胸腹部単純X線検査，心電図検査などを行う。手術前からNGチューブを挿入し，消化管の減圧を行う。なお，腸重積症は絞厄性イレウスの病態を呈するので，手術決定後早期の手術開始が望ましい。
　患児は腹痛や嘔吐のため脱水傾向にあることが多い。そのため術前から十分な輸液を行い，循環動態の安定化を図る。とくに，腹膜炎併発症例では術前からのintensive careを要する。虫垂切除術や腸管切除を行う可能性があるため，非穿孔例においても術前から抗生剤の投与を行う。

腸重積症の開腹手術（Hutchinson手技）

手術の実際

体位，皮膚切開 ❶

　仰臥位で手術を行う。皮膚切開は，重積先進部を目安として，回盲部にある腫瘤を創外に引き出しやすい皮膚切開，すなわち，臍のやや頭側もしくは臍のやや下方で右腹部横切開法が用いられることが多い。手術開始後の状況に応じ皮膚切開創を延長する。最近では，臍部アプローチにより手術が施行されることもある。

重積腸管の確認・整復 ❷〜❹

　回盲部付近に腫瘤として触知する重積した腸管（内筒・外筒）を創外に引き出し，盲腸あるいは上行結腸内にある重積腸管の先進部（内筒）を確認する ❷。重積腸管を創外に引き出すのが困難なときは，盲腸から上行結腸を後腹膜から授動することもある。

　重積腸管先進部（内筒）を両手指の間に挟み，外筒腸管越しに内筒を口側に向かって押し出す。つまり，あたかも歯磨き粉のチューブを先端に向かって押し出すような要領で，内筒を口側に押し戻しながら整復する（Hutchinson手技，❸）。用手的整復中，重積腸管が回盲弁を口側に向かって通過するあたりで抵抗を感じることがある。そのときは，両手親指で重積腸管先進部を口側に押し戻しつつ，両手人差し指で盲腸壁を肛門側に引き戻すようにすると効果的である ❹。

　整復後に重積していた腸管をよく観察する。また外筒となっていた盲腸や上行結腸に漿膜の損傷や腸管穿孔のないことを確認する。整復された腸管の色調が不良なときは，これを温ガーゼで温め，血流の回復具合を観察する。腸管血流の改善が得られず腸管壊死と診断したときは腸切除を行う。回盲部から口側に向かってポリープやMeckel憩室，腸管重複症などの器質的疾患合併の有無を検索する。用手的整復後に虫垂切除術が附加されることもある。

腸切除

　重積腸管が用手的に整復できないとき，陥入腸管が壊死していた場合や器質的病変の合併が判明した場合には腸管切除術を行う。ただし，腸管切除の範囲は最小限に留めるべきである。

術後管理のポイント

　腸蠕動の回復を待ち，経口摂取を再開する。腸管切除症例では腸管切除の術後管理に準じる。

---

❶ 腸重積症皮膚切開
❶：右腹部横切開，❷：臍部アプローチの切開

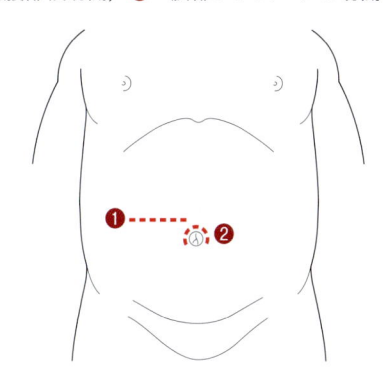

❷ 重積腸管先進部の同定
上行結腸／回腸／先進部を腫瘤として触知する 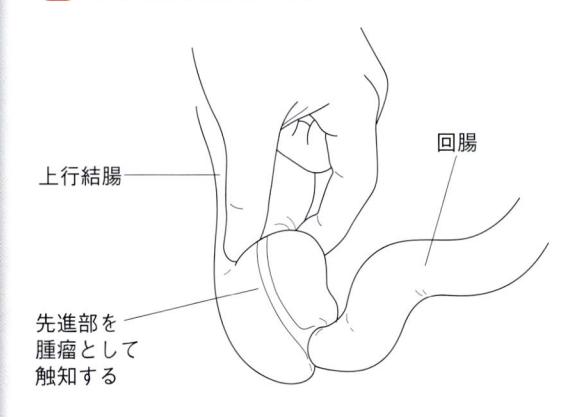

❸ Hutchinson手技（1）
重積腸管先進部（内筒）を両手指で挟み，口側に向かって押し出す。

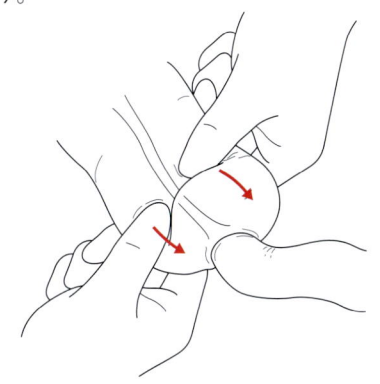

❹ Hutchinson手技（2）
両手人差し指で外筒を手前に引きつつ（➡），両手親指で内筒を口側に押し出す（➡）。

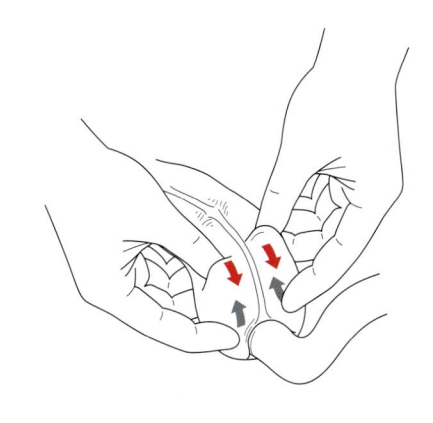

V 腹部

腹腔鏡下腸重積整復術

佐藤正人

非観血的整復術が不成功に終わった症例，腸重積が完全に整復されたことを確診できない症例，そして先進部に器質的疾患の合併が疑われる症例が腹腔鏡下手術の適応となる。

腹腔鏡下腸重積整復術の成功率は60～100％で，回腸結腸型（回腸盲腸型）腸重積症でとくに成功率が高い。器質的疾患を合併する症例では腹腔鏡補助下小腸切除術を行い，また自然整復症例では腹腔鏡検査を行うことで大開腹を回避できる。

ショック症状を呈した症例，腹膜炎を併発した症例，X線写真で遊離ガス像が認められる症例，すなわち腸重積症重症例は腹腔鏡下腸重積整復術の適応外で，速やかにオープン手術を施行する。また，発症からの時間が長く小腸の著しい拡張を伴った症例では，術野の確保が困難となるので注意を要する。

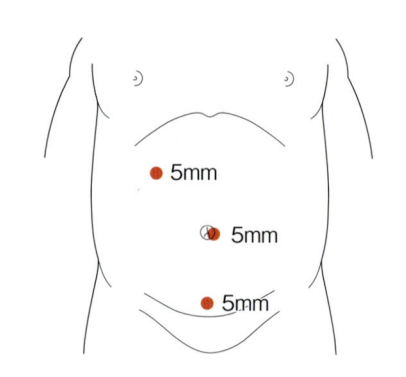

術前準備

手術は全身麻酔下に施行される。したがって，血液生化学検査，胸腹部単純X線検査，心電図検査などの術前検査を行う。

オープン手術と同様，術前から十分な輸液を行い，循環動態の安定化を図る。術前に抗生剤の投与を行う。

腹腔鏡下手術を完遂するためには術前からの消化管の減圧が重要である。早期からNGチューブを挿入し消化管の減圧を積極的に行う。

手術の実際

体位，レイアウト ❶

仰臥位で手術を行う。年長児の場合はスコピストの立ち位置を確保する目的で，左上肢を体幹に密着させる。麻酔医は頭側で患児のやや右側に位置する。術者は患児の左側に立ち，モニターや気腹装置などは患児の右足下におく。

腸管の拡張が強く回盲部付近の術野確保が困難なときはTrendelenburg体位，さらには手術台を左方へ傾け，回盲部から小腸を遠ざける。ポート挿入時の膀胱損傷防止の意味からも，全身麻酔導入後に膀胱カテーテルを留置する。

ポート挿入部位置 ❷

臍窩左側に弧状切開をおき，小開腹法（open Hasson法）でカメラポートを挿入する。気腹圧は8mmHgとする。ワーキングポートは右肋弓下鎖骨中線上で回盲部から十分な距離の取れる部位，および下腹部正中線上もしくは腹直筋左縁から各々5mmポートを挿入する。

腹腔内の観察

血性腹水や腸内容など腸管の穿孔や壊死を疑わせる所見のないことを確認する。次いで，回盲部の観察に移る。腸管把持鉗子で回盲部を持ち上げ，腸重積が未整復の状態であることを確

❶ 腹腔鏡下腸重積整復術の手術室レイアウト

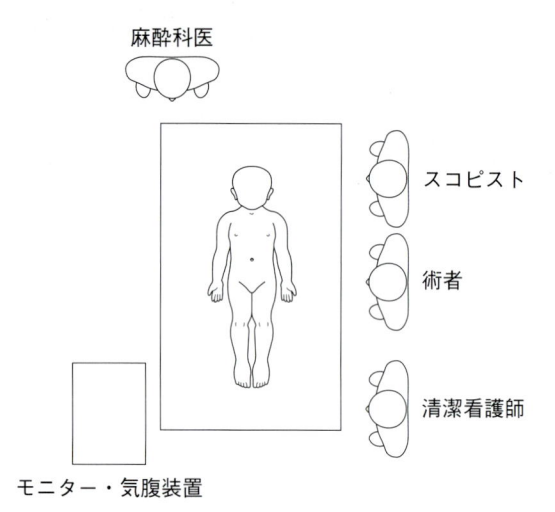

❷ ポート挿入部位置

認する．多くの場合，術前の非観血的整復術により重積先進部が上行結腸もしくは盲腸まで押し戻されているので，この部位を重点的に観察する．腸鉗子で，外筒である結腸を肛門側に向かって軽く挟んでいくと重積先進部が確認される．

回盲部観察時，腸重積が自然整復していたときは，回盲部から口側に向かい小腸の器質的疾患合併の有無を検索し，手術を終える．

重積腸管の整復 ❸，❹

重積腸管の先進部を同定したら，これを腸鉗子で口側に向かって挟み，重積腸管を口側に押し戻す ❸．このとき，いったん挟んだ腸鉗子を開放すると，重積部は肛門側に向かって再陥入しようとするので，回腸をもう1本の鉗子で口側に向かって牽引し重積腸管の再陥入を防ぐ．この操作を繰り返し，重積先進部が盲腸まで押し戻されたら，回腸を口側に牽引しつつ盲腸を右外側に押し上げる ❹．多くの場合，この操作で重積腸管の整復が完了する．

小腸小腸型腸重積症の場合にも同様の操作を試みる．整復終了後に手術操作に起因する腸管損傷や整復腸管が壊死していないことを確認する．最後に，回盲部から口側に向い小腸の器質的病変の有無を検索する．

腸切除

整復腸管の壊死所見や器質的疾患の合併が認められたら，臍ポート創を延長し体外操作で腸管を切除する（腹腔鏡補助下腸管切除術）．

開腹手術への移行

腹腔鏡下整復が困難な症例，腹腔内の観察で腸管穿孔が判明したとき，そして，腹腔鏡下整復中に腸管損傷をきたしたときは速やかにオープン手術に移行する．

術後管理のポイント

①腸蠕動の回復を待ち，経口摂取を再開する．
②腸管切除症例では一般の術後管理に準じる．

❸ 術中所見（1）
重積腸管先進部を腸鉗子で口側に向かって挟むことで押し戻す．再陥入を防ぐため，把持鉗子で回腸を口側に牽引する

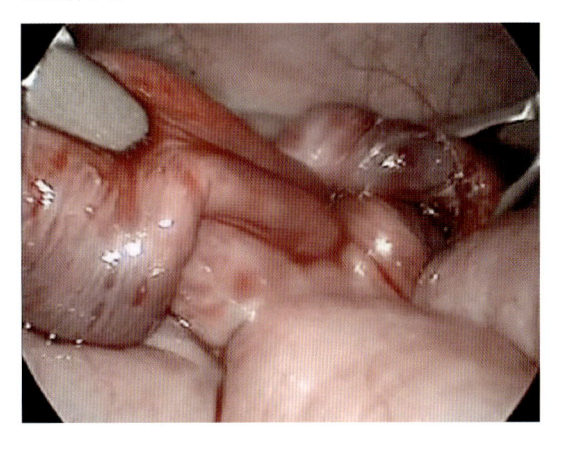

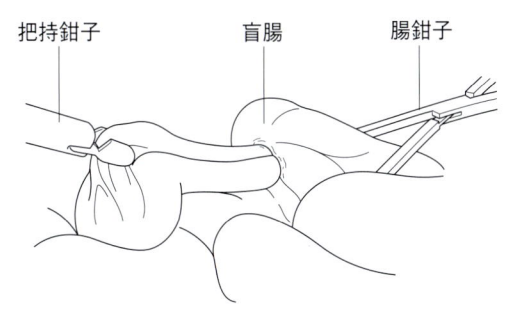

把持鉗子　　盲腸　　腸鉗子

❹ 術中所見（2）
末回腸を口側に牽引しつつ（➡），盲腸を外側へ押し上げる（➡）．

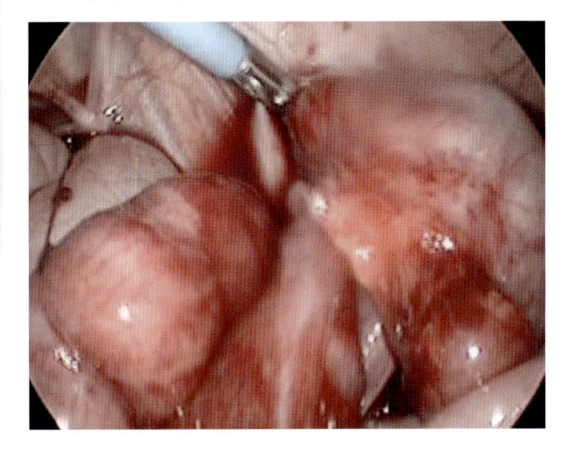

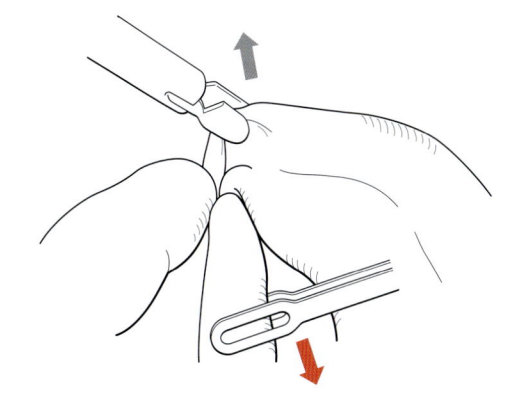

195

V 腹部

虫垂炎の開腹手術

佐藤正人

術前準備

手術は全身麻酔下に施行する。そのため血液生化学検査，胸腹部単純X線検査，心電図検査など一般の術前検査を行う。

穿孔性虫垂炎など，腹膜炎併発症例では血管内脱水を合併している。したがって，術前から十分な輸液を行い，循環動態の安定化を図る。また，術前から抗生剤の投与を行う。

手術の実際

皮膚切開，腹腔への到達経路 ❶，❷

交差切開（McBurney法）や傍腹直筋切開（Lennander法）がある。交差切開が選択されることが多いが，大開腹が必要な症例では腹部横切開が選択されることもある。

交差切開では臍と右上前腸骨棘を結んだ外側1/3を通り，皮膚割線に沿った皮膚切開をおく。外腹斜筋腱膜を線維方向に切開し，内・外腹斜筋ならびに腹横筋をそれぞれ筋線維の方向に筋鉤で広げると腹膜に達する。ここで助手は，筋鉤で十分に創を広げる。腹膜を有鉤鑷子で把持した後，これを切開し，腹腔に至る。

傍腹直筋切開では触診で腹直筋の右外縁を確認し，その内側で縦方向の皮膚切開をおく。腹直筋前鞘を縦切開し，腹直筋を筋鉤で正中側に向かって牽引し，腹直筋後鞘を露出する。次に後鞘，腹膜を縦切開し腹腔に至る。腱画の部分は出血しやすいので，電気メスで筋層と腹直筋鞘を切離するとよい。

❶ 皮膚切開法
❶：McBurney法，❷：Lennander法

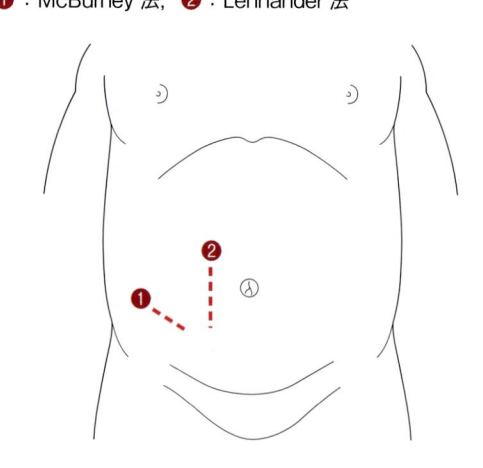

❷ 腹腔への到達経路：交差切開

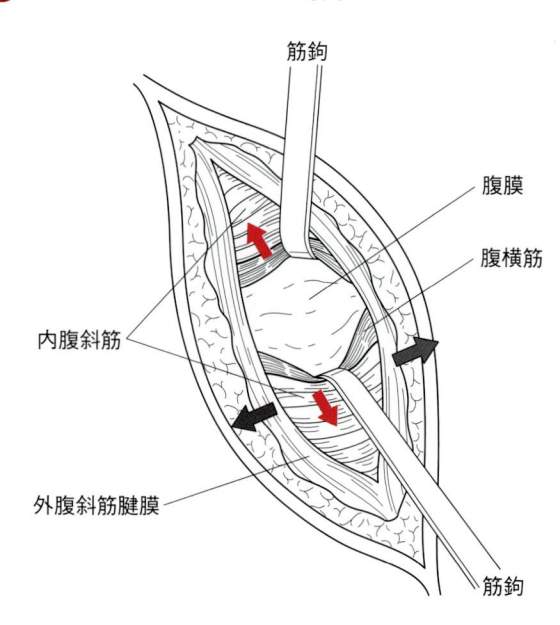

筋鉤／腹膜／腹横筋／内腹斜筋／外腹斜筋腱膜／筋鉤

虫垂の検索 ③

助手は大きめの筋鉤を腹壁全体にかけ，術野を展開する．創の直下に虫垂が観察されることもあるが，多くは腹腔内で虫垂をさがしだす必要がある．

開腹時に大網や小腸が創の直下に見えるときは，これらを正中側によける．次に，上行結腸の結腸ヒモ（自由ヒモ）をさがす．結腸ヒモが見つかれば，これを長鑷子2本で順に口側に辿っていくと虫垂の根部に到達する．虫垂の中央部や先端は後腹膜側に癒着していることが多いので，これらを後腹膜から鈍的，ときには鋭的に剝離していく．虫垂先端が同定できたら，虫垂間膜もしくは虫垂そのものをペアン鉗子やバブコック鉗子で把持し，虫垂を創外に引き出す．高度炎症症例では，虫垂が炎症で脆弱になっているので，虫垂を損傷しないように注意する．

虫垂間膜ならびに虫垂根部の処理 ④

虫垂動脈を確認し，虫垂間膜を虫垂根部付近で結紮・切離する．炎症が強いときは数回に分けて虫垂間膜の結紮を行う．血管処理が終了したら，虫垂根部から数mm末梢側の部位で虫垂を鉗子で挟んで圧挫する．圧挫した部位で虫垂を結紮した後，その末梢側で虫垂を切除する．虫垂切除断端は巾着縫合で盲腸内に埋没する．

逆行性虫垂切除術

虫垂の炎症が強く，先端が後腹膜に強く癒着し，虫垂の創外への引き出しが困難なときは，虫垂の処理を先行し，その後に，虫垂間膜の処理を行う．

虫垂の根部を同定したら，最初に虫垂根部を圧挫後結紮する．さらに数mm末梢で再度虫垂を圧挫結紮し，その間で虫垂を切離する．その後に切離した虫垂の末梢側を把持しながら，虫垂間膜を結紮切離した後に虫垂を摘出する．虫垂断端の埋没縫合は最後に行う．

腹腔内洗浄，ドレーンの留置

非穿孔性虫垂炎症例ではDouglas窩や盲腸周囲を長鑷子でつまんだガーゼでよく拭い，腹腔内汚染がなければ手術を終える．

穿孔性虫垂炎症例や膿瘍形成症例では，開腹創から生理食塩水で腹腔内洗浄を行う．特に，汎発性腹膜炎症例では患児を逆Trendelenburg体位とし，洗浄液がDouglas窩に集まるようにして，十分量の生理食塩水で腹腔内洗浄を行う．腹腔内洗浄後にDouglas窩や膿瘍があった部位にドレーンの留置を行う．ただし，ドレーン留置の効果については意見が分かれる．

閉創

腹膜を縫合閉鎖した後，創部の洗浄を行う．筋層を縫合閉鎖した後に，死腔を残さないように皮膚縫合する．

術後管理のポイント

①腸蠕動の回復を待ち，経口摂取を開始する．
②術後抗生剤の使用法は，虫垂炎の程度により異なる．
③術後は創感染や遺残膿瘍の発生などに注意する．

虫垂炎の開腹手術

③ 虫垂の検索
自由ヒモを同定し，これを長鑷子2本で口側に辿っていく（←）．

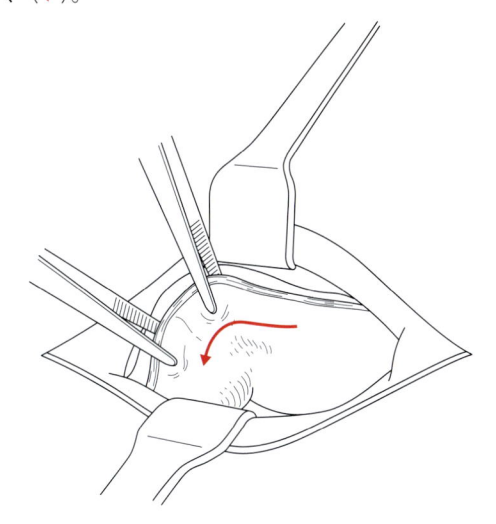

④ 虫垂間膜ならびに虫垂根部の処理
ⓐ：虫垂間膜の処理

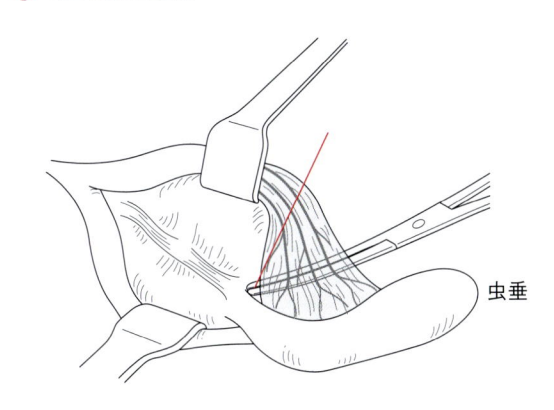

虫垂

ⓑ：虫垂断端の巾着縫合

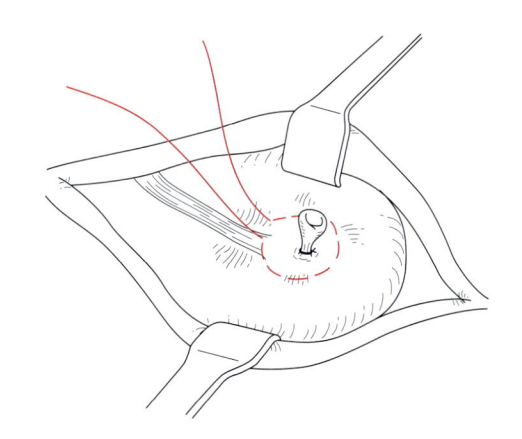

虫垂炎の腹腔鏡下手術

佐藤正人

軽症例から汎発性腹膜炎をきたした重症例まで腹腔鏡下手術の適応となる。腹膜炎併発症例は腹腔内を観察できることから，腹腔鏡手術のよい適応である。腫瘤形成性虫垂炎でも腹腔鏡手術を施行しうるが，interval appendectomyの選択もある。ただし，ショックをきたした症例など，全身状態が不良な症例は腹腔鏡手術の適応外である。

術前準備

手術は全身麻酔下に施行される。血液生化学検査，胸腹部単純X線検査，心電図検査など一般の術前検査を行う。

腹膜炎併発症例では血管内脱水をきたしている。術前から十分な輸液を行い，循環動態の安定化を図る。また，虫垂炎は感染性疾患であるので，術前から積極的に抗生剤を投与する。

手術の実際

体位，レイアウト ❶

仰臥位で手術を開始する。年長児では左上肢は体幹に密着させる。麻酔医は頭側で患児のやや右側に位置する。術者は患児の左側に立ち，スコピストは術者の頭側に位置する。モニターや気腹装置などは患児の右足下に置く。腸管の拡張が強く，回盲部付近の術野の確保が困難なときはTrendelenburg体位とし，手術台を左へ傾ける。膀胱損傷防止の目的で，全身麻酔導入後に膀胱カテーテルを留置する。

ポート挿入位置 ❷

臍窩内で左側に弧状切開をおき，小開腹法（open Hasson法）で10mmカメラポートを挿入する。気腹圧は8mmHgとする。ワーキングポートは右肋弓下鎖骨中線上および下腹部正中線上

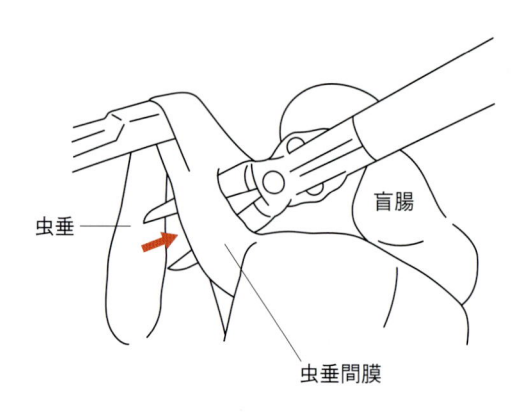

❶ 腹腔鏡下虫垂切除術の手術室レイアウト

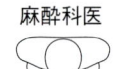

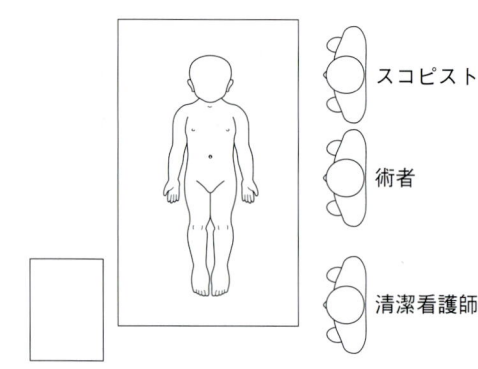

麻酔科医
スコピスト
術者
清潔看護師
モニター・気腹装置

❷ ポート挿入位置

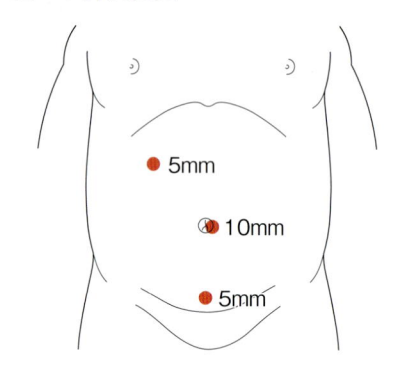

5mm
10mm
5mm

❸ 虫垂間膜の処理（1）

虫垂根部で鉗子を挿入し，虫垂間膜にwindowを作成する（➡）。

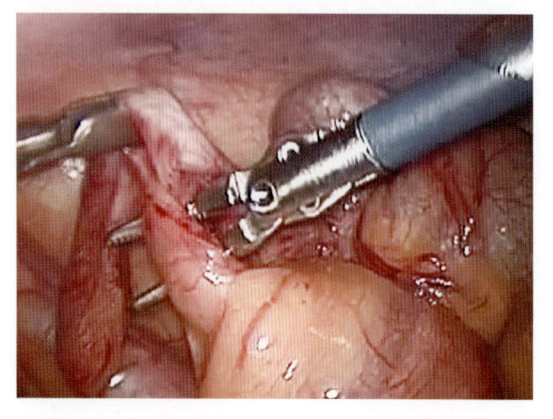

虫垂　盲腸
虫垂間膜

198

から，各々5mmポートを挿入する。このポート配置以外にも，ワーキングポートを左側腹部から挿入するポート配置がある。

腹腔内の観察と虫垂の処理

　大網が虫垂や小腸と癒着している症例では，虫垂との間を鈍的に剥離する。剥離に際し，大網を愛護的に取り扱わないと無用な出血をきたすので注意する。高度炎症症例では虫垂が後腹膜に癒着し周囲に膿瘍を形成していることがあるので，虫垂を周囲組織から鈍的，鋭的に剥離し，その都度，膿や血液を吸引洗浄する。虫垂が盲腸の背側や後腹膜下に埋もれている症例では，後腹膜を切開し虫垂や盲腸を授動する。壊疽性虫垂炎では，虫垂そのものを把持すると虫垂の損傷や内容の漏出をきたすので，虫垂間膜を把持するよう心がける。

　虫垂の全貌を確認後，術者は左手鉗子で虫垂間膜を腹壁方向へ挙上し，虫垂根部付近の虫垂間膜にwindowを作成する❸。超音波凝固切開装置をwindowに挿入し，虫垂根部から先端に向かって虫垂間膜を凝固切離する。超音波凝固切開装置の使用中はactive bladeの向きに注意❹し，先端のcavitationによる周囲臓器の損傷を避ける。

　血管処理が終了したら，エンドループ®で虫垂を近位端で結紮する。根部に糞石の存在が疑われる場合にはこれを切除側に誘導する。はじめの結紮部位より末梢で再度虫垂をエンドループ®で結紮し，この間で虫垂を切離する❺。自動縫合器で，虫垂間膜や虫垂を処理する術式もあるが，自動縫合器使用には12mmポートが必要なため，小児では使用例が限られる。

　切除された虫垂は腹腔内で回収バックに収納し，臍部ポート創から体外へ摘出する。

　軽度炎症例では虫垂摘出後にDouglas窩や盲腸周囲を観察し，止血を確認後，閉創する。

腹腔内洗浄

　穿孔性虫垂炎症例や汎発性腹膜炎症例では，汚染された腹水や膿汁を適宜洗浄吸引しつつ，腹腔鏡下虫垂切除術を行う。虫垂切除後に十分量の生理食塩水で腹腔内を洗浄する。Douglas窩から回盲部周囲そして右横隔膜下，肝下面さらには左横隔膜下に至るまで腹腔内全体を観察しながら洗浄する。洗浄終了の目安は，腹腔内に注入した生理食塩水が吸引時にほぼ透明になるまでとする。Douglas窩や回盲部周囲は遺残膿瘍を形成しやすいので十分に確認する。

　腹膜炎症例では下腹部ポート創からDouglas窩にドレーンを留置するが，術後のドレーン留置の効果については意見が分かれる。

閉創

　臍部創は腹膜筋膜を縫合する。皮膚は埋没縫合を行う。

術後管理のポイント

①オープン手術と同様に，腸蠕動の回復を待ち経口摂取を開始する。
②術後の抗生剤の使用法は虫垂炎の程度により異なる。
③一般に，腹腔鏡下手術ではオープン手術に比べて創感染や遺残膿瘍の頻度は低い。

---

❹ **虫垂間膜の処理（2）**
超音波凝固切開装置で切離する。active bladeの向きに注意する（←）。

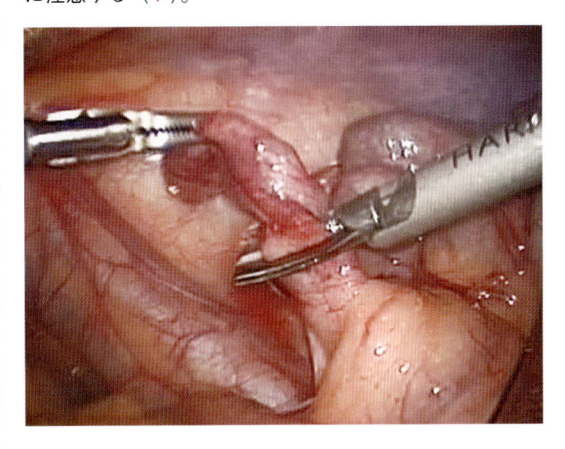

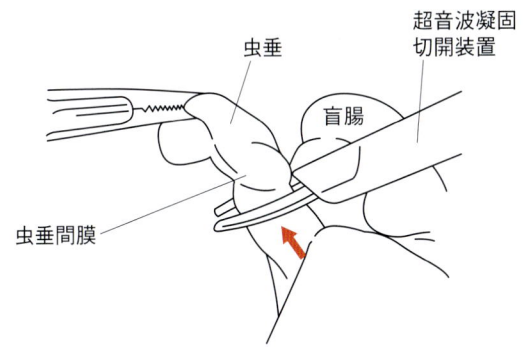

❺ **虫垂の切離**
エンドループ®で虫垂を2カ所（＊）結紮し，その間で虫垂を切離する（結紮は1重でもよい）。

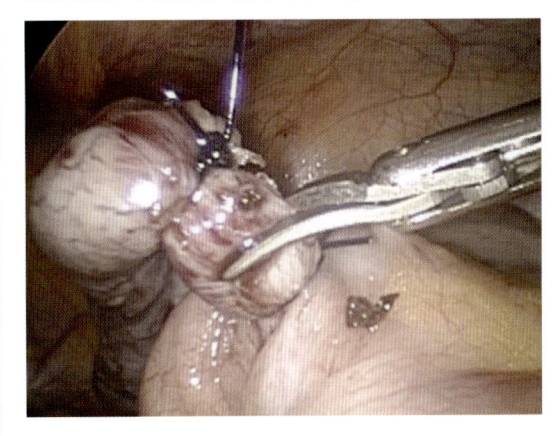

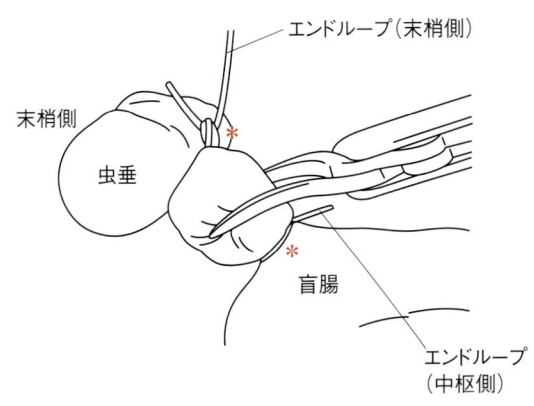

Ⅴ 腹部

Malone手術（MACE）

窪田昭男

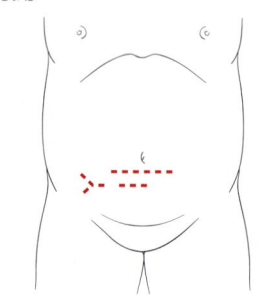

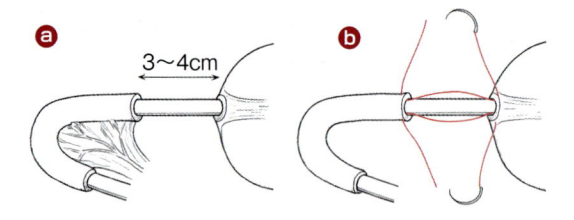

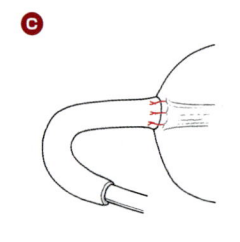

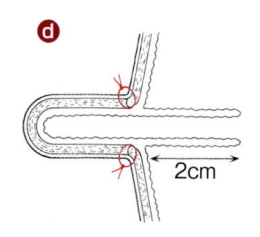

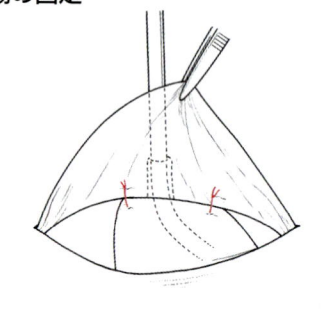

❶ 皮膚切開

❷ 腸重積型逆流防止弁形成
- ⓐ 3〜4cm
- ⓑ
- ⓒ
- ⓓ 2cm

❸ 盲腸の固定

❹ Y字型虫垂皮膚瘻形成
- ⓐ
- ⓑ
- ⓒ
- ⓓ

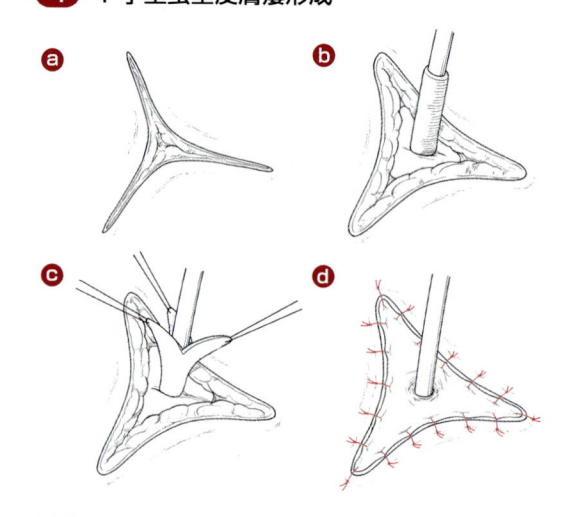

MACE（Malone's antegrade continence enema）は慢性便秘症に対して，順行性浣腸あるいは洗腸を行うための浣腸路（洗腸路）を造設する手術である．虫垂を用いて虫垂皮膚瘻を造設するMalone法と虫垂が切除されている場合に輪切りにした結腸を用いるMonti法がある．

適応

虫垂皮膚瘻造設術は低侵襲で，手術合併症・後遺症はほとんどなく，順行性浣腸（洗腸）路として使用しなければ自然閉鎖するので，適応禁忌はないと考えてよい．一方，Monti法は結腸切除の侵襲を加えるので，それに見合った効果が期待できる場合のみ適応となる．慢性便秘の原因が小腸にあったり，慢性機能的腸閉塞である場合には，適応決定には慎重を要する．

術前準備

全結腸の注腸造影をし，結腸の拡張の有無，虫垂の有無・位置を把握する．ストーマサイトのマーキングは，自己浣腸のしやすさとベルトの位置を考慮して行う．パウチの貼付あるいは腹直筋との位置関係はあまり重要ではない．

手術の実際

●Malone法：腸重積型逆流防止弁付加Y字虫垂皮膚瘻造設術

便の漏出を防ぐ腸重積[2]と開口部の狭窄を防ぐY字皮膚瘻[3]を用いた虫垂皮膚瘻造設法について述べる．

開腹：結腸切除を伴わない場合はマーキングの少し内側で，左半結腸切除を同時に行う場合は臍下部で脾彎曲が処理できる長さ（腹腔鏡を用いる場合はこの限りではない）の横切開で開腹する．

Y字皮膚切開：マーキング部位に1辺が1cmのY字皮膚切開（3，7，11時方向）をおき❶，筋膜に1〜2cmの横切開を加える．

腸重積型逆流防止弁形成：虫垂がマーキング部に抵抗なく持ちあげられるように回盲部を剥離する．虫垂間膜の近位側3〜4cmの血管を結紮切離し，筋漿層あるいは漿膜を剥がす❷ⓐ．上下の筋漿層に6針縫合糸（5-0 PDS®）を掛け❷ⓑ，間の虫垂（筋漿層が剥離された部分）を涙管ブジーを用いて盲腸内に陥入させ，縫合糸を結紮して腸重積を作成する❷ⓒ,ⓓ．

バルーンカテーテル留置：Y字切開の中心から8Frのバルーンカテーテルを腹腔内に挿入し，虫垂の先端から盲腸内まで進める．バルーンを膨らませて，虫垂にカテーテルを固定する．

盲腸の固定：虫垂をカテーテルごと腹壁外に引き上げる（虫垂間膜を3時方向に向けて血流を温存する）。虫垂の周囲4カ所で盲腸を腹膜に固定する **3**。

Y字型虫垂皮膚瘻形成：虫垂を腹壁に垂直に持ちあげ、皮膚から1.5cmの高さで先端を切断する（長すぎると緩んで浣腸用のネラトンが挿入しにくくなる）**4a**。虫垂の断端3、7、11時方向に支持糸をかけ（必ず縦切開する前に支持糸をかける）**4b**、支持糸の中央で虫垂を1cm縦切開する **4c**（虫垂が細い場合には短めにする）。虫垂粘膜と皮膚を縫合する **4d**（縫合糸を筋層に大きくかけると血流障害をきたすので細心の注意が要る）。

バルーンカテーテル固定：腹壁に垂直に固定する（倒れて粘膜に当たると容易に圧迫壊死をきたす）。

粘膜の湿潤保持：粘膜は乾燥すれば容易に壊死をきたすので、数日間湿潤環境を保持する必要がある（ワセリンを塗布する）。

● **Monti-Malone法**

オリジナルは、導尿路として横行結腸を用いて導管（conduit）を造ったものである[4]。その後、洗腸あるいは浣腸路として左側結腸[5]あるいは横行結腸[2]に造られた。導管は2cmの結腸[5]を用いる方法と4cmの結腸[2]を用いる方法がある。

Monti管(6cm)の作成：2cmの下行結腸を腸間膜からの動静脈を付けて切除する **5a**。腸間膜の対側で切開する **5b**。約6cmの導管（Monti管）を形成する **5c**。結腸は端端吻合する。

左結腸瘻造設：端端吻合の遠位側結腸の筋漿層を約3cm縦切開し、粘膜外にスペースを作成して、ここにMonti管を這わせ、一方をMitrofanoff法に準じて粘膜に吻合し、他方を皮膚瘻とする **6**。

Monti管(12cm)の作成：中結腸動脈の右枝または左枝を付けて横行結腸を4cm切除する **7a,b**。中央で4/5～3/4周切開 **7c** し、図の切開線で長軸方向の切開を加え、長い短冊を形成する **7d,e**。およそ12cmの導管（Monti管）を形成する **7f**。

左半結腸切除：結腸過長症がある場合はMonti管は中結腸動脈右枝領域を用い、左枝領域から左結腸動脈領域まで切除し、端端吻合する。

横行結腸瘻造設：吻合部の遠位側結腸の筋漿層を約6cm縦切開し、粘膜外にMonti管を這わせて、一方をMitrofanoff法に準じて粘膜に吻合し、他方を右上腹部に皮膚瘻とする **8**。

文献

1) Malone PS, Ransley PG, et al: Preliminary report: the antegrade continence enema. Lancet 1990; 336: 1217-18.
2) 窪田昭男，川原央好，ほか：慢性便秘症の外科的治療．小児外科 2008; 40: 226-34.
3) Tam PKH: Y-appendicoplasty: a technique to minimize stomal complications in antegrade continence enema. J Pediatr Surg 1999; 34: 1733-36.
4) Monti PR, Lara RC, et al: New techniques for contraction of efferent conduits based on the Mitrofanoff principle. Urology 1997; 49:112-5.
5) Liloku RB, Mure PY, et al: The left Monti-Malone procedure: preliminary results in seven cases. J Pediatr Surg 2002; 37: 228-31.
6) Mitrofanoff P: Cystostomie continente trans-appendiculaire dans le traitement des vessies neurologiques. Chir Pediatr 1998; 21: 297-305.

5 Monti管（6cm）の作成

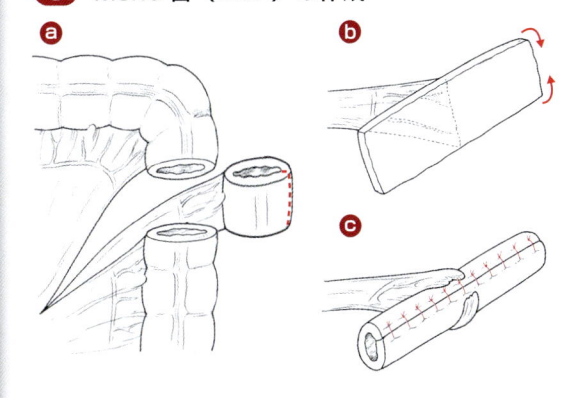

6 左結腸瘻造設

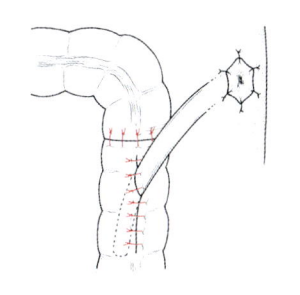

7 Monti管（12cm）の作成

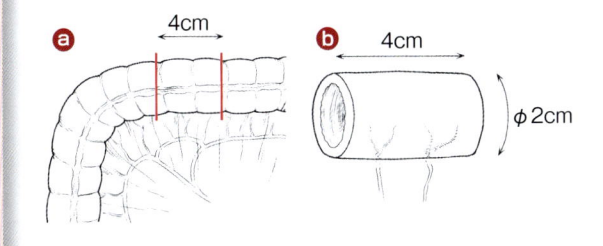

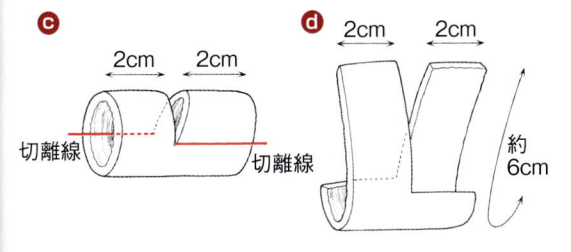

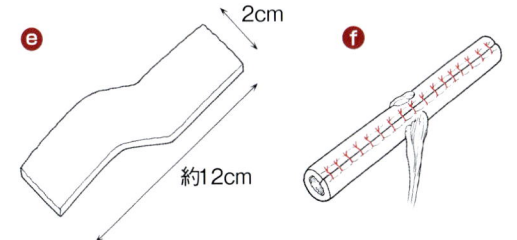

8 横行結腸瘻造設

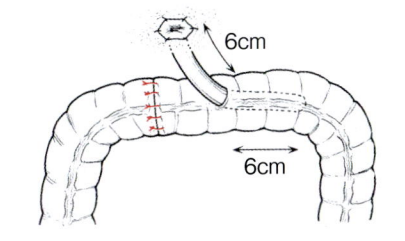

V 腹部

小児炎症性腸疾患の手術

内田恵一, 荒木俊光, 楠 正人

潰瘍性大腸炎の手術

術前準備

手術適応の詳細は, 潰瘍性大腸炎・クローン病診断基準・治療指針[1]に譲るが, 大腸穿孔や大量出血, 中毒性巨大結腸症, 強力な内科的治療無効例などの絶対的手術適応と, 内科的治療難治例や治療抵抗性腸管外合併症などの相対的適応がある。特に小児では, 成長障害や小児特有のQOL低下例などの相対的適応の判断が重要であり, 小児科医と協力して評価することが重要である❶。分割手術計画❷の検討を行う。また, 直腸肛門所見を再確認し, ステロイド座薬により炎症を軽減させた方が, 直腸粘膜切除が施行しやすい。

手術の実際

基本となる, 開腹の潰瘍性大腸炎に対する大腸全摘・直腸粘膜切除・回腸嚢肛門吻合術(二期分割手術の一期目)につき解説する。体位は, Lloyd-Davies位で, 肛門操作が行いやすいように, 臀部下に枕を挿入しておく。

結腸授動, 大網切離

Monk's white lineからの剥離を基本とし, 精巣(卵巣)動静脈の腹側の剥離層に入り, 尿管損傷を回避する。大網は可能な限り切除する。

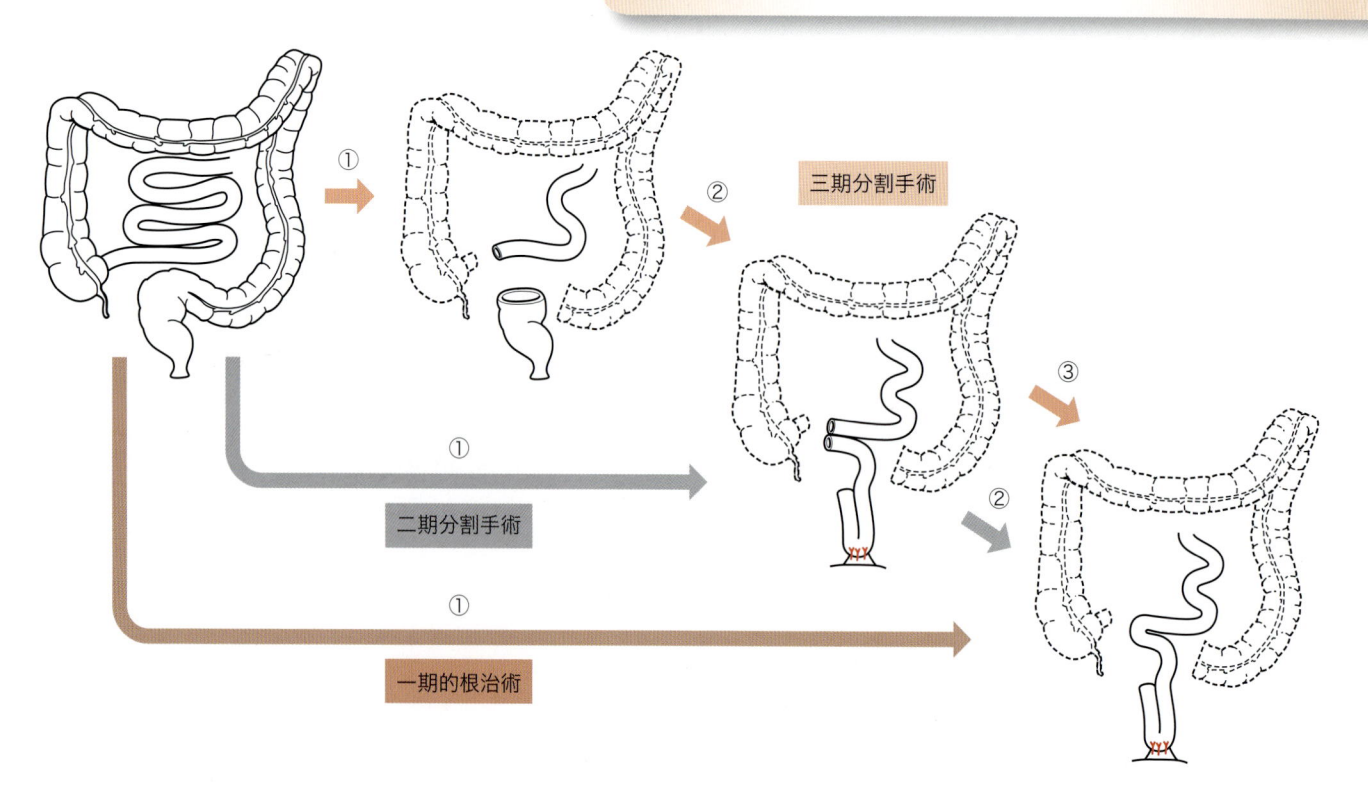

❶ 分割手術の適応

一期的根治術	家族性大腸腺腫症では可能。 潰瘍性大腸炎では縫合不全のリスクが高く推奨できない。
二期分割手術	潰瘍性大腸炎に対しては, 二期分割手術を基本とする。
三期分割手術	敗血症合併例 バイタルサイン, 栄養, 貧血状態で検討 術前診断未確定例(初回手術後に詳細な病理診断と経過観察を要する)

❷ 分割手術計画

腸間膜処理

回腸末端はバウヒン弁直前で切離し,腸間膜は腸管壁に接した直動脈のラインで処理する。上行結腸間膜,横行結腸間膜は中間位で処理する。左結腸動脈,S状結腸動脈を処理し,上直腸動・静脈の太いbundleを確認し処理する。

直腸剥離

直腸前面は,腹腔内と経肛門的アプローチの切除ラインのずれを少なくし,neurovascular bundleの損傷予防のため,腹膜翻転部の腹膜を切開する程度にとどめておく。後面は,大動脈前面の下腹神経が露呈する層の剥離を仙骨前面へ進め,直腸後腔の無血管層に入り,骨盤底へ向けrectosacral fasciaの部位まで剥離を進める。側壁は,直腸壁に接したラインで後腹膜を切開し,neurovascular bundleの損傷を防ぐ。

J型回腸嚢作成

吻合部の緊張を最小限にするために,回腸末端の小腸間膜剥離を,十二指腸水平脚を露出する部位まで進める。回腸嚢の血流は回腸動脈と回結腸動脈の二重支配とする。回腸断端から約15～20cmで,腸間膜が最も延長可能な位置を確認し,回腸先端と緊張なく肛門吻合が可能かどうかを判断し,不可能な場合は,以下の操作により,順次,腸間膜の延長を図る。1)腸間膜を横切開し窓を開ける(mesenteric window)。2)上腸間膜動脈の本幹の末梢(second loopの末梢側から4または5番目)で血管処理する ❸。3)上腸間膜動脈直上の腸間膜漿膜に横切開を数カ所おく。回腸脚側側吻合では,腸間膜を挟んでいないことを確認すること,側側吻合のstaple lineの不連続が生じないよう注意すること,回腸嚢の先端に残るapical bridgeを確実に処理することが重要である。自動吻合器挿入孔の閉鎖を行う際には,縫合不全防止目的で,側側吻合のラインをずらし,かつ,直交する方向に閉鎖するようにデザインする ❹。

直腸粘膜切除

肛門展開は,内外筋間溝から外括約筋の皮下部をひろい,歯状線を手前に露呈するよう6針かける。粘膜下にボスミン加生理食塩水を注入し,粘膜切除はanal cryptを切除側に含めるラインから開始する。

全周性に5mm程度の粘膜切除が終了したら,断端を縫合閉鎖して腸管内容による汚染を防ぐ。肛門管を越えた時点でハーモニックスカルペルのフックを粘膜面に対しやや斜めに傾けて撫で付けるようにして,少しずつ内輪筋層に切り込み,粘膜切除にgraduationをかける。後壁の切離部位から側壁に切り上げ,最後に前壁に回りこむように切り込むと,腟壁,前立腺の損傷を防ぎつつ,粘膜切除のgraduationが完成する。粘膜断端に二重にタバコ縫合閉鎖する。5枚綴りガーゼを順次肛門内に挿入していく。

大腸全摘完遂

腹腔側から,直腸前壁で経肛門的に挿入されたガーゼの部位を開放し,直腸間膜を直腸壁に沿うラインで切離し,一塊に腹腔側へと摘出する。

回腸嚢肛門吻合

回腸嚢の誘導は愛護的に行い,肛門側からの不用意な牽引で

❸ 上腸間膜動脈の切離部位とmesenteric window

上腸間膜動脈の切離部位

mesenteric window

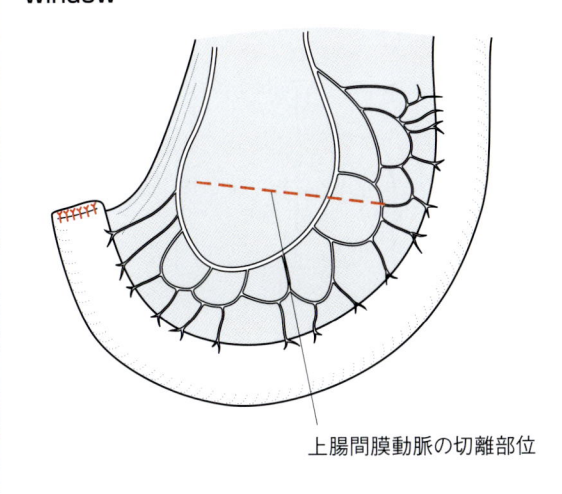

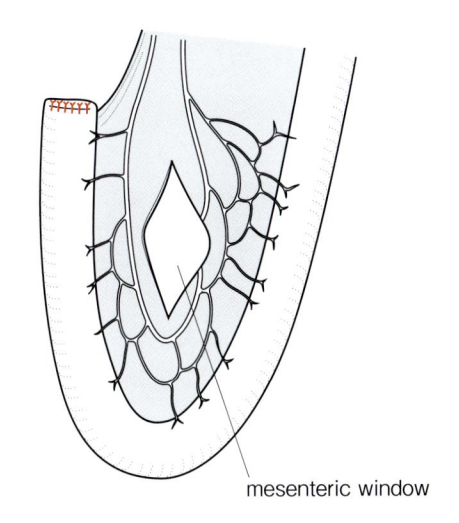

❹ apical bridge切離とJ型回腸嚢作成

ⓐ：J型回腸嚢先端のapical bridgeを翻転させ,staplerで切離する。

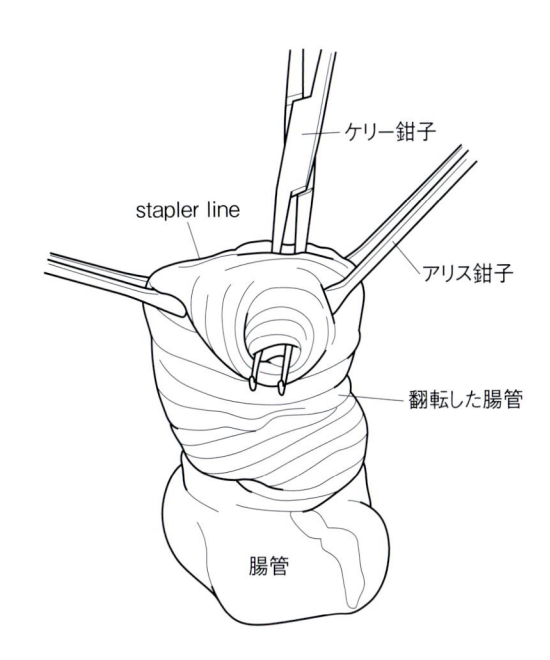

ケリー鉗子
stapler line
アリス鉗子
翻転した腸管
腸管

4 apical bridge 切離とJ型回腸嚢作成
ⓑ：J型回腸嚢作成

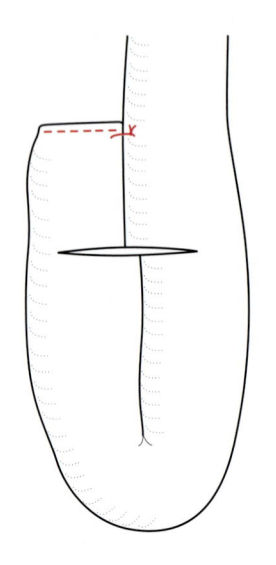

なく，腹腔内から骨盤腔へ押し込む手技を優先すべきである。また，反時計回りに90°回転させると肛門縁にさらに近づけることも可能になる。Suture Holder®を装着し，肛門管上縁近くで，内括約筋と回腸嚢の漿膜筋層を4針固定する。次に，回腸嚢の先端をパンチアウトし，粘膜断端と先端を全層一層，24針で固定する。Suture Holder®に縫合糸を固定し，肛門展開を解除した後，縫合糸を順次結紮し回腸嚢肛門吻合が完成する。減圧目的のMalecotカテーテルを経肛門的に回腸嚢内へ挿入する。ドレーン挿入，閉腹，回腸人工肛門造設

腹腔内洗浄後，ドレーンを回腸嚢後面に挿入し，腹壁を閉鎖する。回腸嚢の口側にcovering ileostomyを造設する。

術後管理のポイント

①多くの症例では，術前にプレドニンが投与されているため，ステロイドカバーを行う。
②腹腔内ドレーンは，問題なければ，術後2，3日で抜去する。

クローン病の手術

術前準備

待機手術の場合は，全身状態を回復させてからのほうが望ましいのはいうまでもない。腸管狭窄に対しては十分な減圧と栄養改善，膿瘍に対してはドレナージと抗生剤投与で炎症を鎮静化させる。

患者の社会的背景や残存小腸の長さを十分考慮して，術式を選択する。

5 クローン病に対する狭窄形成術

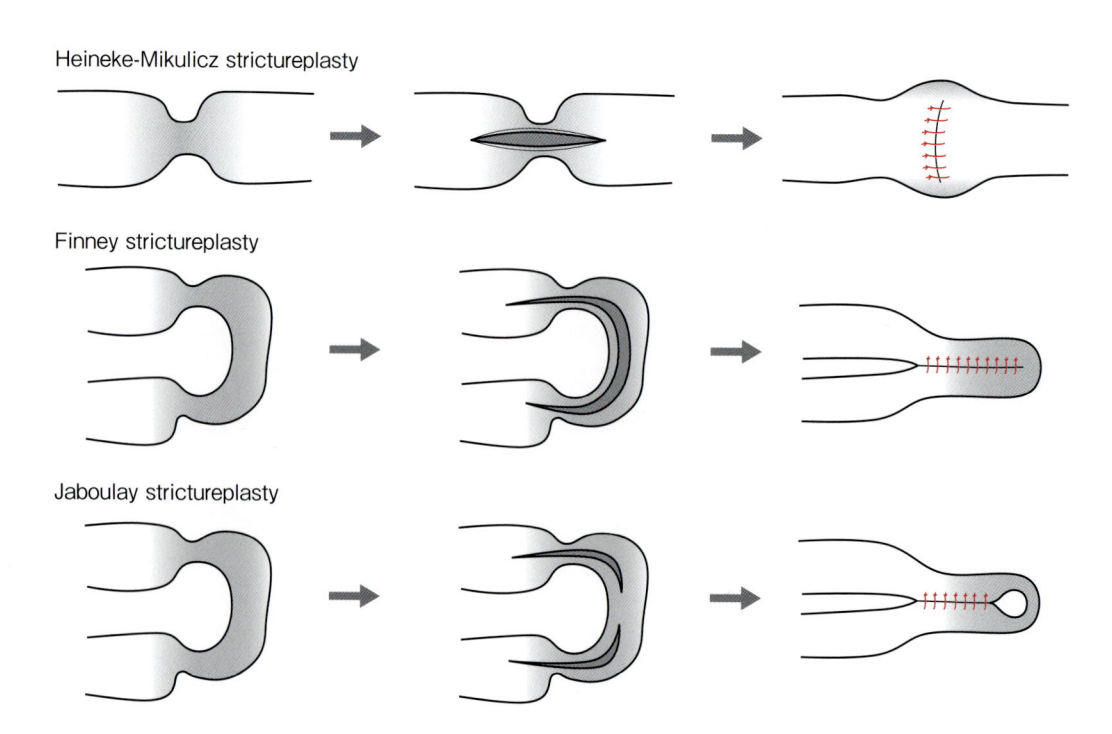

Heineke-Mikulicz strictureplasty

Finney strictureplasty

Jaboulay strictureplasty

手術の実際

吻合法の選択

切除範囲の基本は小範囲切除であり，手縫い端端吻合，または，staplerを用いた器械的端端吻合が選択される。

狭窄形成術

狭窄形成術は腸管の温存が可能であり，腸切除と変わらない長期予後も期待されている。狭窄の長さにより，❺のような種々の方法が試みられている。頻用され，幅の狭い狭窄に行われるHeineke-Mikulicz法では，クローン病病変が形成されることが多い腸間膜対側を，長軸方向に健常部まで十分な長さの切開をおき縫合を行うが，特に，線維化が高度な両端の部位は，組織が裂けやすい場合があり，注意しながら縫合はしっかり行う。

併存病変への対応

内瘻：内瘻が認められた際には原発病変か二次病変なのかを鑑別することが術式の選択において重要である。原発病変に対しては，通常，狭窄や活動性病変を伴っているため腸管切除が必要となるが，二次病変は腸管切除は必要としないことが多い。

肛門周囲膿瘍，難治性痔瘻：肛門周囲膿瘍や難治性痔瘻には，積極的に切開排膿やシートンドレナージを行い，炎症と感染を鎮静化させ，疼痛の軽減と肛門括約筋機能の温存を図ることが大切である。痔瘻走行のGoodstallの法則の理解と，深部痔瘻ではCourtney spaceの確実なドレナージが必要である。

術後管理のポイント

縫合不全や腹腔内膿瘍を合併する頻度が高く，抗生剤無効例には積極的に外科的ドレナージを行う。

文献

1) 潰瘍性大腸炎・クローン病 診断基準・治療指針．「難治性炎症性腸管障害に関する調査研究」班（渡辺班），平成22年度分担研究報告書別冊，平成23年7月．

Double Heineke-Mikulicz strictureplasty

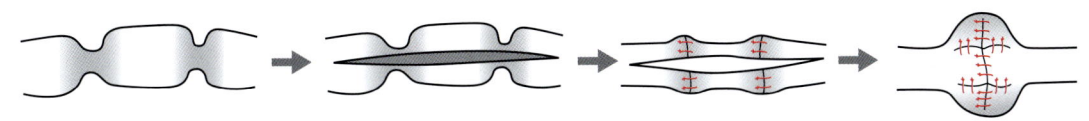

Side-to-side isoperistaltic strictureplasty

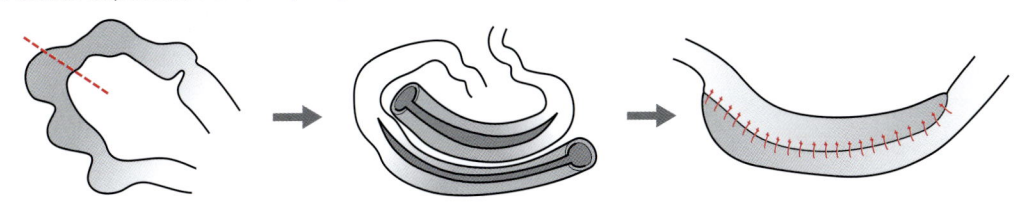

（文献1より引用）

V 腹部

新生児消化管穿孔の手術
（胃破裂，特発性腸穿孔，壊死性腸炎）

漆原直人

術前準備

　新生児消化管穿孔のなかでも，特に胃破裂は重篤な状態を呈することが多く，また近年，増加傾向にある低出生体重児の消化管穿孔は依然として予後がわるい。これらは術前の状態が予後に大きく影響することから，術前の迅速かつ適切な検査と処置が重要である。

　まず胃管を挿入し減圧を行い，脱水やアシドーシスを補正し，抗生剤投与を行う。必要なら塩酸ドーパミンによる循環補助，利尿剤を投与する。腹部膨満による呼吸障害がみられる場合には，局麻下での腹腔穿刺ドレナージが必要である。原則的には1〜2時間の急速輸液を行い，利尿が得られた後に手術を行う。しかし，利尿が得られなくてもいたずらに待機するのではなく，3〜4時間くらいで手術を開始する。

手術の方針

　手術開始直前までインファントウォーマーなどにより保温に努め，ドレッシングにはイソジンドレープを使用し，低体温を防ぐ。手術は救命を第一目的とし，できるだけ時間をかけず，侵襲が少ないシンプルな手術を行う。特に低出生体重児では，組織が脆弱で侵襲に対する余力が少ないため，常に愛護的操作を心がけ，慎重かつ迅速で的確な手術を行うことが重要である。

　術式としては，穿孔部の一期的閉鎖あるいは腸管切除・腸管吻合を行うか，あるいは腸瘻造設を行うかが常に問題となる。一般的に全身状態が良好で開腹所見から縫合，吻合が確実に行えると判断したものに対しては一期的閉鎖あるいは吻合を行うが，縫合不全の可能性があったり，術後長期にわたって経腸栄養が困難と思われる症例には腸瘻造設を行うほうが安全である。

胃破裂の手術

手術の実際

体位，皮膚切開

　体位は仰臥位で手術を開始する。新生児の消化管穿孔では，穿孔部位がはっきりしないことが多く，どの部位の穿孔にも対処できる臍部やや上方の横切開で開腹することが多い❶。開腹は電気メス，バイポーラを使用し止血を確実に行い，臍静脈は結紮切離する。腹水，汚物を吸引除去した後，腹腔内を温生食で洗浄する。腹水の一部は細菌・真菌培養に提出する。その後，腹腔内を検索する。その際，出血傾向がみられたり，あるいは低出生体重児では肝被膜下血腫や腸間膜血腫をきたすおそれがあり，愛護的な操作を心がけ，けっして乱暴な操作を行ってはいけない。一度，

❶ 胃破裂の皮膚切開

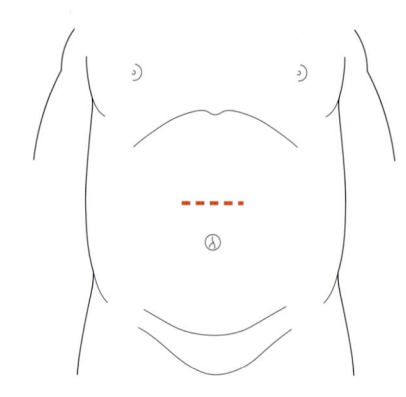

被膜下血腫をきたせば止血は困難で致命的になることから，腸ベラなどによる圧排はていねいに慎重に行い，強固に癒着した膿苔を無理に取り除く必要はない。腹腔内を検索し胃穿孔であるなら，切開創を左上方に切り上げ延長する。通常，胃破裂は胃底部から胃体部にかけて大彎側の前壁が多く，胃結腸間膜を切開し網嚢腔を開かないと穿孔部が明らかにならない場合がある。また病変の口側端は食道胃接合部にまで及ぶこともある。

穿孔部の閉鎖

破裂部辺縁の胃壁は筋層が欠損し壊死に陥っているが，筋層欠損部の粘膜や，壊死組織のデブリートメントは必要なく，手術時間の延長と出血量を増すだけで利点がない。脾臓に注意しながら大彎に接して胃脾結腸間膜を処理した後に，経鼻胃管を確実に幽門に留置し，破裂部周囲の血行のよい健常部に針糸をかけ，3-0または4-0吸収糸を用いて全層の連続縫合あるいは結節縫合で破裂部を閉鎖する❷。必要があれば，さらに漿膜筋層縫合を追加して補強する。

破裂部が食道近くにまで及んでいる場合には，太めの胃管チューブを挿入して閉鎖すれば狭窄の心配はない。縫合閉鎖した直後の胃容積は小さくなるが，術後に小胃症で問題となることはほとんどなく，術後経過とともに胃は正常の大きさになる。胃管だけで減圧は十分で，胃瘻造設の必要性は少ない。

腹腔内洗浄とドレナージ

胃の縫合閉鎖が完了したら，他の異常がないことを必ず確認する。ときに腸閉鎖，腸回転異常などが胃破裂の原因になっていることもあるので，下部消化管に通過障害がないか確認する。その後，腹腔内を温生食で十分に洗浄し，汚染の程度にもよるがソフトドレーンあるいはペンローズドレーンを左横隔膜下，必要があればDouglas窩にも留置する。膿苔はすべてとる必要はなく，出血を起こさないように強固に付着したものは放置する。

腹壁閉鎖

腹壁は3層に閉鎖する。感染予防のため腹膜と筋層を吸収糸を用いて縫合した後，創部を生食で洗浄。次いで吸収糸を用いて脂肪層を縫合する。皮膚はモノフィラメント糸によるによる皮下埋没連続縫合で閉鎖する。

術後管理のポイント

① 全身状態が良ければ，術後管理は一般的な新生児術後の管理と同じである。
② 術直後は多くの症例で人工呼吸管理が必要である。
③ 重症例では，敗血症からDICや重症腎不全となる。抗DIC療法を行い，重症腎不全では持続的血液濾過療法や腹膜透析を行う。

特発性腸穿孔の手術

低出生体重児，特に1,000g未満の超低出生体重児に多く，その多くは回腸のpuched out状の穿孔である。壊死性腸炎に比べ，予後は比較的良好である。胎便栓を原因としたイレウスによる穿孔と区別が困難なこともある。低出生体重児では，最初はドレナージのみとの意見もあるが，全身状態がよほど不良でない限り，経腸栄養の早期開始などの観点からも開腹手術がよいと考える。で

新生児消化管穿孔の手術（胃破裂，特発性腸穿孔，壊死性腸炎）

❷ 胃破裂部の縫合閉鎖
破裂部のデブリートメントは行う必要はなく，破裂部周囲の血行がよい部位に針糸をかけ，全層の連続縫合あるいは結節縫合で吸収糸を用いて閉鎖する。

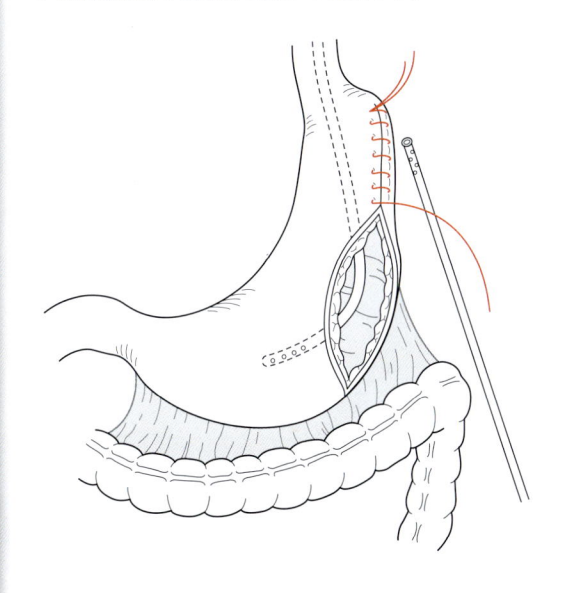

❸ 特発性腸穿孔の皮膚切開
臍部上方の横切開で開腹することが多い。

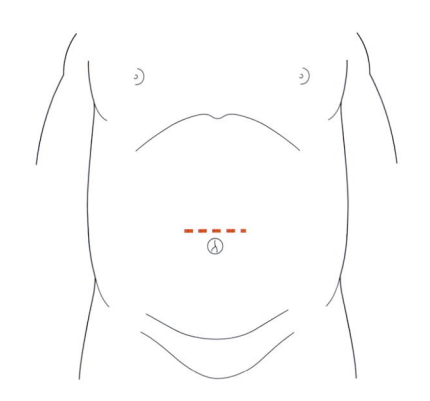

207

4 穿孔部の縫合閉鎖

5-0，6-0吸収糸を用いて漿膜筋層の結節縫合による穿孔部閉鎖。

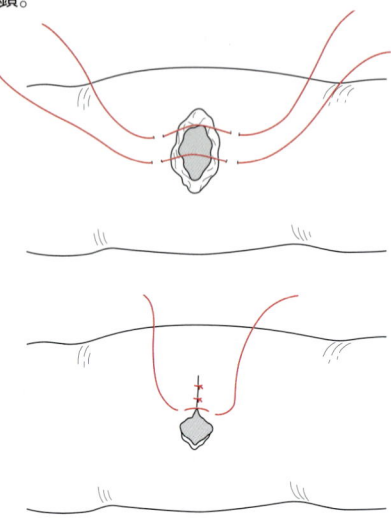

5 巾着縫合による穿孔部閉鎖

小さな穿孔であれば巾着縫合による閉鎖を行うこともある。

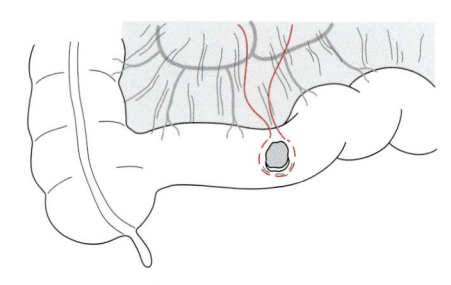

6 パッチによる縫合部の補強

縫合部の縫合不全のおそれがある場合には，近傍の腸管を縫合部にパッチ状に当て補強する。

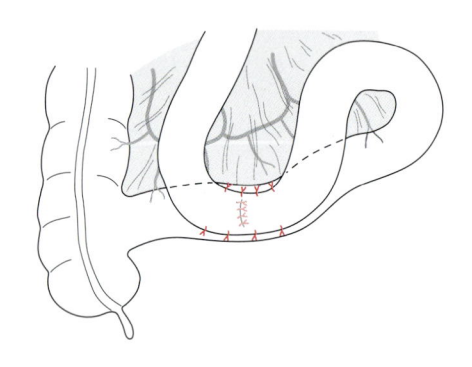

7 逆行性チューブ腸瘻

虫垂を切除し同部から逆行性に吻合部を越えてチューブを挿入する。

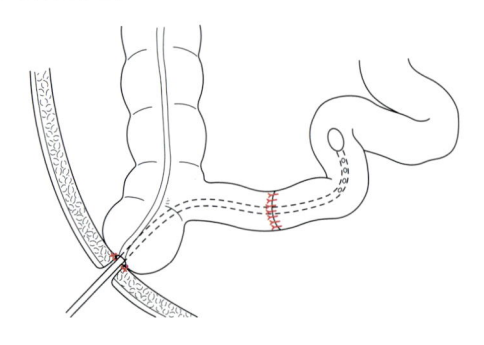

きれば，穿孔部の縫合閉鎖あるいは切除・腸管吻合を行う。しかし，胎便栓を原因とした穿孔が疑われる症例では，再穿孔や術後経腸栄養が遅れる危険性があるため腸瘻を造設することが多い。

手術の実際

皮膚切開

どの部位の穿孔にも対応できる臍部上方の横切開で開腹する場合 **3** が多いが，最近では小切開による正中切開で開腹することもある。

穿孔部の縫合閉鎖と腸切除・吻合

単純なpuched out状の穿孔であれば，5-0，6-0吸収糸を用いて穿孔部を結節縫合 **4** または巾着縫合で閉鎖する **5** 。縫合部が脆弱で縫合不全のおそれがある場合は，近傍の腸管を縫合部にパッチ状に当てるなどの工夫を行う **6** 。

腸管切除・吻合

腸切除を必要とした場合には，腸管のサイズに見合った吸収糸を用いて，全層および漿膜筋層の2層での閉鎖が理想であるが，低出生体重児では2層吻合は困難なことが多い。胎便栓症候群では，吻合に先立ち，胎便が充満した回腸にチューブを挿入し，生食で洗浄しながら胎便を除去することもある。

チューブ腸瘻

胎便栓を原因とした穿孔あるいは腸切除・吻合を施行した場合には，縫合部・吻合部を通過してチューブを挿入するチューブ腸瘻も有用である。これには虫垂を切除して逆行性にチューブを挿入するチューブ腸瘻 **7** とWitzel型に順行性にチューブを挿入するチューブ腸瘻とがある。著者らは，術後も洗浄，減圧ができる逆行性のチューブ腸瘻を好んで使用している。また術中のガストログラフィン注入は胎便除去および術後の経過観察に有用である。

腸瘻

腸瘻にはさまざまなタイプがあるが，腸瘻はシンプルに行うことを心がけ，腸管切除を行わない場合はループ腸瘻，切除した場合は双孔式あるいは単孔式の腸瘻を造設している。腸瘻と腹壁の固定は腸管の全層にかからないように数針で行い，単孔式の腸瘻では血流障害による壊死に注意をはらい，腹壁から十分な高さをもった腸瘻とする。腸瘻閉鎖を必要としないT-tube ileostomyは，回腸穿孔部あるいは腸管拡張部と胎便栓の詰まった腸管移行部にT-tube留置する方法である。高位腸瘻では腸液のlossが多く，体重増加が得られない例では，早期の腸瘻閉鎖を考慮する必要がある。

壊死性腸炎の手術

低出生体重児や心疾患合併例に多いが，近年は減少傾向にある。術前の状態がわるいことが多く，手術のタイミングが問題となる。一般的に保存的な治療に反応せず腸管壊死が疑われる症例あるいは穿孔例では手術となるが，最初は腹腔ドレナージのみか開腹を行うかは，施設によって方針が違う。病変部は全消化管に及ぶものから複数箇所にみられるもの，あるいは回腸や結腸に限局するものまでさまざまである。その病変の範囲によって術式もさまざまであるが，手術は壊死腸管切除と腸瘻造設が基本である。

手術の実際

開腹後，病変の範囲と程度を検索し，残存可能な腸管の長さと回盲部が残せるか調べた後に適切な術式を選択する。手術は壊死腸管の切除が基本であるが，大量腸管切除となることがあり，切除できないことが多く，まず腹腔ドレナージのみ行い，後日再開腹して切除範囲を決定するsecond look operationを行うこともある。二期手術は48時間以降に行うことが多いが，腹圧上昇によるコンパートメント症候群など全身状態とあわせて判断する。きわめて病変が限局した症例では腸管吻合を行うこともあるが，初回手術時での腸管吻合はリスクが高い。病変が限局している場合には，病変部を切除し口側と肛門側を腸瘻とする。その際，腸管断端の血流を保つように腹壁から十分な高さとして，数針で腸管と筋膜を固定する。病変が多発し壊死腸管がスキップしている場合には，それぞれの壊死腸管を切除しその両端を腸瘻（粘液瘻）として間置する。

また，病変部が広範あるいは多発している場合には，広範位腸管切除となり，腸瘻が高位になったり，複数の腸瘻が必要となり腸瘻に伴う合併症や術後管理が困難なことから，さまざまな手技が報告されている。その代表的なものにPatch, Drain and Wait法[1]とClip and Drop Back法[2]がある。

Patch, Drain and Wait法[1]

中心静脈ラインを確保し，広域の抗生剤を投与する。出血が少なく，早く開腹できる上腹部正中切開で開腹する。胃瘻を造設し，腸管の減圧は穿孔部や胃瘻を利用して行う。腸管切除や腸瘻造設は行わず，主な穿孔部腸管の口側と肛門側を寄せてパッチ状に横に縫合する❽。縫合はウォータータイトに行う必要はない。隣接する大網や腸管を利用することもある。穿孔部が多発していたり，広範な壊死がある例では，パッチ閉鎖はせずに腸管の減圧のみ行う。その後，ペンローズドレーンを左右の上腹部から骨盤腔内に留置する。術後は高カロリー輸液を行い，ペンローズドレーン挿入部が自然腸瘻となる。その後，二期的に手術を行うというものである。

Clip and Drop Back法[2]

壊死腸管を切除した後に，腸瘻を造設する代わりに腸管の断端をクリップや自動縫合器で閉鎖し腹腔内に戻す。その後，膿苔を取り除き，腹腔内を洗浄し閉腹しdelayed anastomosisを行うというものである❾。48〜72時間後に再開腹し評価を行い，吻合が可能ならば吻合を行う。さらに壊死腸管の切除が必要な場合には，再度腸管切除を追加しクリップしてthird look operationを行う。

腸瘻閉鎖

腸瘻閉鎖前には，注腸造影で狭窄のないことを確認する。必要があれば腸管狭窄などに対して手術を行う。

文献

1) Moore TC: The management of necrotizing enterocolitis by "patch, drain, and wait". Pediatr Surg Int 1989; 4: 110-3.
2) Vaughan WG, Grosfeld JL, et al: Avoidance of stomas and delayed anastomosis for bowel necrosis: the 'clip and drop-back' technique. J Pediatr Surg 1996; 31: 542-5.

❽ Patch, Drain and Wait法

穿孔部や壊死部腸管の口側と肛門側を寄せてパッチ状に横に閉鎖する。隣接する大網や腸管を利用することもある。

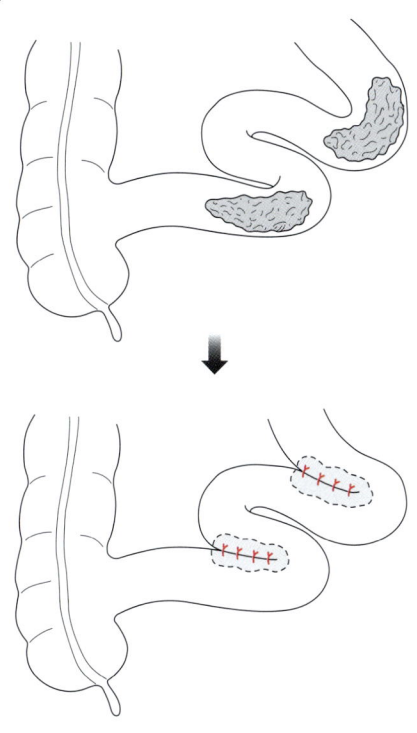

❾ Clip and Drop Back法

壊死腸管を切除し断端はクリップや自動縫合器で閉鎖する。その後，second look operationを行う。

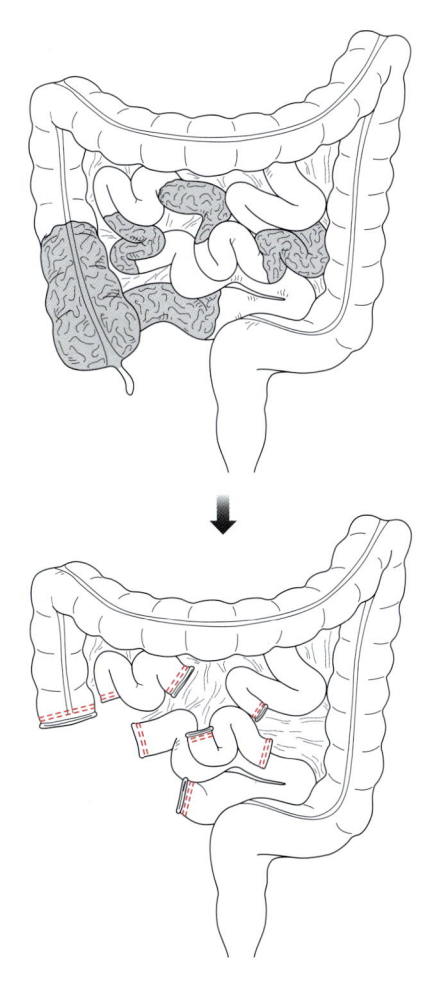

ヒルシュスプルング病根治手術

廣瀬龍一郎

1 Swenson法
ⓐ：Swenson原法　ⓑ：Swenson変法

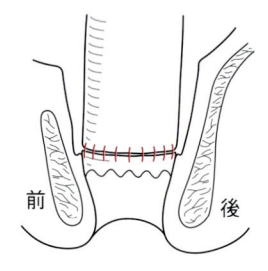

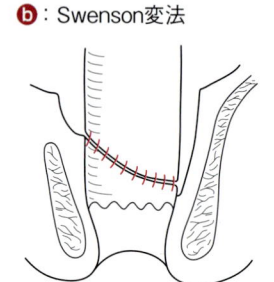

前　後

2 Duhamel法
ⓐ：Duhamel原法　ⓑ：Duhamel-Ikeda法

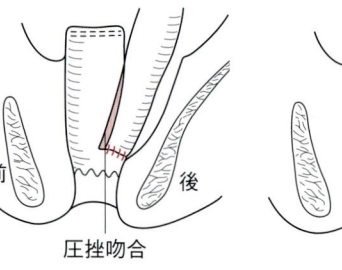

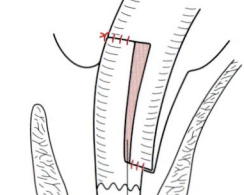

前　後
圧挫吻合　圧挫吻合

3 Soave法
ⓐ：Soave原法　ⓑ：Soave-Denda法

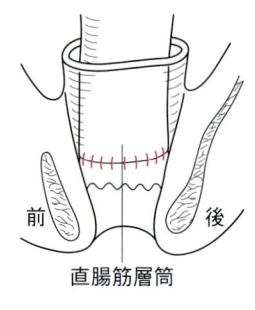

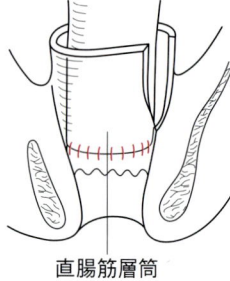

前　後
直腸筋層筒　直腸筋層筒

4 Z型吻合術（自動吻合器使用）
ⓐ：体位（砕石位）

肛門外操作のため，患児はベッドの下端に置き仙骨の下に枕を置いておく。

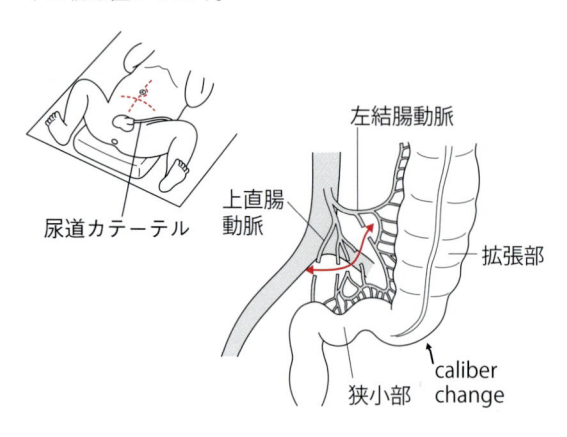

尿道カテーテル　上直腸動脈　左結腸動脈　拡張部　狭小部　caliber change

手術方法として歴史的に数多くの術式が考案されたが開腹手術としては，超低位前方切除術であるSwenson法 ❶，直腸後方をプルスルーして直腸後壁と引き降ろし結腸の前壁を圧挫吻合するDuhamel法 ❷，粘膜を抜去した直腸筋層筒内に結腸をプルスルーするSoave法 ❸ の3大術式が代表的な手術法として世界中で行われてきた。各手術法については参考文献の掲載に止め，本項では，腹腔鏡導入までわが国で最も多くの施設で行われてきたZ型吻合術（Duhamel-池田法）について記載する。

ヒルシュスプルング病の手術の原則は，①無神経節腸管の切除と，②アカラシアを示す内肛門括約筋への対処であり，いかに肛門括約筋や直腸周囲の神経叢や尿道の損傷を防ぎ，肛門近傍での手術操作と吻合を行うかが重要なポイントとなる。

術前準備

人工肛門造設もしくは腸洗浄にて管理しながら成長を待機して根治術を行うのが通例であったが，内視鏡下手術・経肛門手術の導入以降，手術時機が早まる傾向があり，乳児期早期，新生児期の手術も増加している。以前はストーマ造設の適応であった長域型の症例も，洗浄用チューブ留置による管理や早期手術の導入によって，一期的根治手術を行う症例が増えてきている。ただし，腸炎の発症は生命の危険に直結しうることから，重症腸炎の発症時や洗腸によるコントロールの困難な症例ではストーマ造設回避にこだわるべきではない。

手術の実際

●開腹手術

Z型吻合術（自動縫合器使用） ❹

開腹操作で，無神経節部腸管の切除と引き降ろし結腸作成のための腸間膜処理と授動，腹膜翻転部直上での直腸切断を行う ❹ⓐ。

続いて離断した直腸断端を前上方に牽引しながら直腸後壁と仙骨の間の疎な結合組織を示指先端を用いて鈍的に剥離する。この時に直腸後壁の180°の範囲にわたり十分にトンネルを拡げておく ❹ⓑ。肛門挙筋が直腸壁に付着している部位まで剥離したところで，ツッペルを押し当てながら肛門側から歯状線直上で肛門の後半周を横切開する。腸間膜付着側が背側になるように結腸を引き降ろして，肛門の後半周と引きおろし結腸断端後壁を縫合する。

元々の直腸後壁の口側断端と引きおろし結腸前壁は自動縫合

器の挿入がスムーズに進むように肛門側, 口側とも結節縫合で密着させ縫合糸を牽引用に残しておく. 腹腔側では腹膜翻転部直上で直腸の口側端を離断し, 同じ高さで引き降ろし結腸前壁に半円周よりも少し狭い範囲に横切開を加え, 結腸前壁と直腸後壁の間に結節縫合を行う **4c**. 隔壁の支持糸を牽引しながら自動縫合器を挿入し, 隔壁の器械縫合・切離を行う. 肛門の狭い乳児例では内視鏡下手術用のステープラーを用いることもある **4d**.

続いて直腸前壁と切開した結腸前壁の口側端の半円周の結節縫合を行い, 便の貯留の原因となる直腸盲端のないZ型吻合が完成する.

●腹腔鏡補助下根治術と経肛門手術

もとよりヒルシュスプルング病根治手術の腹腔内操作は腸間膜処理と腸管の授動・切離という単純なものが主で, 煩雑な直腸・肛門部での操作の多くを肛門側から行っていたこともあり, 腹腔鏡手術が発表されるとともに世界中の多くの施設が導入することとなった. さらに経肛門的操作のみでプルスルー手術を完了するお腹に創のない手術が考案され, 低侵襲手術として広く世界的な普及を見せている.

腹腔鏡補助下エンドレクタル・プルスルー手術

腹腔鏡操作は, 臍および右上下腹部の3ポートを用いてS状結腸間膜の切離および腹膜翻転部の剥離を行う. Soave術式に準じたエンドレクタルプルスルーを行う場合は, 腹膜翻転部以下の直腸周囲の剥離は最小限に止めておく. 腹腔の狭い幼小児の手術ではポートの追加が役立たないことが多いため, S状結腸間膜の処理の際には肛門から挿入したヘガールブジーを用いて直腸を挙上させ展開の補助を行う **5a**. また長域型症例の場合には, ブジーの代わりに内視鏡下手術用の把持鉗子を挿入して下行結腸・横行結腸などの挙上操作を補助することもできる.

プルスルー経路としての直腸筋層筒の作成法としては, 肛門内で歯状線の直上で全周性に粘膜切離を行い, 粘膜・筋層間の剥離を口側に進めて粘膜抜去を行う方法(Georgeson, 1995)と, 直腸を肛門外に翻転重積させ肛門外で直腸を離断した後で, 翻転した直腸の粘膜抜去を外側から行う方法(Morikawa, 1998)の2つのアプローチ法がある.

Georgesonらの術式は後述する経肛門手術と同様の方法であるため, ここでは森川らの「prolapsing法」の概要を記す.

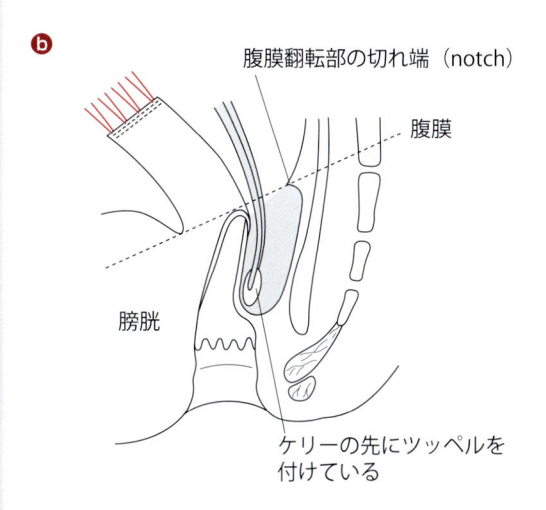

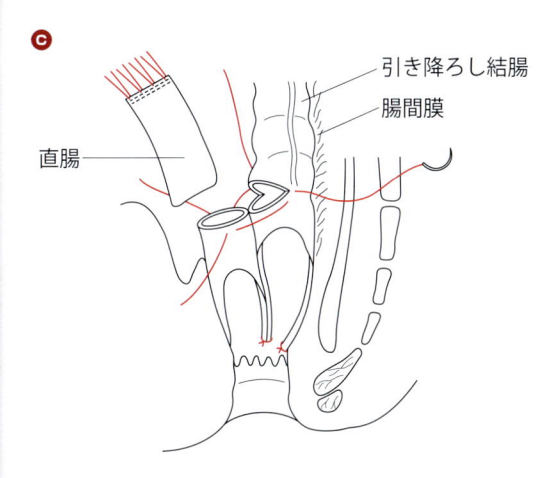

b
- 腹膜翻転部の切れ端(notch)
- 腹膜
- 膀胱
- ケリーの先にツッペルを付けている

c
- 引き降ろし結腸
- 腸間膜
- 直腸

d: 圧挫吻合を行う直腸後壁と引き降ろし結腸の前壁は上下端を縫合・密着させ, 自動縫合器の挿入時に縫合糸を支持糸として牽引する.

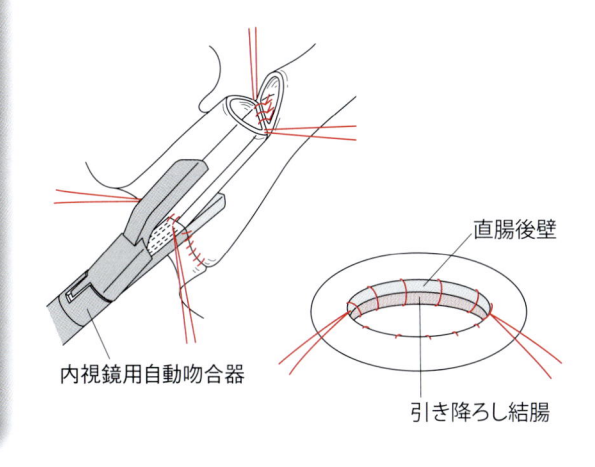

- 内視鏡用自動吻合器
- 直腸後壁
- 引き降ろし結腸

❺ 森川らのprolapsing法

a: 腹腔内での腸間膜切離操作
- 肛門から挿入したヘガールブジー
- 把持鉗子
- 超音波凝固切開装置

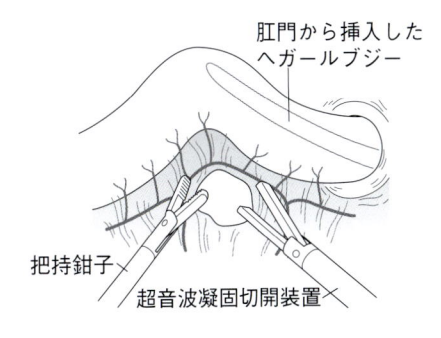

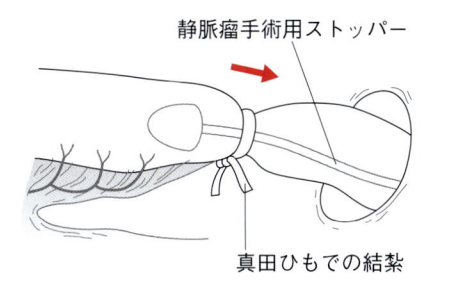

b: 直腸脱の形成方法
- 静脈瘤手術用ストッパー
- 真田ひもでの結紮
- 腹腔内から見た直腸・下部S状結腸の重積翻転操作

5 森川らのprolapsing法

c：直腸の重積翻転の構造図。外側になった結腸を切離して，肛門外での結腸離断を行う。

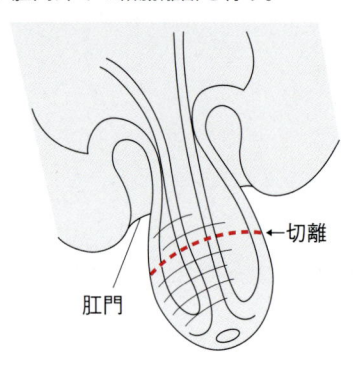

d：外側からの粘膜抜去操作

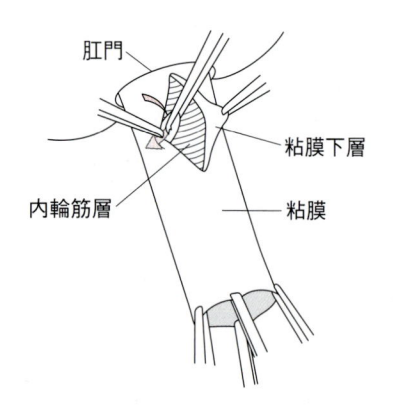

6 経肛門的エンドレクタル・プルスルー手術

a：粘膜切開から粘膜抜去の開始

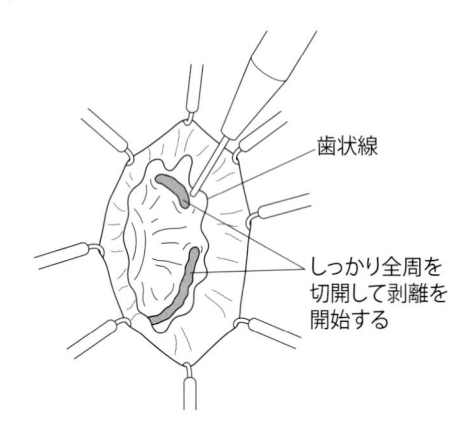

b：粘膜下層の剥離。露出してきた貫通血管枝を逐次凝固切離しながら，ツッペルで剥離を進める。

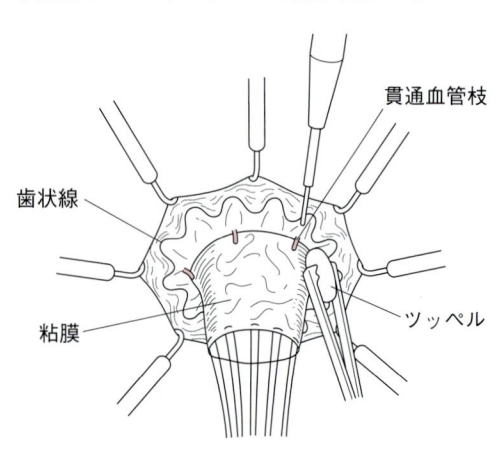

腸間膜処理を行った直腸上部を肛門内に挿入したアリス鉗子で粘膜側から把持・牽引し，粘膜側を翻転させながら引き出すことで直腸脱を形成する 5b 。

肛門外に重積翻転した部分の外側結腸壁を切離すると内側の結腸漿膜が露出し，腹腔内と交通し，その部分で結腸の離断がなされる。内側の結腸断端をいったん縫合閉鎖して支持糸をかけたまま腹腔内に戻す。

外側の直腸をさらに脱転させ直腸の粘膜抜去を外側から全周性に行う 5c 。エピネフリン加生食を粘膜下に注入し，粘膜層の剥離を全周性に行う。剥離した粘膜を牽引しながら歯状線直上までの粘膜抜去 5d を進めた後，筋層筒後壁の切開を行う。

筋層筒の長さを整えて肛門内に戻し，その内側を通して結腸を引き降ろす。

生検にて正常神経節部腸管であることを確認後に結腸を離断して肛門と吻合する。

なお，prolapsingの操作にて 肛門からの鉗子挿入での翻転操作が難しい場合は，肛門から静脈瘤用ストリッパーやバルーンカテーテルを挿入し，S状結腸下部でその頸部を絹糸や布テープで強く緊縛して引っ張り下ろすと翻転重積操作が比較的容易に可能となる 5b 。

経肛門的エンドレクタル・プルスルー手術

患者を砕石位として，肛門に放射状に支持糸もしくはリング状のリトラクターで展開する。歯状線の約5mm上方で10万倍のエピネフリン生食を粘膜下に注入して，電気メスで周状に粘膜切開を行う 6a 。切開がきちんと全周につながったことを確認しながら先の平たい鑷子で粘膜をつまみ上げながら粘膜の剥離を進めていき，縫い代が確保された段階で粘膜剥離端に支持糸をかける。

支持糸を牽引しながら，粘膜・筋層間の剥離を進めていくが，剥離開始直後の内括約筋付近は層の同定が難しく，筋層の一部が引っ張られて粘膜側についてきやすいため，慎重に確認しながら剥離を進める。貫通血管が同定される毎に電気メスで焼灼しながら，ツッペルで剥離を進めていく 6b 。正しい層が剥離されていれば徐々に奥の筋層がたわんで肛門縁付近まで牽引されてくる。6時方向の部分がたるみやすく，層が分かりにくいため慎重に剥離して，できるだけ均等に剥離していくことを心がける。

腹膜翻転部を越え，たわんできた筋層に切開を加えて，全周を切開すると肛門外での開腹・結腸離断が完了する 6c 。腸間膜血管は結紮もしくは超音波凝固切開装置を用いて処理する。続いて，腹腔内結腸を肛門外に1～2cmずつ牽引し，結腸漿膜に流入・付着している血管や膜組織を漿膜に接した部分で少しずつ切離する 6d 。この部分での膜や直動脈・静脈の切離はバイポーラや電気メスでも十分に止血が可能であり，結紮を要することはほとんどない。周状に切離が済めば再び1～2cm結腸を牽引して同様の操作を行うことで，徐々に結腸の血管処理・授動が進んでいく。この操作を繰り返すことで奥にある血管処理を要することなく，S状結腸中央付近までの引き降ろしは十分に可能である。なお，この操作中に腸管のねじれが生じることがあるため，引き抜かれてくる結腸の向きを確認しながら進める必要がある。

拡張部が引き出されてきたら，全層生検を行い，神経節が十分に分布していることを確認する。

引き降ろし結腸を腹側に挙上させて，直腸筋層筒の後壁を切離または短冊状に切除する 6e 。やりにくい場合は，Lynnの手術に準じて歯状線直上の筋層を横方向に切開して，鉗子で筋層の後方を剥離した後頭側への切離を進める。筋層筒のカフを腹腔側に戻すが，長く残した筋層筒が折りたたまれたり巻きついたりすると狭窄の原因となるため，肛門外に引き出されている部分，特に後壁側のカフは可及的に切除しておく。

12，3，6，9時の4カ所に漿膜筋層縫合で肛門管に固定した後に結腸を離断する。歯状線直上で結腸全層・肛門の吻合を行う。口径差があり縫合の間が波打つようになり隙間ができるため，隙間をつぶすように縫合を追加する必要がある。

●トラブルシューティング：Swenson法への移行時への備え

直腸の粘膜抜去操作では，正しい層の同定と維持が重要であるが，外側の筋層が薄いため剥離操作の途中で容易に外膜の層に入ってしまうことがある。修復・修正が難しい場合はその部分から腹膜翻転部下の直腸剥離を進めざるをえないが，これはSwenson原法と同様の剥離層となり，気づかずに剥離を進めて尿管を損傷したとの報告も見られる。Swenson法の原則である直腸壁に接して血管を1本ずつ処理しながら剥離を進め，仙骨神経叢を含んだ周囲の脂肪組織をできるだけ損傷しないことを肝に銘じて進めなければならない。

術後管理のポイント

①経肛門手術では早期から排ガス，排便がみられ，回復も早いため，早期からの経口摂取再開が可能である。
②ほとんどの症例で頻回の排便が認められるため，頻回の洗浄と軟膏による周囲皮膚の被覆など肛門周囲のケアが重要となる。通常この頻便は徐々に改善してきて，多くは1～3カ月くらいで1日5～6回程度の排便となる。
③ブジーは2週間後頃から行うが，退院後に外来で開始することも多い。

文献

1) Swenson O: Partial Internal Sphincterectomy in The Treatment Of Hirschsprung's Disease. Ann Surg 1964 Sep; 160:540-50.
2) Duhamel B: A new operation for the treatment of Hirschsprung's disease. Arch Dis Child 1960; 35: 38-9.
3) Ikeda K: New techniques in the surgical treatment of Hirschsprung's disease. Surgery 1967; 61(4): 503-8.
4) Soave F: Endorectal pull-through: 20 years experience. Address of the guest speaker, APSA, 1984. J Pediatr Surg 1985; 20(6): 568-79.
5) Georgeson KE, Cohen RD, et al: Primary laparoscopic-assisted endorectal colon pull-through for Hirschsprung's disease: a new gold standard. Ann Surg 1999; 229(5): 678-82.
6) 森川康英，星野健，ほか：腹腔鏡下ヒルシュスプルング病根治手術．消化器外科 1999; 22: 870-7.
7) De la Torre ML, Ortega SJA: Transanal endorectal pull-through for Hirschsprung's disease. J Pediatr Surg 1998; 33(8): 1283-6.
8) 田口智章，水田祥代：小児外科疾患に対する新しい治療 手術のスタンダード：Hirschsprung病に対する低侵襲手術．医学のあゆみ 2005; 213: 813-7.

c：腹膜翻転部を越えると筋層がたわんでくるため，筋層の全周切離を行い，肛門外で結腸を離断する。

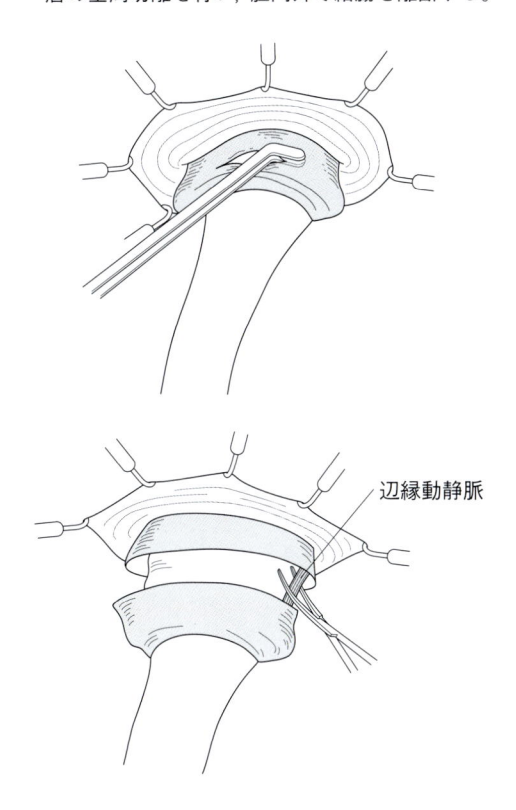

辺縁動静脈

d：結腸の漿膜に沿って直動静脈や付着する膜を切離し，少しずつ結腸を引き出していく。

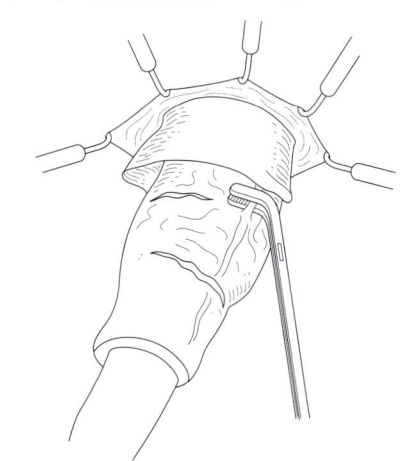

e：筋層筒後壁の切開

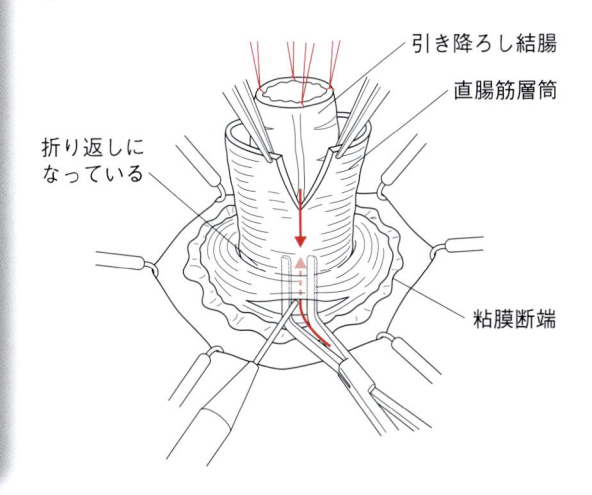

引き降ろし結腸
直腸筋層筒
折り返しになっている
粘膜断端

V 腹部

ヒルシュスプルング病根治手術：
広域無神経節症の手術

韮澤融司

無神経節腸管が回盲部を越えて広範囲に小腸にまで及ぶ広域無神経節症（extensive aganglionosis）の場合には，術後の水分吸収を考慮した術式を行う必要がある。無神経節結腸の水分吸収能を用いることになるが，左側結腸を用いる方法と右側結腸を用いる方法に大別される。

手術の実際

●左側結腸を用いる方法：Martin法 [1,2]

原著に記載されている方法は，まず正常小腸の最肛門側で小腸を離断し，状態が悪ければ口側端をそのまま小腸瘻とする。状態が良ければ口側端を閉鎖しDuhamel法に準じて肛門に引き降ろす。引き降ろした小腸は開放せずに閉鎖したままで直腸後壁と小腸前壁を数針固定するのみにとどめる。無神経節部腸管は盲管とし留置する。

24～48時間後にpull-throughした小腸端を開放し，直腸後壁と小腸前壁に圧挫鉗子をかける。3～5日で直腸小腸の吻合が完成する。その6～12カ月後に脾彎曲部以下の結腸を残して無神経節腸管を切除し，pull-throughした小腸と脾彎曲部までの結腸の側側吻合を行い手術を完成させる。現在では原法に沿った方法ではなく，正常小腸の最肛門側に2連銃型の小腸瘻を造設し，体重の増加を待って根治手術を行う方法が一般に行われている。またMartin法では側側吻合は手縫いで行われていたが，現在では自動吻合器で行う [3,4]。

消毒は足先まで行い，臀部を手術台の下方に位置させ，砕石位にした際に腹部と会陰部両者が同時に手術操作が行えるようにする。新生児期に造設された小腸瘻を腹壁から遊離し，小腸瘻の口側端で離断し縫合閉鎖してpull-throughに備える。

肛門側の無神経部腸管は側側吻合をする範囲を残して切除する。側側吻合の範囲はMartinは脾彎曲部以下と記載しているが，わが国ではMartinの原法ほど長くとる必要はないとする報告が多い [3~5]。従って側側吻合の範囲はS状結腸動脈の支配領域で十分である。より長くするためには，左結腸動脈領域を温存する必要がある。肛門部からの操作はDuhamel法とまったく同様の方法で行われる❶。肛門からの吻合離断が終了した後，腹腔側からの操作に移る。側側吻合のために残した結腸断端を開放し，結腸の後面に引き降ろした小腸壁を一部切開開放し，結腸壁と小腸を4-0吸収糸で，結節縫合で全層縫合する。ここから肛門側に向かって自動吻合器を挿入し，吻合器のforkが肛門側からの側側吻合内に正確に出ていることを確認し吻合する❷。

❶ Martin法
まず小腸瘻を腹壁から切離する。次に側側吻合に用いる結腸を除き，その他の無神経節腸管を切除する。Duhamel法に準じて無神経節結腸の後壁に小腸をpull-throughし，肛門部に吻合する。自動吻合器にて直腸後壁と小腸前壁を縫合離断する。

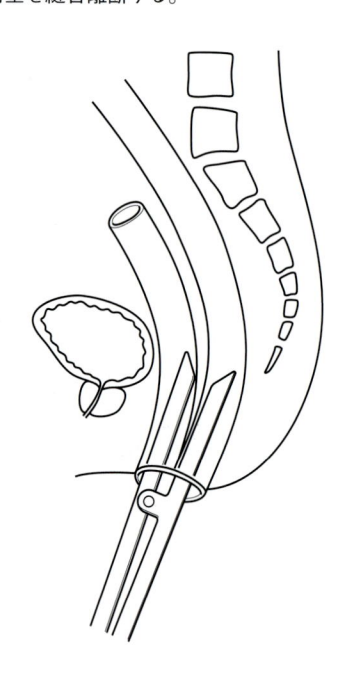

❷ 腹腔側からのアプローチ
腹腔側から自動吻合器を挿入し，吻合器のforkが肛門側の側側吻合内に正確に出ていることを確認し吻合する。

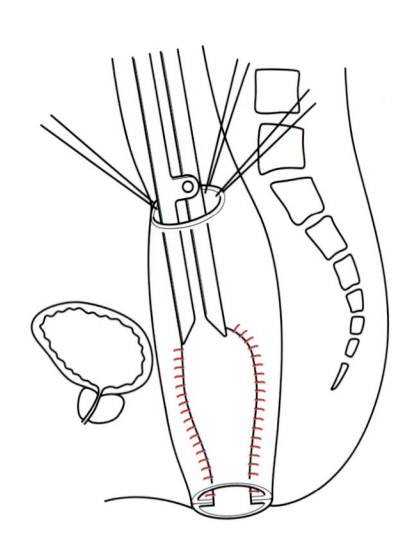

側側吻合の終了後に，腹腔側から自動吻合器を挿入した小孔を閉鎖する．結腸が狭小で自動吻合器が使えない場合には手縫いで対応する❸．腹膜翻転部の口側の結腸と小腸のそれぞれ腸間膜と反対側に切開を加え，肛門側から口側に向かって後壁吻合を行い，次に前壁を縫合閉鎖し側側吻合を完成させる．

●右側結腸を利用する方法：木村法 [6,7]

　上行結腸と回腸を並行に並べ，側側吻合を行う．側側吻合は，まず漿膜筋層縫合を行った後，前壁，後壁を全層縫合で吻合を完成させる．回腸末端部を5cmほど残して側側吻合を行い人工肛門とする方法も報告されたが，根治術後に排便管理に困難を生じた症例から，上行結腸と回腸が同じレベルになるオリジナル法が現在は行われている❹a, b．また側側吻合の長さは特殊な例を除き10～15cmとした症例が多い．
　colon patch graftと回腸の側側吻合の間に十分な側副血行が完成してから根治手術を行う．木村らはSwenson法に準じて人工肛門部を肛門にpull-throughしているが，Soave法を応用することも可能である．colon patch graft部に流入する血管は切離するので，この部の血行は側副血行からの血流のみとなる❹c．

文献

1) Martin LW: Surgical management of Hirschsprung's disease involving the small intestine. Arch Surg 1968; 97: 183-9.
2) Martin LW: Surgical management of total colonic aganglionosis. Ann Surg 1972; 176: 343-6.
3) 梶本照穂，中村紘一郎：ヒルシュスプルング病のMartin手術．臨外1977; 32: 1543-8.
4) 平井慶徳：Entire colon aganglionosisに対するauto suture surgical instrument（Model GIA）によるMartin手術（変法）．小児外科1979; 11: 803-910.
5) 佐伯守洋，中野美和子，ほか：Martin手術の術式と遠隔成績．小児外科1996; 28: 1363-70.
6) Kimura K, Nishijima E, et al: A new surgical approach to extensive aganglionosis. J Pediatr Surg 1981; 16: 840-3.
7) 木村 健，西島栄治，ほか：Colon patch graft法：その術式と成績．小児外科1996; 28: 1373-8.

❸ 手縫いによる吻合

腸管が狭小で自動吻合器が使えない場合には，結腸と小腸を開放し，手縫いで側側吻合を完成させる．

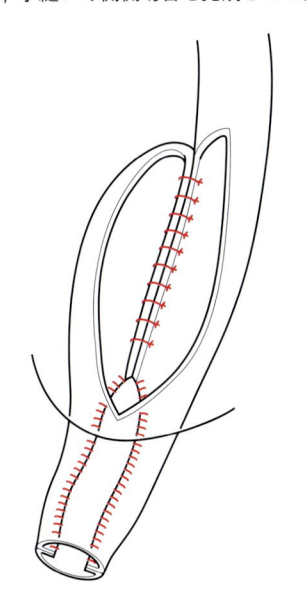

❹ 木村法

ⓐ, ⓑ：上行結腸を10～15cmの長さで小腸と側側吻合し，結腸と小腸の隔壁を切開開放し，一つの内腔として人工肛門とする．
ⓒ：側副血行が十分に完成した後に，結腸に流入する血管を結紮切離し肛門部にpull-throughする．

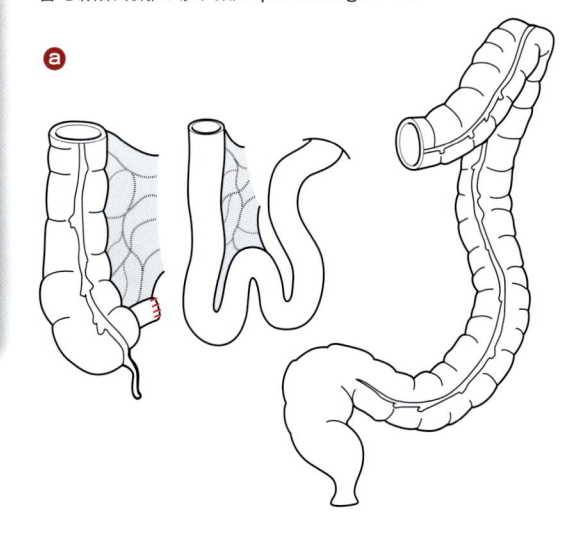

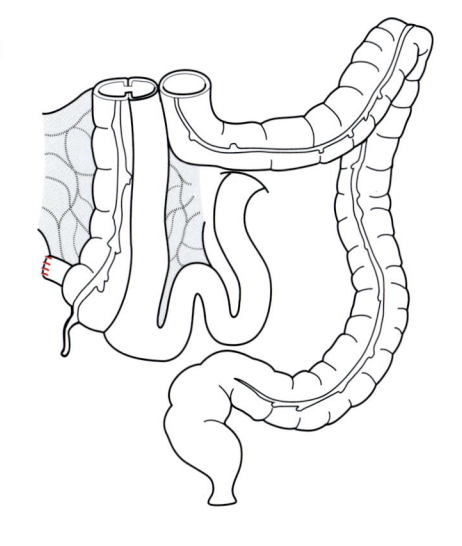

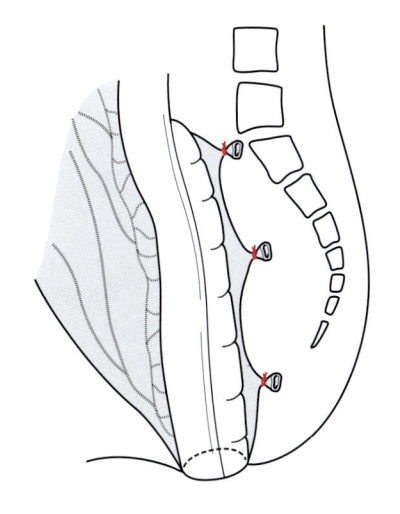

V 腹部／鎖肛根治手術

低位鎖肛の手術

上野 滋

❶ 細い肛門皮膚瘻

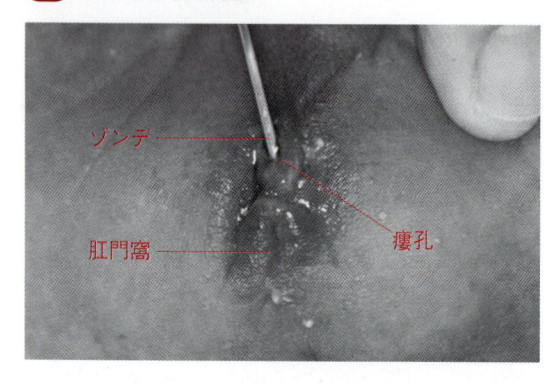

（ゾンデ，肛門窩，瘻孔）

❷ covered anus complete の造影所見（側面）

人工肛門造設後ストーマからの注腸造影写真。直腸盲端はI線を越え，肛門窩付近に達している。

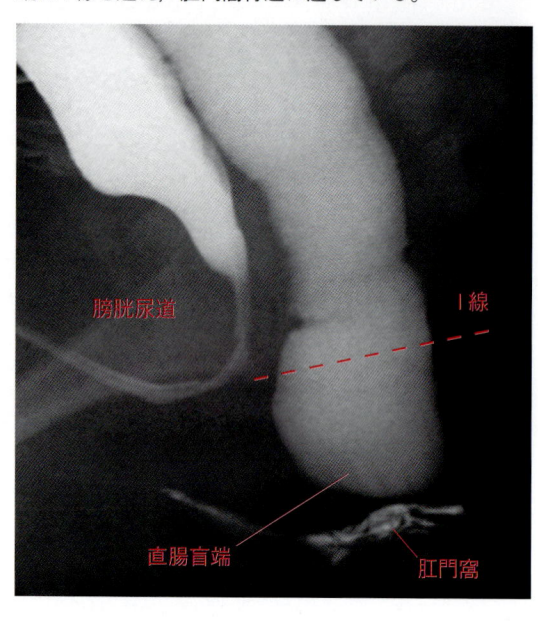

（膀胱尿道，I線，直腸盲端，肛門窩）

❸ 肛門腟前庭瘻

瘻孔が腟口と後交連の間でわかりにくい。腟の後方を探ると瘻孔が見つかる。

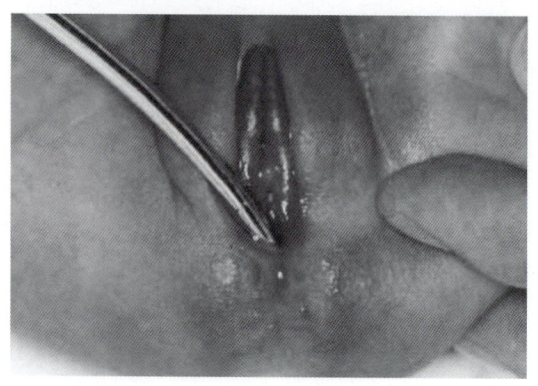

鎖肛治療は，正しく病型診断することが第一歩であり，診断に基づいて手術法を選択することで，術後排便機能を最良に保てる。本項では，病型は，直腸肛門奇形研究会で採用されている1970年の国際分類に基づいて記述する。

術前準備

診断

男児：多くは，会陰，肛門部に瘻孔を形成する肛門皮膚瘻（anocutaneous fistula）あるいは肛門窩に過剰な皮膚襞壁（bucket handle）のある肛門狭窄（covered anal stenosis）である。両者の違いは臨床的には小さいので，肛門皮膚瘻について述べる。

会陰，肛門の外観は一見正常に見えるが，肛門窩に開口部がなく，会陰に瘻孔が開口する。肛門前方に瘻孔があり，薄い膜で覆われた胎便を透見することもある。生直後，瘻孔開口部がきわめて細く見つけにくいときもあり，ていねいな診察と細いカテーテルで会陰正中を探ることで瘻孔開口部を見つける❶。

covered anus completeは，直腸肛門が盲端に終わるもので，外表面に瘻孔はないが，倒立位X線撮影や超音波画像，造影検査❷により，盲端がI線を越えると判断されるものである。肛門窩との距離があれば中間位〔anal agenesis（肛門無形成）〕に準じ，新生児期に人工肛門（ストーマ）を造設する。

女児：女児では，腟前庭，後交連部，会陰に瘻孔を形成する。anovestibular fistula（肛門腟前庭瘻）は女児で最も多く，腟前庭部に瘻孔があり，会陰部皮膚にはみ出していない。anovulvar fistulaは腟前庭部の後方の会陰後交連に瘻孔が開くものである。腟前庭瘻については，一見瘻孔がないように見える。

女児の無瘻孔型，cloaca型の頻度は低いので，腟前庭瘻を見逃さないように注意深く観察し，ゾンデなどで同部を後方に探ると瘻孔が見つかる❸。肛門皮膚瘻，肛門狭窄，covered anus completeの診断については，男児と同様である。

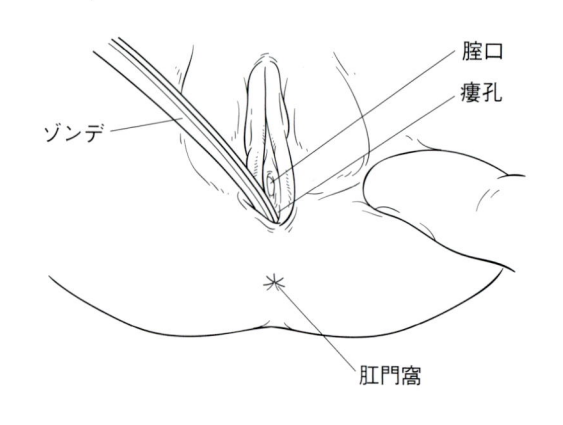

（腟口，瘻孔，ゾンデ，肛門窩）

216

鎖肛根治手術：低位鎖肛の手術

新生児期処置

　新生児期に瘻孔が開通すると胎便が排出される。肛門皮膚瘻では，新生児期に瘻孔部を後方に切開，縫合することで根治手術（いわゆるカットバック）とすることも多いと思われるが，著者は男女を問わず，新生児期には根治手術は行わない。新生児期手術が低位鎖肛の排便障害，特に便秘を防ぐための外肛門括約筋の切開が必要かつ十分に行えないとの考えからである。ただし，瘻孔が狭い場合は，新生児期に瘻孔開口部から正中後方に切開し，Hegar拡張器によるブジーを♯6程度まで1週間行って排便経路を保つ。
　女児においては，瘻孔からの後方切開は行わず，ブジーによる拡張のみに止める。ブジーにより排便経路が得られれば，その後は1日2回のグリセリン浣腸（3m*l*/kg/回）による排便管理を行い，家族に指導して一時退院とする。

術前管理

　生後6カ月後に根治手術を行う。肛門部周囲に脂肪腫などの病変がなければ，術前検査として注腸造影，筋電図検査を行い，直腸周辺の異常の有無，筋群の分布を確認する。脂肪腫や仙骨前腫瘤，二分脊椎など病変があるときは，MRIで筋群の分布，病変の有無を確認し，病変に応じた適切な手術を計画する。
　術前は，前日夕と当日朝の浣腸により排便させておく。

手術の実際

術式の選択

　低位鎖肛では，直腸肛門は恥骨直腸筋を貫いており，手術で直腸周辺の操作は不要で，会陰から肛門形成できる。手術の目的は，外肛門括約筋が排便を妨げないよう，その中央を肛門が通過するように肛門を形成することである。
　また，外陰部から肛門窩までの外観をできるだけ正常に近づけることも重要である。このため，瘻孔開口部が肛門窩に近い場合は，後方の外括約筋を切開する肛門形成術を選択し，瘻孔開口部が肛門窩から遠い場合，とりわけ，女児の場合は，肛門移動術〔anal transplantation（Potts法）〕を行う。

体位・筋群分布の確認

　尿道カテーテルを留置して，体位は砕石位とする。乳児では，下肢を曲げた"あぐら"を組むのもよい。筋群（主に外肛門括約筋）の収縮を電気刺激装置で確認し，肛門窩の中心にマーキングをする ❹ 。

●後方筋群（外肛門括約筋）切開による肛門形成術

　男児の多くの低位鎖肛例，女児で瘻孔開口部が肛門に近い場合に選択する。皮膚瘻の後ろ半周に切開を加え，瘻孔の後方の皮下を半月状に剥離する。剥離の範囲は，電気刺激装置で括約筋分布の範囲を確認しながら，収縮の中心をおよそ10mm超えた部まで十分な範囲を剥離する ❺ 。
　切開部の両端を縫合して釣り糸としながら，瘻孔の12時の部位を粘膜と筋群を含めて縦に切開する ❻ 。切開の範囲は，後方は筋群収縮の中心を超え，粘膜面は後方切開の長さと同じ長さになるようにする。術者の小指が肛門内に抵抗なく挿入でき

❹ 電気刺激による切開線の決定
電気刺激を加えて肛門窩を決定し，皮膚切開線を決める。

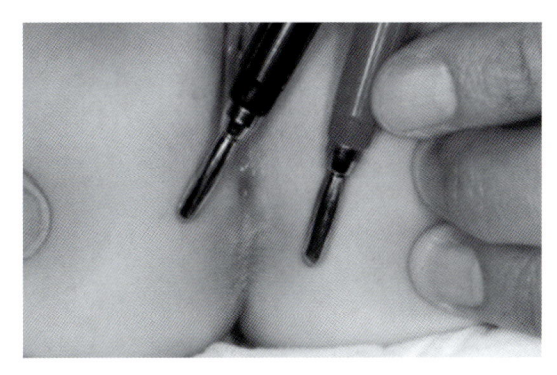

❺ 皮膚のマーキング
切開線
皮下剥離範囲
肛門窩

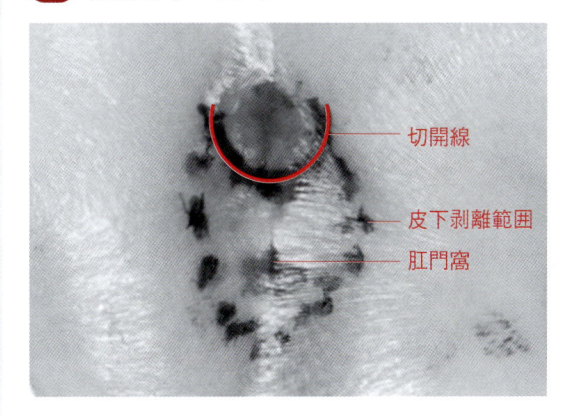

❻ 筋群（外肛門括約筋）の後方切開
縫合糸
筋群（外肛門括約筋）

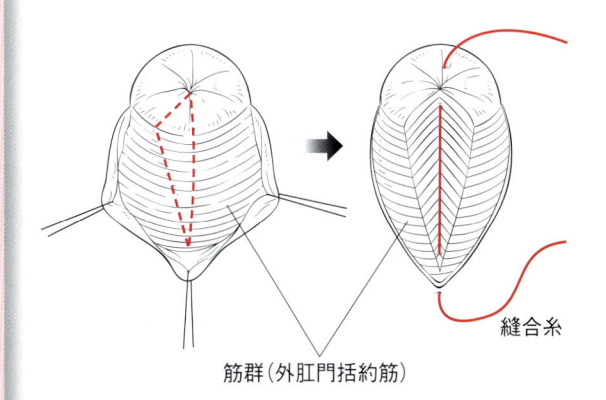

❼ 縫合後外観

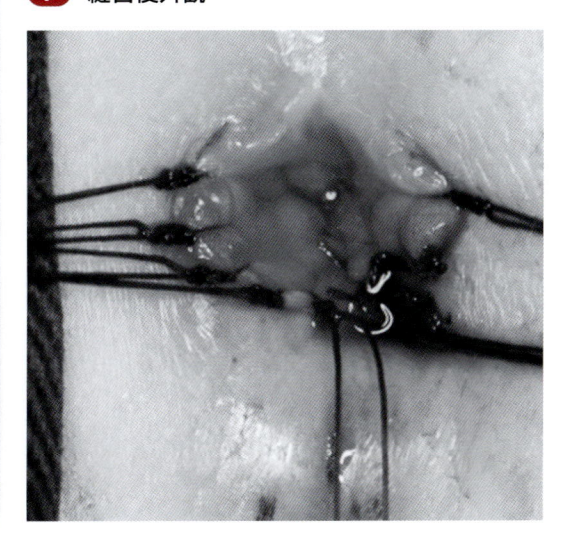

217

8 肛門腟前庭瘻の剥離

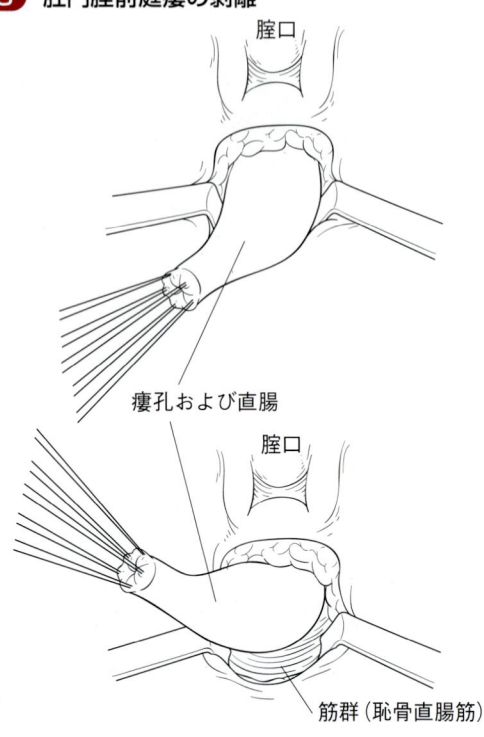

腟口

瘻孔および直腸

腟口

筋群（恥骨直腸筋）

9 肛門腟前庭瘻の貫通経路

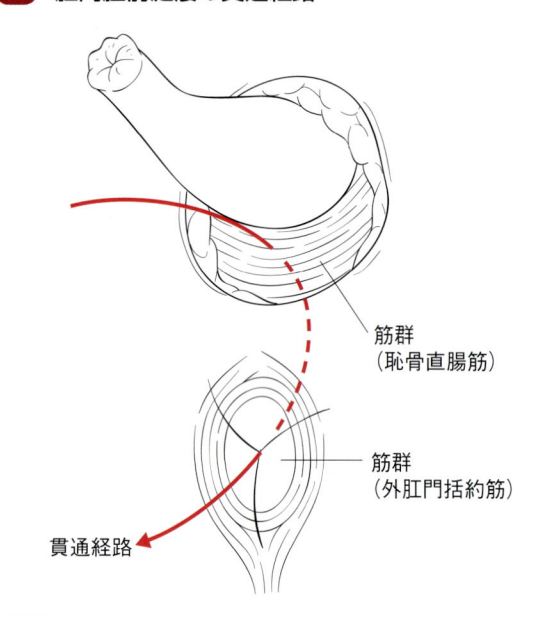

筋群（恥骨直腸筋）

筋群（外肛門括約筋）

貫通経路

10 肛門吻合後

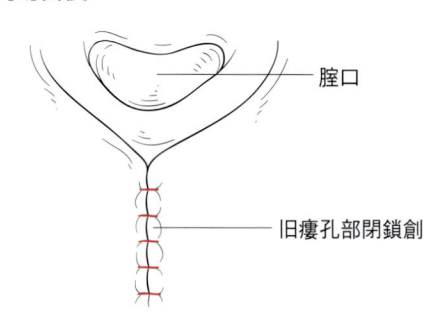

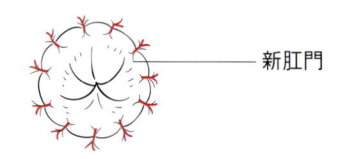

腟口

旧瘻孔部閉鎖創

新肛門

れば，切開は十分である．皮膚切開縁と縦切開した粘膜面とを結節縫合する．縫合後にも小指が肛門内に抵抗なく挿入できることを確認し，手術を終了する **7**．狭ければ，正中後方で縦切開横縫合を追加する．縫合後は太さ14Fr程度のステントチューブ（ネラトンカテーテル）を入れておく．

●肛門移動術〔anal transplantation（Potts法）〕

　男児肛門皮膚瘻で瘻孔開口部が肛門窩から遠く，外括約筋の分布範囲を大きく超えているとき，女児の肛門腟前庭瘻，anovulvar fistulaでは，肛門移動術による根治手術を選択する．

　瘻孔の外周にわずかに皮膚を付けて全周を切開する．瘻孔開口部を4-0糸で縫合閉鎖してもよい．瘻孔を把持する鉗子や掛けた糸で引きながら，周囲組織との間を剥離する **8**．

　瘻孔と筋群や腟壁の境はメスで削ぐように切離して，瘻孔を頭側に向かって剥離する．周囲が線維性に癒着している部分は長さ1cm程度で，これを越えると壁は直腸様に変化するので，剥離は鈍的に行える．新肛門の形成に十分な距離を確保した後，骨盤底筋群に電気刺激を加えると会陰から肛門窩に収縮がみられ，直腸の後方の恥骨直腸筋と考えられる筋群の収縮も確認できる．

　肛門窩の皮膚切開は，筋群収縮の中心から1辺約1cmのY字の皮膚切開とし，切開を加えた皮膚縁をつまみ，皮下組織を付けて切開縁から皮膚を約1cm剥離する．外括約筋の中心を電気刺激により再確認した後，括約筋の中心から直腸剥離の後面の恥骨直腸筋の収縮の下端を目指し鉗子で貫く **9**, **10**．

　筋群は切開しない．貫通路を十分に広げた後，瘻孔下端に掛けた糸を会陰部から通した鉗子で把持し，腸管をpull throughする．貫通した腸管壁と外肛門括約筋を4針縫合して固定し，瘻孔先端を糸とともに約5mm程度trimmingしながら皮膚および腸管を4-0糸で縫合する．縫合後は太さ10Fr程度のステントチューブ（ネラトンカテーテル）を入れておく．

　瘻孔抜去部は筋群および皮下組織を吸収糸で縦に縫合閉鎖する．皮膚は埋没縫合とする．

●covered anus completeの手術（内視鏡併用肛門形成術）

　covered anus completeは，直腸肛門が盲端に終わるもので，外表面に瘻孔はないが，盲端がI線を超えると判断されるものである．新生児期に，肛門窩と盲端の距離があれば人工肛門を造設する．

　術前の注腸造影検査で，直腸盲端がI線を大きく越えて，肛門窩の近くに達している場合には **2**，内視鏡を併用して会陰から肛門形成できる．砕石位として，肛門窩を電気刺激して，収縮の中心を定めておく．ストーマから内視鏡を挿入 **11a**，直腸盲端部を観察すると，盲端部に中央に収束するひだ状の隆起が認められる．

　肛門窩の中心から内視鏡観察下に穿刺，続いて会陰からの肛門形成術を行うが，穿刺針を糸で皮膚に固定，これを中心に径1cmの円状の皮膚切開を加え，固定糸を引きながら括約筋を

218

メスで剥しながら，腸管壁を約1cmの範囲で剥離，穿刺部から約5mmの距離に切開を加え，腸管内腔に到達する．腸管と皮膚を縫合しながら，腸管全周を切離する 11b ．縫合後の肛門開口部に小指が抵抗なく入ることを確認する．縫合後は太さ14Fr程度のステントチューブ（ネラトンカテーテル）を入れておく．術後管理は，人工肛門を置いた患児の管理に準じる．

術後管理のポイント

手術直後の管理

①創の安静を保つため，形成肛門へのステントチューブを留置したまま，仰臥位として1週間下肢を固定する．
②創感染の予防の抗菌薬投与を行う．
③食事は手術翌日から開始できる．
④1週間後に創感染の有無，瘻孔の再開通の有無を確認後下肢の固定を解く．
⑤会陰創に問題がなければ2週間後から浣腸を再開するとともに，Hegar拡張器による肛門ブジーを開始する．拡張は，後方筋群切開による肛門形成術では，#10程度から，全周の縫合を行う肛門移動術などでは#8程度から慎重に行い，#14まで1日に1サイズ程度ずつ増やす．出血があればサイズアップは行わない．
⑥会陰創に感染，瘻孔の再開通などがみられるときはブジーを行わず，ステント留置のまま創の完成を待ってブジーを行う．
⑦#14までのブジーが終われば，後方筋群切開による肛門形成術ではステントチューブを抜去して退院とする．肛門移動術では，ステントチューブは留置したまま退院してもよい．

退院後長期管理

①肛門移動術術後は浣腸による排便管理を続ける．肛門移動術では，1，2週間に1度の外来通院時に肛門指診により吻合部の狭窄の有無や軟らかさを確認し，狭窄があれば適宜ブジーを行い，十分な拡張が得られるまでステントチューブを留置する．
②浣腸による排便管理は，術直後は1日2回，6カ月後からは1日1回の浣腸により行う．
③自力での排便を確認しながら適宜浣腸回数を減らすことができるが，鎖肛の有無にかかわらず，便秘になりがちな年齢であることを念頭に，食事指導，すなわち食物繊維と水分を十分とるように指導し，硬便になるときは緩下剤を投与する．
④便秘，汚染の有無に留意し，排便管理が不要になる児では，小学校入学ごろには排便に関する経過観察は不要になる．

11 covered anus complete の手術

a：ストーマからの内視鏡挿入

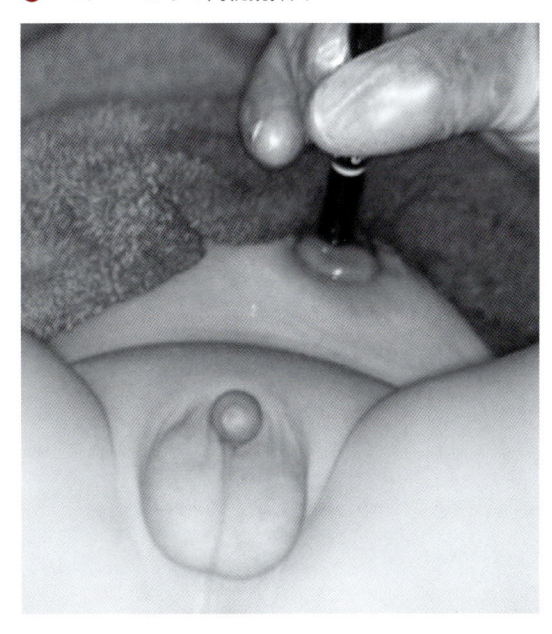

b：会陰からの肛門形成
肛門窩から刺入したカテーテルを頼りに直腸盲端を剥離後，剥離した腸管に切開を加えながら肛門皮膚と縫合しているところ．

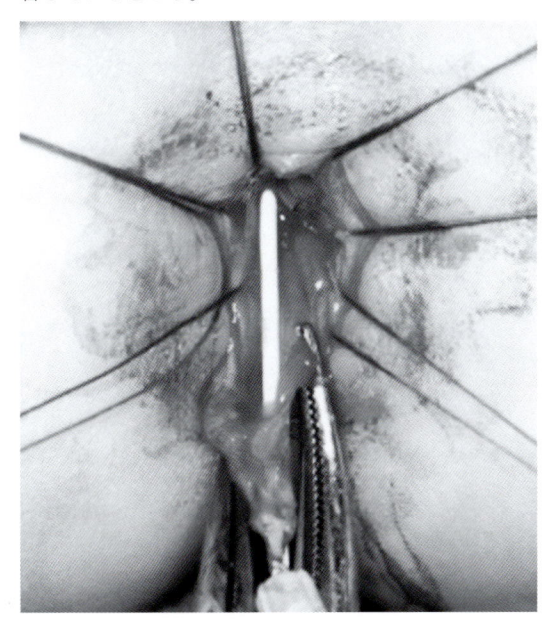

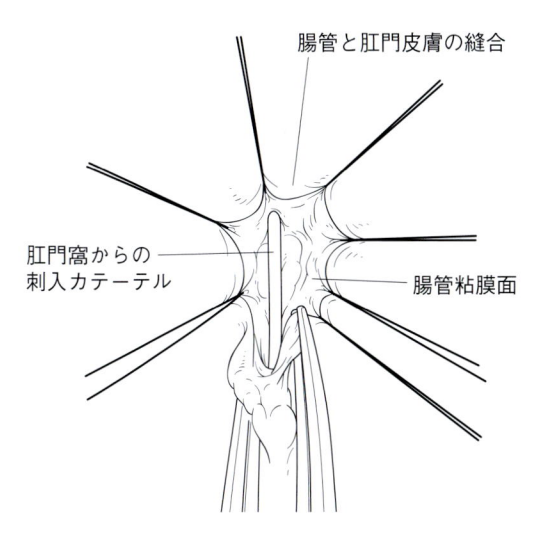

腸管と肛門皮膚の縫合
肛門窩からの刺入カテーテル
腸管粘膜面

V 腹部／鎖肛根治手術

高位・中間位鎖肛の手術

上野 滋

　鎖肛治療は正しく病型診断することが第一歩であり，診断に基づいて手術法を選択することで，術後排便機能を最良に保てる。本項では，病型は直腸肛門奇形研究会で採用されている1970年の国際分類に基づいて記述する。

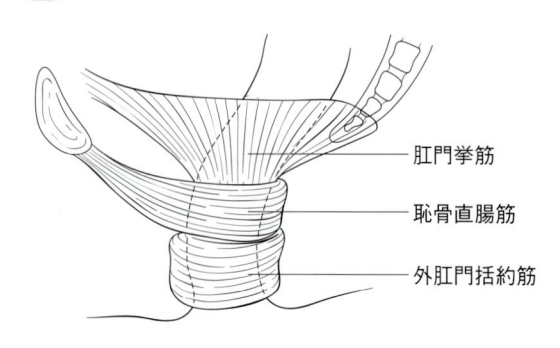

術前準備

診断およびストーマ造設

男児：例外的なanorectal stenosis（肛門直腸狭窄，中間位），rectal atresia（直腸閉鎖）（高位）を除き，会陰や肛門部に開口部はない❶。上記2病型は肛門窩に開口部があるが，狭窄あるいは閉鎖のため排便できず，他の高位・中間位型と同様，新生児期に人工肛門（ストーマ）を造設する。一方，一見開口部がないように見えるが，瘻孔がきわめて細い肛門皮膚瘻の場合は，ストーマは必要ない（前項「鎖肛根治手術：低位鎖肛の手術」（p.216）参照）。

　会陰や肛門部に開口のない鎖肛患児では，倒立位X線撮影により盲端の高さを確認する。盲端がI線を超えると，低位病型のcovered anus completeと診断されるが，盲端が肛門窩から距離がある場合はストーマを造設する。ストーマは，通常S状結腸に造るが，倒立位撮影などで直腸盲端の位置が高く，rectovesical fistula（直腸膀胱瘻）などが疑われる場合は，横行結腸にストーマを造設する。

女児：女児の高位・中間位鎖肛は，腟あるいは腟前庭に瘻孔のある，比較的まれな病型で，いずれも排便のためストーマ造設を要する。腟に瘻孔が開口する病型，すなわち，rectovaginal fistula highおよびlowはまれで，cloaca型との鑑別が必要である。rectovestibular fistula（直腸腟前庭瘻）はanovestibular fistula（肛門腟前庭瘻）と同様に腟前庭に瘻孔が開口するが，後者の頻度が高く，新生児期から瘻孔からの排便管理が可能で，通常ストーマは不要であるが，前者ではストーマを造設する。

病型診断

　乳児期に根治手術を行うのであれば，新生児期に病型を確定する必要はない。注腸造影，膀胱尿道造影により病型診断し，筋電図検査では筋群の分布を確認できる。脂肪腫や仙骨前腫瘍，二分脊椎など病変があるときは，MRIで筋群の分布，病変の有無を確認し，病変に応じた適切な手術を計画する。特に，仙骨前に病変があるときは，Cullarino症候群として手術法に配慮が必要である。

高位・中間位鎖肛と骨盤底筋群の解剖

　鎖肛手術，特に高位・中間位鎖肛の手術では，骨盤底筋群の解剖を理解することが求められる。Stephensによれば，肛門挙筋群，恥骨直腸筋，外肛門括約筋の区別が強調され，骨盤底筋

❶ 男児高位鎖肛外観

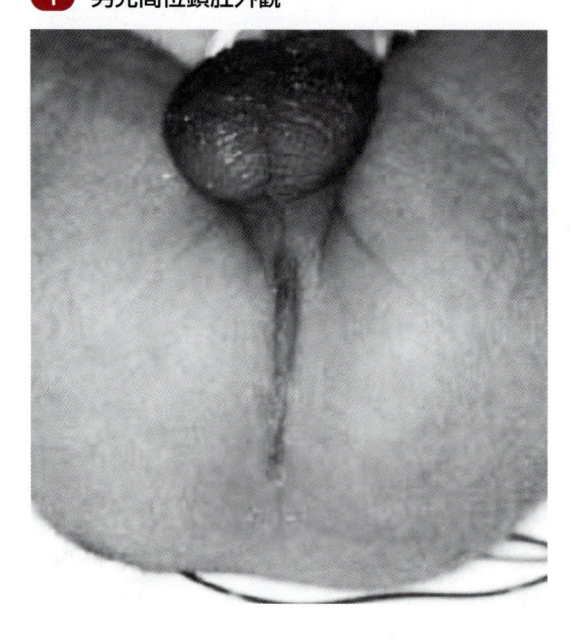

❷ 正常児の直腸肛門周囲の筋群
　　― 肛門挙筋
　　― 恥骨直腸筋
　　― 外肛門括約筋

群が肛門管の括約作用を有するとともに直腸肛門を支持する骨盤底組織を形成するとした。一方，Penaによる解説では，これらの筋群を手術中に区別するのは困難であるとの考えから，骨盤底筋群はparasaggital fiber, vertical fiberに分けて名付けられた。

　正常児では，直腸肛門は筋群の中央を通るが，筋群は恥骨後面と尾骨を結ぶ線（PC線）の高さで左右からハンモック状に直腸を支え，その肛門側で馬蹄型を成して直腸を後方から前方に引き，直腸と肛門管との間に屈曲（anterior angulation）を形成した後，肛門窩に達する❷。直腸末端部には内肛門括約筋がある。直腸筋層の肥厚したもので，直腸伸展刺激で弛緩する直腸肛門反射の効果器である。骨盤底筋群は通常は収縮して便禁制（continence）を保つ一方，排便時には弛緩する。

　高位・中間位鎖肛患児では，直腸は盲端に終わり，多くは膀胱，尿道，膣あるいは膣前庭と瘻孔を形成する。筋群の発達は不十分なことが多く，恥骨直腸筋の高さでは前後に狭く，外肛門括約筋の高さでは左右に狭い。また，直腸末端には内肛門括約筋と同様の反射による弛緩反応があるとされる。治療に当たっては，筋群の形態と働きを理解したうえで，手術によりできるだけ正常な構造に近づけるように努めることが肝要である。なお，本項では，骨盤底筋群は手術時には明確に区別できないことを認めたうえでStephensの概念に従い，恥骨直腸筋と外肛門括約筋に分けて記載する。

手術の実際

術式の選択

　高位・中間位鎖肛では，直腸が骨盤底筋群を貫通する経路を作成することが求められるが，筋群の中央をanterior angulationを保ちながら貫き，いかに正確に直腸肛門を形成するかが主眼となる。手術は，直腸への到達，瘻孔の離断，直腸の授動，貫通経路の作成，肛門の形成といった手順で行う。

　貫通経路の作成は，後方の仙骨会陰からのアプローチにより行うことができるが，直腸盲端が後方からアプローチできないほど高い位置にあるものは，経腹的な直腸への到達と瘻孔の離断が必要になる。

体位，肛門窩のマーキング

　尿道カテーテルを留置して，ジャックナイフ位とし，電気刺激により外肛門括約筋の収縮を皮膚上より確認，肛門窩の中心にマーキングをする。皮膚により直腸を迎えに行くことを想定して，高位鎖肛ではNixon法，すなわち，肛門窩の収縮の中心を通る縦2cmの切開線，その両端より4方向に延びる約1cmの切開線をおき，さらに，前後の部でダイヤモンド型に皮膚を切除する。中間位鎖肛では，筋収縮の中心から1辺約1cmのY字の皮膚切開予定線を印す❸，❹。

仙骨創からの直腸への到達

　仙尾部正中に仙骨後面から肛門形成予定部よりおよそ3cmの部まで皮膚切開をおく❺。皮下を切離して仙尾骨後面に至り，仙尾関節および尾骨の辺縁に沿って，三角形の切開を加え，仙尾関節および尾骨に付着する靭帯を切離して，尾骨を切除

❸ 体位ならびにマーキング（腹臥位）

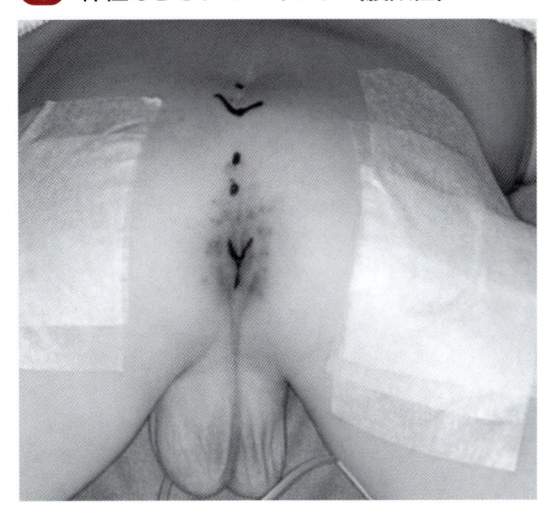

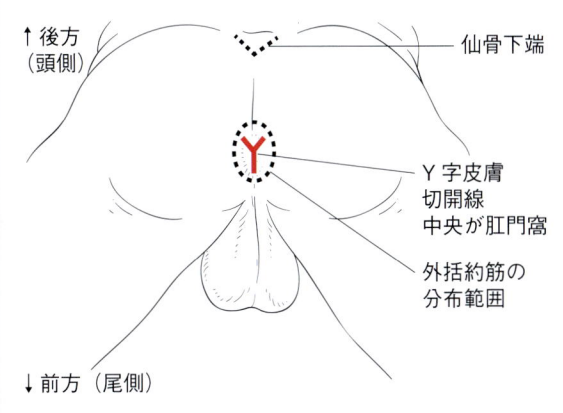

↑後方（頭側）　　仙骨下端
　　　　　　　　Y字皮膚切開線中央が肛門窩
　　　　　　　　外括約筋の分布範囲
↓前方（尾側）

❹ Nixon法による皮膚切開線（腹臥位）

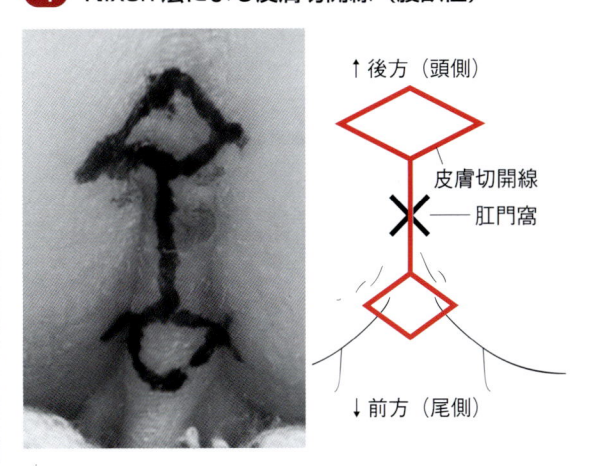

↑後方（頭側）
　　　　　　　　皮膚切開線
　　　　　　　　肛門窩
↓前方（尾側）

❺ 仙骨部切開（腹臥位）

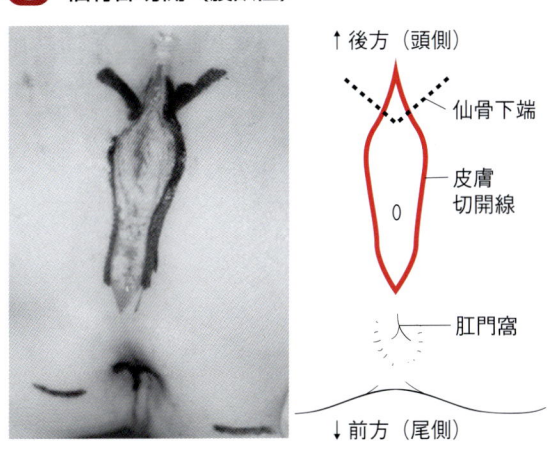

↑後方（頭側）
　　　　　　　　仙骨下端
　　　　　　　　皮膚切開線
　　　　　　　　肛門窩
↓前方（尾側）

221

6 直腸のすくい上げ（腹臥位）

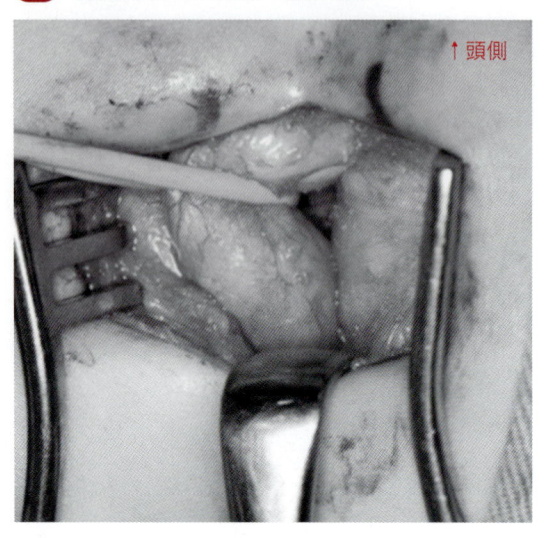

↑頭側

7 直腸の剥離（腹臥位）

↑頭側

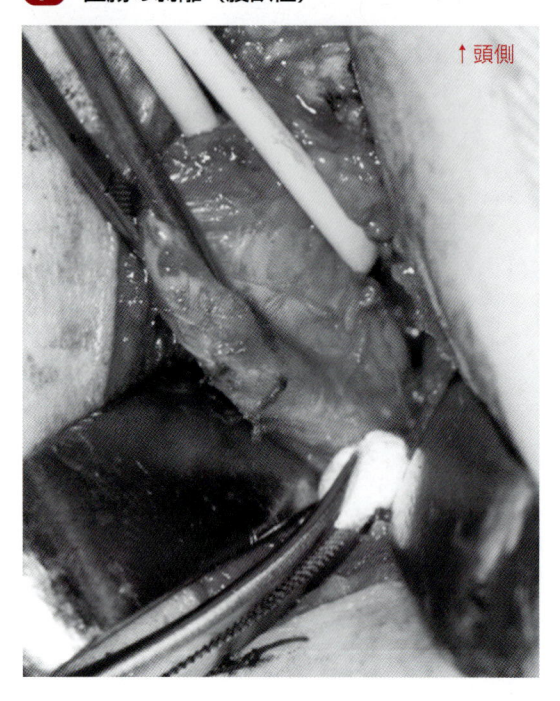

する。尾骨下端から縦にanococcygeal ligamentに切開を加え，presacral membraneに至り，membraneを正中で鈍的に切離すると，直腸後面に達する。

直腸盲端の剥離，瘻孔の離断

直腸を外膜面で周囲組織から剥離して直腸前面に至り，全周を剥離した後テープなどを通してすくい上げる**6**。この際，直腸の拡張が著しいときは，すくい上げるのにやや難渋するが，これを防ぐために，術前にストーマから十分に洗腸するのも一法である。

直腸前方の，男児では尿道，女児では腟を確認しながら直腸を盲端に向かって鈍的に剥離する。このとき，後方の筋群はできるだけ切開せず，筋鉤で愛護的によけながら瘻孔部まで，無瘻孔病型では盲端まで剥離を進める**7**。女児の直腸腟前庭瘻では，細い瘻孔が腟後壁に沿って瘻孔開口部まで続くが肛門腟前庭瘻と異なり，瘻孔をすべて剥離せず瘻孔を切断する。

尿道瘻は，直腸との合流部を確認し，吸収糸による貫通結紮をおいて切断する。尿道瘻のある部分では尿道と共有の筋層組織をもっているように見えることがあり，共有筋組織を鋭的に切離，直腸と尿道との合流を確認，尿道カテーテルを触れながら，瘻孔に糸をかけて瘻孔を離断する**8**。無瘻孔病型においては，直腸と周囲の骨盤底筋群との境界を剥離するが，盲端まで追って切離する直腸が細くなったところで瘻孔のある病型と同様に貫通結紮し切離する。

切断端は貫通結紮した糸で持ち上げながら，直腸を頭側に向かって剥離し，直腸盲端が肛門部まで十分引き降ろされることを確認する。

貫通経路の作成

会陰部肛門窩の皮膚のデザインに従い，皮膚切開を置く。皮下を周囲約1cmにわたって鋭的に剥離し，電気刺激によって浅部外括約筋を確認する。筋収縮の中心を定め，これが貫通経路の肛門側端となる**9**。

仙骨創から見た貫通経路口側端は骨盤底筋群のうち，恥骨直腸筋の下端になる。高位鎖肛では尿道瘻から肛門側になり，電気刺激で恥骨直腸筋の収縮が骨盤前後方向に向かうことが確認

8 直腸尿道瘻の離断（腹臥位）

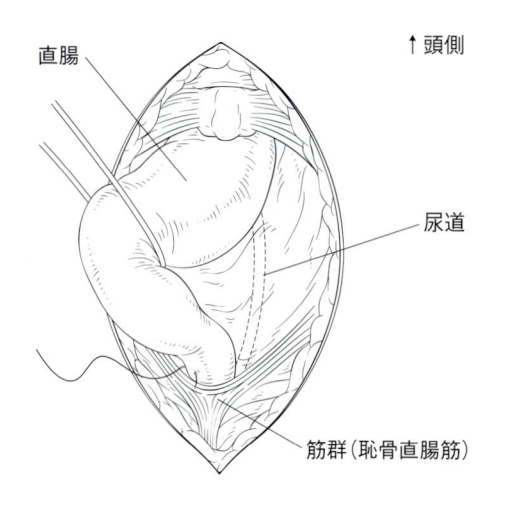

直腸 — ↑頭側
— 尿道
— 筋群（恥骨直腸筋）

9 肛門側の貫通経路（Y字切開）（腹臥位）

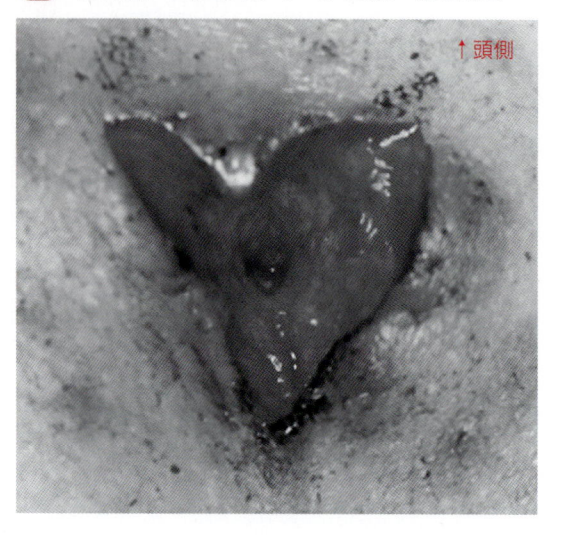

↑頭側

できる。中間位鎖肛では，球部尿道瘻あるいは直腸盲端部は恥骨直腸筋の収縮の前方にある。左右からの筋群と骨盤底筋群の集まる腱中心の後方を直腸が通過することを念頭に，収縮の前方，尿道との間が貫通経路の口側端とする **10**。

以上の操作により，貫通経路の口側端と肛門側端が明らかとなり，鉗子を口側端から入れて後方に向かい，会陰創筋収縮の中心を貫いて腸管経路を作成する **11**。鉗子でペンローズドレーンを通し，ドレーン内をHegar拡張器#8までのブジーを行うと，貫通経路は完成する **12**。

後方矢状切開法（posterior sagittal anorectoplasty）（Pena術式）は，仙骨創から肛門窩まで縦切開を置くが，筋群を縦に切開して貫通経路を中央で開き，その中に直腸を置いて左右の筋群を縫合する術式である **13**。著者はこの術式の経験はないが，

10 口側の貫通経路（腹臥位）

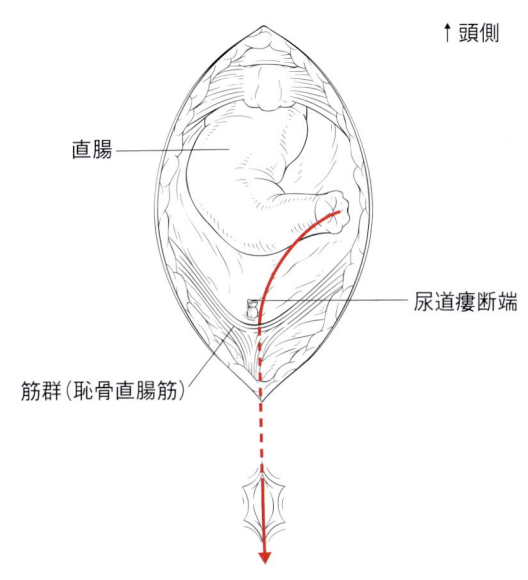

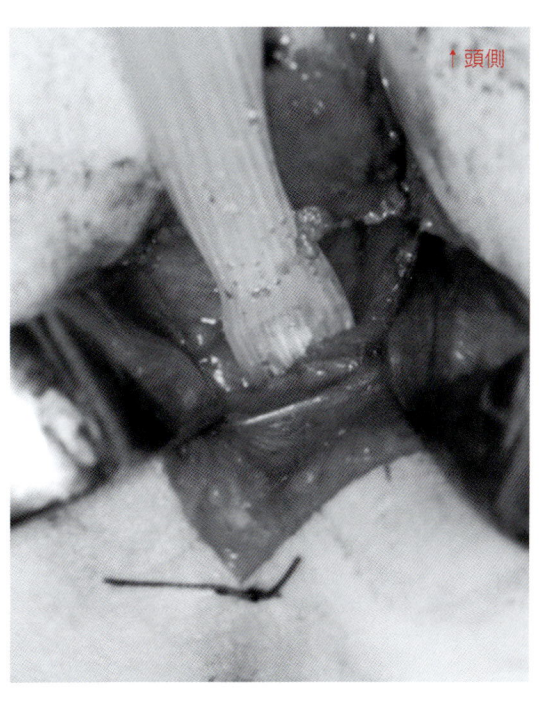

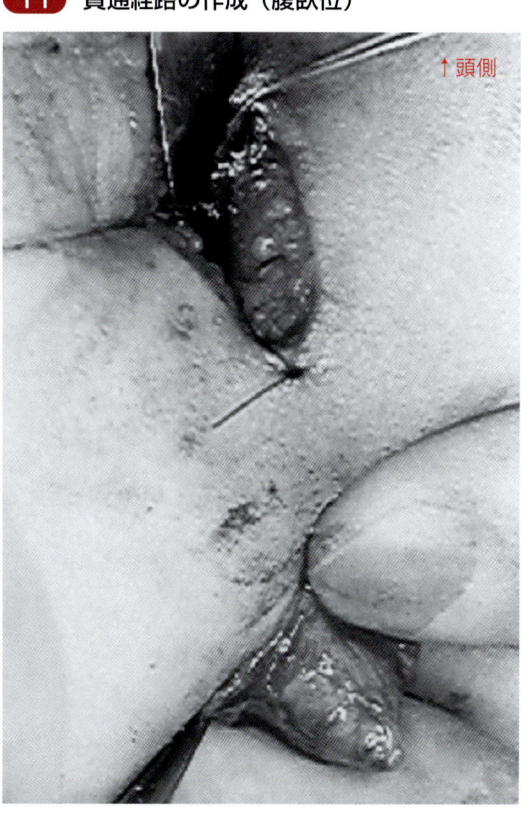

↑頭側

直腸
尿道瘻断端
筋群（恥骨直腸筋）

11 貫通経路の作成（腹臥位）

↑頭側

12 ペンローズドレーンと Hegar 拡張器による経路の拡張（腹臥位）

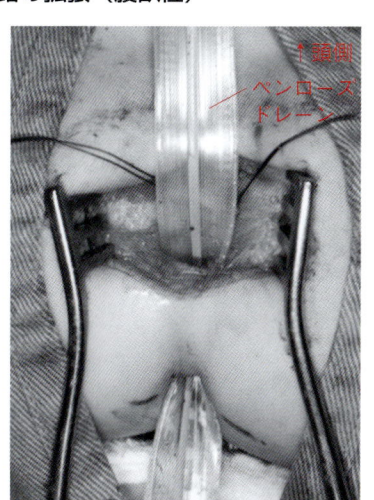

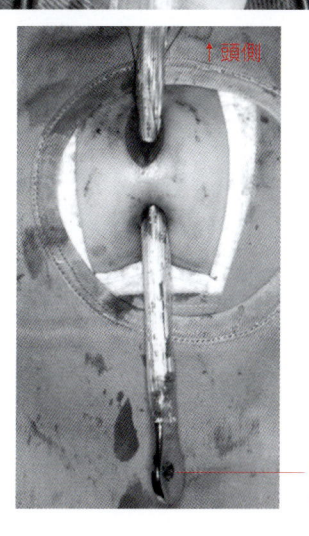

↑頭側
ペンローズドレーン

↑頭側
Hegar 拡張器

223

13 PSARP

ⓐ

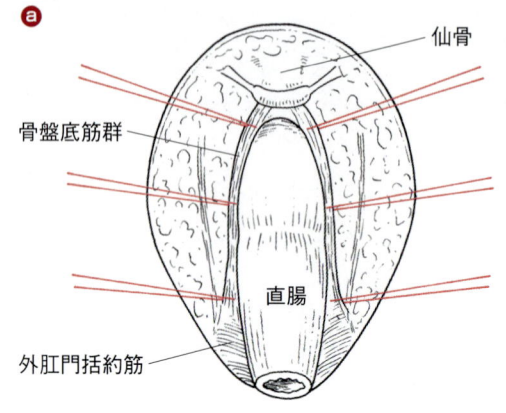

仙骨
骨盤底筋群
直腸
外肛門括約筋

ⓑ：側面図

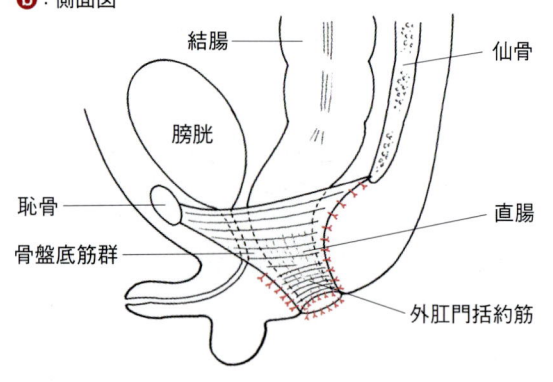

結腸
仙骨
膀胱
恥骨
骨盤底筋群
直腸
外肛門括約筋

14 直腸断端の肛門部への貫通（腹臥位）

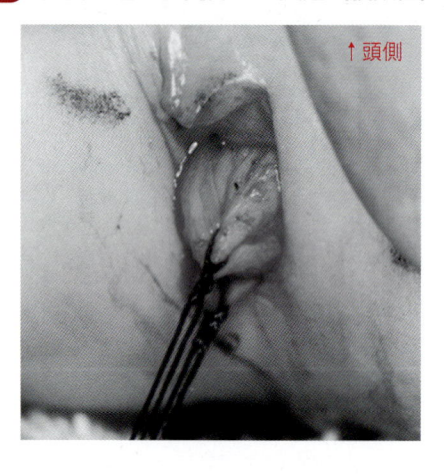

↑頭側

15 腸管筋層と外括約筋筋束との縫合
ⓐ：Y字切開の場合（腹臥位）

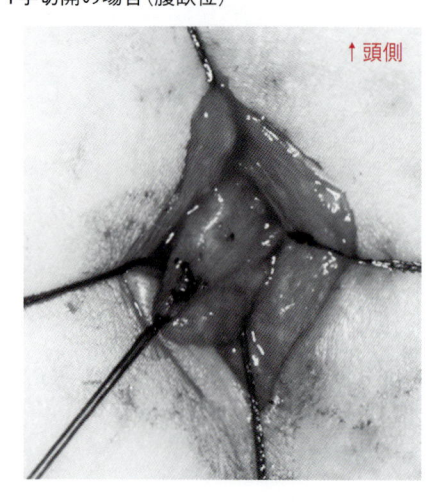

↑頭側

ⓑ：Nixon法の場合（腹臥位）

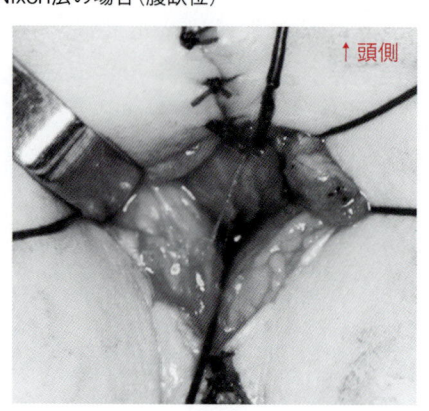

↑頭側

左右に開いた筋群の間に直腸を置いて筋群を縫合することから，再縫合する際，貫通経路を成す筋群と直腸が本来あるべき解剖にできるだけ近くなるようにすることが肝要である。

肛門形成

　直腸断端の糸をペンローズドレーン内を通したケリー鉗子で挟み，直腸断端を肛門部外括約筋にドレーンとともに引き抜く 14 。引き抜かれた腸管筋層と外括約筋筋束を上下左右の4針4-0糸で縫合 15 ，腸管に切開を加えながら，腸管全層とflapとして入る皮膚を4-0糸により縫合する。Nixon法を用いるときは，会陰創では上下の皮膚の切開線を3～4針，4-0吸収糸で縫合したうえで，flapとなった皮膚と腸管を縫合する 16 。仙骨創は，presacral membraneを縫合閉鎖，仙骨と周囲結合組織，皮下組織を縫合閉鎖，皮膚を4-0糸で埋没縫合して手術を終了する。縫合後は太さ8 Fr程度のステントチューブ（ネラトンカテーテル）を入れておく 17 。

●直腸膀胱瘻の手術

　直腸膀胱瘻あるいは盲端が腹腔内にある高位鎖肛では，開腹操作により腸管の剥離と瘻孔の離断を行うことが必要になるため，手術は仙骨腹会陰式肛門形成術となる。すなわち，ジャックナイフ位で仙骨会陰部から貫通経路を作成した後，砕石位として開腹，瘻孔の処置および直腸授動した後，腹部から会陰部に直腸を引き抜き，肛門形成を行う。

　仙骨会陰部からの切開では直腸下端は手術野に見えず，男児では尿道を触知するにすぎないが，骨盤底筋群の前方，尿道の後面を鈍的に剥離し，刺激装置によって筋群の収縮を確認しながらケリー鉗子を肛門挙筋群の前方に通し，さらに，会陰部の外肛門括約筋の中心に鉗子の先端にねらいを定め，骨盤底筋群を貫通して経路とする。経路に通したドレーン口側端を仙骨前面に置いたまま仙骨創を縫合閉鎖して，砕石位とする。

　開腹創からは，腹膜翻転部から直腸下端を筋層に沿って剥離，膀胱瘻まで追跡して瘻孔を貫通結紮で切断する。直腸の授動は，上直腸動脈を結紮切断後，下腸間膜動脈の本幹で結紮切断，腸管を授動する。腸管が十分下方に向かうことを確認しながら，

鎖肛根治手術：高位・中間位鎖肛の手術

仙骨前面から鈍的に剥離を進め，留置したペンローズドレーンをつかみ，腹腔内に引き出す。

　直腸断端に付けた糸をペンローズドレーン内を通したケリー鉗子で挟み，直腸断端を肛門部外括約筋の中央に引き抜き，同様に肛門形成する。

術後管理のポイント

手術直後の管理

①創の安静を保つため，形成肛門へのステントチューブは留置のまま，仰臥位として1週間下肢を固定する。
②創感染の予防の抗菌薬投与を行う。
③食事は手術翌日から開始できる。
④1週間後に創感染の有無，瘻孔の再開通の有無を確認後下肢の固定を解く。
⑤創に問題がなければ2週間後からHegar拡張器による肛門ブジーを開始する。
⑥拡張は＃8程度から慎重に行い，＃14まで1日に1サイズ程度ずつ増やす。出血があればサイズアップは行わない。
⑦会陰創に感染，瘻孔の再開通などがみられるときはブジーを行わず，ステント留置のまま創の完成を待ってブジーを行う。
⑧＃14までのブジーが終われば，ストーマ閉鎖できる。ストーマ閉鎖後は合併症がなければ閉鎖後2週間後をめどに1日2回のグリセリン浣腸（3ml/kg/回）による排便管理を開始する。家族が浣腸による排便管理ができるようになった時点で退院とする。
⑨1，2週間に1度の外来通院時に，肛門指診により吻合部の狭窄の有無や軟らかさを確認し，狭窄があれば適宜ブジーを行う。
⑩十分な拡張が得られるまで術後3カ月程度はステントチューブを留置する。

退院後長期管理

排便管理

①術直後は1日2回，6カ月後からは1日1回の浣腸により行う。
②自力排便を確認しながら適宜浣腸回数を減らす。
③排便が自立する4歳以降も便秘あるいは失禁に対する排便管理が必要である。
④特に高位鎖肛患児では，患児への社会的，心理的影響が大きい失禁に対する管理が重要である。
⑤失禁が予想される患児では，家庭での定時的浣腸により社会生活での失禁を予防する。
⑥宿泊保育，修学旅行など，特別なイベントのときには，あらかじめ相談したうえで，排便を止めるなど工夫する。

チームによるサポート体制

①社会生活をサポートできるように関係者と連携を取り，患児のケアにかかわるチームで対応する。
②家族構成や両親の考え方，患児の家庭環境などを把握して指導，管理にあたる。
③排便だけでなく，排尿，性機能，生殖機能など，多くの問題があり，成人になっても経過観察すべきである。

16 腸管全層と皮膚との縫合
ⓐ：Y字切開の場合（腹臥位）

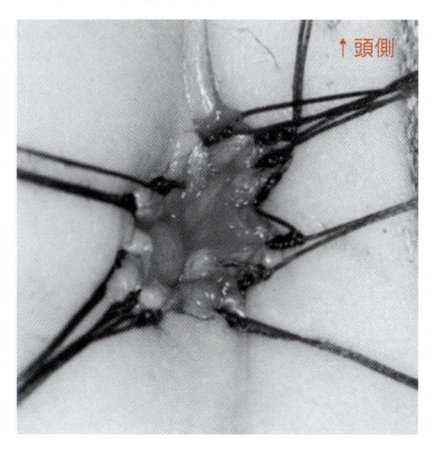

ⓑ：Nixon法の場合（腹臥位）

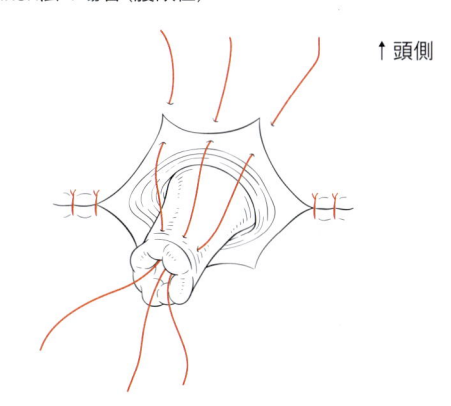

17 手術後の外観
ⓐ：手術直後の外観（Y字切開の場合）（腹臥位）

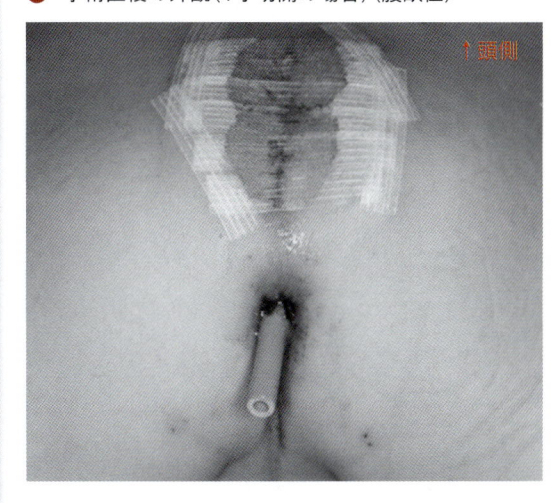

ⓑ：Nixon法の場合（術後1年）

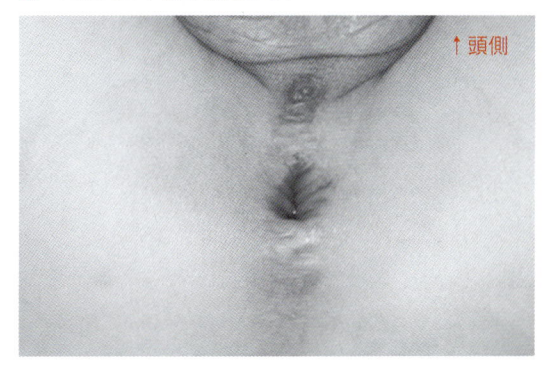

V 腹部／鎖肛根治手術

腹腔鏡補助下鎖肛根治術

内田広夫

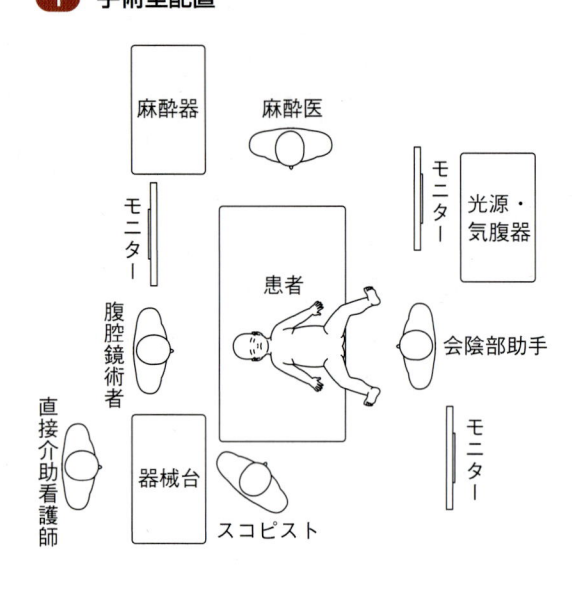

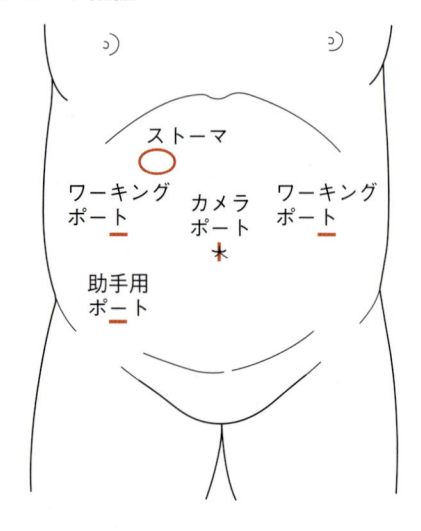

❶ 手術室配置

❷ ポート配置

鎖肛の治療は病型によって手術時期，手術方法が異なっている。低位鎖肛では，通常1期的に会陰から造肛術が行われる。直腸盲端の位置が挙肛筋群を一部もしくはほとんど貫いていない中間位，高位鎖肛では，新生児期に人工肛門を造設し，成長を待って造肛術を行い，作成した肛門が落ち着いた時点で，人工肛門を閉鎖する。

瘻孔のある中間位，高位鎖肛に対する造肛術の手順は，
1）直腸の剥離
2）瘻孔の切離
3）会陰部からの肛門管の作成
4）恥骨仙骨筋，恥骨直腸筋の前方，中央に，肛門管に向かってpull-through経路を作成
5）直腸を引き下ろし肛門部皮膚との縫合
からなる。

1982年にPenaが報告したposterior sagittal anorectoplasty（PSARP：仙骨会陰式）は視野が良好で，合併症も少ないことから，標準術式として多くの施設で行われてきたが，術後排便機能は必ずしも満足のいくものではなかった[1]。

近年の腹腔鏡器具や技術の進歩に伴って，2000年にはGeorgesonらによって腹腔鏡補助下鎖肛根治術（laparoscopically assisted anorectoplasty；LAARP）が報告され[2]，視野の良さ，および低侵襲性に注目が集まり，高位鎖肛に対して多くの施設で行われるようになってきた。従来開腹で行われてきた腹会陰式造肛術を腹腔鏡で行ったものがLAARPである。この手術は骨盤内の剥離操作による神経や挙肛筋群への損傷を軽減することが可能と考えられた。さらにPSARPと同様に適切な位置に直腸を引き下ろすこともできると考えられている。

しかし一方で直腸と尿道の瘻孔の処理が難しく，尿道後部に瘻孔が遺残する合併症がいくつか報告され[3]，瘻孔を適切な位置で処理をする工夫がされてきた[4]。

著者らの現在行っている，腹腔鏡補助下造肛術について概説する。

術前の確認事項

①新生児期に右上腹部に横行結腸を用いて，双口式の人工肛門を作成する。
②体重6kgを目安にして造肛術を予定する。
③人工肛門からの造影や尿道造影，腟造影を行って，瘻孔の有無，位置を確認する。
④脊髄および骨盤MRIを行い，脊髄の異常の有無，骨盤内の嚢胞の有無，挙肛筋の分布などを確認する。

術前準備

①下剤や消泡剤を用いて腸管の減圧を行う。
②人工肛門の肛門側腸管を洗浄する。

手術の実際

手術室での配置

　患者は手術台の上で横向きとなり，麻酔医からみて右に頭，左に足として，足をほとんど挙げずに開脚位をとる。術者は頭側に立ち，スコピストは患者の右側，会陰部側にも助手を置く❶。そうすることで，術者は肛門部に向かってまっすぐに操作することができる。会陰部側の助手は尿道鏡や会陰部の切開を行う。直接介助看護師は腹腔鏡操作のときは術者の右斜め後ろに位置し，肛門の操作がメインとなったら足元に移動する。
　ここでは最も症例の多い，男児recto-prostatic-urethral fistulaに関して述べる。

トロカーおよび気腹

　臍部にカメラ用，左右側腹部に操作用，右下腹部には助手用のポートを挿入する。すべて5mmのポートを使用している❷。気腹圧は8〜10mmHgとする。

直腸の剥離

　尿管，精管の位置を確認し，直腸に沿って腹膜を切開し骨盤腔に向かって直腸の剥離を進める。この際，電気メスおよびUSADを用いるが，直腸の背面では少し間膜を残すようにアプローチする。

瘻孔の切離

　直腸に沿って全周性に剥離を進めて行くと，腹側で膀胱が視野を妨げるため，膀胱に針糸をかけ腹側に引き上げ，視野を確保する❸。直腸に沿って腹側の剥離をさらに進めると前立腺部に近接していることがわかる❹。背側でもやはり腸管に沿って剥離を進めるが，肛門側に到達するとやや腹側に向かうようになる。瘻孔の剥離を進め，尿道までの距離がある程度短くなった時点で，瘻孔に切開を加え，内腔を確認し❺a，チューブを挿入する❺b。同時に尿道鏡を行い，瘻孔の尿道開口部を同定し❻a，尿管チューブを尿道側から挿入し❻b，腹側から観察する。尿道からの瘻孔の残存距離を確認しながら粘膜抜去の要領で瘻孔剥離を進める❼a。尿道との距離が約6〜7mmとなった時点で瘻孔をtransfixing sutureで結紮し，さらにその尿道側をEndoloopで結紮し❼b，瘻孔の切離を完遂する。尿道鏡で瘻孔開口部が閉鎖されたことを確認する。

鎖肛根治手術：腹腔鏡補助下鎖肛根治術

❸　視野の確保
膀胱に掛けた糸を腹側に引き上げ，視野を確保する。

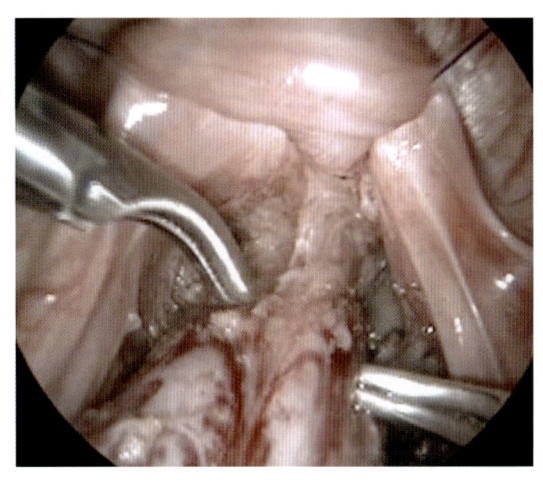

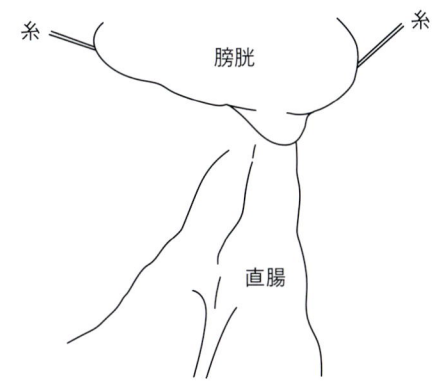

❹　瘻孔と前立腺の癒着部での剥離
前立腺と瘻孔の剥離を電気メスで行う。

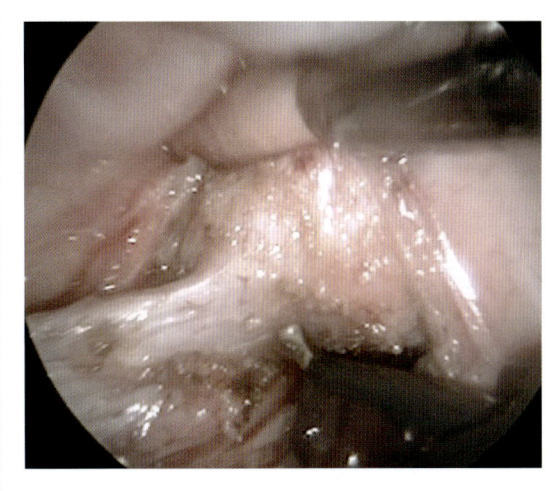

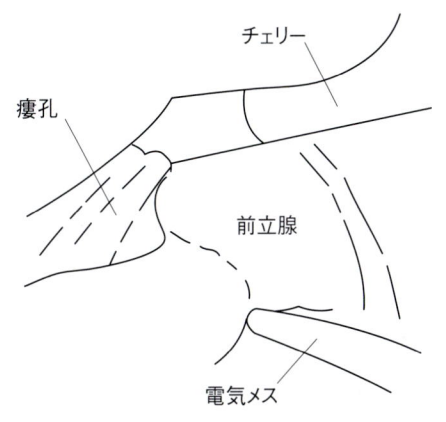

227

pull through経路の作成
　前立腺部のすぐ背側，尾側の結合織を剥離し，挙肛筋群を明らかにする。腹腔鏡用の筋肉刺激装置を用いて，収縮の中心部を同定し❽，その部位を肛門に向かって剥離を十分に進める。
肛門側からのアプローチ
　同時に肛門からも筋肉刺激装置を用いて，外肛門括約筋の中心部に皮切をおき，皮膚側からも肛門管を作成する。
pull through経路の完成
　腹腔からpull through経路を十分に作成すると，作成した肛門管の口側との距離はかなり近接する。肛門管から針を刺し，挙肛筋群の収縮の中心部に誘導し，ガイドワイヤを用いてダイレータを挿入し，径20mmまで拡張する❾。その後12mmのポートを挿入してpull through経路は完成する。
肛門の作成
　剥離した直腸を腹腔鏡下で捻れないように肛門に引き下ろし，腸間膜血管が過度に緊張していないことを確認し，腹腔内

❺ 直腸尿道瘻の切開とチューブ挿入
ⓐ：直腸尿道瘻の切開 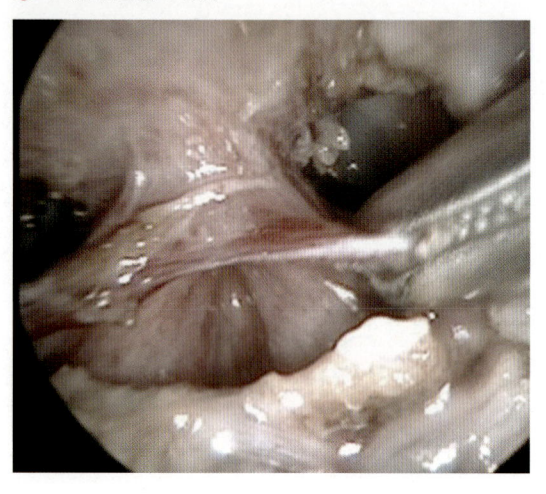 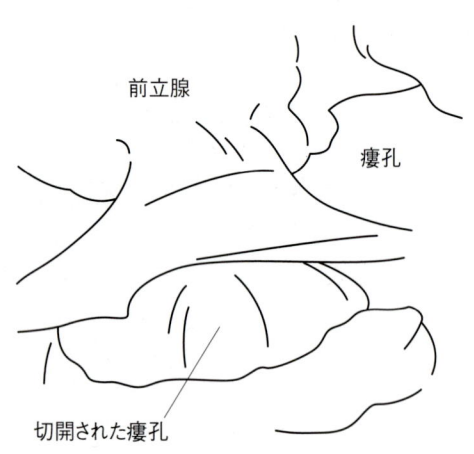
ⓑ：切開部から4Frアトムチューブを瘻孔に挿入

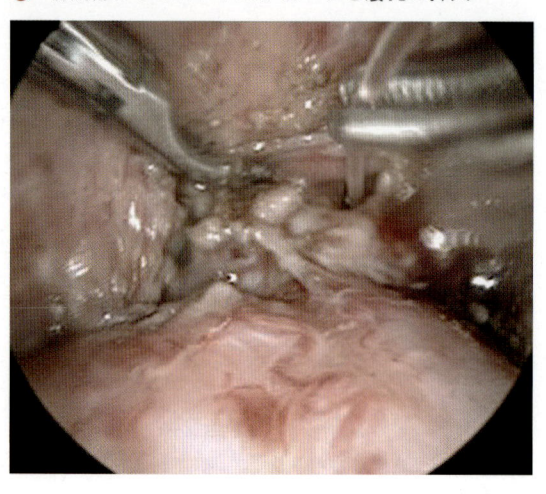

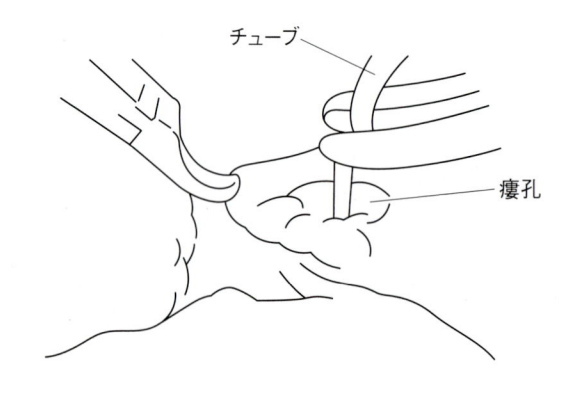

を洗浄後，肛門管に4針固定する。続いて皮膚と直腸を約12針で縫合する。最後にポート創を閉鎖して手術を終える。

術後管理のポイント

①これはPSARPなどの造肛術とほぼ同じ管理となる。術後は人工肛門があるため，腸管の動きが回復次第，つまり術後1もしくは2日目には経口を再開する。肛門部は特に消毒などは行わず，粘液などで汚れた場合は，適宜洗浄を行う。尿道カテーテルは通常術後1週間は挿入しておき，抜去後は排尿があることを確認する。尿道カテーテルの再挿入は瘻孔切離部を傷つけるおそれがあるため，望ましくない。

②術後10日目には細めのヘガールで肛門ブジーを開始し，1日1回肛門ブジーを行い，術後約1カ月，13号のヘガールブジーがスムーズに入れられるようになったら，人工肛門閉鎖を行う。

③その後は毎日浣腸および肛門ブジーを行い，排便を促すとともに，排便習慣の獲得を目指す。

⑥ 尿道鏡による観察

ⓐ：尿道からの観察。直腸尿道瘻から出てきたチューブ。

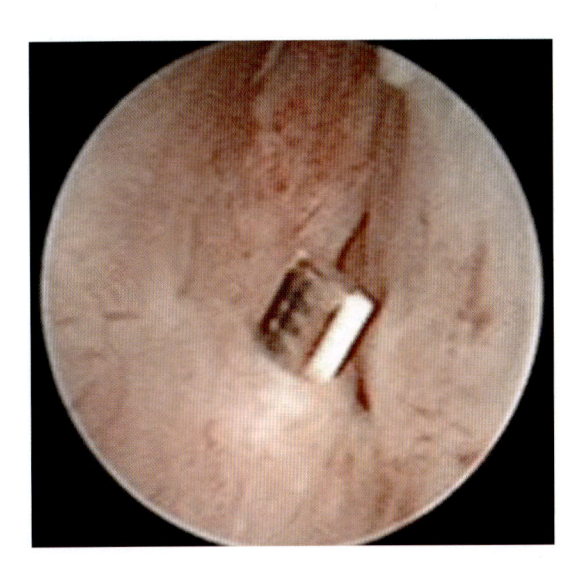

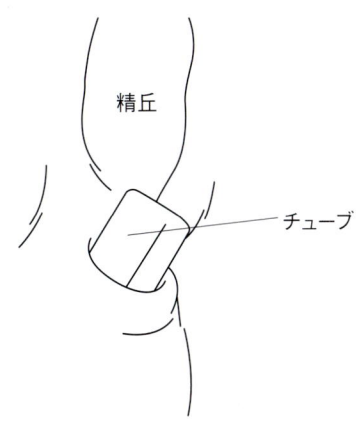

ⓑ：腹側からの観察。瘻孔から出てきた尿管カテーテル。すぐ背側に膀胱鏡の光が確認できる。

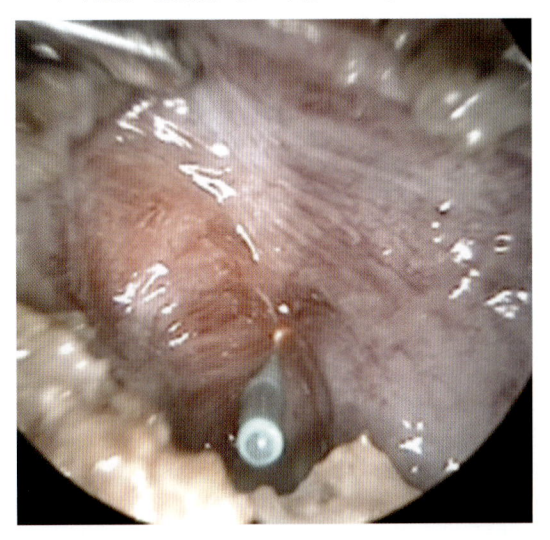

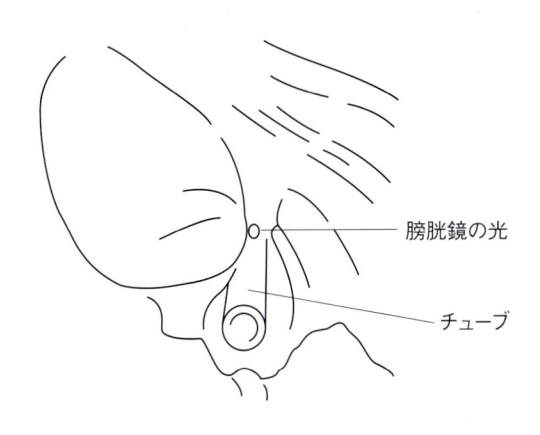

合併症

術中合併症
　腸管，尿管，精管，尿道，精囊腺，前立腺の損傷などがありえる。術中は術者以上に助手が操作部以外の腹腔内の状況を十分に把握している必要がある。

術後合併症
　これも他の造肛術後と同様である。術後早期には肛門直腸縫合不全，肛門および直腸狭窄，尿道損傷，尿道狭窄，創感染，後期合併症としては尿道後部遺残瘻孔などがある。
　術後は肛門部を観察し，縫合不全がないことを確認する。また排尿の仕方および排尿後の腹満なども十分な観察が必要である。術後3週間程度の時期に尿道および直腸肛門の造影を行い，直腸および尿道狭窄の有無，尿道後部遺残瘻孔の有無，直腸の

7　直腸尿道瘻の剝離・結紮

ⓐ：瘻孔を粘膜抜去の要領でさらに尿道に向かって剝離を進める。

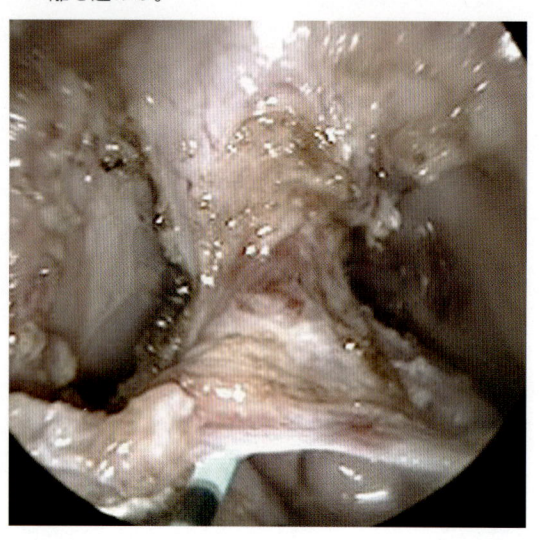

ⓑ：結紮された瘻孔

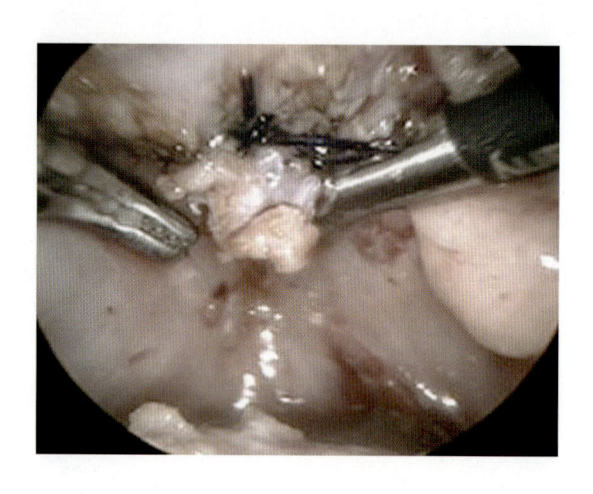

前立腺

粘膜が見えている瘻孔

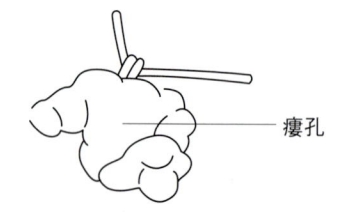

カテーテル

瘻孔

走行位置を確認する．尿道後部遺残瘻孔は膀胱尿道造影のみでははっきりしないことが多く，また数年間かけて徐々に大きくなっていくことも報告されているため，長期にわたるMRIなどによる経過観察が重要となる．

文献

1) Rintala RJ, Lindahl HG: Fecal continence in patients having undergone posterior sagittal anorectoplasty procedure for a high anorectal malformation improves at adolescence, as constipation disappears. J Pediatr Surg 2001; 36: 1218-21.
2) Georgeson KE, Inge TH, et al: Laparoscopically assisted anorectal pull-through for high imperforate anus--a new technique. J Pediatr Surg 2000; 35: 927-30.
3) Uchida H, Iwanaka T, et al: Residual fistula after laparoscopically assisted anorectoplasty: is it a rare problem? J Pediatr Surg 2009; 44: 278-81.
4) Koga H, Kato Y, et al: Intraoperative measurement of rectourethral fistula: prevention of incomplete excision in male patients with high-/intermediate-type imperforate anus. J Pediatr Surg 2010; 45: 397-400.

❽ 挙肛筋群の確認とpull through経路の決定

➡は挙肛筋群の辺縁を示している．挙肛筋群がおおよそ確認できる．

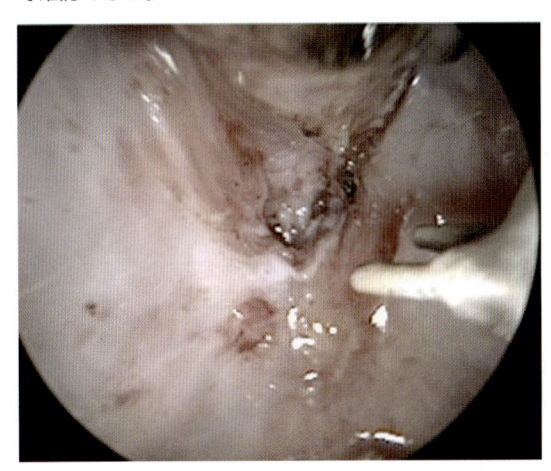

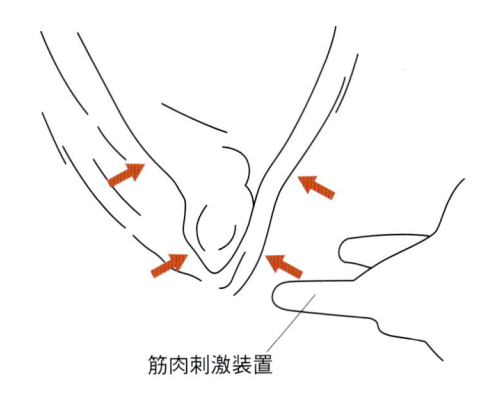

筋肉刺激装置

❾ pull through経路の完成

➡は挙肛筋群の辺縁を示している．pull through経路をバルーンダイレーターを用いて作成する．

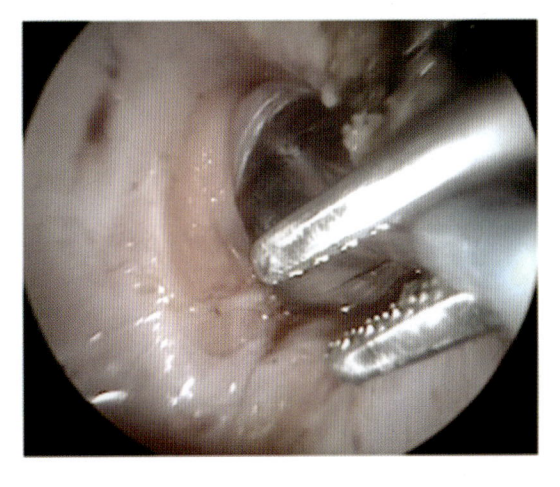

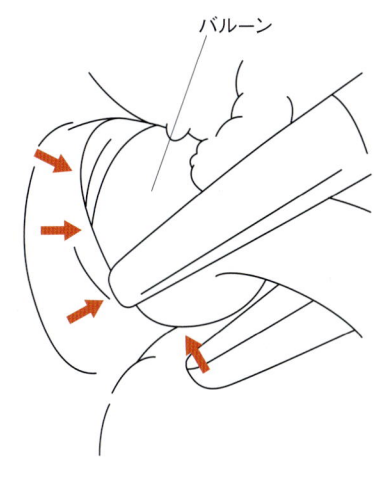

バルーン

V 腹部／鎖肛根治手術

総排泄腔症の手術

岩井　潤

　総排泄腔症は，鎖肛のみならず泌尿生殖器その他の問題が合併し，かつ多様性を示すことから，その手術も複雑なうえに個々の症例に応じた対応が必要となる．本症に対する根治術としては，近年Peñaらの提唱した後方矢状切開到達法を用いたposterior sagittal anorectovagino-urethroplasty（PSARVUP）術式が良好な視野下に操作が可能であるため施行されることが多い．手術に際しては鎖肛手術の熟練度だけでなく泌尿器科的，婦人科的知識も求められ，術後も長期にわたり継続診療・サポートが行える体制のもと施行されることが望まれる．

❶　皮膚切開

PSARVUP（ⓐ）とTUM変法（ⓑ）の皮膚切開位置を示す．TUM変法では総排泄腔後縁に皮膚弁を作成し，腟後壁の授動と形成を補助するとともに，狭い総排泄腔入口部を自然の広さにする．会陰体（perineal body）も保たれる．

ⓐ：PSARVUP

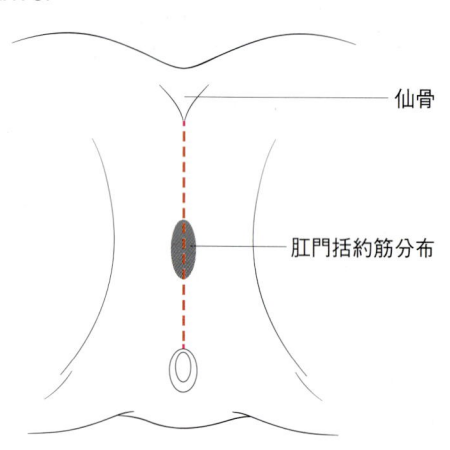

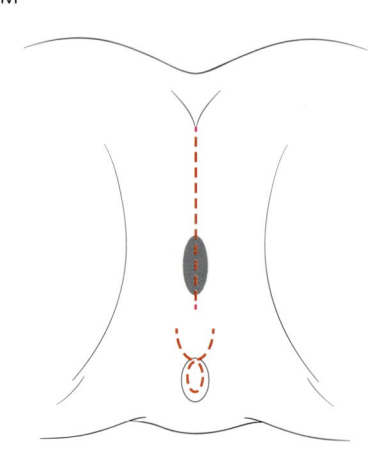

仙骨

肛門括約筋分布

ⓑ：TUM

術前準備

新生児期・早期乳児期における治療
- 右半結腸人工肛門（分離型）：尿路との分離および左半結腸の血行温存
- 尿路異常検索：腎機能は短期的・長期な予後を左右する
- 排尿障害・水腟症対策：必要ならチューブ膀胱瘻／腟瘻造設

術前判定項目

　術前には以下の項目につき十分な検討のうえ，手術計画が立てられる．総排泄腔造影および注腸（ストーマから）造影，膀胱鏡による総排泄腔観察は必須である．CTやMRIなどの検査各種画像検査を併せ行う．
- 合流部高さ：①共通管長さ，②鎖肛診断基準（PC線・m線・I線）
- 尿路：手術時に考慮すべき異常の有無
- 生殖器：腟の形態や位置，拡張の有無：腟中隔（双角子宮），高位例ではしばしば重複腟を呈し，発育は不良で，一側の狭窄や閉鎖・欠損も合併することがある．
- 直腸・尿道／尿管・腟の総合的な位置関係
- 排便筋群の発達の程度：視診で肛門窩があり収縮が良好かどうか
- 仙骨奇形の有無，二分脊椎（神経因性膀胱）

術式の選択

合流部の高さ：PSARVUPが基本となる．共通管長が3cm以下であれば，total urogenital mobilization（TUM）が可能である．合流部が高く直腸盲端がPC線より高位，直腸膀胱瘻では開腹操作を追加する．

腟形態：腟が低位にあり，形成が良好であれば単に剥離のみ，あるいは後方皮膚弁による腟形成が可能で，TUM施行例はこれに該当すると考えられる．一方，腟が高位で形成不全などを呈する場合，消化管interpositionが必要であれば開腹操作が必要となる．Peñaらによれば，およそ3/4の症例ではPSARVUP

鎖肛根治手術：総排泄腔症の手術

が施行可能で開腹不要であったとし，さらに400例中225例（56％）でTUMを施行しえたと報告している。

手術時期：年齢では6〜7カ月以降で1歳過ぎまで，体重8〜10kgが目安となる。

手術の実際

手術前準備

　長時間手術であり，術中手技変更や体位変換などがありうるので，麻酔科医・手術室スタッフとの打ち合わせを行う。長時間砕石位ではコンパートメント症候群の予防措置を講じる。

　術前は厳重なcolon preparationを行う。当日には膀胱鏡による総排泄腔観察を行う。可能ならすべての腔にチューブを留置して術中のガイドとする。人工肛門からはバルーンチューブを深めに留置しておくと，空気を注入し直腸盲端を膨らませることで直腸確認に有用である。

●PSARVUP

体位，皮膚切開

　体位はジャックナイフ位で，やや頭低位とする。外括約筋の分布位置をマーキングする。

　仙骨下端から外括約筋中央を通り総排泄腔開口後縁まで矢状切開をおく **1a**。開創にはWeitlaner開創器を用いる。

筋群切開

　以下の切開は先端針型電気メスにて筋層・脂肪層を左右均等に残しながら行う。筋分布の確認は刺激器を用いて行う。parasagittal fiber，その深部の脂肪層では中心からそれると脂肪組織がせり出してくる。外括約筋部では，その深部にvertical fiberがあり線維が深部方向に向かう。これらも正中で左右を壁内に残して切開する。

直腸・総排泄腔の同定

　尾骨部で挙筋付着部を同定し左右中央でわけてその内側に入る **2a**。この部の挙筋は高位病型になるほど頭側深くに存在する。挙筋を剥離鉗子ですくいながら，尾側方向に正中で切開を延長する。挙筋の切開を進めるとその深部に直腸が認められる。筋をすべて開放することで直腸から総排泄腔までその後壁が明らかになるので，総排泄腔後壁を直腸下端付近から尾側に切開開放する **2b**。ここで，術前の検査結果と，挿入したチュー

2 挙筋，総排泄腔後壁の切開

ⓐ：挙筋の切開。尾骨部で挙筋付着部を同定し，左右中央でその内側に入る。挙筋を剥離鉗子ですくいながら，尾側方向に正中で切開を延長して挙筋の切開を進めると深部に直腸が認められる。

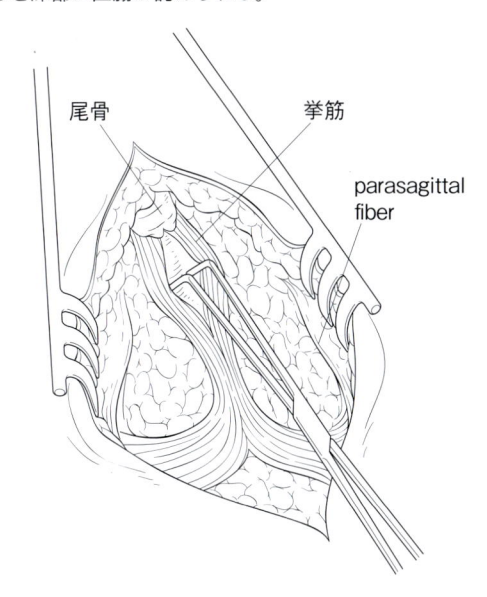

ⓑ：総排泄腔後壁の切開。筋をすべて開放すると，直腸から総排泄腔までその後壁が明らかになる。ここで直腸下端付近から総排泄腔後壁正中を図のように尾側に切開する。

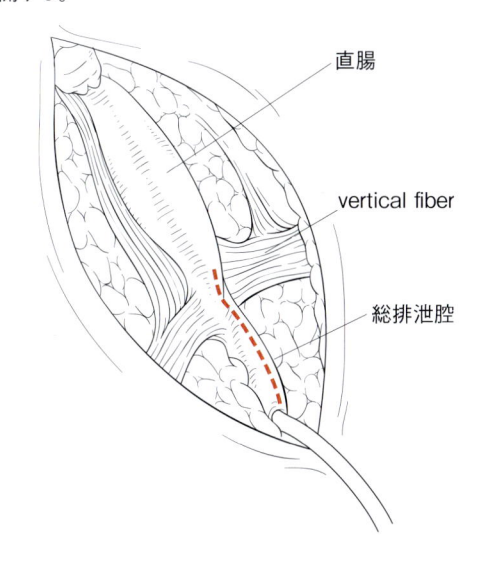

3 総排泄腔後面開放後

術前検査，挿入チューブの位置，人工肛門からの送気で総排泄腔と直腸の境界，直腸と腟の位置関係を可能な限り同定する。本図では尿道にチューブが留置されている。共通管の長さも測定し，腟・尿道の授動が3cm以下の場合はTUMが可能である。

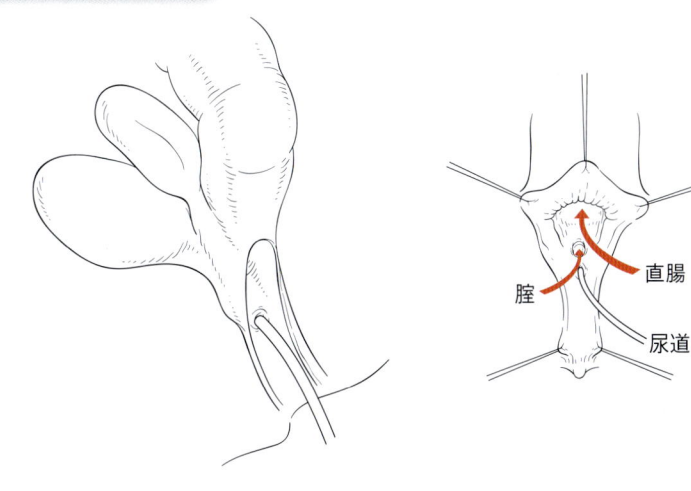

233

4 直腸と腟の剥離および腟と尿道の剥離

壁を共有する合流部付近で特に繊細な剥離を要する。なかでも腟と尿道の剥離は最も困難である（b）。腟壁寄りの剥離で尿道損傷を避け，尿道括約筋の温存に努める。ボスミン生食注入下に支持糸をかけ，慎重に操作を行う。直腸の剥離にはバイポーラを用いると出血が少なく，剥離ラインを保ちやすい。

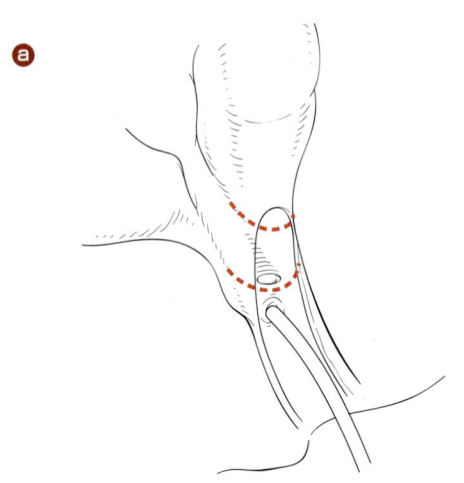

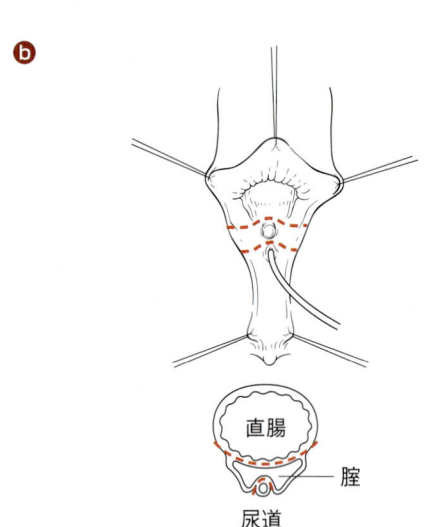

a

b

直腸
腟
尿道

ブの位置，人工肛門からの送気で総排泄腔と直腸の境界や直腸と腟の位置関係を可能な限り同定する **3**。共通管長さも測定し，3cm以下の場合はTUM（後述）が可能である。

直腸・腟・尿道の剥離

次に直腸と腟の剥離および腟と尿道の剥離を順次行う。3者は特に合流部付近で壁を共有するため繊細な剥離を要する。なかでも腟と尿道の剥離は，尿道壁の脆弱性と腟が取り囲んで壁を共有し，最も困難である **4**。腟壁寄りに剥離することで尿道損傷を避け，尿道括約筋の温存に努める。これらの操作はボスミン生食注入下に支持糸をかけ慎重な操作を行うとよい。また，直腸の剥離にはバイポーラを用いると出血が少なく剥離ラインを保ちやすい。腟は不要な頭側への剥離は避けて血行を保つ。腟中隔は切除する。

尿道・腟・肛門形成

腟を分離後，下方の開放した共通管は適度な太さに調節して縫合し尿道とする **5a**。共通管が5cm以上ある例では，剥離時に共通管を切開せずに尿道として利用する。

尿道口を形成後に腟口を会陰に縫合する。会陰体（perineal body）の形成後，muscle complexの前縁を形成する **5b**。その後はPSARPに準じて挙筋の修復と肛門形成を行い手術を終了する。

開腹操作

直腸が高位で発見しづらい場合や腟が高位で発育不良で下降させられない場合は開腹に移行する。開腹操作中に，腟と膀胱がcommon wallを形成する場合は膀胱切開下に尿管ステントを留置して尿管損傷を防ぐが，ときに尿管のreimplantationが必要となる。内性器は，卵管からチューブを挿入し生食水を注入して開存を確認する。発育が不良であっても温存するのが原則であるが，もし一方のみが閉鎖し発育が不良で高位にあり形成不能で，将来的にも機能温存が不可能であれば卵巣を残して切除も考慮する。両側とも閉鎖している場合はその場に残しておく。剥離を行っても腟が会陰に牽引できない場合は，腟形成を行うか代用腟を用いる。腟形成については別項に譲る。

---

5 尿道形成，会陰体の修復と肛門管前縁作成

a：尿道形成。下方の開放した共通管を適度な太さに調節して縫合し尿道とする。共通管が5cm以上ある場合は，剥離時に共通管を切開せずに尿道として利用する。

b：会陰体の修復と肛門管前縁の作成。尿道口形成後に腟口を会陰に縫合する。会陰体形成後，muscle complexの前縁を形成する。その後にPSARPに準じて挙筋の修復と肛門形成を行う。

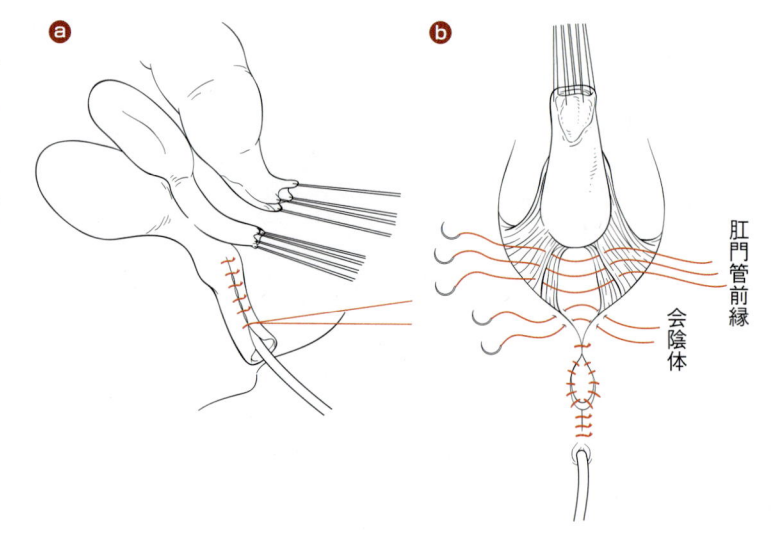

a

b

肛門管前縁
会陰体

鎖肛根治手術：総排泄腔症の手術

●TUM

概要

TUMでは腟と尿道の剥離を行わず一括して授動することで，術後尿道腟瘻や尿道・腟狭窄をきたしにくい．また，良好な外観が得られ，手術時間も短縮される．問題点として，尿道（膀胱頚部）の剥離による術後膀胱機能低下の可能性が指摘されている．

Penaらによる原法では体位および外括約筋の分布位置のマーキング，後方矢状切開下に筋群を正中で切開し直腸を同定し，後壁を総排泄腔開口部まで縦切開して直視下に共通管の長さを計測し，直腸を分離するところまではPSARVUPと同様の手技である．

腟・尿道の剥離

直腸剥離後は，腟および尿道（UGsinus）を一括して剥離する．前方は陰核の5mm上方に支持糸をかけてから開始する．尿道前面の剥離は層も分りやすく，容易に恥骨後面まで到達できる．同部の脂肪組織内に恥骨尿道との間にある恥骨尿道靱帯（pubourethral ligament）が策状に張っているのを触知できるので切離する ❻．

次に腟の側方を含めてUGsinusの剥離を進めるが，腟下部を支持する靱帯を切離して授動する必要がある ❼ が，血行は乏しく出血は少ない．前面剥離とこの操作により2〜3cmの授動

❻ TUMの手技

ⓐ：腟および尿道は一括して剥離する．前方は陰核の5mm上方に支持糸をかけて開始する（➡）．尿道前面の剥離は層もわかりやすく，容易に恥骨後面まで到達できる．同部の脂肪組織中に恥骨尿道靱帯が策状に張っているので，触診下に切離する．

ⓑ：尿道の支持組織．尿道は，恥骨後面との間にある恥骨尿道靱帯により支持されている．恥骨尿道靱帯はposterior portionおよびanterior portionとその間をつなぐ中間部からなる．

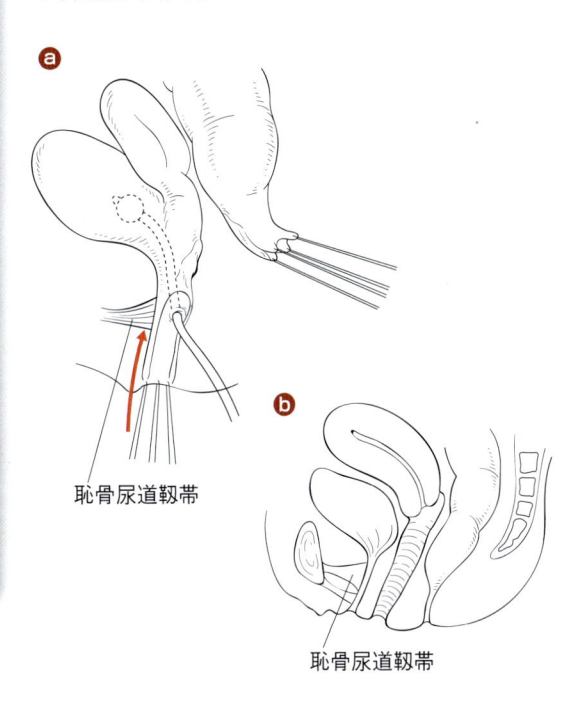

恥骨尿道靱帯

恥骨尿道靱帯

❼ 腟・子宮の支持組織

1. 腟前壁は恥骨頚部筋膜（pubocervical fascia）で，腟後壁は直腸腟筋膜で裏打ちされている．これらは骨盤内筋膜といわれる結合織性の膜様組織である．後者は直腸腟中隔（rectovaginal septum），Denonvilliers筋膜ともよばれる．
2. 子宮頚部ならびに腟上部の支持組織：横子宮頚靱帯（基靱帯），恥骨子宮頚靱帯（恥骨後面から子宮頚に付着，恥骨膀胱靱帯も含む），仙骨子宮頚靱帯があるが，骨盤筋膜の一部が靱帯状になったもの．
3. 腟中間部の支持組織：腟の中間部分は骨盤筋膜腱弓にて支持される．
4. 腟下部の支持組織：腟下部は尿生殖隔膜で支持される．尿生殖隔膜は，上下面をfasciaが構成し，その間に深会陰横筋と尿道括約筋が挟まれている．下側のfasciaは会陰膜ともよばれる．会陰膜の下面に浅会陰横筋と球海綿体筋が存在する．会陰膜の後方は腟の背側で会陰体に連続する．腟の下方，特に背側は会陰体が支持する．会陰体は肛門挙筋の一部が同部において形成するもので会陰を吊り上げている．
5. 子宮広間膜と子宮円索の支持作用は乏しい．

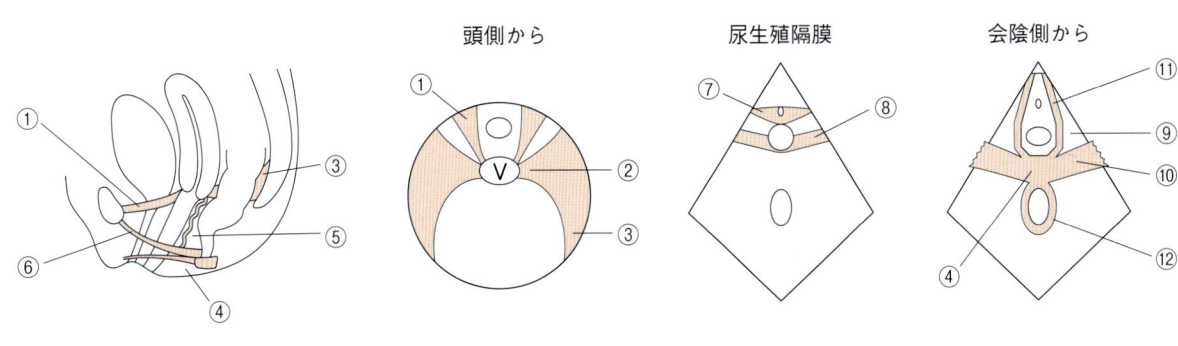

①恥骨子宮頚靱帯（pubocervical ligament）
②横子宮頚靱帯（transverse cervical ligament）
③仙骨子宮頚靱帯（sacrocervical ligament）
④会陰体（perineal body）
⑤直腸腟筋膜（rectovaginal fascia）
⑥尿生殖隔膜（urogenital diaphragm）：層構造をなす
⑦尿道括約筋（sphincter urethrae）
⑧深会陰横筋（deep transversus perinei）
⑨会陰膜（perineal membrane）＝尿生殖隔膜の一部（下面）
⑩浅会陰横筋（superficial transversus perinei）
⑪球海綿体筋（bulbospongiosus）
⑫外肛門括約筋（sphincter ani externus）

8 TUM施行例（1）

ⓐ：術前評価模式図と内視鏡所見。共通管の長さは2cm、重複腟・子宮がある。

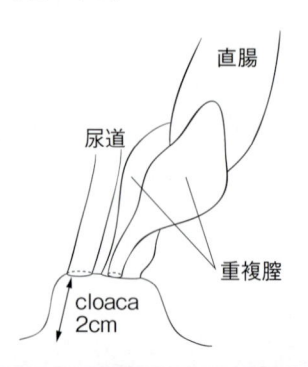

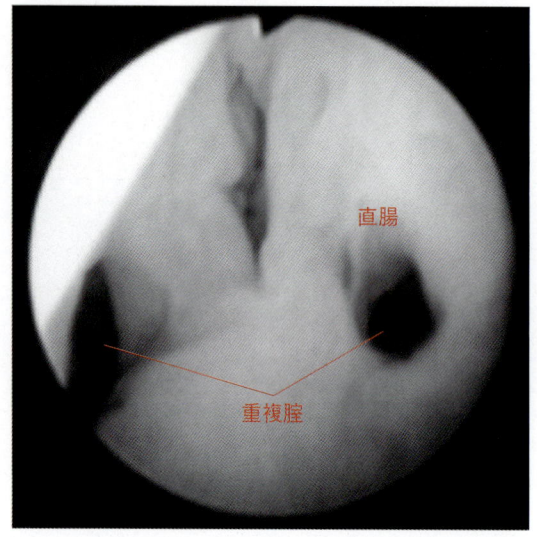

ⓑ：術前外観と皮膚切開。皮膚切開は図のように後方矢状切開は肛門括約筋の5mm前方までとし、腟後壁皮膚フラップを作成して腟授動を補助し、かつ狭い外陰部の拡大を図る。

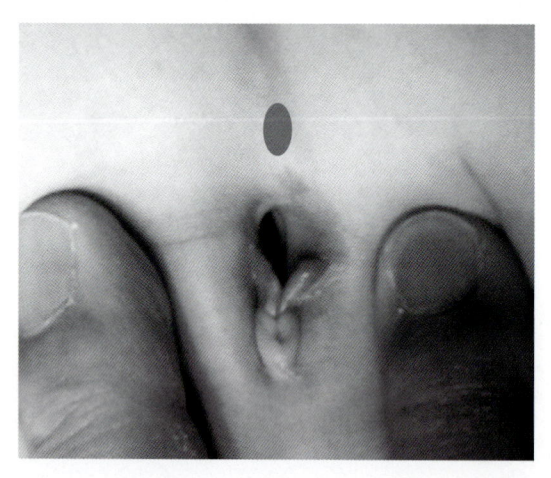

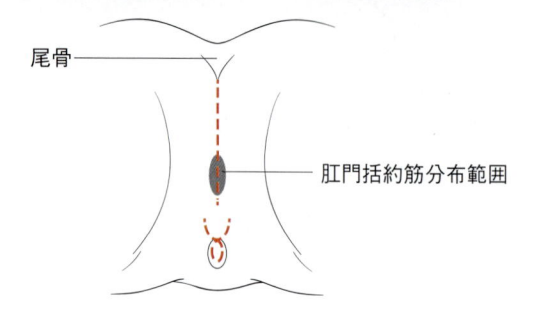

が可能である。さらに腟後壁を剥離することで1cm近く下降が得られる。

　尿道口および腟口が会陰レベルに下降するまで授動されたら、共通管であった部分は正中で切開しlateral flapとして皮膚に縫合しlabia作成に利用する。腟を皮膚に縫着し、perineal bodyを形成後PSARVUPと同様に肛門形成を行う。

TUM変法
　施行症例を 8 ～ 10 に示した。

皮膚フラップを用いた腟後壁作成：TUMにおいて、腟後壁の授動は必ずしも容易ではなく、また腟壁の剥離を最小限に止めて血行を阻害しないということで、皮膚切開を 1b 、 9 のように行った。この切開では会陰体も保持される。

UGsinusの剥離範囲：尿道前面の徹底的剥離は術後排尿障害の要因となりうることから、最近ではpubourethral ligamentの切離は行わず尿道前面の剥離は最小限とし、また尿道口が腟よりも下方にある場合は尿道側の剥離そのものを省略することも考慮される。

術後管理のポイント

①下部消化管の長時間手術後として全身管理を行うとともに、創安静およびカテーテルトラブル予防のため必要な処置・抑制を行う。

②術後合併症としては創感染や離開、尿道狭窄・排尿困難、尿道腟瘻、腟壁の虚血性壊死・腟狭窄、肛門狭窄・肛門粘膜脱などがあるが、術後に機能性排尿困難が予測される例や、尿道形成例で術後早期のカテーテルトラブルや尿道狭窄が起こると排尿管理に難渋すると予測されるときには、術中にチューブ膀胱瘻を作成するほうが安全である。

③術後の肛門拡張は術後2週にヘガールブジーを挿入して開口を確認するが、本格的拡張は4週以降とし、その後も無理せずに進める。

文献
1) Peña A: Total urogenital mobilization-an easier way to repair cloacas. J Pediatr Surg 1997; 32(2): 263-7.
2) Levitt MA, Peña A: Cloacal malformations: lessons learned from 490 cases. Semin Pediatr Surg 2010; 19(2): 128-38.

鎖肛根治手術：総排泄腔症の手術

9　TUM 施行例（2）
ⓐ：直腸後壁と総排泄腔後壁を露出。
ⓑ：直腸盲端の処理は図のように行った。
ⓒ：皮膚フラップと腟・尿道の切開線を示す。形成後の外陰部の形状を考えて設定する。また，外陰部切開線は，縫合時に利用するため皮膚よりやや深めの粘膜面で行う。

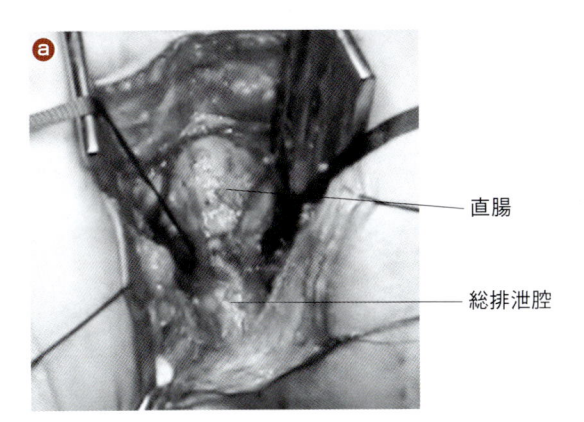

ⓐ
- 直腸
- 総排泄腔

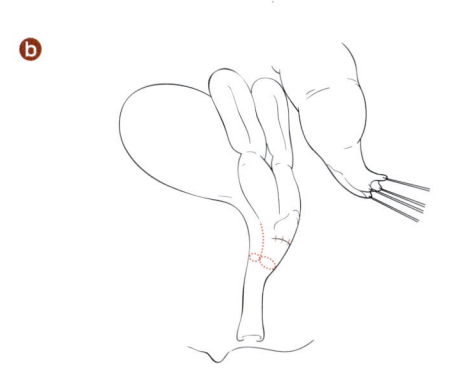

ⓑ

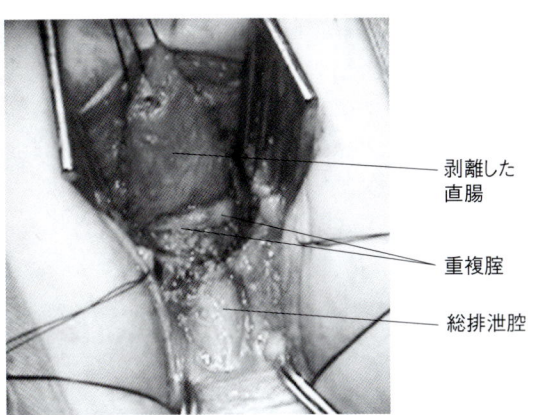

- 剥離した直腸
- 重複腟
- 総排泄腔

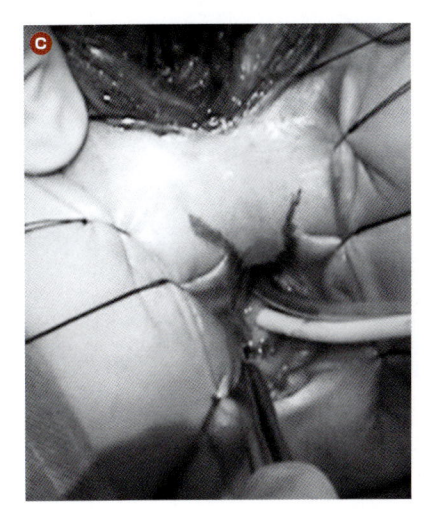

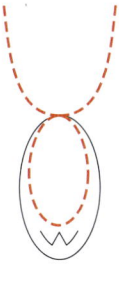

ⓒ

10　TUM 施行例（3）
ⓐ：腟・尿道の一括剥離。腟・尿道の剥離は一括して行うが，会陰側と肛門側から層を確認して行う。途中から後矢状切開創に引き抜くと以後の剥離がやりやすい。尿道前面を進むと下部膀胱前面の脂肪層が見える（①）。授動が不十分であれば，この中に恥骨尿道靱帯が触れるのでこれを切離する。腟側壁と後壁の剥離も進めるが，同様に腟下部を支持する靱帯を切離する（②）。腟は後壁下部を縦切開して皮膚フラップと縫合する。
ⓑ：手術終了時（①）および術後（②）の外観

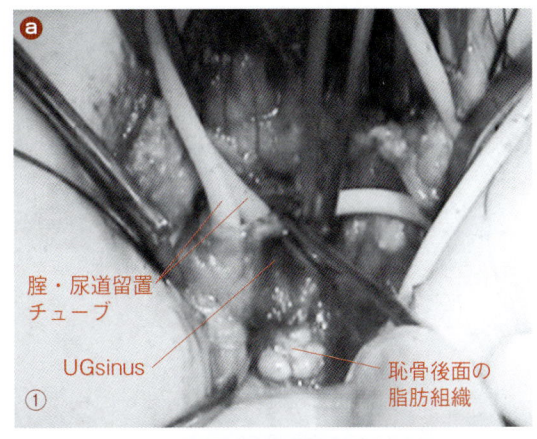

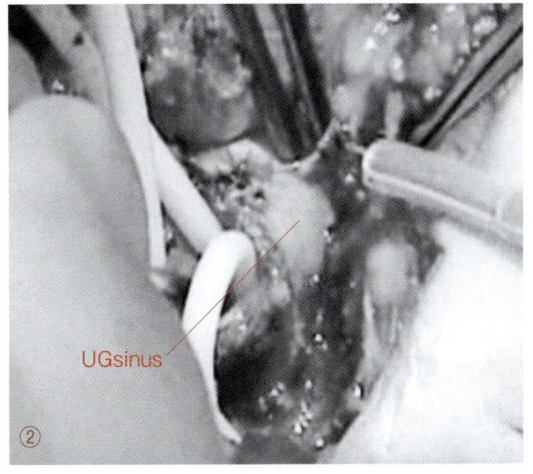

ⓐ
- 腟・尿道留置チューブ
- UGsinus
- 恥骨後面の脂肪組織
①

- UGsinus
②

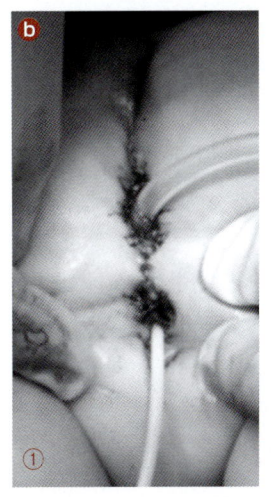

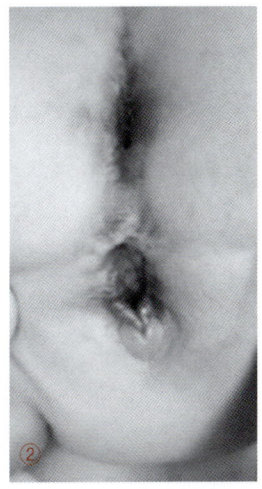

ⓑ
①　②

237

V 腹部

直腸腟前庭瘻の手術(鎖肛を伴わない)

飯田則利

❶ 外陰炎
➡の部から便の流出を認め，周囲の発赤を伴っている。

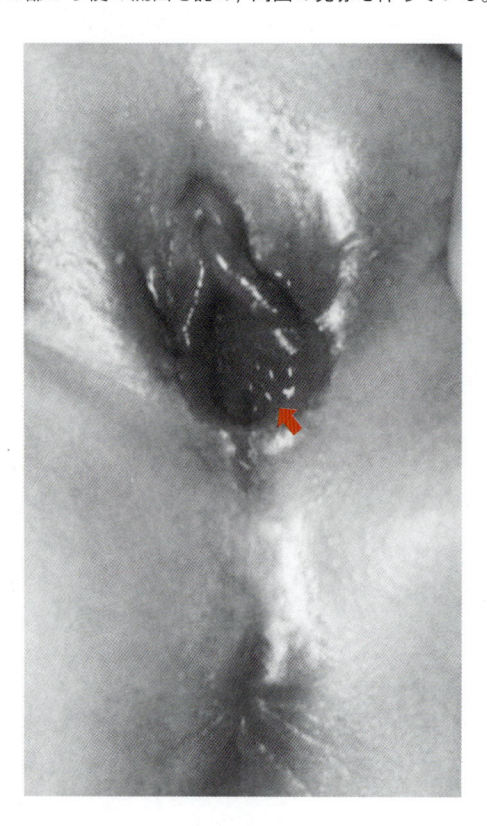

術前準備

症状
　症状として腟前庭部からの便流出，外陰炎❶を認める。

検査
　注腸造影❷，瘻孔造影，ストーマ造影❸などを施行する。

手術時期
　生後早期から瘻孔が発見されることから乳児期に行われることが多い。

人工肛門の造設
　新生児・乳児期早期の外陰炎のコントロール，術後の創感染・創哆開の予防，瘻孔再発時の管理の容易さから一時的に人工肛門を造設することもある[1]が，多くは人工肛門の造設なしに手術が行われている。その場合には，術前に絶食下に輸液管理または成分栄養剤の経口摂取および腸洗浄による結腸プレパレーションを十分に行っておくことが望ましい。

---

❷ 注腸造影
細い瘻管が描出されている（➡）。

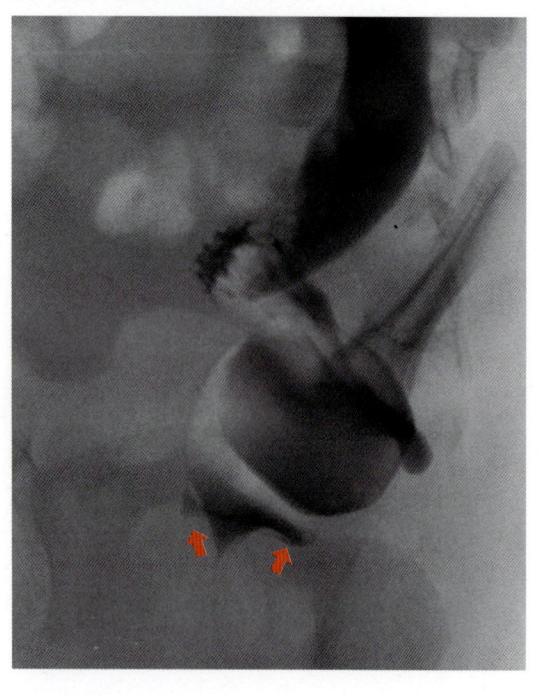

❸ 直腸腟前庭瘻（ストーマ造影）
直腸前壁から瘻管が描出されている。

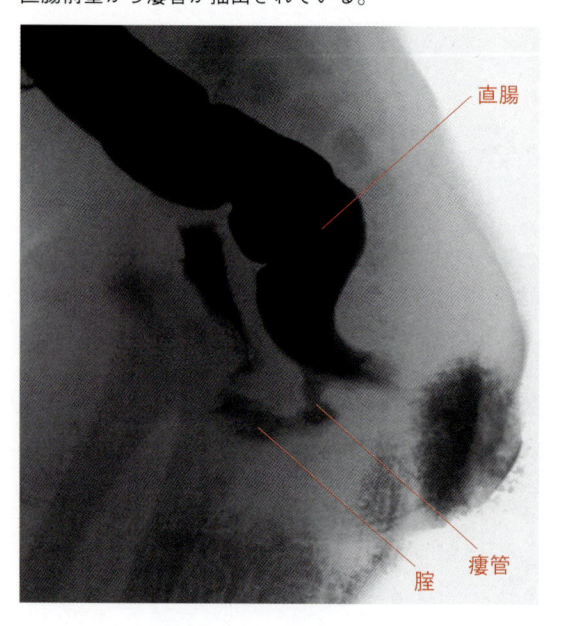

直腸
腟
瘻管

手術（vestibuloanal pull through[1]）の実際

瘻管の走行確認

載石位で尿道カテーテルを留置後，腟前庭部の瘻孔からゾンデを挿入し，瘻管の走行を確認する ④。

瘻管剥離，反転，切除

次いでゾンデの代わりに栄養チューブを瘻管に留置し，腟前庭部の瘻孔周囲に全周切開を加え，周囲組織から肛門側瘻孔近くまで剥離を進める ⑤。剥離された腟前庭部瘻孔を絹糸でチューブごと結紮し，肛門側瘻孔からチューブを引き抜くと瘻管が反転してくる。

肛門側から瘻孔周囲を切開し，瘻管を切除する ⑥。

閉創

瘻管内を細径チューブで十分洗浄後，瘻孔を肛門側と腟前庭部から死腔ができないように吸収糸で閉鎖する。

術後管理のポイント

①人工肛門を造設していない場合には，便汚染時に創部の洗浄を十分に行う。
②術後合併症として，創感染，創哆開，瘻孔再開通（10％未満）などがある。

文献

1) Mirza I, Zia-ul-Miraj M: Management of perineal canal anomaly. Pediatr Surg Int 1997; 12: 611-2.
2) 戸谷拓二，田渕勝輔，ほか: Perineal canal（鎖肛を伴わない直腸前庭瘻）— その成因と治療について —. 手術 1973; 27: 1163-8.

④ 直腸腟前庭瘻
腟前庭部の瘻孔から挿入したゾンデが肛門から出てくる。

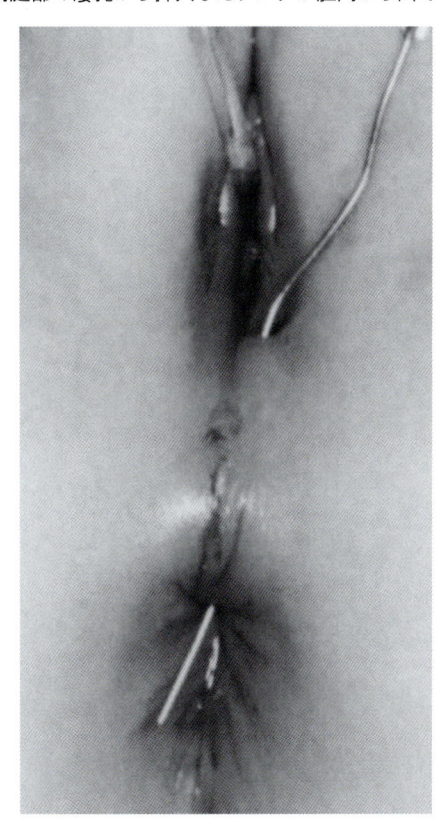

⑤ 直腸腟前庭瘻：瘻管剥離

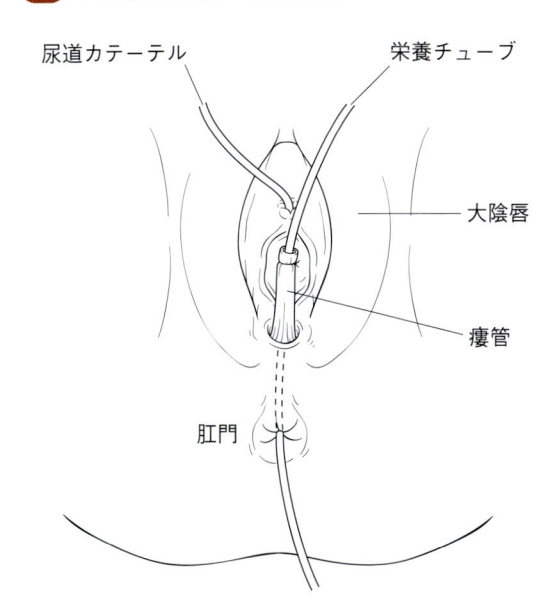

⑥ 直腸腟前庭瘻：肛門部から瘻管を反転

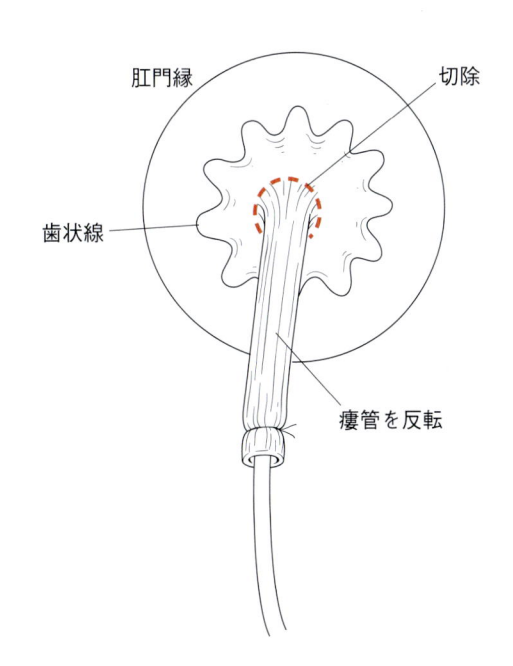

V 腹部

痔瘻の手術

鈴木達也

1 直腸肛門の解剖と肛門周囲膿瘍，痔瘻

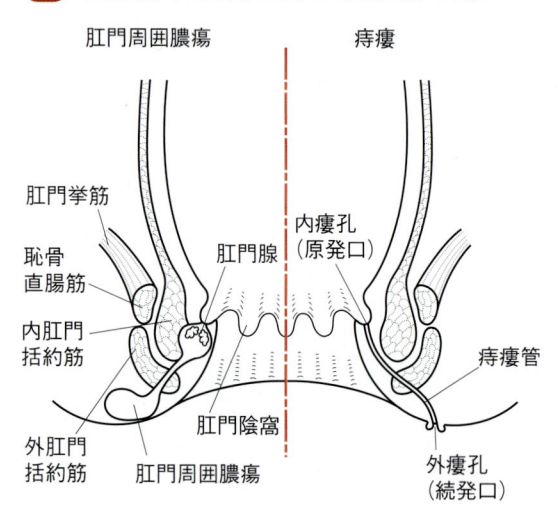

肛門周囲膿瘍　　　　痔瘻

肛門挙筋
恥骨直腸筋
肛門腺
内肛門括約筋
内瘻孔（原発口）
痔瘻管
外肛門括約筋
肛門陰窩
肛門周囲膿瘍
外瘻孔（続発口）

2 外瘻孔（続発口）からの色素注入による内瘻孔（原発口）の確認

ⓐ：注射器に針を付けず，そのまま続発口（←）に押し付け色素を圧入する．
ⓑ：色素が原発口（←）から流出するところを確認する

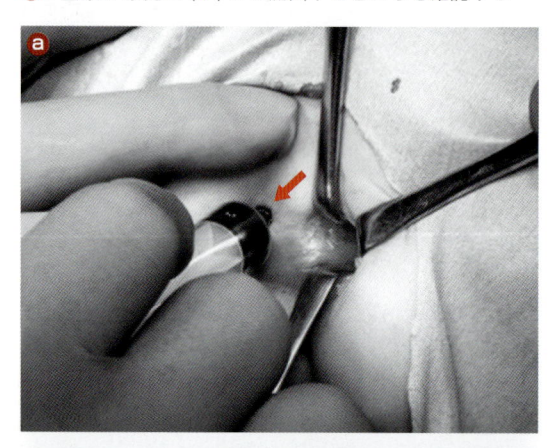

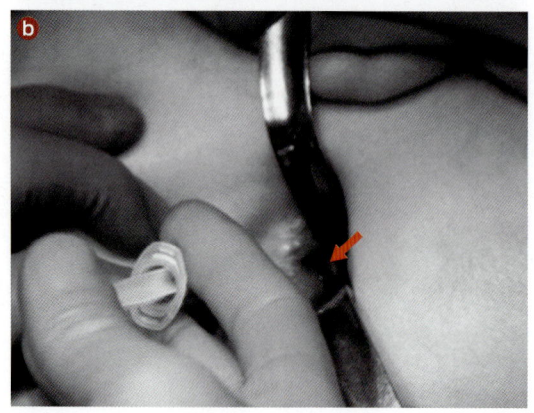

歯状線の肛門陰窩にある肛門腺に細菌感染を起こし，炎症が肛門皮下へ波及して膿瘍を形成したものが肛門周囲膿瘍で，膿瘍が皮膚側へ排膿されると痔瘻となる❶．6カ月未満の母乳栄養の男児に発症することが多い．膿瘍および外瘻孔（続発口）は肛門の側方（3時，9時）に多い．膿瘍による症状は切開排膿により速やかに改善するが，排膿後いったん緩解しても再燃を繰り返すことが多い．しかし，乳幼児の痔瘻は成人例とは異なり多くは1歳までに治癒する．1歳を過ぎても瘻管を触れ，症状を繰り返す症例では痔瘻根治術を行う．

術前準備

肛門周囲膿瘍切開術

処置時の啼泣に伴う嘔吐を予防するために最終授乳時間を確認すること以外は，特別の術前準備は必要としない．著者らは切開後の止血の確認のためと，坐浴や肛門部洗浄を家族に指導する目的もあり原則として入院にて切開を行っている．

痔瘻根治術

典型的ではない症状の症例では，瘻孔造影などで瘻管の走行，広がりを確認しておく．手術前日の朝食後絶食とし，体重（kg）×2mlの50％グリセリン浣腸を昼，夕に施行し排便を図る．

手術の実際

肛門周囲膿瘍切開術

局所麻酔下に膿瘍の頂点で肛門襞に平行，放射状に5mm程度切開し，モスキート鉗子先端を膿瘍腔内に挿入し広げて十分に排膿する．膿瘍腔内にコメガーゼを充填する．

痔瘻根治術

全身麻酔下，砕石位とする（瘻孔の位置が腹側の場合ジャックナイフ位でもよい）．3ml注射器にインジゴカルミン®2mlほどを吸い，続発口に注射器に針を付けずにそのまま挿入，あるいは押しつけて瘻管内に色素を圧入することにより原発口から流出を確認できる❷（静脈留置針の外套針を使用すると外套針の脇からの漏れが多く十分な圧がかからない）．原発口を確認したら，続発口と原発口の間に有溝ゾンデあるいはモスキート鉗子を通し，瘻管を切り開く❸．次いで原発口を完全に切除しつつ瘻管内の壊死組織や不良肉芽組織を取り除き，辺縁をトリミングしてドレナージのよい形の開放創とし，電気メスにて十分に止血を行う❹．キシロカインゼリー®を塗布したさばきガーゼを開放創に充填する．

年長児に発症した複雑痔瘻などは，成人の痔瘻根治術に準じ，

瘻管開放術あるいは瘻管摘出術を適用するが，原発口を完全に処理すること（隣り合った肛門陰窩を複数切除すべき場合もある）が肝要である．

術後管理のポイント

肛門周囲膿瘍切開術
①コメガーゼは，止血が確認されれば自然抜去しても再挿入の必要はない．翌日まで残っていれば抜去する．
②切開後1日目から微温湯での坐浴あるいは肛門部の洗浄を指導する．
③切開創は早期に閉じる傾向があるので，家庭で膿を圧出させるよう指導する．
④発熱を伴っている場合には，数日間経口抗生剤を投与する（抗生剤による下痢をきたす場合もあり，排膿が十分であれば抗生剤投与は必須ではない）．

痔瘻根治術
①創部のさばきガーゼは止血が確認されれば，自然抜去しても再挿入の必要はない．翌日まで残っていれば抜去する．
②術後数時間で水分摂取を許可し，翌朝から食事を再開する．
③抗生剤は原則的には，手術直前，手術当日夕，手術翌日朝の計3回の経静脈的投与で，経口投与は行わない．
④術後1日目から創部の微温湯による洗浄を開始し，保護者にも坐浴，創部の洗浄の手技を指導する．
⑤十分に経口摂取ができること，排便がスムーズなこと，創の治癒傾向が良好なことを確認し退院とする（通常術後3〜4日）．
⑥退院後は家族により坐浴，創部洗浄を行ってもらい，外来にて創の治癒過程を経過観察する．
⑦創部が縮小し始めたら外来診察時に肛門指診を行い，開放創の奥側が先に閉じてしまわないように適宜ブジーを行いつつ，創の閉鎖，上皮化を待つ．

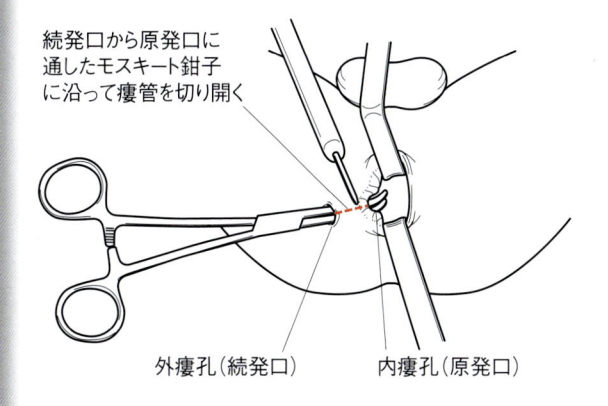

❸ **瘻管の切開**

続発口から原発口に通したモスキート鉗子に沿って瘻管を切り開く

外瘻孔（続発口）　　内瘻孔（原発口）

❹ **瘻管の完全切除と開放創の形成**

瘻管内の壊死物質，不良肉芽を切除

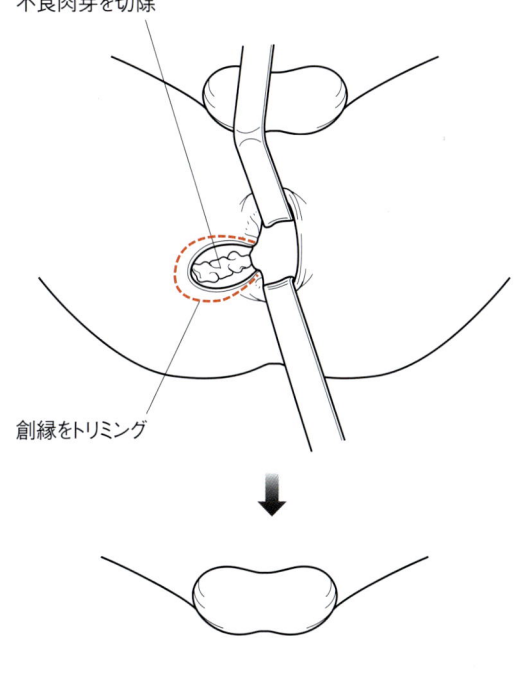

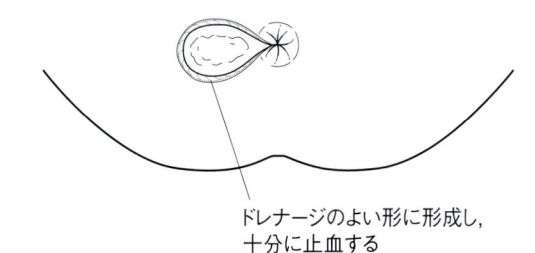

創縁をトリミング

ドレナージのよい形に形成し，十分に止血する

V 腹部

直腸脱の手術

家入里志，宗崎良太，田口智章

1 直腸脱先端部の把持
脱出した直腸の先端部をアリス鉗子で把持する。

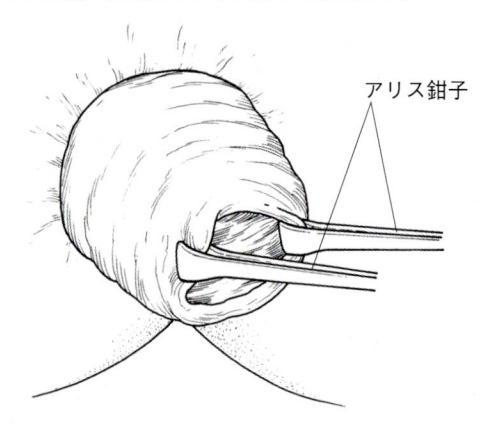

アリス鉗子

2 粘膜瘤の作成
深さは筋層にわずかにかかる程度とする。

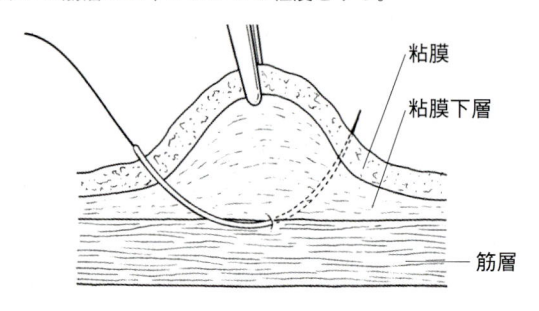

粘膜
粘膜下層
筋層

粘膜瘤の大きさは5mm程度が目安。

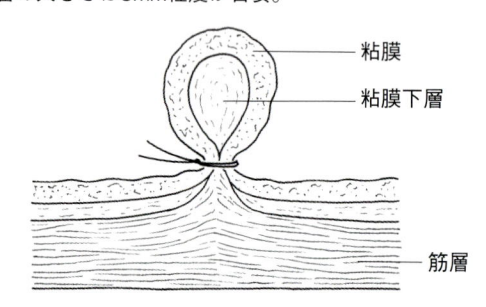

粘膜
粘膜下層
筋層

3 Gant-三輪法
結紮数が増えるにつれ直腸は自然に還納される。

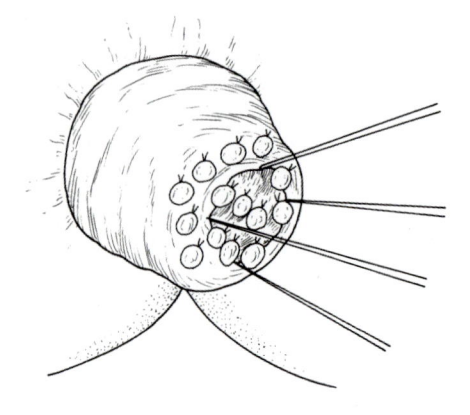

直腸脱とは直腸壁の全層が重積を起こして肛門外へ脱出する疾患であり，排便時の直腸の脱出に加え，便秘，便失禁，排便困難などの症状を合併し患児のQOLを低下させるため，保存的治療が奏功しない場合は手術が行われる。小児では幼児期に発症することが多く，慢性便秘に伴う排便困難例や急性腸炎に伴う頻回の下痢の後などに認められる。また基礎疾患として直腸肛門奇形やヒルシュスプルング病の術後，あるいは脳性麻痺児などに認められることが多く，これらでの症例では保存的治療では改善しないため手術が第一選択となる．

直腸脱の術式には数多くの方法があり，変法も含めると50種類以上の手術方法が存在するといわれている。これは低侵襲性と根治性をかね備えた術式が確立されていないことが原因であると考えられている。本項では骨盤底筋群や肛門括約筋に侵襲を加えない会陰式手術法と，低侵襲性と根治性の両立が可能な腹腔鏡下直腸固定術について手術手技を中心に述べる。

手術の実際

● Gant-三輪法

体位は砕石位で脱出した直腸の先端部分をアリス鉗子で把持し，さらに口側の直腸粘膜を引き出し，完全な直腸脱の状態を作る ①。

まず，先進部の直腸粘膜の4カ所貫通結紮を行い，粘膜を縫縮する。深さは筋層にわずかにかかる程度がよい。貫通結紮後にできる粘膜瘤の大きさは5mm程度になる ②。さらに同様の結紮を次々とらせん状に並ぶように歯状線に向けて行う。結紮数が増すにつれ直腸は自然に還納されていくので，4本の支持糸を切って，途中の結紮糸を2～3本長めに残して牽引すると視野を確保できる ③。

歯状線近くになると直腸内腔が広くなるので密に結紮しても問題ない。貫通結紮は歯状線の前で終了する。支持糸を切り，直腸診を行い狭窄がないことを確認する。

● Thiersch法

Gant-三輪法のみでは再発率が20%を超えるとの報告があり，肛門管の拡大した症例ではThiersch法を追加することで再発率を低下させることができる。

体位は砕石位で，肛門前後の12時，6時方向に肛門縁から0.5～1cm離れた部位に皮下に達する小切開を加える ④。この際に，外肛門括約筋の外側の深さまで剥離を加えるのがポイントである。次に6時方向の切開創からペアン鉗子などを用いて肛門管周

囲の剥離を行い，12時方向の切開創から先端を出す．この際に肛門内に指を挿入して剥離の深さが適切であることを確認するとともに，括約筋の損傷に留意する．全周性に剥離が終了したら，非吸収性モノフィラメントの太目の糸を用いて，助手に肛門に指を留置してもらった状態で肛門管の縫縮を行い締めすぎないようにする．12時，6時の切開創は吸収性の糸で縫合閉鎖する．

●腹腔鏡下直腸固定術

必要な器具
通常硬性鏡は5mm，30°の斜視鏡を用いる．これ以外に5mmあるいは3mmのトロカーと内視鏡鉗子，超音波凝固切開装置，フック型電気メス，持針器を準備する

手術室の配置
術者が腹腔内操作を容易にするためには視軸と操作軸が一直線上になることが必要で，そのために足側の左右に2台のモニターを配置する．

体位
体位は砕石位で会陰を観察できる状態とする．術者は直腸肛門奇形(鎖肛)やヒルシュスプルング病の際の腹腔鏡手術と同様に患児の右側に立つと，視野と体の向きが一致する．

皮膚切開とトロカーレイアウト
直腸肛門奇形(鎖肛)やヒルシュスプルング病のトロカーレイアウトに準じる．カメラポートは臍部からオープン法により挿入し，30°斜視内視鏡を挿入するが，その後右上腹部にスイッチする．通常は3ポート行うが，操作が困難な場合は，左下腹部のトロカーを追加することもある 5a 。

●直腸の固定

腹腔鏡観察下に，体位を頭低位とし小腸をできるだけ頭側へ移動させ骨盤内の視野を確保する．さらに針付糸を体外から直接穿刺し，腹腔内へと誘導し腹膜翻転部の視野を良好にするため膀胱や子宮の背側に糸を通してさらに体外へと誘導して腹側に牽引する．直腸間膜右側から腹膜翻転部に向かって剥離を進め，さらに直腸の前壁，左側へと剥離を進める．

腸間膜の展開が困難な場合は左下腹部のポートを追加するか，経肛門的にヘガールや腹腔鏡のツッペルなどを挿入してアシストする．

直腸を固定するにはメッシュを用いる方法と仙骨骨膜に直接固定する方法があるが，メッシュは異物となるため小児では通常使用しない．剥離した直腸間膜は非吸収性のモノフィラメント糸で仙骨骨膜に縫着する．下腹神経を損傷しないように注意する．直腸間膜を固定した後は切開した翻転部腹膜と直腸の結腸紐を同様に縫合固定，閉鎖し，S状結腸や回腸が落ち込まないようにする 5b 。

★　　★　　★

小児に対する直腸脱の手術はその後の長期のQOLに関わるため，基礎疾患の有無にかかわらず，骨盤底筋群や肛門括約筋に侵襲を加えないことと根治性の両立が望まれる．

直腸脱の手術

4 Thiersch法

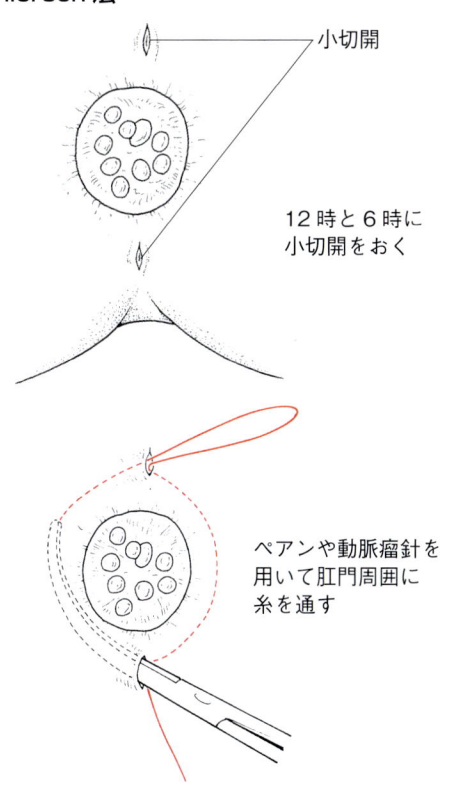

小切開

12時と6時に小切開をおく

ペアンや動脈瘤針を用いて肛門周囲に糸を通す

5 腹腔鏡下直腸固定術

a：トロカーレイアウト

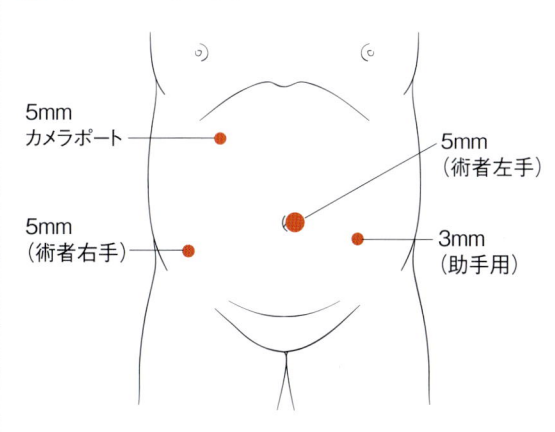

5mm カメラポート
5mm (術者左手)
5mm (術者右手)
3mm (助手用)

b：直腸と仙骨・骨膜と翻転部腹膜への固定．固定にはプローリンなど非吸収性で生体反応の低い糸を用いる．

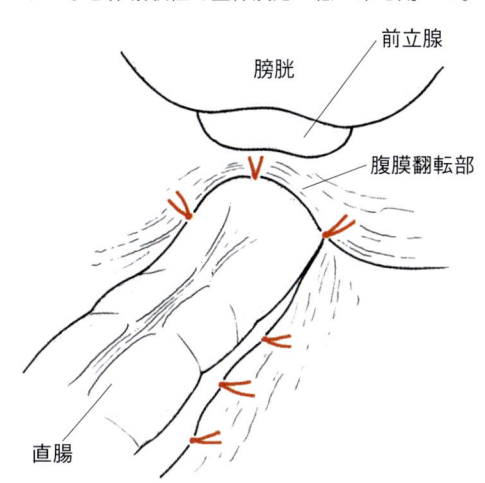

膀胱
前立腺
腹膜翻転部
直腸

243

V 腹部

胆道閉鎖症の根治手術

仁尾正記, 佐々木英之, 田中　拡

1950年代に葛西により胆道閉鎖症に対する肝門部腸吻合術(葛西手術)が開発され，それまで治療不可能とされていた，いわゆる吻合不能型の胆道閉鎖症の救命が初めて可能となった。その後半世紀以上を経過し，根治手術の成績向上に加え，肝移植の普及によって胆道閉鎖症の手術成績は格段の進歩を遂げた。肝移植が胆道閉鎖症治療に果たす役割はたいへん大きいが，葛西手術によって自己肝で良好なQOLを維持できることが患者にとっての大きなメリットであることに変わりはない。

東北大学小児外科ではこれまで幾たびかの転換期を経て，手術術式の改善・工夫が重ねられてきた[1]が，この経緯を踏まえて，現在著者らが標準的と考えている手術方法を以下に示す。

術前準備

胆道閉鎖症は肝外胆管の閉塞が解除されない限り肝内胆汁うっ滞により肝組織の破壊が進行していくため，早期手術が重要である。患者の病態把握や，周到な手術の準備は当然必要であるが，いたずらに時間を費やすことなく，迅速に対応する。

ビタミンKを経静脈的に投与し出血傾向の是正を図る。赤血球濃厚液を2単位交差して準備する。特に肝病態の進行が示唆される例では新鮮凍結血漿を準備し，必要に応じていつでも使用できるように備える。手順に沿って適切に手術操作が行われれば輸血が必要となるほどの出血をきたすことは少ないが，特に進行した例では術前から貧血傾向を認め，また凝固障害や門脈圧亢進による側副血行路の発達により，予想以上の出血に遭遇する可能性があり注意を要する。手術前に浣腸をしてできるだけ結腸を空虚にしておく。

体位は仰臥位とし，術野を浅くするため背枕を入れる。術前準備としての非吸収性経口抗生剤は使用していない。手術開始前に抗生剤の経静脈的投与を行っておく。

手術の実際

手術は2.5〜3.5倍のルーペ下に行っている。

肝管が十分に開存し，腸管との吻合が可能な場合には肝管腸吻合術が行われる。しかしこのような病型はまれで，大部分の例では閉塞した胆管組織を含む結合織を肝側に向かって剥離し，適切なレベルでこれを切離した後，切離面を腸管で覆うように周囲の肝組織と腸管とを吻合する肝門部腸吻合術が行われる。肝管レベルで吻合可能な囊胞や管腔構造がみられても，肝門部が結合織塊を呈し肉眼的には胆管開孔を確認できず，術中胆道造影で肝内胆管が雲状に造影される例がある。このような例に肝管腸吻合術を行うとその後スムーズな胆汁流出が得られ

胆道閉鎖症の根治手術

ず，再手術が必要となることが多いので，肝門部までしっかり切除して，肝門部腸吻合術を行う。

開腹胆道造影，肝生検

　右肋骨弓下切開（または右上腹部横切開）で開腹する❶。はじめ小開腹創から，腹水の有無，肝表面と胆嚢から肝十二指腸靱帯の観察，ならびに胆嚢を穿刺して内容の有無・色調等を確認した後，胆嚢を切開して4Frの静脈カテーテルを挿入して胆道造影を行う❷。現在用いられている閉塞型分類[2]は，胆道閉鎖症の多様な肝外胆管閉塞パターンのすべてを客観的に表現するためやや複雑になっているが，病態把握にはきわめて有用で，また予後との関連もあるため術後管理面でも参考になる。閉塞型を正確に記載するためには胆道造影は必須である。胆道閉鎖症の診断が確定した段階で手術に必要な大きさまで創を拡大して，さらに検索を進め病型を決定する。肝円索を結紮切離し，肝右葉の辺縁から肝生検を行う。

肝外胆管索状物の剥離

　胆嚢・胆嚢管から剥離を開始する。三管合流部まで剥離が進んだ段階で，肝十二指腸靱帯の漿膜を切開し，主要な脈管を同定する。なるべく早い段階で肝動脈の左右枝を同定剥離して，それぞれをテーピングする。胆嚢動脈と肝動脈の合流部を確認し，肝動脈から十分に離れたところで，胆嚢動脈を結紮切離する。多数のリンパ管が肝十二指腸靱帯内を走行していることがあり，これを単に切離すると術後の腹水の原因になるので，拡張したものは結紮して切離する。

　胆管に戻り，さらに剥離を進める。最も頻度が高いIII−b1−ν（肝外胆管がすべて線維性結合織に置換され，肝門部は結合織塊を呈する型）では，総胆管は索状を呈するので，これを三管合流部付近で剥離，テーピングした後十二指腸方向に向かって剥離を進め❸，十二指腸の上縁まで剥離したところで結紮切離する。次いで三管合流部から肝側の索状物の剥離に移る。この部の剥離の過程で，肝動脈の前後区域枝などが明瞭となるので，すべての枝にテーピングし，中央の結合織に向かうもの以外は温存する。肝動脈に破格があり，箒の先のように細かく枝分かれしていることがあるが，扱いは基本的に同様で，すべてテーピングして，吻合に支障をきたさない限り可及的に温存する。門脈本幹および左右の分枝へのテーピングは行わない。剥離する血管に適宜塩酸パパベリンを散布してその攣縮を防ぐ。

　肝円索を牽引して門脈臍部を展開するが，S3-S4間にブリッジ状の肝組織があれば，これを電気メスで切離すると門脈臍部を露出しやすくなる。

❶ 皮膚切開

手術に利用する開腹創をマーキングし，その一部を利用して小開腹を行う。胆道造影などで胆道閉鎖症の診断が確定したら，この創を予定の長さまで延長する。

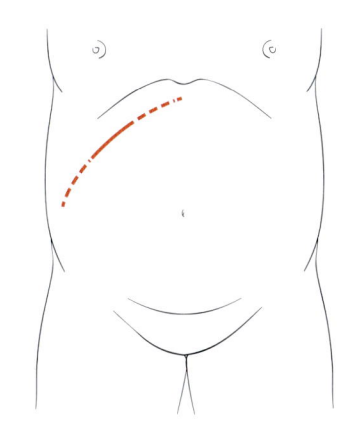

❷ 胆道造影

胆嚢を穿刺して内容の有無・色調などを確認した後，胆嚢を切開して4Frの静脈カテーテルを挿入して胆道造影を行う。

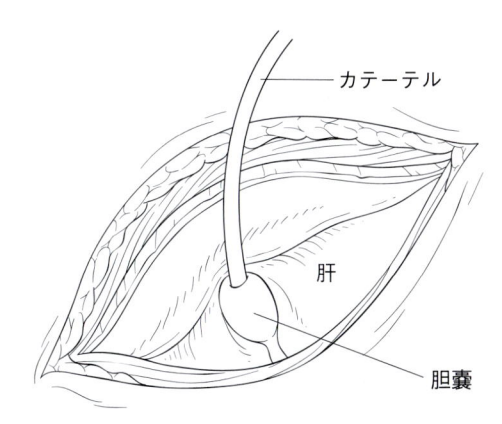

カテーテル
肝
胆嚢

❸ 索状総胆管の剥離・テーピング

肝動脈の左右枝を確認した後，索状総胆管を同定剥離し，テーピングした後剥離を十二指腸方向に進める。

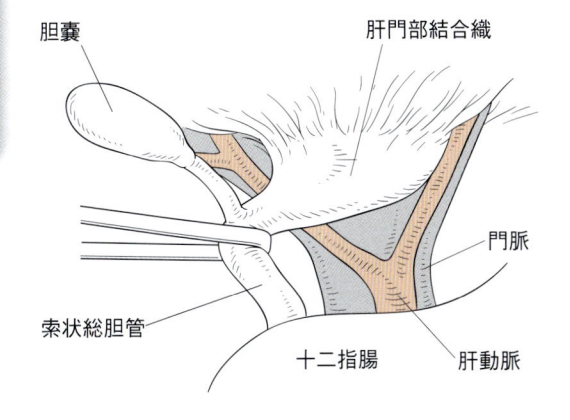

胆嚢　肝門部結合織　門脈　索状総胆管　十二指腸　肝動脈

結合織塊の背面に門脈が存在するので，これを傷つけないように注意しつつ，門脈分岐部を同定する❹。門脈・肝動脈枝を肝内に向かって露出しつつ，これらから結合織を剥離し，この操作の過程で結合織に流入する血管をていねいに処理する。肝門部に向かう血管の中枢側はすべて結紮するが，結合織側は通常電気メスによる止血で十分である。結合織の剥離を門脈の本幹および左右枝のそれぞれ背面のレベルまで進め，さらに左右に向かい脈管から剥離する形で肝内に移行する部まで行う。門脈分岐部近傍および左右枝から結合織または尾状葉に分布する枝も結紮して切離する。この枝は通常3本から5本程度存在し，きわめて細いものもあるが，不用意に電気メスで切離すると思わぬ出血をまねくので注意する。尾状葉に向かう枝については，処理する必要がないという考えもあるが，後の吻合時に尾状葉にしっかりと糸針をかけるために切離しておくほうがよい。

下部胆管分類 a_2 や b_2，c_2 などでは肝管に相当する部分の線維性結合織が存在せず，この部では肝動脈と門脈のみが透見されるが，胆嚢から肝十二指腸靱帯表面に続く腹膜を血管から剥離するように肝門部に向かって剥離していくと，門脈が肝内に流入する手前に，これと接して切除すべき肥厚した結合織を同定できる。その後の操作は通常のタイプと同様である。

肝門部結合織塊の切除

肝門部結合織の切離に移る。結合織の中央部で方形葉と結合織の間および尾状葉と結合織の間をある程度電気メスで切開した後，直角鉗子で結合織のみをすくい❺，電気メスで縦に切離して左右に分割する❻。この操作は，結合織の厚さを認識し，肝被膜を残すレベルで結合織塊を完全切除するうえで有効である。中央部から両端に向かって左右別々に結合織を切除するが，ここからは電気メスは使用せず，メスまたはハサミで鋭的に行う❼，❽。ここでは中央部の結合織は完全に切除するが，肝被膜を温存し，できるだけ肝組織に切り込まないように注意する。最後に結合織を切断する際のレベルの目安は，切離面が門脈

❹ **門脈分岐部の同定**
索状総胆管を切離し，胆嚢とともに頭側に反転挙上しつつ，肝門部に向かって剥離する。図は門脈・肝動脈との剥離がほぼ終了し，肝門部結合織に向かう門脈の小枝を処理する直前の状況を示す。

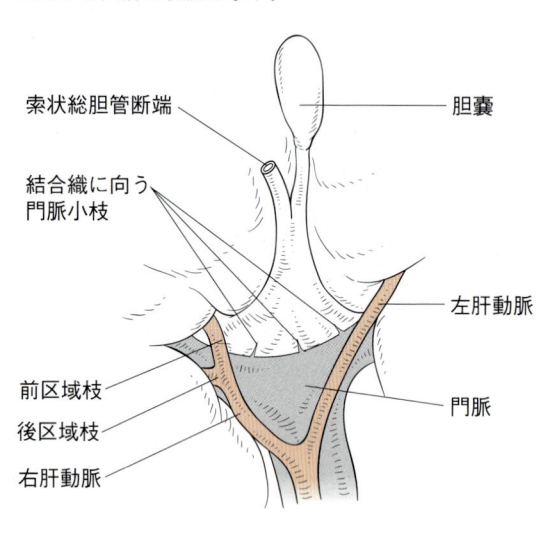

❺ **肝門部結合織の分割（1）**
肝門部結合織の中央部で左右に分割するために肝被膜との間に直角鉗子を通す。

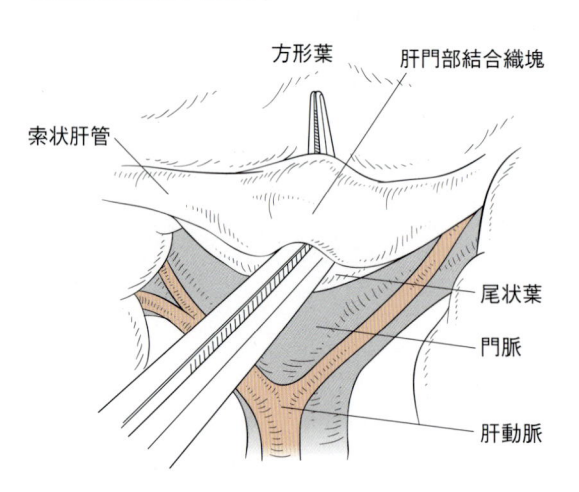

❻ **肝門部結合織の分割（2）**
電気メスで肝門部結合織を中央部で左右に分割する。

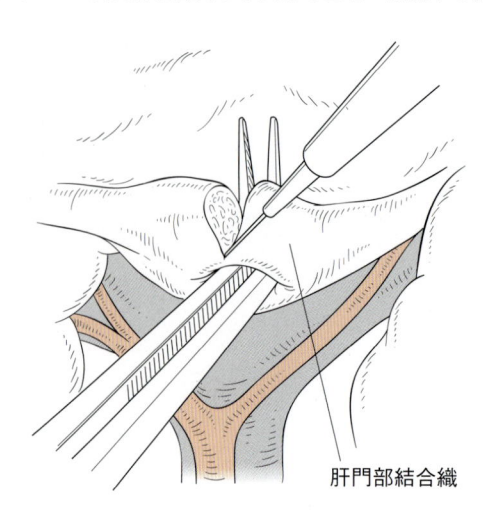

背側のレベルで周囲の肝被膜と同一平面上に位置することとしている。すなわち結合織を切除した局面が周囲の肝組織から突出することなく，反対に深部に落ち込むこともないレベルを原則としている❾。また，ここでいう門脈背面のレベルというのは，背腹方向の高さを意味し，切離面が完全に門脈の裏面に位置するという意味ではない。実際には腹側から見て，門脈が切離面の両端の一部にかかる程度となることが多い。結合織切除の操作にあたっては，結合織を牽引する左手の力加減で切離レベルを調整することができる。必要以上に結合織を残すことは，肝内に連続する微小胆管の切離面を十分に露出できない可能性があり避けるべきである。一方，左手の牽引が強すぎると容易に切離面が肝組織に埋もれる形となり，術後肉芽性閉塞をきたしやすくなるので，ここにも細心の注意が必要である。

切離面から多少出血するが，熱めの温生食で十分洗浄した後スポンジで圧迫することで通常止血される。明らかな動脈性の出血がみられる場合のみ，電気メスでピンポイントに止血する。肝門部切離面の横径は通常15〜25mmとなる。

Roux-en Y脚・人工腸弁の作成

切離面からの滲出性出血をガーゼで圧迫止血しつつ，Roux-en Y脚の作成にうつる。Treitzより2本目の空腸血管を処理して空腸を切離する。切離された空腸の口側断端を，切離端から50cm（kg体重当たり10cm程度を目安としている）肛門側の空腸の（腸間膜反対側ではなく）側面に端側吻合（5-0 PDS® IIによる一層結節縫合）しRoux-en Y脚を作成する。

人工腸弁は以前は重積型のものがよく用いられたが，最近はspur valveを付加するRoux-en Y法[3,4]を採用している。Roux-en Y吻合部より約2cmの範囲で，口側空腸に接する側のRoux-en Y脚の漿膜筋層を半周にわたり取り除き，この部を隣接する口側空腸に縫着する❿。この部の再建が完了したら腸管内容を3方向から送り，肛門方向への通過がスムーズであることと腸弁が機能している（肛門側から送った逆流させた内容が肝

❼ 肝門部結合織の切除（1）

右側の結合織をハサミで切除する。このとき結合織はすべて切除するが，肝被膜内には切り込まないよう注意する。

❽ 肝門部結合織の切除（2）

同様に，左側の結合織をハサミで切除する。

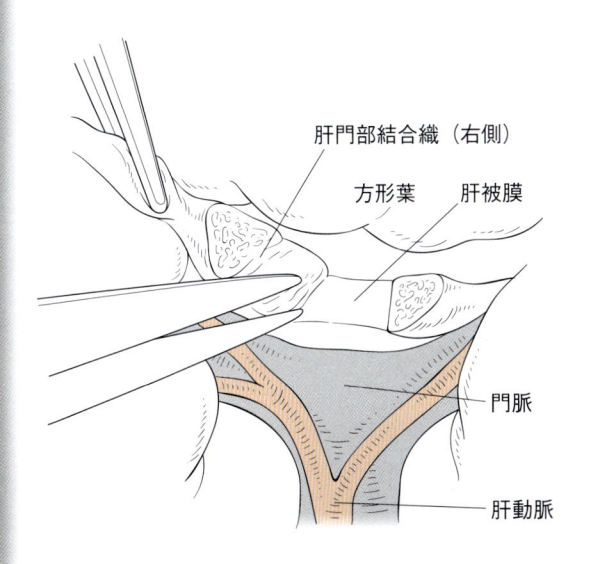

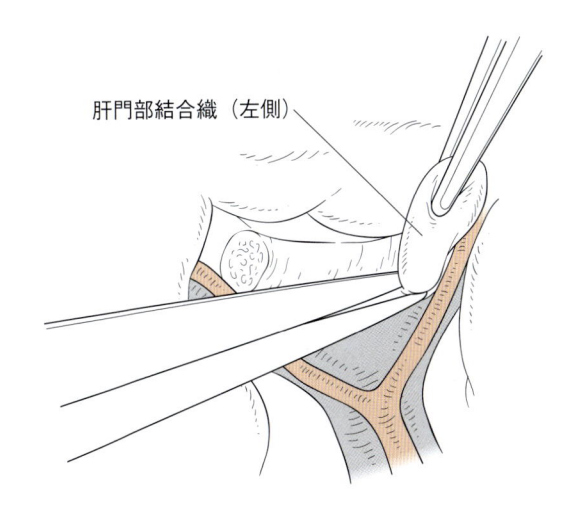

❾ 肝門部結合織の切除後

肝門部結合織を切除した状態。中央部では肝被膜が温存された状態で結合織が切除され，結合式の切離断端は左右にのみ存在する。結合織の切離レベルは門脈背側で，周囲の肝被膜と同じ高さとなる。

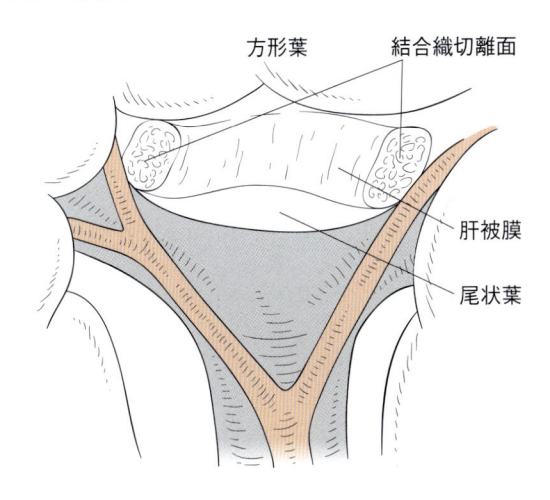

10 人工腸弁（spur valve）の作成

Roux-en Y脚の漿膜筋層を2cmほどにわたり半周切除し、隣接する口側空腸と張り合わせるように縫合してspur valveを作成する。

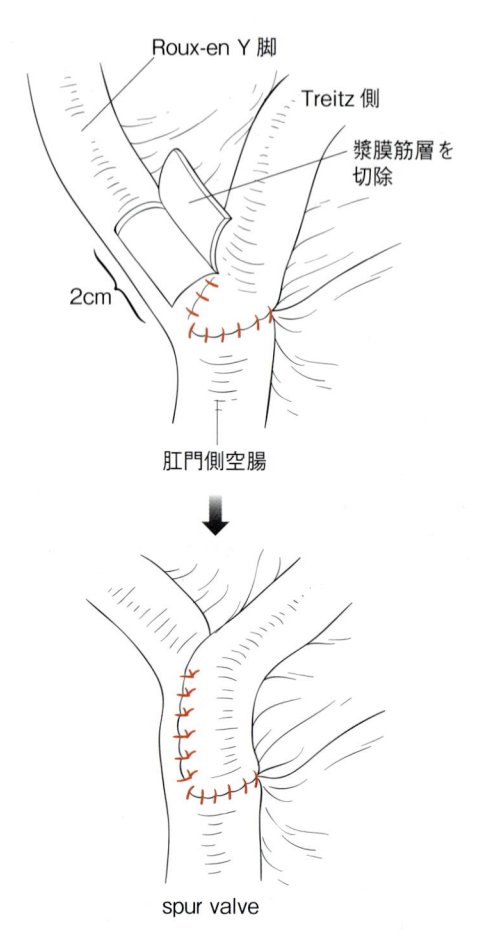

11 肝門部腸吻合術

吻合は肝門部に対してend to backになるように、肝門部肝組織と空腸全層を吻合する。左右の切離面近くでは、バイト・ピッチを短めにとって細かく糸針をかける。背側中央部と前壁ではバイトを大きめにとってしっかりと吻合する。

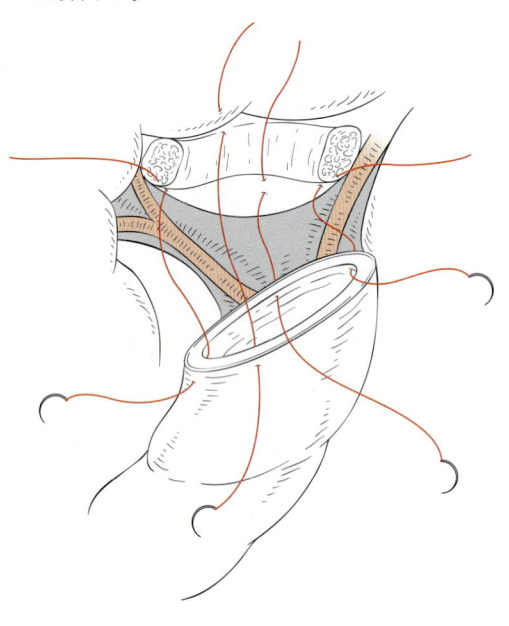

側に入らず口側にのみ流れる）ことを確認する。Roux-en Y脚と口側腸管の腸間膜間の間隙を縫合閉鎖し、Roux-en Y脚を後結腸経路で肝門部まで挙上する。断端から15〜25cmの部で、横行結腸間膜とRoux-en Y脚の漿膜筋層を全周縫合固定する。

肝門部腸吻合

Roux-en Y脚の断端から脚内にネラトンカテーテルを挿入して温生食で洗浄し、肝門部腸吻合にうつる。脚の断端をトリミングして、吻合は肝門部に対してend to backになるように、腸管膜反対側を必要なだけ切開する。吻合が血管を迂回する形となるので、肝門部切離面の横径から腸管側の吻合孔を5mm程度大きめにとる。

肝門部肝組織と空腸全層を5-0 PDS® IIを用いて吻合する。左右の切離面近くでは結合織自体に糸針がかかるので、できるだけ胆管を縫合に巻き込まないように、また門脈壁が腸管壁を介して切離面を圧迫しないように、肝門部側、腸管側ともバイト・ピッチを短めにとって細かく糸針をかける。また、ここでは縫合が門脈枝のやや背側になるので、門脈鈎またはツッペル鉗子で門脈を圧排しながら、結合織切離面に決して腸管が被さらないように注意して、切裏面の周囲に糸針をかける。この後壁の両端部分がこの吻合で最も注意を要する部位である。背側中央部では吻合の強度を高めるため、尾状葉と腸管とを、バイトを大きめにとってしっかりと吻合する。また、中央部のグリソンが存在しない部分では前後壁を近接させて、眼鏡型の吻合を心がけている。これは腸管上皮が肝被膜を被覆するのにかかる時間を少しでも短縮し、胆管の内瘻化、すなわち胆管上皮と腸管上皮の間の連続性をよりスムーズに完成させることを意図している。後壁、前壁ともに、それぞれすべての糸針をかけ終わってから結紮することとしており、特に後壁の両側では肝門部側の糸針が浅めにかかっていることを考慮し、結紮は中央部から始め、左右に向かって進めていく。後壁の縫合が終了した段階で、肝門部を温生食で洗浄し、最後の切裏面の止血確認を行う。吻合開始時に多少の滲出性出血を認めても、この時点では完全に止血が得られているのが通常である。

次いで前壁縫合にうつる。縫合線が、右側では門脈右枝を、左側では門脈臍部を、それぞれまたぐ形となるので、ここでは肝組織、腸管のいずれもバイトを大きめにとってリークを防ぐよう配慮する。両端以外の前壁の縫合は一般に容易であるが、方形葉をよく挙上して、縫合線が結合織切離縁の外にあまりはみ出さないように配慮して縫合操作を行う。中央部では、切離縁そのものに針がかかる程度にまで前後壁の縫合線を近づけるのは前述のとおり。通常1層で吻合する **11** が、必要に応じて周囲の肝組織と腸管の漿膜筋層との縫合を追加して補強を行う。

腹腔洗浄、ドレーン留置、閉腹

腹腔内を温生食にて十分に洗浄後、Winslow孔に閉鎖式のプリーツドレーンを挿入し、右側腹部から体外に誘導する。癒着防止のため、セプラフィルムで肝下面および創直下の腸管の表面を覆い、順層的に閉腹する。

術後管理のポイント

　術後管理の主眼は，胆汁排泄の維持・増量と胆管炎の防止におかれる。術後循環動態が安定し，利尿が得られたら，肝血流の増加と胆汁排泄の維持を意図して，点滴の水分量をやや多め(120ml/kg)で管理する。抗生剤を経静脈的に投与し，第7病日からプレドニゾロン(4mg/kg)を開始する。術後は，腸管機能の十分な回復を待って経口摂取を再開する。経口摂取の確立とともにウルソデオキシコール酸(10～30mg/kg/日，分3)の経口投与を開始する。早期から脂肪製剤やビタミン製剤を積極的に補充する。

★　　★　　★

　わが国における主な施設での再建術式の変遷は日本胆道閉鎖症研究会・全国登録結果によく表れている。1980年代の終わりから1990年代初頭にかけて主流だった完全外瘻術式はその後姿を消し，その後人工腸弁付加術式を採用する施設が増えた。この術式もその後徐々に減少して，最近では大多数の例でRoux-en Y法が行われている[5]。一方で人工腸弁の胆管炎防止効果については最近見直される傾向もある[4]。現在の手術方法は当施設の歴史と経験を踏まえたもので，同時に術式の標準化を意図したものでもある。

文献

1) 大井龍司: Kasai手術の役割と限界　その現況と将来. 日小外会誌 2000; 36: 1-12.
2) 葛西森夫, 沢口重徳, ほか: 先天性胆道閉塞(鎖)症の新分類法試案. 日小外会誌 1976; 12: 327-31.
3) Zhang JZ: An antireflux spur valve in Roux-en-Y anastomosis. 日小外会誌 1982; 18: 511-3.
4) 仁尾正記, 佐野信行, ほか: 胆道閉鎖症について: 逆流防止付加術式は必要か？ 小児外科 2006; 38: 316-8.
5) 日本胆道閉鎖症研究会・胆道閉鎖症全国登録制度事務局: 胆道閉鎖症全国登録2010年集計. 日小外会誌 2012; 48: 259-69.

V 腹部

先天性胆道拡張症の開腹手術

八木 実, 田中芳明, 浅桐公男

先天性胆道拡張症は, 胆道閉鎖症とならぶ小児の外科的黄疸をきたす代表的疾患である. 総胆管の囊腫状拡張を示す症例があることから総胆管囊腫ともよばれてきたが, 実際には拡張が軽度で紡錘状の形態を示すものや肝内胆管の拡張を示すものもあることから, これらを総称して先天性胆道拡張症とよぶ. 欧米に比し東洋人の女児に多く, 胎児期に胎児診断で発見されるものから成人になって発見されるものまであるが, 多くは10歳以下の症例である. 先天性胆道拡張症の定型的手術は肝外胆管切除, 胆汁と膵液の流路を分離する分流手術を原則とする. 再建は肝管腸吻合術を行う. 以前は, 拡張胆管消化管吻合が行われていたが, 現在では残存拡張胆管から胆管癌の発生が報告されたり, 炎症の再燃や吻合部狭窄, 肝内結石などが発生しやすいことから, 拡張肝外胆管は可及的に切除するのが大原則であり, その後に胆管腸吻合を行うべきである. 胆管腸吻合術としては, 肝管空腸吻合術(Roux-en Y), 肝管十二指腸吻合術, 肝管十二指腸間置空腸吻合術などが行われているが, 肝管空腸吻合術が一般的である. 本項では, 開腹による肝管空腸吻合術を提示する.

術前準備

先天性胆道拡張症は, 膵管胆管合流異常を病因として肝内胆管や肝外胆管もしくは両方が拡張する病態である. これらは膵液の胆管内逆流による胆管壁の脆弱性化, 共通管付近へのprotein plugなどの貯留による胆道内圧の上昇, 胆管内で活性化された膵酵素の膵管内への逆流などドレナージの利かない膵液の貯留による膵炎の増悪, などのさまざまな刺激が関与している可能性がある. したがって, 先天性胆道拡張症の治療にあたり, 急性膵炎が残存ないし遷延している場合は, 可及的に手術に移行することは避け, まずは禁食のうえ, 抗生物質, 蛋白分解酵素阻害薬などを用いた膵炎の内科治療を行い, 炎症が治まってから手術に移行すべきである.

先天性胆道拡張症は膵管胆管合流異常を病因としていること, さらに肝外胆管狭窄を伴っていることが多いことから, 後述のように膵管と胆管の合流状態と肝外胆管狭窄の有無と部位を術前検査としてMRCP, ERCP, 3D構築DIC-CTなどで十分に把握しておくことが肝要であり, 最終的には術中胆道造影も行ったうえで肝臓側, 十二指腸側の各肝外胆管の切離部位を決定すべきである.

開腹術中, 腸管内にガスや内容物が残存していると操作がやりにくくなるので, 術前日, 術当日朝にグリセリン浣腸を1ml/kgで行っておく.

1 皮膚切開
ⓐ：切開位置

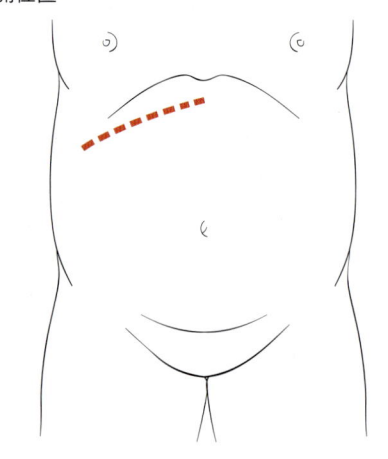

ⓑ：皮膚切開の実際

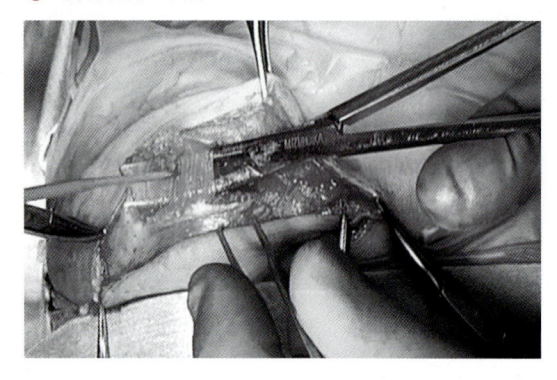

2 肝床からの胆囊剥離と胆囊動脈の結紮切離
➡：結紮切離した胆囊動脈

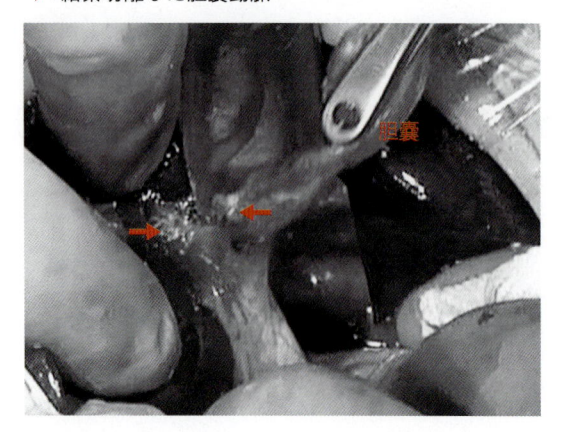

手術の実際

体位，皮切，開腹

体位は背臥位として，皮膚切開は右上腹部に横切開で開腹する❶。

胆嚢の肝床からの剥離

肝下面で肝床から胆嚢を剥離し胆嚢動脈を結紮切離し，胆嚢管を露出し漏斗部近位側で結紮しておく❷。その後，胆嚢内胆汁を穿刺し吸引し，生化学検査（アミラーゼ，エラスターゼ-1）に提出し膵液逆流の実態を把握する。

総胆管の露出

総胆管の剥離は血管の多い層は避け，剥離の容易な部分から始め，全周性にわたるように行う。この際，肝動脈，門脈の走行を確認しながら，剥離しやすい部で総胆管を剥離し，ベッセルテープをかけて牽引しながら，十二指腸側へと剥離を進める❸。この際，前述の胆嚢内胆汁採取と同様に，拡張総胆管を穿刺し総胆管内胆汁吸引し，生化学検査（アミラーゼ，エラスターゼ-1）に提出し膵液逆流の実態を把握する。ここで，三管合流部直上で拡張した総胆管を二分する❹。十二指腸側総胆管における膵実質内の胆管の剥離は鈍的，鋭的に膵管との合流部の損傷に注意を払い行い❺，術中胆道造影も併用しながら，可及的に膵内胆管と膵管の合流部直上の膵内胆管を4-0プロリンで結紮，その肝側直上を4-0プロリン刺通結紮し，膵内胆管を切除する❻。十二指腸側胆管内，膵管，共通管内にprotein plugが残存していると術後膵炎を惹起する可能性があるので，十二指腸側胆管処理時に，十分検索し，管内を生理食塩水で十分wash outしておくことが肝要である。

❸ 総胆管の剥離とテーピング

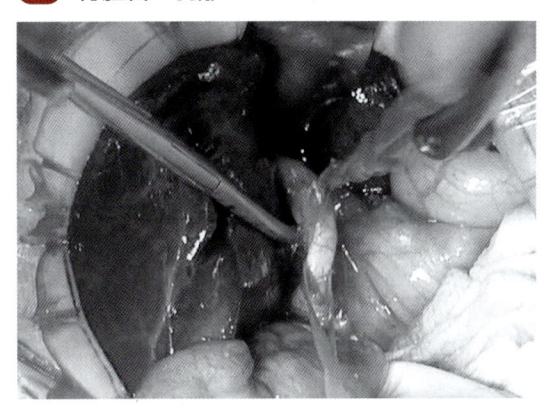

❹ 三管合流部直上での拡張した総胆管の離断

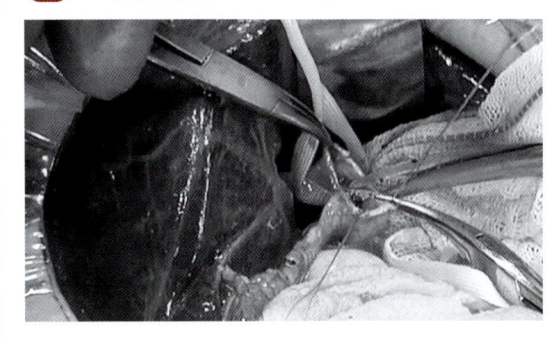

❺ 十二指腸側総胆管における膵実質内の胆管の鈍的剥離

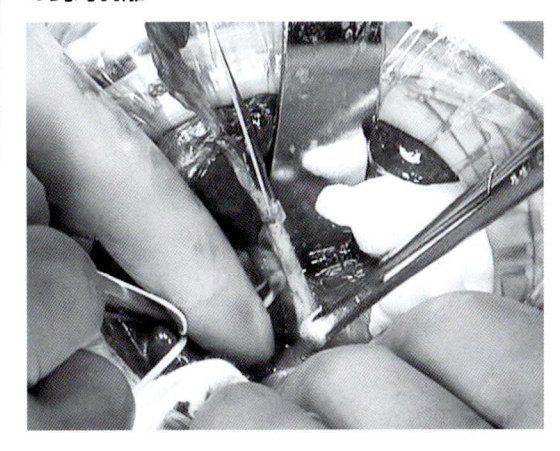

❻ 十二指腸側膵内胆管の処理

ⓐ：膵内胆管と膵管の合流部直上の膵内胆管を4-0プロリンで結紮，その肝側直上を4-0プロリン刺通結紮する。

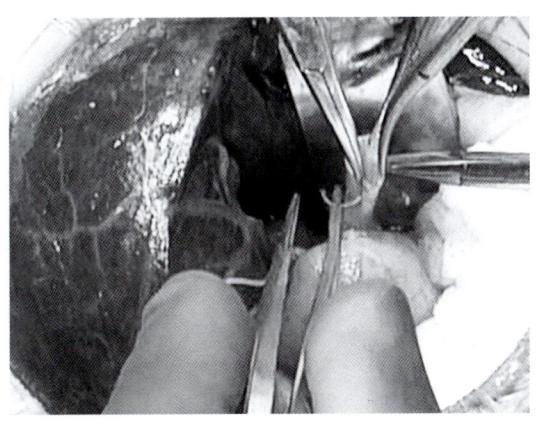

ⓑ：膵内胆管と膵管の合流部直上の膵内胆管結紮後，肝側余剰胆管を切除する。

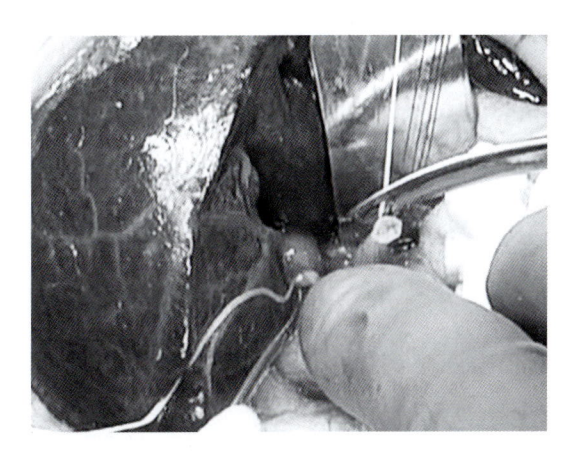

7 肝門部総胆管剥離および切離

ⓐ：三管合流部直上で二分した肝側総胆管を牽引し肝門部総肝管を剥離する。

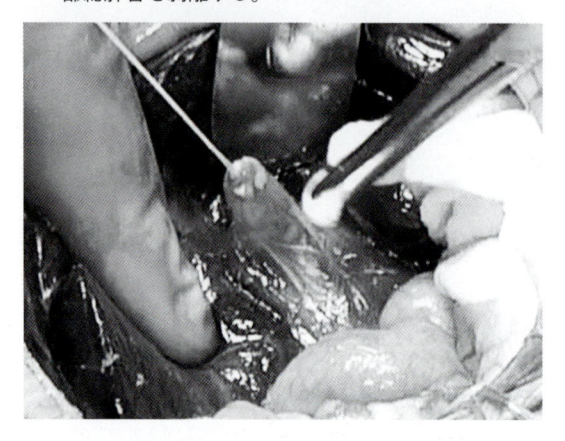

ⓑ：総肝管の肝門部狭窄の有無を確認しながら，可及的に肝門部近傍の左右胆管合流部で総肝管を切離する。

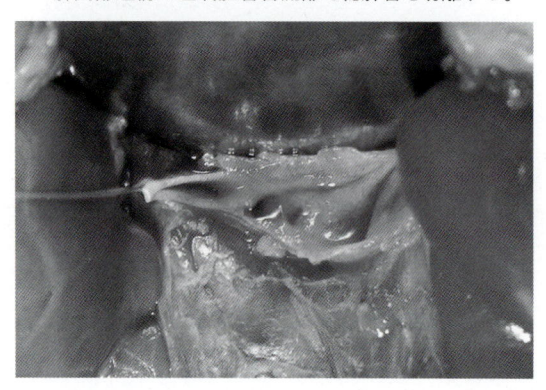

ⓒ：総肝管の切離面

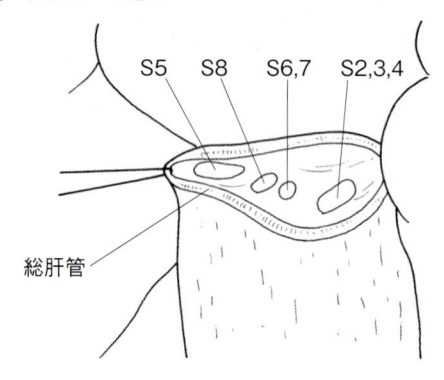

S5　S8　S6,7　S2,3,4

総肝管

肝門部総胆管剥離および切離

三管合流部直上で，二分した肝側総肝管を牽引しながら肝門部総肝管剥離を十分に行う **7a**。この際，肝動脈，門脈を確認しながら剥離を進め，総肝管の肝門部狭窄の有無を確認しながら可及的に肝門部近くの左右胆管合流部近傍で切離する **7b**，**7c**。この切離にあたっては術中の胆道造影の結果を考慮し，肝外胆管に狭窄病変を残さないように可及的に肝門部近傍での切離 **7b**，**7c** が，遠隔期に胆管結石症を惹起しない意味できわめて重要である。

肝生検

先天性胆道拡張症で黄疸が遷延した症例では，肝の組織学的変化も評価しておく必要があるので，肝右葉ないし左葉下縁で肝生検（2-0絹糸2針で垂直マットレス縫合して楔状切除）も併せて行う。

Roux-en Y 脚の形成と吻合

Roux-en Y 再建にあたり，Treitz 靱帯から30cmほど肛門側の空腸を離断し，同部位の小腸間膜を同部の血管を損傷しないように根部方向に切り込み，離断した肛門端空腸をY脚とする。Y脚は30cmとし，肛門端空腸離断部から約30cm肛門側空腸で，先に離断した口側空腸と4-0吸収糸で端側に全層は連続縫合，漿膜筋層は結節縫合で2層に縫合しY脚を完成させる（Y脚端側吻合部位は **8** の➡）。次に行う肝門部空腸吻合は横行結腸間膜の無血管部位に小切開を行い，Y脚を通す retrocolic route とする（肝門部空腸吻合するY脚端は **9** の➡）。

肝門部空腸吻合

先天性胆道拡張症例の多くに肝内胆管拡張が認められ，その多くが左右肝管の第一次分枝に認められることから，肝外胆管肝門部近傍の狭窄病変を残さないように切除してから吻合することが肝要である。この狭窄を残すと肝管空腸吻合部から肝側に相対的あるいは絶対的な肝門部狭窄を残す結果となり，総胆管空腸吻合術後に胆管結石形成などの合併症を惹起しやすい。この肝門部胆管狭窄の状況は術前・術中造影で十分に把握しておく必要がある。左右肝管第一次分枝の拡張がある場合，肝門部剥離を十分に行うと逆漏斗状に肝管拡張部が確認可能となるので，両側肝管第一次分枝にまたがるように左右の肝管壁を十分に切除する（**7b** 吻合部肝側）。retrocolic route で空腸と肝門部胆管を5-0吸

8 Roux-en Y 脚の形成と吻合

➡：Y脚（＊）の空腸空腸端側吻合部

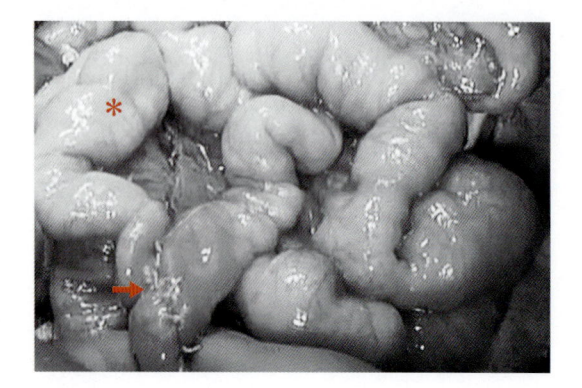

9 retrocolic route による Y 脚の肝門部方向への配置

➡：肝門部空腸吻合するY脚端

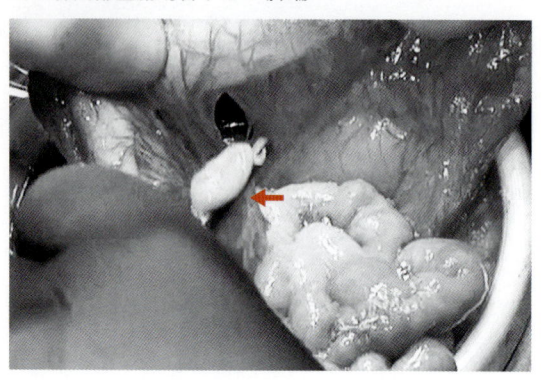

収糸で端端に全層1層結節縫合で吻合し，広い吻合口を確保する（**10** 吻合部Y脚側，**11a** 後壁吻合終了時，**11b** 前壁吻合終了時）。胆管壁と空腸壁の切離縁を確実に縫合するが，空腸後壁の縫着は門脈分枝部の頭側で，しかも背側の結合織と，また前壁は一部肝実質にかかるほどに縫着される結果となる。

閉腹

Y脚の小腸間膜の欠損部を5-0吸収糸で縫合閉鎖し，さらに横行結腸間膜のY脚貫通部ではY脚と結腸間膜を5-0吸収糸で縫合閉鎖固定する。後に腹腔内を洗浄し，肝門部空腸吻合部近傍にドレーンを留置して，開腹層直下にセプラフィルム™など癒着防止シートを入れてから閉腹する **12**。

術後管理のポイント

① 術後管理は，基本的に開腹術後の一般的処置に準じる。
② 経鼻胃管の減圧は腸蠕動の確認が得られたら，術後1～2日を目途に早めに抜去する。
③ 経口は原則として排ガス，排便が得られてから clear fluid から開始し，順次，摂取開始とする。
④ 吻合部直下に入れたドレーンは，経口摂取開始後，排液量，性状に問題なければ，おおむね術後7～10日で抜去する。
⑤ 先天性胆道拡張症の手術後の予後は一般的に良好であるが，術後胆管炎，膵炎，肝内結石症の発生に留意し，エコーなど非侵襲的な検査を加味しながら経過観察を行っていくべきである。

10 retrocolic route で配置した肝門部空腸吻合するY脚端

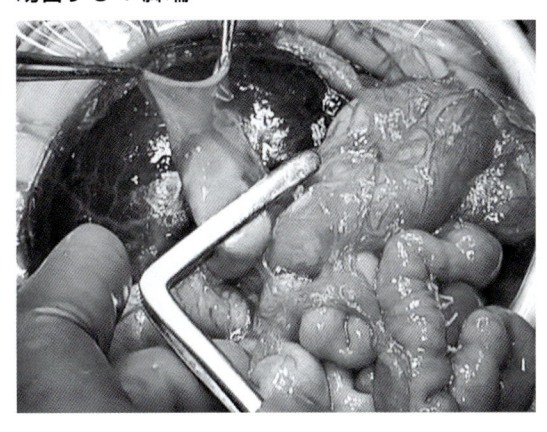

11 肝門部空腸吻合術
ⓐ：後壁吻合終了時
ⓑ：前壁吻合終了時

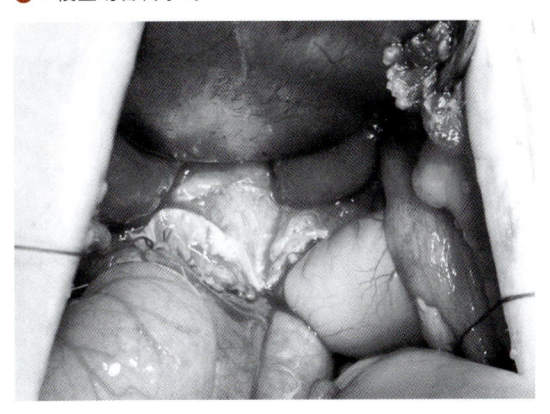

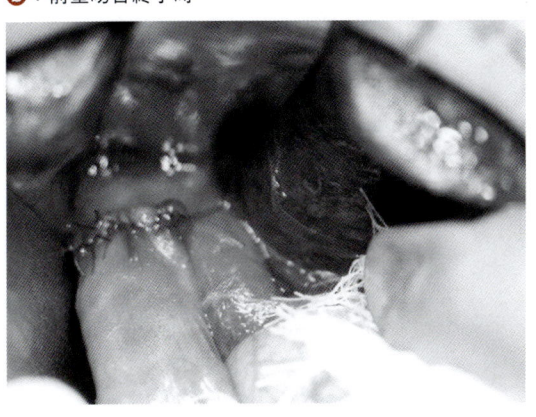

12 閉腹
肝門部空腸吻合部近傍にドレーンを留置し，開腹創直下に癒着防止シートを入れてから閉腹する。

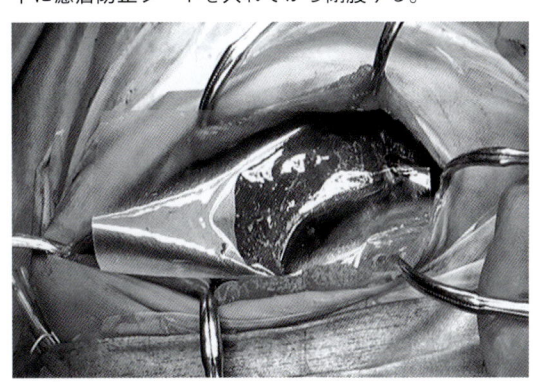

V 腹部

先天性胆道拡張症の腹腔鏡下手術

漆原直人

1 ポートの配置とKocherの授動

ⓐ：ポート配置。臍部12mm（カメラ用），左右側腹部5mm（術者用），右肋弓下12mm，右腹部外側からミニループリトラクターⅡ®を挿入し，胆嚢底部を把持し頭側に胆嚢を挙上し視野を展開する。

ⓑ：Kocherの授動術を行い，囊胞後面がよく見えるようにする。囊胞の剥離は，囊胞壁の太い血管をバイポーラで凝固した後に，囊胞と十二指腸の間の剥離から開始する。

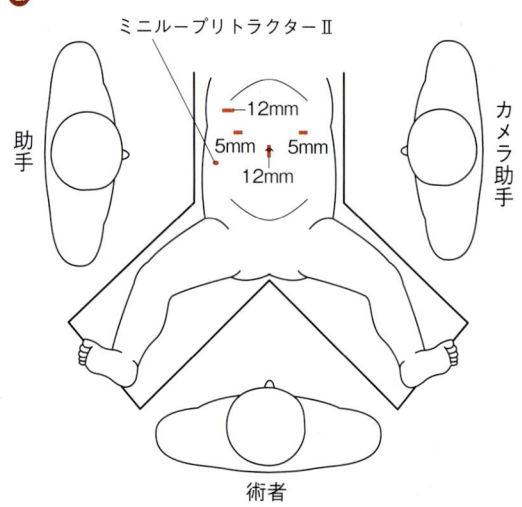

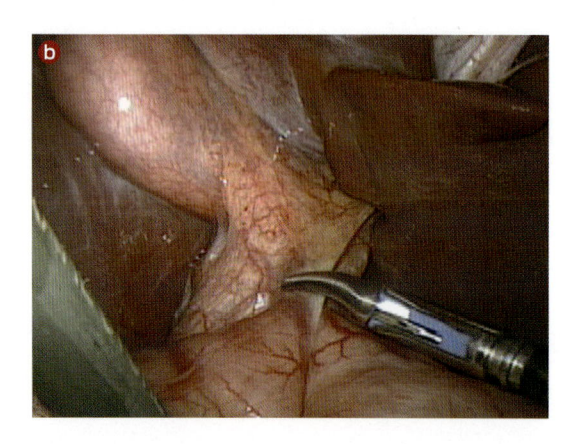

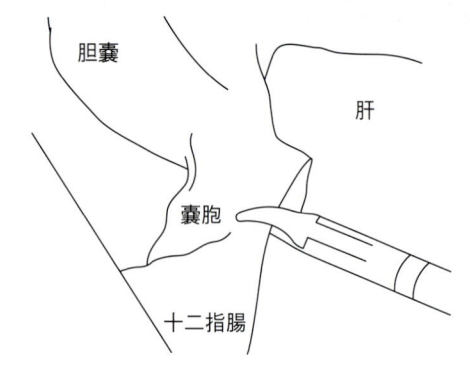

先天性胆道拡張症は，若年女性に多く発生し傷の小さな腹腔鏡手術のよい適応とも考えられる。しかし術後晩期合併症として胆管炎，肝内結石，膵炎，遺残胆管からの発癌が問題となることから，腹腔鏡手術においても膵内胆管の十分な切除と胆管狭窄の解除および吻合部狭窄をきたさないような大きな吻合口をもった胆道再建に努める必要がある。またRoux-en-Y脚の作成には完全体腔内と臍部のポート創を延長して体外での作成とがある。

術前準備

術前画像検査は開腹手術の場合と同じで，胆管拡張と合流異常の形態や胆管狭窄の有無，共通管内の蛋白栓の有無，肝動脈の走行などについて調べておく。腹腔鏡手術では，手術前日から絶食とし必要なら緩下剤投与や浣腸を施行し拡張した腸管が視野やworking spaceの妨げにならないようにしておく。

手術の実際

体位は仰臥位で開脚位とする。術者は患者の右側で手術を開始し，囊胞の剥離操作からは脚側に立ち，助手は右側，カメラ助手は左側で手術を行う 1a 。

ポート配置と胆道造影

4本のトロカー（12mm 2本，5mm 2本）で手術を行う。最初に臍部で開腹し12mmのトロカーを挿入し，スコープは10mmの30°斜視鏡を使用する。10～12mmHgの圧で気腹し腹腔内全体を観察した後に，臍上部左右側腹部に術者の鉗子孔として5mmのトロカーを挿入する。その後，右肋弓下に12mmのトロカーを挿入し，胆嚢底部を鉗子で把持しトロカーとともに胆嚢を腹壁外に引き出す。胆汁を採取した後に，チューブを挿入し胆道造影を行い胆管狭窄の有無，合流形式や共通管の蛋白栓の有無を確認する。共通管内に蛋白栓を認める場合には胆道洗浄を行う。造影終了後にチューブは抜去し挿入部を閉鎖し，胆嚢を腹腔内に戻しトロカーを再度挿入して気腹する。

次いで右下腹部外側からミニループリトラクターⅡ®を挿入し，胆嚢底部を把持し頭側に挙上することで肝臓を挙上した後，頭高位とし視野を展開する。胆嚢の挙上だけでは肝門部の視野が不十分な場合には，円靱帯を腹壁に吊り上げ視野を確保する。

囊胞の剥離

まずKocherの授動術を行い囊胞後面がよく見えるようにする。囊胞の剥離は，囊胞壁の太い血管をバイポーラで凝固した後に，囊胞と十二指腸の間の剥離から開始する 1b 。剥離操作は，超音波凝固切開装置（USAD）やモノポーラ，バイポーラを使用し

先天性胆道拡張症の腹腔鏡下手術

て囊胞壁に接して行う．とくに囊胞周囲の血管網は丁寧に凝固止血しながら剝離する．囊胞の左側後方で固有肝動脈を同定し，後方では門脈に注意し慎重に囊胞全周の剝離を行いテープを通し，このテープを牽引しながら膵側へと剝離を進める．囊胞が大きく全周の剝離が難しい場合には先に膵内胆管の剝離を行ったほうが安全な場合もある．膵内胆管の剝離は，十二指腸を足側に牽引し，総胆管壁に接してバイポーラやフック型モノポーラで膵組織を削ぎ落とすように剝離し 2a ，総胆管が細くなった合流部近傍と思われる部位で膵内胆管を切離する．膵側胆管断端は4-0モノフィラメントで刺入結紮し，肝側胆管断端も過度の胆汁汚染が後の操作の邪魔にならないようにクリップで閉鎖する 2b ．その後，膵瘻や出血の防止目的で膵剝離部と膵側胆管断端を周囲組織で埋没縫合する．大きな囊胞状拡張，とくに合流形式が直角型では合流部手前の胆管末端部が細くて，剝離を合流部近くまで進めると断端近くで自然に切れることがあるが，末端部を埋没縫合することで膵炎や膵液瘻を起こすことはない．

次いで肝側総胆管を挙上しながら肝側に向かって剝離を進め，右肝動脈を総肝管後壁から剝離し肝管分岐部まで胆管を剝離しておく．途中，胆囊動脈と胆囊管を同定し，胆囊動脈は切離しておく．ときに右肝動脈が囊胞の前方を走行しており，その際はこれを剝離し胆囊管を切断した後に，総肝管を腹側に移動しておく．肝門部肝管の切離は，胆汁の汚染を少なくするためにRoux-en-Y脚の作成後に行う．

2 膵内胆管の処理

ⓐ：膵内胆管の剝離は，十二指腸を足側に牽引し，総胆管壁に接してバイポーラやフック型モノポーラを使用して凝固しながら膵組織を削ぎ落とすように剝離する．

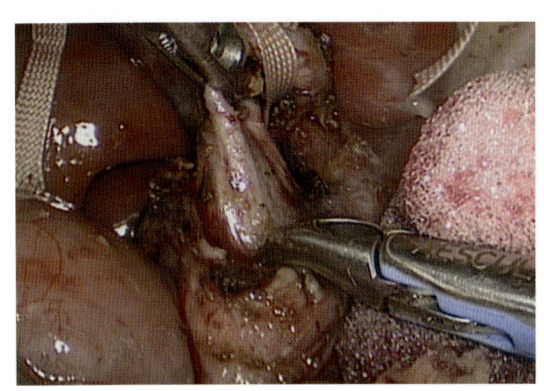

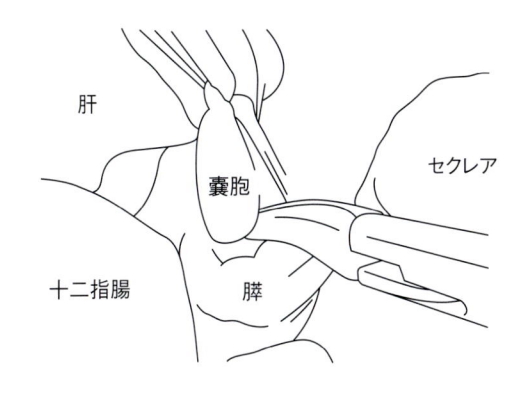

ⓑ：総胆管が細くなった合流部近傍と思われる部位で膵内胆管を切離する．膵側胆管断端は4-0モノフィラメントで刺入結紮し，肝側胆管断端も過度の胆汁汚染が後の操作の邪魔にならないようにクリップで閉鎖する．その後，膵瘻や出血の防止目的で膵剝離部と膵側胆管断端を周囲組織で埋没縫合する．

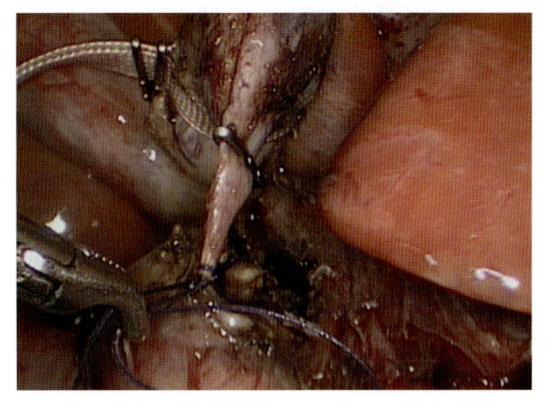

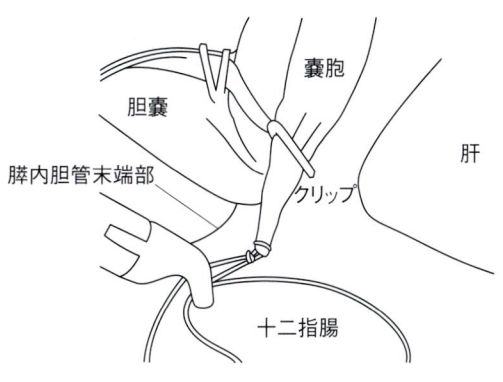

3 体腔内での自動縫合器を用いた Roux-en-Y 脚作成

Treitz靱帯より約20cmの空腸をEndo-GIAを用いて切断する。Roux-en-Y脚は約20～25cmとする。空腸空腸吻合はオーバーラップ法で行う。口側空腸と空腸脚を並べて吻合予定線に沿って数針stay sutureを置き、その糸を牽引用とする。口側空腸断端の腸間膜対側を斜めに切除し、空腸脚にも小切開を加える。二つの小孔を数針縫合した後、同部からEndo-GIAを挿入して側側吻合を作成する。一つになった切開口はEndo-GIAあるいは4-0吸収糸で縫合閉鎖する。

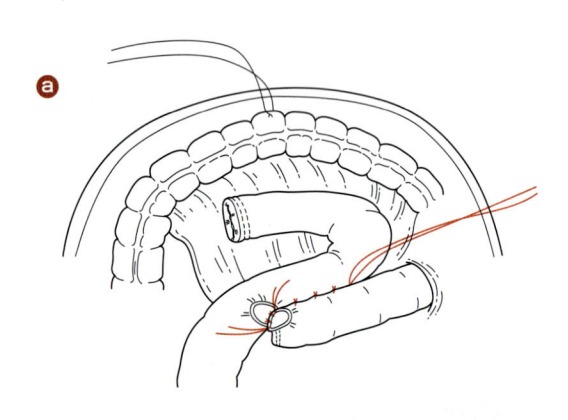

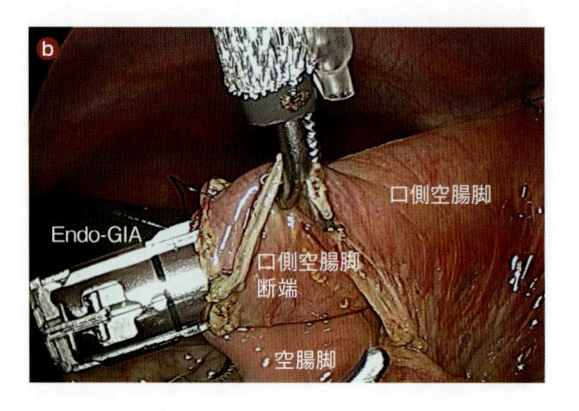

Roux-en-Y脚の作成

Roux-en-Y脚の作成には、臍部の切開創を広げ体外で作成する方法と体内で作成する方法がある。体内で作成する場合には、まず横行結腸に吊り糸を置き腹側に吊り上げワーキングスペースを確保する。USADで空腸間膜を処理しTreitz靱帯より約20cmの空腸をEndo-GIAを用いて切断する。Roux-en-Y脚は約20～25cmとする。空腸空腸吻合は、オーバーラップ法でEndo-GIAを用いてblind pouchが残らないように作成する。口側空腸と空腸脚を並べて吻合予定線に沿って数針stay sutureを置き、その糸を牽引用とする。口側空腸断端の腸間膜対側を斜めに切除する。空腸脚にも小切開を加える。二つの小孔を数針縫合した後、同部からEndo-GIAを挿入して側側吻合を作成する。一つになった切開口はEndo-GIAあるいは4-0吸収糸で縫合閉鎖する **3**。乳児などで体腔容積が小さくEndo-GIAが使用しづらい場合には開腹同様に体腔内で端側吻合を行う。その後、腸間膜を修復し結腸後で空腸を挙上する。

肝門部肝管形成

Roux-en-Y脚の作成後、さらに肝側胆管を肝門部左右肝管まで剥離して肝管分岐部から下方のレベルで総肝管をいったん切離する。その後、腹腔鏡を5mmに変更し肝内胆管の分岐などを観察した後に分岐部近くで総肝管を追加切除し、左右肝管を肝側に向かって切開を加え大きな吻合口を作成する **4a**。本症の胆管狭窄は、総肝管、左右肝管起始部などの肝門部近くみることが多く、狭窄部を越えて肝管を切り上げたり、狭窄部を楔状切除することで形成可能なことが多い。

肝門部肝管空腸吻合

挙上空腸断端から1～2cm離れたやや前壁側に、胆管径より小さめの切開を加える。腸管の切開径は吻合の際に伸びるため、胆管径の約3分の2位の大きさとする。3mmの持針器とケリー剥離把持鉗子を用いて、前後壁ともに5-0吸収糸による全層1層結節吻合を行う。吻合手順は、吻合口の両端を縫合し、次いで後壁中央、その間と一針ごと順次縫合するが、症例によっては後壁中央を先に縫合したほうがやりやすいことがある。その後、前壁の縫合を行う **4b**。

腸間膜の修復と胆摘

吻合終了後に腸間膜欠損部を修復し、胆嚢を肝床から剥離し胆嚢と嚢胞を一塊にして12mmのポート孔から回収する。最後に腹腔内を洗浄し、ポート創からWinslow孔にドレーンを留置する。

術後管理のポイント

①抗生剤は手術中から術後2日目までの3日間使用する。
②術後3日目以降で胃管からの排液量が減少し，腸蠕動が聴取され，腹部X線で麻痺性イレウスがみられない場合には，胃管を抜去し飲水を開始する。飲水で嘔気，嘔吐がなければ食事を開始する。
③ドレーンは胆汁の混入がない場合には術後5日目に抜去する。

文献

1) Li L, Feng W, Jing-Bo F, et al: Laparoscopic-assisted total cyst excision of choledochal cyst and Roux-en-Y hepatoenterostomy. J Pediatr Surg 2004; 39: 1663-6.
2) Ure BM, Schier F, et al: Laparoscopic resection of congenital choledochal cyst, choledochojejunostomy, and extraabdominal Roux-en-Y anastomosis. Surg Endosc 2005; 19: 1055-7.
3) Urushihara N, Fukuzawa H, et al: Totally laparoscopic management of choledochal cyst: Roux-en-Y jejunojejunostomy and wide hepaticojejunostomy with hilar ductoplasty. J Laparoendosc Adv Surg Tech A 2011; 21: 361-6.

❹ 肝門部肝管空腸吻合

ⓐ：肝管分岐部から下方のレベルで総肝管をいったん切離し肝内胆管の観察を行う。その後，肝門部の左右肝管分岐部近くで総肝管を追加切除し吻合口を大きく形成する。狭窄があれば肝管を切り上げたり，fish mouse様に形成することで狭窄部を解除する。

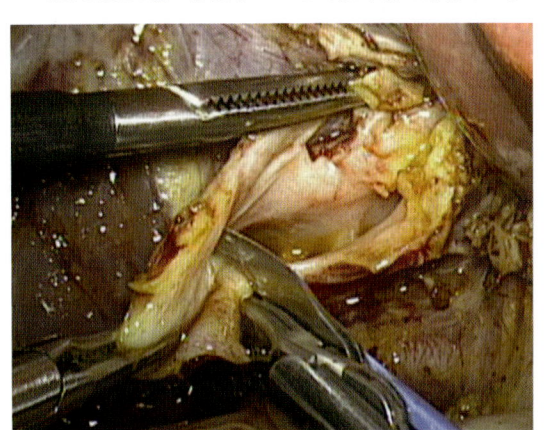

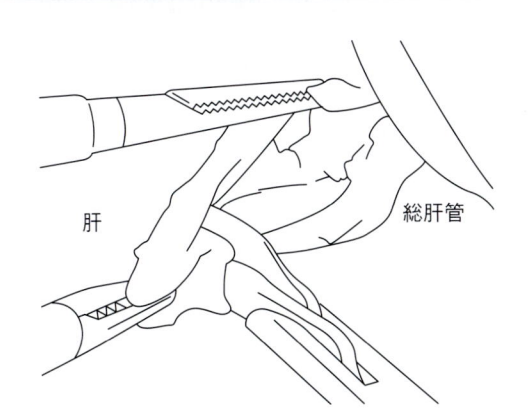

ⓑ：前壁後壁ともに5-0 吸収糸による全層1層結節吻合を行う。吻合口の両端を縫合し，次いで後壁中央，その間というように一針ごとに順次縫合する。

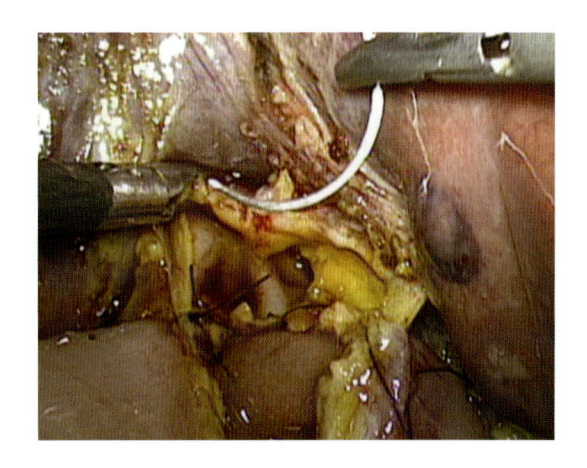

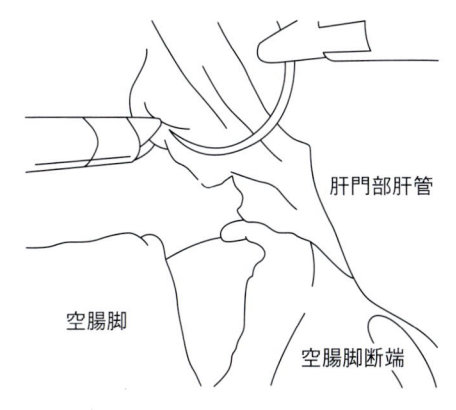

V 腹部

門脈低形成と静脈管開存症の手術

猪股裕紀洋，林田信太郎

1 バルーンカテーテルによるシャント閉鎖

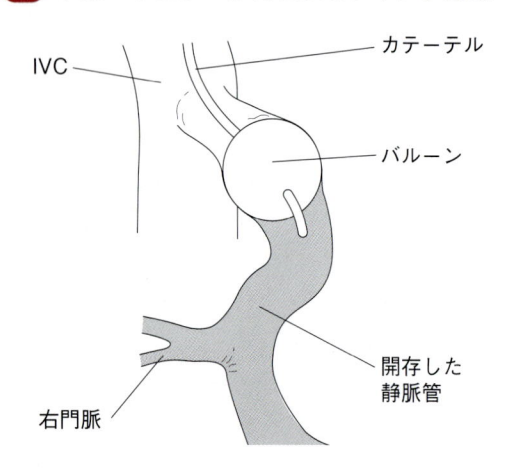

（IVC，カテーテル，バルーン，開存した静脈管，右門脈）

2 皮膚切開
上腹部正中切開または左上腹部肋骨弓下切開，横切開で開腹する。

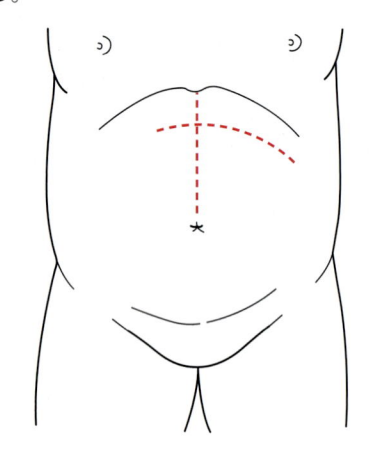

3 門脈圧の測定
下腸間膜静脈からCVカテーテルを挿入し，門脈圧を測定する。

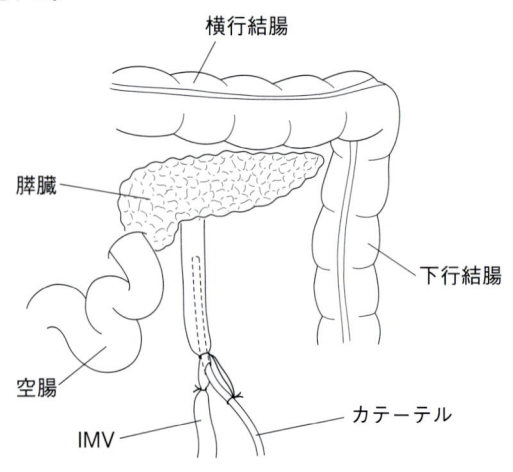

（横行結腸，膵臓，下行結腸，空腸，IMV，カテーテル）

術前準備

　静脈管開存症は，門脈低形成に伴う門脈大循環系先天性シャントのひとつである。門脈低形成には，まったく肝内門脈の形成がないものと低形成のものがある。当然門脈血の異常流出路が先天的に存在する。

　脳症や脂肪肝などを契機に超音波検査で発見さえることもあるが，最近は胎児診断での超音波検査で疑われる症例もある。偶然の超音波検査で疑われる場合も多く，ダイナミックCTで位置や太さが視認される。大静脈側からのシャント血管造影がまず検討され，開存静脈管内にカテーテルが挿入できれば，バルーンを拡張してシャントを試験的に閉鎖し門脈系の血流変化を超音波でみたり，同時にカテーテルから造影剤を流して肝内門脈の形成を直接みたりする方法も行われている❶。逆に，開腹して経門脈ルートでの順行性造影もありうる。肝内門脈がまったく超音波で確認できないような症例では，肝生検も行って門脈無形成か否かを確認しておき，低形成が明らかなら，肝移植を考慮する。

　上記の造影検査にそのまま引き続いてコイルなどでのシャント血管閉鎖がinterventional radiology（IVR）として試みられることも多い。シャント静脈の径が5mm程度以下ならIVRでの閉塞が十分可能と判断される。これによる閉鎖が不能であった症例が手術を検討されることとなる。なお，このような門脈下大静脈系シャント症例では，肝腫瘍の発症が懸念されたり，自覚的には無症状のまま肝肺症候群や肺高血圧症を呈していることもあるので，その領域の精査も術前準備として必要である。

　大きな静脈管開存では門脈の低形成を伴うことが多く，閉鎖手術に伴う危険も大きくなるので，開腹して門脈圧モニターや術中超音波を行いながら施行するほうが安全である。

手術の実際

　上腹部正中切開，左肋骨弓下切開，あるいは上腹部横切開で腹腔内に入る❷。

　下腸間膜静脈末梢から，あるいは肝円索内の臍帯静脈内腔を再開させてここから，カットダウンでカテーテルを挿入して固定し圧測定を行う❸。術後も留置を続ける場合は，ヘモバンドや弾性糸でカテーテル挿入部を結紮しておく。その後，静脈管の露出と結紮に移行する。脾臓を愛護的に尾側へ引き下げ，肝鎌状間膜から冠状間膜，肝臓左三角間膜を切離する。小さい創の場合には深くて難渋することがあるが，左葉を持ち上げて左三角間膜の裏に詰め込むようにガーゼを挿入し，このガーゼをまな板のように使って電気メスで切離する❹。

門脈低形成と静脈管開存症の手術

切離後，外側区域を右前方に翻転し折り込んで助手に腸ベラで押さえてもらい，静脈管の処理を始める❺。

静脈管は小網の肝臓付着部に沿って走行する。まず，小網を静脈管近くで切開し，これに沿って尾状葉の頂部まで切開し，尾状葉頂点の奥で，下大静脈左壁が見えるようにしておく。この後静脈管の全周剥離をどこかで行って結紮することになるが，左門脈に近い部位は肝実質に囲まれる部分もあり，不用意に剥離を試みると肝実質内に鉗子が入り込んで出血するので慎重に行う。

静脈管自体ドベーキー鑷子で把持して周囲を剥離し，全周をすくい上げることができる部分を捜す。左肝静脈背側に入り込むところは，通常静脈管の右にも疎な結合組織の部分があるので，鑷子で管自体を把持して右へ牽引し，静脈管の右のやや固い膜状物を破って鉗子を通すことができる。2-0程度の太めの糸で二重結紮するか，壁が弱いときは，テフロンテープで巻きこれを2-0プロリンで固定して閉鎖する[1]❻。結紮前後で門脈圧測定を行い，圧の急激な上昇がないことを確認する。門脈圧は25cmH$_2$Oを超えないことを原則とする。

術後管理のポイント

①超音波による肝内門脈血流や血栓の有無，生化学的検査で肝臓の状態をフォローする。
②門脈血流の滞留が起こることがあり，血栓形成リスクもある。
③腹水の貯留や腸管のうっ血，イレウス症状の有無にも注意する。
④術中に圧が高かった症例では，門脈圧モニターカテーテルを2週間程度留置して圧をモニターすることは安全上有用であるが，これによる血栓形成のリスクもあるので注意する。
⑤臨床的にも，腹水の出現や腸管浮腫の増悪遷延などは門脈圧の上昇を示す所見となり，場合によっては再開腹してシャントの再開放も検討する。もちろん，術中のモニターで圧が上昇せず，また肝内門脈が十分形成されていることが確認されているような症例ではこのような懸念はない。脂肪肝などがあった症例でも1カ月程度で改善することが報告されている。

文献

1) Ikeda S, Sera Y, et al: Surgical indication for patients with hyperammonemia. J Ped Surg 1999; 34: 1012-15.

❹ 冠状間膜，三角間膜の切離

脾臓を厚手のガーゼで覆い，太い腸ベラで保護した後，肝外側区域下面にさばきガーゼを挿入し，透けたガーゼを目標に左三角間膜から肝冠状間膜を剥離していく。

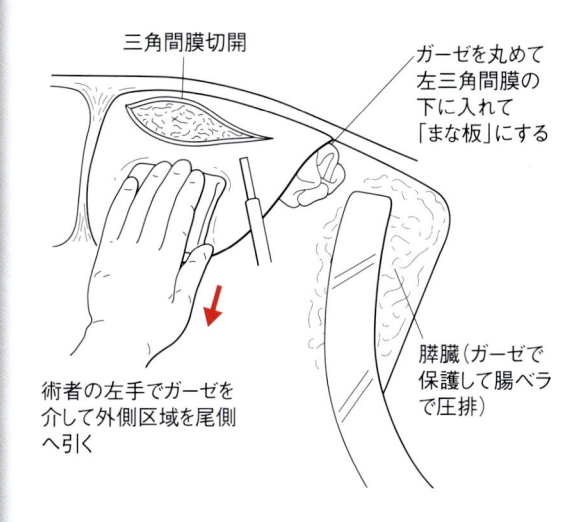

❺ 静脈管の剥離

尾状葉と外側区域の間で開存した静脈管を剥離する。

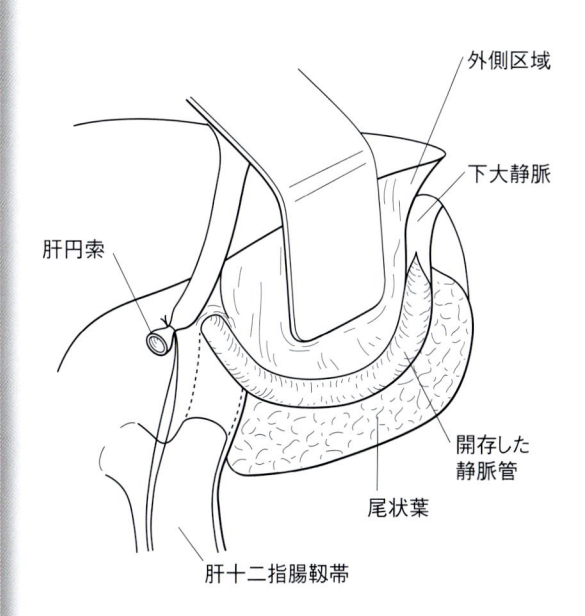

❺ 静脈管の結紮

外側区域と尾状葉の間で静脈管を求め，テフロンテープで全周をすくい，結紮する。

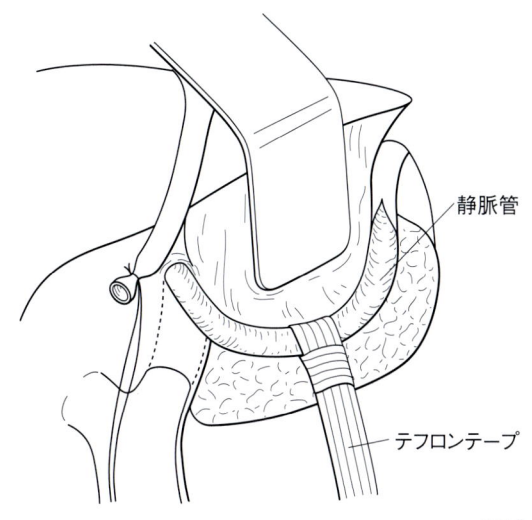

259

V 腹部
門脈圧亢進症のシャント術

高野邦夫, 蓮田憲夫, 腰塚浩三

① Clatworthyの上腸間膜静脈下大静脈吻合術

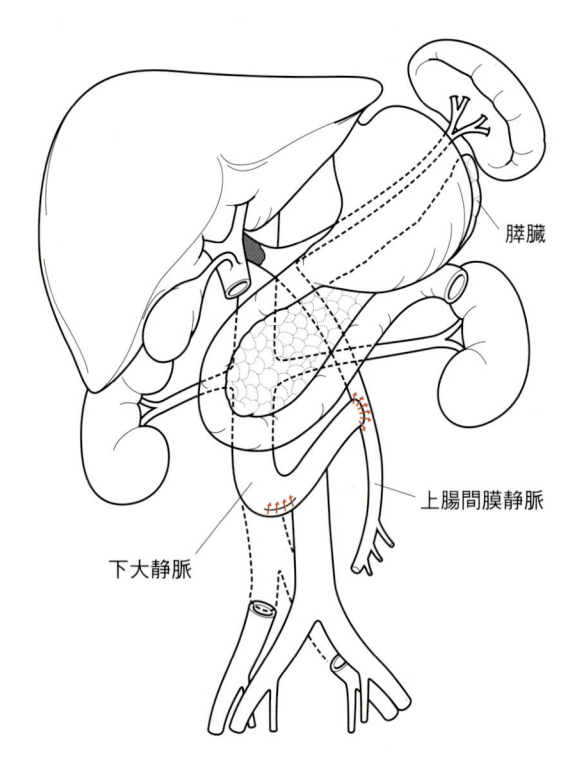

膵臓
上腸間膜静脈
下大静脈

② H型の下大静脈・上腸間膜静脈吻合術

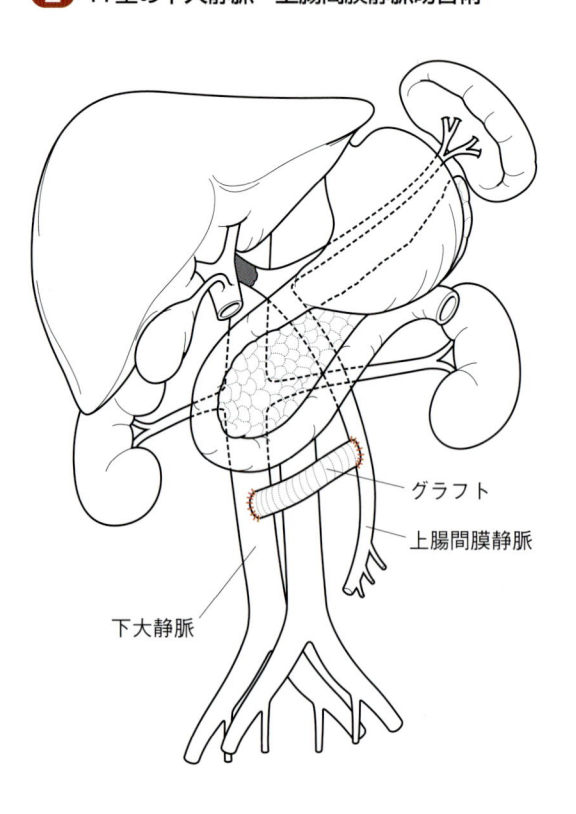

グラフト
上腸間膜静脈
下大静脈

　門脈圧亢進に対する手術的治療の目的は, 肝前性の門脈圧亢進のため主に消化管静脈瘤からの出血のコントロールのためである。非手術的治療としては, 内視鏡的硬化療法や部分的脾動脈塞栓術が, 予防的手術療法としては直達手術とシャント術がある。シャント手術は, 出血が続いたり再発を繰り返す場合に, 門脈系と静脈系(大循環)の間にバイパスを作る方法である。静脈系の血圧のほうがはるかに低いため, 門脈の血圧は下がる。門脈圧を低下させる手術としては, 門脈の血流を下大静脈(門脈下大静脈端側吻合術)や腎静脈(遠位脾静脈腎静脈吻合)に流して新しい経路を作成するシャント手術がある。

手術の実際

　シャント手術は, 小児では血管が細いため下大静脈を用いるClatworthyの上腸間膜静脈下大静脈吻合術(mesocaval shunt), あるいはH型の下大静脈吻・上腸間膜静脈吻合術(interposition mesocaval shunt)が主な方法である。

● Clatworthyの上腸間膜静脈下大静脈吻合術[1] ①

　門脈系主幹静脈の1枝である上腸間膜静脈を下大静脈にシャントして, 門脈圧下降を図る術式である。下大静脈を左腎静脈直下から左右総腸骨静脈流入部までを剥離して, 総腸骨静脈合流部近くで切断し, その中枢側断端を上腸間膜静脈側壁に端側に吻合する。大きな吻合口が得られるので, 小児門脈圧亢進に対する術式として行われていた。
　CT造影などで, 上腸間膜静脈も開存と走行を確認する。
　上腸間膜静脈と下大静脈を十分に長く剥離, 露出する。さらに下大静脈を挙上して上腸間膜静脈に吻合するための, 通路を作成する。通路は膵臓下縁, 十二指腸下水平部後面を通して上腸間膜静脈に至る。
　剥離された下大静脈を左右総腸骨静脈流入近くで切断して, その中枢側断端を上腸間膜静脈吻合予定部まで, ねじれや屈曲などがないように慎重に挙上して, 上腸間膜静脈後壁に端側吻合する。

● H型の下大静脈・上腸間膜静脈吻合術[2] ②

　上腸間膜静脈と下大静脈間の人工血管を用いたバイパスにより, 門脈圧下降を図る術式である。人工血管を用いるため, 吻合する下大静脈の剥離範囲が少ないことから侵襲が少なくてすむことが利点である。さらに, 膵臓の周囲の副血行路の損傷が避けられるとともに, 腸管に対する操作も少ない。
　下大静脈の剥離は上腸間膜静脈の剥離部位に一致した前面に

とどめ，腰静脈の損傷を避ける．下大静脈と上腸間膜静脈が約20°の角度で交叉しているので，各々の静脈の長軸を一致して吻合すると，間置したグラフトにねじれが生じ，血栓形成からグラフトの閉塞を併発する可能性が大きくなる．下大静脈の長軸に対して，グラフトを右に約20°傾けた角度にねじって吻合する．

グラフトとしては人工血管としてwoven Dacronが用いられてきたが，最近ではゴアテックスを用いた人工血管が開発されている．吻合時はグラフトの屈曲やねじれが生じないように注意を要する．適当な人工血管の口径は14〜16mmである．グラフトの長さは，短いと肝性脳症を生じる可能性が高くなり長いと屈曲するため，4〜5cmが適当と報告されている．

西村らは，術後抗凝固剤を使用せず，低分子デキストランとCDPコリンの点滴を1週間続けることがほかの術式と異なると述べている．

門脈圧亢進症に対する手術的治療の変遷と最近の展開

当初，シャント手術は門脈系下大静脈系血管吻合術が行われた．しかし，長期的に肝性脳症を発症することが広く知られてきた．二川は，血管吻合術症例では術後脳症（Eck 瘻症症状群）が36.4％と高率に発症すると報告している[3]．この脳症は吻合を閉鎖すれば消失することが証明され，脳症出現例などに対しては，積極的に吻合閉塞術が行われた．なおシャント量を減らす方法として遠位脾静脈・腎静脈吻合術 ❸，さらに最も生理的な方法としてRexシャント ❹ がある．

また血管吻合術に代わる術式として，経胸食道離断術，経腹食道離断術やHassab 手術が行われるようになり，10年再発率9.5％と報告されている[3]．

さらに，内視鏡的硬化療法（endoscopic injection sclerotherapy；EIS）の導入，普及により，食道胃静脈瘤に対する治療は大きく変遷した．今日では手術に代わってEISが治療の主流となってきた．最近ではinterventional radiologyの手法を用いた経頸静脈的肝内門脈静脈短絡術（transjugular intrahepatic1 portosystemic shunt；TIPS），バルーン下逆行性経静脈的塞栓術（balloon-occluded retrograde transvenous obliteration；B-RTO）なども加わってきている．

文献
1) 小林迪夫：上腸間膜静脈下大静脈吻合術．現代外科手術体系11B，中山書店，東京，1980，p44-49．
2) 西村昭彦，村上忠重：下大静脈吻・上腸間膜静脈H吻合術．外科MOOK 29，金原書店，東京，1983，p116-122．
3) 二川俊二：門脈圧亢進症とともに―門脈圧亢進症治療の変遷―．日消外会誌1999；32(3)：785-92．

❸ 遠位脾静脈・腎静脈吻合術

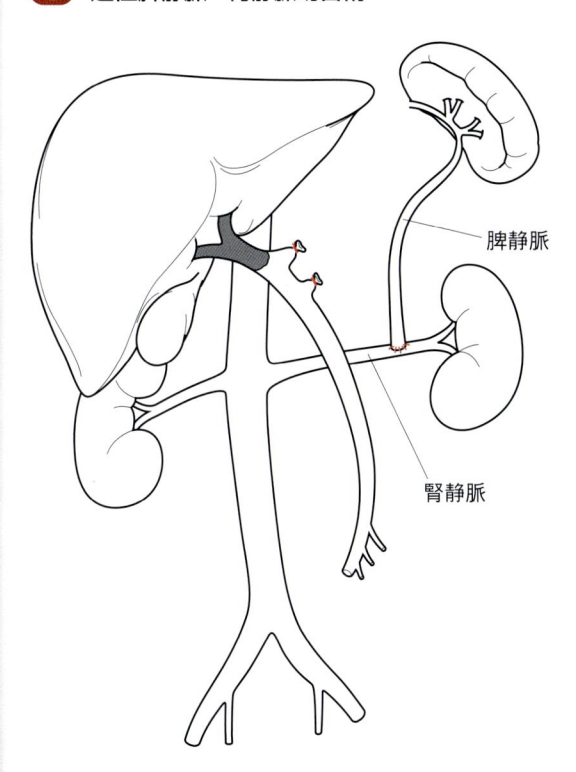

脾静脈
腎静脈

❹ Rexシャント術

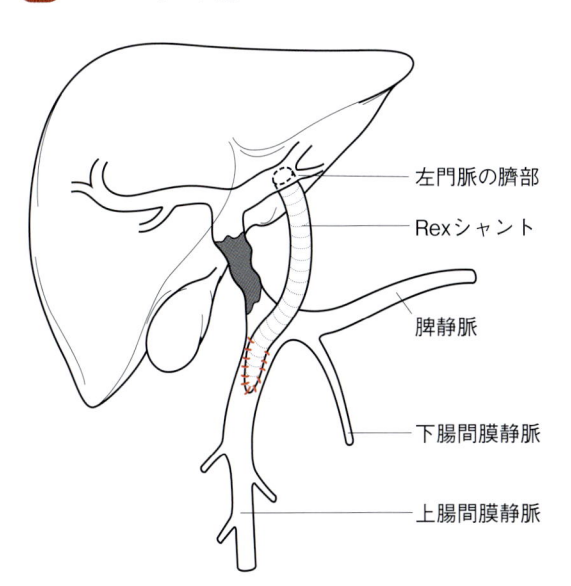

左門脈の臍部
Rexシャント
脾静脈
下腸間膜静脈
上腸間膜静脈

V 腹部

胆嚢外瘻術（外胆嚢瘻造設）

野田卓男

適応

　小児外科領域における胆道ドレナージの適応は，膵胆管合流異常症に伴う胆道穿孔，protein plugや胆道結石嵌頓による閉塞性黄疸が主である。その他，肝胆膵領域の腫瘍や外傷による胆道系損傷も適応となることがある。

　最近では内視鏡をはじめ，各種器具，装置の発達により，内視鏡的ドレナージ（内視鏡的経鼻胆管ドレナージ，内視鏡的経乳頭的胆嚢ドレナージ）や経皮経肝的なドレナージ〔経皮経肝胆道ドレナージ（PTCD），経皮経肝胆嚢ドレナージ（PTGBD）〕が低年齢の小児にも適応できるようになっている。また，周術期管理の進歩もあり，ドレナージより一期的に根治術が行われる機会も増えており，開腹による胆嚢外瘻造設術は，内視鏡や経皮経肝的ドレナージが不可能な場合や患者の全身状態の悪い場合に適応となることが多く，安全かつ低侵襲に行える手技として知っておくべきである。

手術の実際

●開腹手術

皮膚切開

　皮膚切開の位置は，あらかじめ超音波で胆嚢の位置を確認して決める。また，ドレナージを一時的処置とし後に根治術を行う場合は，次の手術の皮膚切開線上となるよう考慮する。

ドレナージチューブの挿入

　開腹し，胆嚢底部を観察してドレナージチューブが挿入可能かどうか判断する。ドレナージチューブ挿入部の胆嚢底部にタバコ縫合をかけ❶，その中央に小切開を加えてドレナージチューブを挿入する❷。胆嚢が肝床にはまり込んでいたり肝臓の前縁深くに位置している場合は，胆嚢底部を肝床から一部剥離するとよい❸。

　タバコ縫合は胆嚢の大きさに応じて5-0または4-0の吸収糸を使用する。著者はドレナージチューブとして腎盂バルーンカテーテル（8Fr～）を用いている。腎盂バルーンカテーテルはバルーンより先のカテーテルが短く，先端に穴が開いておりドレナージチューブとして有効と考えている。

　胆汁が粘稠な場合は術中に生理食塩水でよく洗浄しておく。胆嚢を腹壁に固定する方法もあるが，一般には不要である。ただし，閉腹操作は，ドレナージチューブの位置がずれたり，捻じれ，屈曲，過度の緊張がかからないように細心の注意が必要である。

---

❶ ドレナージチューブの挿入（1）
胆嚢底部のドレナージチューブ刺入部周囲にタバコ縫合を吸収糸でかける。

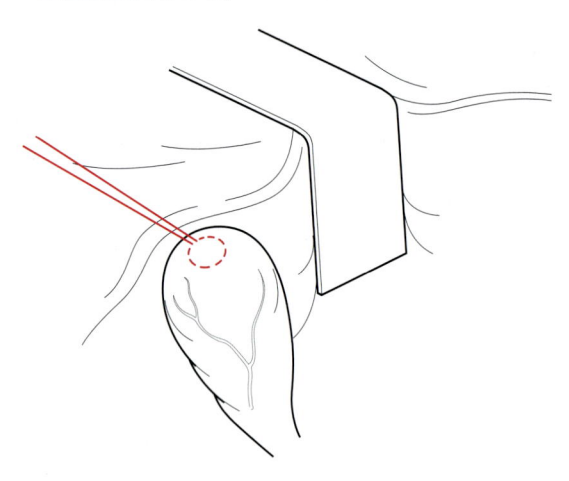

❷ ドレナージチューブの挿入（2）
タバコ縫合の中央に小切開を加え，ドレナージチューブを挿入してタバコ縫合を結紮する。

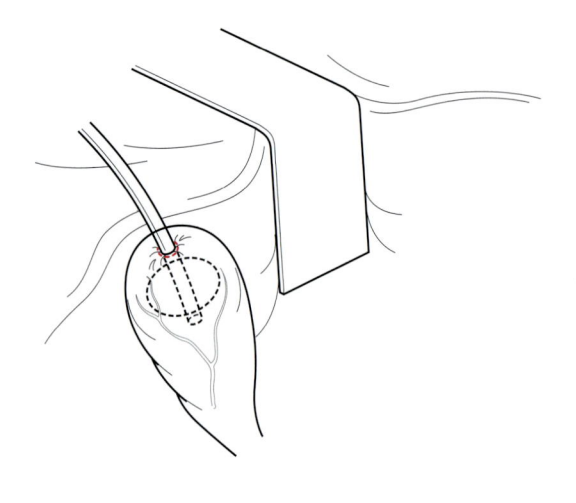

●腹腔鏡下胆嚢瘻造設術

ポートの位置
最近は，腹腔鏡下胆嚢瘻造設術も行われる。
臍から5mmのカメラ用ポートを挿入し腹腔鏡で腹腔内を観察し，胆嚢直上から10mmのポートを挿入する **4**。

手術手技
把持鉗子で胆嚢底部を把持し，ポートを引き抜きながら胆嚢底部をポート創から引き出す **5**。ドレナージチューブ挿入のためタバコ縫合をかけるが，把持鉗子でつかんだままかけてもよいし，先に胆嚢に支持糸を置いてから行ってもよい。また，先述のごとく胆嚢底部の位置や形態の問題で簡単に引き出せない場合は，ポート創を少し延長して開腹操作に移行し，胆嚢底部の剥離を追加する **3** のが安全である。

術後管理

①術後管理は，ドレナージの適応となった原疾患および腹膜炎などの病態に応じた管理が必要である。ドレナージチューブの固定状態や屈曲，捻じれなど閉塞をきたさないよう適宜確認することはいうまでもない。

②内視鏡的経乳頭的胆嚢ドレナージやpercutaneous transhepatic gallbladder drainage（PTGBD）などが普及し，開腹下に胆嚢外瘻を造設する機会は少なくなっている。しかし，緊急性が高い場合，非観血的処置が不可能と判断されたときはどうしても行わざるをえない。小児外科医にとり外科的胆道ドレナージ術は必須の手技であり，必ずマスターしておく必要がある。また，腹腔鏡を使用する方法は腹腔内の観測ができ，安全かつ確実に胆嚢を同定でき，緊急時にも有用な方法である。

3 ドレナージチューブの挿入（3）
ドレナージチューブ挿入が困難な場合，胆嚢底部を肝床から一部剥離してタバコ縫合をかける。

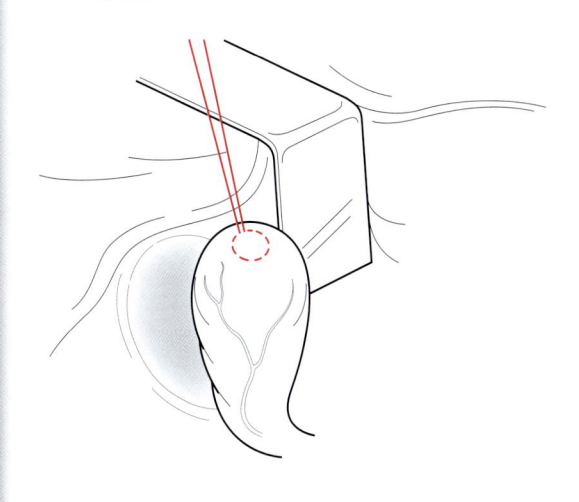

4 ポートの位置
臍から5mmのカメラ用ポート，右季肋部胆嚢直上に10mmのポートを挿入する。

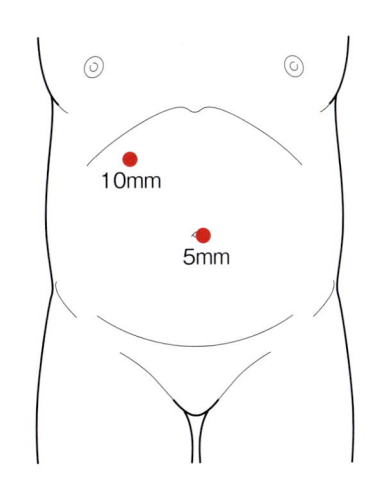

5 胆嚢底部の引き出し
把持鉗子で胆嚢底部を把持し，ポート創から引き出してタバコ縫合をかける。

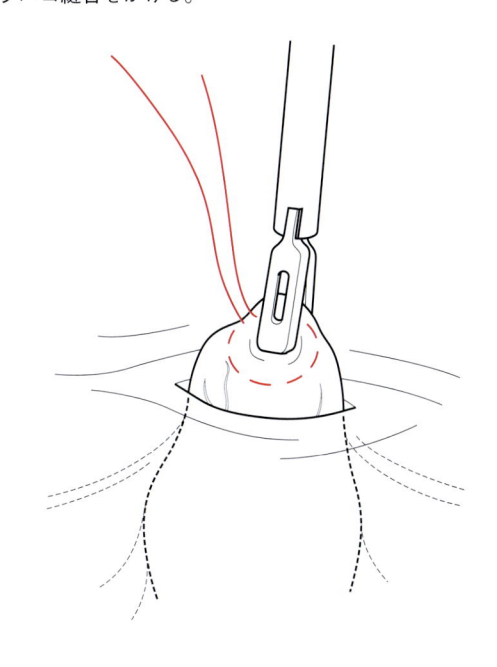

V 腹部

腹腔鏡下胆道造影および胆嚢摘出術

家入里志, 林田 真, 田口智章

❶ 腹腔鏡下胆道造影の手術室の配置

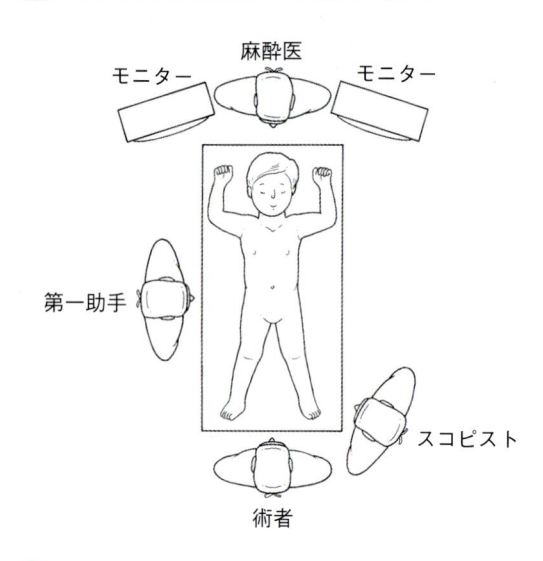

❷ トロカーレイアウト

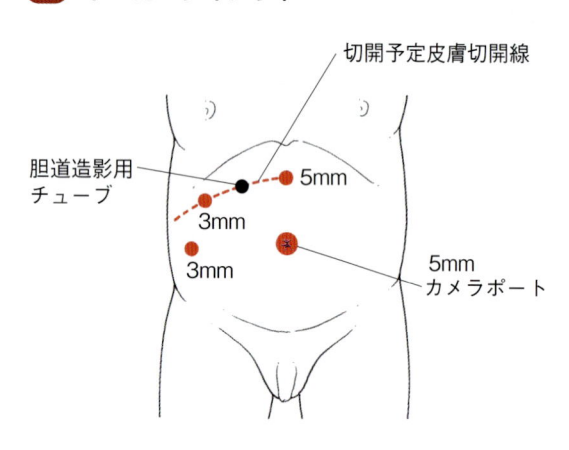

腹腔鏡下胆道造影

胆道閉鎖症の診断は通常，腹部超音波検査，腹部CT検査，十二指腸ゾンデ検査，胆道シンチグラフィによって行われるが，必ずしも確定診断に至らない症例が存在する。このような症例に対しては，従来試験開腹のうえ，胆道造影が行われてきた。しかしながら近年の小児外科領域の内視鏡外科手術の発達により，胆道閉鎖症や胆道拡張症をはじめとする胆道系疾患に対する根治術が腹腔鏡手術で行われるようになってきている。胆石症における総胆管結石の有無の確認や胆道拡張症に対する合流異常に対する直接造影も胆道造影に含まれるが，本項では胆道閉鎖症の診断としての試験開腹手術に代わる腹腔鏡下胆道造影の手技に絞って解説する。

必要な器具

通常硬性鏡は5mm，30°の斜視鏡を用いる。これ以外に5mmあるいは3mmのトロカーと内視鏡鉗子，5mmクリップ，エンドループ，胆道造影用のチューブ（クリッパブルコラジオカテーテルセット 5Fr），肝円索を体外から牽引するためのラパヘルクロージャーを準備する。

手術室の配置

術者が腹腔内操作を容易にするためには視軸と操作軸が一直線上になることが必要で，そのために頭側の左右に2台のモニターを配置する。術者は患児の足側に立つと視野と体の向きが一致するため操作は容易となるが，左側でもよい。スコピストは患者の左側に立ち，必要に応じて助手が右側に立つ❶。

体位

体位は仰臥位で，腹腔鏡操作開始後はやや上体挙上（10°〜30°）とする。手術台をやや左側にローテーションし，患者右側を高位とする。

皮膚切開とトロカーレイアウト

胆道閉鎖症疑診例に対して行うことが多く，その後開腹での肝門部空腸吻合術へ移行する可能性があるため，あらかじめ，その場合の右上腹部横切開を念頭においた皮膚切開をマーキングしておく。トロカーおよび穿刺胆道造影チューブをこの皮膚切開ライン上にすべて配置する。腹腔鏡下胆嚢摘手術のトロカーレイアウトに準じる。カメラポートは臍部からオープン法により挿入し，30°斜視内視鏡を挿入するが，気腹圧は6〜8mmHg，気腹流量は月齢1〜3カ月の乳児のため1〜2l/分程度である。通常は3ポート＋造影チューブで行うが，操作が困難な場合は，右側腹部のドレーン挿入予定部位にトロカーを追加することもある❷。

手術の実際

腹腔鏡観察下に、ラパヘルクロージャーを用いて肝円索を体外から牽引して胆嚢および肝表面を観察するが、この所見のみでおおよその診断が可能な症例も多い。胆嚢底部を肝床からモノポーラフックで剥離し、内腔の有無を確認するために胆嚢底部を切開し、流出する胆汁の性状および内腔の有無を確認する。造影可能な内腔が確認できた場合は経皮的に造影用チューブの外筒を穿刺し、チューブを胆嚢内腔に留置する❸。チューブの固定は5mmのクリップによるハーフクリップで行う❹が、固定が不十分あるいは造影剤の漏出が懸念される場合は、胆嚢底部とチューブを結紮により固定する。あるいは、あらかじめエンドループを胆嚢底部にかけておき、チューブごと結紮してもよい❺。

生食水を注入し漏出がないことを確認した後、30%のウログラフィンを注入し造影を行う。この際に、さらに頭低位として肝内胆管の造影状態も確認する。胆道閉鎖症であることが確認されたら、そのままトロカー・チューブを腹腔鏡観察下に抜去し、気腹を解除、開腹手術へ移行する❻a。

総胆管および肝内胆管が描出され、濃縮胆汁によるうっ滞が考えられた場合は引き続き温生食による胆道洗浄を行う。

造影終了後はクリップおよびチューブを抜去して胆嚢底部を吸収糸で結紮し手術を終了する❻b。

❸ 胆道造影用チューブの挿入・留置

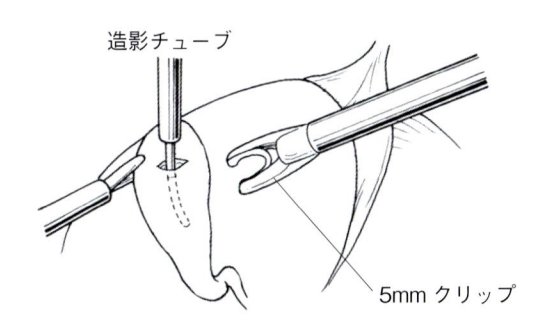

❹ ハーフクリップによるチューブ固定

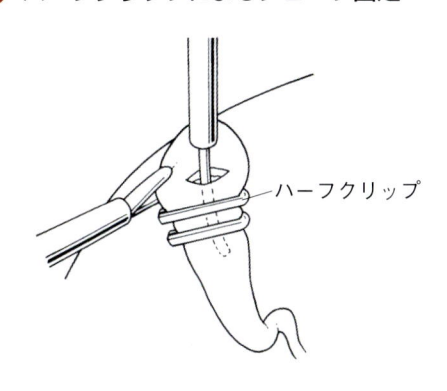

❺ エンドループによる固定

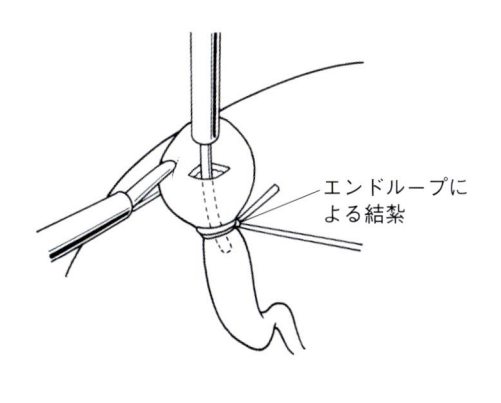

❻ 腹腔鏡下胆道造影
ⓐ：術前診断：胆道閉鎖症疑，術後診断：胆道閉鎖症（Ⅲ-a1-v）

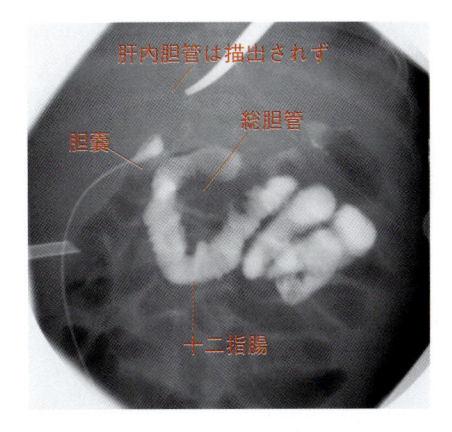

ⓑ：術前診断：胆道閉鎖症疑，術後診断：濃縮胆汁症候群

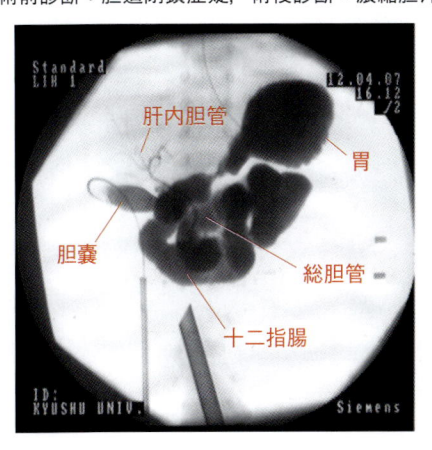

❼ 視野不良症例での小切開での造影

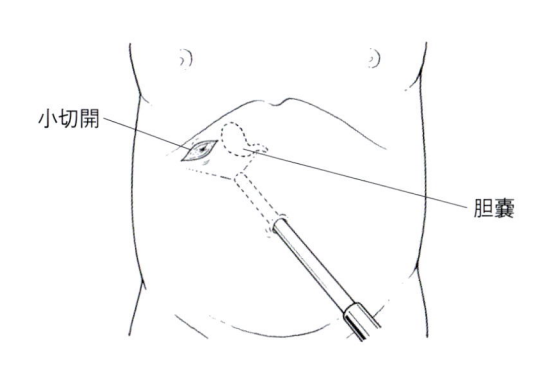

8 腹腔鏡下胆嚢摘出術の手術室の配置

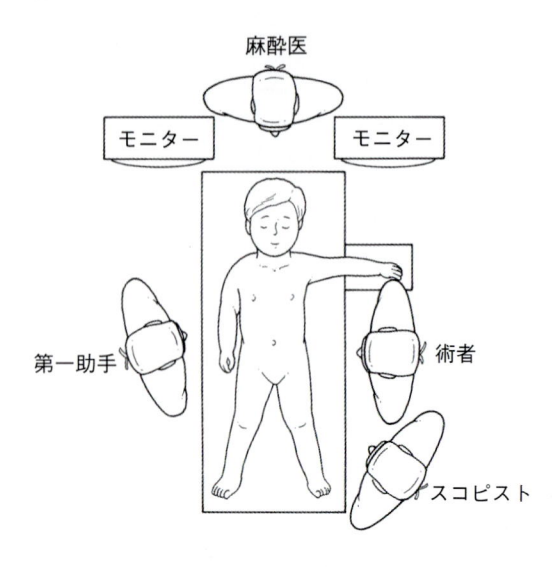

9 トロカーレイアウト

エネルギーデバイス，クリップを使用する．右手のトロカー（正中）以外は，細径を用いて行う．

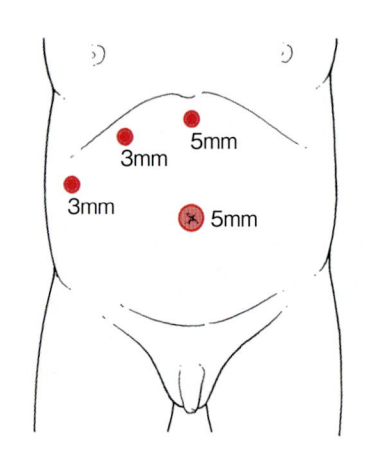

10 胆嚢管後面の剥離

胆嚢直上のポートから挿入した左手鉗子でHartmann's pouchを把持し，右前方に挙上してCalot's triangleを展開する．この際にHartmann's pouchを正中に挙上しすぎると胆嚢管と総胆管が重なって見え，拡張のない総胆管を胆嚢管共々すくい上げてしまう危険性があるので注意する．

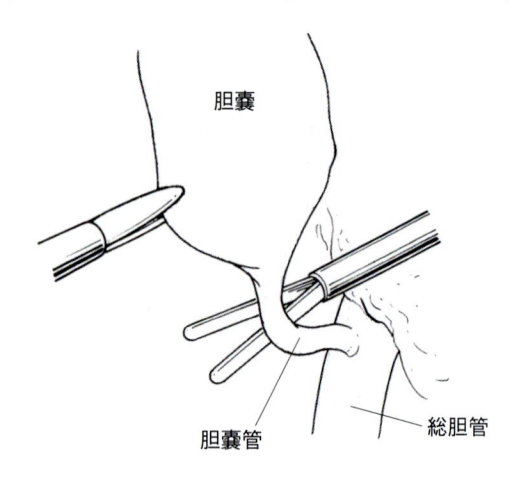

トラブルシューティング

　乳児の場合，術前の腸管プレパレーションの状態によっては小腸内にガスが充満し視野不良のために腹腔鏡操作を断念せざるえない場合がある．この場合腹腔鏡で胆嚢底部の位置のみ確認し，スコープ先端を胆嚢底部に近づけ体表からその部位が透見できるため，この部位の直上を2cmほど小切開し，この切開創からペアン鉗子で胆嚢底部を直接把持して体外に牽引し造影を行うことも可能である **7**．

★　　★　　★

　以上，胆道閉鎖症擬診例に対する腹腔鏡下胆道造影に必要な器具・手技について述べた．以前の胆道閉鎖症スコアによる診断から，現在は画像診断装置の高精細化により超音波診断装置よるtriangular signの有無や，CTによる胆嚢内腔の確認により診断精度は向上していると考えられる．しかしながら確定診断が得られない症例に対しては，不必要な試験開腹を免れることができる点で有用な手技であると考えられる．

腹腔鏡下胆嚢摘出術

　小児における胆嚢摘出術の適応となる疾患は成人とは異なりそれほど多くなく，溶血性貧血などの血液疾患に伴う結石形成が中心となる．本項では通常のマルチポートによるもの（Multi Port Surgery）とReduced Port Surgeryによる手技を解説する．

必要な器具

　通常硬性鏡は5mm，30°の斜視鏡を用いる．これ以外に5mmあるいは3mmのトロカーと内視鏡鉗子，5mmクリップ，フック型モノポーラ，超音波凝固切開装置（USAD），胆嚢回収用のエンドサージカルバッグを準備する．

手術室の配置

　術者が腹腔内操作を容易にするためには視軸と操作軸が一直線上になることが必要で，そのために頭側の左右に2台のモニターを配置する．年長児の場合，成人症例と同様に術者は患児左側に立つ．スコピストも患者の左側に立ち，助手が右側に立つ **8**．

体位

　体位は仰臥位で，腹腔鏡操作開始後はやや上体挙上（10°～30°）とする．手術台をやや左側にローテーションし，患者右側を高位とする．

トロカーレイアウト

　カメラポートは臍部からオープン法により挿入し，30°斜視内視鏡を挿入，気腹圧は6～8mmHg，気腹流量は月齢・年齢に応じて調節する．成人の胆嚢摘出術に準じ，右季肋部に3本配置する．カメラポート，正中術者右手は5mmのポートを挿入するが，それ以外は2ないし3mmの細径のポートを留置する **9**．

手術の実際

　助手が右側腹部のポートから挿入した鉗子で胆嚢底部を把持し，横隔膜へ向かって牽引展開する．術者は左手鉗子でHartmann's pouchを把持し，右前方に挙上してCalot's triangle

を展開する．正中部のポートから挿入した剥離鉗子で　胆嚢頸部の漿膜を剥離しまず胆嚢管を同定する⑩．この際に胆嚢管と総胆管が重なってしまい，総胆管をすくい上げないように注意する．そのために必ずHartmann's pouchを右外側に展開し，Calot's triangleを確認するようにする．胆嚢管がクリッピングできないことはまずないため，クリップより大きいときは急いでクリッピングせず，総胆管の走行を確認する．胆嚢管は2重にクリップあるいは結紮して切離する．胆嚢側胆嚢管を挙上するとその背側に胆嚢動脈が同定される．この際術前の造影CTによる3D画像などを元に，右肝動脈の走行に十分留意しておく．胆嚢動脈は胆嚢管と同様に処理してもよいが，細径の場合はUSADやVessel Sealing Systemのみでも処理可能である．胆嚢床の剥離にはフック型モノポーラやUSADなどが用いられるが，炎症の既往のない胆嚢はモノポーラで十分である．胆嚢床からの剥離のめどがたったら一気に切除せず，肝床を展開し肝十二指腸間膜と肝床を洗浄し，胆管損傷や出血，胆汁漏の有無を確認する．摘出胆嚢はエンドサージカルバッグに回収し，臍部から摘出する．臍部は5mmのトロカーのため，一度トロカーを抜去して，バッグのみ挿入して回収する．必要に応じて右側腹部のポート創から閉鎖式あるはペンローズドレーンを挿入留置する．

Reduced Port Surgery

成人領域でも一般的になりつつあるTPOP（TANKO Plus One Puncture）による胆嚢摘出術である．手術室の配置および体位は通常の腹腔鏡下胆嚢摘出術に準じる．臍に縦1.5cmの縦切開を加え，腹直筋鞘も同じだけ切開開腹する．ラッププロテクターミニミニ™とE・Zアクセス™を装着，E・Zトロカー™を2本挿入し気腹，カメラ用と術者操作用とする．右季肋部に胆嚢把持用のトロカー付2mm鉗子もしくはミニループリトラクターを挿入し胆嚢を把持し，頭側へ牽引する．術者のもう1本の鉗子は3mmの鉗子をEZアクセスに直接穿刺して使用する⑪．機器の干渉を避けるポイントとしては，1)トロカーの長さが異なるものを使用する，2)鉗子の長さが異なるものを使用する⑫，3)鉗子の1つは先端屈曲タイプを使用する，4)硬性鏡は可能であればロングタイプを使用し，光源のL型コネクターを装着する，などがあげられる．実際の手術操作では左右の鉗子の動きが制限されるため，上下・前後での鉗子先端の操作であることを念頭におき，慎重な手術操作を心がける．また鉗子操作を優先する場合は，必ずしも中心視野を得られない場合もある．剥離・結紮の操作継続が困難な場合は，操作軸を優先に胆嚢の牽引方向を変えるなどの工夫を行い，決して無理な鉗子操作を行わないようにする⑬．また，手術継続が困難と判断した場合は躊躇せずMulti Port Surgery法に変更する．

★　★　★

以上，胆石症に対するMulti Port Surgery法とReduced Port Surgery（TPOP）法による胆嚢摘出術の手技に関して述べた．成人と異なり症例数が限られるため内視鏡外科手術の修錬手術とはなりにくいが，わが国の胆嚢摘出術の95％近くが腹腔鏡手術で行われている現在，小児外科領域でも必要な手術手技であり，安全性と整容性を考慮した術式の選択が望まれる．

---

⑪ TPOPでのトロカーレイアウト

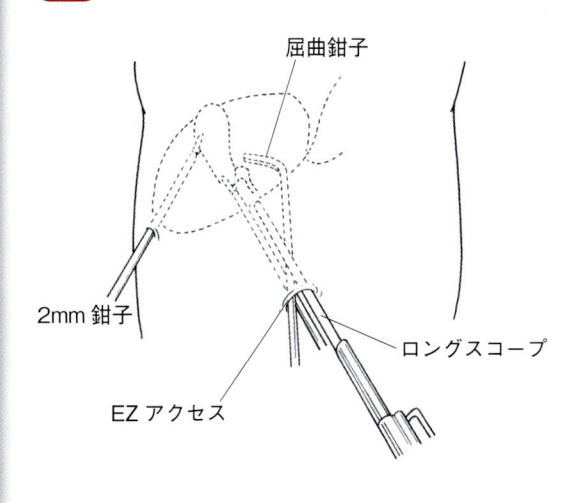

屈曲鉗子
2mm鉗子
EZアクセス
ロングスコープ

⑫ Reduced Port Surgery（1）

胆嚢管の剥離のポイントは，通常のマルチポートの胆管摘出術と同様にHartmann's pouchを屈曲鉗子を用いて右側に牽引してCalot's triangleを展開して行う．

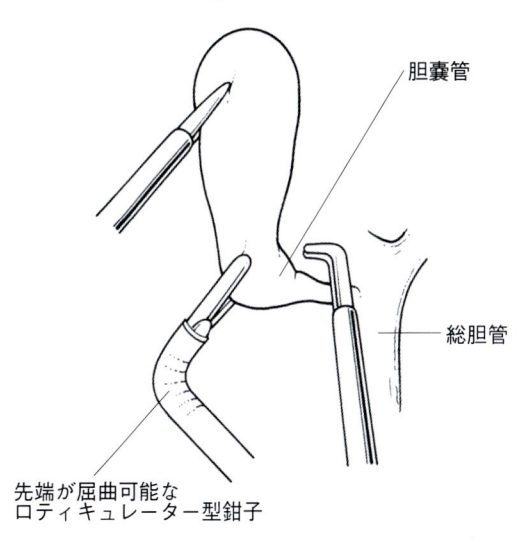

胆嚢管
総胆管
先端が屈曲可能なロティキュレーター型鉗子

⑬ Reduced Port Surgery（2）

TPOPの場合，胆嚢管にクリップをかける操作が不確実になりやすい．この場合は体外結紮（Roader's knot）を用いたほうが，胆嚢管の確実な処理が可能である．

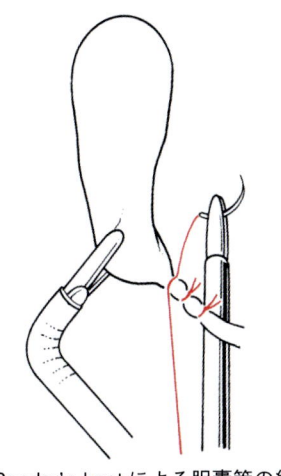

Roader's knotによる胆嚢管の結紮

V 腹部

腹腔鏡下脾臓摘出術

吉澤穣治

1992年Delaitre B[1]らがSurgical Endoscopyに腹腔鏡下脾臓摘出術(laparoscopic splenectomy；LS)をはじめて報告したのに相次いで，世界各国からLSの報告がなされた。今日では脾臓摘出を必要とする小児疾患においては標準術式となった。本項では，LSを安全に行うための術式について解説する。

❶ 腹腔鏡下脾臓摘出術の適応疾患

- 特発性血小板減少性紫斑病
- 遺伝性球状赤血球症
- 自己免疫性溶血性貧血症
- 門脈圧亢進症
- 脾動脈瘤
- 脾膿瘍

適応

❶のように小児期に脾臓摘出術が必要となる疾患は，内科的治療で全身状態の改善が得られない血液疾患である。一方，脾腫瘍では脾臓を体外へ取り出すときに，腫瘍細胞が飛散する危険性があるので，腹腔鏡下手術の適応とすべきではないと著者は考える[2,3]。

また，上腹部の手術歴や膵炎の既往を有する場合には，癒着のために腹腔鏡下手術が困難なことがあるので，開腹手術へ移行せざるをえないことを念頭に手術に臨む必要性がある。

術前準備

脾臓摘出後に発生が危惧される重症感染症に対して，肺炎球菌ワクチンを術前3，4週間前までに接種する。術前処置として，下剤投与・浣腸を行う。小児腹腔鏡手術では狭い腹腔内でいかに良好な視野を確保することが重要である。消化管内の貯留物で拡張した腸管が腹腔内を占拠しないように，また，腸管損傷の合併症が発生したときのリスクを最小限にとどめるために十分な前処置を行う。

手術の実際

体位

右半側臥位として，右腋窩・両下肢間・右腸骨部には，神経・皮膚保護のためのクッションを当てる。また，右腰部にタオルを丸めたものを挿入して，左側腹部を伸展するような体位とする❷。

手術器具

小開腹器具・気腹装置・超音波凝固切開装置(USAD)・Vessel Sealing System(VSS)，アルゴンビームレーザー

スコープ

30°10mm斜視鏡・30°5mm斜視鏡

内視鏡手術器具

5mm径メリーランド型剥離鉗子，5mm径無傷把持鉗子，5mm径USAD，5mm径VSS，5mm径ツッペル(エンドピーナッツ・エンドッペル)，15mm径エンドキャッチⅡ，Diamond-Flex® retractors(ス

❷ 体位とポートの位置

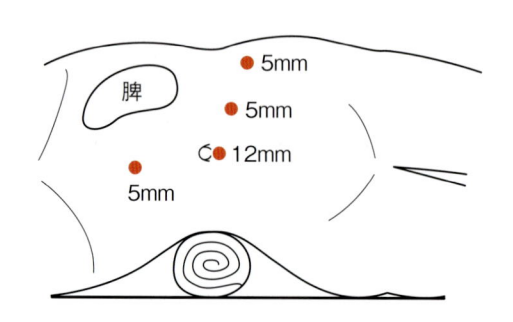

ネークリトラクター），内視鏡下手術用自動縫合器（エンドGIAウルトラユニバーサルステープラー，エンドカッター）

ポート挿入と気腹圧

　臍内に12mmのトロカー，その他3カ所に5mmのトロカーを❷のように挿入する。臍のポートを12mmとするのは，脾臓摘出の際に挿入するエンドキャッチⅡの軸の径が15mmのため，あえて5mm径の細いスコープを用いずに10mm径の太いスコープを用いて広い視野で手術を行うためである。第1ポートの挿入は，開腹によって行う。臍内の皺に沿って，約12mmの皮切を置き，白線を頭尾側方向に切開，開腹して，12mmポートを挿入する。

　気腹圧は，はじめ8mmHgで開始する。術中は10mmHgで維持するが，第2から4ポートを挿入する際には，小児特有の腹壁の伸展を抑えるために，12mmHgまで気腹圧を高くする。ポート挿入のときには先端が実質臓器に接触しないように，スコピストはポートの先端部分を見失わないように注意する。

脾周囲の剥離

　術者は2本の5mmツッペルを用いて脾臓周囲を展開する。このときに副脾の有無についても検索をする。次に術者左手にはメリーランド型剥離鉗子，右手にUSADを持って脾臓周囲の膜を切離する。このとき助手は無傷把持鉗子またはメリーランド型把持鉗子を用いて，術者左手の鉗子と相対する部位を把持して，術者がUSADで切開しやすいように術野を展開する。このとき，太めの血管は，VSSを用いて切離する。剥離の順番は，脾門部側を先に進める。これは左腹壁側の剥離を進めてしまうと，脾臓がころっと後腹膜から剥がれて，脾門部処理がやりにくくなるからである。また，脾臓周囲の間膜やヒダを切離する際に，脾臓に近づきすぎると脾損傷をきたし，出血をきたすので，少し距離を保つことがポイントである。胃脾間膜・脾結腸間膜を切離して，脾動静脈と分枝の走行を同定した後，脾腎ヒダ・横隔膜ヒダの順に脾臓周囲を剥離する。脾臓が完全に周囲から遊離していることは，助手のポートからスネークリトラクターを挿入して，脾臓の腹側から背側に回して，脾門部を挙上することができることで確認する❸，❹。

脾動静脈処理

　脾臓は鉗子で把持することが困難であるため，2本の鉗子を箸のように使い，ときには，鉗子のシャフトに脾臓を載せるように挙上して，脾臓周囲を鈍的，鋭的に剥離しながら，切離した間膜やヒダを把持して視野をつくりだしていく。血管径の細いものは，USADで処理して，太目のものはリガシュアーを用いて処理する。脾動静脈の処理を行うと脾臓の色が赤から紫に変化してくるので，血流の残っている部位の予想をしながら，血管処理を進める。脾臓の太い動脈は3本あることが多い。

　脾動静脈の処理方法には二通りの方法がある。一つ目は，脾門部の脾動静脈の切離にスネークリトラクターを用いて，脾門部を吊り上げて，一括して血管処理が可能である体内固定用組織ステープラーで切離する方法であり，多くの施設で行われている。ステープラーでの切離のときには，膵尾部と脾門部とを剥離して，できる限り膵臓を挟み込まないようにすることが肝

❸ 脾周囲間膜・ヒダの切離

脾周囲の剥離は1→2→3→4の順に進める。

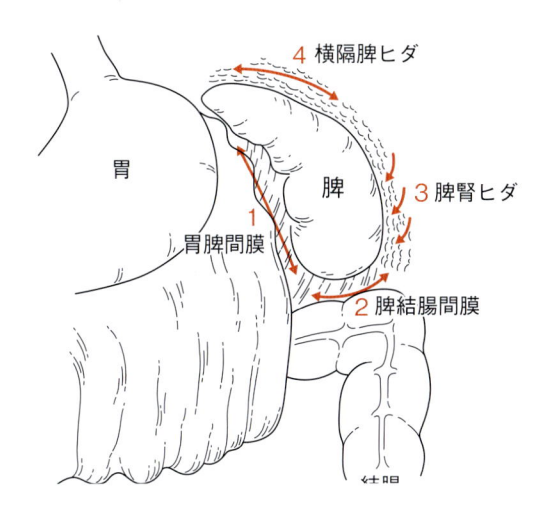

❹ 胃脾間膜の切離

胃脾間膜をUSADを用いて切離する。
門脈圧亢進症のあるときには，脾動静脈が拡張・蛇行していて，しかも壁が脆いため慎重な操作が必要である。また，後腹膜側の側副血行路にも注意する。

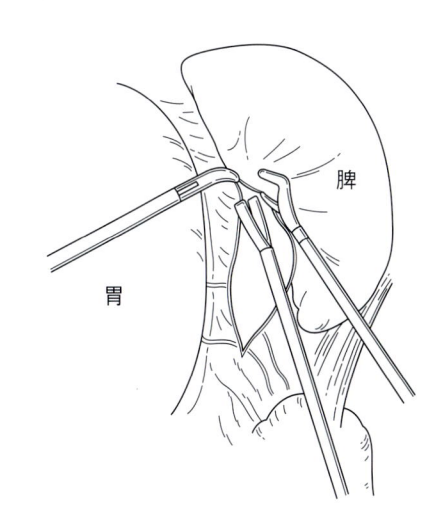

ツッペルで脾臓を内側へ持ち上げて，助手が後腹膜を把持してUSADで切開する。

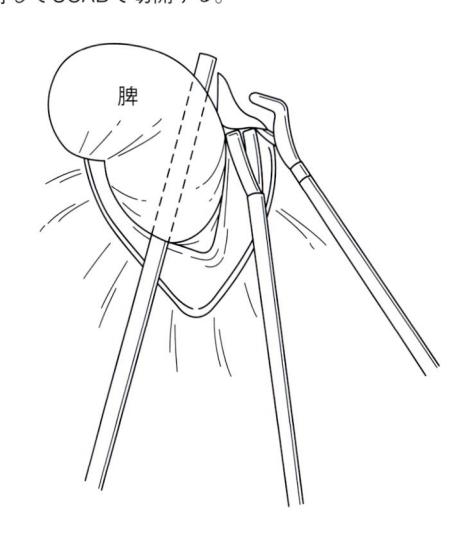

5 脾動静脈の処理（1）
脾動静脈を含む脾門部をスネークリトラクターで吊り上げて，ステープラーを用いて切離する。

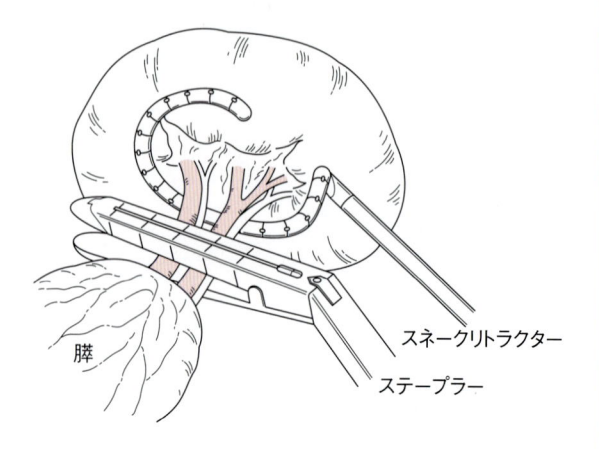

脾
スネークリトラクター
ステープラー

6 脾動静脈の処理（2）
脾動静脈を1本ずつVSSで切離する。

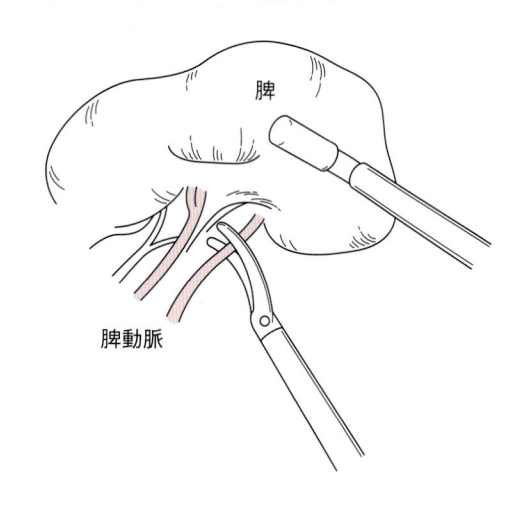

脾
脾動脈

7 脾臓の摘出（1）
脾臓をエンドキャッチⅡのパウチ内へ収納する。

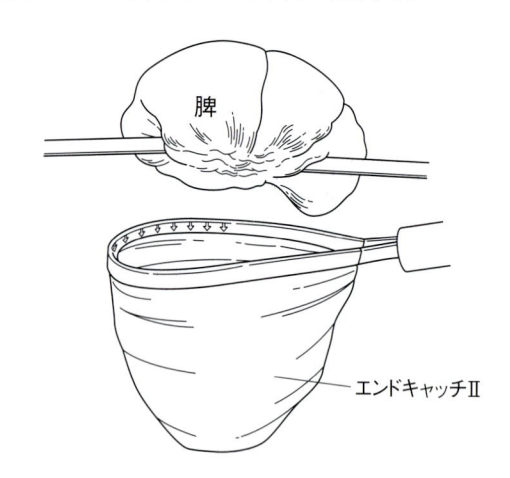

脾
エンドキャッチⅡ

心である。また，ステープラーは12mmポートから挿入するので，5mmスコープに変える必要がある[4] **5**。

　もう一つの方法は脾動静脈を1本ずつ，ていねいに血管周囲を剥離して，VSSを用いて，血管を切離する方法である **6**。この方法では，体内にステープルが残らず，ステープルが術後や将来の画像検査の妨げになることを回避でき，さらに膵断端からの膵液瘻の合併症の発症を減らすことができる。しかし，血管周囲の剥離にこだわりすぎて，出血させないようにしなければならない。VSSの代わりに血管クリップを用いる方法もあるが，ステープラー処理と同様にクリップが残ってしまう。副脾があれば，この周囲をUSADで剥離する。

脾臓の摘出
　カメラを5mmに変えて，術者右手のポートから挿入する。次に臍のポートを抜去して，さらに皮切を数mm加えて15mmの径のエンドキャッチⅡを挿入して，完全に遊離された脾臓をパウチ内へ入れる **7**。さらに，副脾があれば，これもパウチないへ回収して，脾臓の入ったパウチを臍直下へ牽引する。ペアン鉗子をエンドキャッチⅡ内へ挿入して，袋を傷つけないように脾臓を破砕して，小さな塊として摘出する。併せて，血液や小断片を吸引しながら進めると時間の短縮が得られる。破砕の初期段階ではなかなか摘出しにくいが，あわてずに，脾臓を収めた袋を破かないように取り出す **8**。

ドレーンと閉創
　摘出部位からの出血の有無を十分に確認する。術中に大きな出血がなければ，洗浄の必要はない。少量の腹水の吸引のみでよいこともある。再度，副脾の有無を確認する。ドレーン挿入の賛否に関しては，意見がわかれるところである。著者は不必要と考えているが，膵液瘻や術後出血の有無を見るインフォーメーションドレーンを挿入するならば，ペンローズドレーンまたは，プリーツドレーンの細径のものを，ポートの傷を利用して挿入する。

　ポート挿入部位の創閉鎖は5mmの創は，筋膜を3-0吸収糸で縫合して，皮膚は5-0吸収糸で埋没縫合する。15mmの創は，筋膜から腹膜までを1層に3-0吸収糸で縫合して，皮膚は5-0吸収糸で埋没縫合する。

術中合併症とその対策

脾被膜出血
　脾臓周囲の間膜やヒダを鉗子で把持しているときに，脾臓の重みや無理な牽引の力によって，脾被膜に亀裂が入り出血することがある。また，脾臓周囲をUSADによって剥離するときに，USADのアクティブブレードが脾臓に接触することによって，脾損傷・出血をきたすことがある。USADの特性を十分に理解して，切離のときにはアクティブブレードを必ず直視下において使用することが肝心である。

出血への対応
　被膜から出血をきたしてしまった場合には，まずはガーゼによる圧迫である。12mmポートから，ラパガーゼを挿入して損傷部分を圧迫する。損傷が小さいときには，USADや電気メス

を用いた熱凝固による止血を行う。これらの止血術によっても効果が得られない場合には，アルゴンビームレーザーによる止血を行う。ただし，アルゴンレーザーを使用する際には，急激な腹腔内圧の上昇をきたすので，排気を十分に行える状態にして使用する。

術後管理のポイント

他臓器損傷
胃・結腸にUSADが接触することによって遅発性の穿孔をきたすことがある。また，同じ原因で横隔膜損傷，これに続く気胸などをきたすことがあるので，術後注意が必要である。

術後出血
脾動静脈切離断端からの出血や間膜・ヒダの切離部分からの出血が考えられる。ドレーンを挿入している場合には，ドレーンからの排液の性状に注意する。また，血液検査で貧血の有無を確認する。

術後膵炎
膵周囲の手術操作による術後血清アミラーゼ値の一過性高値は問題ないが，術後の腹部所見，特に痛みが増強している場合には，脾門部の血管処理に際して生じる膵液瘻・膵炎を考える。

腹腔内膿瘍
ドレーンを留置した場合に逆行性感染が起こることがある。手術終了時の完全な止血確認が重要である。

門脈系血栓症
まれではあるが高度の脾腫があるとき，術後に血小板数が$100 \times 10^4/\mu l$を超えるときには，術後注意が必要である。

splenosis
術中に脾損傷をきたした場合には，脾細胞が腹腔内に自家移植して増殖して，原症状の再発をきたすことがある。

overwhelming postsplenectomy severe infection[5]
脾臓摘出後は肺炎球菌，ナイセリア感染，ヘモフィルス・インフルエンザに注意する必要がある。

8 脾臓の摘出（2）
パウチ内で脾を破砕するとともに，血液を吸収する。

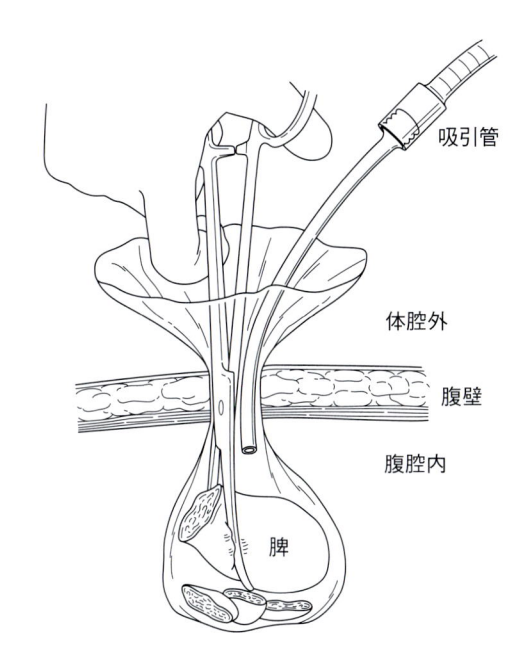

文献
1) Delaitre B, Maignien B: Laparoscopic splenectomy--technical aspects. Surg Endosc 1992; 6: 305-8.
2) Rescorla FJ: The spleen. Pediatric Surgery, 6th ed, Grosfelod JL, ed, Mosby, Philadelphia, 2006, p1691-1701.
3) Borzi P: Splenectomy. Pediatric Surgery, Puri P, ed, Springer, New York, 2006, p403-410.
4) 吉田和彦, 黒部 仁, ほか: Coagulating shears（ハーモニックスカルペル）とlinear stalperを用いた腹腔鏡下脾摘除術. 日小外会誌 1997; 33: 1094-8.
5) Jones P, Leder K, et al: Postsplenectomy infection-strategies for prevention in general practice. Aust Fam Physician 2010; 39: 383-6.

V 腹部

膵亜全摘

窪田昭男

1 膵亜全摘の範囲
①70％膵切除 ②80％膵切除 ③90％膵切除
④95％膵切除

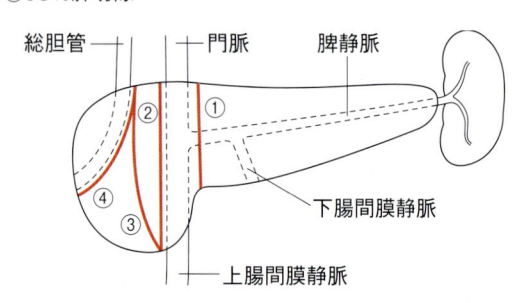

総胆管　門脈　脾静脈
下腸間膜静脈
上腸間膜静脈

2 膵切除に必要な解剖（1）
①固有肝動脈 ②総胆管 ③門脈 ④胃十二指腸動脈
⑤上腸間膜静脈 ⑥上腸間膜動脈 ⑦右胃大網動脈
⑧脾静脈 ⑨脾動脈 ⑩左胃動脈 ⑪総肝動脈
⑫右胃動脈

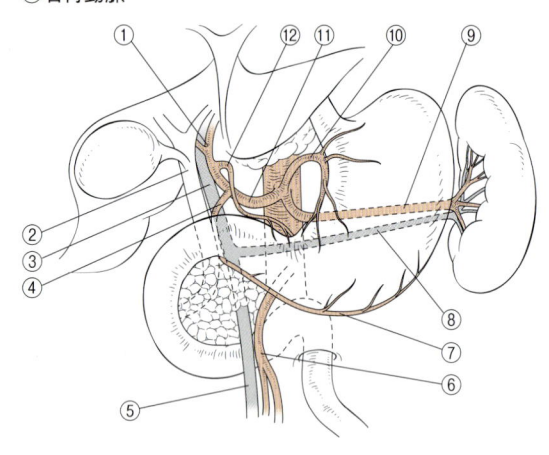

3 膵切除に必要な解剖（2）
①肝固有動脈 ②胃十二指腸動脈 ③後上膵十二指腸動脈 ④右胃大網動脈 ⑤幽門下動脈 ⑥前上膵十二指腸動脈 ⑦右胃大網静脈 ⑧前下膵十二指腸静脈 ⑨後下膵十二指腸動脈 ⑩上腸間膜静脈 ⑪上腸間膜動脈 ⑫横行膵動脈 ⑬背側膵動脈 ⑭大膵動脈
⑮脾動脈 ⑯左胃動脈 ⑰総肝動脈 ⑱門脈

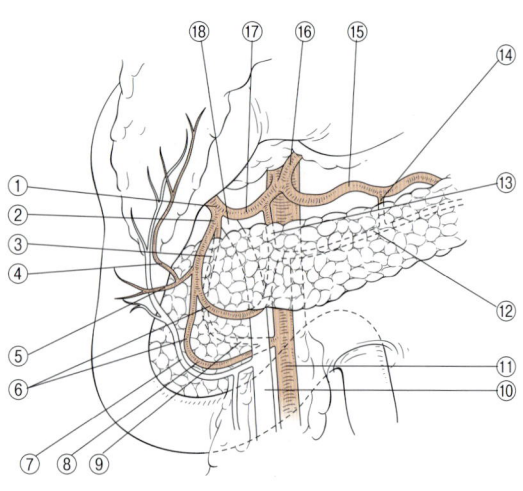

膵亜全摘（subtotal pancreatectomy）は膵を頭部，体部，尾部と分けたうちの2部を超えた切除と定義されている．解剖学的には，上腸間膜静脈または門脈左縁から尾側を切除する70％膵切除，上腸間膜静脈の右縁から尾側を切除する80％膵切除，膵頭部および膵鉤状部を残して切除する90％膵切除，総胆管に沿って切離し，これより頭側のみを残す95％膵切除（extensive pancreatectomy）切除とに分けられる❶．

適応

限局した病変では必要な範囲の切除を行い，結果として何％かの膵が切除されることになるが，あらかじめ何％の切除をするかを決めるのは，ほとんどがび慢性の膵島細胞症（nesidioblastosis）の場合に限られる．従来推奨されていた95％膵切除[1]では，きわめて高頻度に糖尿病を併発すること[2]，および膵島細胞は出生後も分化し高インスリン血症は自然軽快する可能性があること[3]から90％膵切除が勧められている[2]．

術前準備

画像診断で病変がび慢性であり，腫瘤性病変が膵頭部あるいは膵鉤状部にないことを確認する．

膵切除に必要な解剖

正確に切除範囲を決めるためにも，安全に切除するためにも解剖，特に血管の解剖をよく理解しておく必要がある❷，❸．

手術の実際

小児，特に5，6歳以下の幼若小児では脾を温存する術式を標準とすべきであるので，脾温存90％膵切除について述べる．

膵前面の露出
胃結腸間膜および十二指腸結腸間膜を切離して，網囊腔を開いて，膵前面を露出する．

膵体尾部の剥離と脾の脱転
後腹膜を膵下縁に沿って可及的に中枢側から膵尾部に到るまで切離し，後腹膜を開ける．脾腎襞を切離し，脾を後腹膜から脱転して，第1助手が濡れガーゼで覆って持ち上げる．

脾静脈の露出
膵後面の疎な結合織膜（Toldt癒合筋膜）内に脾静脈が透見されるので，この癒合筋膜を可及的中枢側，すなわち上腸間膜静脈との合流部から膵尾部に向かって電気メスで慎重に切開して

いき，脾静脈を全長にわたって露出させる。

脾静脈の剥離
脾静脈から膵に向かう分枝を1本1本結紮・切離する[4] ❹。脾静脈からの出血に対して安易に針糸をかけると，狭窄をきたし脾が温存できなくなる。この操作を膵尾部先端まで行い，脾静脈を完全に剥離する。

脾動脈の剥離
脾動脈の剥離は，膵を挙上させつつ膵尾部から膵頭部に向かって行う。膵に向かう動脈分枝は大膵動脈など太いが，数が少ないので剥離は比較的容易である[4] ❺。脾動脈の剥離を頭側に進め，最後に膵から離れて腹腔動脈に到るのを確認する。次いで，総肝動脈から分岐する背側膵動脈を起始部で結紮切離する❻①。次に総肝動脈から分枝する胃十二指腸動脈を確認し，これにテープをかけて膵切離線の上縁のマークとする❻②。

切離線の決定
膵後面の剥離を進めると上腸間膜動脈と上腸間膜静脈が現れるので，これらから慎重に剥離する。上腸間膜静脈右縁を切離線とすると80％膵切除となる。90％膵切除をするには，さらに右側に切離線を設定する❶。上腸間膜動脈から分枝して膵鉤状部に向かう下膵十二指腸動脈と前・後枝を同定し，下膵十二指腸動脈にテープをかけて切離線の下端のマークとする❻③。

膵切除
上下のマーカーをつなぎ，右に凸の弧状の切離線を引けば90％切除となる。この切離線上には，膵前面では前上膵十二指腸動脈および前下膵十二指腸動脈，膵後面では後上膵十二指腸動脈および後下膵十二指腸動脈からなるアーケードがあるので，これらを結紮切離する。切離線の頭側をネラトン・ターニケットで緊縛し❻④，尾側は太い絹糸で結紮する。切離線に沿って膵実質をバイポーラー・シザーズで切離し，索状物は結紮切離する❻。膵断面の動脈断端はZ縫合を二重に掛けて止血する。主膵管は3-0非吸収糸で二重結紮する❻⑤。膵断端は結節縫合で閉鎖する。

文献
1) Filler RM, Weinberg MJ, et al: Current status of pancreatectomy for persistent idiopathic neonatal hypoglycemia due to islet cell dysplasia. Prof Pediatr Surg 1991; 26: 60-75.
2) Shilyansky J, Fisher S, et al: Is 95% pancreatectomy the procedure of choice for treatment of persistent hyperinsulinemic hypoglycemia of the neonates? J Pediatr Surg 1997; 32: 342-6.
3) Kubota A, Yonekura T, et al: Two cases of persistent hyperinsulinemic hypoglycemia that showed spontaneous regression and maturation of the Langerhans Islet. J Pediatr Surg 2000; 35: 1161-2.
4) 木村 理，渡辺利広，ほか：脾温存尾側膵切除．消化器外科 2008; 31: 1000-91.

---

❹ 脾静脈の剥離
脾静脈から膵に入る分枝を中枢側から尾側に向かって1本1本結紮・切離する。

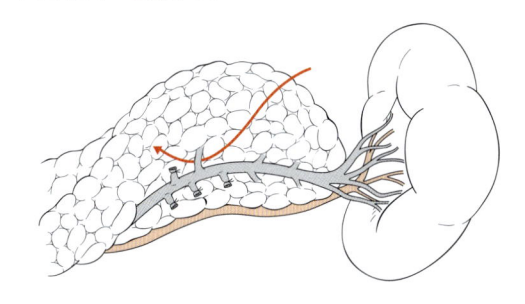

❺ 脾動脈の剥離
脾動脈から膵に入る分枝を尾側から中枢側に向かって1本ずつ結紮切離する。

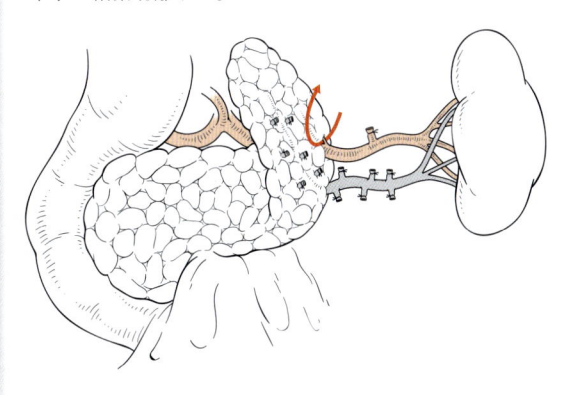

❻ 膵切除

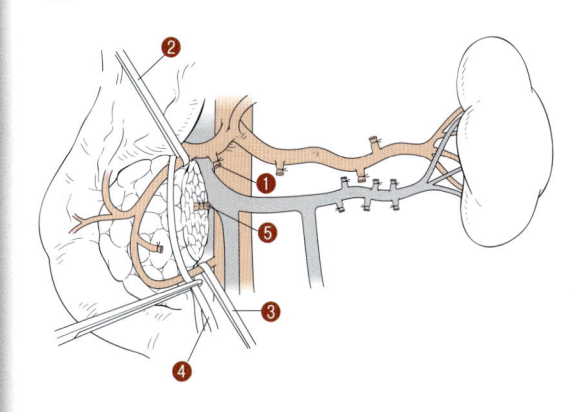

V 腹部

膵管空腸吻合術

米倉竹夫

1 膵管の切開
門脈の左側で尾側よりの膵体部前面に小切開を行い膵管腔内に達し、小児用ケリー鉗子を膵尾側へ向けて、膵管の走行に従い膵実質膵管を電気メスで切開をする。

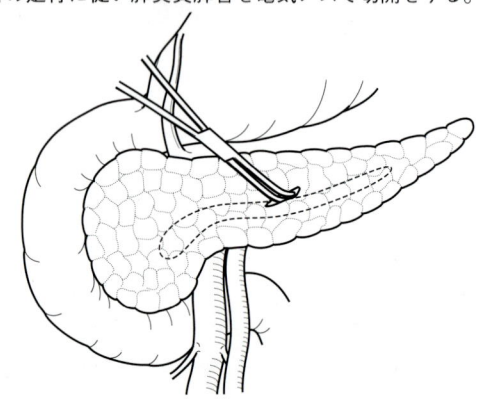

2 longitudinal pancreaticojejunostomy と膵頭部の coring out
十分な長さになるように膵管を縦切開し、それに引き続き膵頭部前面の膵組織を細めの円錐状に削り取るように切除することにより膵頭部膵組織の coring out をする。

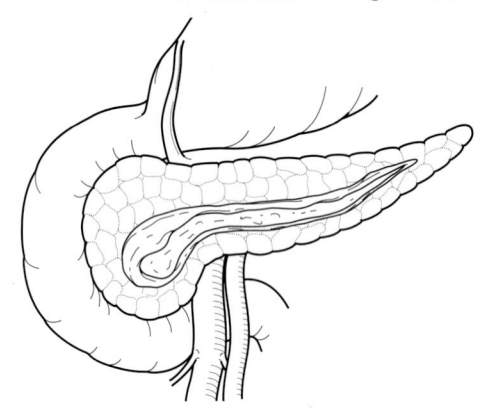

3 膵管空腸側側吻合（1）
空腸切開口と尾側膵管開口部とを、膵尾側から膵頭部に向かい4-0モノフィラメント吸収糸で吻合する。膵頭部の coring out 部分は膵実質に空腸を吻合する。

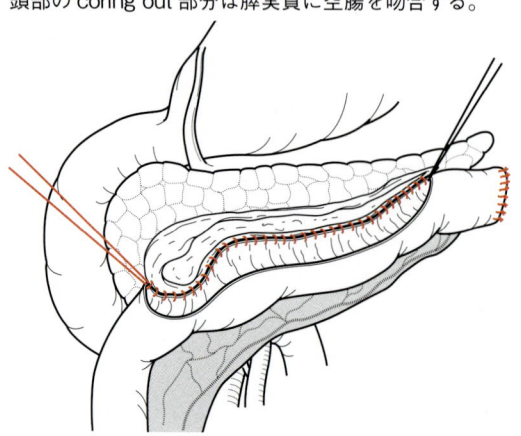

本項では慢性膵炎に対する膵管ドレナージ手術としての膵管空腸側側吻合（longitudinal pancreaticojejunostomy）について述べる。小児における慢性膵炎の膵管ドレナージ手術の適応は、慢性炎症により内科的治療（内視鏡的乳頭切開や膵管ステント留置を含む）にて痛みの改善が得られず、主膵管に拡張・狭窄を伴う場合である。なお成人では主膵管拡張は6〜7mm以上を適応としているが、5mm以上あれば吻合可能である。

手術を要する慢性膵炎の主原因は、成人ではアルコールが70％以上を占めるが、小児では特発性が多く、その他、膵管胆管合流異常や膵癒合不全などの解剖学的異常や遺伝性膵炎など先天的因子に伴うものなど、原因はさまざまである[1]。

膵管ドレナージ手術としては、手技が容易で、合併症や死亡率が低く、長期にわたり除痛効果が得られ、膵内外分泌機能が維持できるものが望まれる。この点を踏まえ小児では、膵管と空腸を側側吻合するPartington手術[2]と、Partington手術に引き続き膵頭部実質の芯抜き（coring out）を付加するFrey手術が適応となる[3,4]。特に膵癒合不全ではPartington手術が、膵頭部膵管に主たる病変がある場合はFrey手術が適当と考えられる[5]。

術前準備

疼痛のため経口摂取が不十分な症例もあり、栄養評価に基づく術前の栄養管理を行う。画像検査としては、超音波や造影CT、MRCPだけでなく、膵頭部嚢胞、合流異常や膵癒合不全などの合併異常を評価するためにはERCPが必要となる。

手術の実際

開腹
背部に枕を入れた仰臥位とし、上腹部横切開にて開腹する。肝彎曲部・胃結腸間膜・脾彎曲部を切離し、網嚢腔を開放し、膵頭部から膵尾部までの膵を全長にわたり十分露出する。繰り返した膵炎のため、膵前面と周囲組織の間には線維性癒着を認め剥離が困難なことが少なくない。胃結腸静脈幹、脾静脈、中結腸動静脈の損傷に注意を要する。

膵管同定と切開
視診、触診により膵前面に拡張膵管を確認することができる。また術中超音波検査で膵管の走行、拡張・狭窄の程度、膵石の有無、比較的大きな脈管を確認する。膵管を血管留置針で穿刺し膵液を吸引し、膵管を同定する。穿刺部位としては主膵管の走行が浅い門脈の左側尾側よりの膵体部前面の拡張膵管がよい。留置針を指標として電気メスで膵前面に小切開を行い、膵管腔内に達する。血管留置針を留置できない場合や膵管の走行が不

明なときは，深く切り込まないように膵臓に対し斜めに切開を
加え，膵管を確認する．

膵管の切開

　小児用ケリー鉗子を膵尾側へ向けて，膵管の走行に従い，電
気メスで切開をする❶．次いで同様に膵頭側に向けて切開を
行い，膵管を開放する．出血点は十分に凝固止血する．なおハー
モニックスカルペルのブレードシステムのフックタイプを用い
ると止血は良好である．

　止血困難な場合は，6-0ナイロン糸や吸収糸で結紮止血する．
膵石を確認した場合は，可及的に摘出する．膵管内には2次膵管
の開口部を確認することができる．年齢にもよるが，膵管の切開
長は6〜10cmと可及的に長くする（実際，再手術症例で初回切開
口長が6cmであったのが，再手術時には3cmと短くなっていた）．

膵頭部の芯抜き（coring out）の付加（Frey手術）

　膵管は膵頭部では背側深部を走行するため，膵管切開のみ
で十分に開放することは困難となりcoring outが必要となる．
Frey手術の原法は主膵管後面の膵頭部の芯抜きも行われてい
るが，前面の膵組織を細めの円錐状に削り取るように切除する
ことで十分である．後の吻合がしやすいように，また膵内胆管
や前十二指腸動脈を損傷しないように，coring outが十二指腸
に近づきすぎないようにする❷．

空腸脚の作成と膵管空腸側側吻合

　Treitz靱帯から15〜20cmの空腸を切離し，空腸脚を後結腸経
路に挙上する．断端から3cm以上離れた部位から，挙上空腸の
腸間膜対側を膵管切開長より短めに縦切開する．順蠕動方向に
空腸切開口と尾側膵管開口部とを，膵尾側から膵頭部に向かい
4-0モノフィラメント吸収糸で連続吻合する．小児では切開した
膵前壁は厚くなく，空腸全層と膵組織，膵管の1層吻合を行うが，
膵組織が厚い場合は膵管には糸をかけず，肥厚した膵実質の一
部のみに運針する．膵組織は炎症のため線維性に硬い．2次膵管
に針が通らないように膵実質を一部通し，膵管に運針する．ま
た結節縫合を行ってもよい．膵管開口長に合わせて空腸の縦切
開を追加延長し，吻合を進める．膵頭部の芯抜き部分は膵管粘
膜との吻合は不可能で，空腸は膵実質に吻合する❸．

　次いで頭側の空腸切開口と膵管開口部を同様に吻合し，膵管・
空腸を側側吻合する❹．空腸外壁と膵実質の間にanchoring
sutureを追加する．

Roux-Y脚の吻合，閉腹

　横行結腸間膜から頭側に挙上した空腸がstraightとなるよ
うに横行結腸間膜の間隙を閉鎖し，膵管・空腸吻合部から20〜
30cm肛側でRoux-Y吻合を行う❺．止血確認・腹腔内洗浄を行
い，膵空腸吻合部に閉鎖式吸引ドレーンを留置し，閉腹する．

術後管理のポイント

①手術合併症として，縫合不全，膵空腸吻合部からの消化管出
　血にも注意が必要である．
②膵炎の再燃の報告もある．
③腸管蠕動が得られたら経口摂取を再開する．
④膵内外分泌機能障害にも注意が必要である．

❹ 膵管空腸側側吻合（2）

頭側の空腸切開口と膵管開口部を同様に吻合し，膵管空
腸側側吻合を行う．

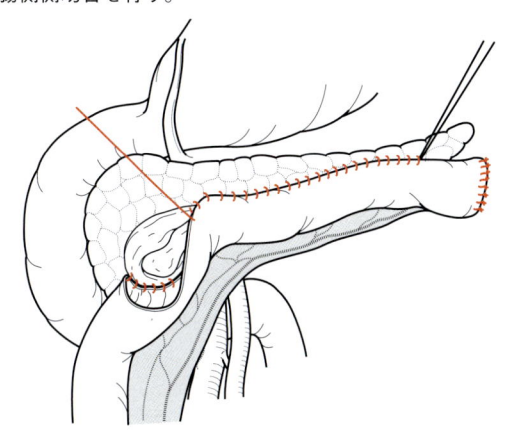

❺ Roux-Y吻合

後結腸経路に挙上した空腸脚と端側吻合をしRoux-Y吻
合を行う．

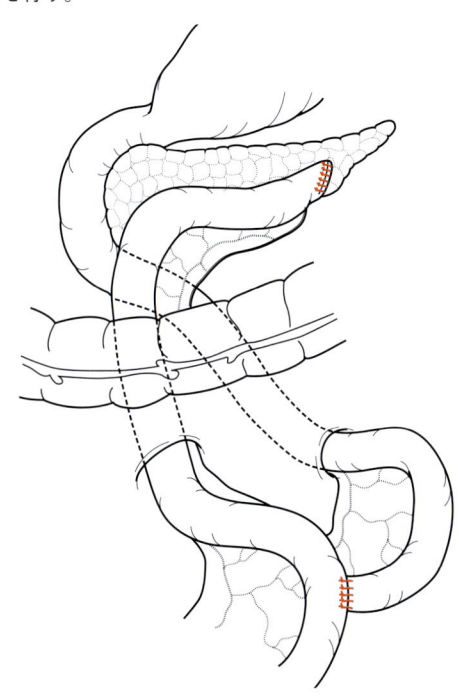

文献

1) Wang W, Liao Z, et al: Chronic pancreatitis in Chinese children: etiology, clinical presentation and imaging diagnosis. J Gastroenterol Hepatol 2009; 24: 1862-8.
2) Partington PF, Rochelle RE: Modified Puestow procedure for retrograde drainage of the pancreatic duct. Ann Surg 1960; 152: 1037-43.
3) Frey CF, Smith GJ: Description and rationale of a new operation for chronic pancreatitis. Pancreas 1987; 2: 701-7.
4) Frey CF, Amikura K: Local resection of the head of the pancreas combined with longitudinal pancreaticojejunostomy in the management of patients with chronic pancreatitis. Ann Surg 1994; 220: 492-504.
5) Rollins MD, Meyers RL: Frey procedure for surgical management of chronic pancreatitis in children. J Pediatr Surg 2004; 39: 817-20.

VI

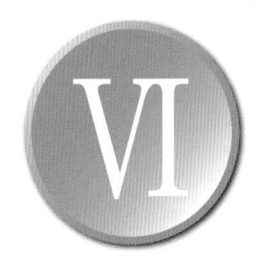

泌尿器

VI 泌尿器

腎盂形成術

浅沼　宏，大家基嗣

1　先天性水腎症の日本小児泌尿器科学会分類

Grade 1：腎盂拡張のみ

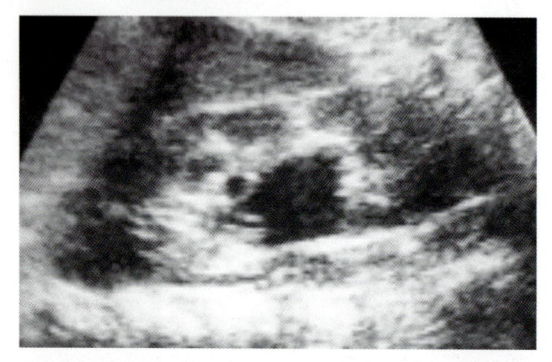

Grade 2：腎盂拡張に加え，拡張した腎杯が数個あり

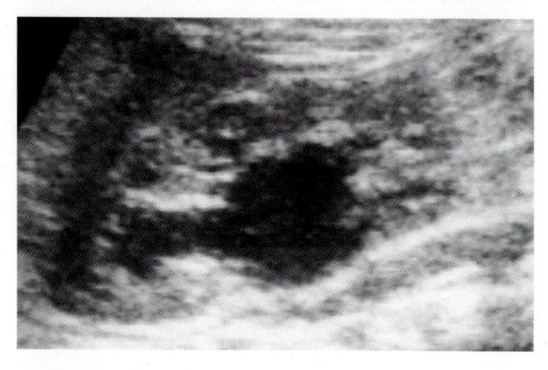

Grade 3：すべての腎杯が拡張

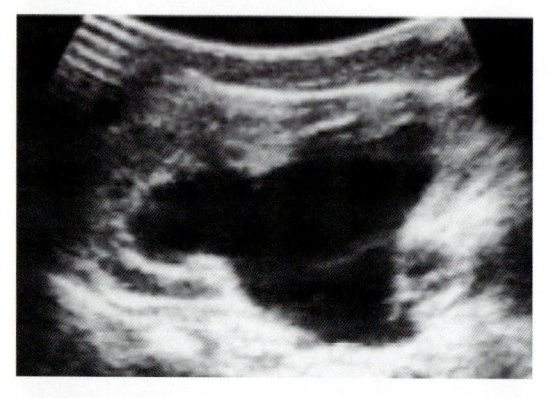

Grade 4：腎杯が凸型に実質内に張り出し，実質の菲薄化あり

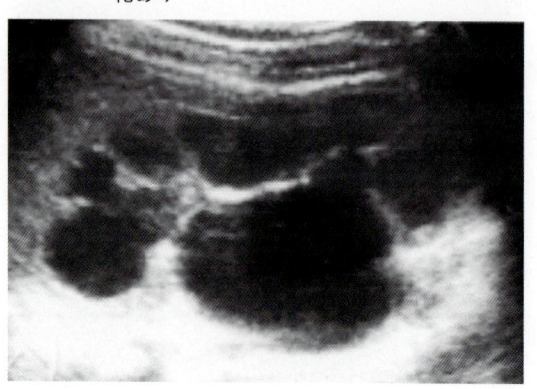

　先天性水腎症（腎盂尿管移行部狭窄）は，近年の超音波検査の進歩・普及により胎児〜乳児期に無症候性に診断されることが多くなっている。尿路感染症（urinary tract infection；UTI）や側腹部痛などの原因となっている症候性水腎症，すでに分腎機能の低下している症例，正中を超える巨大水腎症は原則手術適応である。しかしながら，幼少時期の無症候性水腎症は，たとえ拡張が高度でも自然軽快する例が多く，腎機能も温存されているため早急な手術適応となることは少なく，待機的治療を行うことが一般的である。the Society for Fetal Urology 分類または小児泌尿器科学会分類 **1** でGrade 1, 2の水腎症であれば臨床的に問題となることは少なくほとんどの場合手術を要することはない。Grade 3, 4の高度水腎症では，治療量の1/5〜1/3程度の抗菌剤を投与する予防的抗菌療法を行い，3〜4カ月ごとに超音波検査とレノグラムで経時的に評価する（Grade 3では拡張の増悪前に分腎機能の低下をまねくことはほとんどないため超音波検査を主体とすることも可能）。拡張の増悪，5%以上の分腎機能の低下，経過観察中にbreakthrough UTI併発や腹痛などの有症状が認められた場合には1カ月程度のうちに速やかに手術適用とする。

　腎盂形成術は，腎盂尿管の連続性を保ったまま形成するnon-dismembered法と連続性を断って形成するdismembered法に大別される。多数の方法が試みられているが，dismembered法であるAnderson-Hynes法が現在最も広く行われている。尿管の高位付着や異常血管の圧迫などあらゆる形の狭窄に利用でき，病変部を完全に切除するので術後再狭窄もほとんどなく治療成績も良好である。一方，腎外腎盂の拡張があまり強くない高位付着症例や，膀胱尿管新吻合術の既往があり尿管の組織と血流の連続性を温存したい場合はFoley Y-V plasty法などによるnon-dismembered法を適用する。これらの術式は，最近では腹腔鏡を用いても行われている。

術前準備

　術中には術野に尿が曝露するため，感染尿となっていないことを一般検尿・尿沈渣，尿培養で確認する。また，排尿時膀胱尿道造影検査で膀胱尿管逆流症の合併や下部尿路についても評価する。腹部超音波検査などの画像検査で尿管拡張を伴わない場合は腎盂尿管移行部狭窄による水腎症と判断できるが，上部尿管の拡張が少しでも疑われる場合には術直前には逆行性腎盂尿管造影検査を行い，狭窄部と適切な皮膚切開の位置を確認する。

手術の実際

体位
　全身麻酔の後，尿道カテーテルを留置してから患側を上とした側臥位とする。腰部に枕を挿入し，肋骨弓と腸骨稜に緊張がかかり術野が広く取れるようにする。

皮膚切開
　狭窄部となる腎盂尿管移行部を確認し，その直上に皮膚線状に沿うよう約4cmの横切開をおく **2**。

腎盂尿管移行部へのアプローチ
　皮下組織，外腹斜筋，内腹斜筋を電気メスで切開する（乳幼児では筋層のスプリットでも可能）。腹横筋を背側で切開し後腹膜腔へ至り，腹膜を腹壁から用手的に剥離した後，筋層切開を腹側へと伸ばす。外側円錐筋膜を頭・尾側方向に切開し，Gerota筋膜を切開し腎下極を露出させる。さらに腹側へと剥離を進め，腎盂を露出させる。ここで，腎盂の拡張が高度の場合は術野から腎盂内尿を穿刺・吸引して減圧した方が術野の展開は容易である。さらに尿管を同定しネラトンカテーテルで把持して膀胱側へと剥離しておく。開創器を装着して腎盂尿管移行部を明らかにし，尿管の高位付着や異常血管の有無を確認する。

狭窄部の切除と腎盂・尿管吻合

dismembered法（Anderson-Hynes法）：腎盂最下端部の選択と腎盂切開のデザインが吻合部を漏斗状に形成するために最も重要である。まず腎盂切開の最下端部を決め，これを含めた腎盂切開予定線上に支持糸を4針かける **3a**。尿管の支持糸はspatulation（尿管縦切開）の対側にかける。切開予定線に従って腎盂および尿管を切開し，狭窄部を切除する。尿管内側を縦走する細かい栄養血管をなるべく避け，尿管壁の伸展がよくなる部位までspatulationをおく（狭窄部は伸展性不良）。尿管切離断端の両角に支持糸をかけ直す。ここで腎盂と尿管に切離面が緊張なく吻合可能であることを確認する。

　腎盂・尿管吻合は，まず最も重要な腎盂最下端部と尿管のspatulationの遠位部に6-0モノフィラメント合成吸収糸を用いて全層縫合として第1針目をかける。さらにその両側に約1mmの間隔をおき1～2針ずつ，計3～5針，同様の結節縫合を行う **3b**。操作は確実かつ容易に行うため2～3倍程度の拡大鏡を着用し，縫合部は支持糸の牽引を利用して極力鑷子などでは把持しないよう心がける。これより後面近位側の腎盂・尿管吻合は同様に6-0吸収糸で連続縫合する。ここで4.7Frダブルピッグテールカテーテルを吻合部から膀胱側へと留置する **3c**。乳児例では腎盂壁から5Frシリコン性カテーテルを2本挿入し，腎盂瘻および尿管ステントとして留置する。カテーテル留置後，前面の腎盂・尿管吻合を後面同様に連続縫合する。腎盂切除の大きさにより腎盂上端が余剰となった場合は腎盂壁どうしを縫合する **3d**。狭窄部に異常血管を有する症例では尿管を異常血管の腹側に移動させ腎盂・尿管吻合を行う。

2 皮膚切開

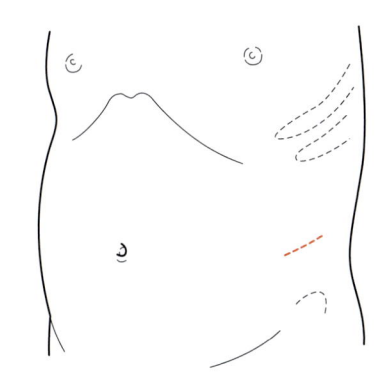

3 dismembered法（Anderson-Hynes法）

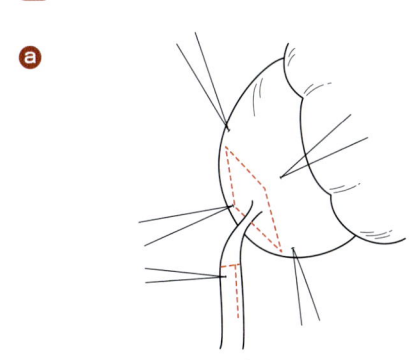

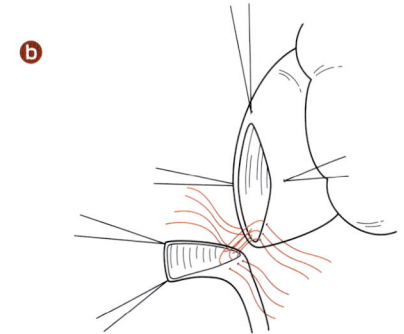

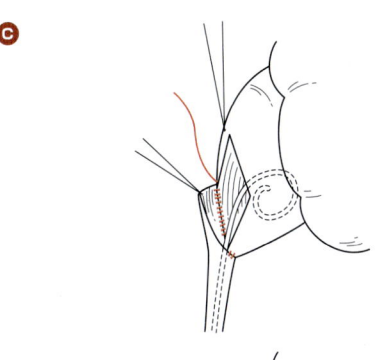

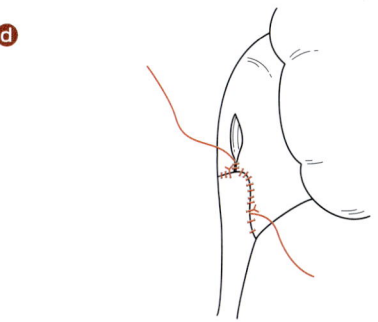

4 non-dismembered法(Foley Y-V plasty法)

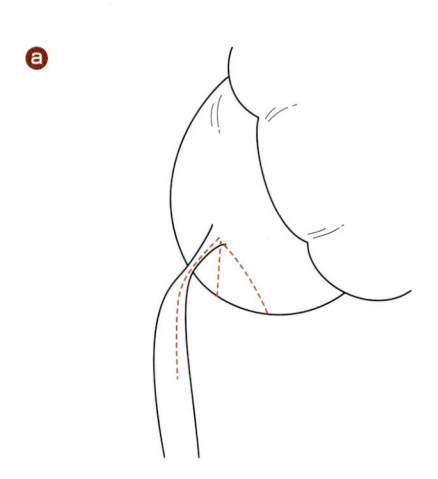

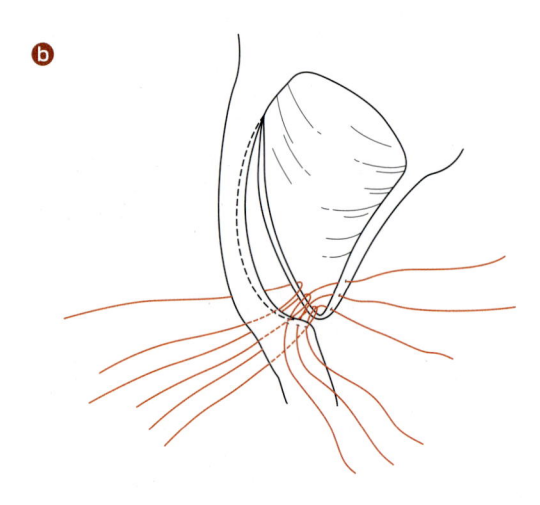

ⓐ

ⓑ

non-dismembered法(Foley Y-V plasty法)：腎盂尿管移行部を支点として腎盂・尿管にY字状の切開線をおく **4a**。腎盂壁のflap基部が腎盂の最下端部になるように，尿管は狭窄部を越え健常尿管壁に達するデザインとする。腎盂・尿管を切開し，腎盂flap尖部と尿管遠位端に6-0吸収糸を用いて3〜5針の結節縫合を行う **4b**。Anderson-Hynes法同様にカテーテルを留置し，残った腎盂・尿管吻合を連続縫合で行う。

閉創

　腎周囲の剥離面，吻合部周囲の止血を十分に行い，ドレーンを吻合部近傍に留置する。腰枕を外した後に筋層を2層，皮下組織を2-0，3-0吸収糸で縫合し，皮膚は5-0吸収糸で埋没縫合する。

術後管理のポイント

①術1日後以降，尿道カテーテルは抜去し，排液量が少なければドレーンも抜去する。
②ダブルピッグテールカテーテルを留置した場合は，UTIや膀胱刺激症状が強くなければ，吻合部の浮腫が消失し組織の伸展性が回復する2〜3カ月程度した後に抜去する(全身麻酔下に膀胱鏡を用いて抜去する)。
③腎(腎盂)瘻による管理を行う場合は，術5〜7日後に腎瘻造影を行い，吻合部の通過と尿漏れの有無を確認する。
④通過が確認されれば，まず尿管ステントを抜き，腎瘻をクランプする。
⑤腹痛や発熱がないことを確認してから腎瘻を抜去する。
⑥術6カ月程度の後に超音波検査とレノグラムで術後評価する。
⑦腎盂形成術後の腎機能に関しては，長期経過観察中に分腎機能が悪化する症例が存在することが報告されている。少なくとも術前に分腎機能の低下を認めた症例は思春期以降まで経過観察する必要がある。

文献

1) Carr MC, Casale P: Anomalies and surgery of the ureter in children. Campbell-Walsh Urology 10th, ed, Wein AJ, Kavoussi LR, et al, eds, Saunders Elsevier, Philadelphia, 2011, p3212-3235.
2) 小児泌尿器科学会学術委員会: 周産期，乳児期に発見される腎盂尿管拡張の診断基準. 日本小児泌尿器科学会雑誌 1999, 8: 96-9.
3) 佐藤裕之，江崎太佑，ほか: 待機的治療後の悪化を認めた高度先天性水腎症の検討. 日本泌尿器科学会雑誌 2011; 102: 390.
4) 浅沼　宏，宍戸清一郎，ほか: 腎盂・尿管吻合(腎盂形成術). 臨床泌尿器科 2002; 56: 881-5.

泌尿器

膀胱尿管逆流防止術

木下義晶，田口智章

膀胱尿管逆流症（VUR）

術前準備

診断

確定診断のために排尿時膀胱尿道造影（voiding cystourethrography；VCUG）を行い，逆流の程度を国際分類にて評価する❶。また腎機能の評価の手段として腎瘢痕の有無を ^{99m}Tc-DMSA腎シンチグラフィーにて行う。その他，超音波検査，静脈性腎盂造影（intravenous pyelography；IVP），CT，MRIなどを併用し，合併奇形の有無などの評価も行う。

治療方針

まずは抗生剤，抗菌剤投与による保存的治療を行い，gradeの低い症例ではコントロール可能であるが，gradeが低くても保存的治療に不応の症例やgrade IV，grade Vといったhigh gradeのVURはオープン手術の適応とされてきた。2010年に内視鏡的逆流防止術が本邦でも保険適用となってからは，その治療戦略は大きく変わることが考えられ，従来はオープンの手術の適応とされてきた症例において，内視鏡的治療の選択を考慮する施設が増えることと思われる。

オープン手術の実際

多くの手術法があるが，本項ではポピュラーな手術法としてCohen法，Politano-Leadbetter法，Lich-Gregoire法を取り上げる。
体位は仰臥位にして，膀胱を切開しやすいように導尿したカテーテルから生食水を膀胱内へ注入しておく。

●Cohen法

皮膚は恥骨上一横指の高さで皮膚割線に沿って約5cmの皮膚切開を行う❷a。腹直筋前鞘は横切開，腹直筋は左右に開排し，膀胱前壁を露出し横切開する。Denis Brownリング型リトラクターを用いて膀胱内腔の視野を展開する。
術側の尿管に4Frの栄養チューブを挿入し，5-0 PDS®にて尿管口6時付近に固定する。尿管を牽引しながら，眼科用鋏，針型電気メスを用いて尿管を膀胱粘膜から剥離する❷b。尿管を4～6cm剥離できたら，粘膜下トンネルを対側の尿管口に向かって横方向に作成する。剥離した尿管を粘膜下トンネルに通し，新尿管口を5-0 PDS®または6-0 PDS®にて4～6点固定する❷c。両側の新吻合を行う場合は平行になるように作成する❷d。通常は粘膜下トンネルの長さは尿管径の5倍である。
吻合後の尿管に再度4Fr栄養チューブを挿入し，生食水を注入し，チューブの周囲から尿の流出が確認できれば吻合部狭窄

❶ VURのgrade国際分類

grade I：尿管のみへの逆流。尿管拡張なし。
grade II：腎盂・腎杯までの逆流。腎盂・尿管の拡張なし。
grade III：腎盂・腎杯までの逆流。腎盂・尿管の軽度～中等度拡張。腎杯は正常～軽度鈍円化。
grade IV：腎盂・腎杯と尿管の中等度拡張・屈曲。腎杯は鈍円化するが乳頭は存在。
grade V：腎盂・腎杯と尿管の高度拡張・屈曲。腎杯の完全鈍円化と乳頭の消失。

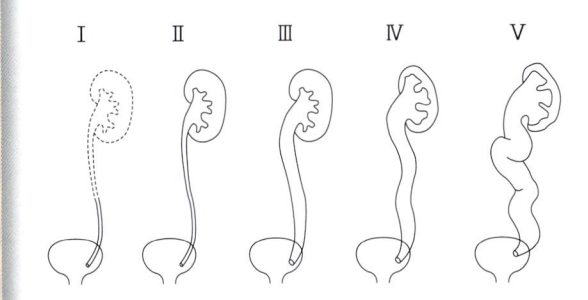

I　II　III　IV　V

❷ Cohen法

ⓐ：皮切位置
ⓑ：尿管を牽引しながら，眼科用鋏，針型電気メスを用いて尿管を膀胱粘膜から剥離する。
ⓒ：粘膜下トンネルを対側の尿管口に向かって横方向に作成し，剥離した尿管を粘膜下トンネルに通し，新尿管口を4～6点固定する。
ⓓ：両側の新吻合を行う場合は平行になるように作成する。

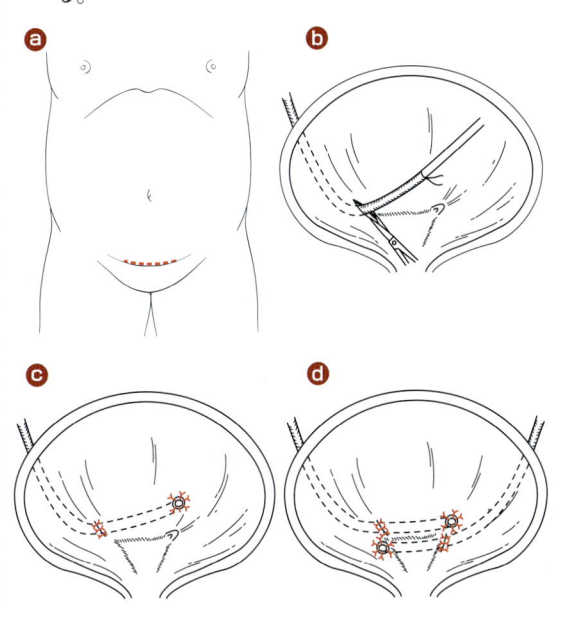

3 Politano-Leadbetter法
ⓐ：新しい尿管裂口を尿管口の2〜3cm頭側に作成する。
ⓑ：剥離した尿管を膀胱後壁を通して新尿管裂口から引き出す。
ⓒ：新尿管裂口から尿管口までの粘膜下トンネルを作成し，ここに尿管を通し，引き出す。

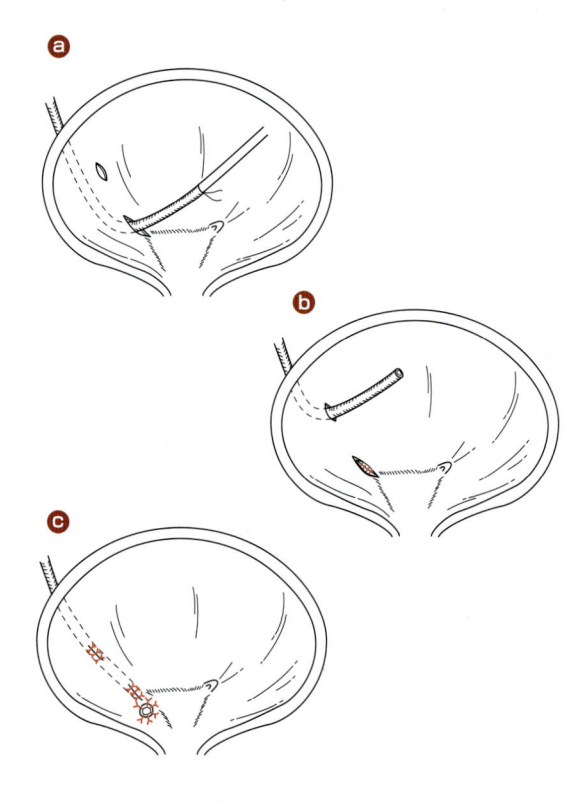

4 Lich-Gregoire法
ⓐ，ⓑ：尿管の走行に沿って筋層を上下に2〜3cm切開する。
ⓒ：尿管を筋層内に埋め込み，筋層を縫合閉鎖する。

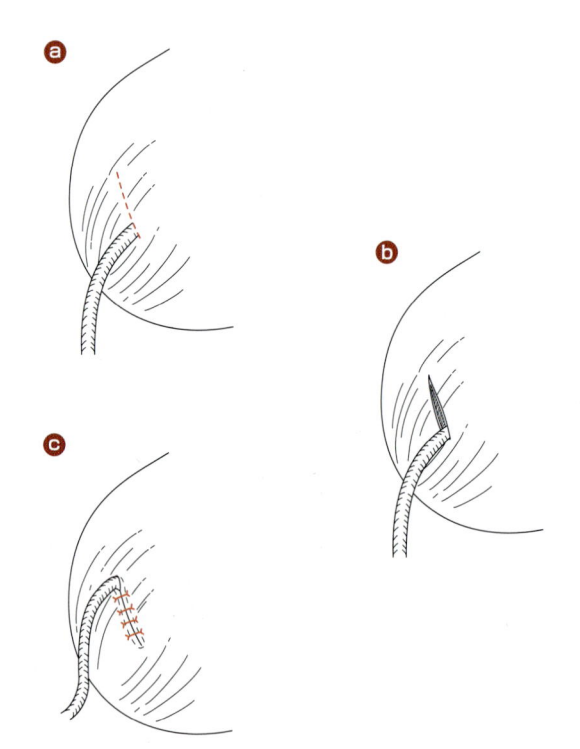

を考慮してのステント留置は不要と考えるが，流出が悪いときは6Frスプリントカテーテルを留置する。

本法は最もポピュラーな方法であるが，不利な点として術後の尿管カテーテル留置や尿管鏡検査が難しい点があげられる。

●Politano-Leadbetter法

膀胱内腔への到達まではCohen法と同様である。

術側の尿管に4Frの栄養チューブを挿入し，5-0 PDS®にて尿管口6時付近に固定する。尿管を牽引しながら，眼科用剪，針型電気メスを用いて尿管を膀胱粘膜から4〜6cm剥離する。新しい尿管裂口を尿管口の2〜3cm頭側に作成する。この際膀胱壁外の操作がblindになるため血管，精管，腸管などを損傷しないように注意する 3a 。剥離した尿管を膀胱後壁を通して新尿管裂口から引き出す 3b 。旧裂口の筋層は5-0 PDS®にて縫合閉鎖する。

新尿管裂口から尿管口までの粘膜下トンネルを作成し，ここに尿管を通し，引き出す。この際，粘膜下トンネル長が不十分であれば，さらに膀胱頸部に向けて1〜1.5cmの粘膜下トンネルを延長し（変法），ここから尿管を引き出す 3c 。新尿管口を5-0 PDS®または6-0 PDS®にて4〜6点固定する。

ステントに関してはCohen法と同様である。

●Lich-Gregoire法

膀胱前壁の露出まではCohen法，Politano-Leadbetter法と同様である。膀胱外の操作にて，膀胱後壁から術側の尿管膀胱接合部に到達する。尿管の走行に沿って筋層を上下に2〜3cm切開する 4a,b 。

尿管を筋層内に埋め込み，筋層を5-0 PDS®にて縫合閉鎖する 4c 。

本法では膀胱を開かず，尿管の新吻合もないため入院期間は短縮されるが，一過性の排尿障害を生じることがある。

オープン手術の術後管理のポイント

尿道留置カテーテルは術後2〜3日で抜去する。

尿管にカテーテルを留置した場合は術後1〜2週間の時期に造影を行い，尿管から膀胱へ造影剤が流入すれば吻合部狭窄がないと判断し，カテーテルを抜去する。

術後6カ月以降にVCUGを行い，VURの有無とgradeについて評価する。

high gradeのVURでは根治術後もVURが残存することや，VURが消失しても尿路感染症の発症を防止することができないことがある。その場合には将来的に腎不全に至る可能性があり，長期的に腎機能，蛋白尿，血圧などの厳重なフォローが必要である。

内視鏡的手術の実際

VCUGによる評価にてgrade Ⅱ, grade Ⅲ, grade Ⅳがよい適応と考えられる。gradeが高くなれば奏功率は低くなるといわれるが, 複数回の内視鏡的治療により奏功率は高くなるとされる。奏功率は欧米の多くの文献でさまざまなデータが示されているが, Elderらによると1回の注入でgrade Ⅰ～Ⅱは79%, grade Ⅲは72%, grade Ⅳは65%が消失したとしており[1], またHunzikerはgrade Ⅴに対しても複数回の内視鏡的治療により89%の奏功率があると報告しており[2], オープン手術の前段階として行う施設も今後増えると考えられる。

ヒアルロン酸ナトリウムとデキストラノマービーズの複合体であるデフラックス(Deflux®)を注入薬剤として, デフラックスメタルニードル(Deflux® metal needle)を刺入針として用いる。

体位は砕石位, または開脚位にて行う。

膀胱鏡は8Fr, または9.5Frのストレートワーキングチャンネルを有する膀胱鏡が適している。

内視鏡的逆流防止術としてSTING法とHIT法を解説する。

● STING法(subureteral transurethral injection)

膀胱鏡を挿入後, 膀胱内容をいったん排泄後, 生理的容量の半ばまで生食水を満たし, 尿管開口部がよく見えるようにする。

デフラックスメタルニードルを切口側が12時の向きになるようにして膀胱鏡のワーキングチャンネルに挿入し, 尿管口の6時の位置の膀胱粘膜へ穿刺する 5a 。

マーキングの位置(6mm, 8mmにあり)を参考に4～5mm穿刺し, ゆっくりとデフラックスを注入する。尿管口に明瞭な膨隆が形成され, 尿管口が三日月状のスリットになるまで注入する 5b 。

ニードルをそのまま30秒程度保持した後にニードルを抜去する。

● HIT法(hydrodistention implantation technique)

膀胱鏡を挿入後, 膀胱内容をいったん排泄後, 生理的容量の半ばまで生食水を満たし, 尿管開口部がよく見えるようにする。

デフラックスメタルニードルを切口側が12時の向きになるようにして膀胱鏡のワーキングチャンネルに挿入し, 尿管口を水圧にて拡張させ, 尿管粘膜下に針を誘導する。

膀胱内尿管の6時の位置の尿管粘膜下へ穿刺する 6a 。マーキングの位置(6mm, 8mmにあり)を参考に4～5mm穿刺し, ゆっくりとデフラックスを注入する 6b 。尿管内腔全体が膨隆により接合したように見えるまで注入する。

ニードルをそのまま30秒程度保持した後にニードルを抜去する。

注入におけるコツ

尿管口の観察がしやすいように, 灌流水の生食水にマンシェットを巻いて水圧をかけたり, 灌流水と膀胱鏡の間を繋ぐエクステンションチューブに三方活栓と注射器を介在させて用手的に水圧をかけるなどの工夫を行う。

5 STING法

a : ニードルを切口側が12時の向きになるようにして, 尿管口の6時の位置の膀胱粘膜へ穿刺する。
b : ゆっくりとデフラックスを注入する。尿管口に明瞭な膨隆が形成され, 尿管口が三日月状のスリットになるまで注入する。
c : 尿管口6時の膀胱粘膜へ穿刺。
d : 注入により尿管口が三日月状のスリットになっている。

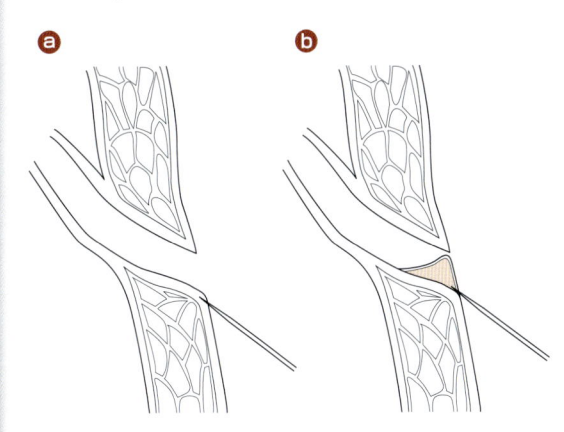

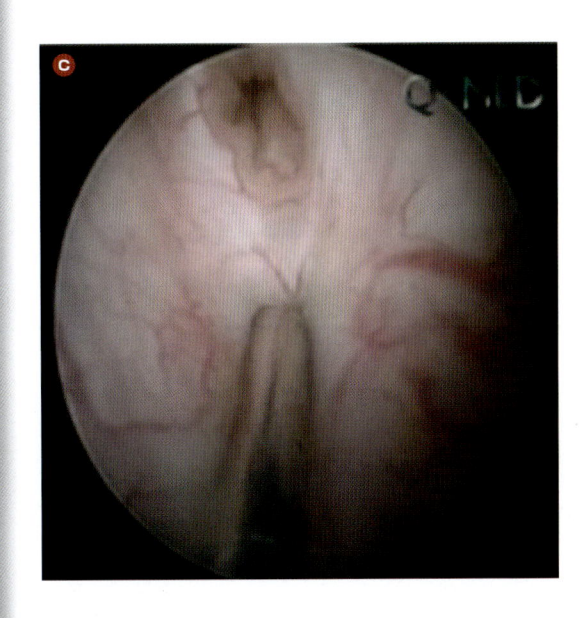

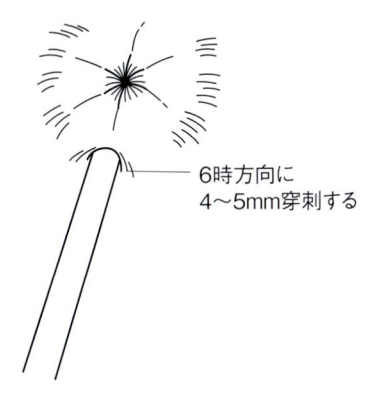

6時方向に4～5mm穿刺する

5 STING法

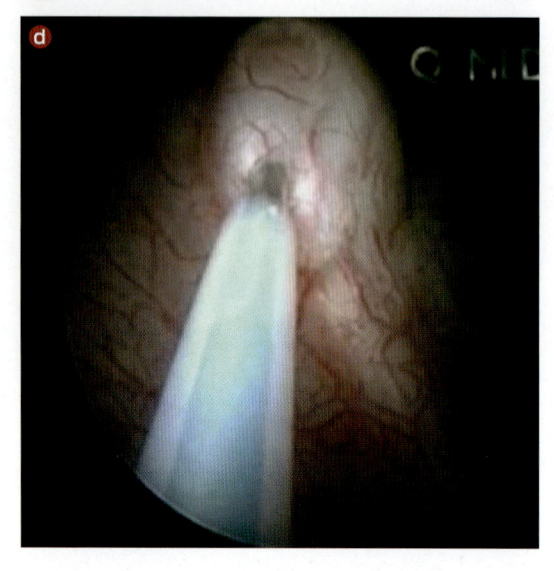

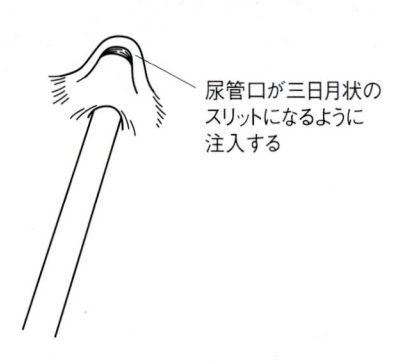

尿管口が三日月状の
スリットになるように
注入する

6 HIT法
ⓐ：膀胱内尿管の6時の位置の尿管粘膜下へ穿刺する。
ⓑ：ゆっくりとデフラックスを注入する。

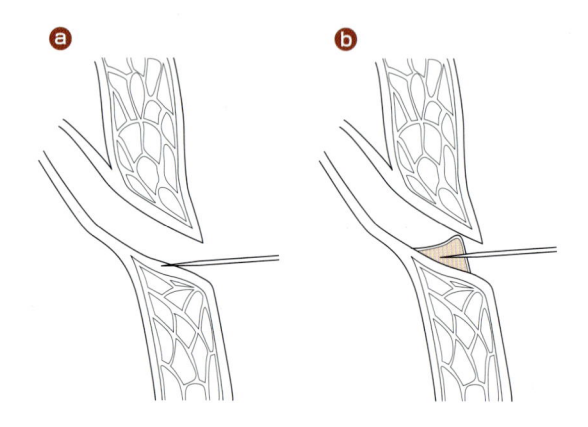

ニードル穿刺後，ややニードルを上方へ牽引することにより，漏出を少なくし，12時方向の膨隆を形成しやすくする。

複数回の穿刺は漏出をきたすため，できるだけ避ける。

重複尿管のような特殊な場合，2つの尿管口が1cm以上離れている場合はそれぞれの尿管口の下に注入，1cm以内の場合には下側の尿管口に1カ所注入して上側の尿管にも同時に膨隆を形成することで合併症なく奏効するとの報告がある[3]。

内視鏡手術の術後管理のポイント

①日帰り手術で行っている施設においては，手術当日は麻酔覚醒後，自尿を確認できれば帰宅可とする。入院管理としている施設で時間的余裕があれば当日の夕方，翌日の朝に超音波検査で腎盂の拡張に増悪がないか，また尿管口の注入部位の膨隆を確認し，問題なければ退院とする。
②処置後の抗菌剤の予防投与は原則的に必要としない。
③処置後3カ月以上経過してからVCUGを行い，VURの有無とgradeの評価を行う。Grade Ⅲ以上あれば再注入を考慮する。

尿管瘤

術前準備

診断

単純性（膀胱内に尿管瘤が局在）と異所性（尿管瘤が膀胱頸部や尿道内に伸展している）に分類される。

尿路感染症状や瘤が尿道内に伸展することによる排尿障害があれば超音波検査などを行い，確定診断に至るが，単純性では無症候性のことも多い。VCUG，IVPにより尿管瘤の局在，大きさ，VURの有無，重複尿管の有無について精査する。その他 ^{99m}Tc-DMSA腎シンチグラフィー，CT，MRIなどを併用し腎機能や合併奇形の有無などの評価も行う。

治療方針

無症候性で尿管拡張を伴わない単純性尿管瘤は経過観察としてよいが，尿路感染を伴う例や尿管拡張を伴う症例はまず内視鏡的尿管瘤切開術を行う。ただし切開術の後にVURが出現することがしばしばあり，このVURにより尿路感染を頻発する場合にはオープンによる瘤切除と膀胱尿管新吻合術を行う必要性がある。

異所性尿管瘤は重複尿管に合併することが多く，症例により病態がさまざまであるため治療方針が異なる。内視鏡的尿管瘤切開術も行われるが，視野がとりにくく，切開が不十分であるためオープン手術へ移行する症例が多い。

本項のオープン手術の項では，重複尿管を合併した尿管瘤の場合の手術手技について解説する。

手術の実際

●内視鏡手術

体位，切開

体位は砕石位，または開脚位にて行う。

単純性尿管瘤：膀胱鏡下に切開刀を用いて瘤の遠位端に小横切開を行い，さらに切開部の中央から下方へ縦切開を追加する **7a**．

異所性尿管瘤：単純性尿管瘤と同様に膀胱内でまず横切開を行うが，遠位端が尿道内に伸展している場合には縦切開を加えるが，尿道括約筋付近まで伸展している場合があるので十分に観察しながら切開を行う必要がある **7b**．

●オープン手術（重複尿管を合併した尿管瘤）

体位は仰臥位にして膀胱を切開しやすいように導尿したカテーテルから生食水を膀胱内へ注入しておく．

膀胱を開き，尿管開口部が確認できれば4Fr栄養チューブを挿入し，固定しておく（この場合の尿管口は上半腎所属尿管であることが多く，下半腎所属尿管は瘤内に隠れて見えないことが多い．）

尿管瘤天蓋部を切開し，開窓する **8a**．下半腎所属尿管を確認したら，同様にチューブを挿入し固定する．

尿管を損傷しないように瘤の切開切除を進める **8b**．尿道内へ伸展している部分の瘤は縦切開するが，深く伸展している場合は無理をせずに，膀胱内の切開にとどめておく．尿管をまとめて膀胱壁から剥離を行う．

瘤の後壁は薄くなっているため筋層を寄せて補強する **8c**．

上半腎尿管を切除した場合には下半腎所属尿管を，切除しなかった場合には2本まとめて（拡張した尿管は形成する必要がある）Cohen法にて粘膜下トンネルを通し，新吻合を行う **8d**．

術後管理のポイント

①内視鏡的治療の術後は切開が十分に行われていない場合の尿道閉塞，切開が過剰に行われた際の尿道損傷による排尿障害，いずれもオープン手術などによるレスキューを必要とすることがあるので，術後の排尿状態の観察は重要である．

②内視鏡的治療の後はVURを生じ，尿路感染を頻発することがある．その場合はgradingを評価したうえで，内視鏡的逆流防止術，またはオープン手術による逆流防止術を必要とする．

③尿道損傷のリスクがあり，瘤の後壁切除が不完全に終わった場合でも，残存瘤の壁が弁状に尿路を閉塞しなければ問題となることはないので，無理をする必要はない．将来的に残存瘤による症状が発現したときの再手術は可能である．

文献

1) Elder JS, Dias M, et al：Endoscopic therapy for vesicoureteral reflux：a meta-analysis. I. Reflux resolution and urinary tract infection. J Urol 2006；175(2)：716-22.
2) Hunziker M, Mohonan N, et al：Endoscopic treatment of primary grade V vesicoureteral reflux using hyaluronic acid copolymer (DX/HA). Pediatr Surg Int 2010；26(10)：977-9.
3) Lackgren G, Wahlin N, et al：Endoscopic treatment of vesicoureteral reflux with dextranomer/hyaluronic acid copolymer is effective in either double ureters or a small kidney. J Urol 2003；170(4 Pt2)：1551-5.

---

7 尿管瘤内視鏡的治療法

ⓐ：単純性尿管瘤

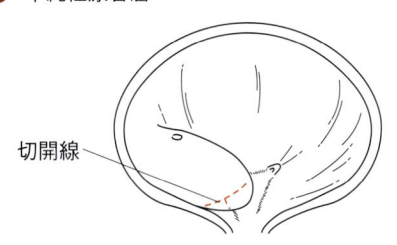

切開線

ⓑ：異所性尿管瘤

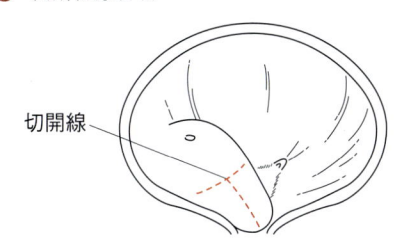

切開線

8 尿管瘤（重複尿管合併）オープン手術

ⓐ：尿管瘤天蓋部を切開し，開窓する．

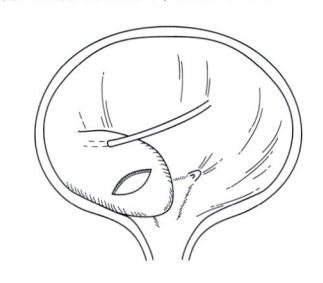

ⓑ：尿管を損傷しないように瘤の切開切除を進める．

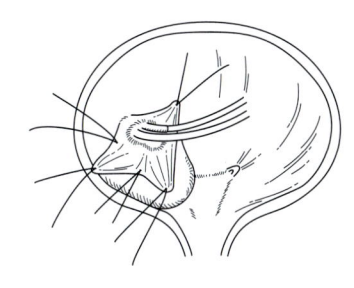

ⓒ：瘤の後壁は薄くなっているため筋層を寄せて補強する．

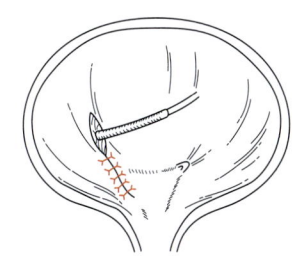

ⓓ：Cohen法にて粘膜下トンネルを通し，新吻合を行う．

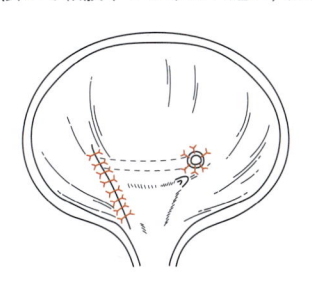

VI 泌尿器

膀胱瘻・膀胱皮膚瘻の手術

浅沼 宏，大家基嗣

1 膀胱瘻と膀胱皮膚瘻

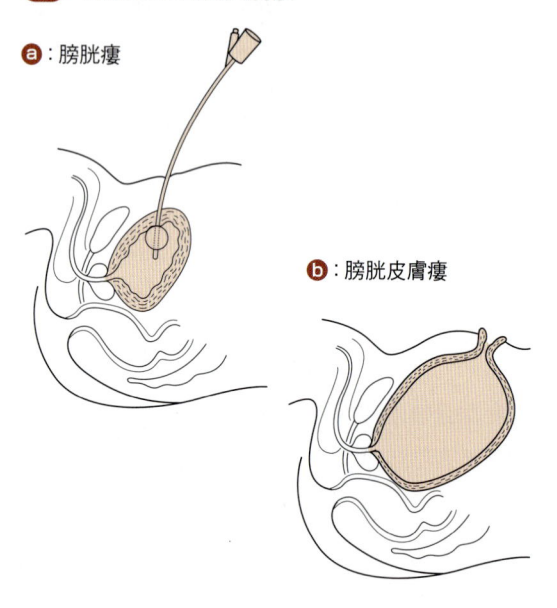

ⓐ：膀胱瘻

ⓑ：膀胱皮膚瘻

	ⓐ：膀胱瘻	ⓑ：膀胱皮膚瘻
尿路変向の形態	ドライだがカテーテルと集尿バッグが必要	常にウエットでオムツが必要
膿尿/尿路感染症	異物の存在により膿尿慢性化 腎盂腎炎リスク高い	膿尿は軽度 腎盂腎炎リスク低い
膀胱容量	萎縮膀胱	一定量の膀胱容量を保持
在宅管理	定期的なカテーテル交換 バルーン容量のチェック	指ブジーで狭窄防止 オムツ交換

2 膀胱瘻穿刺部位

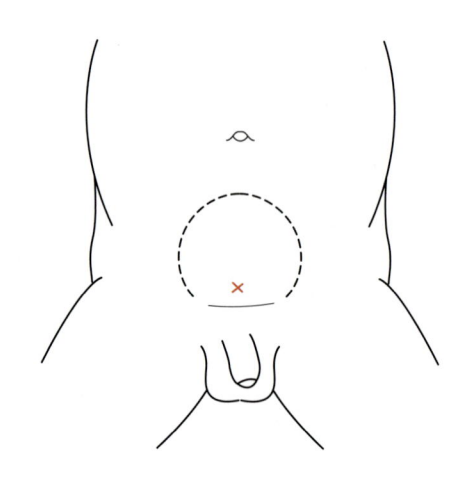

膀胱瘻および膀胱皮膚瘻は，膀胱ないし下部尿路の器質的・機能的障害による腎・上部尿路の荒廃を防止するために，多くの場合一時的な尿路変向術として行われる．対象となる病態は，1)間欠的導尿などの保存的治療に抵抗性の神経因性膀胱，2)後部尿道弁，総排泄腔遺残症，尿道外傷などの尿道閉塞疾患，3)尿路感染のコントロール不良な高度膀胱尿管逆流症，4)プルンベリー症候群など多岐にわたり，特に3歳以下の乳幼児に適している．

恥骨直上から膀胱を穿刺し，カテーテルを留置する経皮的膀胱瘻造設術は最も簡便で，侵襲も少ない．しかしながら，長期のカテーテル留置は，膀胱内の尿が完全にドレナージされるため萎縮膀胱となり，さらに，二次感染が必発であるため慢性炎症による不可逆的な膀胱組織障害が引き起こされる．したがって，数カ月以上の膀胱ドレナージが必要と判断される場合には，カテーテルフリーの膀胱皮膚瘻を考慮する．膀胱瘻および膀胱皮膚瘻の特性をよく理解し，その適応を判断する必要がある❶．

術前準備

一度，膀胱皮膚瘻を造設すると膀胱機能の評価が困難となるため，超音波検査，排尿時膀胱尿道造影，ウロダイナミクス検査などにより尿路の解剖学的・機能的評価を十分に行っておく．原疾患により感染尿となっていることが多く，事前に尿培養を提出し原因菌とその薬剤感受性を確認しておく．術前から有効な抗菌剤を投与し，感染尿を解消しておく．

膀胱皮膚瘻造設には，術後の膀胱脱出を防止するためにストーマ開口部の位置がきわめて重要である．膀胱造影検査で，膀胱前壁ではなく頂部がストーマ開口部となるよう皮膚切開の位置を確認しておく（皮膚切開が低いと膀胱開口部も前壁になり，術後膀胱脱出のリスクが高くなる）（❸a, b，❹a）．

手術の実際

膀胱瘻

留置するカテーテルには，ピッグテールカテーテル，マレコーカテーテル，バルーンカテーテルなどがある．挿入の簡便さから，まずピッグテールカテーテルを留置し，長期留置が必要となった場合に自然抜去しにくいバルーンカテーテルに交換することが一般的である．

体位は仰臥位とする．恥骨上から超音波検査で膀胱内に十分な尿貯留があること（不十分であれば尿道カテーテルから生食水を注入する）を確認すると同時に，穿刺の方向と深さを確認する．それから22Gカテラン針を用いて腹壁に対して垂直に試

験穿刺し，尿の流出を確認する②。穿刺部に小切開を加え，皮下組織を剥離しておく。19Gエラスター針を本穿刺として膀胱内に挿入し，尿流出を確認したら外套を留置し，ガイドワイヤーを膀胱内に十分に挿入する。エラスター針を抜去した後，筋膜ダイレーターにより瘻孔を拡張する。6Frピッグテールカテーテルが挿入できたらガイドワイヤーを抜去してカテーテルを皮膚に縫合固定する。

年長児で，初めからバルーンカテーテルを留置する場合には膀胱瘻造設キットを用いると容易である。試験穿刺，皮膚小切開，皮下組織剥離の後，筋膜と膀胱壁の貫通するときの抵抗を意識しながら，直腸損傷などに注意してカニューレ穿刺を行う。尿の流出を確認したら，カニューレの内腔に沿って12Frまたは14Frバルーンカテーテルを挿入し，固定する。

膀胱皮膚瘻

膀胱壁を単純に膀胱壁に縫着するBlocksom法とストーマ狭窄防止のため皮膚弁を用いるLapides法がある。一般的には，より簡便なBlocksom法が行われることが多い。

仰臥位にて，清潔野から尿道カテーテルを留置する。臍と恥骨上縁の中間線からやや頭側に約3cmの横切開をおく（膀胱頂部がストーマ開口部となる部位を膀胱造影検査で確認しておく）❸a, b。皮下組織を切開し，腹直筋筋膜を露出する。腹直筋筋膜を横切開し，筋膜と筋層の間を鋭的に剥離する❸c。腹直筋は左右に分ける。尿道カテーテルから生食水を注入し，膀胱を充満させる。膀胱頂部近傍で膀胱壁に支持糸をかけ，牽引しながら頂部を覆う腹膜を鋭的・鈍的に剥離して尿膜管を露出する。尿膜管を結紮切離する❸d。さらに腹膜の剥離を進め，頂部が体表へ緊張なく出るようにその可動性を確保する。膀胱壁を腹直筋および筋膜に3-0吸収糸を用いて縫合固定する❸e, f。ここで，尿膜管を含む膀胱壁を円周状に電気メスで切開する。膀胱壁と皮膚との縫合は5-0吸収糸を用いて，膀胱粘膜が外翻するように粘膜をやや大きめに，筋層・漿膜は小さめに針をかけて皮膚と縫合する❸g。皮膚切開両端部の皮膚もストーマに合わせて縫合する。ストーマの口径は24Fr程度の内径を目安とする。

術後管理のポイント

① 術後の血尿は必発であるため，術当日はベッド上安静とする。膀胱瘻は自然抜去や捻れによるカテーテル閉塞などのトラブルが多いため，その固定や管理に十分に注意する。
② 膀胱皮膚瘻造設後は，養育者に1日1回ストーマから小指を第1関節まで挿入させブジーを行うとストーマ狭窄の予防となる。
③ 術後合併症としては膀胱後壁の脱出があり，頻回に脱出を繰り返すと尿のドレナージが不良になるだけではなく膀胱壁の障害にも繋がるため，再造設も考慮する❹b。

文献
1) Casale AJ: Posterior urethral valves. Campbell-Walsh Urology 10th ed, Wein AJ, Kavoussi LR, et al, eds, Saunders Elsevier, Philadelphia, 2011, p3389-3410.
2) 宍戸清一郎: 尿路変向・尿路再建手術. 小児泌尿器科外来, 川村 猛編, メジカルビュー社, 2003, p223-232.

❸ 膀胱皮膚瘻（Blocksom法）

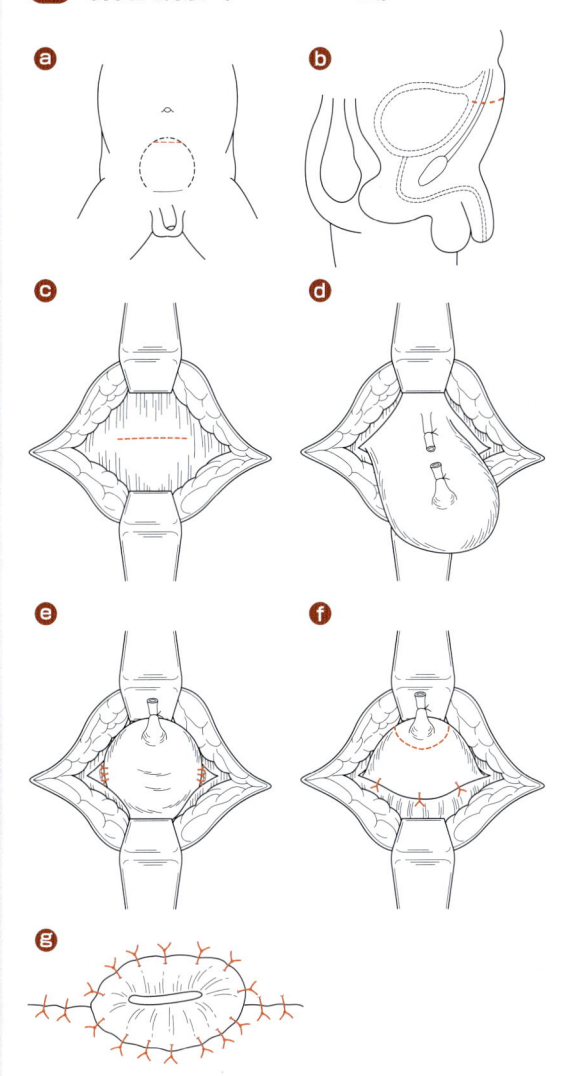

❹ 膀胱皮膚瘻ストーマ
ⓐ: ストーマの外観
ⓑ: 膀胱壁の脱出

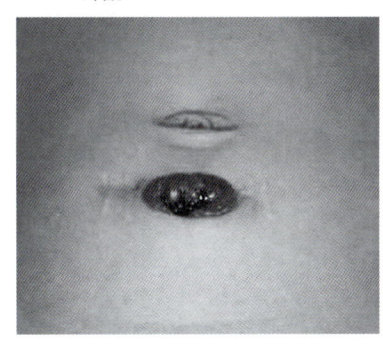

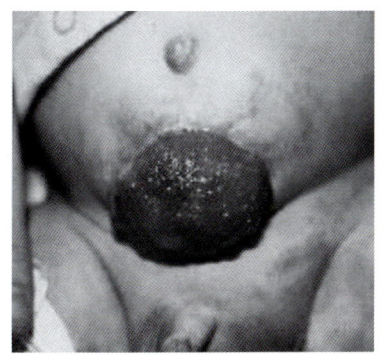

膀胱拡大術

林　豊，山高篤行

膀胱拡大術（bladder augmentation）は低コンプライアンス膀胱または過活動性膀胱に起因する排泄障害に対し，抗コリン剤や間歇的自己導尿（CIC）などの保存的治療を行っても改善しない場合に適応が考慮される。

膀胱拡大術には回腸・回盲部・S状結腸・胃などの消化管を用いる術式と，消化管の代わりに拡張尿管を用いる術式や，膀胱粘膜のみを温存して排尿筋を十分切開または切除することによって，開口部の広い膀胱憩室を作成し，膀胱の拡大を図るautoaugmentationなどがあるが，後者は膀胱容量が増加することにより尿失禁は改善されるが，尿流動態の面から効果が不十分であるため，前者が一般的である。

術前準備

術前検査

- 膀胱・尿管の評価：超音波検査，膀胱造影，MRI，静脈性尿路造影，膀胱鏡精査
- 腎機能評価：核医学検査（^{99m}Tc-DMSAシンチグラフィー，^{99m}Tc-DTPAシンチグラフィー）
- 下部消化管評価：注腸造影検査

手術適応

当科における手術適応は以下である。

①低容量膀胱（小児正常膀胱容量[30+（age×30）ml]より－2SD以下），かつ，低コンプライアンス膀胱（10ml/cmH$_2$O以下）の症例。

②高圧蓄尿に伴い，膀胱尿管逆流（vesico-urethral reflux；VUR）や膀胱尿管移行部狭窄（vesico-urethral junction obstruction；UVJo）が出現し，保存的治療に抵抗性があり進行性に腎機能障害を認める症例。

③上記の条件を満たし，インフォームドコンセントが得られた症例。

使用腸管の選択

どの腸管を用いるかは各々一長一短があるので❶，それを踏まえてどの消化管を選択すべきか判断する必要がある。

術前処置

膀胱拡大術を必要とする症例のなかには，二分脊椎に伴う膀胱直腸機能障害を有している症例が少なくなく，直腸機能障害として便秘を有していることがある。また，当科ではS状結腸を切除することが多いため，手術前にできるだけ腸管内の残渣物をなくしておく必要がある。このため以下の処置を行っている。

経口摂取：手術2日前から絶食（水分摂取可）とし，手術前日から絶飲食としている。

---

❶ 使用腸管の特徴について

利用腸管	回腸	回盲部	S状結腸	胃
消化管の遊離・吻合	容易	やや難	やや難	やや難
膀胱部への移動	やや難	難	容易	難
粘膜下トンネルの作成	難	容易	容易	容易
粘液産生	多い	多い	多い	少ない
結石形成	多い	多い	多い	少ない
癌の発生	まれ	ありうる	ありうる	ありうる
その他の合併症	下痢 アシドーシス	下痢 アシドーシス	アシドーシス	血尿 排尿時疼痛症候群

下剤投与：術前日にクエン酸マグネシウム（ニフレック®）1袋を約2lの水に溶解し，1時間当たり1lの速度で経口服用する．幼児などの場合は，クエン酸マグネシウム（マグコロールP®）に変更し，1袋を水900mlに溶解し，体重当たり30mlの量を経口服用している．排泄液が透明になれば服用を中止とするが，必要に応じてグリセリン浣腸を併用する．

非吸収性経口抗菌剤投与について：chemical preparationについてはMRSA腸炎の発生頻度が増加するなどの報告もあり，術前経口抗菌薬は不要とする意見が多く，日本では行わないとする意見が主流である．

手術の実際

体位および皮膚切開

体位は仰臥位で行う．膀胱はあらかじめ生理食塩水などで軽く膨らませておく．皮膚切開は恥骨上縁から1～2横指上を皮膚の皺に沿って横に切開するPfannenstiel incisionか，下腹部正中切開にて行う❷．皮下脂肪の程度にもよるが，Pfannenstiel incisionの場合，皮膚切開の幅は腹直筋の幅より幾分広めにしておく．皮下を臍部まで剥離し，白線に沿って縦切開をおき開腹する．腸管の血流を観察するため，臍左側にまで切開を加えると良好な視野が得られる．

S状結腸の遊離

S状結腸外縁に沿って後腹膜を切開し，下行結腸外縁に沿って切開を上方へ延長し，S状結腸を授動化する．S状結腸が膀胱頂部付近へ緊張なく容易に下ろすことが可能であることをはじめに確認する．

S状結腸の遊離する長さは，20～30cm程度とする❸．無影灯の光を対側から入れてS状結腸間膜を透見し，S状結腸に流入する血管茎の分岐・走行を確認し，遊離する部分を決定する．この際，遊離するS状結腸の血行と残りの端端吻合する断端の血行が，ともに良好に確保できるように，慎重に離断部位を決定する．この際，離断前に離断予定部に腸鉗子をかけて壁内での血流を遮断し，腸管膜を横走する血管の血流をブルドック鉗子にて遮断した状態にして，離断予定部に動脈性の拍動を視認することができるかを十分に確認する．もし，血行に問題があるような場合は，離断部位予定部を口側または肛門側にずらして，再度同様の血行確認操作を行う必要がある．

離断後，内腔を洗浄する．この際，当科では100倍希釈されたポビドンヨードで洗浄しているが，生食水のみで洗浄している報告もみられる．

回腸の遊離

回腸のうち，骨盤内に緊張なく容易に下ろすことが可能な部位を選択する．回盲部から約15～20cmの部位より40～60cmの回腸を遊離する❹．この際も，先に述べたS状結腸遊離と同様，血管系に十分に注意を図る必要がある．

回腸およびS状結腸の再建

切断された回腸およびS状結腸はAlbert-Lembert吻合やGambee縫合などで吻合する．また，S状結腸を遊離した症例で，成人もしくは年長児の場合には器械縫合を選択することも可能

❷ **皮膚切開**
下腹部正中切開もしくはPfannenstiel incisionをおく．

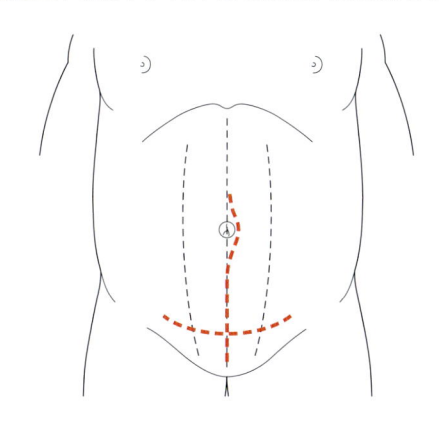

❸ **S状結腸の遊離**
S状結腸を20～30cm遊離する．

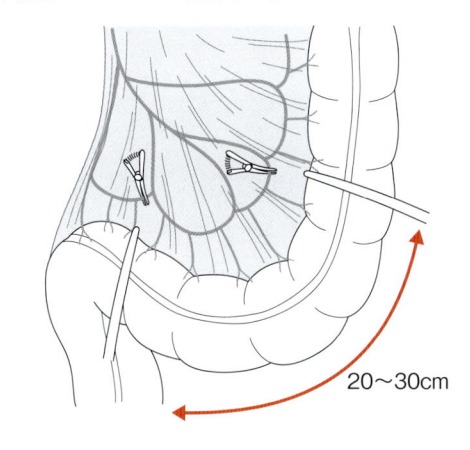

❹ **回腸の遊離**
回盲部から約15～20cmの部位の回腸を40～60cm遊離する．

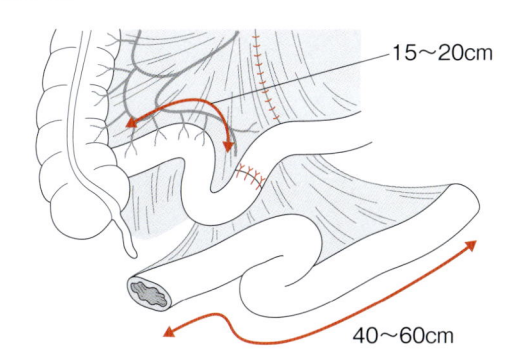

5 自動吻合器によるS状結腸の再建

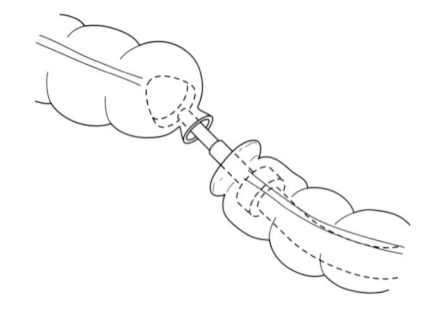

6 脱管腔化
50mlシリンジを腸管内に挿入すると切開しやすい。

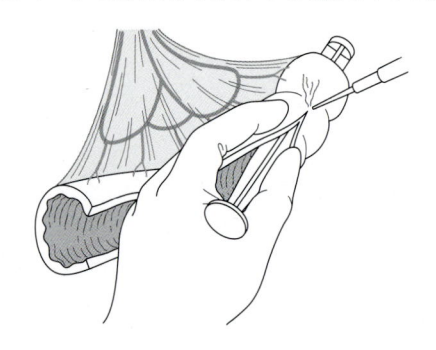

7 膀胱の後腹膜からの剥離

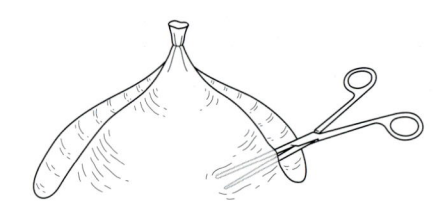

8 膀胱の切開・切除方法
ⓐ：cup-patch法。尿管口から1〜2cm頭側の部位を全周性に切開する。

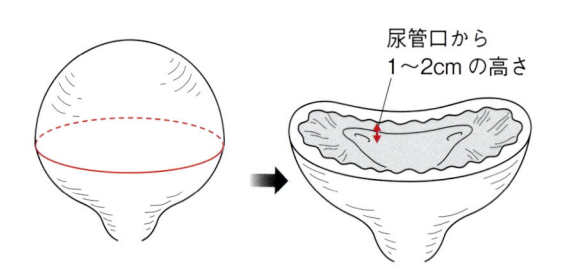

尿管口から1〜2cmの高さ

ⓑ：clam法。膀胱頂部から外側縁に沿って冠状に切開を加える。

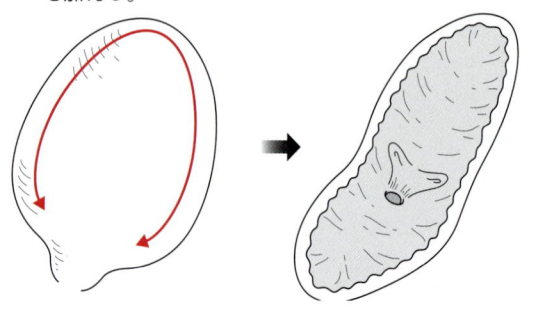

である。口側腸管内にアンビルを挿入し，タバコ縫合を行って固定する。次に自動吻合器のcircular staplerを経肛門的に挿入し，捻じれのないこと，テンションフリーの状態であることを確認した後に合体させ吻合する **5**。

脱管腔化
　遊離腸管を腸間膜対側に沿って電気メスを用いて切開を加える。この際，50mlのディスポーザブルシリンジの内筒を遊離腸管内に挿入して行うと切開が容易となる **6**。

膀胱の後腹膜からの剥離
　膀胱に切開や切除を加えるためには，膀胱と腹膜との剥離が必要である。腹膜は膀胱を腹膜外化させるために必要であるため，できる限り温存するように努める。膀胱前腔に入り，膀胱頸部および膀胱の外側縁を鈍的に露出する。膀胱頂部および後壁に付着する腹膜を剥離する。腹膜の剥離は両側の膀胱外縁部から開始し，次いで後壁から剥離しトンネルを形成し，最後に頂部の付着を剥離すると出血が少ない **7**。

膀胱の切開・切除
　膀胱の萎縮，線維化が高度な場合は，膀胱三角部を残して膀胱を広い範囲で切除するcup-patch法を行う。それ以外の場合は，膀胱頂部から外側縁に沿って冠状に切開を加えるclam法を行う。いずれの方法も腸管壁と膀胱との吻合部狭窄をきたし，術後，膀胱が雪だるま状にならないようにするために十分な切開を加えることが重要であり，cup-patch法の場合は，両側尿管口から約1〜2cm頭側の位置で全周性に切除し **8a**，clam法の場合は，膀胱頸部から尿管口の約1〜2cm前方を通り，膀胱頸部から約1〜2cm近位部まで冠状に切開する **8b**。

cup-patch法：脱管腔化した腸管を，吸収糸（3-0 PDS®など）を用いてcup状にする **9a**。この際，water tightになるように連続縫合にて形成するが，吻合部のトリミングを行わなければならない場合に備え，吻合部付近は結節縫合を行う。cup状にした腸管と，膀胱との吻合は2-0 Vicryl® Plusなどの吸収糸で行う。この際，縫合の際に尿管の損傷を予防するため，両側の尿管内に尿管口からスプリントカテーテルを留置しておくと，尿管に糸がかかっているかを判断しやすい **9b**。

clam法：腸管をU字になるように2つに折り，内側縁を互いに吸収糸（3-0 PDS®など）を用いて連続縫合する。一側の膀胱頸部に最も近い切開の最下点から膀胱頂部に向かって，膀胱壁と遊離腸管とを吸収糸（3-0 PDS®など）により1層連続縫合する。対側も同様に吸収糸で連続縫合を行い，腸管が余分になった場合は，腸管辺縁どうしを吸収糸で連続縫合する **10**。

逆流防止術を併用する場合
　逆流防止術を同時に施行する場合は，術前に膀胱鏡を用いて膀胱粘膜の状態を把握しておく。膀胱粘膜が正常粘膜組織に近ければ，Cohen法などによる逆流防止術を行うが，膀胱粘膜が荒廃している場合はGregoir法に準じてtaeniaに尿管を再移植する。

　膀胱と腸管との吻合の前に，患側尿管が膀胱壁内を貫く部分まで剥離し，尿管の遠位断端を結紮した後に，同部位で切離する。膀胱と腸管との吻合後，尿管が自然な走行で吻合できる位

置のtaeniaに，約2cmの漿膜筋層切開を加える 11a 。切開を加えた尾部に，尿管と吻合するための穴を作成し，吸収糸（5-0 PDSRまたは6-0 PDS®）を用いて吻合する 11b 。この際，最も尾側の1針は結腸粘膜だけではなく，結腸筋層部を含めて固定する。尿管を粘膜下に埋没するように尿管上で切開した結腸の漿膜筋層を吸収糸（4-0 PDS®など）により結紮縫合する 11c 。

後腹膜下およびドレーン留置

膀胱と腸管との吻合部を後腹膜化する。この際，膀胱を生理的食塩水で拡張させ，腹膜が緊張なく腸管と縫合固定できる部位を選び，吸収糸（4-0 PDS®など）を用いて縫合する。腸管と腹膜とを固定した際，緊張が強くなる場合は，必ずしも全周性に後腹膜下する必要はない。

ドレーンは膀胱前壁に低圧持続吸引システム（J-VAC®）ドレーンを挿入する。また，Pfannenstiel incisionで開腹した症例では，皮下剥離部位にドレーンを挿入している。

術後管理のポイント

術後管理

①粘液や凝血塊による膀胱留置カテーテルの閉塞には十分に注意を払う。当科では，生食水による膀胱洗浄を，術後第2〜5病日から開始している。術後第7〜10病日に膀胱造影を行い，異常がなければ尿道カテーテルを抜去しCICを行う。膀胱洗浄は毎日実施するよう指導し，1〜2年毎に膀胱鏡を行い，粘膜病変の有無を検査している。

術後合併症

早期合併症：①術後早期の合併症について，術後出血，創部感染，腸閉塞などがあげられる。また，腹腔内脳室シャントを有している症例では，術後シャント感染症を有する場合があるので，脳神経外科医とも綿密な連携を取る必要がある。

中長期的合併症：①結石形成，膀胱破裂，腎機能障害および膀胱尿管逆流の残存，膀胱尿管移行部狭窄の発生について，定期的に観察する必要がある。また，術後10年目以降の症例では発癌などの報告例も散見され，長期的な観察も必要である。

また，膀胱拡大術を施行した患者で，成人を迎えている症例も多くなってきている。特に女性の場合は妊娠・出産を経験する症例もみられている。経腟出産が可能であれば問題ないが，帝王切開を余儀なくされた症例も認めるため，腸管膀胱やその栄養血管を損傷する危険性があり，出産の際には泌尿器科医，小児外科医と産婦人科医との連携も必要である。

文献

1) Hayashi Y, Yamataka A, Kaneyama K et al.: Review of 86 patients with myelodysplasia and neurogenic bladder who underwent sigmoidocolocystoplasty and were followed more than 10 years, J Urol, 1806-1809, 2006
2) 井川靖彦, 加藤晴朗：膀胱拡大術. 小児泌尿器科手術, 野々村克也, 山口脩 編, メジカルビュー社, 東京, 2000, p100-104.
3) 大山 力：回腸利用膀胱拡大術. 尿路変向・再建術, 中川昌之 編, メジカルビュー社, 東京, 2010, p136-144.
4) 井川靖彦：S状結腸利用膀胱拡大術. 尿路変向・再建術, 中川昌之 編, メジカルビュー社, 東京, 2010, p145-153.

---

9 cup-patch法

ⓐ：脱管腔化した腸管をcup状に形成する。

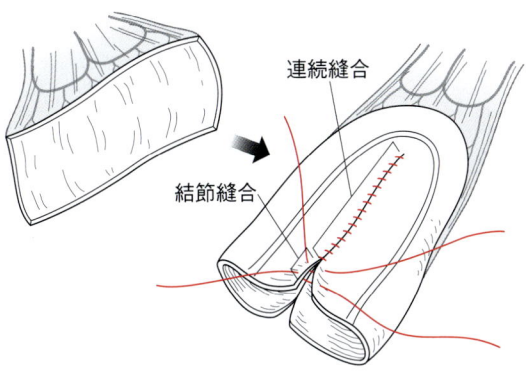

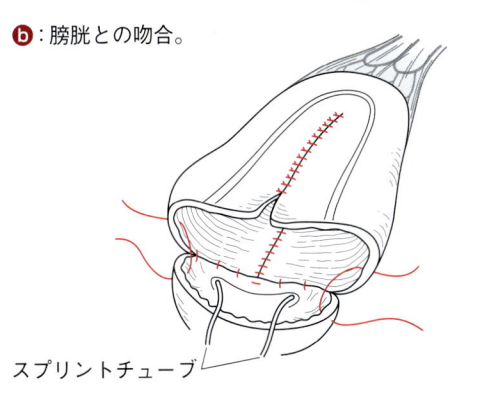

連続縫合
結節縫合

ⓑ：膀胱との吻合。

スプリントチューブ

10 Clam法

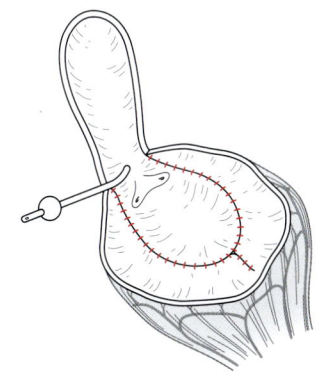

11 逆流防止術を併用する場合

ⓐ：漿膜筋層切開をおく。
ⓑ：腸管粘膜と尿管とを吻合する。
ⓒ：Gregoir法に準じて再移植する。尿管吻合後，漿膜筋層縫合を加える。

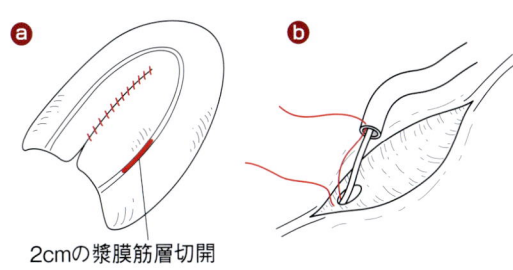

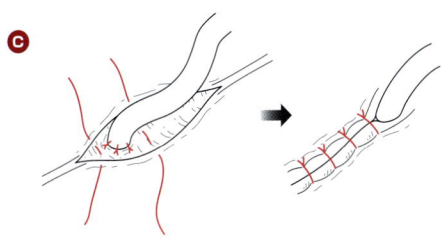

ⓐ
2cmの漿膜筋層切開

ⓑ

ⓒ

VI 泌尿器

総排泄腔の腟形成術

林 豊, 山高篤行

❶ PSARUVP の皮膚切開および体位
ジャックナイフ体位をとり, 仙骨末端部から総排泄腔開口部まで正中切開をおく。

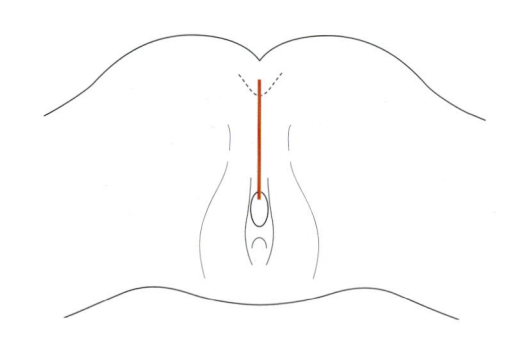

❷ 総排泄腔切離（1）
直腸・腟・尿道の合流部を確認する。

直腸
総排泄腔口

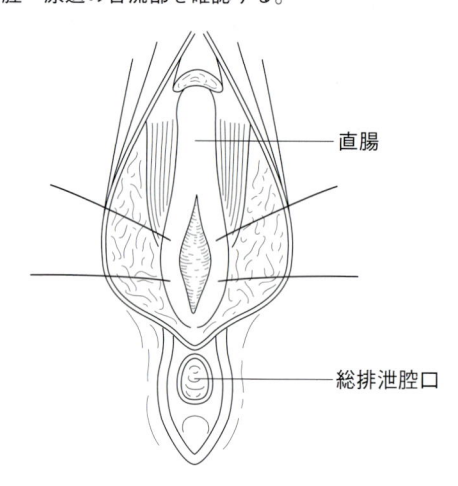

❸ 総排泄腔切離（2）
直腸総排泄腔瘻および腟総排泄腔瘻を分離する。

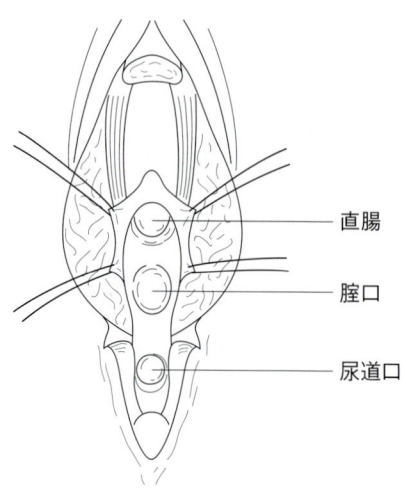

直腸
腟口
尿道口

総排泄腔症は20,000出生に1人の割合であり, 尿道, 腟直腸が共通の総排泄腔（cloaca）に開き, 会陰には総排泄腔のみが開口している病態である。総排泄腔の長さは1cmから10cmまでとさまざまであり, かつ, 直腸, 腟がさまざまな位置で開口するため, 治療も異なってくる。そのため, 個々の症例に対して綿密な術前検査が必要となり, 常に創意工夫が求められる。

術前準備

生後まもなくに横行結腸に人工肛門造設術を行い, 患児の体重が8～10kgを目途に手術を行う。

術前検査
・骨盤筋群の評価：MRI, 神経筋刺激装置
・尿路・消化管系の評価：膀胱造影, 注腸造影, 腟造影
・生殖器系その他の合併奇形の評価：MRI, 腹腔鏡精査

術前処置
術前に腸管の減圧を十分に行う。瘻孔切離の際の腹腔内汚染を予防するため, 人工肛門から瘻孔側腸管（人工肛門遠位側腸管）の洗腸が必要である。

手術の実際

総排泄腔の長さが3cm未満の場合, 周囲組織を剥離することによって会陰部に引き下ろすことが可能であるが, 過剰な剥離は腟壁の虚血性壊死を惹起するため, 周囲組織からの十分な剥離後も, なお会陰への引き下ろしが困難な例では代用腟（直腸間置腟など）を考慮する。

●総排泄腔長が3cm未満の場合：posterior-sagittal anorecto-urethero-vaginoplasty (PSARUVP)

体位, 皮膚切開
体位はジャックナイフ体位をとる。術中に仰臥位や砕石位など, 数回の体位変換が必要となることがあるため, 消毒は胸腹部から下肢を含む下半身全体に行う。また, 血管ルートの確保は上肢にて行うことが望まれる。皮膚切開は仙骨末端部から総排泄腔開口部まで, 矢状面正中切開を行う❶。

肛門挙筋群の切開
仙尾関節において尾骨を外し切除し, 筋刺激装置により直腸肛門括約筋群を確認しながら, 直腸肛門括約筋群を総排泄腔後面に至るまで正中線上で左右対称に切開する。

総排泄腔瘻切離
総排泄腔後面に至り, これを正中にて長軸方向に切開して直腸・腟・尿道の合流部を確認する❷。その形態をよく観察し

た後に，直腸総排泄腔瘻および腟総排泄腔瘻を各々切離し分離する❸。この際，腟と尿道の間はできるだけ剥離が膀胱頸部に及ばないように最小限にとどめる。

腟の引き下ろし

腟口は尿道のすぐ後面に形成する。腟を周囲組織から剥離し，会陰部に引き下ろす❹。尿道と腟を分離する際には，お互いの壁が共通構造を有していることを念頭に置き，慎重な剥離操作を行う。尿道を損傷すると修復が困難で，術後の尿道腟瘻の発生につながるため，剥離は腟壁側で行うほうがよい。剥離終了後，吸収糸(5-0 PDS®など)で皮膚と腟口とを結節縫合する。

●総排泄腔長が3cm以上の場合：Georgeson変法

体位，皮膚切開

患者は開脚位とし，開腹操作と会陰部操作を同時に施行できるようにする。術中，骨盤高位での操作時間が長く，体位変換も行うため，患児の固定を十分に行う。また，開腹操作と会陰部操作の双方の妨げにならないように，術中に下肢を自由に動かす必要があり，胸部から下半身全体に消毒を行う。

下半身を清潔野に出し，筋刺激器により外肛門括約筋の位置を確認し，肛門，腟の位置を決定する。皮膚切開は下腹部正中切開にて行う❺。

骨盤内臓器の剥離・瘻孔の処理

膀胱，直腸，両側卵巣，両側尿管を確認する。膀胱後面から骨盤内臓器，結腸の剥離を行う。腸管が骨盤底までプルスルー可能な長さとなるように，血管を温存しながら直腸を総排泄腔に向かって剥離し，骨盤神経叢を損傷しないように，瘻孔上部にて二重結紮し切離する❻。

尿道と腟を分離の際，お互いの壁が共通構造を有していることを念頭に置き，慎重な剥離操作を行う。尿道を損傷すると修復が困難で，術後の尿道腟瘻の発生につながるため，剥離は腟側で行うことが望ましい。この際，総排泄腔からヘガールブジーなどを挿入し，膀胱壁を確認しながら，膀胱壁を十分に残すように切離する❼。

❹ 尿道口・腟口・肛門の形成

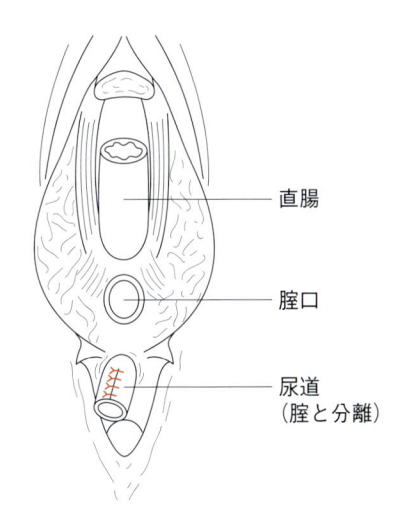

直腸
腟口
尿道（腟と分離）

❺ Georgeson変法の皮膚切開および体位
開脚位をとり，下腹部正中切開をおく。

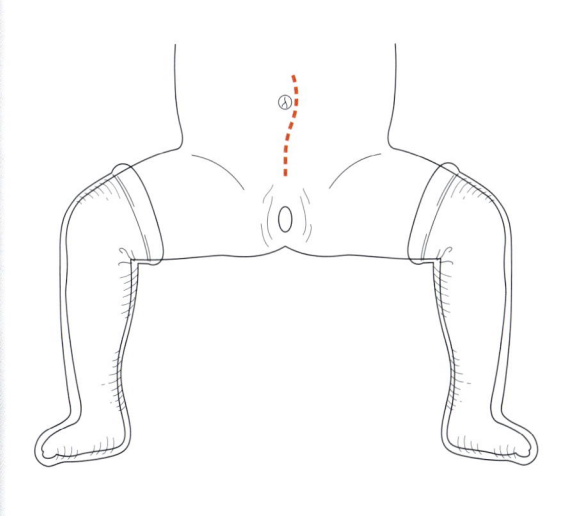

❻ 直腸・総排泄腔瘻切離
骨盤神経叢を損傷しないように剥離し切離する。

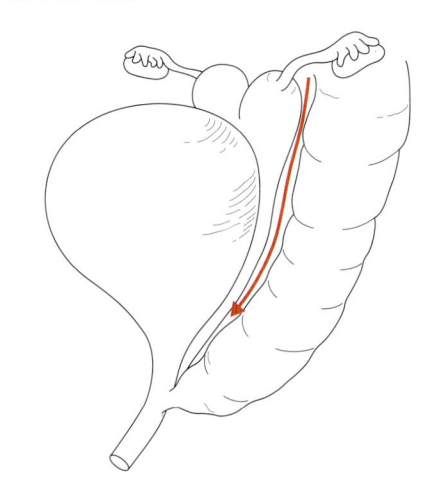

❼ 腟・総排泄腔瘻切離
腟壁と膀胱壁は共通の構造を有することより，剥離時に尿道の損傷に留意する。

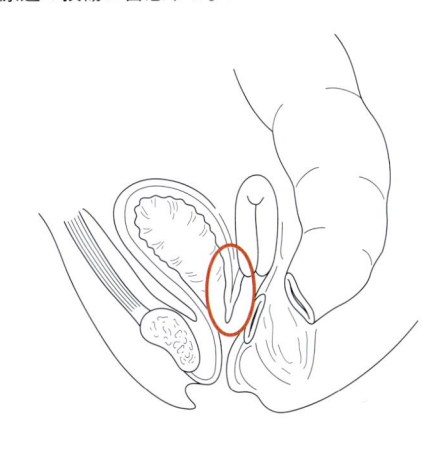

8 皮膚切開

総排泄腔開口部から背側に約1cmの皮膚切開をおく。

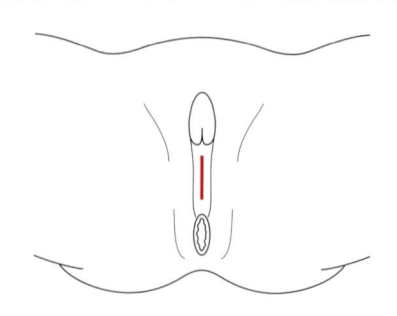

9 腟のプルスルー経路の作成

プルスルー経路に挿入しながら，腟のプルスルー経路を作成する。

腟プルスルー経路
直腸プルスルー経路

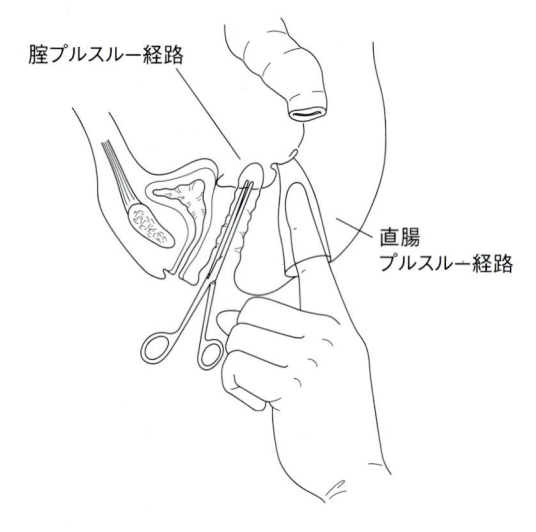

10 代用腟について

a：瘻孔切断部付近の直腸を用いる方法。

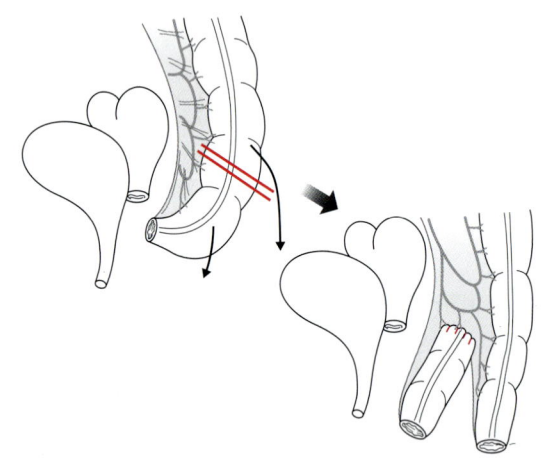

b：直腸が著しく拡張していた場合。

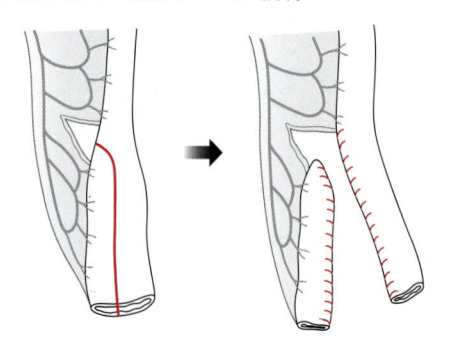

c：S状結腸を用いる方法。

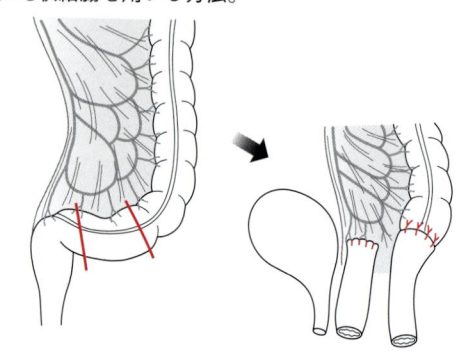

プルスルー腟の作成

体位を砕石位にする。会陰部から筋刺激装置を用いて外肛門括約筋の中心を確認し，muscle complexの機能的中心を確認する。muscle complexの中心にモスキートを挿入し，腹腔内に開通した後に，ヘガールブジーなどにより直腸プルスルー経路を作成する。

次に会陰部の総排泄腔開口部から背側に約1cmの皮膚切開を置き **8**，腸管のプルスルー経路を作成したのと同様に腟のプルスルー経路を作成する。この際，左示指を直腸プルスルー経路に挿入し，左示指の感触を頼りに剥離を進めると，直腸プルスルー経路との隔壁を損傷しにくくなる **9**。腹腔内と交通した後にガイドワイヤーを挿入し，筋膜ダイレーター，ヘガールブジーにて拡張させ，最終的に13号の太さまで拡張する。

腟形成

切離した直腸や腟を会陰部へプルスルーする際，腸管や代用腟に捻じれや，腸管膜血管や腟・子宮動静脈の緊張がないことを腹腔内から確認する。

代用腟としては，瘻孔切離断端付近の直腸を用いる方法，**10a**，直腸が著しく拡張していた場合には，直腸をseparateする方法 **10b**，S状結腸を有茎性に切離し授動する方法 **10c** などがある。

筋群へのプルスルー後，吸収糸（4-0 PDS®など）にて4針アンカリングをかけた後，会陰部皮膚へ腟を吸収糸（5-0 PDS®など）で縫合固定する。

術後管理のポイント

①術後合併症としては，尿道腟瘻，骨盤神経叢損傷などがある。また，腟狭窄を認めることもあり，定期的にヘガールブジーを用いて拡張させる必要がある。

文献

1) 李慶徳, 山高篤行:腟奇形に対する手術.総排泄腔症.子宮奇形・腟欠損・外陰異常・性別適合の手術（第1版），平松祐司, 小西郁生, ほか編, メジカルビュー社, 東京, 2011, p104-117.
2) 平松祐司:造腟術:Ruge法.子宮奇形・腟欠損・外陰異常・性別適合の手術（第1版），平松祐司, 小西郁生, ほか編, メジカルビュー社, 東京, 2011, p 64-75.
3) Pena A, Levitt MA: Cloaca, Operative pediatric surgery, 6th ed, Spitz L, Coran AG, eds, Hodder Arnold, London, UK, 2006, p 503-520.

[I] 泌尿器

尿道形成術（尿道下裂）

林　豊，山高篤行

　尿道下裂は陰茎腹側の発育が障害され，外尿道口が本来の亀頭部先端ではなく，それよりも近位の陰茎，陰嚢，時に会陰部に開口する先天性尿道形成不全である。

　発生頻度は男児300人に1人ともいわれている。遺伝性はないものの，ときに家族内発生を認める。本症の発症にはアンドロゲンの作用不全が関与していると考えられており，下部尿路および生殖器の系統的疾患として捉えるべきである。

　本性は外尿道口の位置により，亀頭部型，冠状溝部型，陰茎振子部型，陰茎陰嚢部型，陰嚢部型，会陰部型に分類されることが多い❶。また，手術の方法と難易度の観点から，尿道下裂を遠位型と近位型に分ける。索切除後の外尿道口の位置が陰茎中央部より前方（遠位側）にあるものを遠位型尿道下裂といい，陰茎中央部より後方（近位側）に外尿道口があるものを近位型尿道下裂とよぶ。

　陰茎包皮となるべき皮膚は亀頭部に頭巾状にめくれており，陰茎腹側の包皮および皮下組織は欠如している。陰茎は索組織により腹側に屈曲することが多く，勃起によって顕著となる。審美的な問題のほか，立位排尿困難，性交困難などの問題を呈する。

術前準備

性分化異常との鑑別
　視診，触診などにより，外性器の色素沈着や精巣の有無を確認する。

合併奇形の有無
　超音波検査，膀胱造影，MRI，静脈性尿路造影。

手術時期
　患児やその両親への心理的影響や，繊細かつ愛護的な手術手技と吸収糸の発達により，1〜2歳の間に修復術を行う必要がある。

手術の実際

　手術のポイントは，索組織の切除による陰茎屈曲の是正と亀頭部までの尿道の延長の2つである。手術方法は索切除と尿道形成を同時に行う一期的手術と，これらを二度に分けて行う二期的手術とに大別される。一般的に二期的手術のほうが合併症の発生が少なく，索の切除も確実に行えるが，最近では一期的手術を行うことが増えてきている。これまでにさまざまな術式が考案され，その数は約200といわれており，各々，一長一短が存在する。また，これらの方法を組み合わせて尿道形成を行う症例もみられる。

　術前には10万倍希釈したボスミン生食を10m*l*のシリンジ内に入れ，27G針を付けた状態にしておく。皮膚切開予定位置にマーキングをした後，その切開線が浮き上がるくらい注入する。このように注入すると，止血効果だけではなくBuck筋膜との

❶ **尿道下裂の外尿道口の位置による分類**
　　短縮尿道
　　亀頭部型
　　陰茎部型
　　陰茎陰嚢移行部型
　　陰嚢型
　　会陰型

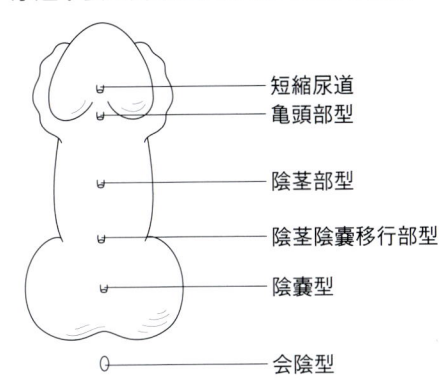

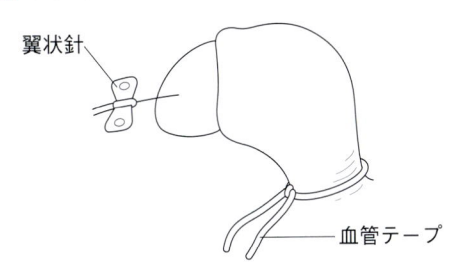

❷ **人工勃起**
　翼状針
　血管テープ

❸ **索切除術**
ⓐ：皮膚切開。陰茎根部に至るU字の切開と冠状溝に沿って円周性に切開する。
ⓑ：尿道板の剥離
ⓒ：深陰茎筋膜に切開を加え，陰茎腹側への屈曲を解除する。
ⓓ：tunica vaginalis flapを作成する。
ⓔ：深陰茎筋膜の切開部にtunica vaginalis flapを被覆する。
ⓕ：新外尿道口を作成し皮膚を閉鎖する。

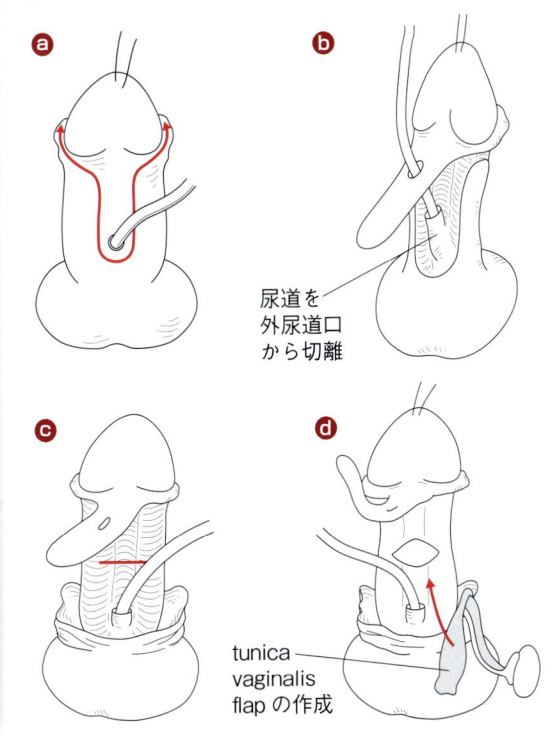

ⓐ
ⓑ　尿道を外尿道口から切離
ⓒ
ⓓ　tunica vaginalis flapの作成

3 索切除術

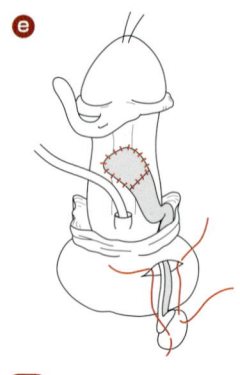

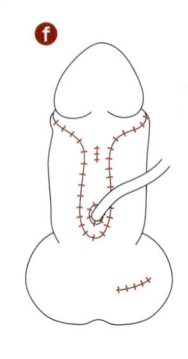

4 dorsal plication

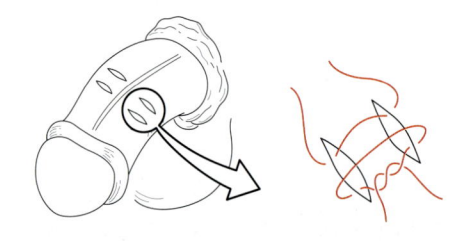

5 meatal advancement and glanuloplasty
ⓐ：冠状溝に沿って全周性に切開を加える。
ⓑ：亀頭部正中部を外尿道口まで縦切開を加える。
ⓒ：縦切開を加えた部位を横縫合する。
ⓓ：腹側中央部から外尿道口に向けて糸をかける。
ⓔ：かけた糸を遠位側に牽引し，亀頭部を一部切開する。
ⓕ：一部切開した亀頭部を縫合し亀頭形成する。
ⓖ：陰茎背側の余剰皮膚に正中切開を加え，皮膚弁を腹側にまわし陰茎形成を行う。

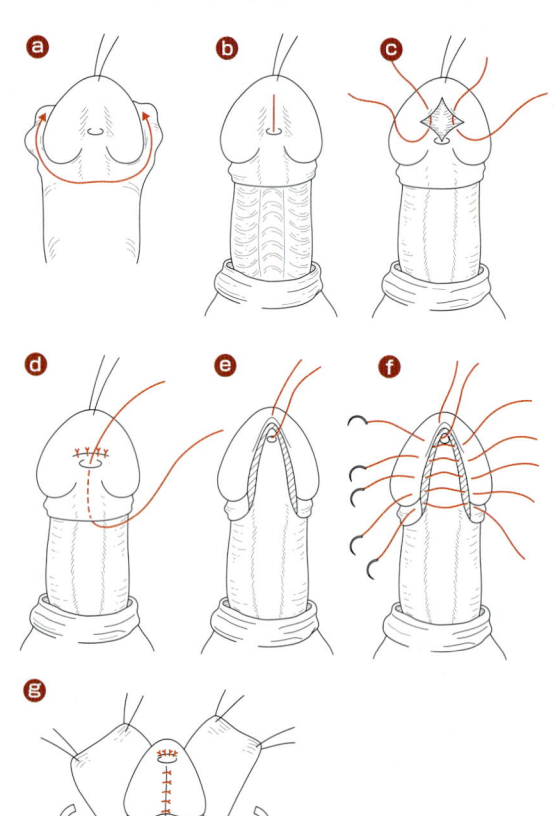

剥離が容易となる。特に尿道を損傷しないように剥離するとき，尿道から離れて左右に注入すると，自然に皮下の剥離創が浮き上がるので有用である。

人工勃起
勃起時の陰茎屈曲の有無を確認するための診断的手技である。陰茎は索組織により腹側に屈曲することが多いとされている。

体位は仰臥位もしくは砕石位で行う。陰茎根部を血管テープ（ベッセルループ®）などにより結紮し，23G翼状針を陰茎亀頭に穿刺する。5〜10mlの生理的食塩水を注入することにより人工的に勃起している状態を形成する 2。

索切除
尿道板を含めたU字状陰茎腹側皮膚を剥離し，亀頭側へスライドさせ，再度陰茎に縫合している。

体位は砕石位をとり，5-0非吸収糸で陰茎を牽引し，陰茎根部に至るU字状の皮膚切開を加える 3a。十分な血流を保ったまま，陰茎皮膚および尿道板を弁状に剥離する。この際，尿道口を円周性に切開を加え，尿道板と分離させる 3b。人工勃起を行い，索が強いことを確かめた後，深陰茎筋膜に切開を加え，陰茎の腹側への屈曲を解除する 3c。

精索から十分な血流を伴ったtunica vaginalis flapを有茎性に剥離する 3d。深陰茎筋膜の切開部にtunica vaginalis flapを6-0 PDS®で被覆するように縫着する。この際，water tightになるように，連続縫合で縫合する 3e。また，tunica vaginalis flapを作成する際に，精巣および精索を体外に脱出させているため，陰嚢内に還納し，4-0 PDS®を2針用いて精巣白膜と肉様膜とを縫合固定する。尿道板を含めU字状に陰茎皮膚を再び陰茎に縫合する。外尿道口は陰茎根部へと移動することとなり，新外尿道口を6-0 PDS®を用いて形成する 3f。

索切除後6カ月間経過した後，尿道形成を行う予定とする。

dorsal plication
陰茎背側部で陰茎海綿体に縦切開を加え，4-0 PDS®などを用いて横縫合し屈曲を解除する。また，BaskinやDuckettらは横切開を左右対称に2カ所ずつ行い，各々を4-0 PDS®にて縫縮する 4。

尿道形成術
meatal advancement and glanuloplasty：冠状溝までの亀頭部型尿道下裂に対して有用な術式である。

亀頭部に5-0非吸収糸を支持糸として置いた後，冠状溝に沿って全周性に切開する 5a。Buck筋膜を露出するように剥離する。索がある場合は陰茎根部まで剥離する。また，遠位尿道が薄い場合もあるので，慎重に剥離を進める。次に亀頭部正中部を外尿道口まで縦切開を加える 5b。縦切開を加えた部位を6-0または7-0 PDS®にて横縫合する。これにより外尿道口は少し遠位に移動し広くなる 5c。人工勃起を行い，陰茎が真っ直ぐになっていることを確認した後，腹側正中部から外尿道口にむけて4-0 PDS®をかけ，遠位側へ牽引する 5d, e。亀頭部を一部切開した後に5-0 PDS®を用いて亀頭部を寄せて縫合する 5f。背側に余剰包皮があるため，背側正中で縦切開を加え，左右の皮膚片を腹側に回し，5-0もしくは6-0 PDS®を用いて皮膚縫合す

る 5g 。
Snodgrass法（tublarized incised plate urethroplasty）：尿道板を新尿道に使う方法である。

　亀頭部に5-0非吸収糸を支持糸として置いた後，皮膚切開を加える。亀頭部と尿道板の間を十分に剥離してから，亀頭部から外尿道口まで正中に尿道板を切開する 6a 。
　8Frシリコンカテーテルを尿道に留置し，6-0または7-0 PDS®結紮縫合にて新尿道を形成する 6b 。
　術後，新尿道からの瘻孔形成を防ぐために，当科では外精筋膜を用いて被覆するようにしている。陰嚢底部を切開し，陰嚢から精巣を引き出す。十分な血流を保つよう留意しながら外精筋膜の剥離を進め，剥離した外精筋膜を陰茎根部の切開創から引き出す。剥離した外精筋膜を新尿道に被覆し補強とする 6c 。
　背側の余剰皮膚を正中で切開し，分かれた左右の皮膚片が腹側に余裕をもって回せるように切開する。左右の皮膚片を腹側に回し，5-0もしくは6-0 PDS®を用いて皮膚縫合する 6d 。
Matieu法：亀頭部に5-0非吸収糸を支持糸として置いた後，皮膚切開をおく 7a 。
　亀頭と尿道板の間をavascular planeで剥離する。左右の亀頭組織が翼のように左右に開くくらいに剥離しておく。8Frシリコンカテーテルを尿道内に留置し，6-0または7-0 PDS®を連続縫合で新尿道を形成する 7b 。このとき，亀頭尿道に十分の口径を得られない場合はSnodgrass法を併用する。亀頭形成を行った後，背側包皮に正中切開を加え，皮下組織を剥離する。有茎の状態で腹側に授動し新尿道を覆い，背側包皮を腹側に回し，5-0もしくは6-0 PDS®を用いて皮膚縫合する 7c 。

術後管理のポイント

①術後の合併症の発症は珍しくなく，形成した尿道からの瘻孔，尿道および外尿道口狭窄，尿道憩室などが起こりうる。また，術後出血や感染により術後合併症の頻度が増加するため注意する必要がある。

②尿道留置カテーテルは7〜10日留置することが一般的だが，近年，長期間尿道留置カテーテルを挿入していることに疑問符を投げかけている報告もみられる。

③尿道形成後のdressingについては，術後の出血，浮腫を予防するために施行している。当科では，テガダーム®を用いてdressingしている。このdressing剤は術後7日目に抜去している。

文献

1) 下高原昭廣，岡崎任晴，ほか：陰茎の異常2－尿道下裂－．医事新報 2008; 4370: 49-52.
2) 島博 基：尿道下裂．系統小児外科学 第1版，中山書店，大阪，2002, p803-819.
3) Park JM, Bloom DA: Hypospadias repair, Operative pediatric surgery, 6th ed, Spitz L, Coran AG, eds, Hodder Arnold, London, UK, 2006, p841-859.
4) Yamataka A, Shimotakahara A, et al: Repair of hypospadias with severe chordee using a long, wide, U-shaped flap that preserves ventral penile tissues intact for second-stage urethroplasty. J Pediatr Surg 2008; 43: 2260-3.
5) Yamataka A, Ando K, et al: Pedicled external spermatic fascia flap for urethroplasty in hypospadias and closure of urethrocutaneous fistula. J Pediatr Surg 1998; 33: 1788-9.

6 Snodgrass法

ⓐ：皮膚切開
ⓑ：尿道形成。8Frシリコンカテーテルを挿入し形成する。
ⓒ：尿道形成部補強。外精筋膜を用いて尿道形成部を被覆する。
ⓓ：陰茎背側の余剰皮膚に正中切開を加え，皮膚弁を腹側にまわし陰茎形成を行う。側にまわし陰茎形成を行う。

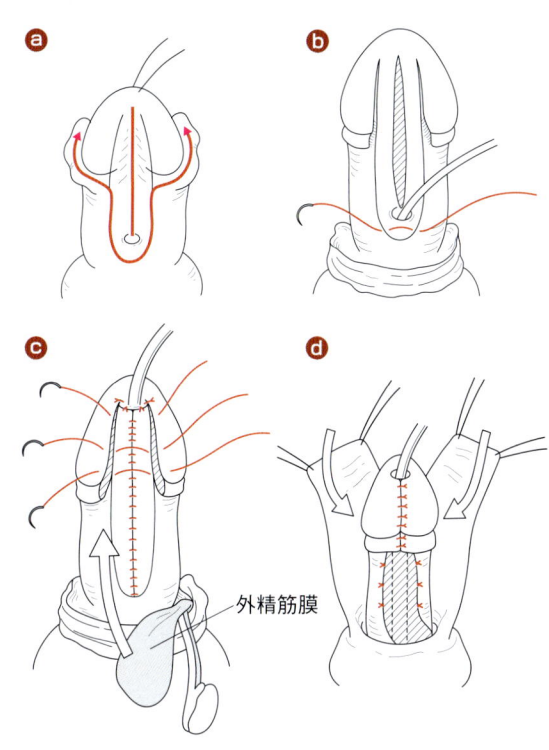

7 Matieu法

ⓐ：図のように皮膚切開をおく。
ⓑ：皮剥離した尿道板を遠位側に授動して尿道形成を行う。
ⓒ：皮下組織を用いて尿道形成部を補強し，陰茎背側の余剰皮膚に正中切開を加え，皮膚弁を腹側にまわし陰茎形成を行う。

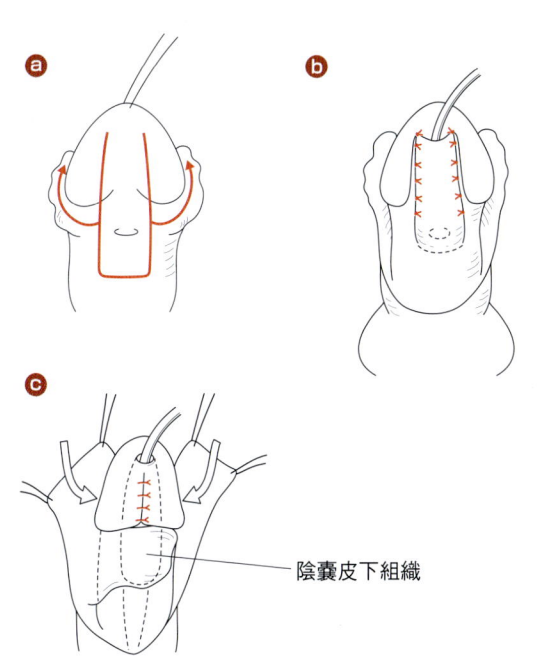

VI 泌尿器

包茎の手術

生野　猛

　出生直後の男児はほぼ全員が真性包茎であるが，3～4歳くらいなると包皮と亀頭との間の生理的癒着が徐々に剥がれて包皮翻転が可能になる[1]。宗教的理由あるいは伝統的に割礼が行われる諸外国では新生児期に環状切開（circumcision）が行われるが，わが国では新生児に割礼を行う習慣がない。わが国では乳幼児期には外尿道口が見えるくらいに包皮が翻転できれば十分であるという意見が多い。

　包茎に対する治療として，近年ステロイド軟膏を用いた保存的治療が行われ，手術に至る症例は減少してきた[2]。手術の適応例は反復性の包皮亀頭炎，瘢痕性の狭窄，包皮のバルーン状腫脹（ballooning），保存的治療に抵抗性，嵌頓包茎の既往，思春期以降の真性包茎，希望の強い仮性包茎などがある。手術法としてはこれまで背面切開（dorsal incision），環状切開（circumcision）が基本とされてきたが，著者らは年少児では亀頭が常時露出する必要がないとの考えから，できるだけ包皮を温存して狭窄部を解除する包皮の3点切開法（triple incision）を基本している。背面切開に関しては術後に包皮の垂れ下がりがみられるため，緊急に狭窄解除が必要な嵌頓症例以外では行っていない。ここでは3点切開法と環状切開について述べる。

1　3点切開法（triple incision）
ⓐ：12時，4時，8時の方向で包皮輪を約5mm縦切開する。
ⓑ：包皮を翻転すると切開面がダイヤモンド型に広がり狭窄は解除される。
ⓒ：皮膚切開部を5-0または6-0吸収糸で横縫合する。

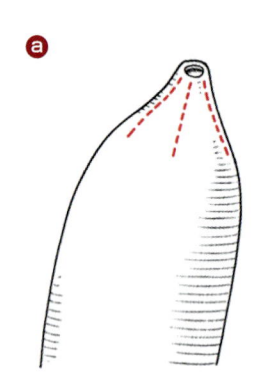

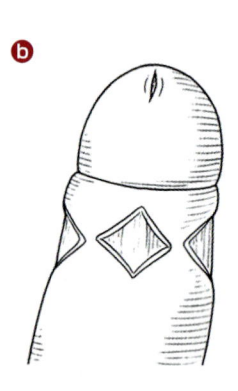

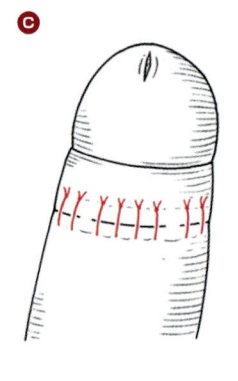

術前準備

　血液検査，X線検査など全身麻酔の検査と同様の術前検査を行う。食事は手術前日までは特に制限はない。手術当日は朝から絶食としているが麻酔開始の3時間前までは水分の摂取のみ許可している。術後に浮腫，出血，感染や包皮口の再狭窄などが合併症として起こりうることを説明しておく。

手術の実際

麻酔，体位
　麻酔は仙骨硬膜外麻酔を併用したマスク麻酔で，体位は下肢を軽く開いた仰臥位とする。下腹部，会陰部の皮膚をイソジンで消毒し，陰嚢の下に滅菌敷布を入れる。入室前に排尿を済ませるか麻酔後に導尿するが，バルーンカテーテルは留置しない。

点切開法（triple incision）
　狭小化した包皮口を軽くペアン鉗子で拡げて12時，4時，8時の3方向に11号メスで約5mmの縦切開を加える 1a 。包皮をゆっくり翻転しながら，残った狭窄部に対しては3方向に均等になるように切開を追加する。包皮の切開面がダイヤモンド型に広がり狭窄部は解除される 1b 。

　包皮の切開時には直下にある血管はできるだけ避けるようにするが，出血に対しては電気メス（バイポーラ）でピンポイントに止血する。狭窄が十分に解除されたら，切開部位を吸収性の

5-0または6-0縫合糸で横方向に結節縫合する **1c**。この際，縫合線の端の盛り上がり(dog ear)をなくすように包皮を斜め方向に縫合する方法もある[3]。包皮と亀頭の間に癒着が残っている場合は，包皮を翻転しながら癒着を愛護的に剥離する。

環状切開(circumcision)

包皮口からペアン鉗子を挿入し，包皮内板と亀頭の間の癒着を愛護的に剥離する。眼科剪刀を用いて，狭小化した包皮口の背面を切開し包皮を翻転する **2a**。包皮を翻転後に狭窄部の絞扼輪を十分切除できるように，切除予定の包皮外板と内板に皮膚ペンで切開線を入れ，背面の切開部位を内板，外板の切開線まで延長する **2b**。

陰茎腹側は包皮小帯を温存するように，陰茎根部に突になるような切開線を引く **2c**。眼科剪刀を用いて皮下を剥離しながら，遠位側で内板の切開線に沿って包皮を切開した後，同様に近位側で外板の切開線に沿って切開する。切除予定の包皮の断端をペアン鉗子で把持し，全周性に包皮を眼科剪刀で皮下組織から剥離し切除する **2d**。出血はバイポーラーまたは電気メスで凝固止血する。十分な止血の後，包皮を5-0または6-0 PDS®を用いて結節縫合する **2e**。包皮の切除範囲は，小児では亀頭が自然な状態で半分くらい露出できる程度に止め，切りすぎないようにする。

背面切開

包皮口からペアン鉗子を挿入し包皮内板と亀頭の間の癒着を愛護的に剥離する。眼科剪刀を用いて狭小化した包皮口の背面(12時)を切開し包皮を翻転可能となることを確認する **3a**。切開した包皮内板と外板を5-0または6-0吸収糸を用いて縫合する **3b**。

術後管理のポイント

①包茎の術後は創部に十分な抗生剤入り軟膏を塗り込み，ガーゼで軽く巻くが，止血が確認できればガーゼは外している。
②手術翌日からシャワー浴を許可し，1カ月くらいは自宅で毎日1～2回の包皮翻転を行う。
③亀頭と包皮の癒着が強い症例では術後疼痛のため，包皮翻転の開始を2～3日遅らせることもある。
④抗生剤入り軟膏は術後1週間くらい排尿後，入浴後に塗る。抗生剤の点滴は術中に1回投与するのみで，術後の内服は行っていない。

文献

1) Kayaba H, Tamura H, et al: Analysis of shape and retractability of the prepuce in 603 Japanese boys. J Urol 1996; 156: 1813-5.
2) 住友健三, 吉弘悟, ほか：小児包茎に対するステロイド軟膏を用いた保存的治療法. 小児科臨床 2011; 64: 1158-63.
3) Fischer-Klein Ch, Rauchenwald M: Triple incision to treat phimosis in children: an alternative to circumcision? BJU Int 2003; 92(4): 459-62.

2 環状切開(circumcision)

ⓐ：狭小化した包皮口の背面を切開し，包皮を翻転させる。
ⓑ：狭窄部の絞扼輪を十分切除できるように，切除予定の包皮外板と内板に皮膚ペンで切開線を引く。
ⓒ：陰茎腹側は包皮小帯が温存できるような切開線とする。
ⓓ：包皮の断端をペアン鉗子で把持し，全周性に包皮を眼科剪刀で皮下組織から剥離し切除する。
ⓔ：皮膚切開部を5-0または6-0吸収糸で縫合する。

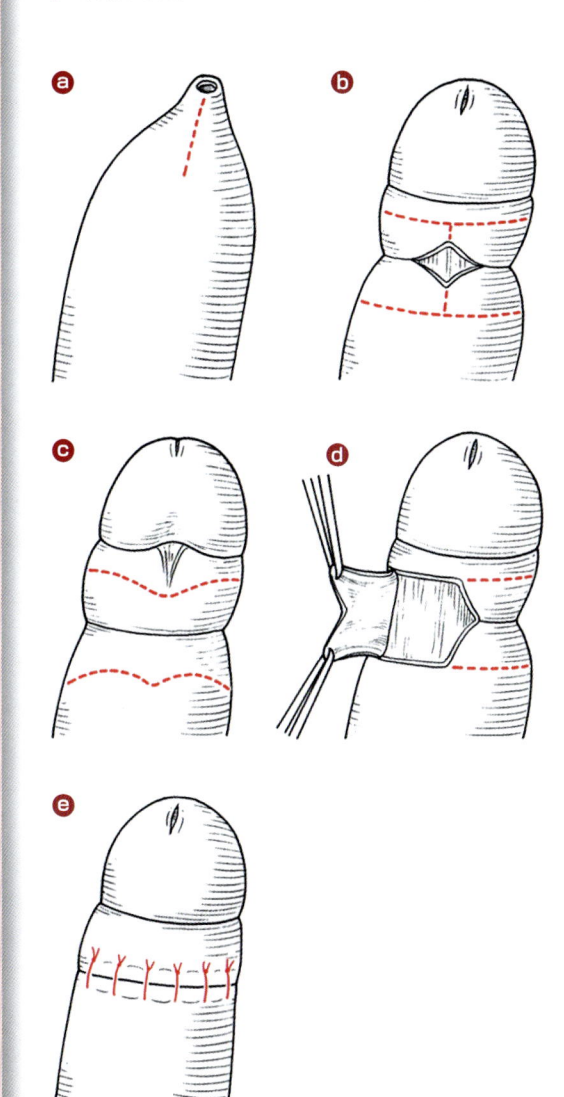

3 背面切開

ⓐ：狭小化した包皮口の12時を切開し包皮を翻転させる。
ⓑ：包皮翻転が十分に可能なことを確認後，包皮内板と外板の切開面を5-0または6-0吸収糸で縫合する。

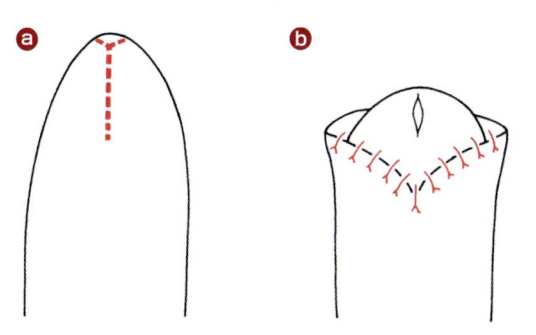

VI 泌尿器

停留精巣・移動性精巣の手術

生野　猛

　停留精巣は小児外科医にとって日常の診療で遭遇する機会の最も多い疾患の1つである。精巣固定術は初心者向けの手術と考えられがちであるが，妊孕性向上のためには習熟した手技で脆弱な精管や精巣血管の剥離操作が必要であり，決して初心者の入門手術ではない。

　近年手術時年齢が低下傾向にあるが，手術時期については精巣の自然下降が期待できる生後3～6カ月までは待機し，6カ月から1歳前後に精巣固定術を行う。早期手術により，術後に精巣腫瘍発生の予防効果と妊孕性の向上が期待されている[1]。

　本項では鼠径部停留精巣に対するオープン手術と腹腔内精巣に対する腹腔鏡下手術について述べる。移動性精巣に関しては大腿部皮膚を軽く刺激することにより陰囊底部に軽い陥没を伴って容易に上昇する典型的な症例では精巣固定術の必要はないが，①対側に比べて精巣が小さい，②停留精巣との区別が難しい，③陰囊が萎縮して精巣がいつも鼠径部にある，④ヘルニア合併例，などを移動性精巣に対する手術適応としている。

オープン手術

術前準備

　出生時に停留精巣であっても修正月齢6カ月までは自然下降が期待できるため，3カ月健診で停留精巣を指摘されて紹介された患者ではさらに3カ月経過をみて，6カ月以降に精巣固定術を行う。

　外生殖器の異常を伴う症例や両側の非触知精巣では染色体検査とhCG負荷試験を行うが，その他の検査は通常の全身麻酔時の術前検査と同様である。手術当日は朝から絶食とし水分摂取は手術の3時間前まで許可している。

手術の実際

麻酔，体位

　麻酔は，オープン手術では仙骨硬膜外麻酔を併用したマスクによる全身麻酔で，体位は下肢を軽く開いた仰臥位としている。手術前に排尿を済ませるか麻酔後に導尿するが，導尿カテーテルは留置しない。下腹部，会陰部を皮膚消毒した後，陰囊下に滅菌敷布を敷く。

鼠径管へのアプローチ

　術者は2～2.5倍の拡大鏡を装着して手術を開始する。下腹部皮膚皺線に沿って内鼠径輪直上部の皮膚に2.0～2.5cmの切開を加える❶。小筋鉤にて皮下組織を剥離し，電気メスで皮下の

❶ 皮膚切開
下腹部皮膚皺線に沿って，内鼠径輪直上部の皮膚に2.0～2.5cmの切開を加える。

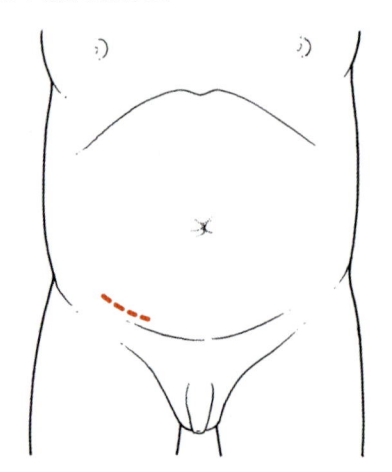

浅腹筋膜(Camper筋膜とScarpa筋膜)を切開する。外腹斜筋腱膜に達したら表面に付着する無名筋膜を筋鉤にて剥離した後,線維の方向に沿ってメスで小切開を入れる。モスキート鉗子にて切開口の両縁を把持し,メッツェンバウム剪刀の先で外腹斜筋腱膜の裏面を鈍的に剥離し,線維方向に切開する❷。上方は内鼠径輪を越えて,下方は外鼠径輪まで切開するが,外腹斜筋腱膜の裏面を腸骨鼠径神経が走行しており,神経損傷に注意する。停留精巣は鼠径管内あるいは外鼠径輪近くに認めることが多いが,外鼠径輪を越えて浅鼠径窩(superficial inguinal pouch)に精巣を認めることもあり,外腹斜筋腱膜の剥離や切開の際に精巣や精索を損傷しないように注意する。

腹膜鞘状突起(あるいはヘルニア嚢)の処理

鼠径管を開放後,内腹斜筋と鼠径靱帯の間に精巣挙筋に覆われた精索を認める。精索は精管,精巣血管,線維組織から成り,その前面(腹側)に腹膜鞘状突起(またはヘルニア嚢)が付着している。著者らは鼠径ヘルニア手術の要領で精巣挙筋をペアン鉗子で鈍的に分け精索を剥離した後,その下にかけたテープを軽く牽引しながら精索周囲の組織を鈍的,鋭的に内鼠径輪まで剥離している。内鼠径輪の2～3cm尾側で精索の前面に付着した腹膜鞘状突起を露出し,2本の鉗子で両側端を挟みその間を切開して内腔を開く。切開した断端をモスキート鉗子で三角形状に把持し,閉じたメッツェン剪刀またはペアン鉗子で腹膜鞘状突起後面に付着した精管,精巣血管を注意深く剥離しながら鞘状突起を横断する❸。腹膜鞘状突起を横断後,その中枢側を内鼠径輪まで剥離し根部を3-0吸収糸で高位結紮(transfixing suture)する。結紮糸は切らずに,次の精索の延長操作に備えてモスキート鉗子で把持しておく。腹膜鞘状突起の剥離は精索を延長させるのに最も重要である。

精巣の遊離と精索の延長

触知精巣は精巣が鼠径管内から外鼠径輪近くにあることが多く,テープを軽く牽引しながら精索を末梢側に向かって剥離していくと鞘膜に包まれた精巣が露出する。精巣を牽引すると精巣導帯の付着部位にdimpleが見られ,精巣導帯の付着異常を確認することができる。精巣を鞘膜に包まれたまま創外に出し,指で軽くつまみながら周囲から剥離して電気メスを用いて精巣導帯を切離する。精巣導帯を切離する際は精巣の尾側に迂回した精管(long loop vas)を損傷しないように注意する。精巣導帯を切離後,鞘膜を切開して精巣を露出し精巣の色調,サイズ,精巣上体の付着異常をチェックする。片側の停留精巣で著しい低形成の場合は,対側精巣に与える影響を考慮して摘出する。精索が十分な長さを有し陰嚢底部まで余裕があると判断されれば,そのまま陰嚢内への精巣固定術に移る。精索が短く延長操作が必要な症例では,1)精索を頭側へ内鼠径輪まで剥離した後,外精筋膜を切離する,2)腹膜鞘状突起の処理の段階で残していた結紮糸を腹側へ牽引し,精索を後腹膜から剥離する,3)内鼠径輪の頭側を構成する内腹斜筋を縦に2cm切開して,後腹膜腔へ向かって精索の剥離を進める❹。また必要に応じて下腹壁動静脈を切離すれば,精索をさらに0.5～1.0cm延長することも可能である。以上の操作で鼠径管内の停留精巣は陰嚢内に引き降ろす

停留精巣・移動性精巣の手術

❷ 外腹斜筋腱膜の切開

メッツェンバウム剪刀の先で,外腹斜筋腱膜の裏面を鈍的に剥離し線維方向に切開する。

外腹斜筋腱膜

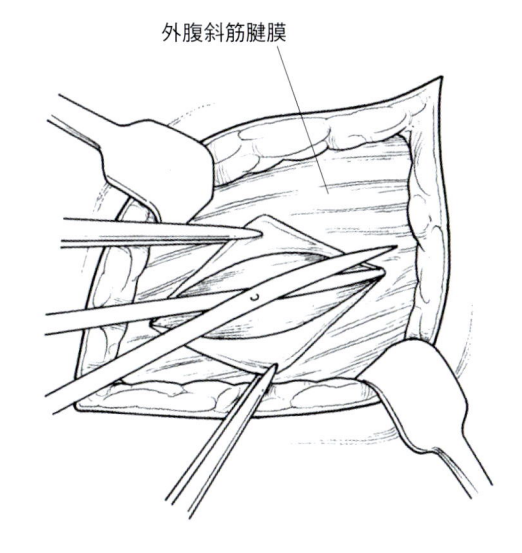

❸ 鞘状突起の処理

切開した腹膜鞘状突起の断端をモスキート鉗子で三角形状に把持し,閉じたメッツェン剪刀またはペアン鉗子で鞘状突起後面に付着した精管,精巣血管を剥離しながら鞘状突起を横断する。

内鼠径輪

精巣

腹膜鞘状突起

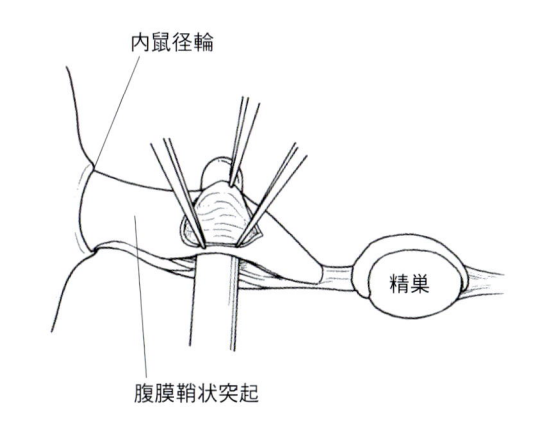

❹ 精索の剥離

内鼠径輪の頭側で内腹斜筋を縦に2cm切開し,後腹膜腔の方向へ精巣血管の剥離を進める。

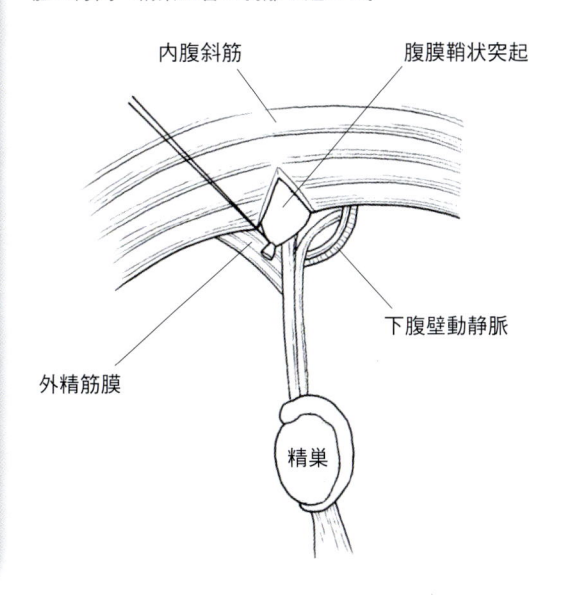

内腹斜筋　　腹膜鞘状突起

下腹壁動静脈

外精筋膜

精巣

301

ことが可能であるが精管，精巣血管の間は側副血管の損傷を避けるため剥離しない。精巣が腹腔内にあって精索に余裕がないと判断された場合は二期的精巣固定術を選択する。この場合一期目の手術では精巣をできるだけ陰嚢の近くに固定しておき6カ月〜1年後に二期目の手術で精巣を陰嚢内に固定するが，精巣周囲の癒着に難渋することも多い。二期的精巣固定術にFowler-Stephens（FS）法を採用する場合は，腹膜鞘状突起を開放後，精巣・精索の剥離を行う前に精巣血管の処理を決定する必要がある。精索の長さが不足して陰嚢まで精巣を下降させることが不可能と判断した場合，精巣の2〜3cm頭側で精巣血管を結紮・切離していったん創を閉鎖し6カ月以降に二期的精巣固定術を行うが，二期的FS法についての詳細は腹腔鏡下手術の項で述べる。

精巣の陰嚢内への固定

鼠径部の創から直線的に陰嚢内に示指またはツッペル鉗子を挿入し，内側から陰嚢底部の皮膚を押しつけ，皮膚の皺に沿って1cmの皮膚切開を加える 5 。陰嚢皮膚と肉様膜の間をペアン鉗子にて剥離し精巣を収容するスペース（dartos pouch）を作成した後，電気メスで肉様膜に小切開を加えて小指を貫通させる。陰嚢の創部に出した小指をガイドにケリー鉗子を陰嚢創から鼠径部に逆向きに挿入し，精巣を陰嚢内へ牽引する 6 。精巣を陰嚢内に引き降ろす際は，直接鉗子で精巣を把持せず精巣近傍の鞘膜または精巣導帯の断端を把持して牽引し，精索に捻じれが生じないようにする。4-0 PDS®で肉様膜の穴を軽く閉じ精巣をdartos pouchに収容した後，精巣近傍の鞘膜と陰嚢中隔を同じく4-0 PDS®で1針縫合固定する 7 。精索に余裕がない場合は，無理に精巣を陰嚢底部まで牽引せず陰嚢中部に固定する。皮下および皮膚は5-0吸収糸で埋没縫合し，その上に防水フィルム付ドレッシング（オプサイト®）を貼る。鼠径部創も同様に5-0吸収糸で埋没縫合し，防水フィルム付ドレッシングを貼る。

5 陰嚢の皮膚切開
陰嚢内に示指または小指を挿入し，内側から陰嚢底部の皮膚を押しつけ皮膚の皺に沿って1cmの皮膚切開を加える。

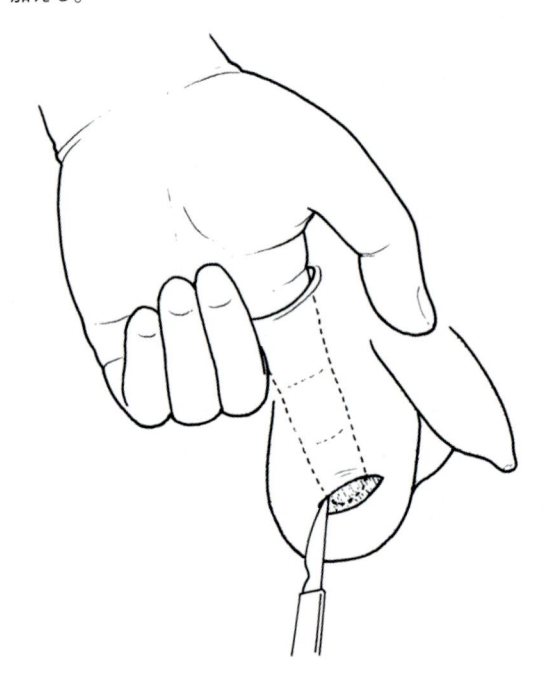

6 精巣の陰嚢内への牽引
ケリー鉗子を陰嚢創から鼠径部に逆向きに挿入し，陰嚢創部に出した小指をガイドに精巣を陰嚢内へ牽引する。

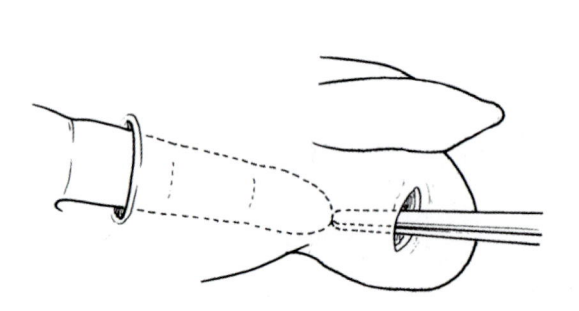

7 精巣の固定
精巣近傍の鞘膜と陰嚢中隔を4-0 PDS®で1針縫合固定する。

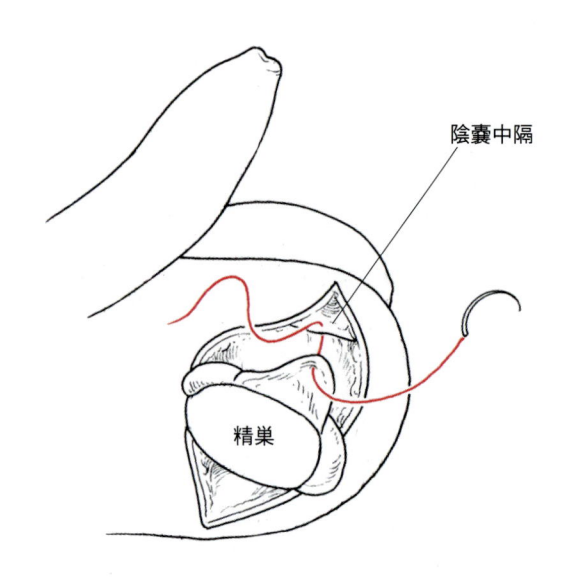

移動性精巣，陰嚢高位精巣に対する経陰嚢的精巣固定術

　移動性精巣や陰嚢直上部の停留精巣に対しては，経陰嚢的アプローチによる精巣固定術を行う。左母指と示指で精巣を固定し，陰嚢中部の皺に沿って1cmの横切開を加える。陰嚢皮膚と肉様膜の間にペアン鉗子を挿入し，陰嚢底部の方向にdartos pouchを作成する❽。精巣を鞘膜に包まれたまま創外に出し，指で軽くつまみながら牽引し，精索周囲の脂肪組織，精索挙筋，外精筋膜等を鈍的，鋭的に切離し精索を陰嚢から鼠径管方向に向かって剥離する。精索内の精管と精巣血管の間は側副血管の損傷を避けるため剥離しない。乳児では筋拘で鼠径管を広げると内鼠径輪近くまで精索を剥離することができる。精索の前面に付着した腹膜鞘状突起を認めた場合は，鉗子で把持して精索から剥離し内鼠径輪近くで結紮する❾。腹膜鞘状突起の処理が終了したら精巣鞘膜を開き，精巣の色調，サイズ，精巣上体の付着異常を肉眼的に調べる。精巣の陰嚢内への固定方法は鼠径部切開と同様であるが，陰嚢創から底部に向かって作成したdartos pouchに精巣を収容し，4-0 PDS®で精巣鞘膜を陰嚢中隔に1針縫着する。

術後管理のポイント

①術後3時間から水分と食事を開始し，特に歩行制限もなく手術翌日には退院している。
②1週間後の外来まで自宅でシャワー浴を行う。
③抗生剤は術中に1回，経静脈的に投与しているが，その後は使用していない。
④本症はたとえ適切な治療がなされても将来不妊症や精巣腫瘍発生の可能性が残ることなどから，長期的な経過観察が必要なことを家族に説明する。

❽ **dartos pouch の作成**
左母指と示指で精巣を固定。陰嚢中部皮膚の皺に沿って1cmの横切開を加え，陰嚢皮膚と肉様膜の間にペアン鉗子を挿入し，陰嚢底部の方向にdartos pouchを作成する。

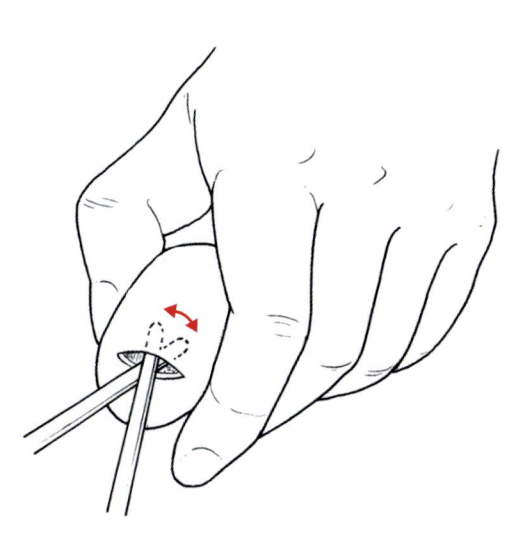

❾ **精索前面に付着した腹膜鞘状突起の処理**
精索前面に付着した腹膜鞘状突起は，鉗子で把持して精索から剥離し，内鼠径輪近くまで剥離し穿通結紮する。

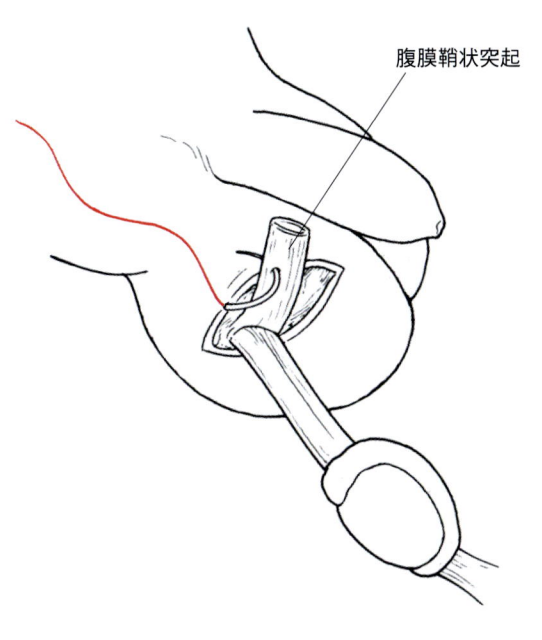

腹膜鞘状突起

10 腹腔内精巣

腹腔内停留精巣。精巣は内鼠径輪の直上にあったが可動性が不良で一期的に陰嚢内に固定するのは困難と判断し，二期的FS法の適応となった。

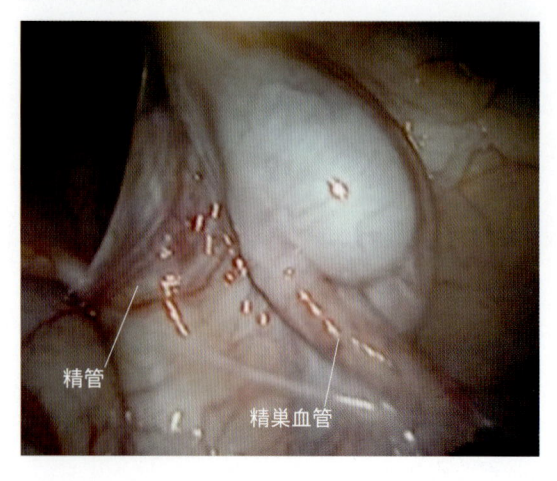

精管／精巣血管

11 vanishing testis

腹腔内消失精巣。腹腔内で精管と細小化した精巣血管が途絶している。

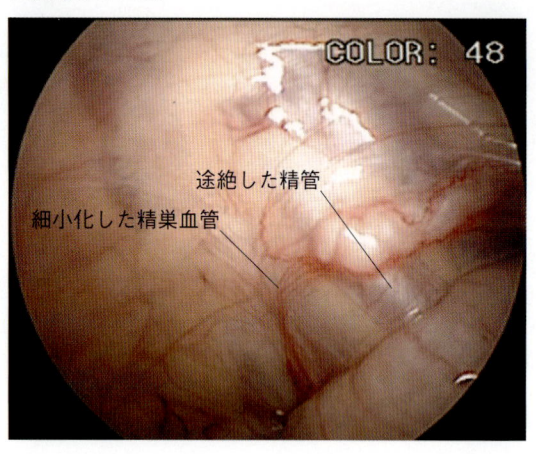

途絶した精管／細小化した精巣血管

12 腹腔鏡手術のポート位置（左停留精巣の場合）

患側と反対側の側腹部および下腹部の正中寄りに，それぞれ5mmまたは3mmの操作鉗子用のポートを挿入する。術者の右手が5mm，左手が3mmとなる。

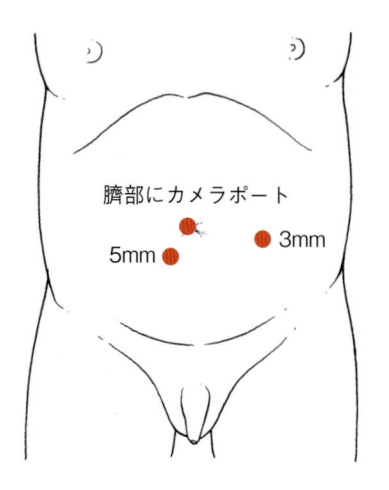

臍部にカメラポート／5mm／3mm

腹腔内精巣に対する腹腔鏡下手術：二期的精巣固定術

　腹腔鏡下手術は外来診察で精巣を触知しない非触知精巣に対して行われるが，手術室で全身麻酔下に再度触診を行い，精巣が触知されれば鼠径部切開法で精巣固定が行われる。全身麻酔下でも精巣を触知できない症例では，臍部からの腹腔鏡で精巣の有無，位置を確認する。精巣血管，精管とも腹腔内で途絶し，腹腔内のvanishing testisであることが確認されれば手術は終了する **10**。腹腔鏡で内鼠径輪に精管，血管の進入が確認される症例では鼠径部の停留精巣あるいはvanishing testisの可能性があり，鼠径部切開あるいは陰嚢切開にて精巣固定術を行うか，もしくはvanishing testisでnubbinがあれば摘出する。腹腔内精巣の場合，精巣血管に余裕があれば一期的精巣固定術が選択され，精巣血管に余裕がなければ一期的あるいは二期的Fowler-Stephens（FS）法が選択される **11**。腹腔内精巣が内鼠径輪から間膜を伴って垂れ下ったり，剥離前に反対側の内鼠径輪まで精巣を移動できれば，一期的に精巣を陰嚢まで引き下ろすことが可能といわれている[2]。一方，FS法は精巣を陰嚢内へ下降させる際に最も緊張のかかる精巣血管を切断し，精巣血流を精管血管からの血流に期待するものであるが，精管欠損，精巣・精巣上体接合異常等がある症例では本術式の適応にならない[3]。陰嚢内への精巣固定術を精巣血管の切断と同時に行う一期的FS法と精巣血管切断後6ヵ月以降に精管血管の発達を待って行う二期的FS法がある。一期的FS法は二期的FS法に比べて術後成績が劣る報告が多く[4]著者らは行っていない。ここでは二期的FS法について述べる。

術前準備

　術前検査はオープン手術と同じであるが，手術前夜には緩下剤を投与し，当日朝は浣腸する。手術前に排尿を済ませるか麻酔後に導尿するが，カテーテルは留置しない。

手術の実際

麻酔，体位

　麻酔は気管内挿管による全身麻酔で行い，体位は下肢を軽く開いたTrendelenburg位とし患側を上にする。気腹開始後の気腹圧は6～8mmHgとし，ガス注入速度を1 l/分とする。

一期目手術

　臍部縦切開によるオープン法にて5mmのカメラ用ポートを挿入し，腹腔鏡にて腹腔内精巣の有無を確認する。腹腔内精巣が確認されたら患側と反対側の側腹部および下腹部の正中寄りに，それぞれ5mmまたは3mmの操作鉗子用のポートを挿入する **12**。精巣の頭側2～3cmの位置で後腹膜を切開後，精巣血管を剥離し，精巣から2cm頭側で2-0または3-0の吸収糸で結紮し切離する。腹膜は閉じずにポートを抜去し第一期手術を終了するが，二期目手術で腹膜切開部位に強い癒着がみられた例はない。

第二期目手術

　第一期手術から6カ月後に二期目手術を行う。ポート挿入部位は一期目手術と同じ位置である。超音波凝固切開装置（USAD）を用いて精巣，精管を剥離し，精巣導帯を剥離後切離する。精管を剥離する際には，精管および精管血管から10mm以上離れた位置で腹膜を切開し，周囲の腹膜ベルトと一緒に遊離し，精管は内側臍索から膀胱底部に向かって剥離する⓭。精巣導帯を切離する際には，精巣上体や精管が尾側の方向に伸びる"long loop vas"を形成している症例もあり，精管の下端を確認し損傷しないように注意する。精巣，精管の剥離が終了後，陰嚢底部に皺に沿って1cmの横切開を加えて陰嚢皮膚と肉様膜の間にdartos pouchを作成する。肉様膜を電気メスにて切開後，陰嚢創部からケリー鉗子を挿入し鼠径部に向けて皮下トンネルを作成する。ケリー鉗子は恥骨直上で内側臍索と下腹壁動静脈の間で腹腔内に穿通させ，直線的な精巣下降ルートを作成する⓮。剥離した精巣周囲の鞘膜または精巣導帯の断端をケリー鉗子で把持し，精管・血管が捻れないように新しく作成した下降ルートを経由して精巣を陰嚢内に牽引して固定する。精巣固定術終了後に，開存した腹膜鞘状突起はLPEC法にて閉じる。皮下および皮膚は5-0吸収糸で埋没縫合し，その上に防水フィルム付ドレッシングを貼る。

術後管理のポイント

①術後管理はオープン法と同じであるが，手術時間が長時間になった場合，当日は水分摂取のみとし翌日に食事を開始後，問題なければ退院としている。
②長期的な経過観察が必要なこともオープン法と同じであるが，将来不妊手術としてのvasectomyは禁忌であることを家族に説明しておく。

文献

1) Thorup J, McLachlan R, et al: What is new in cryptorchidism and hypospadias-a critical review on the testicular dysgenesis hypothesis. J Pediatr Surg 2010; 45: 2074-86.
2) Banieghbal B, Davies M: Laparoscopic evaluation of testicular mobility as a guide to management of intra-abdominal testis. World J Urol 2003; 20: 343-5.
3) Folwer R, Stephen FD: The role of the testicular vascular anatomy in the salvage of high undescended testis. Aust New J Surg 1959; 29: 92.
4) Hutson JM, Clarke MCC: Current management of the undescended testicle. Semin Pediatr Surg 2007; 16: 64-70.

⓭ 精管の剥離

精管および精管血管から10mm以上離れた位置で腹膜を切開し，周囲の腹膜ベルトを付けて，精管を内側臍索から膀胱底部に向かって剥離する。

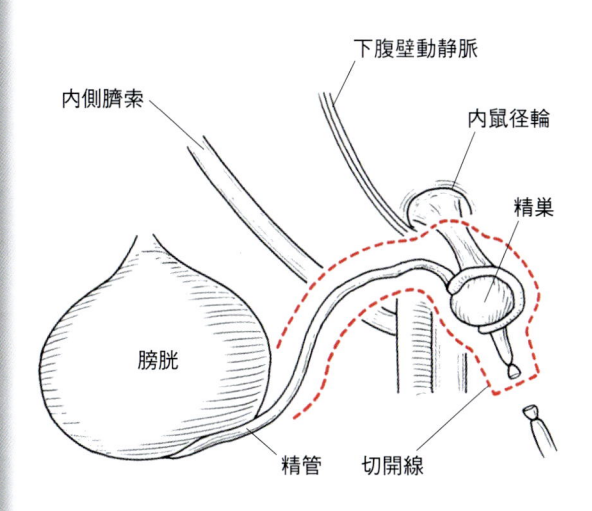

⓮ 精巣下降ルートの作成

恥骨直上で内側臍索と下腹壁動静脈の間でケリー鉗子を腹腔内に穿通させて，直線的な精巣下降ルートを作成する。

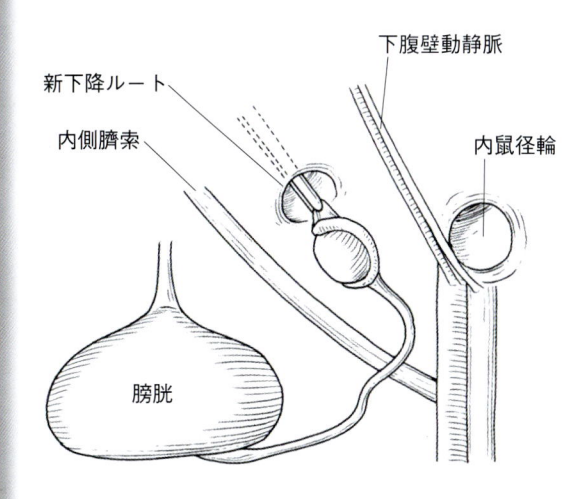

VI 泌尿器
急性陰嚢症の手術

浅沼 宏，大家基嗣

陰嚢の急激な有痛性腫脹をきたす急性陰嚢症は，外傷性と非外傷性に分けられ，非外傷性の原因疾患には精索捻転症，付属小体（精巣垂・精巣上体垂など）捻転症，精巣上体炎，精巣炎，精巣腫瘍，鼠径ヘルニア嵌頓，Schönlein-Henoch紫斑病などが含まれる。そのなかでも実際の臨床の場では，精索捻転症と高頻度である付属小体捻転症や精巣上体炎との鑑別がきわめて重要である。

精索捻転症は，精巣への栄養血管が含まれる精索が捻れその血流が遮断されることにより発症し，急性陰嚢症のなかで診断・処置の遅れが精巣の壊死に結びつく最も重要な救急疾患である。その好発年齢は新生児期と思春期に二峰性のピークがあり，停留精巣患児は約10倍のリスクがあるとされている。新生児や停留精巣患児では鞘膜外捻転として，思春期以降では鞘膜内捻転として発症する❶。急性陰嚢症の鑑別診断においては，その臨床症状，精巣挙筋反射などの理学的所見（古典的なPrehn's signの有用性は乏しい），超音波カラードプラ検査を主体とした画像検査が重要である❷。精索捻転症が疑われる場合または否定できない場合には，直ちに手術を行い捻転を解除する。golden timeは6〜8時間とされるが，24時間経過しても温存可能であった報告もあるため，どのような症例に対してもより迅速な対応が求められる。また，健側に関しても将来の捻転防止のため同時に精巣固定術を行うことが一般的である。

付属小体捻転症が明らかであれば，疼痛管理や消炎剤の投与で保存的に経過観察とする。精巣上体炎が明らかであれば，尿培養を提出後抗菌剤の投与を行う。尿路感染症の既往や精巣上体炎を繰り返す症例には，後部尿道弁や異所開口尿管などの基礎疾患の有無を腹部超音波検査や排尿時膀胱尿道造影検査で評価する必要がある。

❶ 精索捻転症の分類

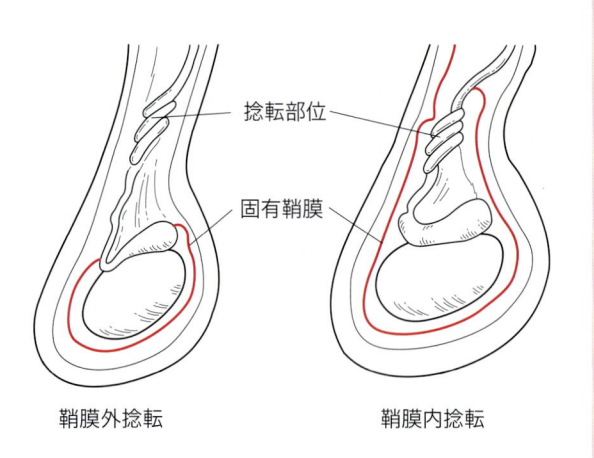

- 捻転部位
- 固有鞘膜

鞘膜外捻転　　鞘膜内捻転

❷ 急性陰嚢症の鑑別

		精索捻転症	付属小体捻転症	精巣上体炎
症状	発症	突発的	突発的	緩徐
	時期	睡眠中に多い	運動時に多い	不定
	腹膜刺激症状	あり	なし	なし
	排尿症状	なし	なし	ときにあり
理学的所見	視診	横位挙上	blue dot sign	
	触診	精巣全体の腫大	局所の硬結	精巣上体の腫大
	精巣挙筋反射	消失	あり	あり
検査所見	膿尿	なし	なし	ときにあり
	炎症反応	ときに陽性	陰性	陽性
	超音波検査	精巣血流低下　精巣内部エコー不均一	精巣血流正常	精巣上体血流増強　精巣上体腫大

急性陰嚢症の手術

術前準備

　手術までの虚血状態を改善させるために，または，麻酔のリスクが高く手術困難な場合には用手整復が試みられる。一般的に内旋方向に捻転することが多いため，まず外旋方向に整復する。整復されると急激に症状が消失し，陰囊内容も下降する。しかしながら，時間を費やし手術開始を遅らせてはならず，たとえ整復できても再発する前には精巣固定術を行う必要がある。

　新生児期捻転に関しては，出生前に発症し出生時にすでに無痛性の硬結として発見される症例では，ほとんど精巣の温存は期待できない。一方，出生後異時性に対側も捻転した報告があるため，速やかな対側の固定術も考慮される。したがって，麻酔のリスクが高い新生児期には，十分な全身状態を評価した後に，主に患側の病態確認と対側固定の目的に手術を予定する。出生後の発症例に対しては，鞘膜内捻転症例と同様に緊急手術の適応となる。

手術の実際

　体位は仰臥位とする。手術のアプローチは患側陰囊皮膚の横切開で行う（術前から精索捻転が明らかであれば，陰囊正中切開で両側の手術も可能である）**3a**。新生児症例では，腫瘍など他の疾患の可能性がある場合には鼠径部切開で行う。固有鞘膜を開き，直視下に陰囊内容を確認する。精索捻転が確認されたならば直ちに捻転を解除し，温生食ガーゼで保持し，色調の変化を観察する。付属小体捻転の場合はそれを切除する**4**。捻転を解除した後に白膜の色調が正常に戻る場合や白膜を一部切開して新鮮な出血を認める場合には，精巣が温存可能と考え精巣固定術を行う。余剰の鞘膜を切除して，反転して鞘膜断端同士を縫合する。陰囊皮膚とdartos筋膜の間にdartos pouchを作成し，再発防止のためにも4-0非吸収糸を用いて精巣をpouch内に3カ所以上で固定する**3b**。精巣実質に針糸をかけることが精巣機能に影響を与える可能性があるため，なるべく白膜を避け固定する。また，付属小体は切除しておく。一方，血流が回復せず梗塞・壊死に陥った精巣は，残存させると抗精子抗体を主とする免疫学的異常が健側の造精機能に影響がでることが懸念されるため摘除する。陰囊内の止血を十分確認し，4-0吸収糸を用いて閉創する。また，精索捻転の場合は対側についても同様にdartos pouch内に固定術を行う。

術後管理のポイント

①術当日はベッド上安静とし，後出血などがなければ安静は解除する。術後は精巣の萎縮がないか外来にて経過観察する。
②思春期以降にわたる長期経過観察が好ましく，可能となれば精液検査なども考慮する。

文献

1) Barthold JS: Abnormalities of the testis and scrotum and their surgical management. Campbell-Walsh Urology 10th ed, Wein AJ, Kavoussi LR, et al, eds, Saunders Elsevier, Philadelphia, 2011, p3557-3596.
2) 浅沼　宏, 佐藤裕之, ほか: 精索捻転症（小児・思春期）. 臨床泌尿器科 2011; 65: 7-13.

3 精巣固定術
a：皮膚切開

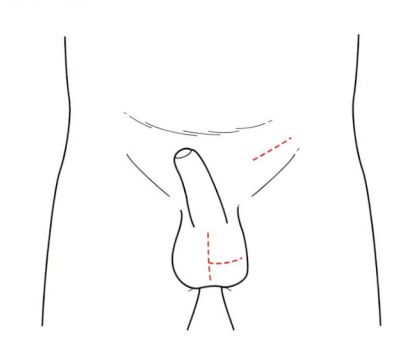

b：陰囊皮膚とdartos筋膜の間にdartos pouchを作成し，精巣をpouch内に固定する。

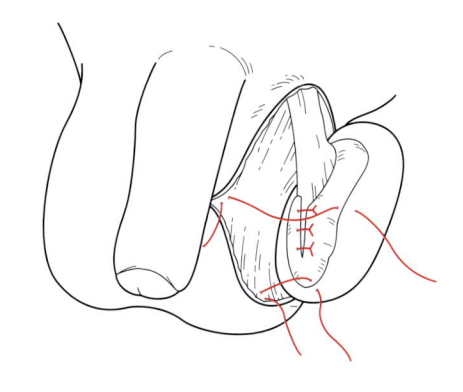

4 精巣垂捻転症

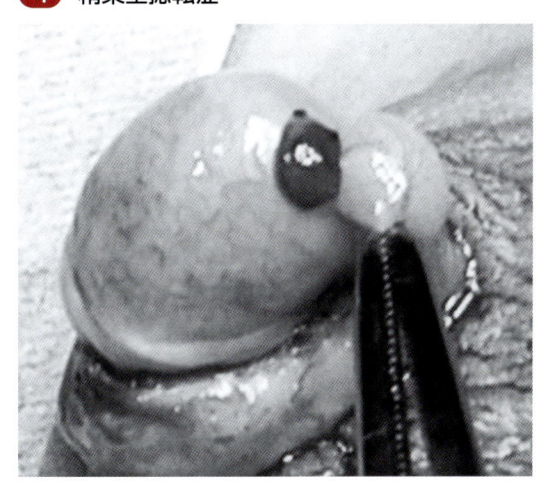

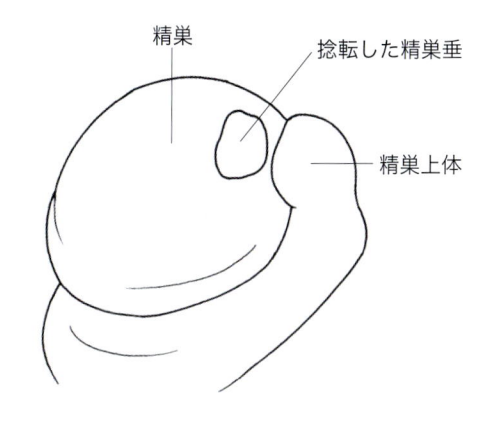

精巣／捻転した精巣垂／精巣上体

VII

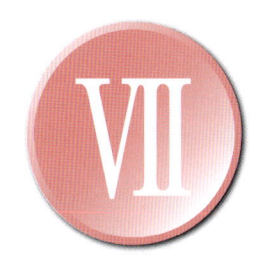

腫　瘍

VII 腫瘍

リンパ管腫の手術

越永従道, 大橋研介, 井上幹也

① 左頸部リンパ管腫の外観

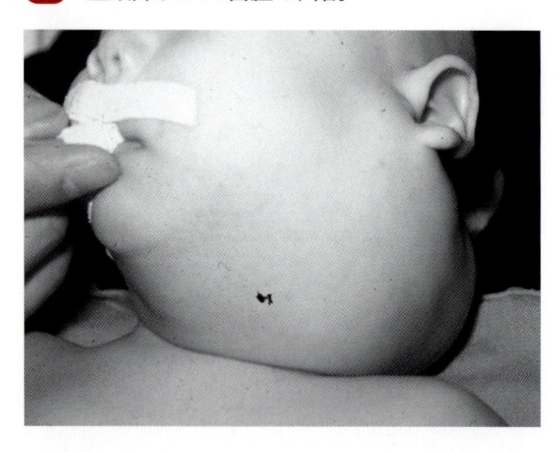

② 左頸部リンパ管腫のMRI（T2強調画像）
内部は貯留したリンパ液によりT2強調画像で高信号を呈する。

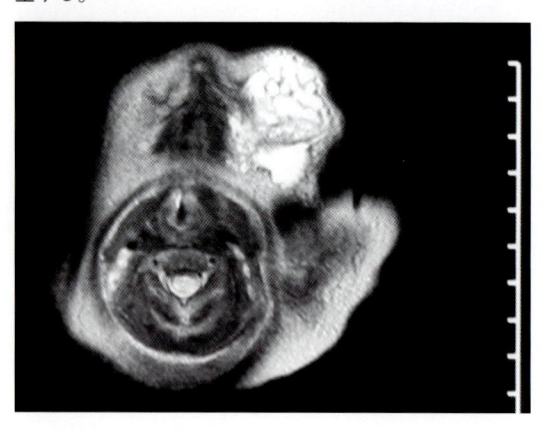

③ 皮膚切開
皮膚は頸部皺襞に沿って腫瘤の中心に横切開をおく。

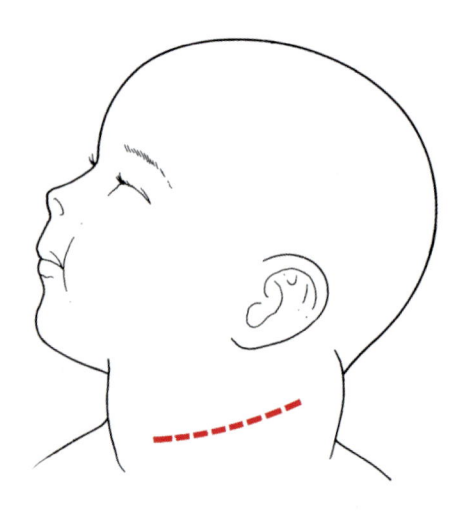

術前準備

1996年International Society for the Study of Vascular Anomalies(ISSVA)により，リンパ管腫はリンパ管奇形(lymphatic malformation)として扱われることとなった。リンパ管奇形は，microcystic typeとmacrocystic typeに分類されている。2つのtypeはしばしば混在してみられる。

好発部位は，頸部，顔面，腋窩・胸壁，縦隔，後腹膜，臀部などである①。診断には，超音波検査，MRIなどの画像診断検査が有用で，病変の広がりを把握することが重要である。特に頸部または腋窩病変は縦隔への進展の有無に注意が必要である。MRIでは，内部は貯留したリンパ液によりT1強調画像で低信号，T2強調画像で高信号②を呈する。microcystic typeでは，充実性腫瘤としてみえることもある。病変の完全切除を目指すため，しばしば多期手術を余儀なくされることがあるが，再手術はより困難となるとの指摘もある。またOK432などの硬化療法の併用により切除が容易となるとの報告もある。術前の画像診断により腫瘤の全切除可能か否かを検討する。全切除不可能な場合には切除範囲を決めておく必要がある。肉眼的完全切除後の再発率は17〜40％と報告されている。

手術の実際

リンパ管奇形（リンパ管腫）は腫瘍性病変ではないことを念頭におき，可及的に周辺の正常臓器を犠牲にすることがないよう注意が必要である。

病変の部位により手術の細部は異なるが，ここでは頸部の病変に対する手術の実際について述べる。

体位，皮膚切開

患児の肩の背側にクッションを置き，顔面は患側の反対側へ向けることによって，患側頸部が伸展するように固定する。

皮膚切開は頸部皺襞に沿って腫瘤の中心に横切開をおく③。余剰皮膚を切除する場合には，残存皮膚に余裕が出るようにし，切除皮膚の面積が大きくなりすぎないよう注意する。腫瘤により皮膚および皮下組織は伸展され，層が薄くなっているので，まず皮膚切開は浅く入れることが肝要である。いったん腫瘤に切り込むとリンパ液が漏出するとともに，腫瘤が虚脱縮小し手術は困難になってくるので注意が必要である。

剥離操作

腫瘤表面に到達すると，広頸筋を左右に切開または分割して腫瘤の表面を広く露出させる④。次いで腫瘤表面と皮下組織との間を剥離していく。正しい層であれば剥離は比較的容易であるが，感染や硬化療法後の場合には剥離は困難となる。

剥離は創の上縁（下顎側）から，周囲組織を皮膚に付けて腫瘤表

面に沿って剥離していくと，大小の神経，血管に遭遇する **5**。腫瘤の圧排によってこれらの走行は正常な位置と異なることが多いので注意が必要である。特に腫瘤壁外の索状物の切離には注意する。重要な血管，神経が腫瘤に巻き込まれている場合には，剥離操作には細心の注意が必要である。術後リンパ漏防止のため，切離は結紮後に行う。バイポーラー電気凝固装置は止血だけではなく微小リンパ管瘻の予防にも有用である。

腫瘤切除
剥離が腫瘤の全周に到ればそのまま腫瘤は切除できる **6**。腫瘤の切除にはできるだけ残存がないよう努めるが，もし重要な神経や血管との剥離が困難な場合には，残存嚢胞が開放するよう，腫瘤壁部分切除による開放unroofingを行う。腫瘤壁を開放せずに残すと再発に繋がりやすい。

ドレナージと閉創
腫瘤が肉眼的完全切除されたと考えられる場合にもドレーンは必ず挿入する **7**。ドレーンは開放式ではなく，術後に残存腫瘤からのリンパ液，滲出液を，陰圧をかけて吸引する閉鎖吸引ドレーンがよい。腫瘤切除の死腔をなるべく少なくするよう吸収糸で隣接組織を縫合しておく。広頸筋も修復縫合し，皮膚は皮下埋没縫合にする。

術後管理のポイント

①術後のドレーンの廃液量を毎日測定する。
②日ごとに減量することを確かめ5日前後で抜去できることが多い。しかし，腫瘤が残存している場合には，廃液量の多寡により抜去を決める。

4 剥離操作（1）
広頸筋を左右に切開または分割して腫瘤の表面を広く露出させる。

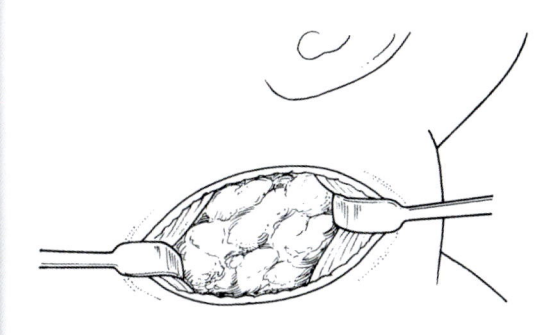

5 剥離操作（2）
周囲組織を皮膚に付けて腫瘤表面に沿って剥離する。

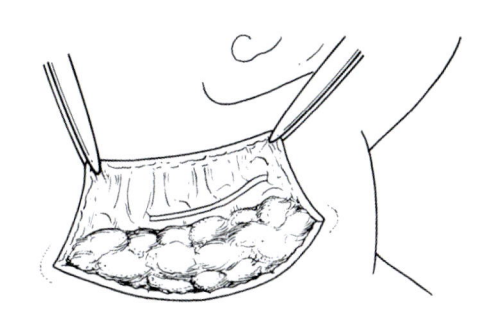

6 腫瘤切除
剥離が腫瘤の全周に到ればそのまま腫瘤は切除できる。

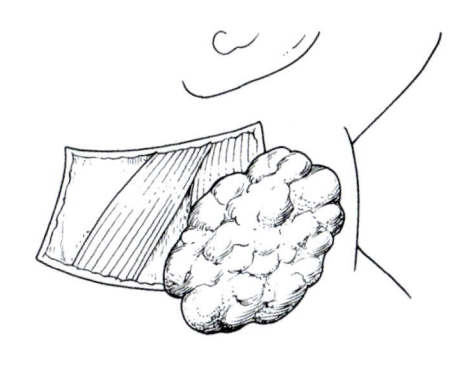

7 ドレナージと閉創
腫瘤が肉眼的完全切除されたと考えられる場合にも閉鎖吸引ドレーンを挿入する。

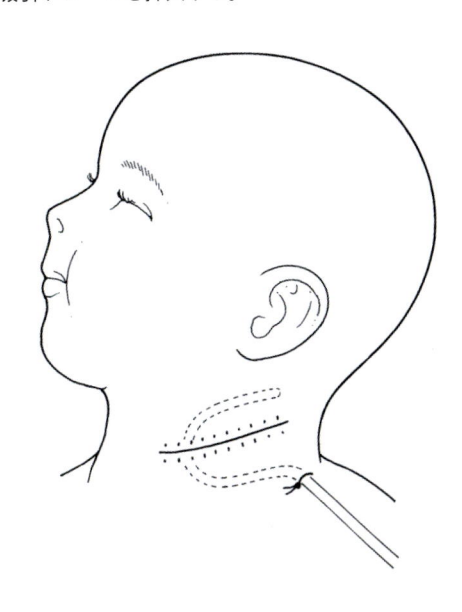

VII 腫瘍

神経芽腫の手術

田尻達郎

　神経芽腫の特徴は、その生物学的多様性にあり、年齢、病期、腫瘍自体の悪性度によるリスク分類に基づいた治療選択が重要であり、外科手術も同様である。外科治療のカテゴリーは、診断時一期的根治術、生検、second look operationによる根治術の3種類に大別され、症例ごとの選択が求められる。現在（2011年）、日本神経芽腫スタディグループ（JNBSG）においては、COG（Children's Oncology Group）のリスク分類に準じて3つのリスク分類（低リスク群、中間リスク群、高リスク群）に分類して臨床研究を施行しており、低中間リスク群と高リスク群に分けて外科治療ガイドラインが作成されている。

❶ INRGSS（国際神経芽腫リスク分類）

Stage	
L1	Locoregional tumor not involving vital structures as defined by the list of Image Defined Risk Factors（IDRFで定義される主要な臓器・構造を巻き込んでいない局所性腫瘍）
L2	Locoregional tumor with presence of one or more Image Defined Risk Factors（1項目以上のIDRFを有する局所性腫瘍）
M	Distant metastatic disease（except Stage Ms）〔遠隔転移例（Stage Msを除く）〕
Ms	Metastatic disease confined to skin and/or liver and/or bone marrow（皮膚、肝、骨髄に限局した遠隔転移例）

術前準備

低中間リスク群神経芽腫

　神経芽腫の病期分類としては、International Neuroblastoma Staging System（INSS）が長年使用されてきた。International Neuroblastoma Risk Group（INRG）においては、治療前の画像評価によるstagingが取り入れられようとしている[1]❶。このなかで用いられているIDRF（Image Defined Risk Factors）は、局所性神経芽腫の症例に対し、画像所見から手術のリスクを推定し、初期手術として摘出を試みるのか、生検のみでとどめるのかを判定するための評価項目である。具体的には、治療前の画像所見（造影CTまたはMRI）を用い、IDRFの有無を判定する。この際、放射線専門医による読影が行われることが望ましい。

　それぞれの原発巣の占拠部位に応じて、IDRFの項目について判定する。1項目でも該当すれば、IDRF陽性と判断する。特に最も重要となる血管系に対する判定規準は、encasedであればIDRF陽性、その他の項目ではyesであればIDRF陽性とする。血管に対するcontact、encasedの判定基準を示す画像❷とシェーマ❸を提示する。

一期的初期手術ガイドライン（限局性神経芽腫）

　限局性神経芽腫に対して原発部位にかかわらず、IDRFが陰性であれば、原則として周囲臓器を温存して原発巣を全摘出する。原発巣と一塊になったリンパ節は原発巣とともに一塊としての切除を目指す。IDRF陰性でも術中の所見で、腫瘍を摘出するために臓器合併切除や主要血管の損傷を回避できない場合は、生検にとどめる。

❷ IDRF判定基準画像（MRI）

contact（+）（IDRF陰性）　　　encased（+）（IDRF陽性）

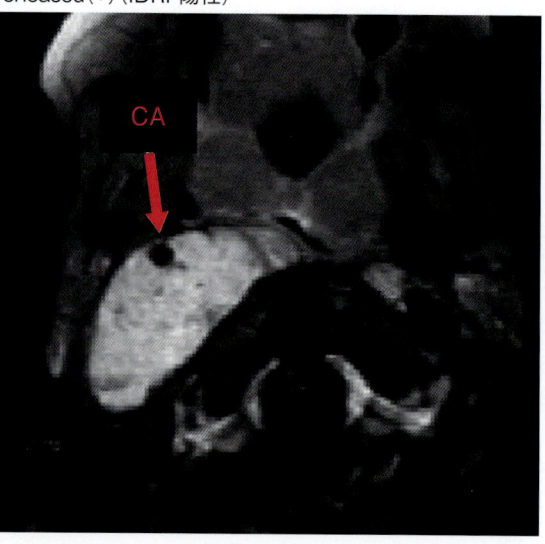

IJV：internal jugular vein, CA：carotid artery

生検ガイドライン

組織学的診断と同時に，腫瘍の生物学的特性の評価や遺伝子検索のための検体も確保できるよう，安全性に十分配慮したうえで可能な限り十分量の組織の採取を行う。すなわち少なくとも1cm角相当の腫瘍を採取することが望ましく，針生検による腫瘍採取は本ガイドラインでは推奨しない。

生検部位としては原発巣が望ましいが，明らかに転移を有する大きなリンパ節からでもよい。腫瘍塊をみて肉眼的に性状が異なる（白色部と赤色部）と判断される場合には，両者から生検を行う。中心壊死している場合があるので，被膜直下の部をできるだけ鋭的に（腫瘍挫滅を避けるため）採取する。

これらの作業は内視鏡下で行える場合は，その侵襲度の軽減というメリットから内視鏡下生検を考慮してもよいが，現時点では内視鏡下生検術は，推奨できる証拠がない。

高リスク群神経芽腫

高リスク群神経芽腫の外科治療は初診時に腫瘍生検を行い，化学療法後にsecond look operationによる根治術を行う。現在（2011年），JNBSGにおける高リスク群に対する臨床研究においては，second look operationによる根治術を大量化学療法施行後に行う遅延局所療法の臨床試験が行われている。そこで，手術開始時点で，骨髄機能に関しては末梢血液検査において好中球数：500/m³以上であること。また，心機能，呼吸機能，肝機能，腎機能など主要臓器機能は全身麻酔に耐えられる状態であることが必須条件である。さらに，麻酔科と協議のうえ，手術侵襲に応じて適切に赤血球および血小板輸血を行っておく必要がある。また輸血準備は赤血球のみならず，血小板および新鮮凍結血漿も準備しておくことを推奨する。特に大量出血時には骨髄予備能が低いことから一般の患児より末梢血所見の回復が遅れることを念頭におくべきである。

根治手術時のポイント：原発巣の摘出

原発部位にかかわらず，原則として周囲臓器をできるだけ温存して原発巣を全摘出する。原発巣と一塊になったリンパ節は原発巣とともに切除を目指す。

副腎，後腹膜原発

肝，腎に関しては，手術時にactiveな浸潤がある場合は，一部，合併切除を行う。

機能のある腎は温存する。腎血管を巻き込んでいて剥離が困難な場合，腫瘍被膜内切除にて腎血管を温存し，腎合併切除を極力避ける。腎動脈の攣縮にはキシロカイン®に浸したガーゼで包み，攣縮を軽減しつつ手術を続行し，腎温存に努める。

広範な腎実質浸潤がある場合には，腎合併切除をする。腎合併切除を行っても，腫瘍全摘出困難な場合は，腎を温存して，できるだけ腫瘍切除を行う。

腹腔動脈や上腸間膜動脈などの腹部大動脈からの主要な血管を巻き込んでいて剥離が困難な場合は，腫瘍被膜内切除にて血管を温存してできるだけ腫瘍を切除するものとする。

脾臓への直接浸潤，あるいは，脾動静脈を巻き込んでいる場合，5歳以上の症例では，脾合併切除による腫瘍摘出を行ってもよいが，5歳未満の症例では，脾温存によるできるかぎりの腫瘍切除とする。

❸ IDRF判定基準シェーマ

動脈に関しては，血管が全周性に腫瘍に取り囲まれていた場合（total encasement），あるいは，動脈管腔の半周以上腫瘍に取り囲まれていた場合（contact≧50％）をencased（+）としてIDRF陽性とし，動脈管腔の半周未満しか腫瘍に取り囲まれていない場合はcontact（+）としてIDRF陰性とする。また，静脈に関しては，腫瘍に圧迫されて，内腔がつぶれて同定できない場合（no visible lumen）がencased（+）としてIDRF陽性であり，内腔が同定できる場合は，contact（+）としてIDRF陰性とする。
（文献2より引用改変）

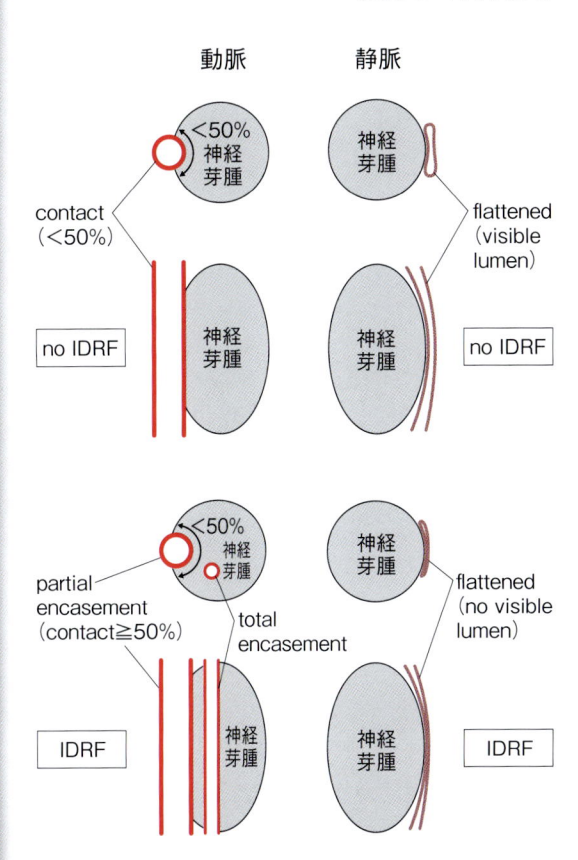

4 皮膚切開

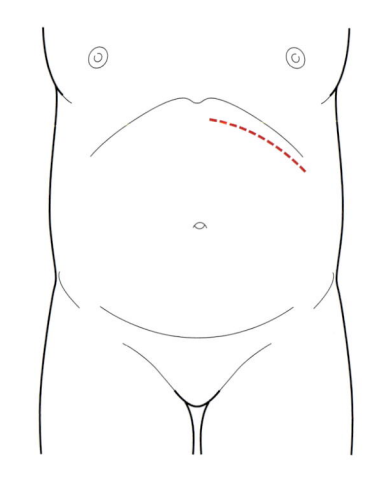

5 術野の確保
リトラクターを装着して術野を確保する。

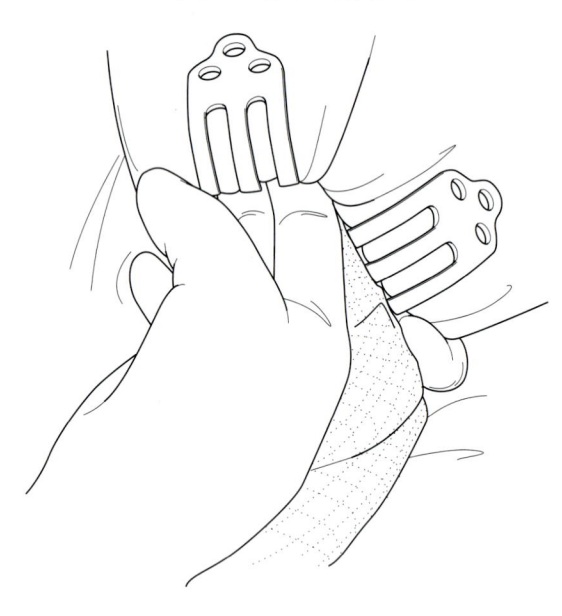

6 腫瘍の露出
後腹膜を切開して腫瘍から下行結腸および結腸間膜を剥離する。

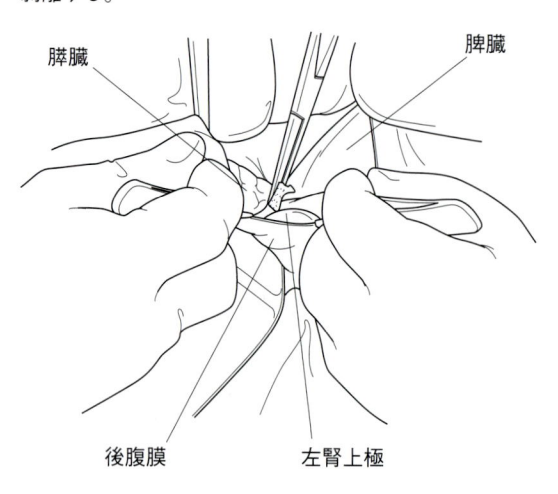

膵臓　　　　　　　　　脾臓

後腹膜　　　　左腎上極

縦隔原発

ダンベル型の場合，神経根は椎間孔入口部のレベルまで切除し，合併症を避ける。また，椎弓切除は原則的には行わない（後腹膜原発の場合も同様とする）。ただし，脊髄圧迫症状出現後，短期間（通常72時間以内）で手術が可能な場合は脊柱管内腫瘍摘出を行ってもよい。

横隔膜はできるだけ温存するが，activeな浸潤がある場合は，一部，合併切除を行う。

頸部原発

頸動脈，鎖骨下動脈などの主要血管，神経の損傷は避けてできるだけ腫瘍の切除を行う。

気管形成を必要とするような腫瘍切除は行わない。甲状腺にactiveな浸潤がある場合は，一部，合併切除を行う。

仙骨前原発

内外腸骨動脈などの主要血管の損傷を避けて，できるだけ腫瘍の切除を行う。神経根の温存にできるだけ留意する。

左副腎神経芽腫：開腹根治手術の実際

左上腹部横切開にて開腹 **4**。2カ所にケントリトラクターを装着して術野の確保する **5**。

下行結腸および左結腸曲の側方の後腹膜を切開して，下行結腸を右側に脱転して左腎上極に位置する腫瘍を露出する **6**。このとき，結腸間膜の血管を損傷しないように注意する。結腸間膜に裂孔が生じた場合は，閉腹前に修復することを忘れないようにする。

腫瘍を露出した後，腫瘍と膵後面および脾静脈との境界が不鮮明な場合は，脾腎間膜および脾横隔膜間膜を切離し，右方に脱転すると視野が格段に良好となる。

腎上極および腎門部血管との癒着が剥離可能であると判断した場合は，腎を温存して腫瘍被膜の後面と後腹膜から電気凝固切離を用いながら剥離を開始する（腎温存の腫瘍切除が困難な場合，腎合併切除を行って腫瘍が肉眼的に全摘出できると判断した場合のみ腎合併切除を行う）。

上面，下面，後面というように腫瘍内側以外の周辺から重ねて剥離を行い，腫瘍を前内方に反転，圧排しながら，徐々に可動性を増していく **7**。

腫瘍内側には，腹部大動脈，下横隔膜動脈，腎動脈，下大静脈，腎静脈，下横隔膜静脈などから多くの血管が流入しており，腫瘍被膜外の部分で結紮切離を繰り返していく。腫瘍が腎門部近くまで占めている場合，腎血管からの剥離は，必要以上に優しく行う。腎血管攣縮の予防としてパパベリンなどの塗布も有効と考えられる（右副腎神経芽腫の場合，腫瘍は下大静脈と隣接しており，腫瘍流入血管と下大静脈との距離が短いので，特にその処理には慎重に対応する）。

腫瘍内側の流入血管の処理が終了した後，周囲の脂肪組織と一塊にして腫瘍を摘出する **8**。

リンパ節は，原則として系統的リンパ節郭清は行わないが，腫瘍周囲に付属したリンパ節は腫瘍と一塊にして切除を行い，転移リンパ節と思われる2.0cm以上のリンパ節は切除する。それ以下の大きさであっても，肉眼，触診上でactiveな腫瘍があ

ると考えられるリンパ節は切除する．2.0cm以上のリンパ節の腫大したリンパ節が手術時にない場合，治療前に転移のみられた部位のリンパ節サンプリングを行う．なお，術後，乳び腹水に難渋することもあるため，手術の際のリンパ節処理には十分注意すべきである．リンパ節をサンプリングした場合，術後の放射線照射の参考にもなるようにサンプリング範囲の上下端に，MRI撮影に支障のないクリップを付けておく．

術後出血のinformative drainとして，また，腹部大動脈周囲のリンパ節をある程度摘出した場合は，既述のように術後に乳び腹水が長く続く可能性があるので，原則的に閉鎖式ドレーンを腫瘍摘出部に留置する．

術後癒着性腸閉塞の予防のためにセプラフィルムを創下に留置し，腹壁を型通り吸収糸にて層々に閉腹して終了する．

術後管理のポイント

感染管理

好中球数が少ないことから感染のリスクが高いことが予想される．術前の監視培養の結果などに基づいた抗生物質の適切な選択と投与方法，投与期間の設定を行うべきである．また，感染徴候があれば躊躇せずにγグロブリン製剤の投与が必要である．なお，骨髄機能低下時の感染対策については，小児腫瘍医と小児外科医による腫瘍カンファレンスでの協議のうえ慎重な対策を行うことを忘れてはならない．

止血・凝固機能

術前および術中に施行した血小板輸血の効果が減退してくる時期の出血に対する注意が必要である．手術に関連した部位の出血のみならず，消化管出血をはじめ，脳出血，気道出血などのリスクにも配慮し，止血・凝固能のモニターおよび血小板や新鮮凍結血漿の輸血も適切に行っていく必要がある．

腹水の管理

術後に大量の腹水を生じる可能性もある．腎機能低下または予備能が低下した症例が存在するので，腎血流を維持するために適切な輸液，輸血管理が必要である．また，免疫機能低下も存在することから，ドレーンからの逆向性感染についても注意を要する．

創部管理

長期間の化学療法，大量化学療法の影響もあり，患児の栄養状態が損なわれている可能性もある．このような場合，創傷治癒の遅延がみられることがあるので，創部の観察を十分に行うべきである．また易感染性もあることから，創部感染の頻度も高くなると思われるので，注意を要する．

文献

1) Monclair T, Brodeur GM, et al: The International Neuroblastoma Risk Group (INRG) staging system: an INRG Task Force report. J Clin Oncol 2009; 27: 298-7.
2) Brisse HJ, McCarville MB, et al: Guidelines for Imaging and Staging of Neuroblastic Tumors: Consensus Report from the International Neuroblastoma Risk Group Project. Radiology 2011; 261: 243-57.
3) 米田光宏，西川正則，ほか：神経芽腫におけるIDRFの概念．小児外科 2010; 42: 627-32.
4) 田尻達郎，米田光宏，ほか：神経芽腫低・中間リスク群に対する臨床研究におけるIDRFの評価と外科治療ガイドライン．小児外科 2011; 43: 1173-8.

7 腫瘍の剥離
腫瘍を周囲組織から剥離する．

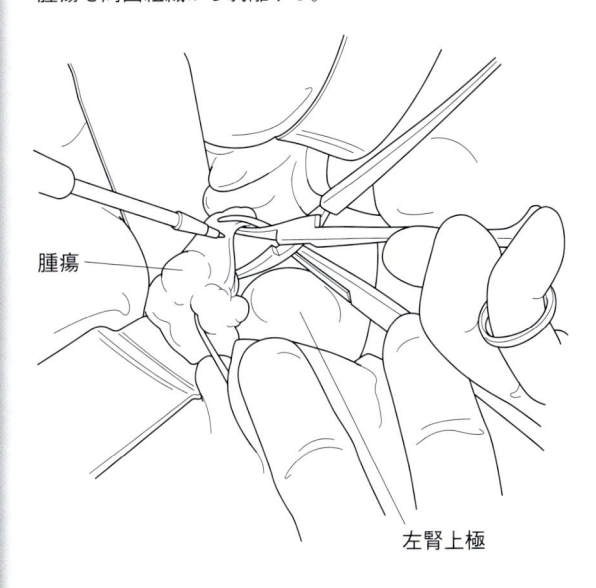

8 腫瘍の摘出
腫瘍を周囲の脂肪組織と一塊にして摘出する．

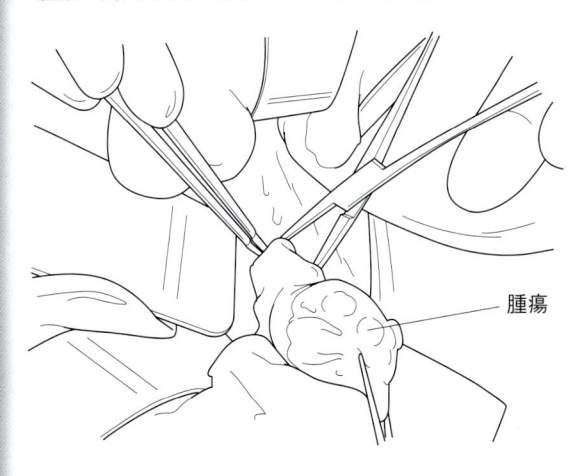

Wilms腫瘍の手術

VII 腫瘍

松藤　凡

❶ NWTS 病期分類

Stage	
I	腫瘍は腎に限局し完全に摘出されている。腎被膜破綻，術前もしくは術中の腫瘍破裂も無い。
II	腫瘍が，腎被膜を超えて周囲組織または腎洞や腎外血管内へ進展しているが，完全に摘出されている。顕微鏡的にも切除断端に腫瘍は認めない。
III	腹部の腫瘍が残存するが，血行転移は無い。以下のいずれか1項目を満たす。 1. 腹部リンパ節転移を認める。 2. 腹腔内播腫がある。 3. 術前または術中に腫瘍散布をきたした。 4. 腫瘍が切除断端を超えて残存した。 5. 周囲臓器への浸潤のため完全に切除できない。 6. 腫瘍摘出前に生検を行った。 7. 腫瘍を分割して切除した。 8. 腫瘍が，胸部下大静脈または心房まで連続して進展している。
IV	肺，肝，骨，脳などへの他臓器への血行転移がある。
V	両側の腎に腫瘍を認める。進行した側のStageに準ずる。

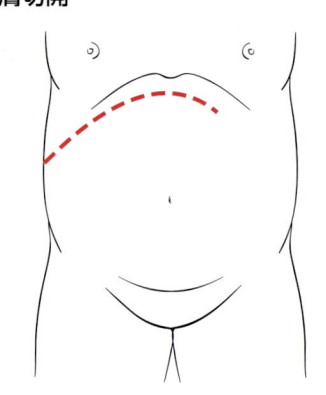

❷ 皮膚切開

❸ 腸間膜の剥離

上行結腸の腹膜翻転部のwhite lineを切開し，fusion fasciaとGerota筋膜前葉の間で内側に剥離を進める。

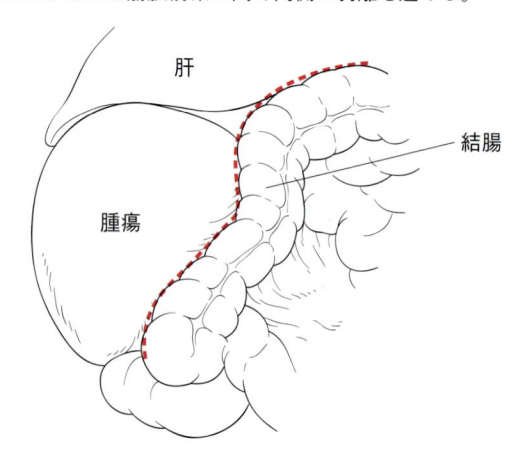

肝
結腸
腫瘍

- Wilms腫瘍の治療成績は，アクチノマイシンDを中心とした化学療法が導入されてから劇的に向上したが，腫瘍を含めた腎摘出術とsurgical stagingは治療の中心的な役割を占める。
- 術前の画像検査などで，腫瘍全摘が可能と判断した場合は生検を行う必要はない。
- 片側の腎を摘出する前に反対側腎に病変がないことを確認する。
- 腹部造影CTなどによる詳細な精査で対側の腎に腫瘍病変がないときに，対側腎のGerota筋膜を切開して検索することの必要性に関しては意見の一致を得ていない。
- 手術操作による腫瘍破裂や腫瘍細胞の散布をきたさないよう十分な大きさの上腹部切開創を用いる。
- 腹部大動脈周囲，腎動脈周囲等のリンパ節サンプリングは行うが，系統的なリンパ節郭清を行う必要はない。
- 腫瘍が肝静脈を越えて下大静脈内へ進展している場合は，化学療法を先行する。
- 両側の腎に腫瘍が存在するときは，少なくとも一側の腎機能の温存に努める。
- 近接臓器の合併切除術は，他に残存病変がないときに行う。

❶ にNWTSの病期分類を示す。

手術の実際

●片側の腎芽腫切除術：右腎芽腫

開腹 ❷

　上腹部横切開または弧状切開を用いる。両側の腹直筋を完全に切開する。腹膜を切開する際には，巨大な腫瘍で前方へ変位した腸管を損傷しないように注意する。円靱帯は結紮切離する。
　腹腔内を確認しながら右側へ腹壁の切開を延長する。術中の腫瘍破綻や腫瘍細胞の散布を防ぐために，無理なく腫瘍が授動，脱転できるように十分な大きさの術創を確保する。
　開腹したら，反対側腎病変，腫瘍破綻，腹膜播種，リンパ節転移，肝転移，周囲臓器への浸潤の有無を検索する。

腸間膜の剥離 ❸

　下大静脈・腹部大動脈の処置が行えるように，腎動静脈頭側から総腸骨動静脈までの範囲で，腸間膜をGerota筋膜前葉から剥離する。
　上行結腸の腹膜翻転部white lineを切開し，fusion fasciaとGerota筋膜前葉の間で剥離を内側へと進める。腫瘍が腸間膜へ浸潤している場合は腸間膜を腫瘍側へ残すように切除し剥離を進める。巨大な腫瘍ではS状結腸腸間膜も剥離しておく。Kocherの十二指腸授動術を行い右腎，下大静脈の視野を確保する。

Wilms 腫瘍の手術

下大静脈，腎動静脈の処理 ❹，❺

巨大な腎芽腫により，下大静脈が前面へ持ち上がるように伸展されていることが多く，オリエンテーションに注意が必要である。このような場合は総腸骨静脈近傍から，下大静脈の剥離を開始して解剖を確認しつつ手術を進める。適宜下大静脈にテーピングを行うと以後の剥離が容易である。腫瘍により下大静脈が圧排・伸展されている場合は，下大静脈外膜を切開し剥離を行う。剥離を進めると下大静脈の血流が回復し充満してくる。

右性腺動静脈は結紮・切断する。右尿管をテーピングし，膀胱近傍まで剥離した後結紮，切断する。左右腎静脈が確認できたら剥離しテーピングする。

下大静脈，左右の腎静脈を指で触診し，腫瘍塞栓の有無を確認する。

テーピングした右腎静脈の頭背側で，下大静脈の背側を走行してくる右腎動脈を確認しテーピングする。

右腎動脈，右腎静脈を切断する。中枢側は二重結紮または貫通結紮する。

腫瘍の摘出

腎を包み込む Gerota 筋膜は切開せず，腎腫瘍とともに腎門部リンパ節，右副腎を en block に摘出する。腎を頭側・前方に牽引して，Gerota 筋膜後葉と大腰筋，腰方形筋の間を剥離する。外側では腹横筋との間を切離する。内頭側では，下横隔膜動脈，副腎動静脈が流入するので結紮切離する。

下極の腫瘍で副腎を温存する場合は，副腎と腎との間を剥離する。右下副腎動静脈を腎動静脈から剥離し結紮切離する。

リンパ節摘出術

腫大したリンパ節，転移が疑われたリンパ節を摘出する。腹部大動脈周囲リンパ節の sampling を行う。

●片側の腎芽腫切除術：左腎芽腫 ❻

皮膚切開：上腹部弧状切開

腹直筋を切断した後，腫瘍の脱転や剥離操作が無理なく行えるように左側方へ創を延長する。

腸間膜の剥離

下行結腸の腹膜翻転部 white line を切開し結腸腸間膜の剥離を内側へと進める。S状結腸腸間膜も剥離・授動しておく。巨大な腫瘍では，脾周囲の靱帯を切離して膵尾部とともに脱転し，左腎動脈，上腸間膜動脈が確認できるようにする。

腹部大動脈・左腎動静脈の処理

左腎の巨大な腫瘍では，オリエンテーションが得にくく，上腸間膜動脈を損傷しないように注意が必要である。このような場合，腸管を右側に圧排し総腸骨動脈から頭側へ大動脈の前面と左側を剥離していく。腹部大動脈側壁より分枝する数本の腰椎動脈に遭遇するが，これらは結紮・切離しておくと，後のリンパ節摘出が容易になる。

下大静脈と腹部大動脈を交互に剥離して下腸間膜動脈起始部を確認する。さらに頭側へ剥離を進めると腹部大動脈前面を走行する左腎静脈が出現する。根部で剥離し血管テープを通して確保する。

❹ 下大静脈の処理

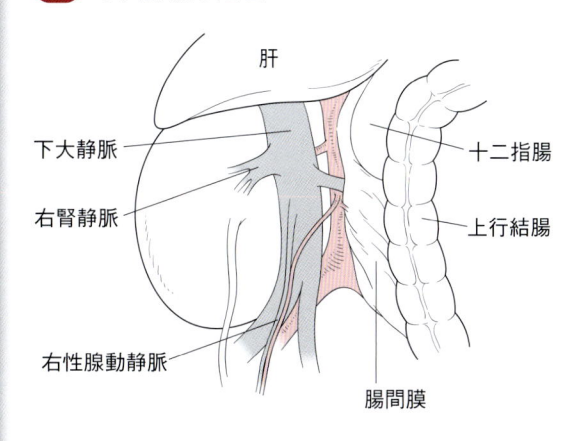

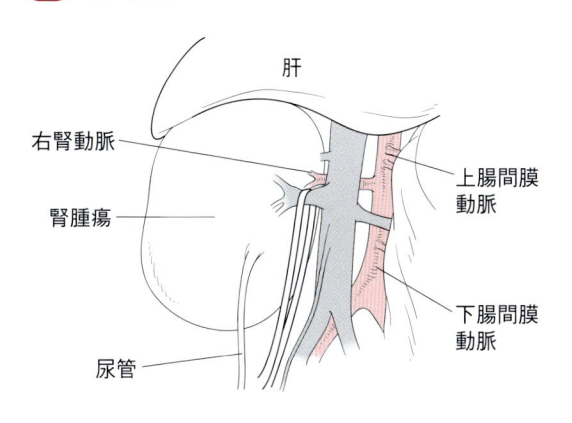

肝／下大静脈／右腎静脈／右性腺動静脈／十二指腸／上行結腸／腸間膜

❺ 腎動静脈の処理

肝／右腎動脈／腎腫瘍／上腸間膜動脈／下腸間膜動脈／尿管

❻ 左腎芽腫切除術

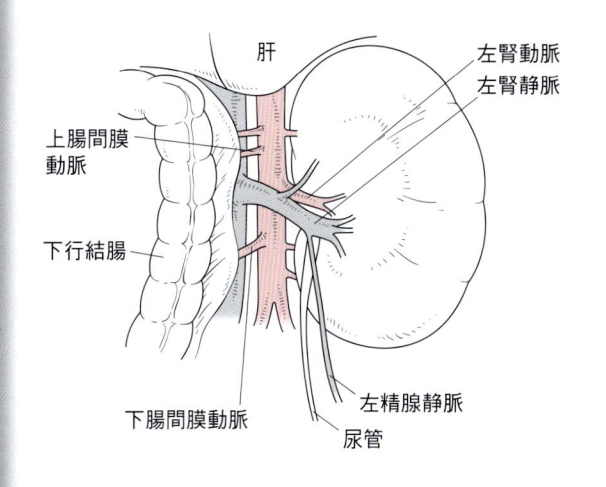

肝／左腎動脈／左腎静脈／上腸間膜動脈／下行結腸／下腸間膜動脈／左精腺静脈／尿管

317

左性腺動静脈は結紮・切断する。
　左尿管をテーピングし膀胱側へ剥離し結紮・切断する。
　腹部大動脈前面の剥離をさらに頭側へ続ける。左側面で左腎動脈を確認しテーピングしておく。上腸間膜動脈起部を確認する。
　腎静脈・下大静脈内に腫瘍が浸潤していないことを確かめた後，左腎動脈，左腎静脈を起始部で結紮・切断する。中枢側は二重結紮または貫通結紮する。

腫瘍の摘出
　右側と同様に，Gerota 筋膜ごと左腎を全摘出する。膵との間には静脈があるので結紮・切離する。

リンパ節摘出術
　右側と同様に腹部大動脈周囲リンパ節の sampling を行う。

●下大静脈腫瘍塞栓を伴った右腎芽腫 7

　腫瘍が腎静脈・下大静脈内に進展している場合は，肝右葉を脱転し肝下面まで下大静脈を十分剥離する。流入する腰静脈は結紮・切断する。
　下大静脈右側で右腎動脈の処置ができないときは，いったん下大静脈と腹部大動脈の間で右腎動脈を結紮し，再度下大静脈右側で結紮し切断する。
　左腎静脈と右腎静脈流入部の上下で下大静脈をテーピングし血流を遮断する。
　右腎静脈流入部で下大静脈壁を切開し，腫瘍塞栓を引き出し右腎と en block に摘出する。腫瘍が静脈壁に浸潤している場合は，鋭的に切除する。
　下大静脈切開口をプロリン糸などで連続縫合する。
　下大静脈への浸潤が強い場合は下大静脈を合併切除するか，または可及的切除に留めて術後放放射線照射と化学療法を追加する。
　肝静脈近傍まで腫瘍塞栓が進展しているときは，肝静脈流入部の中枢側（横隔膜直下）で下大静脈をテーピングする。肝十二指腸靭帯に血管テープを通し Pringle 法にて肝への血行を遮断する。

●両側腎芽腫

　進行度の高いほうのステージに該当する化学療法を先行する。化学療法で腫瘍が縮小した時点で，両側の腎部分切除術を行う。
　両側の腎の温存が困難な場合は，一方の腎臓は部分切除にとどめる。この場合は，温存する側の腫瘍切除を先に行う。
　腎血流を遮断し部分切除を行う際には，冷却法などを用いて腎機能の温存に努める。

●馬蹄腎

　馬蹄腎では，一側の腫瘍と同様に治療を行う。腫瘍側で腎臓を摘出する。術前に血管，尿管の走行を詳しく評価しておく。腫瘍側の腎臓を狭部，尿管を含めて摘出する。リンパ節の sampling を行う。

7 下大静脈腫瘍塞栓を伴った右腎芽腫

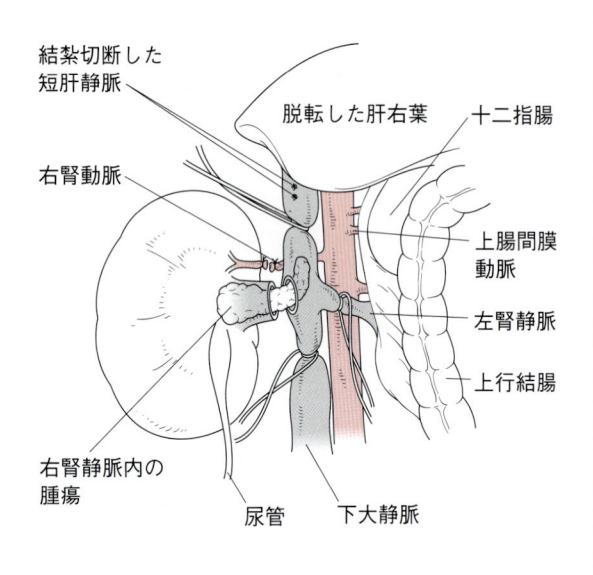

結紮切断した短肝静脈
脱転した肝右葉
十二指腸
右腎動脈
上腸間膜動脈
左腎静脈
上行結腸
右腎静脈内の腫瘍
尿管
下大静脈

腫瘍

肝芽腫の手術

星野　健

　小児外科医が扱う固形腫瘍のなかでも，肝芽腫は，外科手術による腫瘍完全摘出の有無によって予後が大きく左右される疾患である。それだけに小児固形腫瘍の治療戦略のなかで，手術の正確さが要求される疾患の代表格である。

　基本的肝切除とは「系統的肝切除」である。歴史的には小児肝腫瘍の手術は「腫瘍を切り取る」ということを中心に手術がなされてきた。いわゆる核出術に近い手術であり，血流支配に基づいた系統的肝切除ではない。

肝の解剖

　系統的切除を行うためには肝の「解剖」を理解するところから始まる。

　肝臓は大きく8つのsegmentに分かれる。これはS1～S8と命名されている。一般にS1は尾状葉である。S2～S4を肝左葉，S5～S8を肝右葉と呼称する。実際に肝臓を見ると，肝円索からつながった肝鎌状間膜が腹壁と肝臓をつなげている。しかしこの部分は右葉と左葉の分かれ目ではなく，後に説明する左外側区域と左内側区域の分かれ目になる。右葉と左葉の分かれ目は胆嚢の部分と下大静脈を結んだ線（Cantlie線），または中肝静脈に沿ったラインということになる。さらに左葉は左外側区域（S2＋S3）と内側区域（S4），右葉は前区域（S5＋S8），後区域（S6＋S7）に分かれる。これらのsegmentは門脈がそれに対応する枝（P1～8）を出しており，このsegmentは門脈の各枝の支配領域に沿ったものと考えられる❶，❷。

❶ 肝のsegmentと門脈，肝静脈の関係

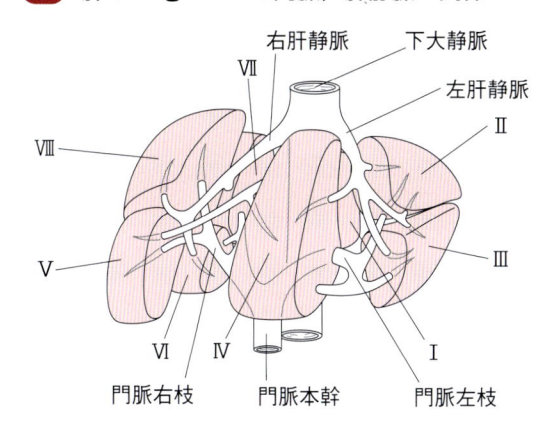

❷ 肝のsegmentと胆管，肝静脈との関係

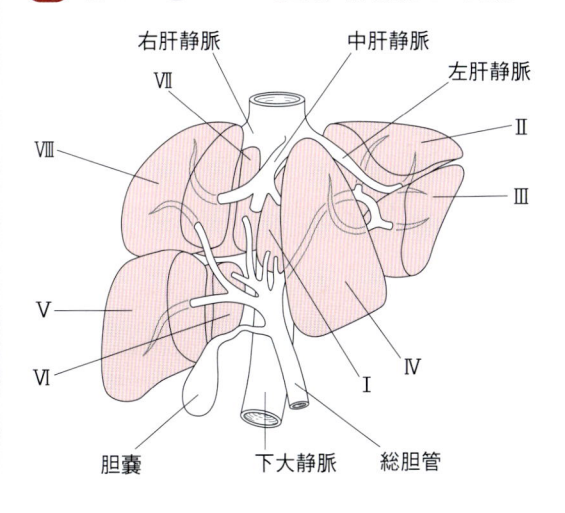

❸ PRETEXT分類

肝外進展例として，次の項目を確認する。
- V：下大静脈，かつ／または，3本すべての肝静脈内へ腫瘍が進展
- P：門脈本幹，かつ／または，左右両方の門脈内へ腫瘍が進展
- E：VまたはP以外の肝外進展（具体的には所属リンパ節転移と原発巣の他臓器浸潤）。
  ただし，所属リンパ節転移は，生検による証明が必要。
- R：腫瘍破裂（ただし，この項目は本来のSIOP PRETEXTには存在しない）
- M：遠隔転移

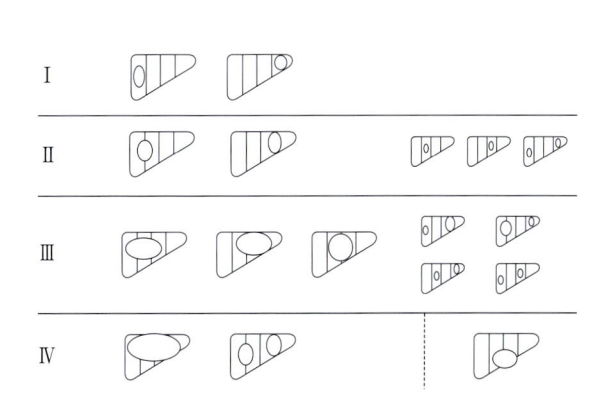

4 超左3区域切除症例

Pringle法にて超左3区域切除（右上肝静脈，横隔膜一部合併切除）施行。

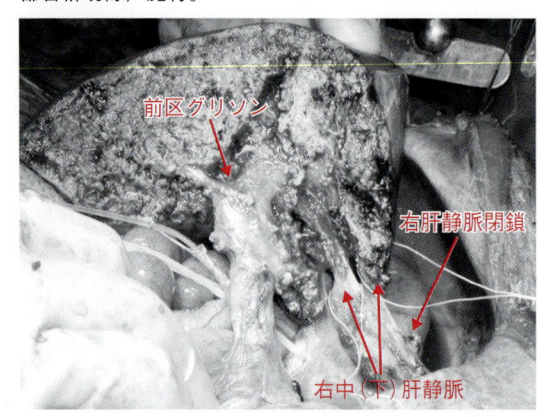

5 腫瘍の胆管浸潤

造影では，後区域枝は分岐部で狭窄がみられ，腫瘍による圧排あり。狭窄部を越えて左枝，前区域枝の一部が描出されている。

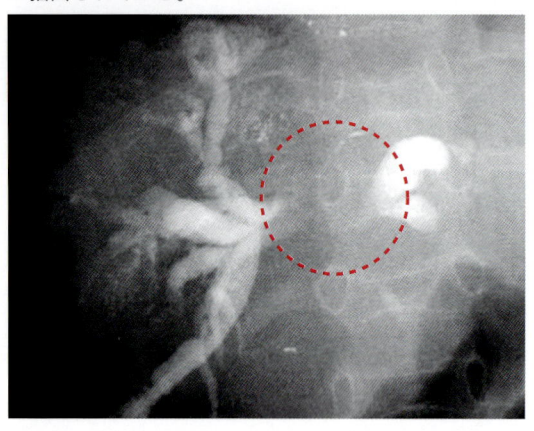

6 肝門部の解剖

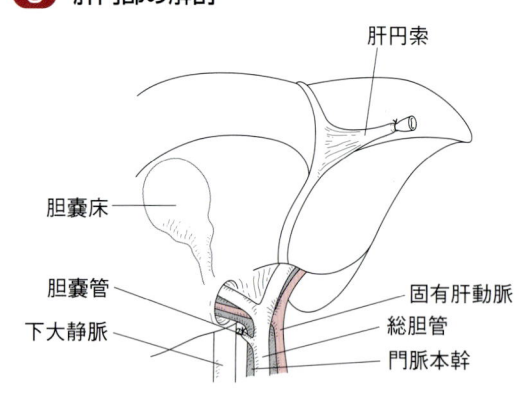

腫瘍完全摘出のための切除区域の決定

腫瘍局在を明らかにするということは，肝芽腫の場合は治療方針に直接かかわることなので非常に重要な作業である。PRETEXT分類である。詳細を❸に示す。この分類は肝臓の4つの区域（左外側区域，左内側区域，右前区域，右後区域）のどこに腫瘍が存在するか，そして連続していくつの区域が腫瘍のない部分となっているか，ということで決められるものである。PRETXT Iでは，左外側区域切除，または後区域切除が，PRETET Ⅱでは左葉切除，右葉切除が選択される。さらに，PRETEXT Ⅲでは，右3区域切除，左3区域切除，中央2区域切除が主な手術法になる。局在の同定にはCT画像（3DCT）を用いる。腫瘍と門脈，肝静脈との関係をみて，腫瘍が含まれる区域を同定する。幸い，肝芽腫は化学療法が効果的で，初診時にかなり大きな腫瘍でも，小さくすることが可能となり，画像でその局在を確実に示すことが容易なケースが多い。しかしなかには簡単に切除できない（下大静脈に接している，残すべき区域の肝静脈に一部腫瘍が入り込んでいる，など）ものもあり，これはunresectable tumorと呼称される。❹は右下肝静脈のみをドレナージveinとした超左3区域切除症例である。

切除方法を決定する最後のチェックポイントは，残肝の状態である。小児では肝臓そのものは腫瘍以外のところは正常なことが多いので，切除して残る肝臓がどの程度あるか，ということで判断する。小児の場合，3区域切除も，成人ほど気を使わなくてもよいと考えているが，例えば，胆管浸潤などで肝臓全体が胆汁うっ滞の強い場合など❺は，残肝にも障害が残ることがあるため，残肝量の評価，ICG測定なども重要なステップである。

肝切除の標準術式（肝左葉切除）の実際

本項では，肝切除のなかでも最も肝臓外科の基本的手技が網羅された定型的な肝切除術式である肝左葉切除（S2〜S4切除）について説明する。

この肝切除は左肝と左側尾状葉とをen blocに切除する方法である。手術は肝門部での左肝系の脈管処理，左肝，尾状葉の授動，肝実質の離断（transaction）と左肝静脈の切離の3つのステップからなる。

肝門処理 ❻

まず，第一に胆嚢を外す。続いて肝動脈左枝を同定し，テープをかける。結紮する前に必ず，中肝動脈，右肝動脈を確認する。続いて，門脈の処理である。総肝管の左側で左肝動脈の背側を縦方向に剥離すると門脈が見えてくる。門脈を肝門に向かって剥離し，左右の分岐部を同定する。その真後ろないし，やや左に尾状葉枝が複数本出ており，これを直視下で慎重に結紮切離する。次に門脈左枝を2重結紮のうえ，切離する。門脈左枝の頭側で左肝管が確認できれば，左右の分岐から数mm左側で結紮切離する。胆管の走行はこの部でも複雑なことが多く，明瞭でなければ，左肝管は肝離断の後に行うこともある。

右前枝が左肝管から分岐するようなタイプもあるため，胆嚢

管より細径チューブを総胆管に挿入し，胆道造影を行って，左肝管の起始部を同定するのも安全な方法である。

肝授動 7

　肝上部下大静脈の部分で肝静脈流入部を剥離し，同定する。小網を切開し，尾状葉を露出（この部分をspiegel部とよぶ）。spiegel部をめくり起こすように下大静脈から遊離していく。尾側から短肝静脈を慎重に結紮切離しながら，頭側は左肝静脈根部まで，右側は下大静脈右縁まで行う。

肝のtransaction

　左葉切除では中肝静脈沿いに肝実質をtransactionするとともに，中肝静脈を残す必要がある。つまり離断面は肝表面阻血線（demarcation line）と中肝静脈左縁と下大静脈中央線の3本の線を結ぶ平面である。確実な離断を行うためには，術中超音波装置にて中肝静脈を常時モニターしつつ，その走行を常に頭にいれておくことである。離断の初期に中肝静脈に流入する太めの静脈枝を見出し，これを手がかりに早めに中肝静脈本幹を同定すること，つまりいかに正確に中肝静脈にアクセスできるかがポイントである。左葉切除後の肝離断面には中肝静脈がその表面に露出される 8 。ちなみに，9 は後区域切除後の離断面であり，この場合は右肝静脈が断面に露出する。10 に定型的肝切除の肝切離ラインを示す。

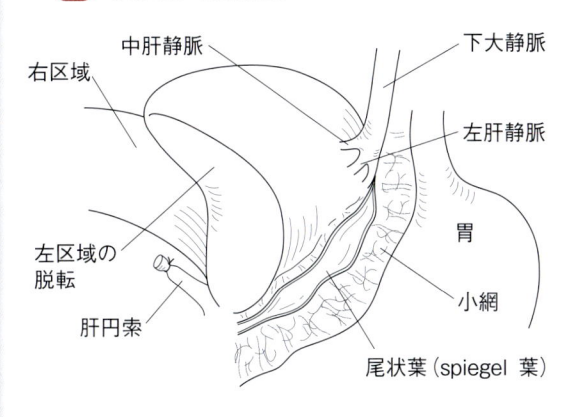

7 肝授動（肝脱転）

8 肝左葉切除後の離断面
中肝静脈は肝離断面に露出されている。

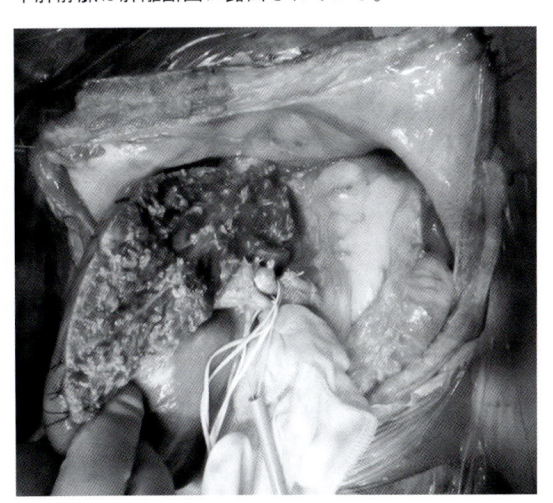

9 肝後区切除後の離断面
右肝静脈が肝離断面に露出されている。

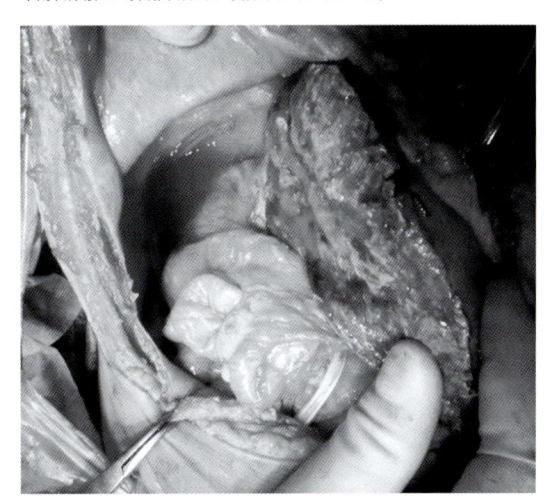

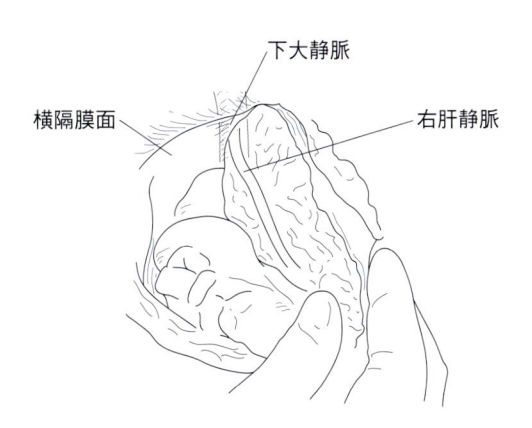

10 定型的肝切除の皮膚切開と肝切離ライン

ⓐ：皮膚切開（逆T字切開）

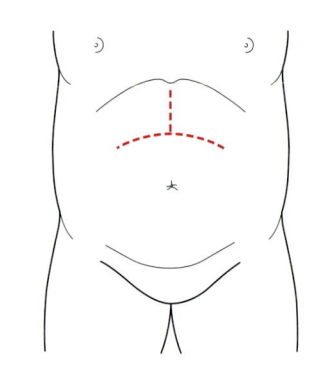

ⓑ：肝切離ライン

右肝静脈　中肝静脈　左肝静脈

外側区域切除の切離ライン

右葉切除の切離ライン　　左葉切除の切離ライン

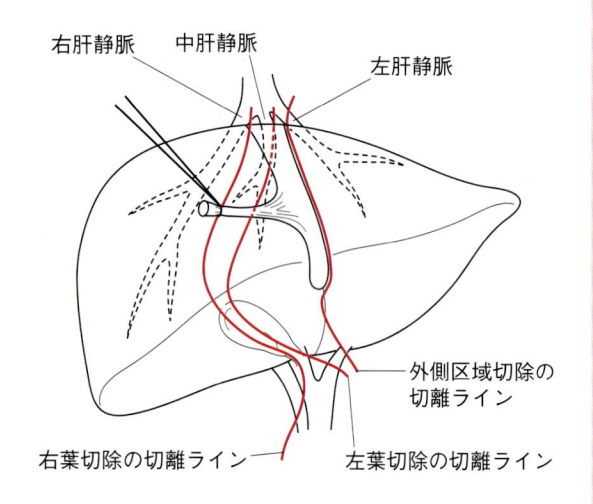

肝切除のコツ：出血を減らすための工夫

　実質臓器の切離である肝切除における出血は，常に大量出血のリスクをはらんでおり，これを予防する，または最少出血にとどめる工夫は重要である。

　肝静脈は必ずしも区域の境界を走るのではなく，また区域の境界を切離することが出血を減じることにはならない。特に肝静脈領域からの出血の制御は容易でない場合があることが多い。ちょっとした気の抜けた操作によって肝実質を無造作に割いたりすると，肝静脈枝から思わぬ出血をきたすことがある。Glisson鞘処理後には，次に肝静脈枝が出現することをあらかじめ予測しておくことが必要である。

　以下にいくつかの肝切除の際に必要な手技を示す。

一括肝門処理

　肝切除の手術手技はGlisson系の脈管の処理，肝静脈の処理，肝実質の離断の3つに大別できる。このうち，切除する領域の支配血管の処理を肝門部においてGlisson鞘単位で一括処理することにより系統的切除が可能となる[1]。肝内では肝動脈，門脈，胆管がGlisson鞘とよばれる結合組織で囲まれている。それらは肝外ではその分岐形態はさまざまであるが，肝内に入る部分ではこれらは必ずその区域枝として走行し，末梢でほかの区域に分布することはない。肝門部では3つの太いGlisson鞘となって肝内に入っていく。Glisson鞘の一括処理は，安全でかつ簡便な脈管処理となる。

肝血行遮断法

　肝切除の際に出血量を減少させる大きな要素は肝への血行を遮断する方法であり，最も広く施行されているのはGlisson系の血行遮断を肝門部で行うPringle法である[2]。肝機能状態により，また再環流障害をきたさないことなどを念頭に遮断と解除を繰り返し行う。10〜15分の血行遮断と5分の血行再開を繰り返し行う。

hanging maneuver

　hanging maneuverはBelghitiらの報告以来[3]，肝切離中の出血をコントロールするうえで有用とされ，広く取り入れられている。尾側の短肝静脈を2〜3本処理した後，肝上部にて右肝静脈と中肝静脈の間から下大静脈前面を剥離し，テフロンテープを通し，これを挙上しほぼCantlie線前後で肝切離する方法である。切離端が持ち上げられることでback flowする肝静脈枝壁が圧迫され血流が減少することもあり，出血点の確認と止血が容易となる。また，切離面が静脈圧に対してやや高くなることで下大静脈血液のback flowも減少する。

肝切離法の原則と肝切離の実際（特に出血時の対応）

　肝切離においては実質の分離に際し必要最小限のcounter tractionが必要であるが，通常，肝表面にそれぞれtraction用の針糸を掛ける。これは切離を容易にすることであり，また肝実質を右房や下大静脈に比較して高い位置に置くことで静脈性の出血を減少させる狙いがある。

　出血が起こり，簡単な止血操作で止血しにくい場合は，切離面をもとに戻すことが重要で，多くの例ではこれで止血される。

肝静脈からの出血はすぐ止めようとすると難渋するが,出血点から少し離れたところを操作し圧迫できるスペースを早く作り,しばらく圧迫すると何事もなかったような止血が得られることが多い.

★　★　★

　近年,肝臓移植技術の進歩により,肝芽腫もその対象疾患とされるようになってきた[4,5]。unresectable tumor症例に対し,高度な技術を要する肝切除(difficult liver resection)[6]を行うべきか,肝臓移植を行うべきかという議論や,進行肝芽腫に対して,肝臓移植を導入するにしても,最初から肝臓移植を選択するprimary liver transplantationとすべきか,肝切除後の残肝再発に対して移植を行う(rescue transplantation)[7]べきかの議論が盛んになされている。いずれにせよ,外科的治療戦略の幅が広がったことは事実であり,喜ばしいことである。

　われわれ小児外科医は肝切除の基本概念をしっかりと頭に入れ,定型的系統切除を行うことが何よりも大切である。非定形的肝切除,肝移植など,高度といわれる手術はまだ先にはあるが,正しい系統的切除ができる外科医は,一見切除不能と思われるような腫瘍でも,結果的にはきれいな系統的切除で手術を完遂する例も少なくない。

文献

1) Yamamoto M, Takasaki K, et al: Effectiveness of systematized hepatectomy with Glisson's pedicle transection at hepatic hilus for small nodular hepatocellular carcinoma; Retrospective analysis. Surgery 2001; 130: 443-8.
2) Chouker A, Schachtner T, et al: Effects of Pringle manoeuvre and ischaemic preconditioning on haemodynamic stability in patients undergoing elective hepatectomy; a randomized trial. Br J Anaesth 2004; 93: 204-11.
3) Belghiti J, Guevara OA, et al: Liver hanging Maneuver; A safe approach to right hepatectomy without liver mobilization. J Am Coll Surg 2001; 193: 109-11.
4) Otte JB, Prichard J, et al: Liver transplantation for hepatoblastoma: Results from the InternationalSociety of Pediatric Oncology (SIOP) Study SIOPEL-1 and review of the world experience. Pediatr Blood Cancer 2004; 42: 74-83.
5) Kasahara M, Ueda M, et al: Living-donor liver transplantation for hepatoblastoma. Am J Transplant 2005; 5: 2229-35.
6) Millar AJW, Hartley P, et al: Extended hepatic resection with transplantation back-up for an "unresectable" tumour. Pediatr Surg Int 2001; 17: 378-81.
7) Austin MT, Leys CM, et al: Liver transplantation for childhood hepatic malignancy: a review of the United Network for Organ Sharing (UNOS) database. J Pediatr Surg 2006; 41: 182-6.

胚細胞性腫瘍（前縦隔および後腹膜）の手術

檜山英三

1 前縦隔胚細胞性腫瘍に対するアプローチ

❶腋窩弧状切開，❷腋窩縦切開，❸従来の側方切開。❶または❷の皮膚切開後，筋膜組織を鈍的に剥離後はこの方向に肋間を切開して開胸する。❹胸骨縦切開

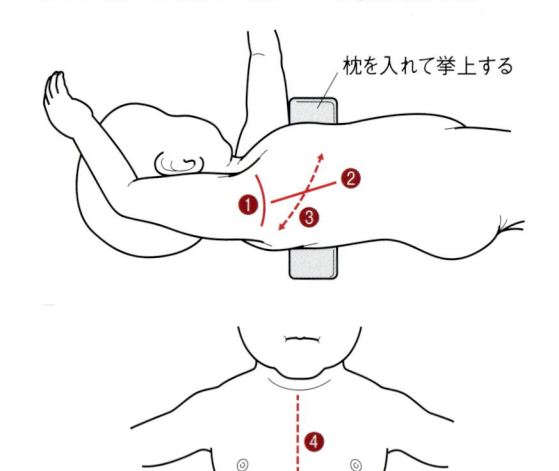

枕を入れて挙上する

2 側方アプローチでの前縦隔腫瘍の切除

横隔神経，迷走神経および反回神経を確認し，可能な限り温存して腫瘍を摘出する。

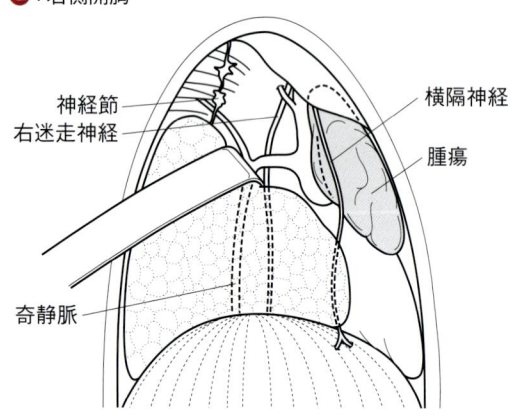

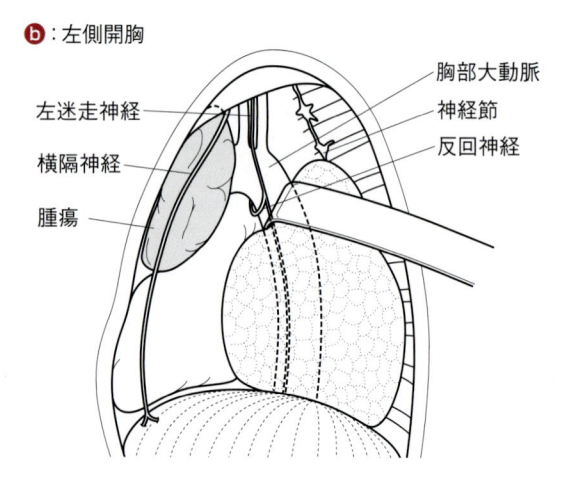

ⓐ：右側開胸

神経節
右迷走神経
横隔神経
腫瘍
奇静脈

ⓑ：左側開胸

左迷走神経
横隔神経
腫瘍
胸部大動脈
神経節
反回神経

術前準備

　前縦隔の胚細胞性腫瘍は，悪性でなくともかなり巨大になり呼吸器症状などが現れてから見出されることも少なくない。縦隔腫瘍での呼吸器症状は，腫瘍による気管や主気管支の圧迫で生じており，全身麻酔によって筋緊張が取れると，気道閉塞を併発することがある。悪性リンパ腫をはじめとして，縦隔腫瘍の際には念頭におかなくてはならない。

　後腹膜から発生した胚細胞性腫瘍も，しばしば巨大化してさまざまな臓器を圧迫し，また，著明な腹部膨満をきたすことがある。腫瘍は，腹部大動脈や下大静脈などの主要血管を腹側に圧排する形で大きくなるため，主要血管の解剖学的位置をデジタルCTなどで術前に把握して手術に臨むことが肝要である。特に新生児，乳児期で巨大なものは，下大静脈や腎静脈を血流がほとんどない状況までに圧排し，手術時に誤って切離する可能性がある。また，下大静脈や腎静脈が自然に閉鎖，退縮した症例もあるため，術前，術中にこれらを把握して手術を行う。

手術の実際

●前縦隔胚細胞性腫瘍の手術

　縦隔腫瘍，特に前縦隔に発生した腫瘍摘出の到達法 **1** は，側方開胸と胸骨縦切開の2種に大別される。側方開胸では，腫瘍の局在により，左右を選択する。従来は肋骨の走行に沿った後側方開胸と前側方開胸が主であったが，小児では形成的に腋窩縦切開 **1**❷ や弧状切開 **1**❶ にて開胸することも少なくなく，腫瘍が巨大であったり，胸腔への癒着や浸潤がなければ考慮すべき方法である。また，胸腔鏡下手術や胸腔鏡補助下で行う場合もある。

　胸骨縦切開 **1**❹ は，開心術に習熟していれば特に問題がないが，胸骨柄の背側を十分剥離して無名静脈損傷を回避することと，胸骨の裏にある腫瘍を損傷しないように注意して，胸骨を切離する。切離後は，胸骨切断面からの出血を電気メスと骨蝋にて止血する。できるだけ広いブレードの開胸器で開創する。

　腫瘍は，前縦隔にあるため，側方切開であれば **2** ，肺を背側に圧排排除し，胸膜を切開して腫瘍に到達するが，悪性腫瘍が胸膜に浸潤しているときは正常部位の胸膜を切開する。このとき，横隔神経を確認し，損傷しないように切開する。通常は，腫瘍が心膜に浸潤していなければ，心膜との間で剥離するが，癒着や浸潤を認める場合は心膜を合併切除する。

　上大静脈の前方に腫瘍があるときは，左腕頭静脈や無名静脈が上大静脈に流入する方向が確認困難であり，注意が必要である。この部位に腫瘍が存在する場合や，心膜や胸膜に広範囲浸

潤が予想されれば，左右に良好な視野が得られる胸骨正中切開を用いるほうがよい **3**。

腫瘍の下方（尾側）は，通常脂肪組織が連続しており，腫瘍のない場所で切離する。成熟あるいは未熟な胚細胞性腫瘍はツッペルなどで容易に剥離可能であるが，前縦隔の悪性胚細胞性腫瘍は，周囲組織，胸腺とともにen blocに摘出する。ときに，悪性胚細胞性腫瘍では，胸膜，心膜，胸壁，胸骨，横隔膜，左腕頭静脈，胸腺，場合によっては上大静脈の合併切除が必要な場合もある。通常，左腕頭静脈は切離しても循環系に影響はほとんどない。

摘出後は，止血を行い，開胸した胸腔および胸骨縦切開では必要に応じて前縦隔に持続吸引ドレーンを挿入して，通常通りに閉胸する。

●後腹膜原発胚細胞性腫瘍の手術

この場合の皮膚切開は，上腹部横切開とし，腫瘍の部位により左右に偏った位置とする **4a①，②** が，左右両側からのアプローチが必要な症例では左右に伸ばした切開を行う **4a③**。

開腹後に，転移の有無を確認し，右の場合 **4b** はKocher授動を十二指腸外側に沿って行い，後腹膜を膵頭部の後方まで鈍的には剥離する。下大静脈，右腎動静脈を同定して右腎，右副腎を確認しながら腫瘍を剥離する。一方，左側の場合 **4c** は，脾臓外側に沿って胃大彎上極に向かう切開を加えて脾臓を背面剥離して右側へ脱転する。

腹部大動脈，左腎動静脈を同定し，左腎，左副腎を確認しながら腫瘍を剥離する。腫瘍は，腹部大動脈から直接あるいは腎動脈から栄養血管があることが多いためこれらを切離する。悪性例では，周囲の脂肪組織も含めて剥離するが，主要血管の損

3 胸骨縦切開でのアプローチ
腫瘍は前縦隔にあり，直視下に確認される。大血管や心臓との関連を確認して切除する。

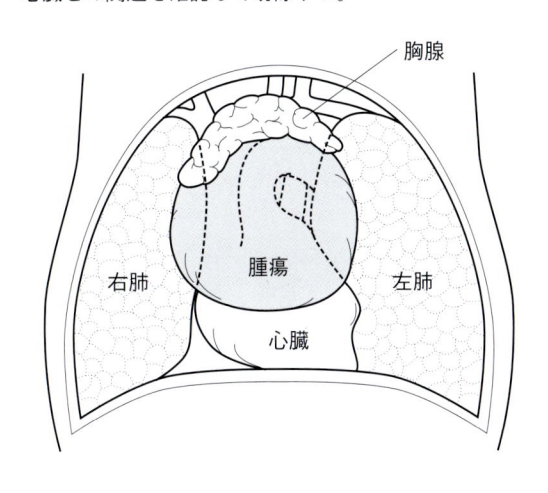

4 後腹膜胚細胞性腫瘍に対するアプローチ
ⓐ：❶右側からアプローチするときの切開，❷左側からアプローチするときの切開，❸両側からアプローチが必要なときの切開（Flank to flank切開）ⓑ：右側からのKocher授動，ⓒ：左側からの脾と左側結腸の脱転

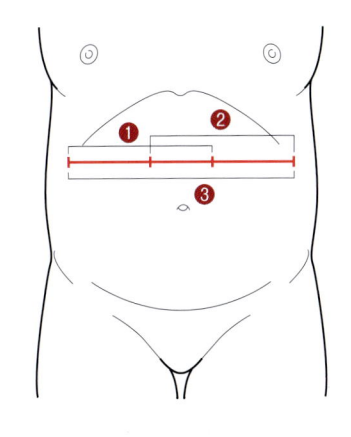

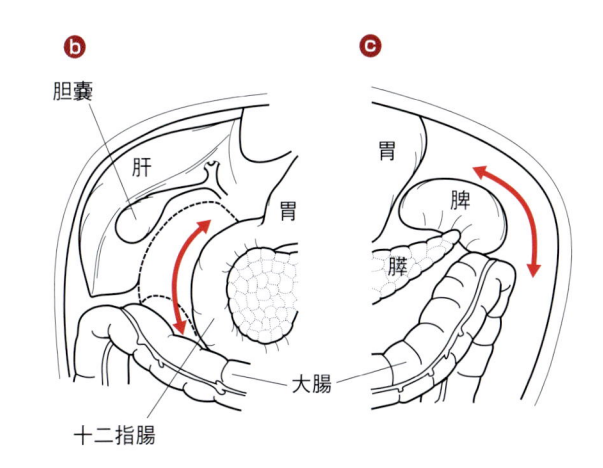

❺ 右側後腹膜巨大奇形腫と血管の関連

しばしば，大血管を腹側に圧迫，伸展している。下大静脈や腎静脈の血流が途絶えている症例もあり，その場合は腫瘍切除時に腎の側副血行の切離を最小限にする。

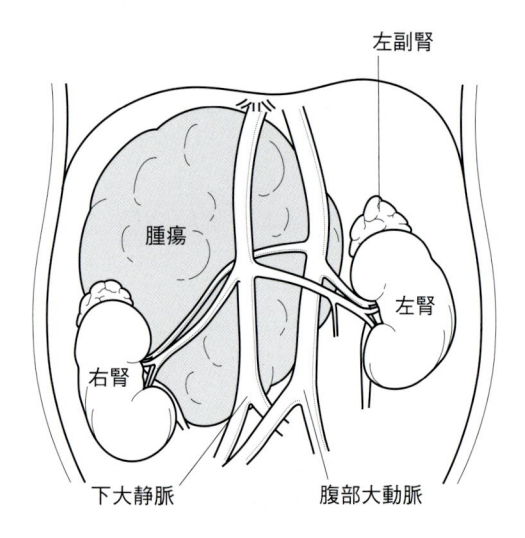

左副腎／腫瘍／左腎／右腎／下大静脈／腹部大動脈

傷に十分留意する。また，前述のように，腫瘍の増大に伴って腎静脈が閉塞し線維化したり消失しているときは，腎血流温存のため，奇静脈，半奇静脈への還流などを含め腎周囲組織の剥離は最小限にとどめ，腎血流の確認を行いながら腫瘍を剥離する。動脈系は通常腹側に圧排されているのみであるが，浸潤が著しい場合は腫瘍を切開して腹腔動脈や上腸間脈動脈を温存する❺。

また，腫瘍が後腹膜から肝背側さらに後縦隔に進展しているときは，肝右葉を脱転し，短肝静脈を処理あるいは温存し，また肝静脈を温存し，左右の横隔膜脚を確認しながら後縦隔内の腫瘍を剥離して摘出する。

腫瘍切離後は，必要に応じてリンパ節の郭清を行い，止血とともにリンパ液の漏出に対してフィブリン糊などで対応したのちに，ドレーンを挿入にして，後腹膜腔を閉鎖して，閉腹する。

術後管理

①胸腔ドレーンは低圧吸引し，出血がなく，浸出液やリンパ液の漏出が減少し，肺が十分に拡張したことを確認して抜去する。
②腹腔ドレーンも，出血がなく，浸出液やリンパ液の漏出が減少すれば2〜3日で抜去する。

腫瘍

骨盤内横紋筋肉腫の手術

黒田達夫

術前準備

術前準備として，一般的な小児外科腹部手術に準じて，術前24時間の禁食，浣腸・下剤による腸管のプレパレーションが行われる。

特に尿路系原発や尿路系に浸潤がある場合には，尿路感染予防のために，手術直前の抗生剤投与を考慮する。腸管を用いた尿路変向や膀胱容量拡張を予定している場合には，ニフレック®などによる徹底的な腸洗浄に加えてカナマイシン，メトロニダゾールによる腸管の化学的プレパレーションを行う。

手術の方針

手術の基本原則

骨盤内の横紋筋肉腫は発生臓器が多様で，膀胱・前立腺原発のものは予後不良とされる一方，腟や外陰部原発のものでは初期化学療法への反応は良好である。日本横紋筋肉腫研究グループ（JRSG）プロトコールでは，化学療法や放射線療法の併用により可及的に臓器機能を温存することが手術の基本原則になっている。

膀胱全摘や骨盤内臓器全摘は，部分切除などの術式が適応できず，化学療法，放射線療法に対する反応が不十分である際に限定して行われ，尿路変向も要する。手術時期は基本的には初期化学療法4コース後の治療開始後12週の評価で判断され，手術不能とされた場合にはさらに追加化学療法を施行して24週の時点で手術の可能性を再評価することになっている。

膀胱・前立腺原発腫瘍

膀胱頂部，あるいは比較的膀胱頸部寄りの腫瘍であっても，膀胱機能の温存が可能で根治性の得られる場合には膀胱部分切除が行われる。膀胱頸部に近い腫瘍では膀胱尿管新吻合や膀胱拡大術が併せて行われる場合もある。

前立腺原発腫瘍では，まれに，化学療法後に尿道・膀胱を温存して前立腺摘除により完全切除できる場合もあるが，多くの場合には化学療法，放射線療法を併用して，腫瘍に対する手術は限定的切除に止める。

腟・子宮原発腫瘍

腟遠位側の病変では，遠位腟を切除して再建し，子宮は温存する。近位腟原発腫瘍では子宮全摘に遠位腟もしくは全腟の切除を行う。腟全切除の場合には，S状結腸などを用いて腟再建が行われる。

子宮原発の症例では原則的に子宮摘除を行うが，遠位腟および卵巣は温存する。骨盤内の横紋筋肉腫で，肉眼的な骨盤浸潤がない限りは卵巣を温存する。子宮頸部からポリープ状に腟内腔へ突出した病変では子宮を温存してポリープ切除を行う。

1 皮膚切開

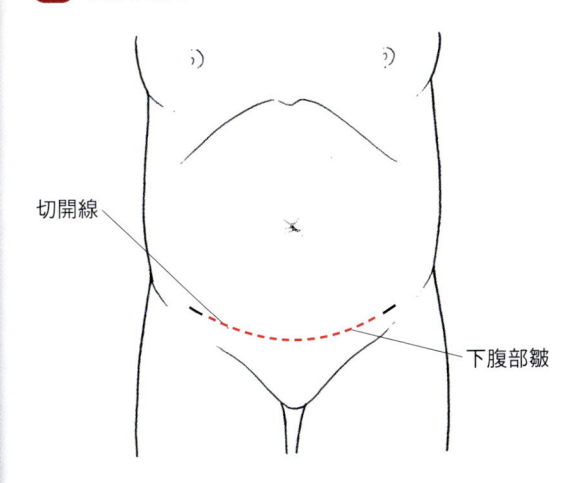

2 膀胱の牽引と視野展開

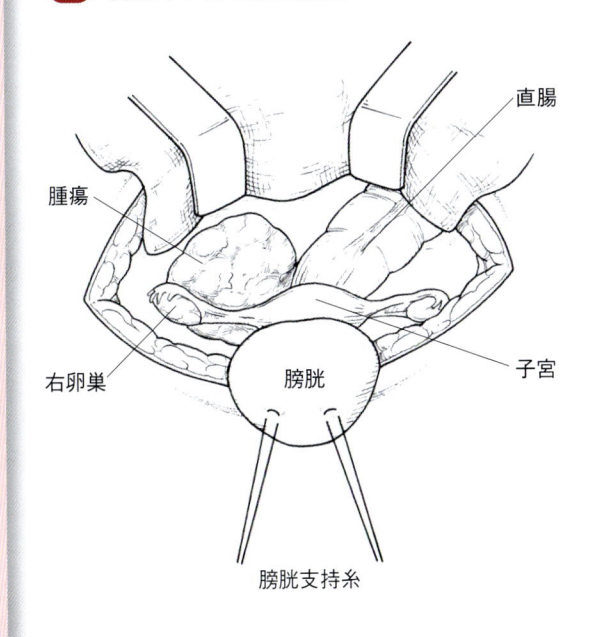

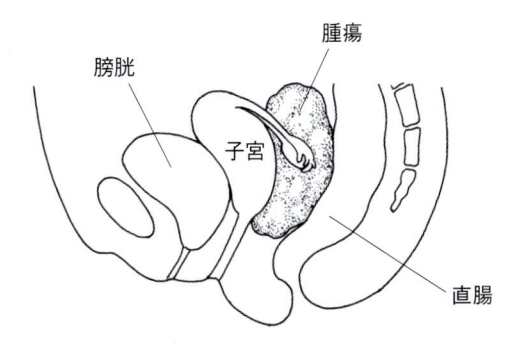

327

❸ 卵巣からの腫瘍剥離

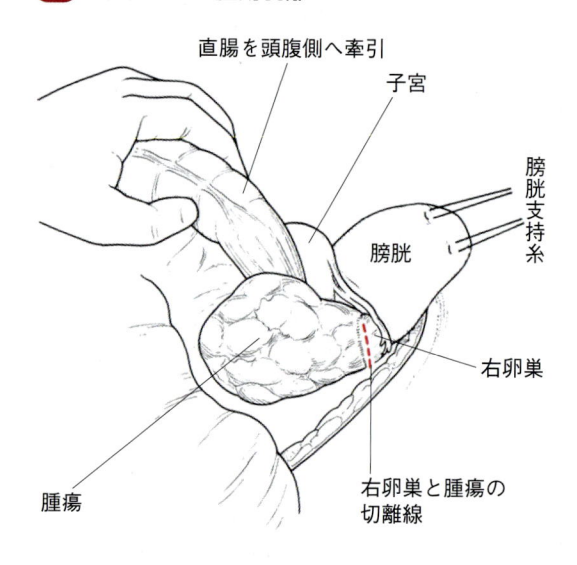

（図：直腸を頭腹側へ牽引、子宮、膀胱支持糸、膀胱、右卵巣、右卵巣と腫瘍の切離線、腫瘍）

❹ 膀胱からの腫瘍剥離

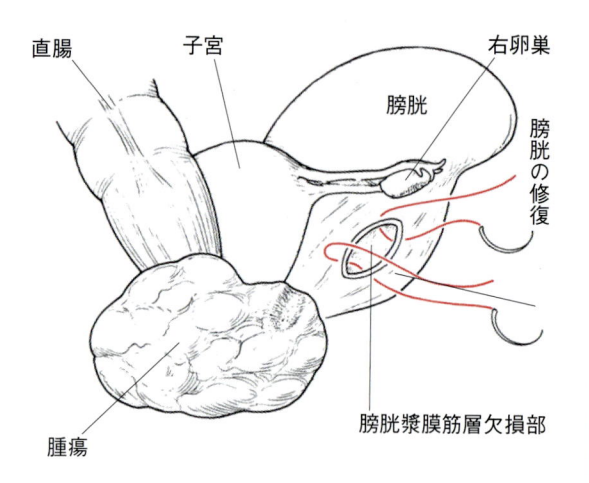

（図：直腸、子宮、右卵巣、膀胱、膀胱の修復、腫瘍、膀胱漿膜筋層欠損部）

❺ 直腸の腫瘍剥離と直腸の修復

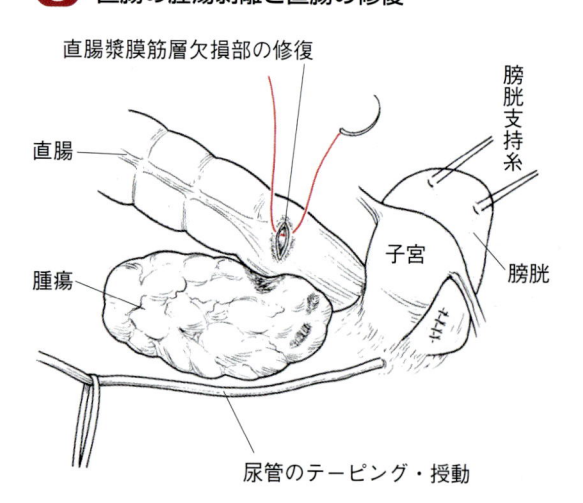

（図：直腸漿膜筋層欠損部の修復、直腸、腫瘍、膀胱支持糸、子宮、膀胱、尿管のテーピング・授動）

後腹膜・骨盤部原発腫瘍

仙骨前面付近に腫瘍があり，膀胱後壁，卵巣，直腸前壁などと接して直接浸潤が疑われており，化学療法で腫瘍が縮小した場合の手術を想定して手術手技を解説する。

手術の実際

皮膚切開 ❶

皮膚切開は，下腹壁皺に沿った下腹部横切開が多く用いられる。腹壁筋層を同じ方向に切開して，膀胱頂部のやや頭側で開腹する。創部は腫瘍のある側では腹直筋外縁を越えて十分に切開すると視野がとりやすい。

下腹部正中切開も行われるが，骨盤底まで十分な視野を得るためには臍上まで相当切開線を延長しなければならない。

膀胱の牽引と視野展開 ❷, ❸

膀胱頂部付近の漿膜・筋層に3-0のatraumaticな糸を1〜2針かけて尾側へ牽引すると，膀胱子宮窩や骨盤底の視野が良くなる。

さらに直腸を把持して上方に牽引すると直腸子宮窩の視野が展開されるので，直腸壁に沿って，腹膜反転部で後腹膜を切開する。膀胱頸部から尿道の背面には神経が入ってきており，同部を深く剥離すると術後に高率に排尿障害を起こす。

卵巣との剥離 ❸

卵巣と腫瘍の間を切離する。肉眼的に明らかな卵巣への腫瘍浸潤がなければ，卵巣は温存する。卵巣漿膜を腫瘍側に付けて切離し，漿膜欠損部を吸収糸で縫縮・修復する。

術後に腫瘍床に放射線照射を考慮している場合には，卵巣間膜を左右に大きく広げた形にして卵巣を照射野外の後腹膜へ漿膜縫合で固定しておく。

膀胱との剥離 ❹

膀胱と腫瘍の間を切離する。膀胱側の筋層に欠損ができた場合には，漿膜筋層縫合を追加して修復する。膀胱に直接浸潤のある場合には，膀胱頸部にかからない部位であれば膀胱の部分切除を行う。

欠損部を吸収糸により全層縫合で閉鎖し，さらに漿膜筋層を縫合して補強する。膀胱頸部や尿道に浸潤が及ぶ場合には，腫瘍切除に尿路変向や膀胱容量拡大術を追加しなければならないことが多く，根治性と術後機能障害とのバランスを勘案して腫瘍の亜全摘に止めることも考慮する。

直腸との剥離 ❺

腫瘍から十分頭側に離れたところで後腹膜を切開して尾側の後腹膜切開線と連続させて，後腹膜腔に入る。直腸周囲の剥離を進める。後腹膜腔では，分かりやすいやや頭側の部位で尿管を同定してテーピングし，授動して腫瘍から避けておく。

直腸へ腫瘍の直接浸潤がある場合には，全層浸潤でなければ直腸の外膜・筋層を削ぐように切除し，外膜筋層を縫合して修復する。直腸全層に浸潤のある場合には，全層で直腸壁を切除し，縫合・修復した後，近位結腸に人工肛門を造設する。

血管のテーピングと原発巣切除 ❻

　腫瘍と周囲臓器の間が剝離できたら，さらに腫瘍に接する血管を腫瘍の頭側，尾側でテーピングし，腫瘍切除の際に血管損傷があっても止血できるようにする。そのうえで後腹膜腔から腫瘍を起こして切除する。

リンパ節郭清 ❼

　リンパ節郭清は，両側の神経損傷を避けるために，腫瘍側の片側のみ行い，対側は腫大したリンパ節のサンプリングに止める。郭清の範囲は外腸骨動脈から近位は左右総腸骨動脈の分岐部直上までとする。リンパ節が広範に著明に腫大している場合には，サンプリングのみ行う。動脈の上を横走するリンパ管があり，切り放しにすると術後にリンパ漏の原因になるので，可及的に結紮して切断する。

術後管理のポイント

①後腹膜腔の広範な剝離では，同部の3rd spaceへ水分を取られるので，腎前性に尿量が低下しないように十分な輸液を行い，尿量を確保する。

②手術直後は膀胱バルーンカテーテルが留置されているが，膀胱頸部周囲の剝離操作が行われた場合には，排尿神経障害の可能性がある。カテーテル抜去は慎重に昼間の時間帯に行い，抜去後の排尿状態に注意する。

③リンパ節郭清後は，リンパ漏，乳び腹水貯留にも注意を要する。

④可及的早期に化学療法や局所への放射線療法を再開することが好ましい。

文献

1) 日本横紋筋肉腫研究グループ（JRSG）：横紋筋肉腫中間リスク群に対するiVAC療法の有効性および安全性に関する多施設研究実施計画書 appendix 8. 外科治療ガイドライン2004年．

❻ **血管からの腫瘍剝離**

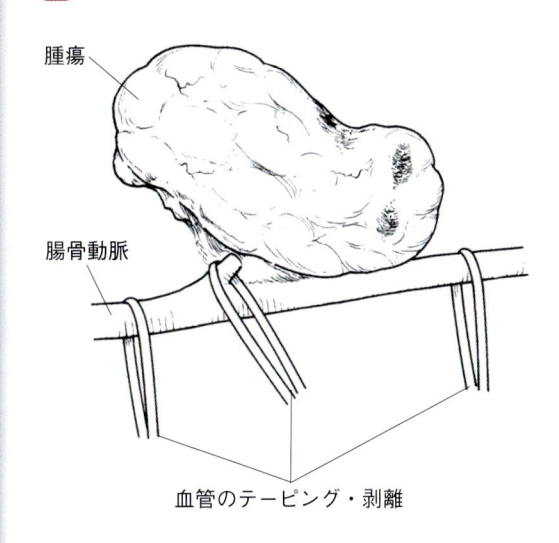

腫瘍
腸骨動脈
血管のテーピング・剝離

❼ **リンパ管の処理**

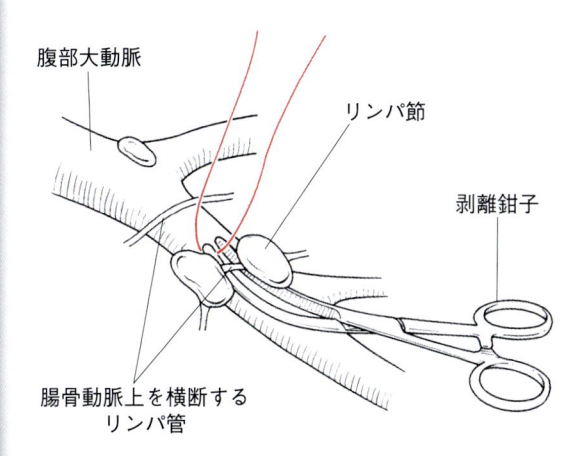

腹部大動脈
リンパ節
剝離鉗子
腸骨動脈上を横断するリンパ管

VII 腫瘍
精巣腫瘍の手術

松藤　凡

高位除睾術

適応

思春期以前の悪性精巣腫瘍，思春期以降の精巣腫瘍が適応となる。

手術の実際

皮膚切開

鼠径部の斜め皮膚切開で良好な術野が得られる。腫瘍が大きい場合は，創を陰囊上部まで延長する。腫瘍が小さい場合は，下腹壁皺に沿った横切開でも可能である❶。

手技

外腹斜筋腱膜まで，皮下組織を剥離する。

外鼠径輪からの外腹斜腱膜を切開し，内鼠径輪の高さまで鼠径管を大きく開放する。

精索を鼠径管から剥離し，ネラトンチューブなどで保持し，クランプして腫瘍の散布を防ぐ❷。

内鼠径輪近傍で精巣挙筋を全周にわたって切離し，精索を鼠径管から完全に剥離する。

輸精管を内鼠径輪の高さで結紮・切断する。

精索を一括に穿通結紮し，さらに二重結紮しその間で精索を切断する。精索を鼠径管から完全に剥離し，陰囊内容を術野に娩出し，精巣導帯の遺残組織を切離し，外精筋膜に包まれたま

❶ 皮膚切開
ⓐ：皮膚切開図

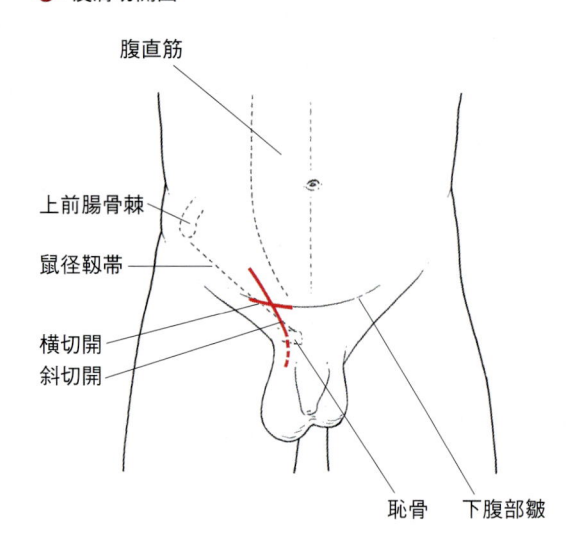

（腹直筋，上前腸骨棘，鼠径靱帯，横切開，斜切開，恥骨，下腹部皺）

ⓑ：解剖図

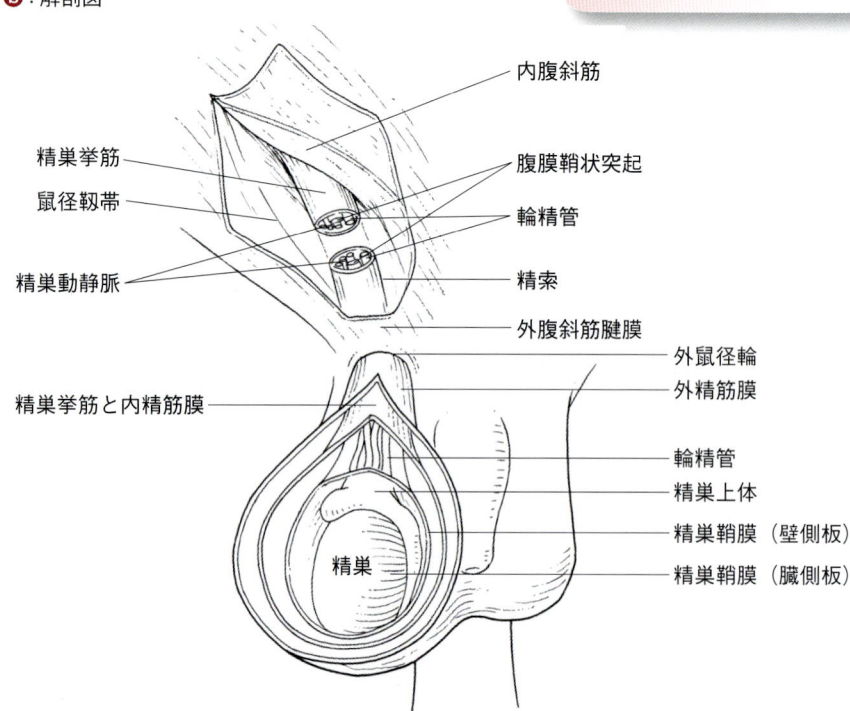

（内腹斜筋，精巣挙筋，鼠径靱帯，精巣動静脈，腹膜鞘状突起，輸精管，精索，外腹斜筋腱膜，外鼠径輪，外精筋膜，精巣挙筋と内精筋膜，輸精管，精巣上体，精巣鞘膜（壁側板），精巣鞘膜（臓側板），精巣）

まで精巣，精索を一塊にして切除する❸。
出血や滲出液が多いときは陰嚢から　ドレーンを挿入する。
鼠径部は通常どおり閉創する。

精巣温存腫瘍核出術

適応

術前画像診断，腫瘍マーカー等で良性と診断された思春期前の精巣腫瘍，奇形腫（teratoma），gonadal stromal cell tumor（Ledying cell tumor, Sertoli cell tumor），類上皮腫（epidermoid cyst）などが適応となる。

手術の実際

皮膚切開
鼠径部に沿った斜め皮膚切開で良好な術野が得られる。腫瘍が小さい場合は，下腹壁皺に沿った横切開でも可能である❶。

手技
外腹斜筋腱膜まで，皮下組織を剥離する。外鼠径輪からの外腹斜腱膜を切開し，内鼠径輪の高さまで鼠径管を大きく開放する。
精巣挙筋を全周にわたって精索から剥離し，血管テープなどで精索を保持する。精巣動静脈を挫滅しないように，精索をクランプし血行を遮断する。
陰嚢内容を術野に娩出し，精巣導帯から切離する。精巣を布などの上に置き，術野を保護する。
精巣腫瘍の直上でtunica vaginalis（精巣鞘膜壁側板）を切開し，精巣を術野に出す。
腫瘍の周囲の白膜を切開し，腫瘍を核出する❹。切除した腫瘍を迅速病理に提出する。病理にて，摘出した腫瘍が良性であり，腫瘍周囲の正常精巣組織に思春期後の変化が始まっていないことを確認する。
切離面を入念に止血し，精巣実質を縫わないように気をつけながら白膜を吸収糸を用いて縫合閉鎖する。
精巣を陰嚢内に戻し，閉創する。

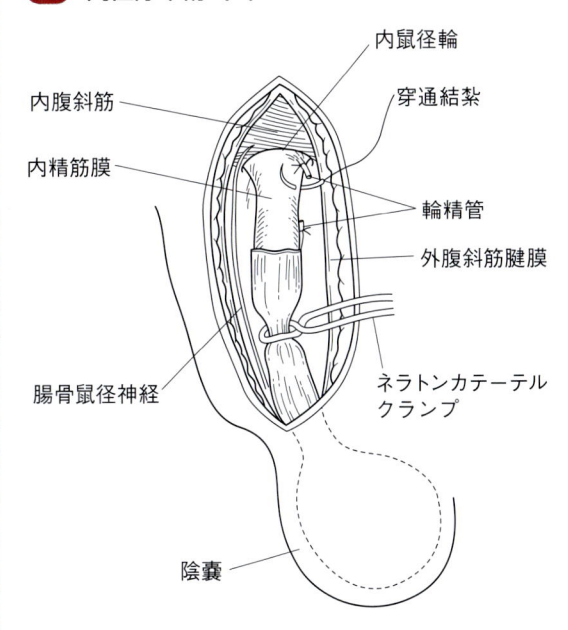

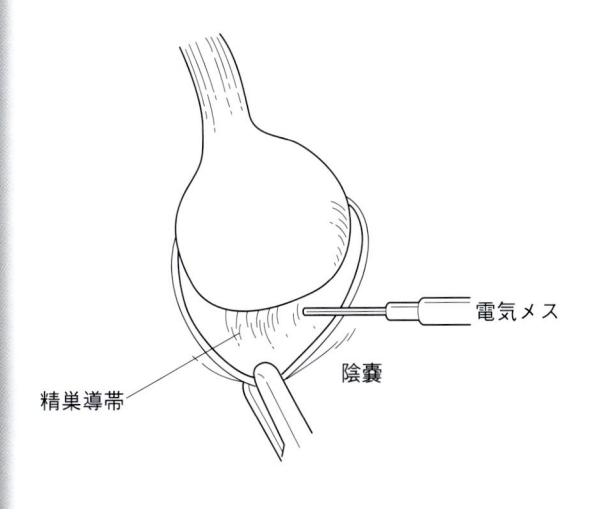

❷ 高位除睾術（1）

❸ 高位除睾術（2）

❹ 精巣温存腫瘍核出術
白膜を切開して腫瘍を核出する。

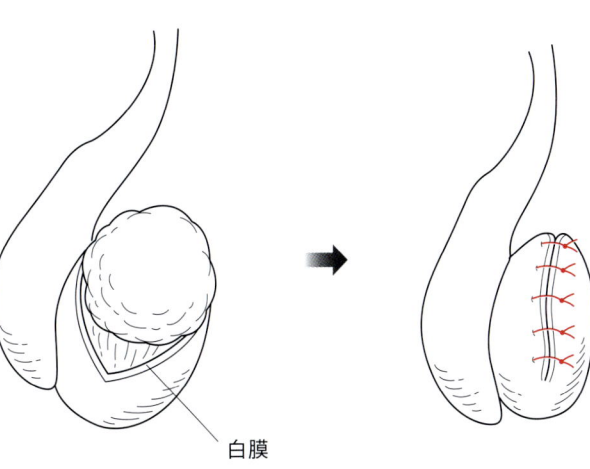

白膜を縫合する。

Ⅶ 腫瘍

卵巣腫瘍の手術

松藤　凡

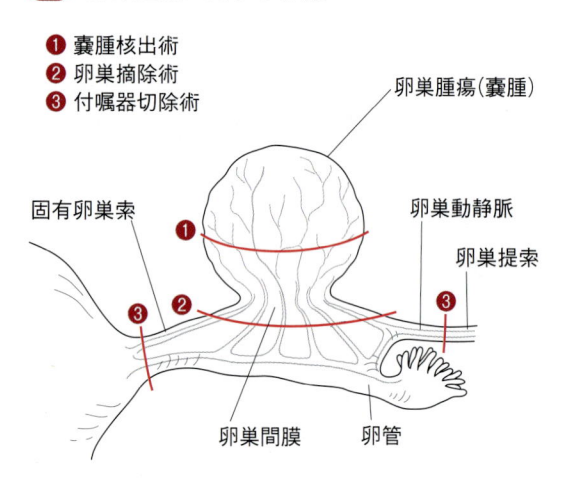

卵巣は，固有卵巣索，卵巣堤索（骨盤漏斗靱帯），子宮広間膜に連続する卵巣間膜により固定されている。卵巣提索内を走行する卵巣動静脈と子宮動静脈は卵巣・卵管間膜内で，側副血行路を形成して，卵巣と卵管に分布している。卵巣腫瘍は，嚢胞性腫瘍，充実性腫瘍とこれらが混在したものがある。一般に嚢胞性腫瘍には，良性のものが多い。

卵巣腫瘍に対する手術は，卵巣嚢腫切除術（核出術），卵巣切除術，付属器切除術の3種類がある❶。

手術の実際

卵巣嚢腫切除術（核出術）

下腹部横切開で開腹する❷。大きな嚢腫でも，3〜4cmの開腹創から，内容液を吸引すると容易に創外に引き出すことができる。

嚢腫の多くは腹腔内方向へ増大するため，残存卵巣組織は，卵巣間膜側に存在する。嚢腫と正常卵巣との境界を確認し，やや嚢腫よりで切開線を決める。

嚢腫壁に切り込まないように被膜を円周状に切開する。まず，被膜を1〜2cm鋭的に切開し，嚢腫と被膜の間をペアン鉗子で

❶ 卵巣腫瘍に対する手術
① 嚢腫核出術
② 卵巣摘除術
③ 付嘱器切除術

❷ 開腹図（右卵巣腫瘍）

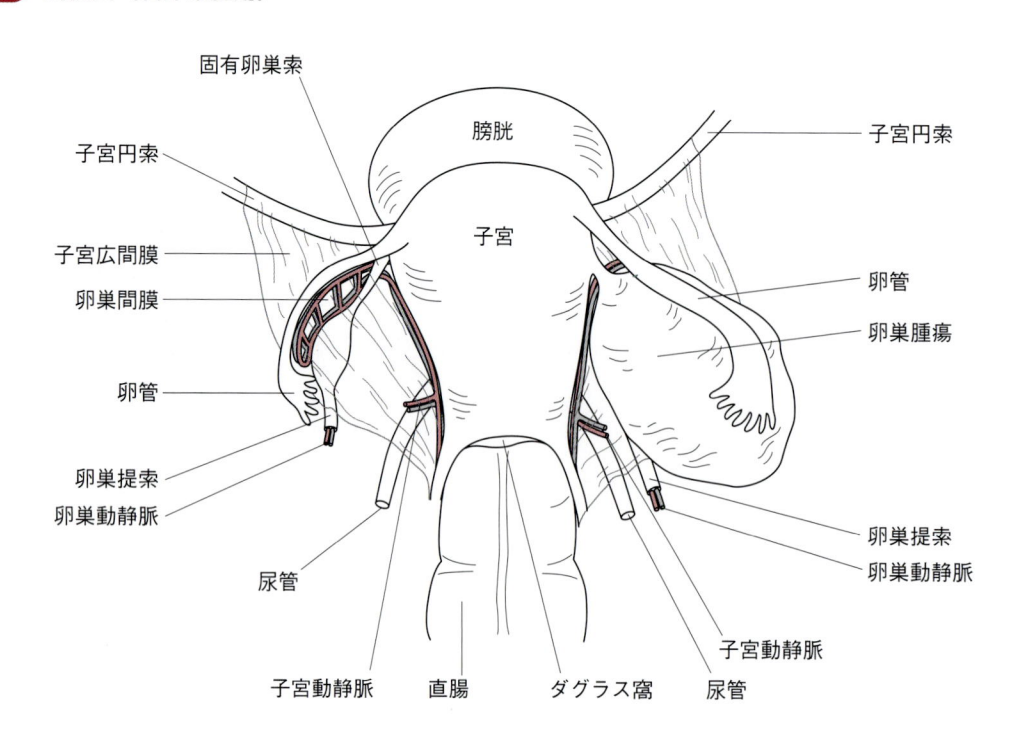

卵巣腫瘍の手術

鈍的に剥離しながら，被膜を全周にわたり切開する❸。被膜をペアンなどで把持し，被膜と囊腫の間を卵巣基底部に向かって鈍的に剥離する。ときに鋭的な剥離が必要なことがある。囊腫を栄養する怒張した血管を数本認めるが，ていねいに剥離し結紮，切断する。

次に囊腫と正常卵巣組織の間を剥離し囊腫を摘出する。

残存した卵巣切断面をていねいに止血し，吸収糸で縫合閉鎖する。

卵巣切除術

固有卵巣索と卵巣提索を切断して卵巣を摘出する❹。卵巣腫瘍を頭側へ牽引し，壁側腹膜を切開して卵巣提索を探し出す。この際，尿管の走行を確認することが重要である。卵巣動静脈を各々結紮切断する。一括に穿通結紮してもよい。

卵巣腫瘍の子宮との間を剥離し結紮・切離する。

卵巣間膜表面を卵巣に沿って切開し，卵巣を間膜から電気メスなどで切離していく。卵巣への怒張した血管はていねいに結紮・切離する。卵巣側の血行を損なわないように注意する。子宮広間膜に進展している場合も同様に切離する。尿管の走行を確認し損傷しないように注意する❺。

付属器切除術

悪性腫瘍に用いられる。開腹時に，腹水があれば細胞診へ提出する。腫瘍の大きさ，広間膜への進展度，腹腔内播腫，大網転移，癒着，周囲臓器への浸潤を観察する。卵巣提索，卵管を切断して卵巣と卵管を摘出する術式である❻。

卵巣腫瘍を頭側へ牽引し，壁側腹膜を切開して卵巣提索を探し出す。この際，尿管の走行を確認することが重要である。卵巣動静脈を各々結紮切断する。一括に穿通結紮してもよい。卵管・固有卵巣索を子宮付近で，結紮し切断する❼。

卵巣・卵管間膜を，固有卵巣索へ向かって切離する。間膜内の血管は結紮・切離し，卵巣と卵管を摘出する。切離線の腹膜を縫合し切断面を被覆する。切離面が大きいときは，腹膜被覆が不可能なこともあるが，必ずしも被覆する必要はない。

---

❸ 卵巣囊腫切除術（核出術）

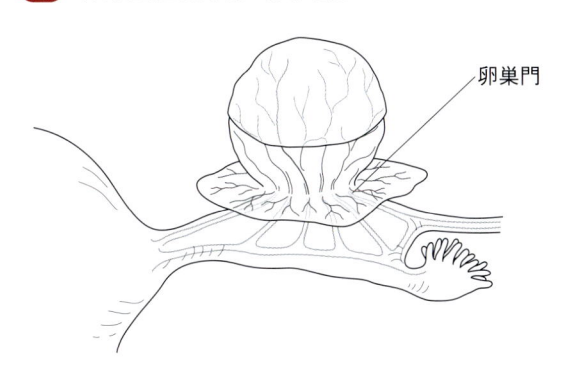

卵巣門

❹ 卵巣切除術（1）

卵巣動静脈を各々結紮切断する。

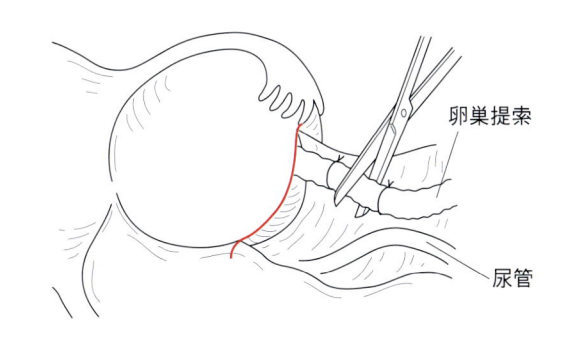

卵巣提索

尿管

❺ 卵巣切除術（2）

卵巣間膜を卵巣に沿って切開する。

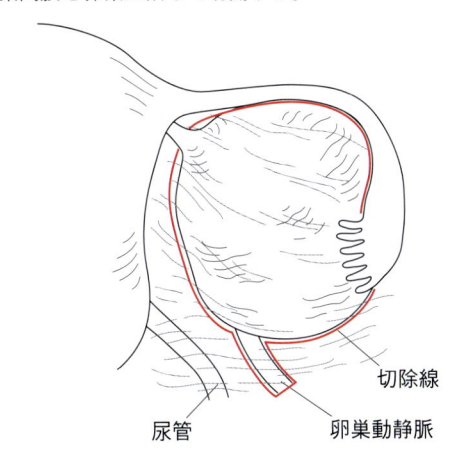

切除線
尿管　卵巣動静脈

❻ 付属器切除術（1）

卵巣提索を切開し，卵巣・卵管間膜を子宮広間膜から切離する。

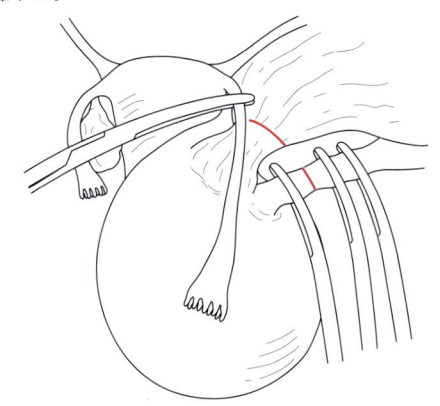

❼ 付属器切除術（2）

卵管と固有卵巣索を子宮付近で結紮し切断する。

子宮広間膜
尿管　卵巣動静脈

333

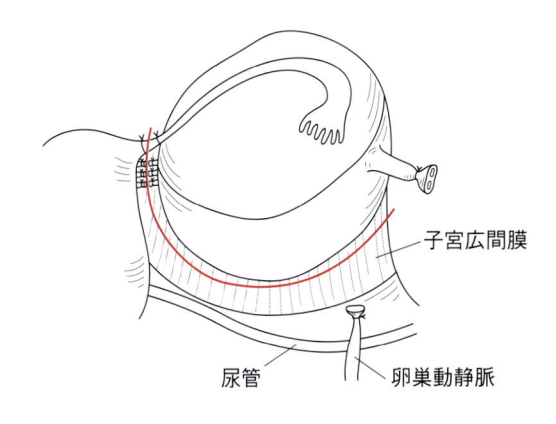

VII 腫瘍

仙尾部奇形腫の手術

米田光宏

術前準備

術前管理

新生児例：出生前診断例には巨大な腫瘍を有する重症例が多く，慎重な術前管理が必要である。多くは分娩時の被膜破綻や出血のリスクが高いため帝王切開の適応となる。出生直後にDICや心不全合併による全身状態不良のまま手術に踏み切らざるを得ないことも多く，産科，新生児科，麻酔科との周産期の情報共有が必須である。全身管理を行ったうえで安定した状態で手術を行うことが望ましいが，出生後急激に心不全やDICが進行する例もあり，手術のタイミングを見極めるのは難しい[1]。頻回に全身状態を評価し，決断すればすぐに手術を行えるように準備することが大切である。汎血球減少やDICをきたしている症例では，適宜輸血などを行い術前の状態を改善しておく。動脈ラインに加え，急速輸血が可能なように上肢に太い静脈ルートを作成しておく。心不全徴候にも留意する必要があり，中心静脈ルートを作成してカテコラミン投与や中心静脈圧のモニターを行うことが望ましい。

乳児以降発症例：新生児例のように全身状態が不良であることはまれであるが，年齢が高くなるにつれて悪性腫瘍の頻度が高くなるので，AFP測定，転移巣の検索が必須となる。切除困難例や遠隔転移がある症例は原発巣の生検にとどめ，術前化学療法を行う。

術前検査（＊は必ず行っておきたい検査）

画像診断：胸腹部単純X線＊，超音波検査＊，CT（造影CT）＊，MRI，注腸造影，膀胱造影，経静脈的腎盂尿管造影など。尿路系（尿道，膀胱，尿管），生殖器系（男児は前立腺，女児は腟，子宮），直腸肛門などとの関係を確認する。出生前診断例では，胎児超音波検査，胎児MRI検査。悪性を疑う場合は，CT等による肝・肺・遠隔リンパ節転移検索を行っておく。

心エコー＊：巨大腫瘍の場合は，心不全の有無を評価するのに必須である。

神経学的評価＊：評価可能な年齢の児では，排尿排便障害，下肢知覚運動障害の有無について術前に客観的評価を行っておく。

血液検査：汎血球減少やDIC徴候をきたすリスクがあるので，赤血球数＊，白血球数＊，血小板数＊や止血機能＊もチェックしておく。その他一般的術前検査項目に加え，AFP＊の測定が必要である。新生児や乳児症例では正常AFPレベルが高いので，注意が必要である。

手術の実際

開腹操作を行う場合

心不全徴候のため先に栄養血管結紮を要する場合やAltman III

仙尾部奇形腫の手術

型，Ⅳ型で後腹膜側の腫瘍量が多い場合が適応になる．
体位：仰臥位，臍下部横切開で開腹する **1a**．
腫瘍栄養血管根部の結紮：腸管を頭側に圧排し，大動脈分岐部を確認したら，腫瘍栄養動脈を同定する．栄養血管は仙骨正中動脈が最も多いが **2**，内腸骨動脈から栄養される場合や，栄養血管が複数みられることが多いので慎重に確認する必要がある[1]．栄養血管処理を要する症例では，術前に心不全やDICに陥り，全身状態が不良で出血傾向が強い場合が多く，剥離操作には注意を要する．栄養血管を有効に結紮することができれば，心不全の改善が得られ循環動態は安定する．また，腫瘍剥離操作における出血も減らすことができる．腫瘍からの還流静脈も拡張して下大静脈や腸骨静脈に流入していることが多いので，同定できればこちらも結紮しておく．
腹腔側からの腫瘍剥離：Altman Ⅲ型，Ⅳ型で腹部側の腫瘍量が多い場合は，腹腔内から剥離可能な腫瘍は剥離しておく．この際，尿管，骨盤神経叢，輸精管，付属器の損傷に留意する．ただし，嚢胞成分が主体の場合，たとえ頭側まで発育していても，仙骨式のアプローチのみで摘出できることが多い．嚢胞を適宜牽引しながら剥離を進め，内容を穿刺吸引することで腫瘍の頭側の視野が得られるためである．また，比較的全身状態がよい症例においては，経腹剥離操作を腹腔鏡を用いて行うことも可能である．
仮閉腹：腹腔内操作が終了したら，開腹創を仮閉鎖する．再開腹を要する可能性や手術をできるだけ短時間で終えることを考えて，簡便な方法を採用する．ドレッシングを工夫するのも一考である．

なお，新生児例で開腹操作や体位変換を要する場合は，電気メス用の対極板を貼るスペースが限られているため，対極板貼付が不要な容量結合型対極板（メガソフト®など）が有用である．

腫瘍切除の実際

体位：腹腔内成分が多いかどうか，腫瘍が大きいかどうか，年齢によって適切な体位を選択する必要がある．Altman Ⅰまたは Ⅱ型の体外成分が優位な症例は，ジャックナイフ体位で手術を行うことが可能である．出生前診断例で巨大腫瘍の場合，腹臥位かジャックナイフ体位かという議論があるが，術者が慣れている方法がよい．著者は開腹を要する症例であれば，体位変換を行う必要がなく，加えて術中心マッサージなど蘇生処置がやりやすい仰臥位のままで手術を完遂している．この場合，最初に腹部と腫瘍を含めて広く消毒しておき，背部も下肢および腫瘍を持ち上げて可及的頭側まで消毒する．両下肢も十分に消毒しておく **3**．
手術準備：手術に先立って，尿道バルーン挿入に続き，肛門部をよく確認したうえで，太めのネラトンなどのチューブを直腸内に留置しておく．術野が便で汚染されるという危惧もあるが，直腸を触診で確認しながら剥離を進めることができるというメリットが大きい．
皮膚切開：腫瘍と身体の境界線を想定し，切除後の皮膚縫合を考慮して皮切ラインを決定する．切除後にトリミングできるので，ある程度余裕をもって，本来の境界線よりも腫瘍側に皮切

1 皮膚切開

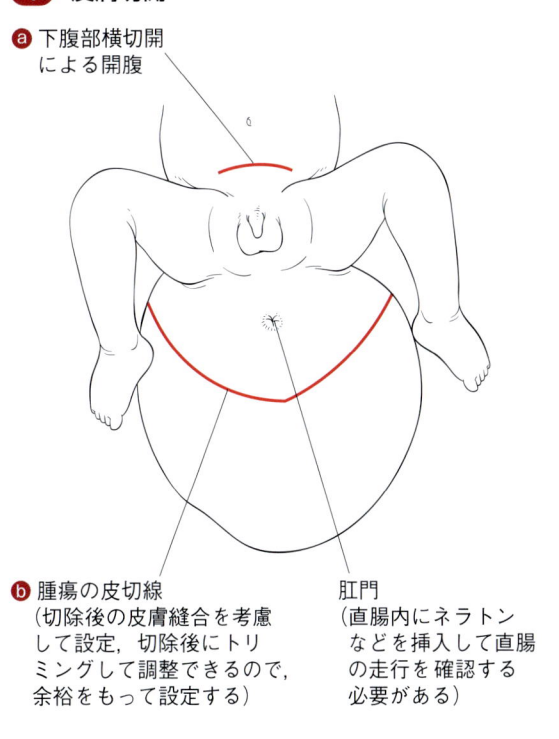

a 下腹部横切開による開腹

b 腫瘍の皮切線（切除後の皮膚縫合を考慮して設定，切除後にトリミングして調整できるので，余裕をもって設定する）

肛門（直腸内にネラトンなどを挿入して直腸の走行を確認する必要がある）

2 腫瘍栄養動脈の根部結紮

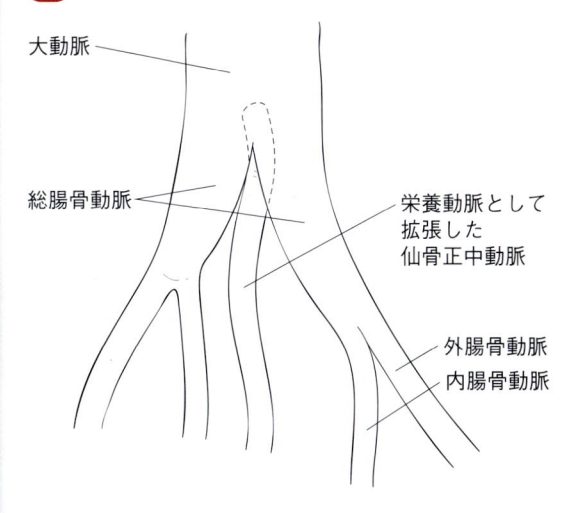

大動脈
総腸骨動脈
栄養動脈として拡張した仙骨正中動脈
外腸骨動脈
内腸骨動脈

3 仰臥位で下腹部，下肢，腫瘤全体を消毒したところ

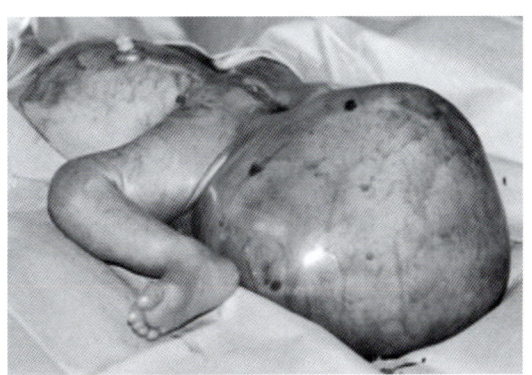

4 ジャックナイフ体位で切除する場合

ⓐ：腫瘍が小さい場合は，整容性を考慮して尾骨を頭側端とした縦切開が可能である．

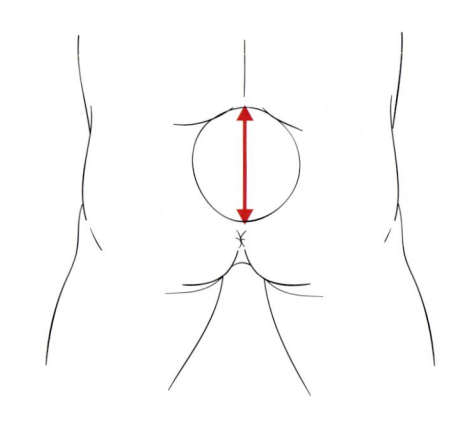

ⓑ：腫瘍が大きい場合は，尾骨を頂点として腫瘍の基部を一周する切開を選択する．

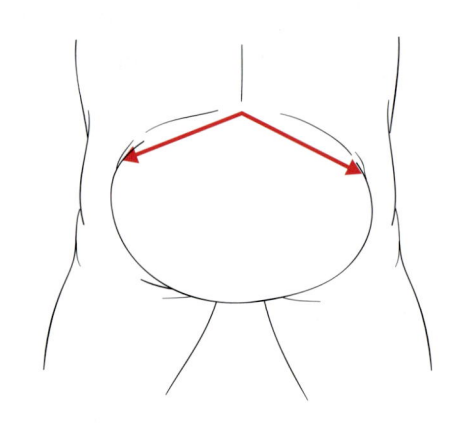

5 剥離ライン（断面図）

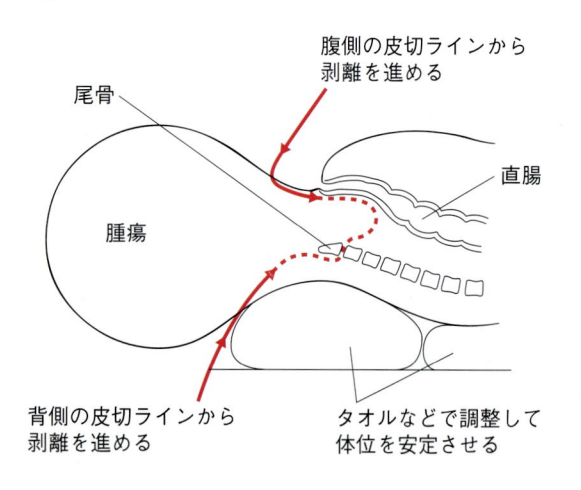

- 尾骨
- 腫瘍
- 腹側の皮切ラインから剥離を進める
- 直腸
- 背側の皮切ラインから剥離を進める
- タオルなどで調整して体位を安定させる

ラインを設定して全周性にマーキングする．肛門の位置をよく確認し，体格に応じて皮切ラインからの距離をとる（新生児では2〜3cm程度：1ⓑ）．術後便による汚染にも配慮し，可及的に離れているのがよいが，腫瘍との境界から大きく離れると剥離範囲が広くなるというデメリットもある．

腫瘍サイズが小さい場合は，ジャックナイフ体位で，整容性を優先して尾骨を頭側とする正中創をおく 4ⓐ．この場合直腸肛門奇形におけるPenaの手術をイメージするとよい．腫瘍サイズが大きい場合でジャックナイフ体位で切除する場合は，尾骨を頂点として左右に皮切ラインを設定する 4ⓑ．この場合は，腫瘍と正常部分の境界を意識したうえで，切除後の皮膚縫合を考慮して皮切ラインを設定する．前述のように肛門の位置にも注意する．

腫瘍剥離：一般的に奇形腫は周囲組織との境界がわかりやすいことが多く，腫瘍のすぐ表面のよい層が見つかれば，剥離は意外とやりやすいので，早くこの層を同定することが肝要である．剥離層がわかりやすい場所から剥離を進めることが大切で，腫瘍の腹側尾側，左右側面からの観察を繰り返しながら進めていく 5．

剥離時の留意点：注意するべき構造は直腸とその周囲の筋群であるが，巨大腫瘍の場合，伸展されて菲薄化しており不明瞭であることが多く難渋する．前述のように，あらかじめ直腸内にネラトンを挿入しておき，その走行を確認しながら剥離を続ける．誤って大きく直腸損傷をきたした場合は，いたずらに修復に時間をかけて全身状態を悪化させるよりも，できるだけ早く腫瘍を切除することを優先し，切除後全身状態が落ち着いてから人工肛門造設を行うほうが安全である．

その他剥離中に注意すべき構造として，殿筋，坐骨神経，尿道などがある．術後に尿閉や下肢運動障害をきたす例もあるが，術中に損傷が判明することは少ない．なお出血が多いときは，パワースターなどのデバイスも有用と思われる．

尾骨切除：腫瘍剥離が進むと，最終的に腫瘍は尾骨周辺のみで身体と繋がっている状態となる．ここで尾骨を合併切除するのであるが，開腹して血行処理を行っていない場合は，仙骨前面から尾骨切断付近に栄養動脈や還流静脈が走っていることが多いので，注意深くこれらを同定して結紮切離しておく．最後に尾骨を切断するが，新生児，乳児なら電気メスで切断可能である．

特に新生児症例における再発は，尾骨切断付近からが圧倒的に多いので，可能であれば腫瘍断端から余裕をもって切除するのがよいと思われる．ただし，仙骨まで切り込むと神経機能に影響する場合があるので，注意深い観察の下に処置を行うべきである．

閉創：腫瘍切除が完了したら，断端の止血を確実に行う．直腸肛門部の筋群により直腸を筋筒で包むように再建するのが望ま

しいが，菲薄化した筋群を同定するのは容易ではない❻。この際，神経刺激装置を使用して筋収縮を確認するのも参考になる。可及的に皮下組織を吸収糸で縫合し，皮膚をナイロンで結節縫合する。断端の面積が大きく死腔が残る場合には，低圧吸引ができる閉鎖式ドレーンを挿入しておく。

術後排便で創が汚染される可能性がある場合，ドレッシングも工夫する必要がある。

開腹創を仮閉鎖しているならばこの創も閉鎖する❼。

術後管理のポイント

①新生児例では術後の厳重な全身チェックが必要不可欠である。術中から心不全が強ければカテコラミン投与，出血が多ければ輸血を継続する。人工呼吸を要することも多い。頭部エコーで脳出血の有無を，心エコーにて循環動態をチェックする。

②排尿排便傷害のリスクがあるので，尿道バルーンの抜去後は排尿の頻度や1回量をチェックし，異常を疑う場合は超音波検査で膀胱のサイズを確認する。創部が肛門に近ければ，経口摂取を控え高カロリー輸液を施行する。

③下肢運動障害のリスクもあるので，全身状態が落ち着いたら，神経学的な診察を行う。

④腫瘍の再発：新生児例の術後，成熟および未熟奇形腫が悪性化して再発する例が10％前後と報告されている[2]ので注意を要する。画像診断を併用しながらAFP値をフォローすることが大切である。再発は1歳前後が最も多いので，最低2〜3年間はフォローすべきである。悪性化して再発しても化学療法が著効するため，早期に再発を診断できれば救命できる可能性が高い。

⑤本症における死亡例は出生前診断例に多く，巨大腫瘍による全身状態の悪化から手術に至らず死亡する症例や出血や心不全による術中死亡，術後早期死亡が圧倒的に多い。したがって，新生児期の巨大腫瘍をいかに治療するかということが重要で，胎内死亡や胎児水腫をきたす前に，胎児治療を含めた治療戦略の開発が望まれる。

❻ 腫瘍切除断端

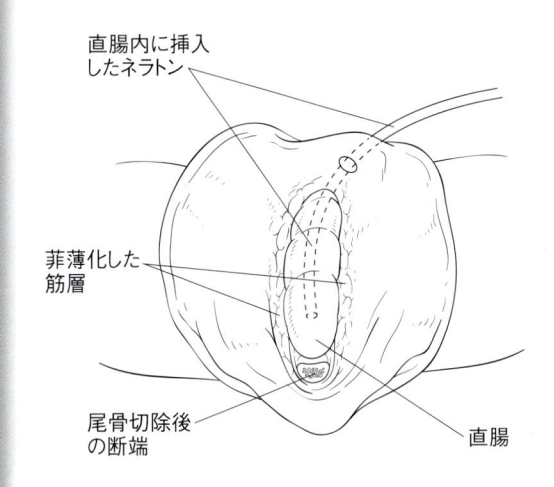

❼ 閉創後

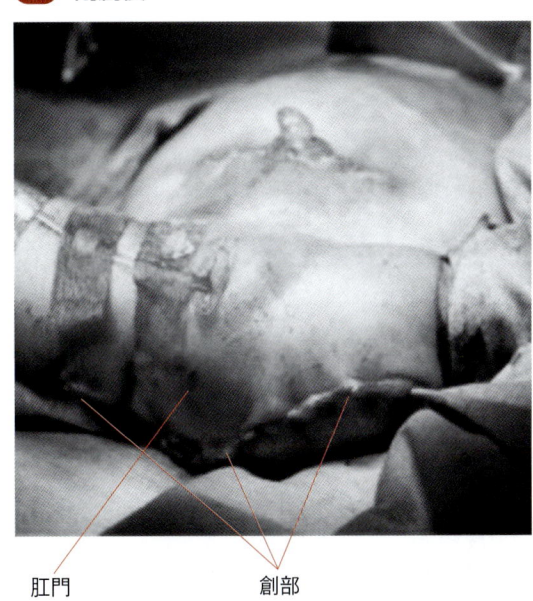

文献

1) Usui N, Kitano Y, Sago H, et al: Outcomes of prenatally diagnosed sacrococcygeal teratomas: the results of a Japanese nationwide survey. J Pediatr Surg 2012; 47: 441-7.
2) 臼井規朗：胎児仙尾部奇形腫の画像所見に関する検討．厚生労働科学研究費補助金（難治性疾患克服事業）胎児仙尾部奇形腫の実態把握・治療指針作成に関する研究−平成22年度総括・分担研究報告書，2011, p28-35.
3) Derikx JP, De Backer A, van de Schoot L, et al: Factors associated with recurrence and metastasis in sacrococcygeal teratoma. Br J Surg 2006; 93: 1543-8.

VII 腫瘍

胸腔鏡下胸腺摘出術

岩中 督

重症筋無力症の内科的治療としてはアセチルコリンエステラーゼ阻害剤，ステロイド，ガンマグロブリン製剤，血漿交換などがあげられるが，病態に胸腺が深く関わっており内科治療を補完するものとして胸腺摘出術の効果が確立されている。さらに重症筋無力症発症から手術までの期間が短いほど寛解率が高いと報告され，全身型重症筋無力症に関しては比較的治療開始早期より積極的に実施することが多くなっている。一方で，胸腺摘出後の残存胸腺組織量と寛解率の間に負の相関があり，最大の効果を得るためには胸腺を全摘することが必要とされている。胸骨正中切開，側方切開などの開胸術によるもの，胸腔鏡や縦隔鏡下に行うものなど，多様なアプローチが報告されているが，内視鏡手術に代表される低侵襲手術の胸腺残存の可能性という懸念は，常に配慮されなければならない。ただ小児では悪性胸腺腫瘍の患児がいないこと，胸腺の境界が非常に鮮明なことより，左胸腔到達法による胸腔鏡下胸腺摘出術で確実な摘出が可能と思われ，本項では同術式を概説する。

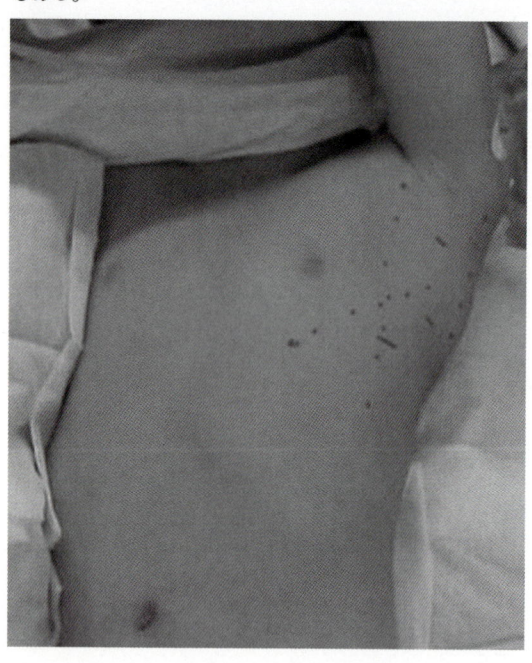

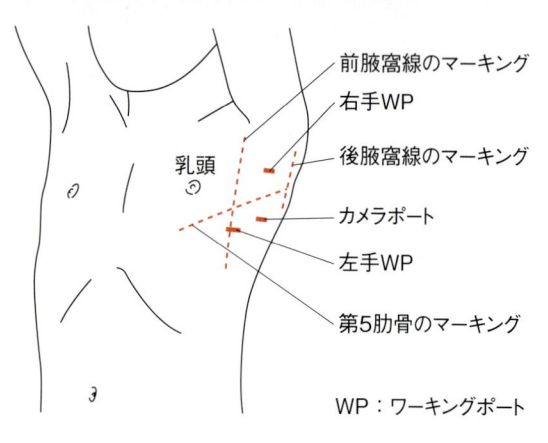

術前準備と麻酔

ステロイド剤などの投与については術前より麻酔科医と十分な検討を行い，麻酔導入直前，術中の補充などについて検討しておく。内科的なコントロールが十分できていない状況の手術では，術後の人工呼吸などの準備を整え，筋弛緩剤などの使用法についても配慮する。

本手術は年長児に対して行われることが多く，成人と同様の分離肺換気が可能であることが多い。比較的年少児では，左気管支を選択的にバルーンで閉塞させ術野を確保する。これら麻酔に対する準備以外に，本手術に特有な術前準備はない。

手術の実際

体位
仰臥位に近い半側臥位とし，左手は顔面よりやや頭側の方へ挙上させる ❶〔「Ⅰ．基本手技—胸腔鏡手術法」の項 ❹ (p.37) 参照〕。術者は患者の左側に立ち，スコピストは同側さらに足元に立つ。

ポート挿入
第5肋間中腋窩線上にスコープ用の5mmポートを鈍的に挿入する。8mmHgで陽圧気胸を行い左肺を虚脱させた後，右手ワーキングポートを腋窩内で第3肋間中腋窩線上，左手ワーキングポートを第5あるいは第6肋間前腋窩線上におく。なお，このポートは最終的に胸腺の胸腔内からの摘出に用いるため12mmポートとする。ポート挿入後，気胸圧を4mmHgまで低下

❶ 体位とポート配置
左手ワーキングポートを第6肋間前腋窩線上におくこともある。

- 前腋窩線のマーキング
- 右手WP
- 乳頭
- 後腋窩線のマーキング
- カメラポート
- 左手WP
- 第5肋骨のマーキング

WP：ワーキングポート

させる。
　まず目印になる，左横隔神経，左無名静脈，肺門部を確認する。次いで縦隔側の壁側胸膜の切開にうつるが，電気メス，超音波凝固切開装置（USAD）を使用すると高率に術後一過性の左横隔神経麻痺が発生するため，横隔神経に接して剪刀で切開する❷。

胸腺の剥離
　次に上縦隔で無名静脈の前面の剥離を開始する。無名静脈を全周性に剥離し，その前縁で胸腺左葉上極近くの剥離に移る❸。左胸腺静脈が無名静脈根部に流入することが多いので，十分注意しながらUSADなどで切開・剥離を進める。ある程度剥離を進めたところで術野を尾側に展開し，心膜に貼り付く脂肪織とともに胸腺の剥離を開始する。右葉下極も同様に行う。右側の視野も非常に良好で，右の壁側胸膜を通して右肺が透見でき，胸腺組織の右側の郭清も容易である。次いで胸腺の後面に沿って大動脈前面の剥離にうつり，さらに剥離を頭側に進める❹。上大静脈（ときには無名静脈）に流入する右胸腺静脈も切離する。

❷ 壁側胸膜の切開
左横隔神経前縁に沿って剪刀で切開する。

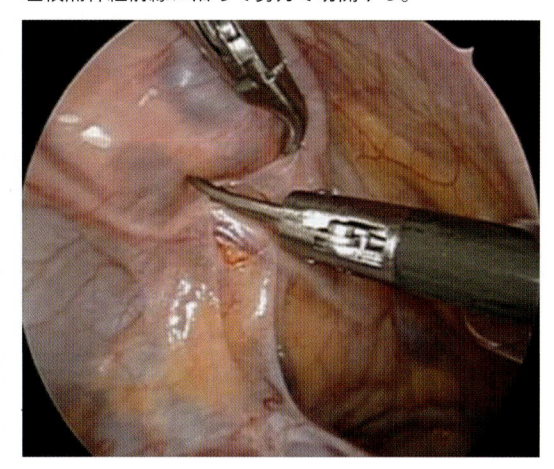

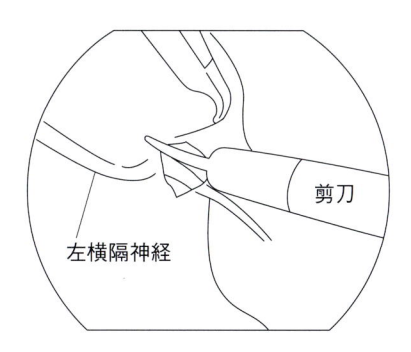

❸ 左無名静脈周囲の剥離
まず頭側で目印になる無名静脈周囲を剥離する。左内胸静脈は切離する。右下方に見えるのは剥離された左横隔神経。

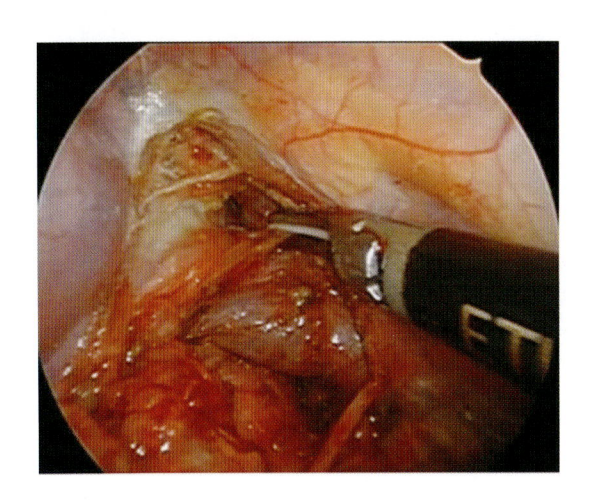

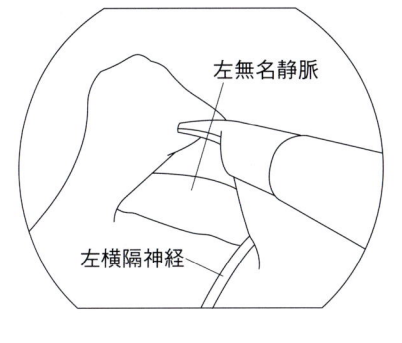

❹ 胸腺後面の剥離
心膜面に脂肪織が残存せぬよう配慮する。大動脈前面に剥離を進め慎重に胸腺後面を剥離する。図は大動脈弓部との癒着を剥離しているところ。この後，無名静脈根部近くに流入する胸腺静脈が確認できるので切離する。

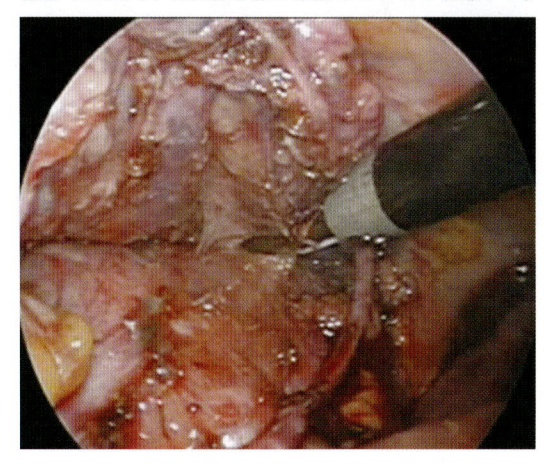

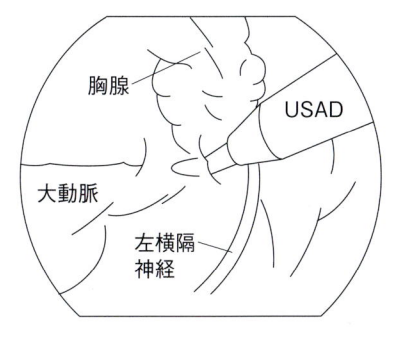

胸腺後面の剥離を終了させた後，胸腺両葉の上極の剥離を行う。胸腺の上極の多くは頸部前面の筋群の背側で甲状腺下極外側方向に進展しているが，USADなどを使用しての剥離は比較的容易であり完全に切除するよう留意する❺。
　切除された胸腺は，内視鏡手術用の臓器収容袋に収め，12mmポートから体腔外へ摘出する。ポート創の延長は，よほど大きな胸腺腫を伴っていない場合は不要である。胸腺摘出後の前縦隔を再度胸腔鏡で観察し❻，止血を確認後ポート創から胸腔ドレーンを挿入し終了する。

術後管理のポイント

①胸腔鏡で手術を行うと，手術中の筋弛緩剤の使用量が節約でき，比較的術前のコントロールのよい症例では，手術室で抜管が可能である。ただ，リバウンドで呼吸困難が生じることもあり，手術当日はICUで管理する。
②翌日から普通食を摂取させるとともに，胸腔ドレーンは浸出液が少なければ早期に抜去し，歩行などを積極的に開始する。
③術前の管理を担当していた小児神経科医に3〜4日後に内科的加療の継続を依頼し，術後管理を終了する。

❺ **胸腺左葉上極の剥離**
無名静脈の前方で頸部に続く胸腺の上極を剥離する。視野は非常によく，残存せぬよう留意して上極を切離する。

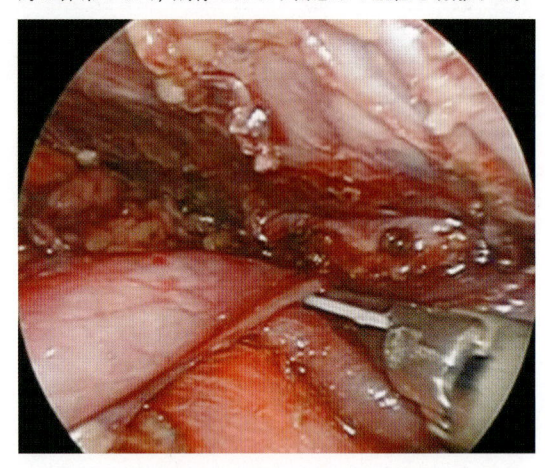

❻ **胸腺摘出後の前縦隔の全貌**
左横隔神経，大動脈弓，左右無名静脈，胸膜を透見しての右肺などが観察できる。

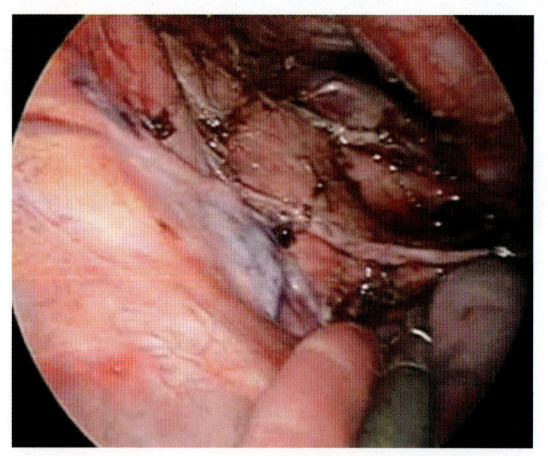

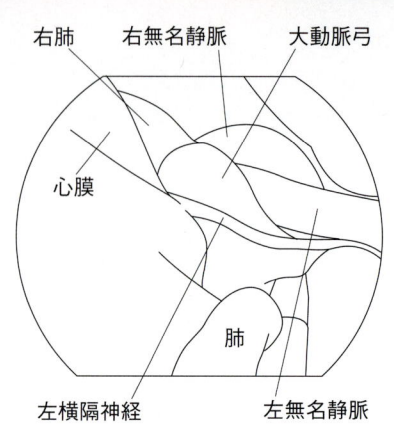

VIII

腹部臓器移植

VIII 腹部臓器移植

脳死からの臓器摘出

阪本靖介，笠原群生

わが国においては，各臓器レシピエント移植実施施設がチームを構成し，臓器提供施設に赴き臓器摘出術を施行する。腹部臓器摘出術においては肝臓摘出チームが主体となる。手術開始前に，各チームがミーティングを行い，臓器摘出方法および血管切離部位などを確認する。臓器摘出は，小腸→肝臓→膵臓（肝膵同時の場合もある）→腎臓（膵腎同時の場合もある）→血管の順番で施行される。肝膵同時摘出は，異型右あるいは左肝動脈がある場合や肝臓レシピエント手術において動脈再建において長く動脈が必要な場合に選択される。

手術の実際

体位，消毒法

仰臥位とし，上背部に枕を挿入し前頸部は伸展位とする。胸部臓器摘出が行われない場合であっても，下顎部から恥骨部まで広範囲に消毒を行う。

皮膚切開と開腹法 ①

胸骨上縁から恥骨上までの正中切開を行う。開腹法は通常通りであるが，癒着などにて腹部手術操作が困難になりうる場合には横切開を加える。胸部は胸骨を正中にて完全に縦断し，開胸する。胸骨縦断の際にストライカーを使用し胸骨上縁から下方へと切開するが，上腹部臓器が損傷しないよう，肝前面にガーゼをおいて保護する。横隔膜付着部位を切開しておくことによって上腹部を大きく展開することが可能となる。

腹部視診・触診

脳死ドナーに外傷既往がある場合には，腹部各臓器に外傷に伴う損傷がないかを検索する。腹水貯留がある場合，特にその脳死ドナーが臓器摘出まで長期間治療管理されている場合には，細菌培養検査を行い感染症の有無を検索する。全大腸を触診し，腫瘍性病変の有無を検索する。腹部各臓器において大きさ・形状を視診し，異常の有無を検索する（肝臓：脂肪肝などの有無，膵臓：石灰化・鹼化などの有無，小腸：拡張・変色・出血などの有無）。肝臓に関して，脂肪肝などの肝病変が疑われる場合には，まず開腹後に速やかに肝生検（少なくとも左葉および右葉から2カ所）を施行し，迅速病理組織検査を施行する。30%以上の大滴性脂肪肝（macrovesicular steatosis, ②）の所見が得られた場合には，その肝臓の使用の是非を考慮する。異型右あるいは左肝動脈の有無を検索する。

小腸摘出準備

膵臓摘出が行われる場合には，膵尾部への血流を考慮し，第1, 2空腸枝は膵臓側へと温存し，その末梢側の上腸間膜動脈（SMA），上腸間膜静脈（SMV）が切離ラインとなる。脂肪が多

① 皮膚切開

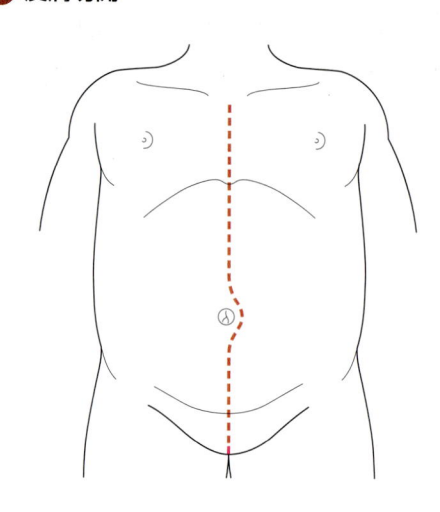

② 脂肪肝を呈した肝臓の迅速病理組織所見

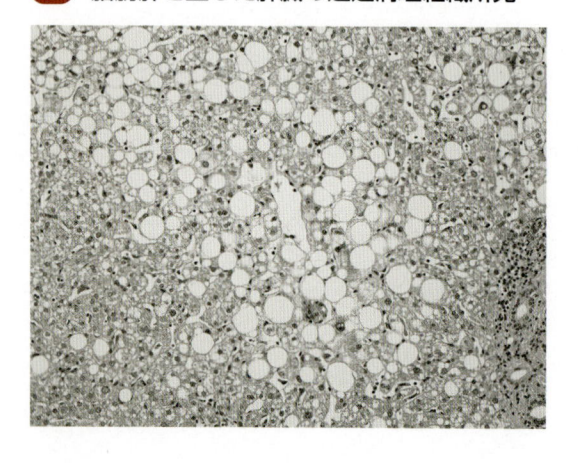

い場合などは摘出の際に血管が同定しにくくなるため，6-0プロリン糸などにてマーキングしておくとよい．以後，腹部操作中は小腸を温タオルで保護し愛護的に扱う．

腹部大動脈へのカニュレーション準備

総腸骨動脈分岐部直上において，大動脈を全周にわたり，ある程度の距離をもって露出し，臍帯テープにて上下2本，テーピングする❸．この際に注意すべき事項は，大動脈背面から分岐している腰動脈を確認し，結紮・切離しておくことである．また，下腸間膜動脈および下位から分岐している可能性のある腎動脈の走行に注意する．触診にて動脈硬化を認める場合には，その他の部位の動脈を考慮する．（総腸骨動脈あるいは上方の腹部大動脈）

腹部下大静脈（IVC）へのカニュレーション準備

大動脈カニュレーション予定部位の左側にてIVCを全周にわたり，ある程度の距離をもって露出し，臍帯テープにて上下2本，テーピングする．なお，肺臓摘出が行われない場合には，胸部にてIVCを切離し脱血するため，この操作は必要でない．

大動脈遮断（クロスクランプ）準備

横隔膜直下において大動脈の拍動を確認し，その直上にて横隔膜脚を縦切開する．大動脈周囲を剥離後に臍帯テープにてテーピングする．この際に，腹部食道を損傷しないように左方へと圧排する．

左葉授動

左三角間膜および小網を切離する．この際に，異型左肝動脈が確認される場合には，vessel tapeにてテーピングをしておき，血流遮断後の剥離の際の目印とする．時間的余裕がある場合には左胃動脈上行枝まで結紮・切離しておき，可及的に腹腔動脈幹近傍まで露出しておく．

総胆管および胆嚢切開・洗浄

肝十二指腸間膜右側にて触診を行い，異型右肝動脈の有無を確認する．総胆管を膵上縁にて露出し，テーピングしたうえ，切断する．膵臓側は結紮し，肝臓側は結紮せず開口しておく．胆嚢底部を電気メスにて縦切開をおき，生食にて総胆管開口部からの排液の胆汁含有が薄くなるまで胆管内腔を十分に洗浄する．

両側腎臓の授動

両側の腎臓を，Gerota筋膜を切開し，後腹膜から十分に授動しておく．

上記までの手術操作がrapid techniqueといわれる現行の方法である❹．術中に急にドナー循環動態が不安定になったときでも，すぐにカニュレーションを挿入し腹腔内臓器を灌流することが可能である．

下記の手術操作（ⓐ～ⓒ）は時間的余裕がある場合に行う．
ⓐ **胃十二指腸動脈（GDA）および総肝動脈（CHA）の確認**：GDAおよびCHAの走行を同定する．GDA分岐部を露出しマーキングあるいはテーピングしておく．
ⓑ **十二指腸・膵頭部の授動**：Kocher maneuverを行い，十二指腸・膵頭部の授動を行い，肝下部IVC前面を露出する．

❸ 腹部大動脈の露出およびテーピング

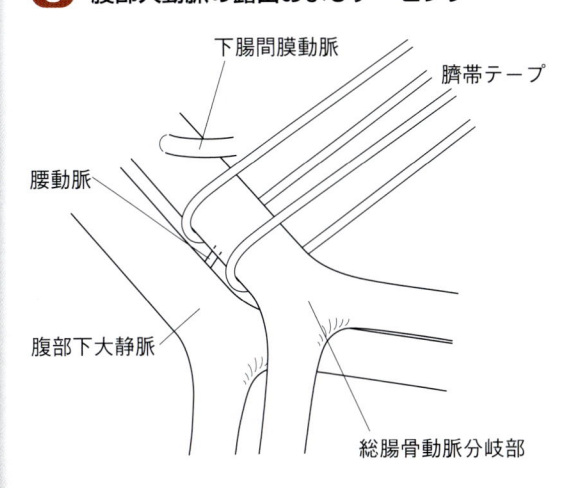

下腸間膜動脈
臍帯テープ
腰動脈
腹部下大静脈
総腸骨動脈分岐部

❹ カニュレーションおよび大動脈遮断の全体図

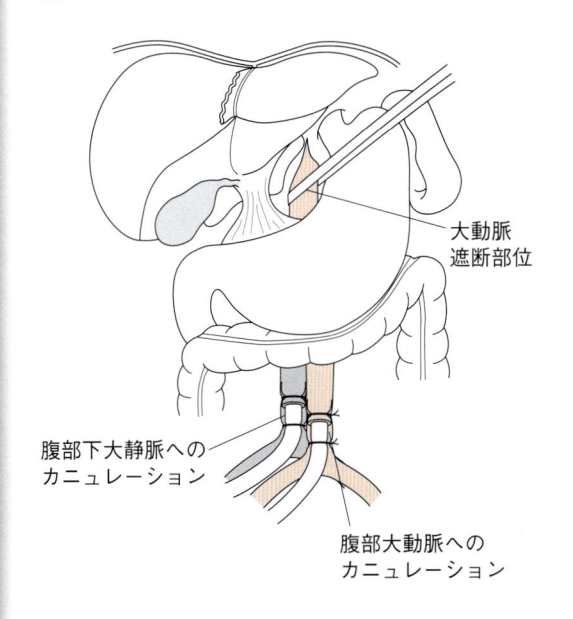

大動脈遮断部位
腹部下大静脈へのカニュレーション
腹部大動脈へのカニュレーション

5 大動脈遮断

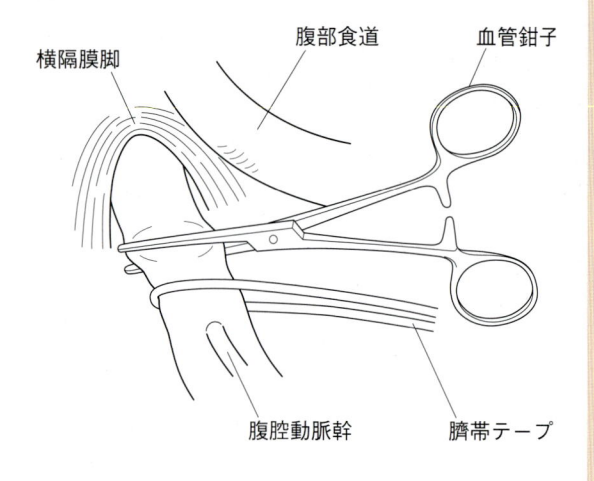

（図：横隔膜脚，腹部食道，血管鉗子，腹腔動脈幹，臍帯テープ）

6 小腸摘出

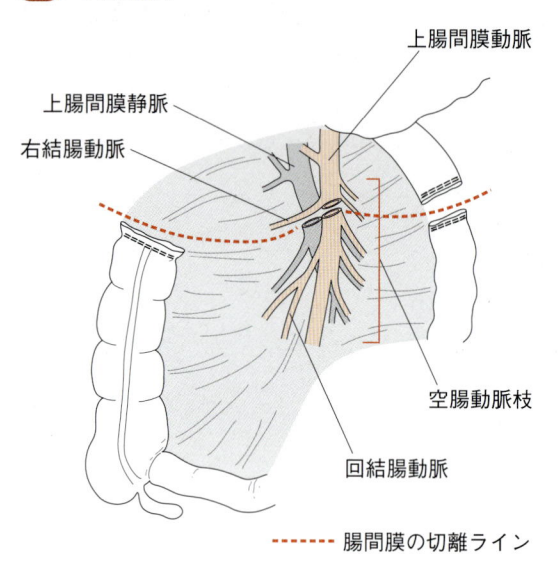

（図：上腸間膜静脈，右結腸動脈，上腸間膜動脈，空腸動脈枝，回結腸動脈，------ 腸間膜の切離ライン）

7 肝臓摘出

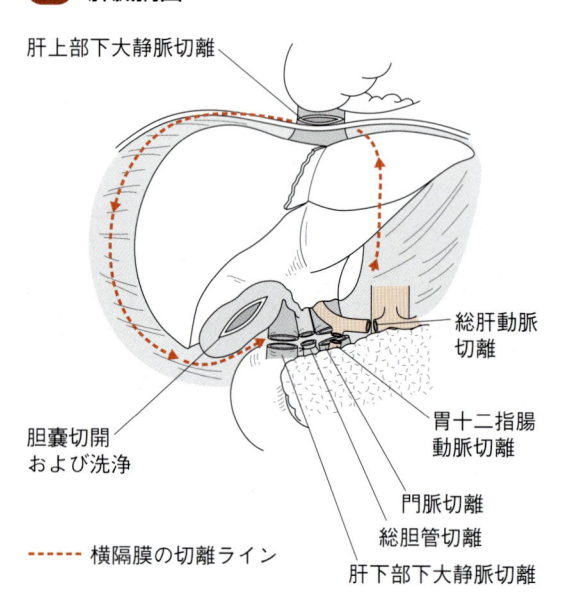

（図：肝上部下大静脈切離，総肝動脈切離，胃十二指腸動脈切離，門脈切離，総胆管切離，肝下部下大静脈切離，胆嚢切開および洗浄，------ 横隔膜の切離ライン）

ⓒ腸管切離位置の決定：胃幽門部，Treitz靱帯から約30cm肛門側空腸，上行結腸中間部（右結腸動静脈が存在する場合には，その肛門側）にそれぞれ臍帯テープなどでテーピングしておく。臓器摘出前に，膵臓チームよりNGチューブを介してイソジン液を注入される。この際に小腸内に流れ込まないように，前もってリニアカッターにて切離予定空腸を離断しておく。

両側腎臓の授動
両側の腎臓を，Gerota筋膜を切開し，後腹膜から十分に授動しておく。

全身ヘパリン化
ヘパリン（400U/kg）を全身投与，3分間待機する。

腹部大動脈へのカニュレーション
遠位側の臍帯テープを腹部大動脈分岐部直上にて結紮する。近位側を術者の左手にて動脈からの出血をコントロールしながら，動脈壁前面を切開し26〜28Frイリゲーションチューブを挿入し，臍帯テープにてチューブを固定する。この際に挿入が深すぎると腎動脈を越えてしまうために，腎臓灌流が悪くなるために注意を要する。またチューブの逸脱を防ぐために，遠位側の臍帯テープもチューブに固定し，さらに近位側のテープとも結紮しておく。臓器保存液で満たしておいた灌流用チューブと連結する。この際には空気混入に注意を要する。

腹部下大静脈へのカニュレーション
遠位側の臍帯テープをIVC分岐部直上にて結紮する。静脈壁前面を切開し34〜36Frイリゲーションチューブを挿入し，臍帯テープにてチューブを固定する。チューブは脱血用チューブに連結する。

大動脈遮断（クロスクランプ）
胸部チームが上行大動脈を遮断すると同時に，大動脈にテーピングしておいた臍帯テープを引き上げながら，血管鉗子にてクランプする 5 。動脈・静脈のイリゲーションチューブのクランプを解除し灌流および脱血を開始する。臓器保存液はUW（University of Wisconsin）液を2*l*使用する。

腹部臓器冷却
準備しておいたクラッシュアイスを腹腔内へ入れる。臓器を損傷するおそれがあるため，クラッシュアイスは十分に砕いておく。左右横隔膜下腔，各臓器周囲に十分に冷却されるように生食水入りクラッシュアイスを充填する。

小腸摘出 6
クラッシュアイスを除去し，小腸摘出を開始する。マーキングを目印にSMA/SMVを切離する。上行結腸をリニアカッターにて離断し，すでに離断した空腸および切離したSMA/SMVを結ぶラインで，腸間膜を切離し，後腹膜から剥離し小腸を摘出する。

肝臓摘出 7
肝門部においてGDAを分岐部から約5mmのところで切離する。CHAを可及的に腹腔動脈幹へとたどり，ある程度の距離をとって切離する。この際に膵臓を損傷しないように十分に注意する。異型右肝動脈がある場合には可及的に中枢側へ（膵上縁）と剥離し切離する。門脈を膵上縁から約5mm肝臓側にて切離

する．左横隔膜をIVCから離れて切離し，横隔膜直上にてIVCを切離する．さらに右横隔膜・右副腎を肝臓に付ける形で切離する．肝腎間膜を切離し，肝下部IVCを露出し，左右腎静脈流入部の直上にて切離する．肝臓を上方に持ち上げるようにIVCの背面を，組織をつけながら切離し，肝臓を摘出する．

膵臓摘出 ⑧

胃幽門部をリニアカッターにて離断する．胃脾間膜・大網，および結腸間膜を切離することにより，胃および結腸を腹腔外へと遊離する．脾臓から膵臓後面を大動脈左縁まで後腹膜から剥離する．Kocher maneuverをさらに大動脈右縁まで進める．腹腔動脈幹およびSMA起始部を露出する．SMA起始部の下縁において大動脈を切開する．この際に左右腎動脈が側面より分岐しているため，斜め上方へと動脈壁を切開し，離断する．またクロスクランプの部位で大動脈を離断し，大動脈背面を切離し，膵臓・脾臓・十二指腸をen blocに摘出する．

腎臓摘出 ⑨

左右尿管を同定し，膀胱流入部近傍において切離する．大動脈およびIVCに挿入したチューブを抜去し，完全に動静脈を離断する．尿管・動静脈を上方に持ち上げるようにしながら，椎体前面の腸腰筋を付着させながら，すでに切離されている大動脈(SMA起始部の下縁)および肝下部IVCまで剥離し両側腎臓をen blocに摘出する．

血管採取

チューブ挿入部位から末梢側へと大動脈から総腸骨動脈，内外腸骨動脈へと可及的に長く血管を採取する．強く牽引すると動脈硬化のある血管は壁が脆弱なため注意を要する．静脈においても同様の手技にて採取する．レシピエント移植手術にて血管が多く必要な場合には，両側の頸動静脈の採取も行う場合がある．肝臓に状態のよい静脈(門脈再建)，膵臓に動脈(動脈再建)を分配することが基本である．また小腸においても，動脈および静脈再建に血管グラフトを必要とする場合があるため，各臓器チーム間で相談し分配を決定する．

閉創

胸・腹壁は二層にて閉創する．この際，体内にガーゼなどの異物がないか十分に注意する．また，back table操作にて臓器より取り除いた組織なども閉創の際に戻しておく．

皮膚は埋没縫合閉創を行う．

back table操作

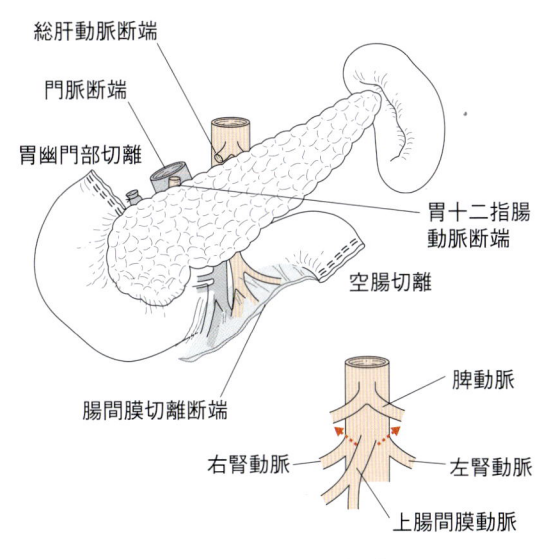

back tableにて摘出後，各臓器の灌流状態が良好かどうかを判断し，追加でUW液を灌流する．肝臓の場合は門脈から施行する．臓器搬送のためアイソレーションバックに新たに冷却したUW液を入れ，その中に臓器を保存する．空気の混入に極力注意し，密閉する．さらにその外側に生食入りクラッシュアイスを適当量入れたアイソレーションバックを2重とし，採取した血管とともに密閉する．氷で満たしたアイスボックスに臓器を保存したアイソレーションバックを保管し，移植実施施設へと搬送する．

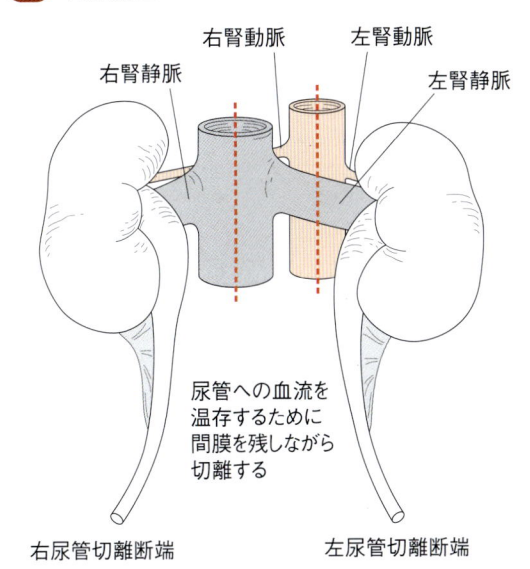

10 分割肝手術

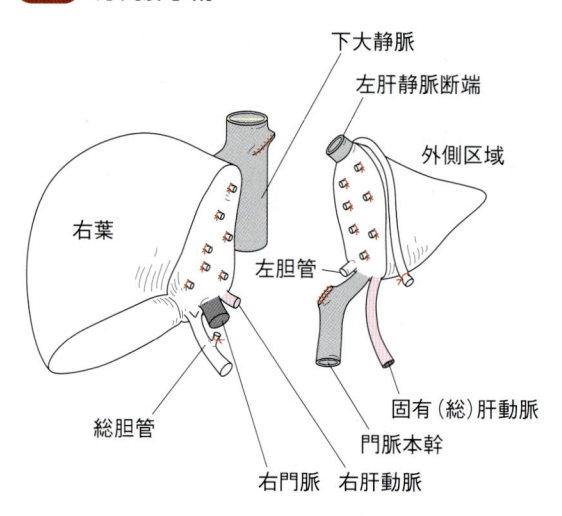

図中ラベル：下大静脈／左肝静脈断端／外側区域／右葉／左胆管／総胆管／固有（総）肝動脈／門脈本幹／右門脈　右肝動脈

分割肝手技 10

　成人脳死ドナーから提供された肝臓がレシピエントサイズに比して大きいことが予想される場合には，生体肝移植のように分割し，適当なサイズに縮小する必要がある。体重30kg未満の小児においては，外側区域を越える場合には左葉（中肝静脈を含む。）をグラフトとして使用し，残肝グラフトを成人へと分配することとなる。分割の方法は体内分割法（in situ splitting）および体外分割法（ex vivo splitting）の2種類であるが，わが国では，摘出された全肝臓をback tableにて冷却した保存液の中で分割する後者を施行している。

　摘出された肝臓から，横隔膜・右副腎などの付着した周囲組織を取り除く。

　門脈・肝動脈・胆管各々について切離断端から肝門部の方向に走行に注意しながら剥離する。基本的には門脈・肝動脈については門脈本幹および固有肝動脈（あるいは総肝動脈）を左側グラフトに，胆管については総胆管を右側グラフトに提供されるように切離する。胆管切離に関しては総胆管内にゾンデを挿入しながら，左右胆管の分岐状態を慎重に確認しながら行うが，肝実質切離を肝門部まで行ったあとで，hilar plateごと切離することが安全である。必要に応じて胆道造影検査を施行することは有用である。

　グラフトが外側区域の場合には，IVC流入部において，左・中肝静脈の間を剥離および肝実質切離を部分的に行い，切離ラインの上端を確認する。肝鎌状靭帯から約5mm右側が切離ラインとなり，すでに切離した肝門部へとラインをつなげるようにメスにて肝被膜に切開を入れる。グラフトが左葉の場合には，中・右肝静脈の間が切離ラインの上端となり，Cantlie線に沿って切離を行う。

　肝実質切離は，ペアン鉗子にて圧挫後に残った索状物を両側ともに結紮し切離し進めていく。チタン製血管クリップを使用することで時間短縮となる。肝静脈の分枝の径が5mm以上ある場合，特に右前区域から中肝静脈に流入するV5, V8については結紮せずに切離した状態のままとし，後で確認できるようにプロリン糸などにてマーキングしておく。肝静脈については，右側グラフトにIVCが提供されるように切離する。尾状葉は通常は左側グラフトに付加する形となる。

　再度，門脈からUW液を灌流しながら，肝離断面からの漏れを確認し，5-0などのプロリン糸にて縫合閉鎖を可能な限り行う。また2次分枝以上のグリソン鞘切離断端については，さらにプロリン糸による縫合閉鎖を追加しておく。

　最後に肝離断面にフィブリン糊を被覆する。

腹部臓器移植
生体肝移植のドナー手術

猪股裕紀洋，林田信太郎

術前準備

　生体肝移植ドナーは基本的に正常肝であることを確認されているので，手術手技に影響する術前準備は，他の肝臓手術と同様，画像診断である．現在は，3DCTがこれに用いられるのが一般的で，肝臓の容積，静脈，門脈，動脈の血管走行，さらには，DIC-CTを併用しての胆道系精査もかねることができる．胆道系の精査には術中胆道造影も通常行われるが，術前CTによる評価は，術中造影でも不明瞭な枝の相関関係を示すのに有利である．3DCTをもとにシミュレーションソフトが利用可能であり，これによって容易に各血管の支配領域容積の計算もできる．グラフト容積と残肝容積を推定しておくことは必須である．さらに，術中超音波検査も利用し，特に肝静脈の走行を確認して実際に実質切離をどの面で行うかの目標を決め，また今どこを切っているのか，の確認などにも非常に重要である．
　肝実質の切離器具としては，超音波破砕吸引器(CUSA)が用いられ，その他に，各施設で慣れた凝固止血手技を用いることが多い．著者らは，ソフト凝固器具(Vio)に生食水を滴下する細工をしたものを用いている❶．吸引管は2本用意する．
　最近は輸血を要することはきわめてまれであり，以前行っていた自己血貯血は行っていない．

手術の実際

　一部の施設では，小開腹併用腹腔鏡下手術が行われているが，本項では，一般的に行われている開腹手術を記す．なお，生体肝移植での切離葉には，❷のような種類がある．

❶ 著者らが用いている肝実質の切離器具
ソフト凝固器具に生食水を滴下する細工をしたもの．

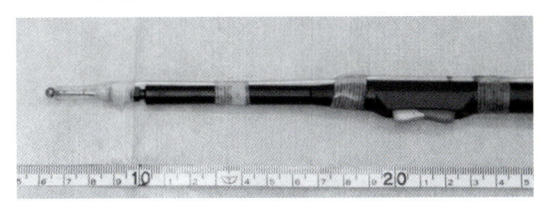

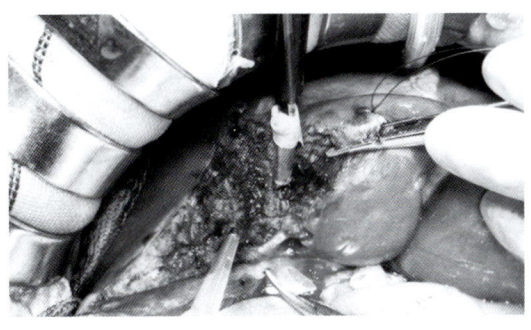

❷ 生体肝移植での切離葉
左葉：黄色，右葉：オレンジ，尾状葉付き左葉：黄色＋赤，後区域：紫

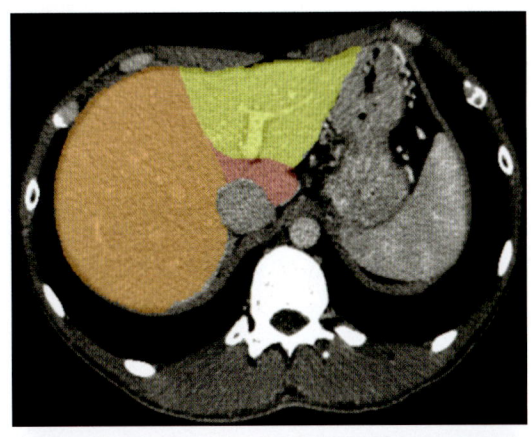

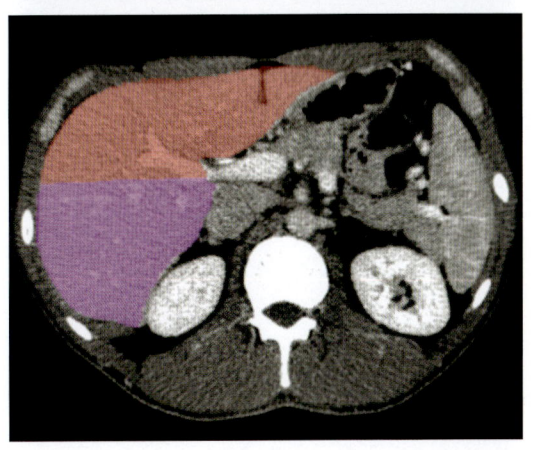

❸ 皮膚切開
―：左葉系切除．やせたドナーの左外側区域切除は，正中切開のみでも可能．左葉切除では横切開部を左右に延ばす．
‐‐：右葉系切除．横切開の正中より左の部分は，やせたドナーでは不要．

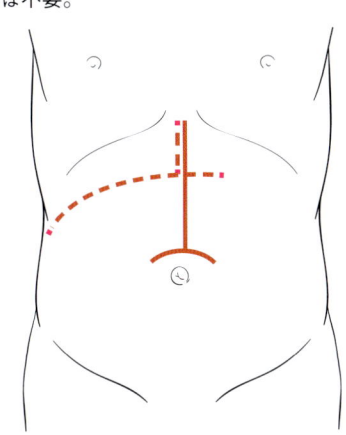

347

4 牽引開創

ドナー患者の両肩のすぐ頭側の位置にケント鉤の指示棒をたてる。高さは患者の顔の高さに合わせ，挿管チューブなどの邪魔にならないように注意する。

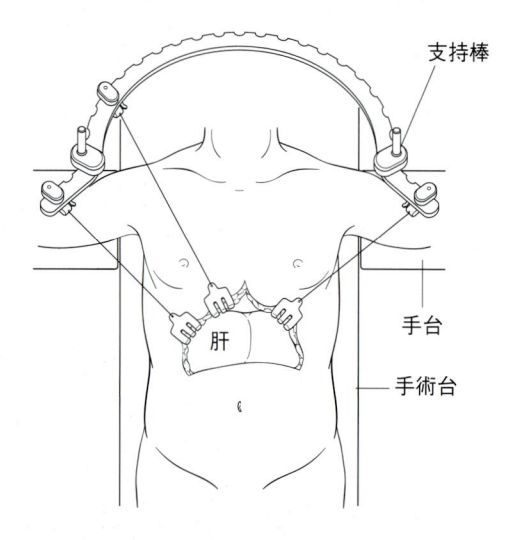

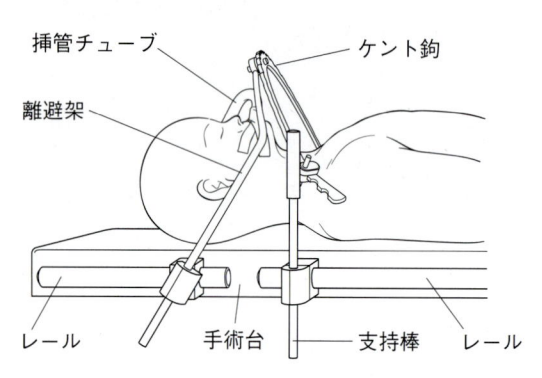

5 肝門部脈管の位置関係

肝十二指腸靱帯の剥離を終えたところ。

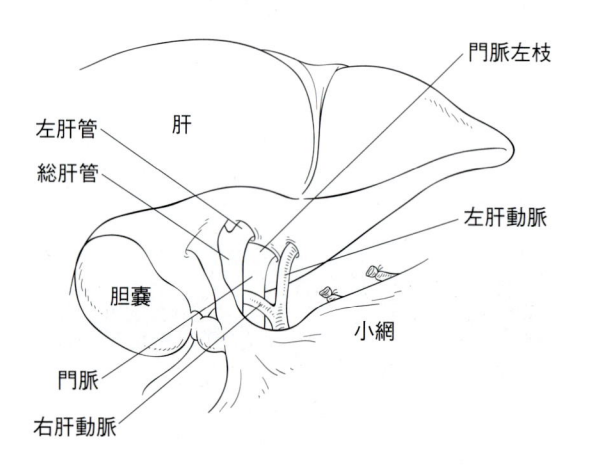

開腹

　開腹創は，小児移植症例で多い．外側区域や左葉切除では，上腹部正中切開に横切開を追加したいわゆる逆T字切開（ベンツ切開ともよばれる）がおかれる。やせたドナーでは，正中切開のみでも可能である。右葉切除の場合は，T字切開の右側腹方向に切開を延長したもの，あるいは，L字切開となる。一部の施設では，右肋間開胸を加えている 3 。

　開腹後，両肋骨部にケント鉤のフックをかけて牽引開創する 4 。左葉系切除では，両肋骨弓に各1個，右葉切除では右に2個，左に1個のフックをかける。以下，各切除の手技要点を述べる。

外側区域切除

　手技の順番は，肝臓の固定靱帯の切離，Arantius管の切離，小網の切離，肝門部での動脈の剥離，左肝管の同定，術中胆道造影と胆管切離部位決定，肝実質切離開始，左肝管切離，左門脈枝テーピング，肝実質切離完了，肝門部血管周囲郭清による最終剥離，全身ヘパリン化，肝動脈切離，門脈灌流カテーテル挿入と門脈切離，肝静脈切離，グラフト取り出し，血管縫合閉鎖（肝静脈→門脈），胆管断端閉鎖，である。

肝周囲剥離：まず，脾臓を柄付きガーゼで保護してへらで尾側に押し下げ，左三角間膜の背側にガーゼを詰め込んで「まな板」とし，術者が外側区域を尾側にぐっと引き下げ，このガーゼを透かして「まな板」としながら電気メスで左三角間膜を切離する。その後，外側区域を右側に翻転させて，Arantius管の左肝静脈合流基部を確認してこれを結紮切離する。この際開けられた小網の切開をArantius管の走行に沿って尾側へ進め，肝十二指腸靱帯左側に至る。この過程で，小網の中心部を，左胃動静脈から派生する異所性血管が肝臓に入っていることも少なくない。この場合はこれを温存する。門脈の尾状葉枝をこの段階で切離しておく。これには，尾状葉を背側に強く押し下げて確認し結紮切離する。

肝門部剥離：肝門部の剥離に先立ち，右葉の横隔膜面外側にガーゼを挿入して肝を全体に左尾側に圧排しておく。助手が，肝前縁をへらで持ち上げ肝門部を展開する。通常胆嚢は温存している。

　まず，いきなり肝臓に近づかずに肝十二指腸靱帯の中央部くらいで漿膜や脂肪を少しづつ切開して，肝動脈を見つける。この血管をたよりに，術前の解析を地図として剥離を進める。最も一般的な脈管の位置関係は 5 のようなものであり，このような状況が明らかになるように剥離を進める。動脈は火傷や牽引による損傷を受けやすい。テーピングによる強い牽引や，壁に近いところでの電気メスの使用などに注意する。著者らは，助手が生食水を適宜噴射して冷やすようにしている。

胆管の同定と切離：胆管は，門脈の前上面にある。術中胆道造影には，胆管切離予定部位に血管クリップなどで目印をつけ，総胆管から24G留置針を直接穿刺して一発撮りをするか，Cアームで見ながら造影する。施設により肝実質切離前，中，後に行うところがあるが，著者らは切離中に行う。すなわち，肝実質切離が肝門部に至ったときに胆管を同定し，術中造影で確認し

生体肝移植のドナー手術

た部位を鋏で鋭的に小切開し，耳鼻科用の細いゾンデを近位遠位に挿入して分枝を確認し，左肝管を完全に切離する❻。必ず壁から動脈性の出血があるが，電気メス止血は行わず，6-0吸収糸で縫合止血をする。

肝実質切離：肝実質切離は，肝鎌状間膜の5mm程度右に切離ラインを引き，このラインを挟む肝前縁に3-0プロリーンをかけて支持牽引糸として用いる。術者がCUSA，第一助手がVio（凝固装置）を用いて実質切離を行う。

胆管を切離すると，左右の肝葉が離れてその後の実質切離が容易になる。胆管切離後に左門脈枝にテーピングを行う。このテープを持ち上げてドベーキー鑷子の先端を挿入して拡げ，胆管に続く肝門板の組織をはさみで切離し，ついで外側区域から尾状葉を落とすように，ドベーキー鑷子の間の実質を切離していき，左肝静脈の基部に迫る❼。左肝静脈の左に少し残る実質は，外側区域を右に反転して確認して切離し，実質切離を終わる。

肝門部に戻り，動脈と門脈切離部の郭清を完了する。左肝動脈と中肝動脈の2本の動脈が入っていることも多い。動脈は，分岐部周辺の神経などの結合組織を剥がして血管壁を露出しておく。これによって，1mmでも長い血管を確保するようにする。

血管切離とグラフトの切除：麻酔医に依頼して，1,000単位のヘパリンを静注してもらい，約2分程度待機した後グラフトの摘出にかかる。まず，動脈を4-0絹糸で二重結紮切離する。複数動脈がある場合は，細い順に切離して，他の動脈によるバックフローを確認しておく。これは，レシピエントでの再建動脈を決める情報となる。門脈は，灌流用カテーテルを挿入してから切離する。著者らは，輸血用延長チューブの雄側を用い，左門脈基部をベビーポッツ鑷子でクランプした後，2-0糸を門脈に回し，門脈壁に小切開を加えてチューブ先端を挿入し，カテー

❻ 術中胆道造影

ⓐ：本症例では術前DIC-CTにて後区域枝が左肝管から分岐しており，術中胆道造影でも同様の所見であった。

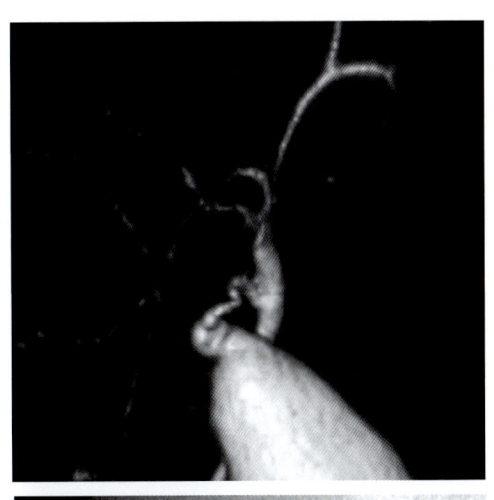

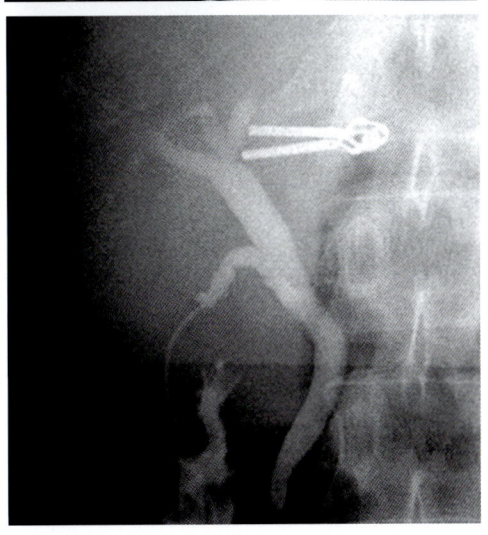

ⓑ：胆管切離時にゾンデを切離孔から挿入し，胆管の分岐を確認する。

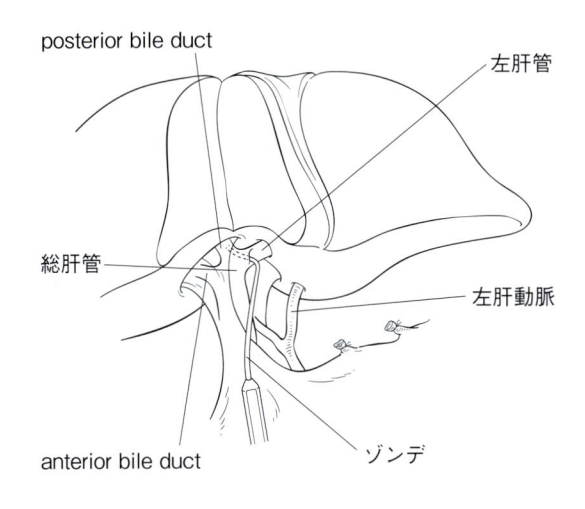

❼ 胆管切離後の肝実質切離

ドベーキー鑷子を左門脈の頭側に差し込んで開き，手前（前方）へ持ち上げると，外側区域と尾状葉の切離ラインが明瞭に持ち上げられる。

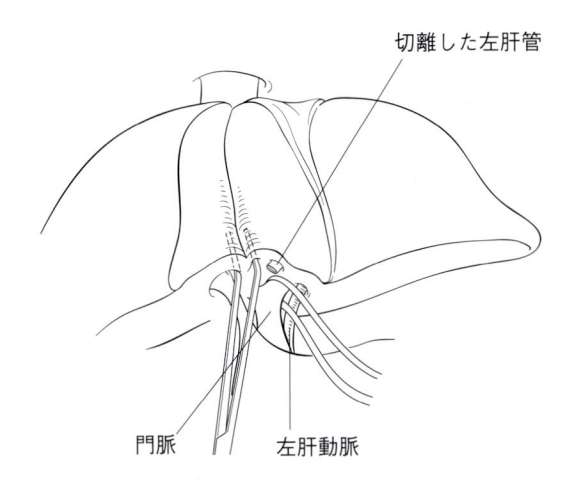

349

8 門脈の切離

こぶ付きの耐圧チューブを挿入し（ⓐ），先に通しておいた2-0絹糸をこぶの根元で結紮し，残りの門脈を切離する（ⓑ）。

ⓐ

2-0絹糸

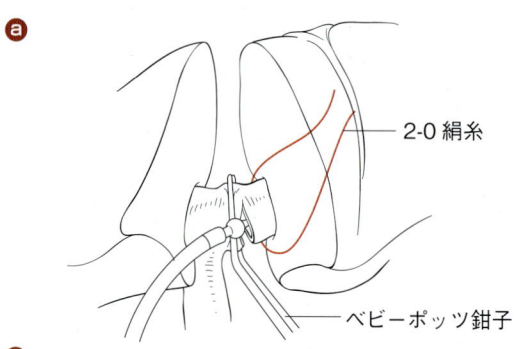

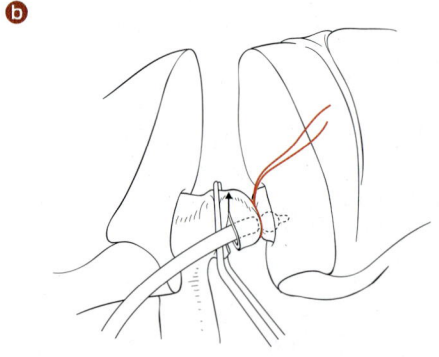

ベビーポッツ鉗子

ⓑ

9 尾状葉を含まない左葉の切離ライン（1）

術中超音波で中肝静脈の走行を確認する。切離ライン---は，この中肝静脈より1cm右に設定し，肝前縁近くで中肝静脈ラインと一致する線で切離する。

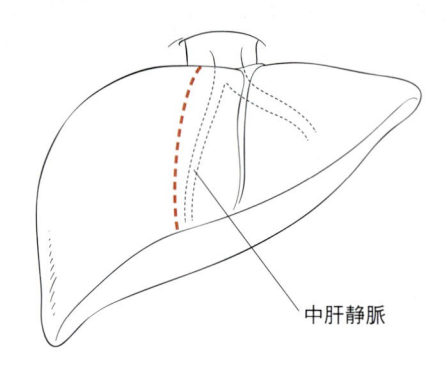

中肝静脈

10 尾状葉を含まない左葉の切離ライン（2）

中肝静脈を越えたところで，切離ライン⟶は患者左側に方向を変える。

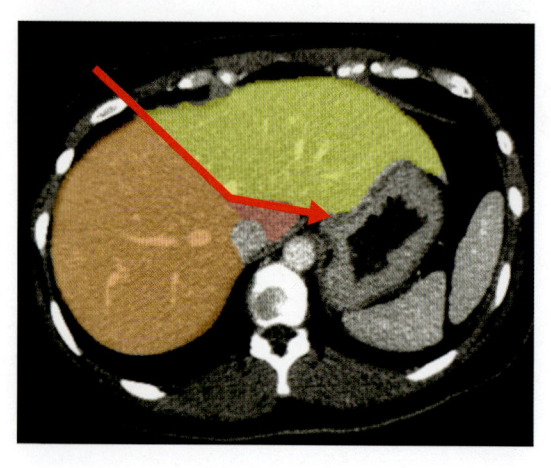

テル先端のくびれで結紮してから門脈を全切離する**8**。最後に，肝静脈基部にスプーン鉗子をかけて切離し，グラフトを体内に置いたまま直ちに灌流液を注入開始する。灌流量はおおむねグラフト容積の3倍程度を目安にし，肝静脈から出てくる液の血液色が薄くなったら，バックテーブルのベースンに肝臓を移す。

肝静脈の断端は5-0プローリン，門脈は6-0プローリンで連続縫合閉鎖する。胆管は，6-0 PDS®などの吸収糸で，肝門板の切離した部分も含めて縫合閉鎖する。

レシピエント側での必要度に応じ，女性の場合は左卵巣静脈，男性の場合は下腸間膜静脈を静脈グラフトとして摘出する。

左葉切除（尾状葉なし）

肝周囲固定靱帯の切離や肝門部剥離は外側区域と同じであるが，胆嚢は摘出し，胆嚢管から造影用カテーテル（5Frアトムチューブ）を挿入して胆道造影を行う。

術中超音波検査で中肝静脈の走行を確認し，横隔膜面に電気メスでこれをマークする。切離ラインは，この中肝静脈より1cm右に設定し，肝前縁近くで中肝静脈ラインと一致するような線で切離を行う**9**。多くの場合，肝前縁の切痕に切離前縁が一致する。

尾状葉を含まない左葉切除の場合，切離を進めて中肝静脈の末端部を切離した後，切離ラインはこの中肝静脈をグラフト肝の中にすくい取るようなラインを描くことになる**10**。胆管切離，門脈のテーピング，尾状葉との実質切離などは，外側区域切離と同じ手技となる。

中肝静脈に入る右前区域からの静脈枝はそれぞれ結紮切離する。

尾状葉付き左葉切除

hanging maneuverを用いる。吊り上げ用のテープ（6mmのペンローズドレーンを用いている）を下大静脈の前に通すには，その用途の鉗子が考案されている**11**。肝部下大静脈の前面やや左には，大きな短肝静脈が入らない「無血管領域」が帯状にあり，これに沿って鉗子を通し，ペンローズドレーンを通す。この手技に不慣れなら，外側区域を右上方へ翻転しつつ，尾状葉と下大静脈間の漿膜を切開し，鈍的に剥離を進めて，上部で左中肝静脈の基部をテーピングする。この間，尾状葉からの径3mm程度以上の短肝静脈はレシピエントでの再建を念頭に温存する。

肝実質切離ラインは，左肝管基部に向かって直線的となる。実質切離を進めて胆管切離を行い，左門脈のテーピングの後，左右門脈分岐の間に牽引用テープを引き出し，これを引き上げつつ実質切離をさらに進める**12**。当初下大静脈との剥離が行われていないときは，左右の実質切離終了後，尾状葉と下大静脈の間を肝切離面から左方向へ向かって剥離する。

右葉切除

通常中肝静脈を含まない右葉をグラフトとする。切離にはhanging maneuverを用いる。まず，右葉周囲の固定靱帯を切離する。右副腎が肝背面に固着していることがあり，電気メスで焼き切り，出血部を縫合止血する。下大静脈を尾側から頭側に向かって肝臓から剥離していく。径5mm以上の短肝静脈は

温存し，それ以外は結紮切離する．右肝静脈の右面に下大静脈靱帯がありその内部には血管を含むことが多いので，鉗子で挟んで切離し，切離端を肝臓側，大静脈側とも6-0プロリーンで連続縫合止血しておく．この後，右肝静脈の左の下大静脈前面を鈍的に剝離し，hanging用の6mmペンローズドレーンを通す．温存する右下肝静脈がある場合には，その左にやはりこのペンローズを通しておく．

その後，胆囊摘除，肝門部剝離，胆道造影を行う．左葉系と異なる点は，門脈は肝切離前にテーピングしておく，右肝動脈は多くは総肝管の背側を通るので，これも剝離しておく，実質切離の前に，肝動脈を細い金属クリップ，右門脈をポッツ鉗子でクランプして右葉部分を虚血にし，変色域を確認して電気メスでマークする，などである．

肝実質切離：肝実質切離ラインは，マークした変色ラインに沿うと，湾曲していて手技が困難になることがあり，通常は中肝静脈の右1〜2cm程度に沿って変色域を出入りするような直線を引いてこれに沿って実質切離することが多い．

実質切離中，V5，V8といわれる，右前区域から中肝静脈へ還流する静脈の処理が問題となる．術前のシミュレーションソフトによる各区域の容積測定ができていれば，その領域の大小で還流血管温存か否かを決めるのが妥当だが，もしその情報がなければ，径5mmを境にして太ければ温存を考える．温存する場合は，吊り上げ用のテープを架け替え(re-positioning)ながら実質切離を続ける **13**．

通常右門脈は短くドナー体内で還流用カテーテルを入れて固定することは困難であり，グラフト切除後，バックテーブルでチューブを挿入固定して灌流する．

閉腹
どの肝葉切除でも，胆管内ドレナージチューブや，腹腔ドレンは留置していない．腹壁は，3層に閉鎖し，皮膚にはステープラーを用いている．

術後管理のポイント

①硬膜外チューブ留置による疼痛管理を行い，凝固機能を確認のうえ数日後に抜去する．早期離床を促す．
②深部血栓予防ガイドラインに沿った予防措置を講じる．
③術後必ず，超音波による門脈や肝静脈の血流確認を行う．
④腹痛や発熱の持続時には胆汁漏を疑い超音波で確認のうえ，確認されればドレナージを行う．
⑤左葉系切除の術後には胃の捻転をきたす場合も多く，程度が強ければ早めに内視鏡で胃の直線化を図る．

生体肝移植のドナー手術

11 hanging maneuverの際に用いる鉗子
吊り上げ用のテープを下大静脈の前に通す際に用いる鉗子（弱彎と強彎がある）．先端が鈍になっている．

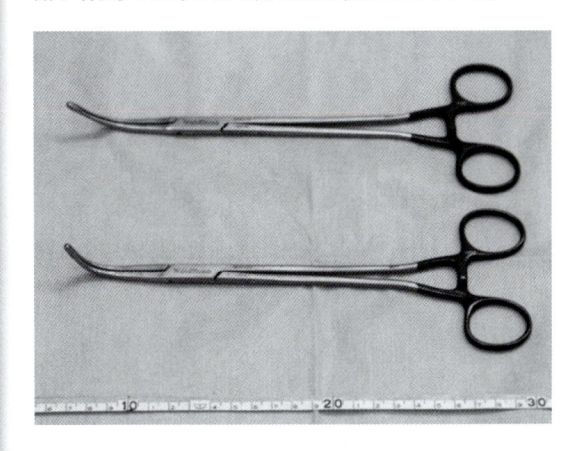

12 尾状葉付き左葉切除
頭側は右肝静脈と中＋左肝静脈の間，足側は左右門脈の間にペンローズドレーンを挿入し，それを引き上げながら目標を定め，肝切離を行う．

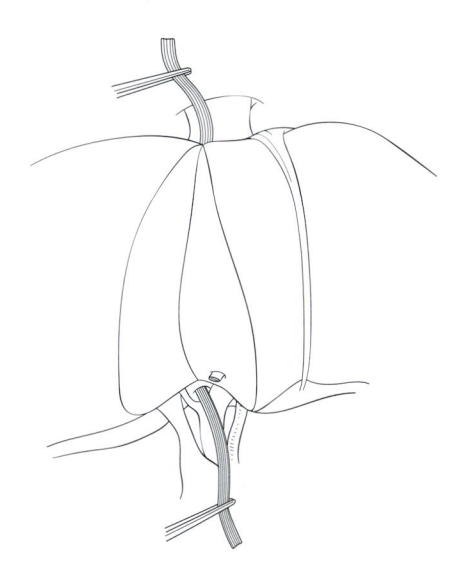

13 右葉切除
中肝静脈へ流入する肝静脈を再建のため温存する場合（図ではV5），適宜ペンローズドレーンをくぐらせ，血流は温存させたまま肝切離を進める．

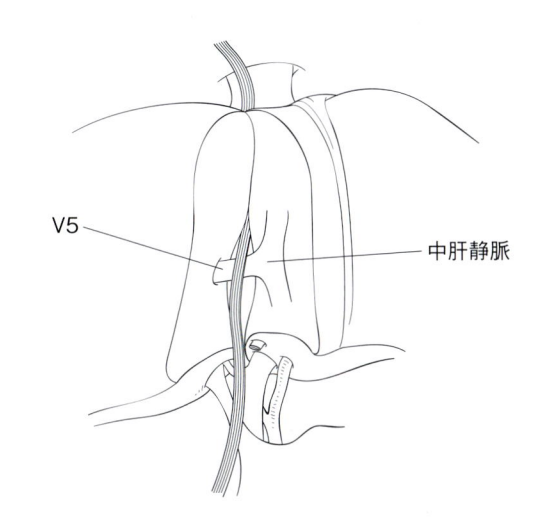

VIII 腹部臓器移植
生体肝移植のレシピエント手術

水田耕一

1 乳児と年長児における皮膚切開
ⓐ：乳児

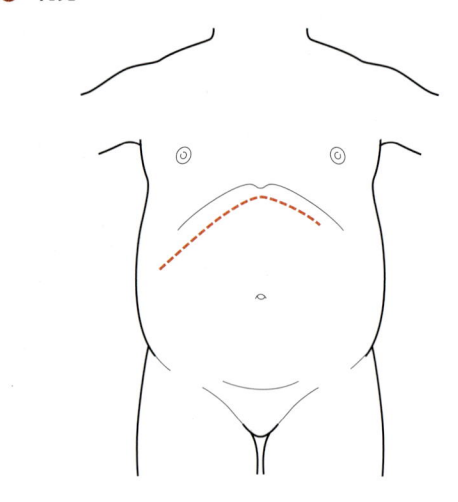

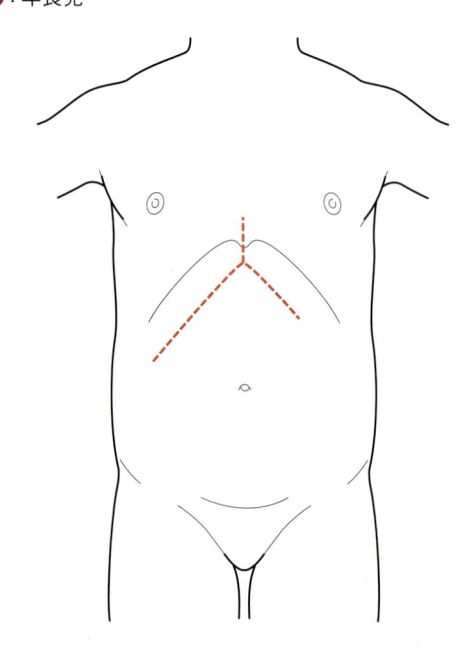

ⓑ：年長児

術前準備

- 移植の適応となる疾患や個々の患者の状態に応じた適切なタイミングで肝移植を行う。胆道閉鎖症における門脈の狭小化や門脈血流の逆流は，ビリルビン値に関わらず肝移植の適応病態である。
- 肝移植レシピエントは，末期肝疾患のため，低栄養状態，易感染状態にある。術前は経腸栄養剤を中心に十分量のカロリー（乳児で120〜140cal/kg/day）を投与し，栄養状態の改善に努める。
- 胆道閉鎖症のような末期肝硬変患者の発熱時は，細菌性胆管炎，細菌性肝膿瘍，特発性細菌性腹膜炎，バクテリアルトランスロケーションを念頭におき治療する。

手術の実際

開腹〜肝授動

乳児症例では両側肋骨弓下弧状切開で，年長児では，ベンツマーク切開にて開腹する 1 。レシピエントが胆道閉鎖症の場合，前回の手術創をなるべく使用する。開腹時の腸管損傷を防ぐために，必ず肝直上で腹腔へアプローチする。

門脈圧亢進症が存在している症例では，腹壁の静脈や肝円索周囲は豊富な側副血行路となっており，血小板低下や凝固異常から止血が困難であるため，結紮や血管シーリングシステム（リガシュアー：LigaSure™ Small Jaw）を用いて確実に止血を行う。

肝表面の癒着，肝周囲の鎌状間膜，冠状間膜，三角間膜を，電気メスやリガシュアーを用いて慎重に剥離しながら肝を授動していく。肝静脈近傍では下大静脈の前面と側面が露出するまで十分に剥離し下大静脈の位置を確認しておく。

副腎は，頭側と尾側から下大静脈右側を露出するように剥離し，肝との癒着部は，電気メスにて慎重に剥離する。肝左側の肝胃間膜の処理時には，門脈側副路や左胃動脈からの分枝に気をつける。

癒着剥離〜肝門部操作

胆道閉鎖症では，肝下面に結腸，Roux-en-Y挙上空腸，胃，十二指腸が癒着している。肝下面の癒着は電気メスにてていねいに剥離していくが，移植時の腸管穿孔は致死的な合併症となるため，必ず肝臓側に切離面を作るように剥離する。特に癒着が強固な部分では，電気メスの刃を寝かせ接触面積を広くして，切開モードで腸管との癒着部の肝被膜を剥がしながら，腸管を落としていく。腸管の剥離時は，電気メスによる腸管の熱損傷を避けるために生食水で冷やしながら操作を行う。Roux-en-Y挙上空腸と十二指腸との判別が困難な場合があるが，術前にEDチューブの挿入があれば十二指腸の同定の一助となる。Roux-en-Y挙上空腸が同定できたら，これを辿りながら剥離を

進め，肝門部近傍で自動縫合器を用いて切離する❷。

切離した肝門部腸管を頭側に牽引し，肝動脈を同定する。肝門部の癒着が強く血管の剥離が困難な症例では，周囲の硬い組織を鑷子でつまみ，電気メスにて焼き切りながら慎重に剥離する。剥離時の肝動脈へのテーピングは，剥離操作が容易になるが，血管の攣縮を引き起こす原因となるため最小限にとどめる。右肝動脈は前区域枝，後区域枝の分岐後で，中肝動脈，左肝動脈もなるべく肝臓側で結紮切離する。

次に門脈本幹を同定し肝門部まで全周性に剥離する❸。側副血行路が発達している肝硬変症例においては，ここで門脈の切離を行い，肝への流入血を遮断する（無肝期）。門脈は，尾状葉枝に注意しながら左右分岐部から可及的に肝臓側で結紮切離する。中枢側では胃冠状静脈を処理し，脾静脈と上腸間膜静脈の合流部まで十分に剥離する。門脈根部の腫大したリンパ節は，移植後の門脈血流を妨げる場合があるため切除しておく。

短肝静脈処理〜肝摘出

短肝静脈の処理は，右肝を左方へ挙上しながら，尾側から頭側へ向かってていねいに行う。下大静脈側の静脈は，径2mm以上の血管では刺通結紮を，右下肝静脈など径5mm以上の太い血管であれば縫合閉鎖する。2mm未満の細かいものであればリガシュアーを用いて処理する。右下大静脈靱帯は，数回に分けて結紮切離するか，血管鉗子をかけ断端を連続縫合で閉鎖する。乳幼児症例において腫大した尾状葉によって下大静脈が取り巻かれ狭小化している場合がある。このような症例では，すでに奇静脈系の発達が見られるため，下大静脈の剥離が困難な場合は離断も可能である。右肝静脈は，頭側と尾側より周囲を慎重に剥離した後，血管鉗子をかけ首を長く残し切離する。肝左側は，肝臓を左側に脱転しながら，下大静脈側からSpiegel葉を剥離する。左下大静脈靱帯とArantius管を結紮切離後，中肝静脈と左肝静脈の共通管を血管鉗子でクランプし，肝臓側は実質を切り込むようにして切離し肝全摘を行う。

❷ **胆道閉鎖症における肝門部空腸吻合部**

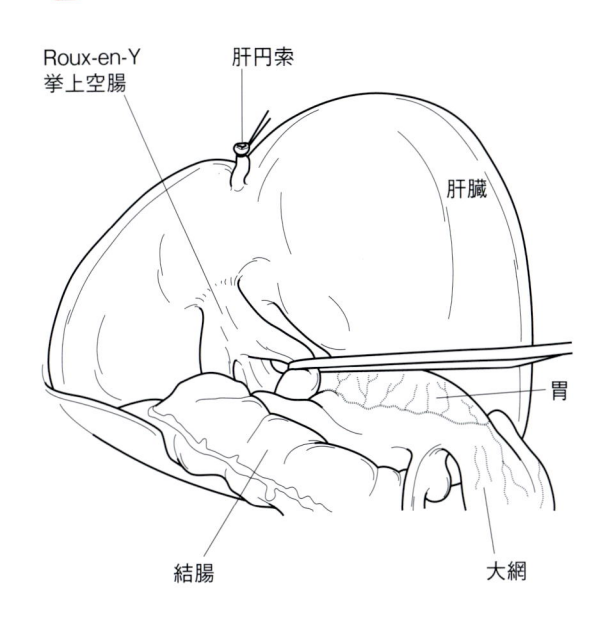

❸ **胆道閉鎖症における肝門部所見**

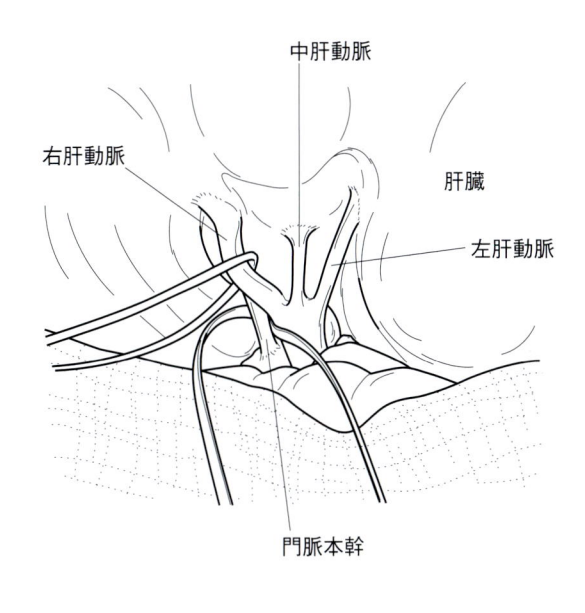

4 レシピエント肝静脈形成

ⓐ：乳幼児における肝静脈形成前

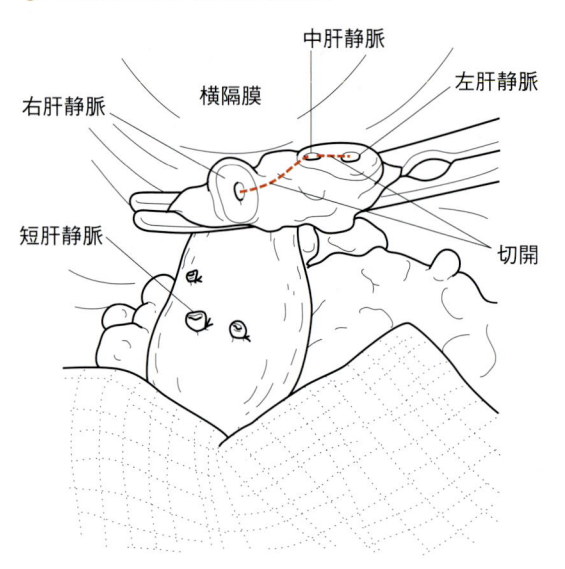

右肝静脈／横隔膜／中肝静脈／左肝静脈／短肝静脈／切開

ⓑ：乳幼児における肝静脈形成後

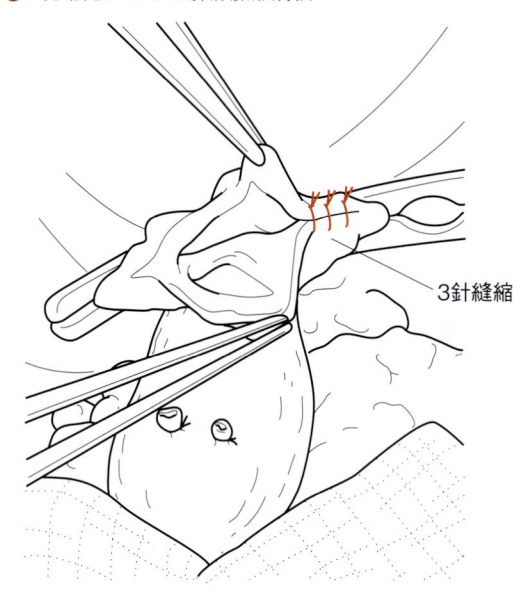

3針縫縮

ⓒ：年長児における肝静脈形成

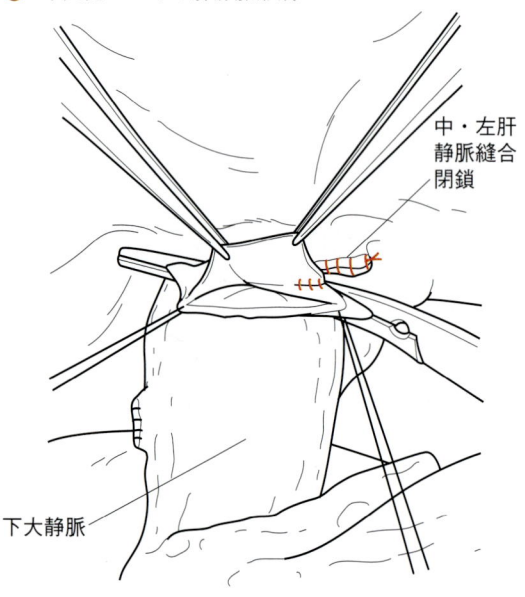

中・左肝静脈縫合閉鎖／下大静脈

肝静脈再建

　肝全摘後，腹腔内を洗浄し止血を十分確認した後に，レシピエント肝静脈形成を行う．乳児例においては，右，中・左肝静脈の3本を用いて，単一孔の肝静脈を形成する．サティンスキー型血管鉗子など長めの血管鉗子にて下大静脈がほぼtotal clampになるように深くかみ **4a** ，隔壁を切開する．レシピエント肝静脈径は，グラフト肝静脈径よりも大きくなるようにし，乳児例でも20mm以上が望ましいが，レシピエントサイズが大きくなりすぎる場合は左肝静脈側を縫縮する **4b** ．レシピエント体重が20kg以上で，下大静脈横径が20mm以上ある場合は，中・左肝静脈は縫合閉鎖し，右肝静脈から下大静脈に横方向に切開を入れ，下大静脈前壁に大きな吻合口を形成する **4c** ．

　肝静脈形成後，レシピエント肝静脈に両端針の5-0，または6-0モノフィラメント非吸収糸（PRONOVA）を左端に2本，右端に1本，後壁に1本かけた後，グラフトを腹腔内へput-inし肝静脈吻合を開始する．左側より後壁を3点支持でintraluminal sutureで連続縫合する．後壁吻合終了時にグラフト内の保存液洗浄のため，門脈から冷リンゲル液の灌流を開始する．後壁の縫合糸を右端で前壁に反転しover and over sutureで中央まで縫合し，左側から同様に連続縫合した糸と中央で結紮する．吻合終了後には下大静脈にかけた血管鉗子を外し，下大静脈からの血流を逆行性に再開させる．

　レシピエントの肝静脈直下の下大静脈の硬化・狭小化が著明な場合は，同部位を含む肝静脈を吻合には用いず，肝下部下大静脈を離断し，グラフト肝静脈と肝上部下大静脈との端端吻合による再建を行う．肝上部下大静脈を横隔膜から全周性に剝離し，炎症性肥厚などのない軟らかい部分を吻合部位に選択する．小児の下大静脈狭窄症例では下大静脈再建は原則必要としない．

門脈再建

　肝静脈吻合後，門脈吻合前に，レシピエントの門脈遮断を解除し，うっ滞していた門脈血流をフラッシュする．門脈に血栓や狭窄がなく，門脈径が比較的大きい年長児では，門脈本幹との端端吻合を第一選択とする．グラフト肝を自然な位置に置き，グラフト門脈，レシピエント門脈とも，前壁正中を吸収糸や皮膚用マーカーにてマーキングする．吻合の際には，2つの血管の軸が捻じれないように十分注意する．グラフト門脈，レシピエント門脈の左右方向にマイクロ用血管クリップ，またはブルドック血管鉗

子をかけ，6-0モノフィラメント吸収糸（PDS®Ⅱ）による左右の2点支持法にて，後壁はintraluminal sutureの連続縫合で，前壁はover and over sutureの連続縫合で吻合する 5a 。吻合口と同じ程度のgrowth factorを置いて縫合糸を結紮する。吻合時は，吻合口が広がるように左右の支持糸を鉗子などで牽引しながら縫合を行い，助手は縫合糸を過度に締めすぎないように把持しておくことが狭窄予防に重要である。門脈の再灌流は，まずレシピエント側の血管クリップを外し吻合部の空気抜きと吻合部の伸展を確かめた後にグラフト側の血管クリップを外し再灌流する。

門脈狭窄がなく，良好な門脈血流が得られる乳幼児症例では，門脈左右分岐部を用いた門脈再建を行う。門脈内に陳旧性の白色血栓を認める場合は，狭窄の原因となるため可及的に切除する。

レシピエント門脈本幹が4mm未満で硬化している場合や，順行性の門脈血流が弱い場合は血管グラフト間置を選択する。上腸間膜静脈と脾静脈の合流部を露出させ，それぞれテーピングし 5b ，ドナーの卵巣静脈，下腸間膜静脈，中結腸静脈，脾静脈などの腹腔内静脈や，大伏在静脈を用いて間置する 5c 。ドナー脾静脈の採取方法は，網嚢または結腸間膜を開放し膵下縁にアプローチし，膵臓を頭側に脱転し脾静脈を露出させ，下腸間膜静脈から末梢の脾静脈を4〜5cm採取する。血管グラフトの中枢側の吻合は，グラフトの温阻血時間の短縮のため，必ずグラフトput-inの前に行い，出血や狭窄が起きないように確実に吻合する。また，10mm以上の側副血行路は術後長期の門脈大循環シャントの予防のため必ず結紮切離する。

肝動脈再建

一般的にはマイクロサージャリーを用いた吻合法で行う。詳細は他項に譲る。

5 門脈再建

ⓐ：乳幼児における門脈本幹での門脈再建

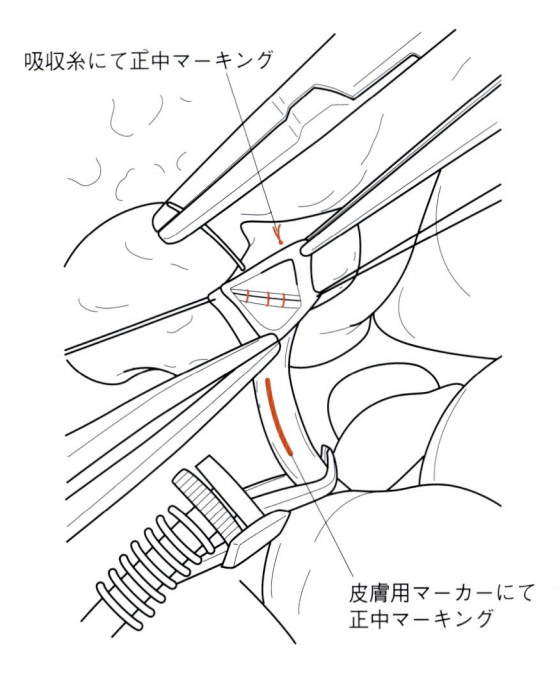

吸収糸にて正中マーキング

皮膚用マーカーにて正中マーキング

ⓑ：血管グラフト間置時の上腸間膜静脈と脾静脈のテーピング

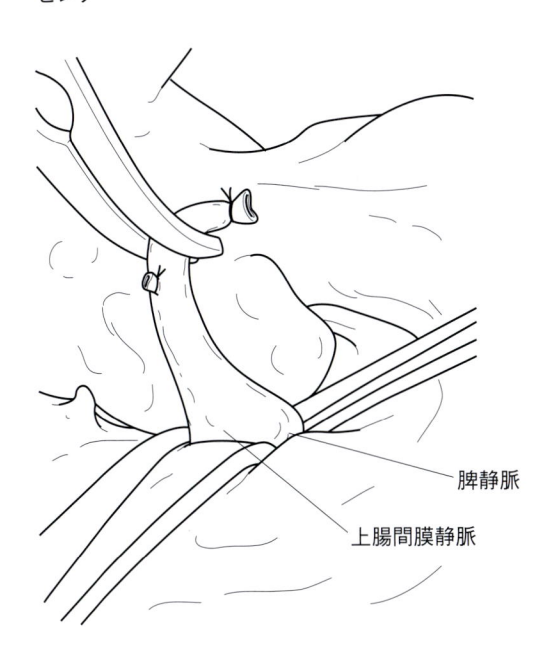

脾静脈
上腸間膜静脈

ⓒ：ドナー脾静脈を血管グラフトに用いた門脈再建

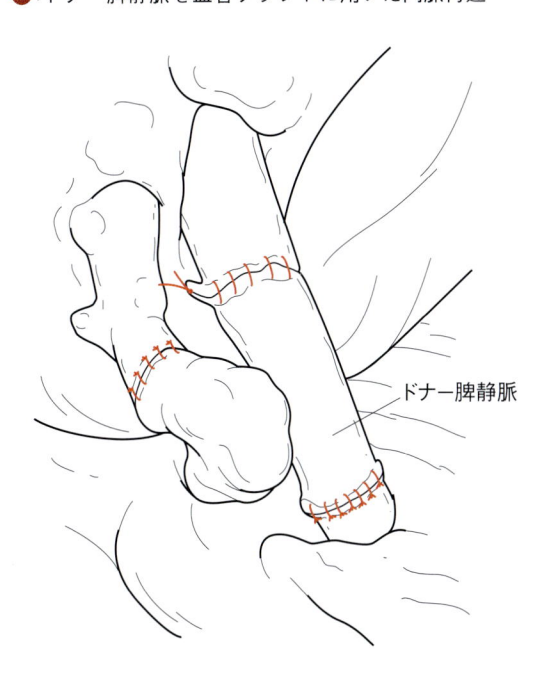

ドナー脾静脈

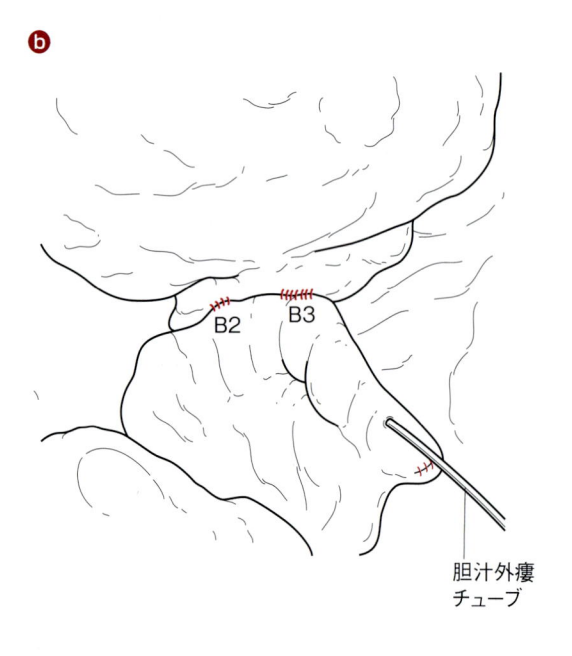

胆道再建

グラフト血流再開後に胆管周囲から出血を認める場合があるが，胆管への血流保持のため電気メスでの止血は行わず，胆道再建時まで把持力の弱いディスポーザブルクリップを挟み止血しておく。

小児の場合，胆管空腸吻合を第一選択とする。胆道閉鎖症における胆道再建は，肝門部空腸吻合術（葛西手術）時に作成されたRoux-en-Y挙上空腸の健常部位を用いて，グラフト肝管との胆管空腸吻合にて行う。挙上空腸が結腸後ルートの場合，横行結腸間膜尾側からいったん腸管を引き出し，胆管との吻合部に緊張がかからない長さまで十分に剥離する。腸管穿孔を避けるため剥離操作は慎重かつ愛護的に行い，Roux-en-Y挙上空腸の再作製はなるべく行わないようにする。代謝性疾患などで新たに空腸Roux-en-Yを作製する場合は，術後の胆管合併症時にダブルバルーン内視鏡の挿入が可能となるように挙上空腸は短め（20～25cm）に作製する。

腸管側の吻合孔は，空腸脚盲端から3cmの位置の漿膜筋層に釣り糸をかけ，電気メスにて小さめな吻合口を円形に作製する。ここで吻合口から4～6Fr節付膵管チューブを外瘻チューブとして挿入し，結腸上，または結腸下の挙上空腸から腸管外へ引き出しておく。吻合胆管と空腸吻合部の左右端に6-0モノフィラメント非吸収糸（PRONOVA）の支持糸をかけ，後壁は6-0モノフィラメント吸収糸（PDS®Ⅱ）にて連続縫合する。運針の間隔は1～1.5mmを目安に行う。内外瘻チューブをグラフト肝側に十分挿入し腸管側で固定した後，前壁は結節縫合を行う **6a**。最後に後壁の縫合糸と支持糸を両端でそれぞれ結紮する。グラフト胆管が複数で，胆管口が5mm以上離れている場合は，空腸側の吻合口も2孔とし別々に吻合する **6b**。

閉腹

移植肝から楔状肝生検（ゼロバイオプシー）を行った後，十分量の温生食にて腹腔内を洗浄する。その後，腹腔内を観察し，血管・胆管吻合部，副腎周囲，下大静脈周囲などの止血を確認する。肝離断面からの出血に対してはアルゴンビーム凝固，タコシール，フィブリン糊などによる止血を行う。癒着剥離を行った腸管は念入りに確認し，気になる漿膜損傷部には追加縫合を行う。

年長児の場合，自己肝が存在した右横隔膜下に大きくスペースができるため，グラフト肝が右側へ落ち込みやすい。また，乳児例であっても，グラフト肝の再生により，右側に過剰に偏位すると，門脈が右側へ伸展されたり，Roux-en-Y挙上空腸吻合部が肝に圧排されたり，長期的に血管・胆管合併症を生じる可能性がある。このため，右横隔膜下のスペースには結腸や回

---

6 胆道再建

外瘻チューブを用いた胆管空腸吻合による胆道再建。モノフィラメント吸収糸にて，後壁は連続縫合，前壁は結節縫合にて再建する（**a**）。B2胆管とB3胆管が7mmと離れていたため，2本の外瘻チューブを用いて再建した（**b**）。

a

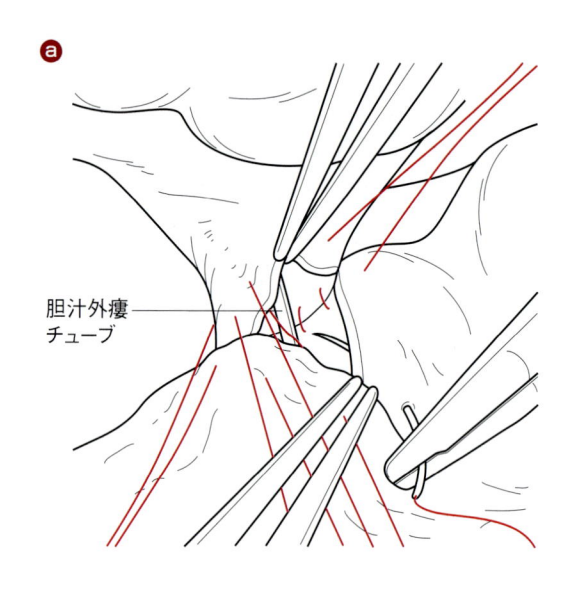

胆汁外瘻チューブ

b

B2　B3

胆汁外瘻チューブ

腸を落とし込み，グラフト肝の鎌状間膜を正中の腹壁に縫合固定する **7**。

乳幼児の場合，右横隔膜下からグラフトの離断面に及ぶ閉鎖式ドレーン（J-VACドレナージシステム）を1本挿入する。年長児で過小グラフトによる術後の多量腹水が予想される場合は，Douglas窩，または左横隔膜下にもう1本閉鎖式ドレーンを挿入する。脾摘を行った症例には，左横隔膜下にドレーンを留置する。下腹壁に腸管が広く癒着している症例では，あえてすべての腸管の癒着剥離をするべきではなく，ドレーン挿入や腹壁閉鎖に必要な最低限の癒着剥離にとどめる。

腹壁閉鎖には，1-0または2-0吸収糸（Vicryl®）を用いる。皮下を生食水にて洗浄後，4-0吸収糸（Vicryl®）にて皮下を縫い合わせ，皮膚はスキンステイプラー，または埋没縫合で閉創する。

低体重例では，腹壁の一期的閉鎖によりグラフト肝が圧排され，血流障害をきたすことがある。この場合は，腹壁を両側から可及的に閉鎖した後に，正中部の皮下を十分に剥離し，skin closureとして閉腹する。

術後管理のポイント

① 術後1週間は，ICUでの呼吸循環管理を行う。水分バランスを頻回にチェックし，過度な血液濃縮や水分負荷にならないように綿密にコントロールする。
② 術直後の出血傾向に対しては新鮮凍結血漿（FFP）を用いて早期に止血を行い，凝固線溶系の破綻を防ぐ。
③ 術後早期より術中に挿入したEDチューブから経腸栄養を開始する。経腸栄養は，バクテリアルトランスロケーションを予防し，移植肝の肝再生，胆汁排泄を促す。
④ 術後5日間は，免疫抑制剤の血中濃度を1日2回測定し至適濃度内にコントロールする。術後大量腹水出現時には拒絶反応，肝静脈狭窄を疑い肝生検を行う。
⑤ 術後1週間は，頻回な超音波検査にて血管・胆管合併症の早期診断に努める。治療は，血管吻合部バルーン拡張術，経皮経肝胆道ドレナージ（PTCD）などのインターベンショナルラジオロジーを第一選択とする。

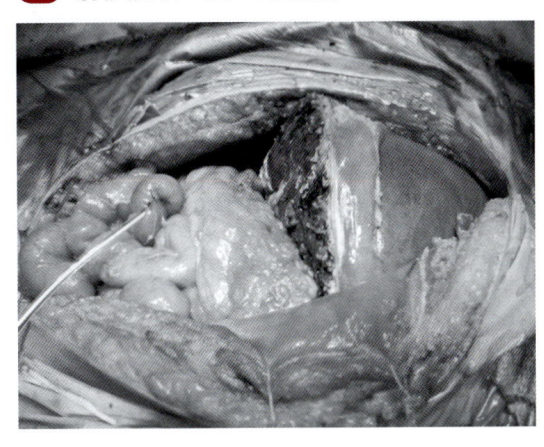

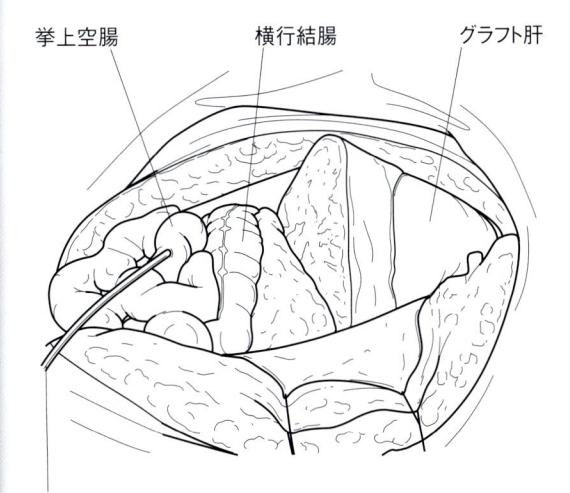

7 肝移植時における閉腹前

挙上空腸　横行結腸　グラフト肝

胆汁外瘻チューブ

生体肝移植の顕微鏡下動脈吻合

阿曽沼克弘

1 場の展開
左葉系グラフトの場合，フレキシブルアームを用いて肝を固定する。

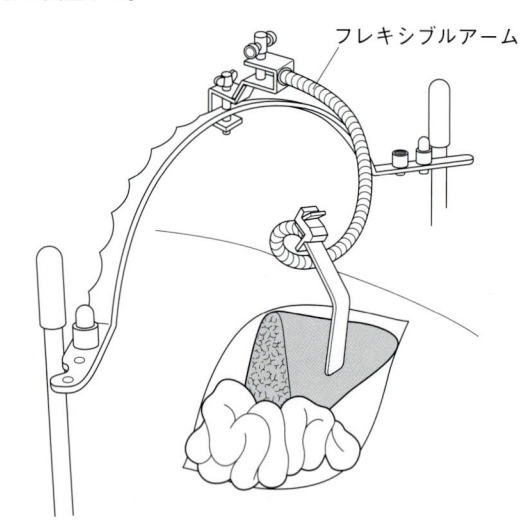

フレキシブルアーム

2 レシピエント肝動脈の形成
ラッパ状の大きな切り口が必要なときは，2本の枝を牽引し，枝分かれの太いところを，ポッツ鋏でまっすぐ一気に切る。

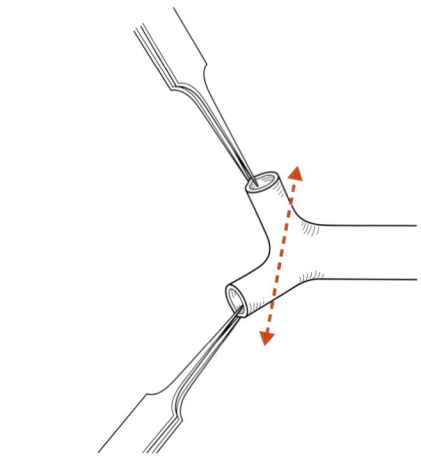

3 吻合（1）
前壁に糸をかけた後，対側の後壁に糸針をかける。

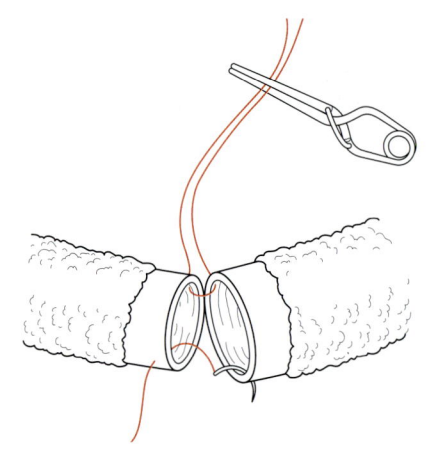

術前準備

グラフト肝がプットインされたら，準備を開始する。フレキシブルアーム（左葉系グラフト），持続吸引管，低出力バイポーラーなど。鑷子類は術野が深いため，通常のマイクロ手術よりも長いものが必要となる。縫合糸は血管のサイズにより，8-0，9-0のモノフィラメントを使い分ける。主治医チーム退出前に，必ずレシピエント側，グラフト側の動脈について指し示してもらう。

手術の実際

場の展開
　左葉系グラフトの場合は，フレキシブルアームをケント鉤のアーチに固定し，脳ベラでグラフト肝を固定する①。乳児などグラフトが相対的に大きくて，術野の上にかぶるときは，手術台をヘッドダウンさせ，やや尾側から覗くようにするとよい。第二助手に腸をヘラで適度に牽引させ，安定した視野を展開することが重要である。右葉グラフトの場合，視野の展開は容易であるが，右横隔膜の動きがそのままグラフトに伝わるため，呼吸性の移動が大きいことが多い。門脈の背側に持続吸引管を留置する。

血管のプレパレーション
　まずグラフト側の肝動脈のバックフローを確認後，根部をディスポの緑クリップ（緩いもの）で挟みクランプする。血管壁周囲の結合織は，針をかける部分が剥離できれば十分である。
　続いて，レシピエント側の血管を検索し，吻合に使用する血管を決定する。いくつかの候補があるときは，長さ，太さ，位置関係より，第一候補，第二候補と決めておく。吻合の候補となる血管が決まったら，その根部を杉田クリップないしはブルドッグでクランプした後，血管を水平に牽引し，ポッツバサミで長軸方向と直角に一気に切る。お互いの血管が届きにくいときは，レシピエント血管の中枢側を剥離し伸ばす。場合によっては，胃十二指腸動脈を結紮切断し授動する。どうしても届かないときは，下腸間膜動脈などを血管グラフトとして採取し間置することもある。
　レシピエントの血管は外径と内腔の大きさが大きく違うことがよくあるので，注意が必要である。また，切ったところの内膜が剥離していたり，内腔が蜂の巣状になって隔壁があったりして，吻合に使用できないこともよくある。切断したら，まずフローを確認し，満足できるフローが得られないときはさらに中枢側の太いところで切るか，別な血管を探す。安定した一定のフローがなく，断続的に血液が吹き出たり，止まったりするときは中枢側の動脈の内膜剥離が疑われるので要注意である。

先端が二股に分かれているときは，通常2つの枝を十分に剥離し，股の部分をよくわかるようにした後，グラフトの動脈径に合わせて切る❷。太い切り口が必要な場合には，ややラッパ型になるように，分岐部のやや末梢をまっすぐ切る。

吻合

当科では，ダブルクリップは使用していない。動脈枝の背側にベンシーツ(小さなガーゼ)を置き，両方の血管の方向を確認し，前方(anterior)の端，後方(posterior)の端を決める。まず，両方の血管の後方の端に糸をかける(両端針でなくとも，外内，内外の運針はそれほど難しくはない)❸。血管の長さに余裕があれば結紮するが，通常は結紮せず，杉田クリップで把持しておく。続いて，前方の端に糸をかける。このとき，助手が先にかけた糸を引いて，血管の後方の端を延ばすと前方の中央がわかりやすく，対側に糸がかけやすい。前方の端に糸がかかったらこの糸を結紮し，続いて後方の端の糸を結紮する。結紮時，助手が反対側の糸を軽く牽引すると，中央で結紮ができる。2本の糸は杉田クリップで把持して吻合部を回転させ，どちらか片方の壁の端から縫合していく❹。片方の壁の吻合が終わったら，端の支持糸を反対側へ回し，対側の壁を縫う。助手は適宜，端の支持糸を引くが，引っ張りすぎないように気をつける。残り3針となったら，untied stay sutureにて縫合する❺。

血流再開

吻合が終了したら，まず，レシピエント側の杉田クリップを外し吻合部から空気抜きをした後，続いてグラフト側の緑クリップを外す。針穴からの出血はしばらく様子をみていると自然に止まることが多いので，ベンシーツで被いしばらく待つ。拍動性に吹き出す出血は，針を追加して止血したほうがよいが，そのような出血でもしばらくすると止まっていることもある。

追加の針は出血点を確実に同定して，少し大きめに迷わずかけ，緩まないように結紮することが大切である。外膜からの出血はバイポーラーにて止血する(バイポーラーの出力に注意!)。血管が細くspasmを起こしているようなときは，塩酸パパベリンを5倍に希釈して血管の上に散布する。塩酸パパベリンにより血管はよく拡張する印象はあるが，いったん止血していた血管壁から再度ウージングが起こることもある。

術後管理のポイント

①術後，ヘパリンなどの抗凝固療法は，原則として施行していない。
②術後1週間は1日2回，ドプラーエコーにて肝血流を確認している。術後1週間以内に，ドプラーエコー，造影CTなどにて血流が確認できなくなったときは，原則として再開腹し，血流の確認や必要に応じて再吻合を施行する方針であるが，インターベンション治療も考慮の対象としている。

❹ 吻合(2)

前後壁にかけた糸をやや牽引しながら，片方の壁に針をかけているところ。

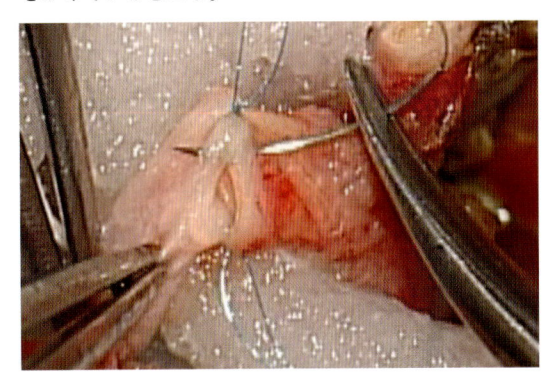

❺ untied stay sutureによる吻合

ⓐ：吻合前のグラフトの肝動脈(左)とレシピエントの肝動脈(右)。やや口径差がある。

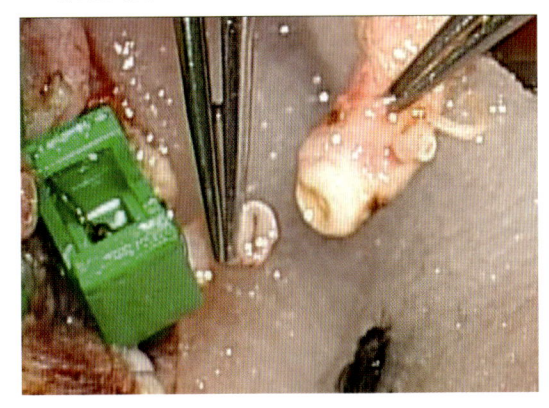

ⓑ：実際のuntied stay sutureの写真。径が細いので，片側の壁に3針しかかけていない。

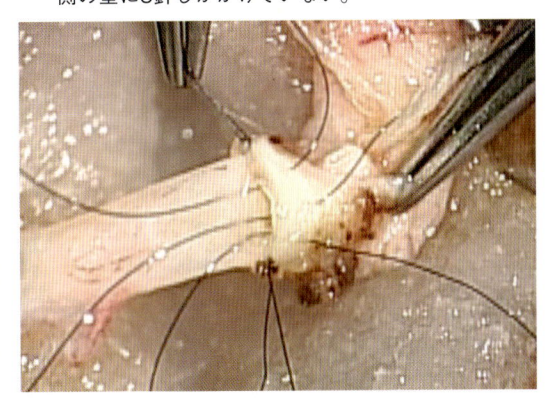

ⓒ：吻合終了時のでき上がり。左がグラフト側，右がレシピエント側。口径差はあったものの，綺麗な仕上がりとなっている。後方に門脈が見える。

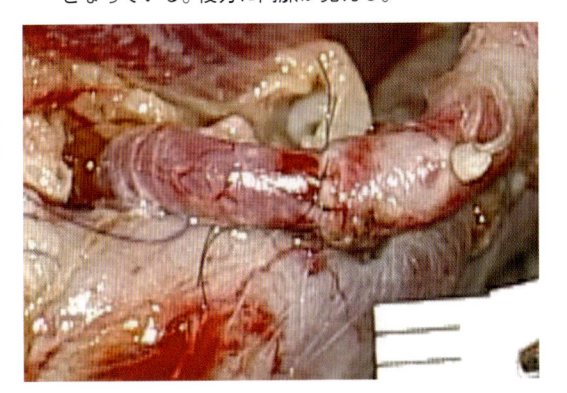

VIII 腹部臓器移植

脳死肝移植

上本伸二

　わが国での脳死臓器移植において，小児ドナーからの臓器提供はきわめて少ないため，通常の小児脳死肝移植は成人ドナーの肝臓の外側区域グラフトや左葉グラフトを用いて行う。また，脳死肝移植で左側の部分肝グラフトを用いる場合には，残りの右側(右葉)は成人レシピエントに提供する分割肝移植として行われることが多い。一方，小児のなかでも体格が成人に近い場合には，ドナーとレシピエントの間によほどの体格差がない場合には，全肝を用いる通常の脳死肝移植が行われる。また，小児ドナーからの提供があった場合には，全肝移植が行われる。
　左側肝臓を用いた部分肝移植と全肝移植に分けて手術手技の要点を述べる。

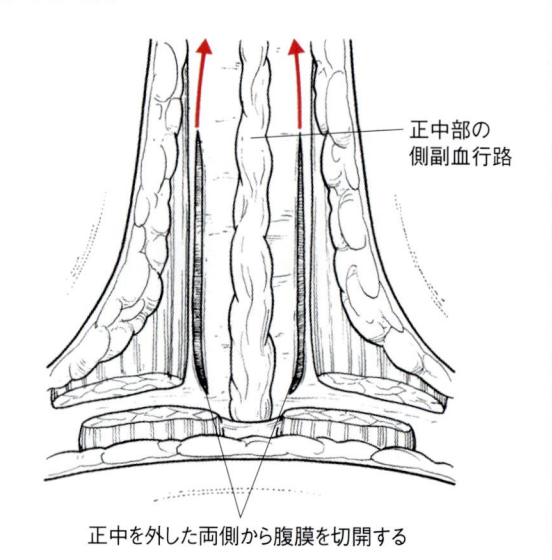

部分肝移植術の実際

肝臓グラフトの採取と採取肝臓の分割

　肝臓の分割は全肝を摘出した後，バックテーブルで行われる。詳細は「脳死からの臓器摘出」の項(p.342)を参照。
　一般的には，レシピエントが第1候補の場合には最も有利な条件でグラフトを利用できるというコンセプトで分割手術を行う。左外側区域グラフトの場合には門脈本幹と固有肝動脈を使用する。左肝静脈は下大静脈を含まない形で利用する。胆道に関しては，総肝管を使用するか左肝管を使用するか議論の分かれるところであるが，右肝管の解剖学的バリエーションが複雑なことから左肝管を利用して，右葉グラフトに総肝管を提供することが多い。中肝静脈を含む左葉グラフトを用いる場合には左側尾状葉と下大静脈を含む形で利用する。
　第1候補の成人レシピエントにとってドナー肝が大きすぎる場合に，第2候補の小児レシピエントに外側区域グラフトや中肝静脈を含まない左葉グラフトが提供されることがある。この際には第1候補の成人レシピエントが最も有利な条件でグラフトを使用することとなるので，小児に対するグラフトは通常の生体肝移植におけるグラフトと同様であり，肝静脈，左門脈，左肝管を利用することになる。

肝臓切除

皮膚切開：上腹部逆T字切開で開腹する。胆道閉鎖症で手術の既往がある場合には，できるだけ以前の手術創を利用するが，肋骨弓にかかる場合には新たな創で開腹する **1a**。肝硬変のため正中部の腹膜部には拡張した側副血行路が発達している場合が多いので，同部からの出血を避けるために正中部を避けて左右の腹膜切開にてアプローチするほうが賢明である **1b**。
　開腹後は鎌状間膜の切離を横隔膜に向かって進め，さらに中肝静脈〜左肝静脈を露出する。その後に左三角間膜を露出して

1 皮膚切開と腹膜切開

a：皮膚切開

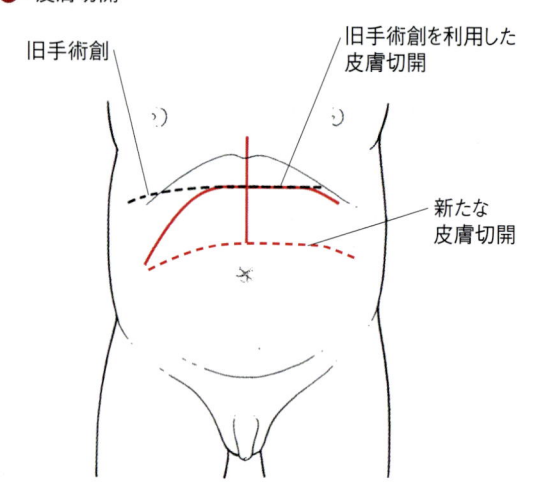

- 旧手術創
- 旧手術創を利用した皮膚切開
- 新たな皮膚切開

b：腹膜切開

- 正中部の側副血行路
- 正中を外した両側から腹膜を切開する

おいた左肝静脈の左縁に向かって左側から右側に向かって切離する．次に，外側区域を右側に脱転し，小網の切離に移る．切離を頭側に向かって進め左肝静脈に近づいて，最後にアランチウス管を結紮切離する．ここで，尾状葉の左側とその背側に下大静脈が見えてくるので，尾状葉を覆っている腹膜を尾側から頭側に向かって切離しておく❷．この操作を行っておくと，肝切除の最終段階での尾状葉を下大静脈から外していく操作が容易となる．一方，肝硬変のために左側尾状葉が肥大して下大静脈が見えない場合にはこの段階での同操作は危険なので行わない．

次に右肝静脈の露出操作に移り，露出後は冠状間膜を右側～尾側に向かって進め，肝臓を横隔膜から外していく．基本的に冠状間膜には血管はないので，切離層さえ間違わなければ出血に遭遇することはない．右三角間膜の切離に移り，さらに肝腎間膜の切離に移行し，肝臓を後腹膜から遊離する操作に移る．肝腎間膜の切離を下大静脈前面まで進め，下大静脈と右副腎の表層を露出できれば，いったんこの操作を終了する．この時点で，肝臓は横隔膜と後腹膜から相当程度に遊離されているので，右肝臓の背側に大きなガーゼを挿入すると肝門部を含む肝臓が腹側に押し上げられる格好となり，以後の操作が非常にやりやすくなる．

上記の操作は，癒着のない初回手術の際には可能であるが，胆道閉鎖症で葛西手術を受けている場合には肝臓右側下面に腸管が癒着している場合が多く，簡単には右三角間膜や肝腎間膜にアプローチできない．この場合の手術のポイントは，肝臓の右最下縁を腸管の癒着のまま後腹膜から授動することであり，これができれば，以下の腸管の剥離操作は安全に行うことができる❸．肝臓を助手に固定させて，術者は肝臓に癒着している腸管を尾側に引きながら，肝臓と腸管の間のわずかなスペースの切離を電気メスでゆっくりと進める．ここの操作をケリーや鋏で行うと側副血行路から多量の出血をきたすリスクが高いので電気メスで進めるべきである．あるいは剥離のスペースが広い場合にはリガシュアなどのデバイスを用いることも可能である．一方，電気メスを含む熱凝固デバイスを用いる際には腸管の熱損傷のリスクがあるので，これを防ぐために剥離層に適時水をかける必要がある．

初回手術の際には，まず胆嚢動脈と胆嚢管を結紮切離し，総肝管を腹側に牽引しながら総肝管の背側を剥離し，右肝動脈を同定する．右肝動脈を肝臓寄りで結紮切離した後に肝十二指腸靱帯の左側の操作に移る．ここで左肝動脈を同定し，これを肝臓寄りで結紮切離する．中肝動脈があれば，これも結紮切離する．さらに，総肝管の左側を同定し，ここから総肝管をテーピングする．総肝管を肝臓寄りで切離し，肝臓側を4-0プロリーンで連続縫合止血する❹．尾側総肝管はブルドック鉗子で止血する．次に，胆管と肝動脈を含む組織の背側を剥離して門脈の前面の層を露出する．この露出層を利用すれば，容易に肝動脈と胆管の組織から門脈を剥離することができる❺．門脈が膵頭部に達するまでは肝動脈／胆管組織とコミュニケーションする血管が存在しないからである．門脈本幹をテーピングして，肝十二指腸靱帯の残った組織を結紮切離する．門脈の剥離を肝門部に向かって進め，右門脈のテーピングで同部の操作が終了する．

❷ 腹膜の切離

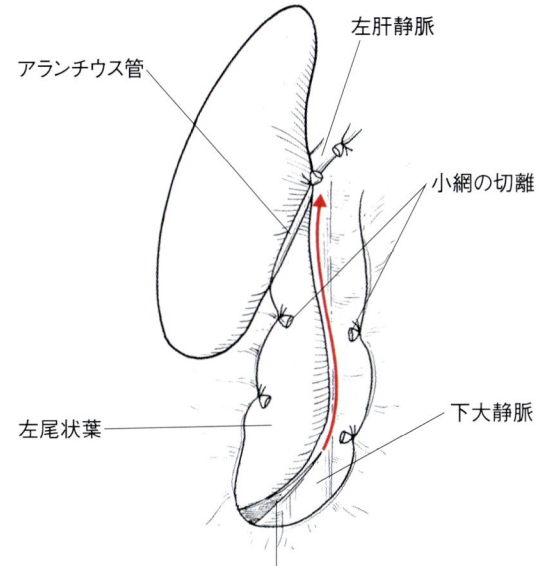

アランチウス管
左肝静脈
小網の切離
左尾状葉
下大静脈

左尾状葉と下大静脈の間の腹膜切離を左肝静脈まで進めておく

❸ 肝臓右側下面に腸管癒着がある場合の対応

ポイントは肝臓の右最下縁を腸管癒着のまま後腹膜から授動することであり，これができれば，その後の腸管の剥離は安全に行うことができる．

助手の右手
肝臓の右下縁の後腹膜からの授動
肝下面に癒着した腸管

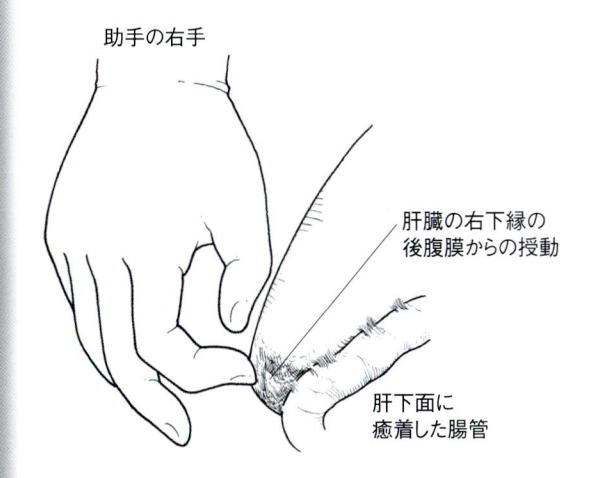

❹ 総胆管の切離

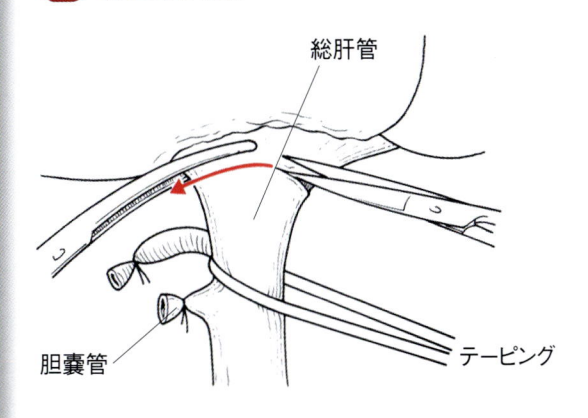

総肝管
胆嚢管
テーピング

5 肝動脈と総肝管の門脈からの剥離

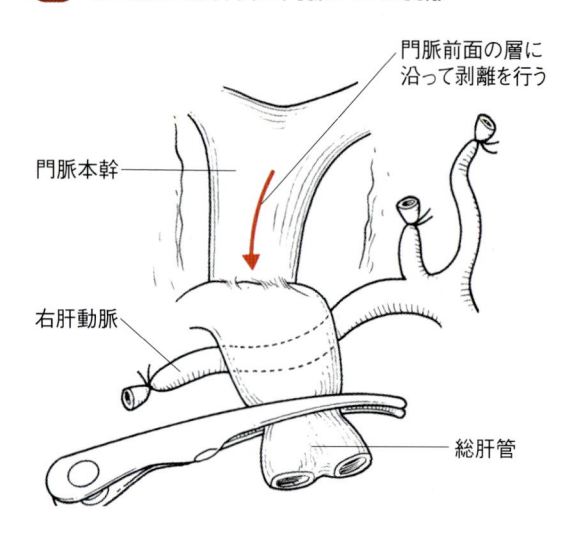

- 門脈前面の層に沿って剥離を行う
- 門脈本幹
- 右肝動脈
- 総肝管

6 葛西術後の胆道閉鎖症の場合の肝十二指腸靱帯の操作

- 肝門部空腸
- Winslow孔
- 切断したRoux-Y脚
- 十二指腸
- 結腸

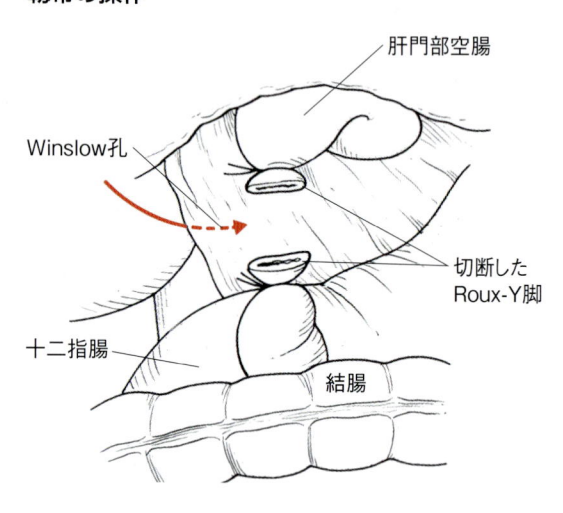

7 肝と高度癒着がある場合の副腎の剥離

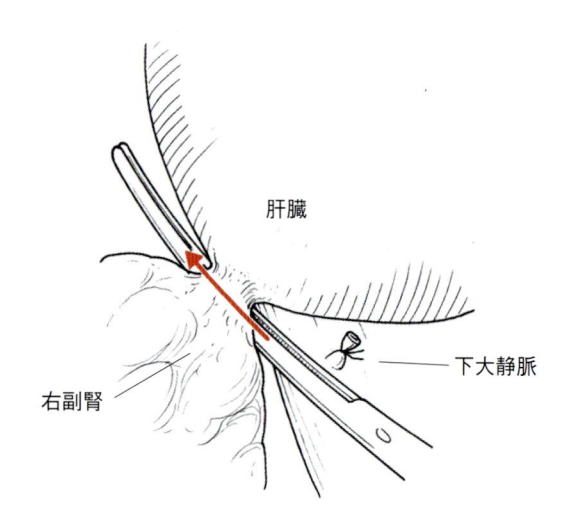

- 肝臓
- 下大静脈
- 右副腎

　葛西術後の胆道閉鎖症の場合には，肝十二指腸靱帯の操作がやや異なる。肝下面に癒着している腸管の剥離操作を進めると，肝門部空腸吻合に使用したRoux-Y脚が明瞭となってくる。この操作の際に，癒着した腸管の剥離を右背側から進めるようにして，十二指腸ならびに肝十二指腸靱帯の背側のWinslow孔を同定しながら行うと，解剖学的位置関係がわかって間違いが少ない。Roux-Y脚を肝臓寄りで切断し，背側の組織を剥離して肝十二指腸靱帯の前面に至る **6**。左右肝動脈を同定し，それぞれを肝臓寄りで結紮切離する。その後の門脈の剥離操作以降は，通常の肝切除の場合と同様である。

　次に，肝臓右側の後腹膜からの授動，さらに下大静脈からの切離に移る。横隔膜からの授動を十分に行った後に，右副腎との切離に移る。右副腎は簡単に肝臓からは離れる場合もあれば，副腎の一部を切離しなければ肝臓から分離できないほど癒着が高度な場合もある。癒着が高度な場合には，**7** のように右副腎と下大静脈との間のスペース（必ず存在する）に鉗子を通しておいた後に，副腎を電気メスで一気に切離する。副腎からの出血は4-0プロリーンで連続縫合止血する。次に短肝静脈を結紮切離しながら下大静脈から肝臓を遊離していく。剥離を頭側に向かって進め，右肝静脈の位置に注意しながら右下大静脈靱帯をテーピングし，これを鉗子で挟んで切離する。下大静脈靱帯は5-0プロリーンで縫合止血する。下大静脈靱帯の切離で視野は一気に展開され，右肝静脈が容易にテーピングできる。ここで，視野を肝門部に戻し，テーピングしておいた右門脈をクランプした後に右肝静脈をクランプして切離する。肝臓をさらに左側に展開し，短肝静脈を切離しながら下大静脈からの遊離を進め，最後に中肝静脈と左肝静脈の共通幹をクランプして切離し，全肝切除を完了する。

血管吻合と胆管吻合

　全肝切除の後，出血をある程度コントロールした後に肝臓グラフトの血管吻合を開始する。外側区域グラフトの場合の静脈吻合はグラフトの左肝静脈とレシピエントの下大静脈の間で行う。レシピエントの肝静脈共通幹を下大静脈に延長し，5-0プロリーンの連続吻合で行う **8a**。中肝静脈と左側尾状葉を含んだ左葉グラフトを用いる場合には下大静脈同士の側側吻合を5-0プロリーンの連続吻合で行う。吻合径はグラフトサイズによって異なるが6～8cmである。この際には大きな血管用サティンスキー鉗子の使用が有用である **8b**。肝臓グラフトを左側に位置させ，まず左側の吻合を内膜側から行い，次に右側の吻合を外膜側から行う。

　静脈の吻合が終了すれば門脈吻合に移る。レシピエントの門脈本幹とグラフト側の門脈本幹，あるいは左門脈とを6-0プロリーンで連続吻合する。レシピエントの門脈が細い場合には7-0プロリーンを使用して後壁を連続，前壁を結節で吻合することもある。門脈の吻合が終了したら，下大静脈の血管鉗子をデクランプし，次に門脈の血管鉗子をデクランプしてグラフトの血流を再開する。この際，部分肝の断端部から出血をきたすので，まずは圧迫止血し，出血が下火になれば出血点を縫合糸結紮やタココンブで止血する。

出血がコントロールできた後，肝動脈吻合に移る．グラフト側の固有肝動脈が使用できる場合には，レシピエントの固有肝動脈，あるいは胃十二指腸動脈分岐部のブランチパッチを使用することもあり，できるだけ大きな動脈を使用するように心がける．一方，グラフト側の動脈が生体肝移植のように細い左肝動脈であれば，それに大きさがマッチするレシピエントサイドの動脈を選択する．8-0，あるいは7-0のプロリーンを使用して，原則は結節吻合で行う．

胆管吻合は，グラフト側の胆管の大きさに見合うサイズのレシピエントの総胆管や総肝管あるいはRoux-Y空腸と吻合する．吻合は原則として全周を結節吻合で行う．6-0 PDS®を使用して，外ステントを留置する．

全肝移植術の実際

全肝切除までは，部分肝移植の際の手技と同様である．

静脈の吻合は下大静脈同士の側々吻合を5-0プロリーンの連続縫合で行う．グラフトを右横隔膜下に置き，左葉を右側に脱転した状態で，まず右側の吻合を内膜側から行い，次に左側の吻合を外膜側から行う❾．下大静脈の吻合が終わっても，血管鉗子はそのままにして門脈吻合に移る．

門脈吻合は本幹同士で6-0プロリーンを用いた連続縫合で行う．グラフトの門脈が長いことが多いので，吻合後に門脈のたるみが生じないように，レシピエント側の門脈の長さを調整することが必要である．門脈吻合後，下大静脈の血管鉗子をデクランプ，次いで門脈の血管鉗子をデクランプしてグラフトの血流を開始する．血流再開後，胆嚢底部の切開部からの出血を認めるので，同部を鉗子でクランプして止血する．

胆管吻合の前に，胆嚢摘出を行う．胆嚢管の処理には注意を払う必要があり，まれに胆嚢管と後区域胆管枝，あるいはB6胆管枝が合流する場合があり，この際には合流部より末梢で胆嚢管を処理しなければならない．また，胆嚢管合流部の膵臓側の総胆管を吻合に用いる❿．そのような解剖学的異常がない場合には，胆嚢管合流部直上の総肝管で切離してここを吻合に用いる．総肝管同士の吻合径は比較的広いので，6-0 PDS®の連続吻合で行う．著者らは外ステントチューブを留置して，これをレシピエント側の総胆管から出している．

❽ 肝臓グラフトの血管吻合

ⓐ：外側区域グラフトの場合

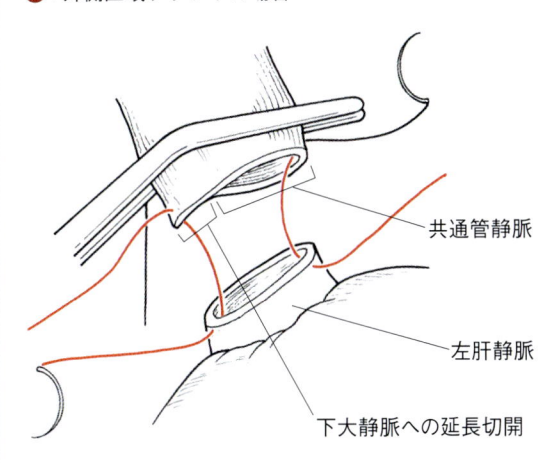

- 共通管静脈
- 左肝静脈
- 下大静脈への延長切開

ⓑ：中肝静脈と左側尾状葉を含んだ左葉グラフトを用いる場合．

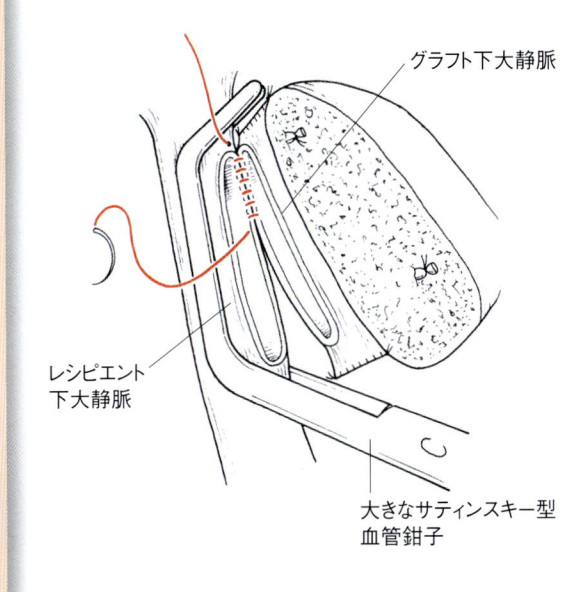

- グラフト下大静脈
- レシピエント下大静脈
- 大きなサティンスキー型血管鉗子

❾ 全肝移植の静脈吻合

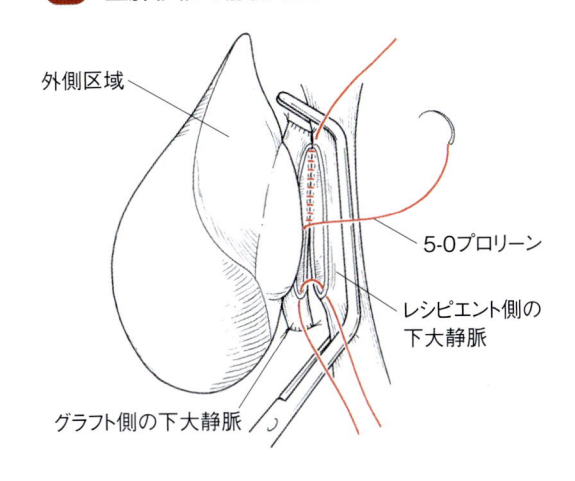

- 外側区域
- 5-0プロリーン
- レシピエント側の下大静脈
- グラフト側の下大静脈

❿ 胆嚢摘出時の注意点

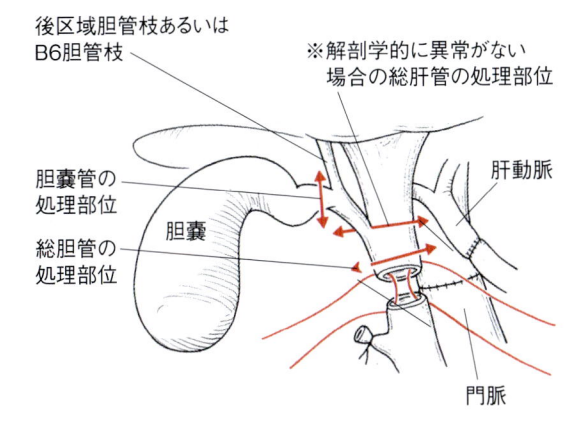

- 後区域胆管枝あるいはB6胆管枝
- ※解剖学的に異常がない場合の総肝管の処理部位
- 胆嚢管の処理部位
- 総胆管の処理部位
- 胆嚢
- 肝動脈
- 門脈

小腸移植

和田 基

小腸移植は重症腸管不全に対する根本的な治療法として期待されており，2011年までに約2,500例の移植が行われている。拒絶反応や感染症のため小腸移植のかつての成績は満足できるものではなかったが，免疫抑制療法の発達，感染症管理の進歩などにより最近の成績は向上し，他の臓器移植の成績と比較して遜色のないレベルになっている。腸管不全治療に携わるチームと移植施設との連携の下に今後ますますの発展が期待される。

日本国内における小腸移植は，いまだごく限られた施設で少数例が行われているのが現状であるが，その成績は海外のそれに匹敵する[1]。2010年の改正臓器移植法施行以後，脳死小腸移植症例に増加の兆しがみられ，今後国内においてもさらなる成績の向上が期待される。

生体小腸移植は登録や報告で判明しているかぎり，わずか61回（小腸移植数全体の約2％）しか行われていない。これは小腸移植の盛んな欧米でも小腸移植は他の臓器移植に比べると少なく，待機中の死亡率が高いとされる小児の肝小腸移植，多臓器移植を除くと，脳死のドナー不足は問題にならないためと考えられる[2]。小腸部分移植でもレシピエントは静脈栄養から十分に離脱可能であり，生体小腸移植の利点として，HLAのマッチングがよい，臓器の保存，阻血時間が短いことなどの点があげられる[3,4]。生体と脳死小腸移植成績は同等と報告され，生体小腸移植が免疫学的に有利であることや周術期合併症が少ないことを示す客観的な根拠はない。生体ドナーおよび脳死ドナーからの小腸移植の利点・欠点を比較した表を示す❶。

❶ 生体／脳死ドナーからの移植の利点／欠点の比較

生体ドナーからの小腸移植	脳死ドナーからの小腸移植
利点，有利な点	欠点，不利な点
移植待機時間が短い HLAマッチングは有利 阻血時間が短い 　（1～2時間でも可能） グラフトの状態は有利 消化管前処置が可能 待機（予定）手術が可能	移植待機時間が長い HLAマッチングは劣ることが多い 阻血時間が長い 　（最大12時間） グラフトの状態は劣ることが多い 消化管前処置は困難 常に緊急（臨時）手術となる
欠点，不利な点	利点，有利な点
生体ドナーに対するリスクがある グラフト長は長くとれない 　（部分移植） グラフト血管径が小さい 小児レシピエントへの対応は困難	ドナーへのリスクは考慮しなくてよい ほぼ全長のグラフトが利用可能 グラフト血管径は有利 小児ドナーからの移植が可能 　（法的には可能となったが，現実的には困難？）

ドナーの評価と管理

生体ドナーの評価，適応条件については2005年9月のthe Vancouver Forumの報告[5]などを元に手術手技を含めて他書にまとめたので参考にされたい[6,7]。本項では，今後，国内での小腸移植実施施設，移植数の増加を期待し，主に脳死ドナーからの小腸単独移植の手術手技について解説する。

適応条件

年齢は60歳以下が望ましいとされているが，実際には50歳以下が望ましい。

性別は問わず，血液型は一致または適合。

HLA，クロスマッチ（リンパ球交差試験），前感作抗体は考慮しないが，成績との関連はあると思われる。きわめてまれではあるが，3 locus one way mismatch（ドナーのHLA-A，B，DRのすべてにホモ接合体が存在し，レシピエントがドナーのハプロタイプを共有するヘテロ接合体である場合）は避けるべきである。

CMV感染の既往も考慮しないが，CMV抗体陰性のレシピエントの場合にはCMV陽性のドナーは避けるほうが望ましい．

体格比は原則としてドナー：レシピエントの体重比で1：2から3：1．

肥満度（body mass index；BMI）30kg/m^{2}未満が望ましいが，BMI 30kg/m^{2}以上のドナーでも小腸グラフトの質が落ちるという科学的根拠はなく，絶対的な禁忌ではない．

HIV抗体，HTLV-1抗体，HBs抗原陽性，クロイツフェルトヤコブ病およびその疑いは絶対禁忌，HCV抗体陽性のドナーの適応は慎重に判断する（相対的禁忌）．

消化管出血，全身あるいは消化管の活動性感染症を認めないこと．

虚血許容時間はクロスクランプ（血流遮断）から12時間以内に血流を再開することが望ましい．

既往歴

悪性疾患（原発性脳腫瘍，治癒したと考えられるものを除く），重篤な消化器疾患，腹膜炎，腹部外傷の既往のないこと．

消化管，腹部手術歴がないこと（高度の癒着や腸管の損傷を伴わないと考えられる虫垂炎，胆嚢摘出術，婦人科付属器の手術などやこれに準ずる手術の既往は問わない）．

ドナー管理

心肺停止の既往，極度あるいは長時間持続する循環不全，3種類以上，高濃度（DOA+DOB 20γ以上）のカテコールアミンの使用，高度な電解質異常や著しい低酸素，高あるいは低二酸化炭素血症，アシドーシス，アルカローシスのある場合は相対的禁忌とする．

画像所見

腹部X線，CT，超音波にて腸閉塞所見や腸管浮腫，（混濁した）腹水の貯留などを認める場合には腸管の損傷が疑われ，小腸の移植は困難な場合が多い．悪性腫瘍が存在する場合は絶対的禁忌である．

術中所見

最も重要，最終的な移植の可否は原則的に摘出したグラフトの状態で判断する．腹腔内に腫瘍，播種などの悪性所見がないこと，腸管に浮腫，血流障害，出血，損傷などの異常がないこと，感染を疑う混濁した腹水の貯留のないこと，血管に再建困難な解剖学的異常がないことなどを確認する．

摘出チームの編成と腹部臓器摘出体制

摘出チームの編成と多施設協力体制

摘出チームは，摘出医1名，助手・バックテーブル担当者1名，記録・連絡係1名の計3名で構成される．現状では手術器材，還流液などの薬品，氷などの運搬に人手を要し，今後小腸移植の実施を希望・予定する施設からの見学者（オブザーバー）の参加を受け入れていることから4～5名で構成されることが多い．現在，手術器材の共通，共用化が進められており，腹部臓器のなかで小腸のみが単独で摘出されることは実際にはほぼありえないため，近い将来，腸管切離に使用する自動縫合器など，小腸の摘出，還流に必要な最小限の器材を運搬すればよいように

なると思われる。経験のある摘出医の派遣などの支援については，臨床小腸移植推進委員会においてナショナルチームの組織，協力体制が整備されつつあり，支援が必要な施設に対しては支援，協力が可能である。

他臓器摘出チームとの連携

良好な小腸グラフトの摘出のためには，心停止前の剥離などの操作を最小限とし，保存液によって臓器を還流した後に冷却下に臓器を分割する，いわゆる「Rapid en bloc retrieval technique (Rapid perfusion technique)」による腹部臓器の摘出が必要である。現在，小腸を含む腹部臓器の摘出はこの手順で行うことが標準となっているが，実際に摘出に入る前に，肝臓，膵臓，腎臓の摘出チームと手順について確認することが必要である。現在，国内では肝臓チームが中心となり腹部臓器の摘出を行うことが通例である。小腸そのものの摘出操作は容易であり，小腸摘出医は肝臓をはじめ他の臓器の摘出チームと協力して，摘出操作中の小腸の保護に努めることが主な仕事となる。次項では，この小腸を含めた腹部臓器の摘出手技について概説する。

標準的な小腸の摘出手技

摘出手術前ミーティング

前項で述べた通り，肝臓，膵臓，腎臓の摘出チームと手術の手順，カニュレーションの部位とタイミング，上腸間膜動静脈の切離ラインなどについて術前に協議し，「Rapid en bloc retrieval technique」すなわち，心停止前の操作を最小限とすること，操作中，小腸を愛護的に取り扱い，不用意なマニピュレーションや損傷などのないようにすることについて注意を喚起し，同意，確認を得る。

開腹と開腹時の評価

手術は仰臥位で行い，剣状突起（胸部の正中創に連続する）から恥骨までの腹部正中切開で開腹する。開腹時に腹水の有無と腫瘍，播種などの所見のないことを確認する。腹水に混濁があれば，検体を持ち帰り培養検査に提出する。開腹時のグラフト評価として，血管の走行に修復不能な解剖学的異常の有無，腸管の浮腫，血流・血色，変色，出血，外傷などの有無を確認し，グラフトの使用の可否，評価を移植施設に連絡する。

上腸間膜動静脈の切離ラインの決定

膵臓チームと協議し，上腸間膜動静脈の切離線を決定する。第1，2空腸枝は膵臓側に温存する。回結腸動静脈は小腸側に含まれるようにするため，右結腸動脈が存在する場合には，通常この部位を切離線とする。上腸間膜動静脈の剥離は最小限とし，還流後に切離線，血管の方向がわかるよう6-0プローリンなどでマーキングする。

腹部他臓器の操作，カニュレーションの際の小腸保護

腹部臓器の摘出操作中，腸管を温生食タオルで包み保護する。腸管の捻転により血流障害を起こすことのないよう随時，腸管の血流，状態を確認する。肝臓，膵臓，腎臓の評価，肝生検が行われた後，臓器還流のためのカニュレーションが行われる。カニュレーションの際，腸管は頭側に圧排されるが，過度に圧排

や粗暴な操作により腸管が損傷されることのないよう保護する。門脈, 下腸間膜静脈への還流, カニュレーションは行わない。ヘパリン化まで待機する。不要な剥離操作は行わない。全身ヘパリン化ののち, 臓器還流用のカニュレーションを行われる。

クロスクランプ, 臓器の還流

すべての臓器の摘出準備が整ったところで, 心臓摘出チームの指示の下, 大動脈を鉗子で遮断する（クロスクランプ）。同時に還流と脱血, 臓器の冷却を開始する。臓器を冷却する生食氷は, 臓器を損傷しないようシャーベット状になるようなるべく細かく砕いておく。腹腔内の全臓器が浸漬し冷却するよう十分な氷を準備して腹腔内に投入する。腸管の還流の状態を確認する。還流が不良な場合には還流液の滴下の状態を見ながらカニュレーションの位置を確認するなどの調整を行う。

小腸の摘出

十分な還流の後, 他の腹部臓器に先立って小腸の摘出を行う。上腸間膜動脈をあらかじめ膵臓チームと合意していたラインで切離する。並走する上腸間膜静脈を同様に切離する ❷。この際, 動静脈それぞれに6-0プローリンなどでマーキングし, 方向がわかるようにしておくとよい。空腸をTreitz靱帯から30〜40 cmの部位でGIA（3.8-60〜100）などの自動縫合器を用いて切離する。上行結腸をやはり自動縫合器を用いて切離する。この際腸管内容はなるべく肛門側の結腸に送っておく。結腸を移植しない場合には回腸末端で切離してもよいし, 移植後に回盲部切除を行ってもよい。輸送中に腸管内容による汚染を起こさないよう縫合を十分に確認し, 必要があれば補強する。他の臓器や尿管を損傷しないよう注意して, 腸間膜を切離, 後腹膜から剥離し, 小腸グラフトを体外へ摘出する。

摘出した小腸グラフトの確認と評価

あらかじめ準備していた冷UW液で満たしたベイスンへ摘出した小腸グラフトを移して冷却, 浸漬する ❸。還流が不十分な場合には冷UW液で追加還流するが, 通常は不要である。腸管内容の洗浄は原則的に行わない。血管の走行を確認し, 必要に応じて血管の露出, 形成などを行う。通常グラフト摘出後の最終評価をもって移植実施を決定する。グラフトの浮腫, 出血斑, うっ血などを総合的に評価し, 移植の可否を判断し, 移植施設に連絡する。

血管グラフト, 組織グラフトの採取とパッキング

移植時の血管吻合によっては血管グラフトが必要な場合も多い。閉腹のために筋膜組織が必要な場合もある。血管グラフトや筋膜組織グラフトが必要な場合には, 同意を得て, 他臓器摘出チームとの協議のうえ, 必要な血管, 組織を採取する。通常, 内, 外〜総腸骨動静脈の一部を持ち帰ることが多い。血管や腹膜, 筋膜組織グラフトも冷UW液に浸漬して持ち帰る。滅菌したコニカルチューブなどに冷UW液を満たして運搬してもよい。グラフトは3重のビニールバッグに梱包する。グラフトと冷UW液をパッキングしたバッグを冷水で満たしたバッグに入れ, さらにもう1重バックに包み, アイスボックスに入れて搬送する。阻血時間が12時間以内となるよう速やかに移植施設に運搬する。

❷ 小腸グラフトの摘出

小腸グラフトの摘出範囲とグラフト血管切離部位を決定する。
右結腸動静脈部位あるいはその末梢でかつ, 回結腸動静脈を含む部位でグラフト血管を切離（←）し, グラフトを摘出する。結腸を含むグラフトを移植する場合には回盲部と上行結腸の一部をグラフトとして摘出する。

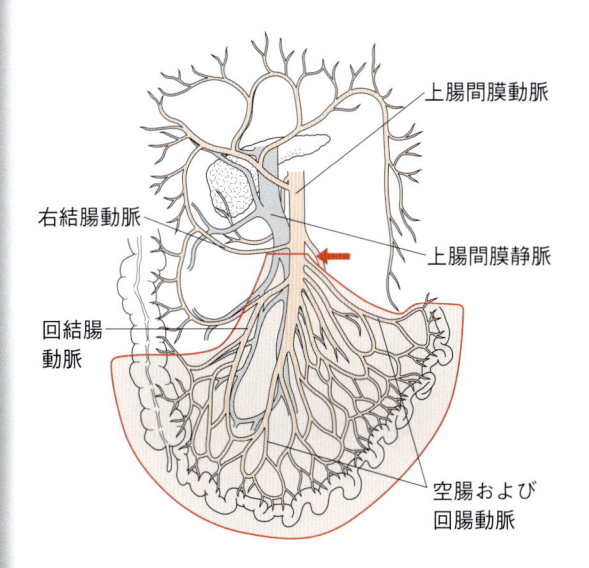

❸ バックテーブル

冷UW液で還流後の小腸グラフト（写真は生体ドナーからの小腸グラフト）。

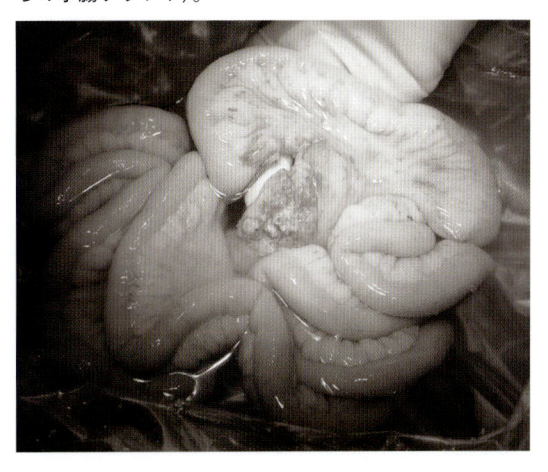

367

4 グラフト血管の処理

1. 腸間膜断端に露出した血管はsilkなどで結紮する。
2. グラフト血管（動静脈）は6-0プローリンなどをかけてゴム付きモスキート鉗子で把持し，適度な緊張をかける。
3. グラフト血管をトリミングする。血管茎は1〜1.5cmくらい剥離すれば十分である。

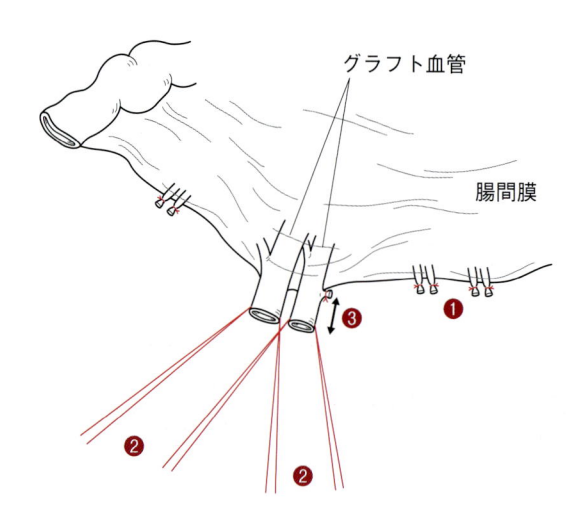

4 分岐動脈グラフトを用い間置，形成した例。

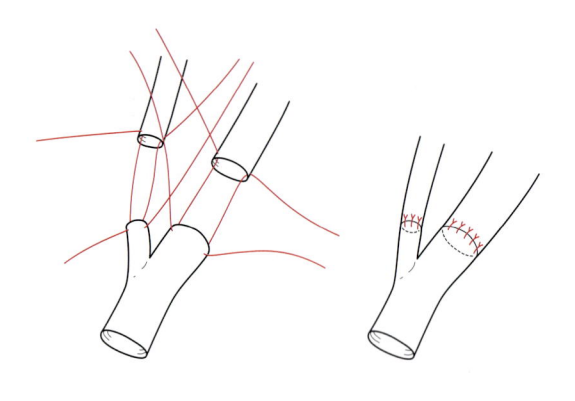

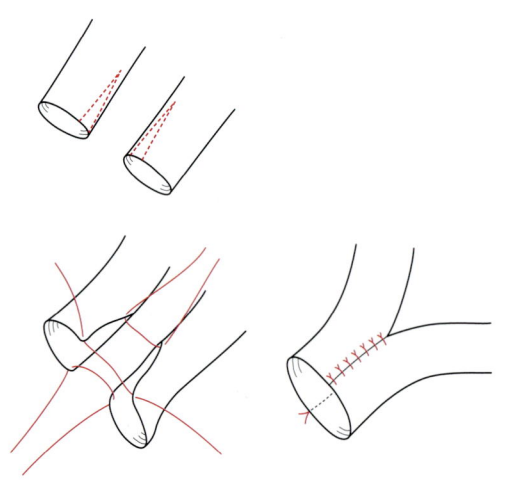

5 血管形成の例。

バックテーブル

グラフトの状態の確認

移植施設に搬送後，外側のバッグを開けて冷UW液とともに清潔なバックに梱包されたグラフトを取り出し，別のベイスンに用意した冷UW液にグラフトを移す。まずグラフトに搬送中の損傷などがないか確認する。搬送中に使用したUW液の一部を培養検体として提出する。

グラフト血管の処理（トリミング）

グラフト動静脈とその方向を確認し，動静脈の血管壁の対角にそれぞれ2本の6-0プローリンをかけ，モスキート鉗子などで把持し，適度なテンションをかけて牽引する。グラフト動脈（上腸間膜動脈）が回結腸動脈と2穴になっている場合には1穴に形成する 4 。血管断端近くに空腸分枝があり，吻合の支障になる場合には結紮する。グラフト動静脈周囲の結合織を剥離，除去し，吻合に必要な最小限の血管茎を確保する。必要に応じて血管グラフトを継ぎ足し延長する。腸間膜の切離端，特に空腸側にはいくつかの血管断端が露出しているため，グラフト動脈から還流しながら，還流液の漏出が見られる血管断端を結紮していく。準備が整ったらグラフトを冷UW液で満たしたベイスンとともにレシピエントの手術室に搬送する。

小腸移植（レシピエント）手術

レシピエントの移植前評価，インフォームドコンセント

小腸移植待機患者に適合するドナー発生の連絡を受けた担当者は，レシピエント候補となった患者に連絡をとり，移植を受ける意思と発熱など感染症の兆候のないことを確認する。移植施設への移動あるいは搬送方法を検討し，移動／搬送中の輸液，経口摂取の可否などを指示する。患者入院後，身体所見の診察，一般採血，感染症，培養，心電図，胸腹部X線，超音波などの検査，評価を行い，移植の可否を決定する。移植手術，免疫抑制療法に関する最終的なインフォームドコンセントを得，輸血，血液製剤などの使用，生検，個室管理，モニタリング，感染対策，医療費，臓器搬送，コーディネーション費用などについても説明と同意（確認）を得る。人工肛門，腸瘻，胃瘻などの造設予定部位を決定し，マーキングする。

手術部，麻酔科との調整

摘出チームからのドナー評価，進行状況についての連絡を受け，レシピエントの手術室入室，麻酔，手術開始などのスケジュールを決定する。通常は，グラフト摘出後の最終評価を受けて，移植実施を最終決定し，レシピエントを手術室に入室されるが，癒着剥離やライン確保に時間を要することが予想されるレシピエントの場合には，麻酔導入，ライン確保までを最終評価前に先行させて，最終評価を待って執刀を開始することもある。

開腹，癒着剥離，腸管切除

通常は仰臥位，剣状突起から恥骨までの正中切開で開腹する。必要に応じて横切開を追加することもある。腹水があれば培養検体として提出する。腸管不全関連肝障害の程度を評価す

るため肝生検を行う．腸管，腹壁などの癒着を剥離し，残存腸管の走行を明らかにする．短腸症候群の場合は，通常，残存腸管をできるだけ温存し，小腸-結腸の吻合部などのみを切除する．腸管機能不全の場合，機能障害の程度にもよるが通常，高度の運動機能障害の場合には，移植後小腸グラフトを摘出せざるをえない場合に自己腸管のみで再建できる最小限の腸管を残して，機能不全を有する腸管を切除するのが基本のため，胃，十二指腸あるいは高位（十二指腸に近い）空腸までと，S状結腸あるいは下行結腸までを残して，腸管を切除する．

血管の露出，剥離

　グラフトの動静脈はレシピエントの腎下部腹部大動脈および下大静脈にそれぞれ吻合する術式を基本としている ⑤．理由は，1）拒絶反応などにより小腸グラフト摘出する場合，レシピエント本来の腸管とグラフトの血流を分離できること，2）グラフト静脈をレシピエントの静脈系に吻合しても，門脈系に吻合しても，血中アンモニアなどの代謝機能や肝機能などに差はないとされていること，3）手術手技が容易であること，の3点である．ただし，中心静脈カテーテルの長期留置などにより下大静脈が閉塞している症例では門脈系にグラフト静脈を吻合せざるをえないし，腸管機能不全の症例などで残存腸管を切除する際に比較的容易にレシピエントの上腸間膜動静脈の根部にアプローチし，血管を剥離，露出できる症例の場合にも，レシピエント上腸間膜動脈あるいは腹部大動脈-グラフト動脈を吻合，グラフト静脈はレシピエントの上腸間膜静脈または門脈系の他の部位に直接あるいはグラフトを介して吻合する方法も実際には行われている[8]．

血管（動脈）グラフトの間置と血管吻合

　グラフト動静脈を直接腹大動脈，下大静脈へ端側吻合することも可能であるが，特に動脈はレシピエントあるいはドナーの内腸骨動脈などの血管グラフトを用いて，あらかじめ腹部大動脈に吻合し，間置，延長しておくとグラフト血管との吻合操作が腹腔の浅い位置で行え，グラフト腸管の取り回しがしやすくなり吻合はより容易となる ⑥，⑦．吻合は6-0あるいは7-0プローリン（あるいはプロノバ）を用いて連続縫合で吻合している[9]．

⑤ レシピエント手術（1）

グラフト血管の再建，消化管再建の一例．グラフト血管は腹部大動脈，下大静脈に吻合されている．

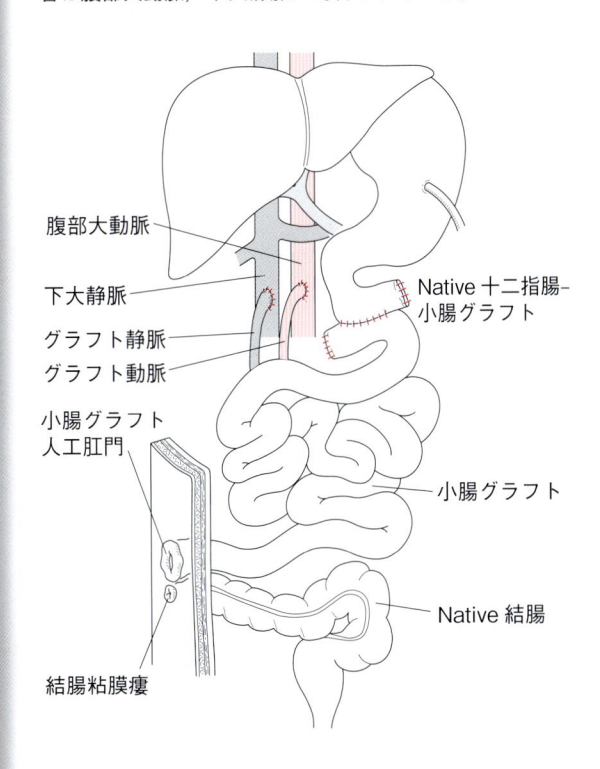

⑥ レシピエント手術（2）

グラフト血管（動脈）の吻合．レシピエント腹部大動脈とグラフト動脈の間に間置する血管（動脈）グラフト（脳死ドナーから提供された腸骨動脈）を吻合しているところ．

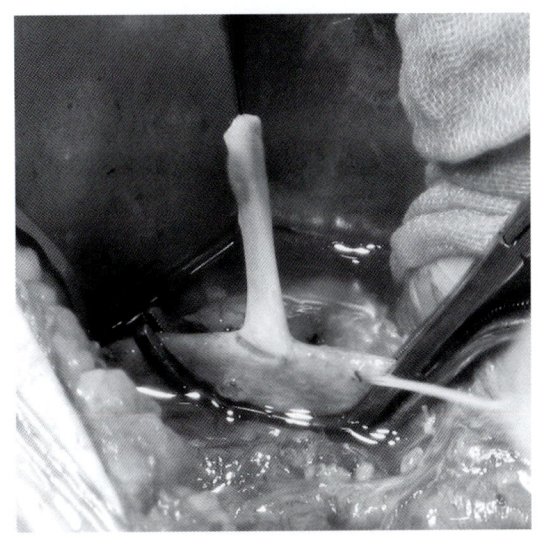

血流の再開

血管吻合後，静脈からクランプを外し，グラフトの血行を再開する❽。少々の出血であればサージセルを用いた圧迫で止血するが，必要に応じて縫合を追加する。グラフト腸間膜断端からの出血があれば止血する。グラフト血行再開後は十分に輸液を負荷，昇圧し，グラフトの血行を確保する。レシピエントの血行動態，グラフトの血行が安定し，止血を十分に確認した後，消化管吻合を行う。

腸管再建

結腸の移植が必要ない症例やグラフト回盲部の血流障害を認める症例では，グラフト回盲部の切除を消化管再建の前に行う

❼ 血管吻合

ⓐ：動脈吻合

①腹部大動脈を剥離し，血管鉗子をかける。
②腹部大動脈壁をパンチャーを用いて切開。
③血管グラフトの0°，180°に縫合糸（支持糸）をかける。
④0→180°を越え，210〜230°まで連続縫合。
⑤0→（反時計回りに）210〜230°まで連続縫合し，結紮。

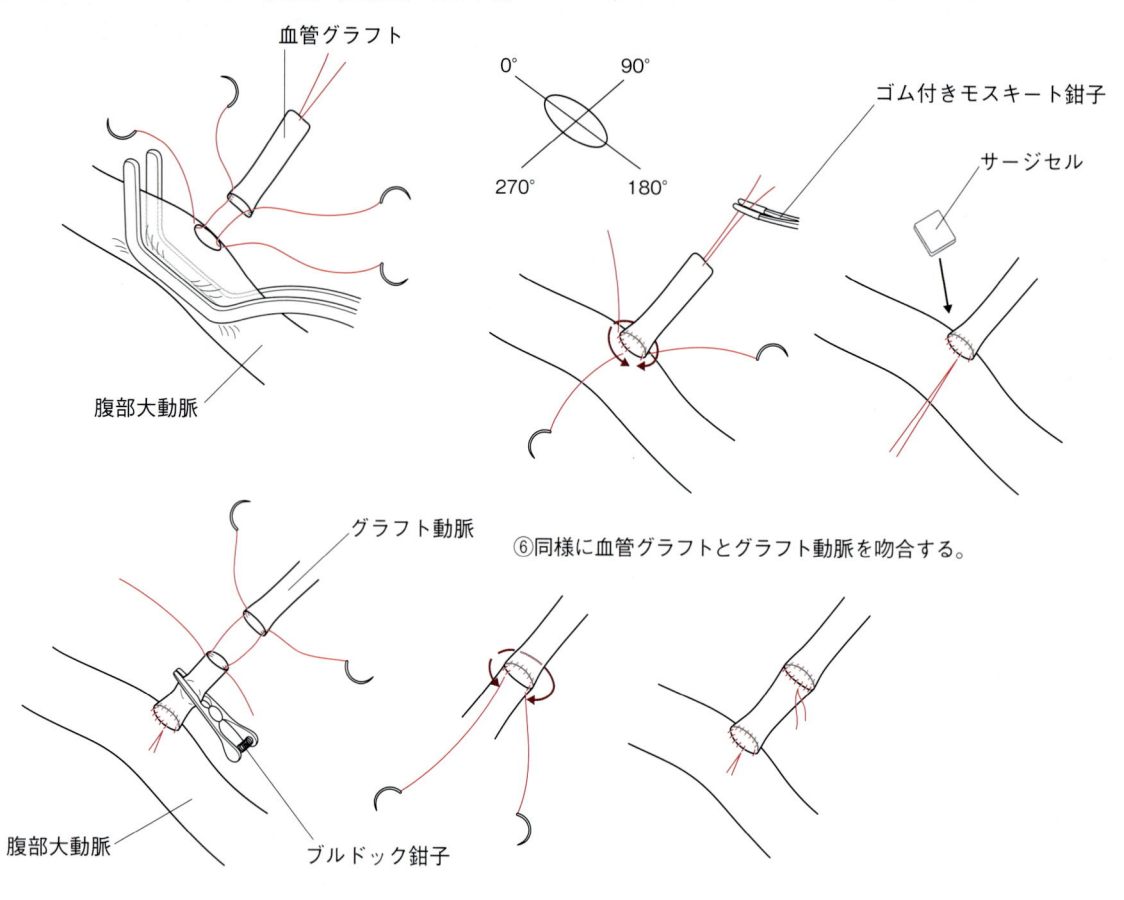

血管グラフト / 腹部大動脈 / ゴム付きモスキート鉗子 / サージセル

グラフト動脈 / ⑥同様に血管グラフトとグラフト動脈を吻合する。

腹部大動脈 / ブルドック鉗子

ⓑ：静脈吻合

①下大静脈を尖刃，ポッツ尖鋏で切開（グラフト静脈径の約150％の長さ）。
②0°，180°に縫合糸（支持糸）をかける。
③0→180°を越え，210〜230°まで連続縫合。
④0→（反時計回りに）210〜230°まで連続縫合し，結紮。

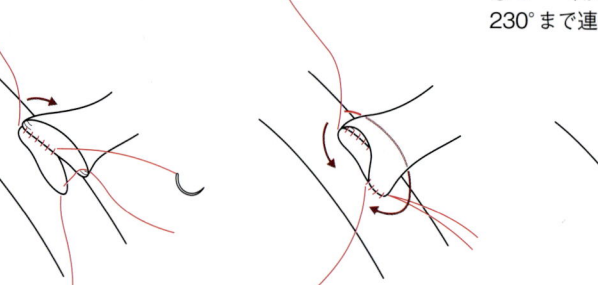

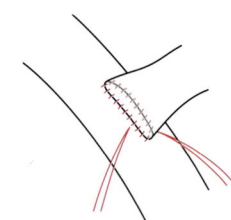

ことがある．グラフト口側の血流障害を認める場合や小児のレシピエントで移植した腸管の全長を腹腔内に納めることが困難な症例では，グラフト口側の一部を切除することもある．小腸グラフトの口側は多くの場合，レシピエントの十二指腸あるいは空腸と吻合する．吻合はAlbert-Lembert吻合を基本としている．移植された小腸グラフトは脆弱で，粗暴な操作を行うと出血，血腫，浮腫などをきたすため，腸管や腸間膜のクランプや把持などグラフトにダメージをきたす可能性のある操作は最小限とする（新生児の腸管を扱うように操作する）．短腸症候群で移植後早期に胃瘻からの経腸栄養や経口摂取が可能となることが見込まれる場合には経胃瘻的経腸栄養チューブ(G-JあるいはT-Jチューブ)を留置し，チューブ先端は吻合を通してグラフト内におくことにしている❾．腸管運動機能不全の症例は残存する胃，十二指腸，空腸の運動機能障害のため長期にわたる経腸栄養が必要なことが多いため，経腸栄養用の腸瘻を小腸グラフト口側に造設することを基本としている．小腸グラフトの肛

❽ レシピエント手術（3）

グラフト血管の吻合が終了し，再還流直後の小腸グラフト．

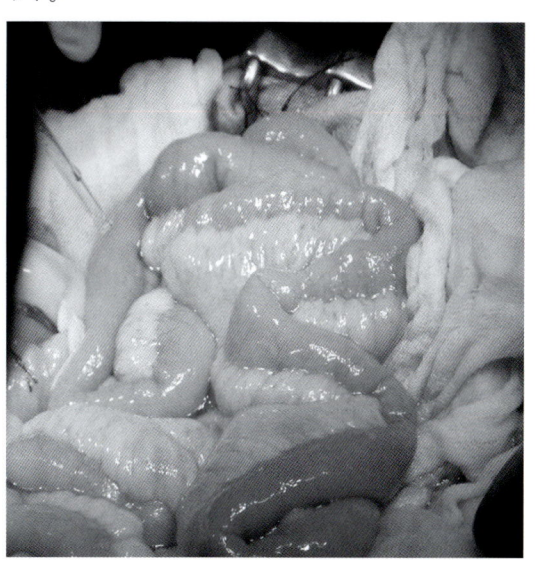

❾ 腸管再建

ⓐ：グラフト口側の再建例

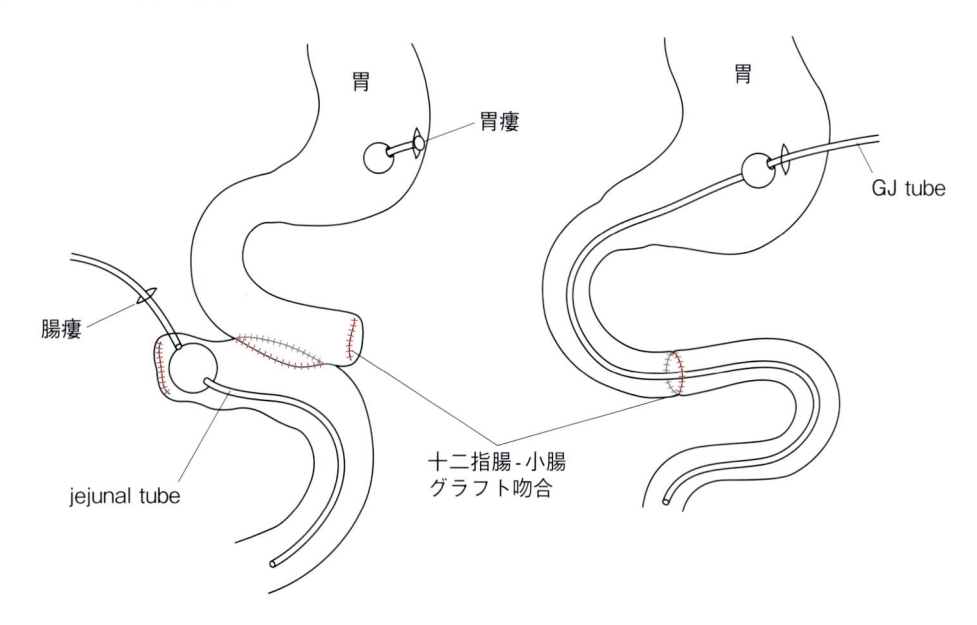

ⓑ：グラフト肛門側の再建例

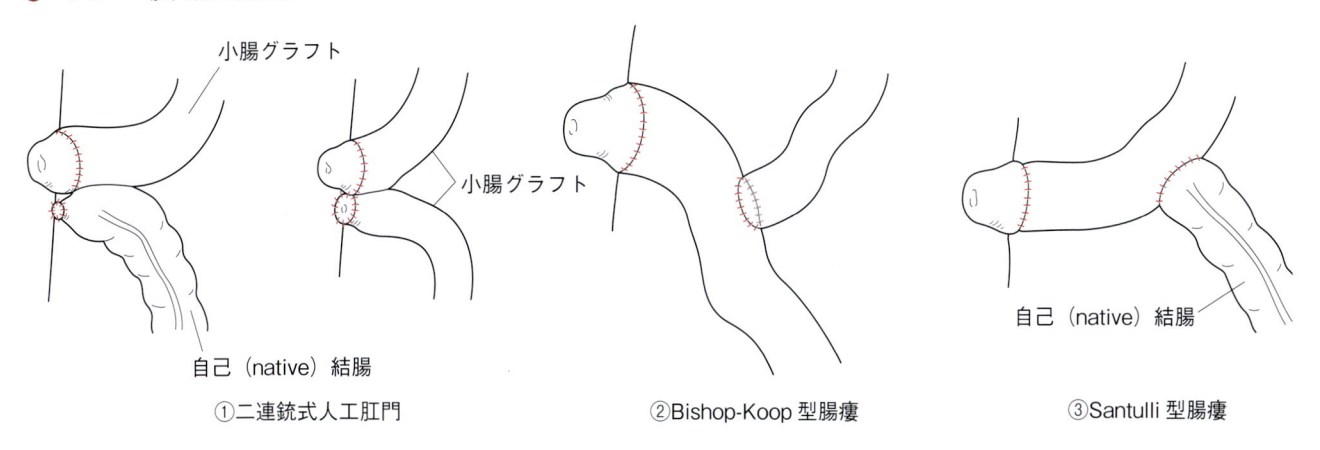

①二連銃式人工肛門　　②Bishop-Koop型腸瘻　　③Santulli型腸瘻

10 レシピエント手術（4）

消化管再建の一例。

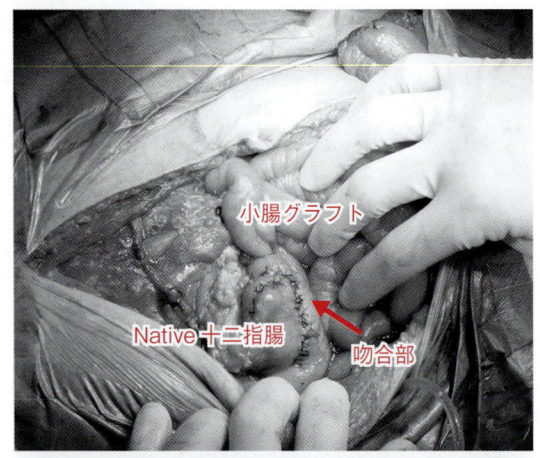

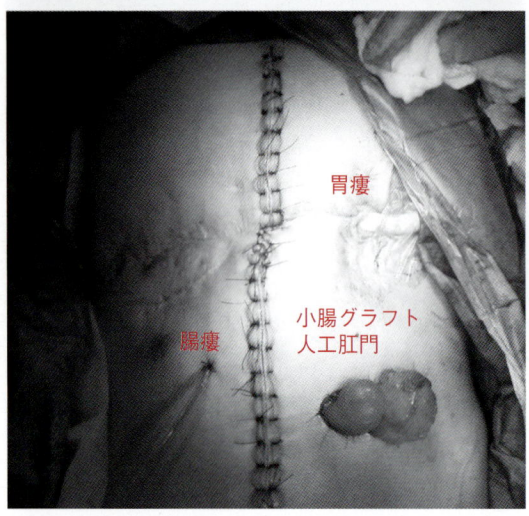

門側はレシピエントの回腸，結腸などと吻合（SantulliあるいはBishop-Koop型腸瘻）してもよいが，吻合を避け小腸グラフト肛門側を単孔式あるいは二連銃式の人工肛門を造設した場合には術後早期から吻合を気にせず内視鏡検査を行うことが可能である 5 , 10 。

閉腹

消化管再建終了後，止血，グラフトの血流を再度確認し，温生食で腹腔内を十分に洗浄した後，閉腹する。無理な閉腹で小腸グラフトの血流障害をきたすことのないよう細心の注意が必要である。必要に応じてcomponent separation法などを用いて閉腹する 11 。ドレーンは原則的に留置していない。移植後にグラフト血流障害，縫合不全などの合併症を疑う所見を認めた場合には再開腹する方針をとっている。移植後に乳び腹水の貯留を認めることがあるが，ほとんどの場合保存的に管理することが可能である。グラフトの浮腫が強い場合やレシピエントが小児，短腸症候群で腹腔容積が小さい場合には一期的な閉腹が困難となる。人工材料を用いた閉腹や二期的な閉腹をせざるをえない場合には移植後の合併症のリスクは高くなる。

★　　★　　★

2010年の改正臓器移植法の施行後，日本国内における脳死ドナーからの臓器提供件数は増加しているが，小腸移植の実施件数は2010年，2011年ともに年間4例にとどまっている。脳死小腸移植実施認定施設は2011年に4施設増えて13施設となったが，2012年末における小腸移植の経験施設は5施設，脳死小腸移植に限ると3施設のみである。2011年までに臨床小腸移植を実施

11 閉腹

ⓐ：腹直筋鞘と皮下組織の間を切開，剥離

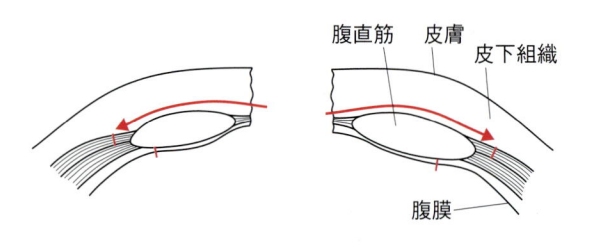

ⓑ：外腹斜筋，腹直筋後鞘を切開することにより腹壁が伸展する

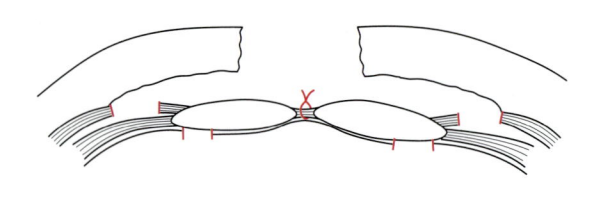

ⓒ：J-vacドレーンなどを皮下に留置して閉創

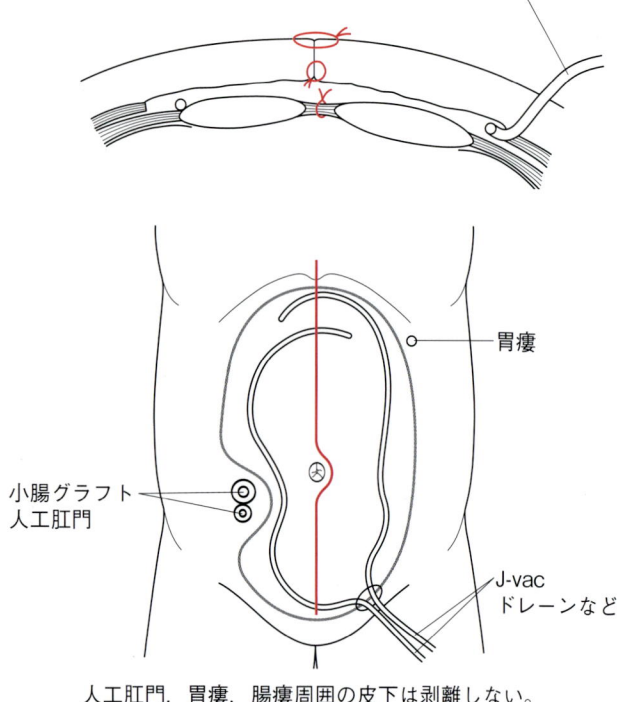

人工肛門，胃瘻，腸瘻周囲の皮下は剥離しない。

した施設は世界で79施設，最近2年以内に小腸移植を実施しているアクティブな施設は世界でも35施設のみである。一方，日本国内にも潜在的な小腸移植適応患者は200～400例は存在すると考えられ，新生児発症の腸管不全は年間数十例発生している。年間数十例の小腸移植適応患者が発生し，その移植を実施するにあたって，少数の施設に症例を集中して行っていくべきなのか，施設間の協力体制を維持しつつ13の施設に分散して行っていくべきなのかについては議論，検討の余地があるが，いずれにしても本項が臨床小腸移植推進，発展の一助となることを願っている。

文献

1) 日本小腸移植研究会：上野 豪久，福澤 正洋：本邦小腸移植症例登録報告．移植 2010; 45巻6号: 652-4.
2) Chungfat N, Dixler I, et al: Impact of parenteral nutrition-associated liver disease on intestinal transplant waitlist dynamics. J Am Coll Surg 2007; 205(6): 755-61.
3) Benedetti E, Holterman M, et al: Living related segmental bowel transplantation: from experimental to standardized procedure. Ann Surg 2006; 244(5): 694-9.
4) Gangemi A, Benedetti E: Living donor small bowel transplantation: literature review 2003-2006. Pediatr Transplant 2006; 10(8): 875-8.
5) Barr ML, Belghiti J, et al: A report of the Vancouver Forum on the care of the live organ donor: lung, liver, pancreas, and intestine data and medical guidelines. Transplantation 2006; 81(10): 1373-85.
6) 和田 基，天江新太郎，ほか：小腸移植における生体ドナーの適応と問題点．移植 2007; 42巻6号: 523-8.
7) 和田 基，石井智浩，ほか：生体ドナーからの臓器摘出と保存：小腸移植のための臓器摘出と保存 Ⅲ. p3-5, 231-237.
8) 上野豪久：脳死ドナーからの臓器摘出と保存：小腸移植のための臓器摘出と保存 Ⅲ. p1-7, 144-153.
9) 和田 基，仁尾正記：手術基本手技：その極意とコツ 血管吻合．小児外科 2010; 42巻10号: 1077-81.

小児腎移植

宍戸清一郎

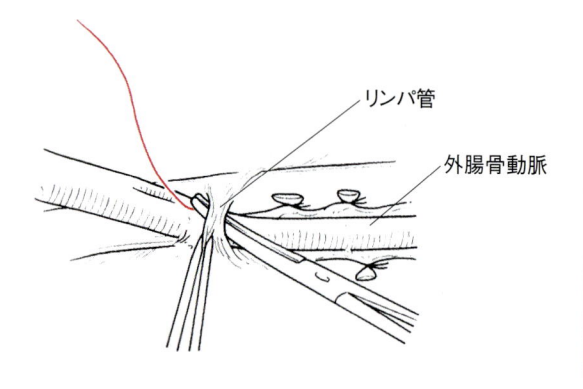

術前準備

　生体腎移植では，移植前に比較的時間の余裕があるため，想定される術後の合併症を回避すべく，必要な検査ならびに処置を計画的に行うことができる．一方，献腎移植では緊急手術になることが多く，術前にチェックできる項目は限られている．このため，普段からできる限り献腎移植を念頭においた全身管理を行っておくことが望ましい．
　成人ドナーからの腎臓を安全に移植できるレシピエントの体格としては，体重8kg，身長75cm以上を目安にしている．

手術の実際

皮切，到達法

　小児に成人の腎を移植する場合には，レシピエントの体格によって，手術のアプローチや血管吻合の部位を決定する必要がある．体重が20〜25kg以上の学童レシピエントの場合は，成人の場合と同様，皮切は右下腹部弓状切開を用いる❶．体重20kg以下の小児に対しては，古典的には経腹膜的アプローチが推奨されていたが，体重12〜15kg以上の幼児であれば，この皮切を右前腋窩線上で肋骨弓下まで延長することで右腹膜外腔への移植は可能である．皮下筋膜，外腹斜筋膜，腹直筋筋膜を切離後，筋層をケリー鉗子ですくって電気切開する．下腹壁動静脈は各々結紮切断し，精索ないし円靱帯は切断せず，外側付着部を剥離して内下方へ圧排する❷．腹膜を内上方に圧排しながら鈍的に剥離し，腸腰筋，腸骨血管床を露出する．
　一方，体重10〜12kg以下の乳幼児に成人の腎臓を移植する場合には，より十分な術野を確保することが重要であり，著者らは経腹膜的到達法を用いている．この場合，皮切は右傍正中切開（あるいは正中切開）を用い，いったん腹腔内に入った後，上行結腸の右外側で後壁腹膜を縦に切開する．虫垂，上行結腸を内側上方に翻転して後腹膜腔に至り，腹部大動脈，下大静脈の前面に達する．

血管吻合部位の選択

　体格の大きな学童レシピエントでは，成人の場合と同様，腎動脈と内腸骨動脈の端端吻合が用いられる．しかし，体重が20kg以下のレシピエントの場合，内腸骨動脈の血流では移植腎を機能させるのに不十分なことが多い．また，患児の骨盤が浅く狭いために移植腎が骨盤内に収まりきれず，血管吻合後内腸骨動脈の起始部が折れ曲がってしまわないよう注意が必要である．著者らは，体重15〜20kgの小児に対しては総腸骨動脈との端側吻合を第1選択としている．さらに，体重12〜13kg以下の乳幼児に成人の腎を移植する場合には，腹部大動脈への直接吻合が必要となる．

---

❶ 皮膚切開

体重12kg以上の幼児では，右下腹部弓状切開を頭側へ延長して右腹膜外腔への移植が可能である．
体重10〜12kg以下の乳幼児の場合は，右傍正中切開から経腹膜的到達法で移植を行う．

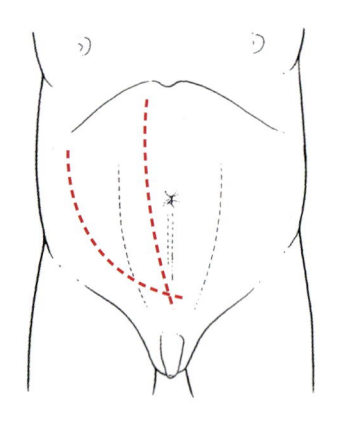

❷ 下腹壁動静脈と精索の処理

下腹壁動静脈を結紮切断し，精索の付着部外側1/3を切開して腹膜を内上方へ圧排する．

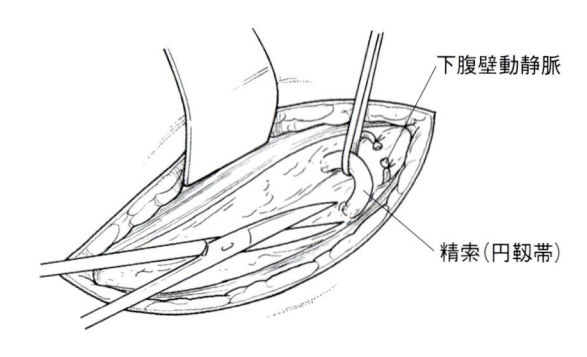

下腹壁動静脈
精索（円靱帯）

❸ リンパ管の結紮・切断

術後リンパ液の創内への漏出を予防するため腸骨動静脈上を走るリンパ管を結紮切断する．

リンパ管
外腸骨動脈

血管の露出

血管の露出・剥離にあたっては，術後リンパ液の創内への漏出（リンパ嚢腫）を予防するため，腸骨動静脈上を走るすべてのリンパ管を結紮切断する❸。移植腎動脈を内腸骨動脈あるいは総腸骨動脈と吻合する場合は，総腸骨動脈から外腸骨動脈のほぼ全長にわたって周囲組織から剥離し，その長軸に沿う回転に自由度を与え，移植腎を創内に収めた後に生じる動脈吻合部ないしは内腸骨動脈起始部の折れ曲がりを予防している。

腹部大動脈に移植腎動脈を吻合する場合には，総腸骨動脈から下腸間膜動脈の起始部直下までリンパ管の処理を行う。続けて，大動脈後面から出る正中仙骨動脈および腰動脈を結紮切断する（❻a 参照）。さらに体格の小さな小児（体重8kg程度）に移植を行う場合には，下腸間膜動脈分岐部から中枢側へも剥離を進める。腸骨静脈に対しても同様に，その全長にわたる露出・剥離を行い，後面から流入する内腸骨静脈を含むすべての分枝を結紮・切断して，腸骨静脈全体の浅在化を図る。これらの処置により，たとえ非常に短い静脈しか持たない右腎の場合でも静脈吻合を容易に行うことができる。また，静脈の自由度が大きくなり，腎静脈血栓症の危険が回避されるばかりでなく，骨盤静脈血栓およびこれに起因する肺血栓の予防にもつながる。

血管吻合

血管吻合の順序には，動脈を先に吻合する方法と静脈を先に吻合する方法がある。著者らは，動脈吻合が先になる方法を踏襲しているが，この方法の利点は，細心の注意が必要とされる動脈吻合を先に行い，これに合わせて最適な静脈吻合部位を決定することができることである。

内腸骨動脈を腎動脈と端端吻合する際には，内腸骨動脈分岐部にブルドック鉗子をかけ内腸骨動脈末梢を結紮切断する。血管内腔をヘパリン加生食水で洗浄後，12時と6時の部位に両端針の5-0ないし6-0モノフィラメント糸を用いてマットレス縫合を行い，これを支持糸として牽引しながら，連続縫合を行う❹。

総腸骨動脈あるいは腹部大動脈との間に端側吻合を行う場合には，吻合部血管の中枢，末梢側にルメルを用いて血管テープを装着し，これを締めて血流遮断させた後，吻合部血管の前面右側にドナーの腎動脈径に合わせ動脈壁の切除を行う。ヘパリン加生食水で内腔を十分洗浄し，やはり12時と6時の部分に5-0ないし6-0血管縫合糸を用いてマットレス縫合を行い，2点を支持糸として連続縫合を行う❺，❻b。

続けて，腸骨静脈分岐部および末梢側にサティンスキー鉗子をかけて静脈の血流を遮断する。静脈吻合に関しては，成書では，腎静脈は腸骨動脈を乗り越えてその内側で腸骨静脈と吻合しているものが多いが，むしろ腸骨動脈の外側で吻合するほうが血管に無理な張力が働かず，腎静脈が短い場合などにも有効である。選択した部位の腸骨静脈の外前面にメスで約2cmの切開を加え，内腔をヘパリン加生食水でよく洗浄し，3点支持で連続縫合を行う❼。

血管吻合が終了した後，静脈側，動脈側の順で速やかに血流

❹ 腎動脈と内腸骨動脈の端端吻合

内腸骨動脈の分岐部にブルドック針子をかけ，上膀胱動脈分岐部で内腸骨動脈を結紮切断する。
5-0血管縫合糸を用いてマットレス縫合を行い，これを支持糸として牽引しながら，連続縫合を行う。

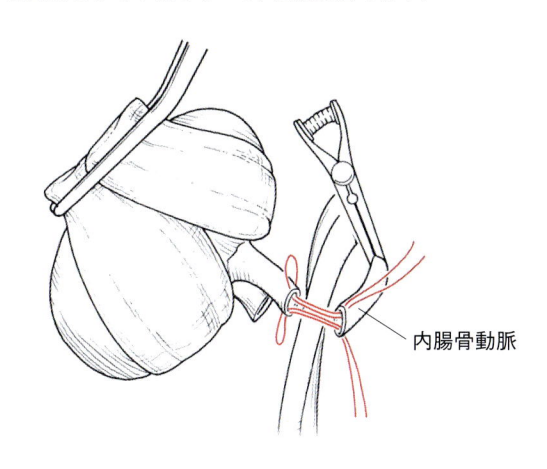

内腸骨動脈

❺ 腎動脈と内腸骨動脈の端側吻合

総腸骨動脈の中枢，末梢側にルメルを用いて血管テープを装着し，血流を遮断する。総腸骨動脈壁に小孔を開け，5-0ないし6-0血管縫合糸を用いて移植腎動脈の端側吻合を行う。

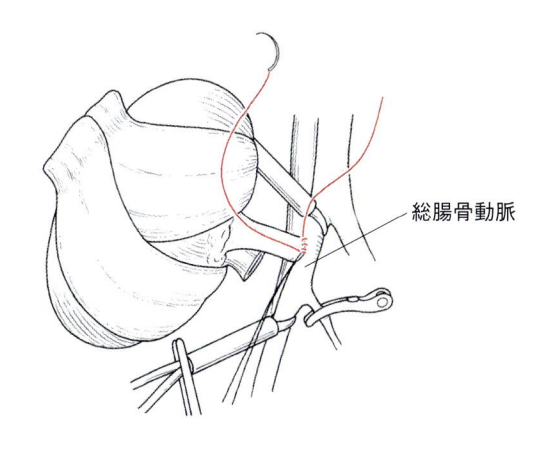

総腸骨動脈

❻ 腹部大動脈への移植腎動脈吻合

a：正中仙骨動脈，腰動脈の結紮切断
両側の総腸骨動脈から下腸間膜動脈の起始部直下まで腹部大動脈を剥離・露出する。大動脈後面から出る正中仙骨動脈および腰動脈を結紮切断する。

上行結腸
腹部大動脈
下大静脈

小児腎移植

375

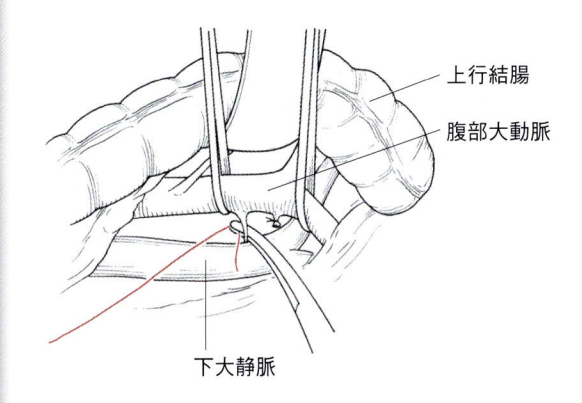

6 腹部大動脈への移植腎動脈吻合

b：移植腎動脈と腹部大動脈の連続吻合
腹部大動脈と両側の総腸骨動脈にルメルを用いて血管テープを装着し，腹部大動脈の血流を遮断する。大動脈壁を血管径に合わせて切除し移植腎動脈と端側で吻合する。

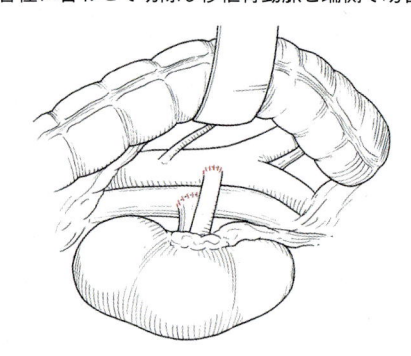

7 移植腎静脈の吻合

腸骨静脈分岐部および末梢側にサテンスキー針子をかけて静脈の血流を遮断し，選択した部位の腸骨静脈の外前面に約2cmの切開を加える。血管吻合は3点支持で連続縫合する。

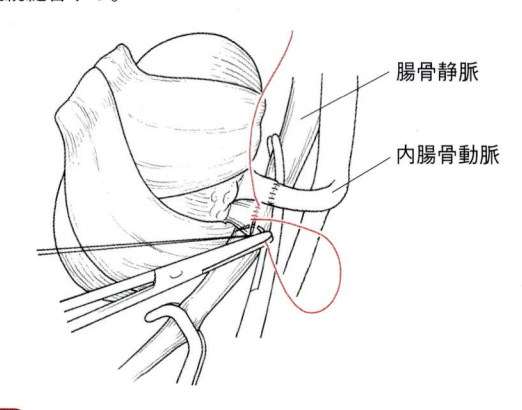

腸骨静脈
内腸骨動脈

8 複数腎動脈の再建術

a：conjoined法
2本の動脈に約1cmの割を入れ，7-0血管縫合糸を用いて3点支持をおき，連続縫合により1本化する。

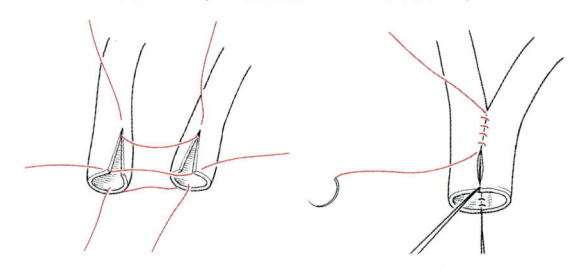

b：end to side法
主血管側壁に吻合血管の径に合わせて小孔切除をおき，7-0血管縫合糸を用いて結節吻合する。

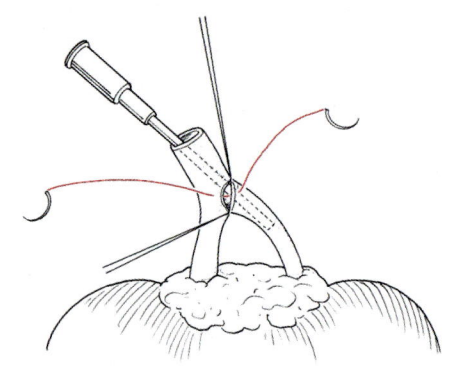

を再開させる。温生食水により移植腎および腹腔内を洗浄し，出血部位のないことを確認する。

複数（2本）腎動脈の再建術

conjoined法

腎動脈の口径がほぼ同じで，比較的近くを並走している場合は，体外で2本の腎動脈を1本化するconjoined法を用いる。各々の動脈に約1cmの割を入れ，7-0血管縫合糸を用いて3点支持をおき，連続縫合により1本化する **8a**。

end to side法

2本の動脈に口径差がある場合は，体外で細いほうの動脈を太いほうの動脈に端側吻合するend to side法を用いる。主血管側壁に吻合血管の径に合わせて小壁切除をおき，7-0血管縫合糸を用いて吻合する。吻合には，内膜を確実にとらえるため，連続縫合ではなく，7-0両端針を用いて全周を内→外に結節で縫合する **8b**。

*in situ*法

2本の動脈間の距離が開いているため1本化しにくい場合には，総腸骨動脈，内腸骨動脈などを用いて個別に吻合する **8c**。特に小児では，レシピエントの血管自体が細いため，血管吻合に要する時間がやや長くなるという欠点があるが，確実な吻合を目的として，それぞれで動脈吻合を行うことも多い。

膀胱尿管吻合

膀胱尿管吻合には，膀胱を切開して行う方法（Leadbetter-Politano法：L-P法）と膀胱外からアプローチする方法（Rich-Gregoire：R-G法，Barry法）がある。

L-P法では，膀胱前面を縦切開し膀胱内腔に至る。両側尿管口を確認した後，右尿管口の内側上方の粘膜に約5mmの横切開をおき新尿管口とする。その上外方約2〜2.5cmの場所を新hiatusとし，新尿管口との間に粘膜下トンネルを作製する。新hiatusから尿管を膀胱内に引き込み，粘膜下トンネルを通して新尿管口に誘導し，膀胱粘膜と4-0 Vicryl®糸にて吻合する **9**。このうち，6時方向の1針は膀胱三角部の筋層にしっかり固定する。膀胱は2層に縫合する。

膀胱外アプローチ（L-G法）では，膀胱を緊満させた状態で，膀胱の側壁に，粘膜下トンネルに沿って4針の支持糸をかける。筋層をまず電気凝固により切開し，その後メスあるいは鋏により

c：*in situ*法
2本の動脈が一本化しにくい場合には，総腸骨動脈，内腸骨動脈などを用いて個別に吻合する。

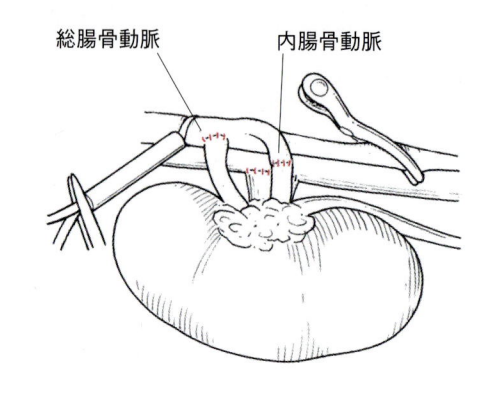

総腸骨動脈　　内腸骨動脈

膀胱粘膜を露出する。尿管吻合部の粘膜に小切開をおき，膀胱粘膜と尿管の吻合を行う。膀胱粘膜と尿管は4-0 Vicryl®糸4針で吻合し，膀胱頸部側の1針は膀胱筋層まで深くかける。その後，尿管吻合部上の筋層を3-0 Vicryl®糸にて結節縫合する⑩。通常，尿管ステントは必要ないが，自己腎からの尿流出を認める患者では，移植腎尿のモニタリング目的で尿管カテーテル（シングルJカテーテル）を留置する場合がある⑪。

移植腎生検・閉創

移植腎における潜在的病変を検査する目的で，移植腎生検（血流再開1時間後生検）を行う。移植腎および創内の出血を確認し，移植腎後面に閉鎖式ドレーンをおき，閉創する。

腹腔内アプローチによる移植の場合，移植腎の後腹膜化を行う。腎全体を腹膜外化することはまず不可能であり，腎門部，尿管全長が覆えれば十分である。腹腔内も温生食水で洗浄後閉創するが，この場合ドレーンは留置しない。

術後管理のポイント

いかに十分な腎血流を確保し，尿量を保つかということにしぼられる。血圧，脈搏，中心静脈圧，体重などのモニタリングとともに，X線検査上の心・肺血管陰影，動脈血ガスやヘマトクリット値などの血液検査データなどを参考に循環血流量の多少を評価し，移植腎への十分な血流の維持に努めることが重要である。

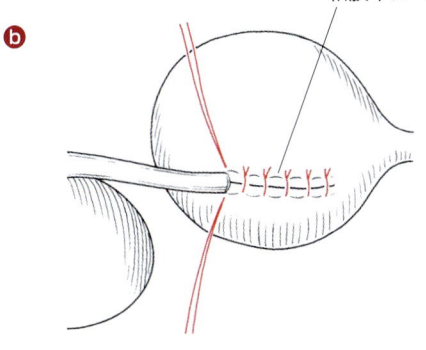

⑨ 膀胱尿管吻合（L-P法）

- ⓐ：膀胱前面を縦切開し，右尿管口の内側上方に新尿管口を作製する。その上外方約2〜2.5cmの場所を新hiatusとし，新尿管口との間に粘膜下トンネルを作製する。
- ⓑ：新hiatusから尿管を膀胱内に引き込み，粘膜下トンネルを通して新尿管口に誘導する。尿管断端は膀胱粘膜と4-0バイクリル糸にて吻合する。

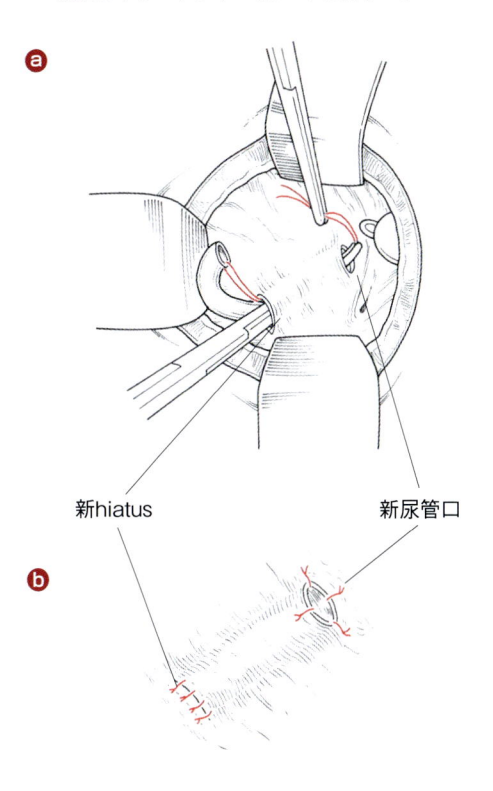

⑩ 膀胱尿管吻合（R-G法，Barry法）

- ⓐ：膀胱の側壁の筋層を切開し，膀胱粘膜を露出する。尿道側の粘膜に小切開をおき，膀胱粘膜と尿管の吻合を行う。
- ⓑ：尿管吻合部上の筋層を3-0バイクリル糸にて結節縫合する。

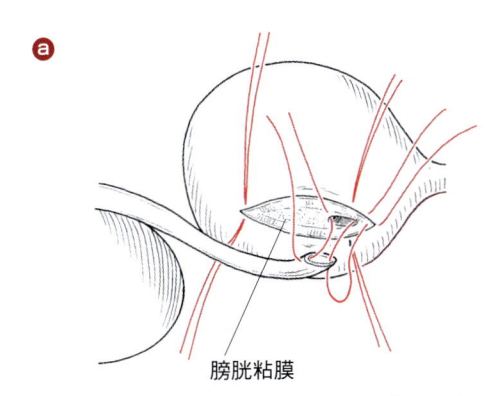

⑪ 完成図（腹部大動脈への端側吻合）

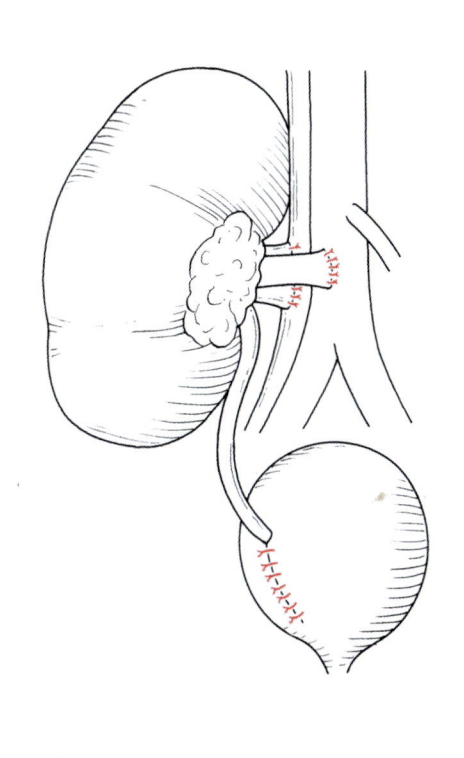

腹部多臓器移植

古川博之，谷口雅彦，今井浩二

腹部多臓器移植(multivisceral transplantation)とは，通常，肝臓，膵臓，胃，十二指腸，小腸の5臓器の移植を指す。1980年代にピッツバーグで2症例に対して行われたが[1]，いずれも死亡しており，安定した成績を維持できるようになったのは，1990年以降のタクロリムスによる免疫抑制が可能になってからである[2,3]。ここでは，ピッツバーグで行われている手技を中心に紹介する。

その変遷と成績

腹部多臓器移植が最初にヒトで行われたのは1983年8月ピッツバーグにおいてである[1]。その後も3例の小児に多臓器移植が行われたが，術後早期にテクニカルな問題で死亡するか，術後を乗り切っても，PTLDにて死亡している。これらの問題点が克服できるようになったのは，1990年，ピッツバーグにおいて藤堂教授の小腸移植のプログラムが始動してからである[2,3]。ピッツバーグでは，その後，2010年3月までに548例の小腸移植行われており，うち121例(21%)が腹部多臓器移植である[5,6]。121例中，肝臓を含む標準型は85例(70%)であり，肝臓を含まない変法は36例(30%)である。

生存率は，変法を用いた36例については，1年・5年患者生存率が94%，73%であり1年・5年患者正着率が91%，51%と比較的良好である。成績の向上に関与しているのは，手術法ならびに免疫抑制剤を中心とする術後管理の改善である。手術法については，脾臓を温存することによって，感染症やPTLDを低減することができるようになり，さらに膵臓・十二指腸を温存することで，胆道再建が不必要になったことから胆道合併症がなく，糖尿病の悪化も認められていない。免疫抑制療法は，術前にサイモグロブリンまたは，Campath-1を用いることにより，術後4カ月目からは，タクロリムス単独投与として投与量を減量しており，週2回の投与だけで免疫抑制が維持できる患者も存在する。

適応

腹部多臓器移植の適応は，成人では，広汎な腹腔臓器血管系の血栓症(腹腔動脈・腸間膜動脈血栓症や門脈系の血栓症)・腹部外傷・慢性偽腸閉塞症・消化管全体にわたる多発性ポリポーシスなどで，小児では，慢性偽腸閉塞症，腹壁破裂，壊死性腸炎，腸捻転などである[3,7]。長期にわたる高カロリー輸液の結果，小腸不全の患者に不可逆性の肝障害が合併してきた場合には，成人例では，肝小腸同時移植が行われるが，小児例，特に2歳未満では，腹部多臓器移植が選択されることがあり，特にマイアミ・グループでは，肝小腸同時移植より腹部多臓器移植を推し進めている[8]。通常は，肝・膵・胃・十二指腸・小腸の移植をen blocで移植するが，肝障害のない患者については，肝臓を除いた臓器を移植する(modified multivisceral transplantation)。

1 ドナー手術の皮膚切開

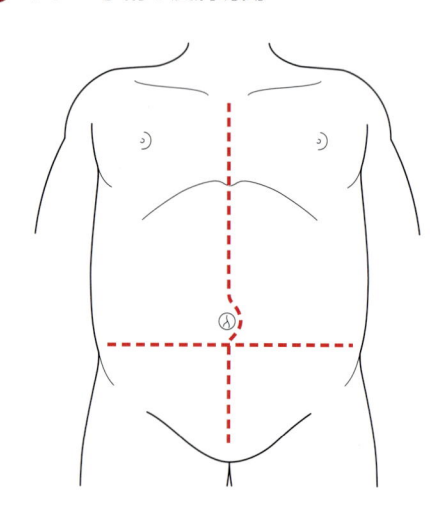

ドナーの選択

腹部多臓器移植のドナーの選択は基本的には肝臓の場合と変わりないが，50歳までの循環動態の安定した症例に限られる。ドナーはレシピエントより体重が20〜30%少ないことが望ましい。ドナーはレシピエントと同じ血液型である必要があるが，HLAの適合は考慮しない。クロスマッチ陽性のドナーは本来ならば除外すべきであるが，クロスマッチの結果を待つこと自体が冷阻血時間を長くし臓器の質を劣化させる可能性があることから，クロスマッチの結果を待たずに移植している。保存液はUW液を用いており，冷阻血時間ができるだけ短縮するようドナー・レシピエントの手術開始時間を調節する。

ドナーの手術の実際[3,9,10] 2a (5a参照)

皮膚切開 ❶
胸骨上縁から恥骨上部にいたる胸腹部正中切開に左右の腹部横切開を加えた十字切開とする。

腹部大動脈剥離・テーピング
腹部大動脈下端，総腸骨動脈分岐部直上を剥離，テーピングする。左三角間膜と小網を切離する。横隔膜直下の横隔膜脚を縦切開し，横隔膜下大動脈周囲を剥離後，テーピングし，クロスクランプに備える。

大網の切除と腸管の授動
胃大網動静脈を温存しながら大網を胃大彎側から切除する。十二指腸にKocherの授動を行った後，盲腸，上行結腸，腸間膜，下行結腸を後腹膜より授動する。小腸または大腸の切離予定部位を決め，腸間膜を処理しておく。胆囊を電気メスにて切開，洗浄する。

大動脈遮断・灌流
全身ヘパリン化した後，灌流用チューブを大動脈に挿入して固定し，これを保存液に接続したチューブと連結する。胸部チームも準備ができれば，横隔膜下大動脈クロスクランプし，灌流を開始，通常，UW液を2l灌流する。さらに，生食水入りクラッシュアイスを腹部全体にいきわたるように満たし，すべての臓器を冷却する。心臓・肺の採取が終わった後，多臓器の採取を開始する。

臓器摘出
まず，食道をGIAにて切離，さらに小腸または大腸をGIAにて切離する。脾臓および膵臓を大動脈左側縁まで授動・脱転し，副腎静脈を指標として左腎静脈を同定・剥離し，左腎静脈頭側，大動脈前面に上腸間膜動脈を同定してこれの根部足側より，腎動脈を損傷しないよう大動脈を斜め上に切り上げこれを切離する。次に，下大静脈を切離するため，右副腎・肝腎間膜を切離後，肝下部下大静脈を左腎静脈直上で切離する。大動脈と下大静脈の切離部がほぼ同レベルとなり，ここよりさらに背面に向かって脊柱前面まで切離を進めておく。大動脈の左側面を解放して胸部大動脈までできるだけ長く大動脈を保ち，切断する。

次いで，左横隔膜を縦に切離し，右横隔膜を肝臓外縁に沿って切離し，先ほど切離した肝下部下大静脈のレベルから脊柱全

❷ 腹部多臓器移植

ⓐ：ドナー手術。肝臓・膵臓・胃・十二指腸・小腸の5臓器を一塊として採取する。腹腔動脈と上腸間膜動脈を含むカレル・パッチを形成して胸部大動脈グラフトに吻合する。肝上部ならびに肝下部下大静脈が温存されている。

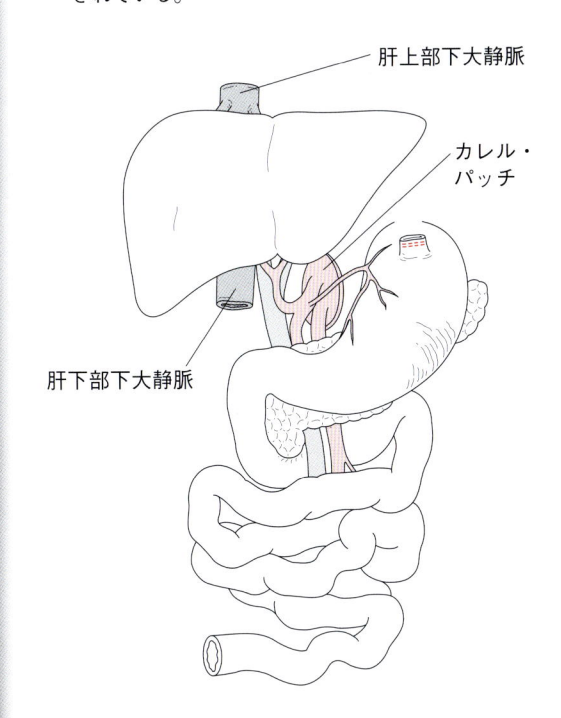

ⓑ：レシピエント手術。ドナーの大動脈グラフトを腎下部大動脈に吻合，ドナー下大静脈をレシピエント肝静脈に吻合する。さらに，ドナーの胃にレシピエントの食道を端側吻合して，ドナーの回腸は，レシピエントのS状結腸または直腸と端側吻合し，回腸末端は人工肛門とする。

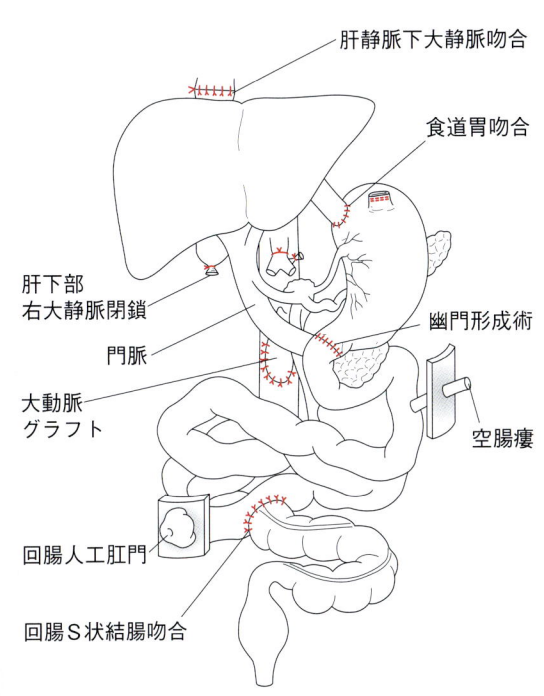

3 動脈再建法

ⓐ：最も一般的な動脈再建法。ドナーのバックテーブルで腹腔動脈・上腸間膜動脈を含むCarrel patchに吻合してある胸部大動脈グラフトをレシピエントの腎下腹部大動脈と端側吻合する。

腹腔動脈
上腸間膜動脈
大動脈グラフト

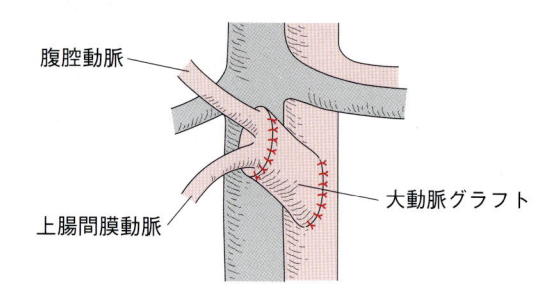

ⓑ：腹腔動脈と上腸間膜動脈を別々に腸骨動脈の分岐部を用いて再建する。

腹腔動脈
上腸間膜動脈
腸骨動脈グラフト

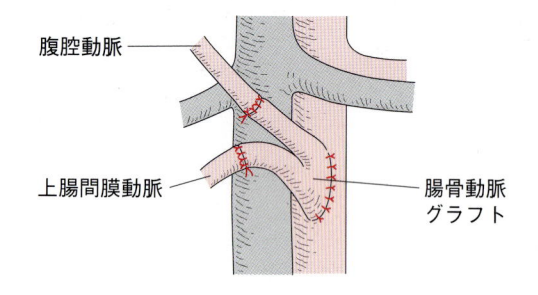

ⓒ：小児ドナーなどで腎臓を用いない場合は腹部大動脈をそのまま用いることもできる。

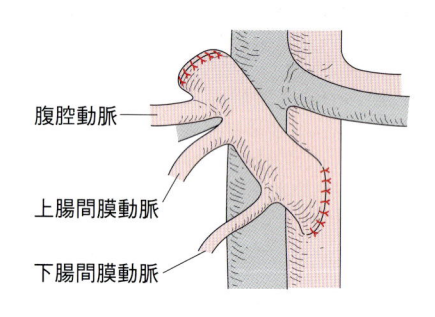

腹腔動脈
上腸間膜動脈
下腸間膜動脈

4 レシピエント手術の皮膚切開

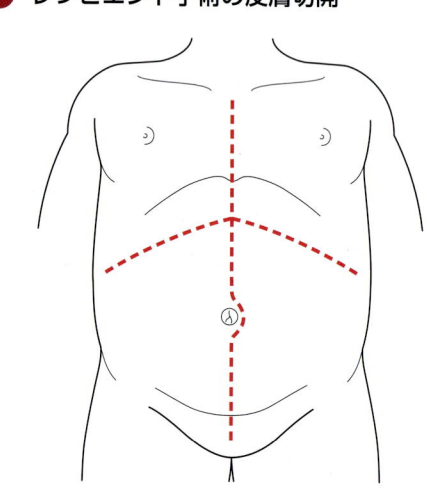

面をまっすぐ上に切離して、多臓器を摘出する。アイソレーションバッグにUWとともに2重にパッキングし、氷入りクーラーボックスの中に保存する。

バックテーブル手技

バックテーブルにて、膵尾部を傷つけないように脾臓を切除する。マイアミのように脾臓を一緒に移植しているところもある。さらに、幽門筋切離や幽門形成（Heineke-Mikulicz法）を追加する。大動脈は通常、一緒に切除した胸部大動脈や腸骨動脈グラフトを用いて、**3a**のように、胸部大動脈を腹腔動脈と上腸間膜動脈を含むカレル・パッチに吻合しておく。大動脈を採取できなかった場合は、**3b**のように腹腔動脈と上腸間膜動脈を別々に腸骨動脈の分岐部を用いて再建する。小児ドナーなどで腎臓を用いない場合は腹部大動脈をそのまま用いることもできる。

また、レシピエントの肝機能が正常の場合、腹部多臓器移植変法が用いられるが、肝臓を別のレシピエントに用いるため、バックテーブルで肝臓を分離する必要がある（**6a**参照）。

手技は、肝門部を剥離して、動脈を総肝動脈で、門脈を膵上縁から5〜10mm肝側で、胆管を膵上縁で切離する。

レシピエントの手術の実際[3,7,9)]

腹部多臓器移植標準型

腹部多臓器移植の手術は、腹腔内の臓器を摘除する手術とドナー臓器を移植する手術（血管再建・消化管再建）からなる。多くのレシピエントは過去に複数の腹部手術の既往があり、その癒着のために手術は困難をきわめることが多い。

皮膚切開 4

両側の肋弓下切開に剣状突起下から恥骨上部にいたる正中切開を加えて開腹する。剣状突起は切除する。

腹腔内全臓器（肝臓・脾臓・胃・十二指腸・小腸・大腸の一部）の摘除

肝臓周囲の間膜を切離した後、下大静脈を温存するために肝右葉を脱転して下大静脈前面の短肝静脈を切離していく。胃については、最近では、胃の一部を残してこれをドナー胃に吻合することが多く、左胃動脈ならびにこの上行枝を温存する。十二指腸にKocherの授動を行った後、盲腸、上行結腸、腸間膜、下行結腸を後腹膜から授動する。さらに脾臓と膵臓を後腹膜から授動しておく。最終的には、胃を切離し、大腸（通常S状結腸から直腸）をGIAにて切離し、腹腔動脈ならびに腸間膜動脈を切離して、右中左肝静脈をまとめてクランプし、全臓器を摘出する。その後、左腎静脈を指標として、腎下部大動脈の前面を剥離して吻合に備える。

血管再建

腹部多臓器移植の血管再建は、動脈と静脈再建の2カ所のみを行えばよい。動脈再建は、すでにドナーのバックテーブルで腹腔動脈・上腸間膜動脈を含むCarrel patchに吻合してある胸部大動脈グラフトをレシピエントの腎下部大動脈と端側吻合する**2b**。最近では、さらに吻合を容易にすべく、移植前にレシピエントの腎下部大動脈に胸部大動脈グラフトを一部端側吻

合しておくことも行われている。静脈再建は，ドナーの肝上部下大静脈をレシピエントの肝静脈に吻合する，いわゆるピギーバック法を用いる。この時点で再灌流を行うが，UW液の場合は，乳酸リンゲル液を動脈吻合終了前にグラフトに流してドナーの下大静脈下端からフラッシュアウトする。さらに再灌流後も一部，血液を同部から瀉血して，虚血再灌流障害を軽減する試みもある。最終的には，グラフト下大静脈の下端を結紮閉鎖する。

消化管再建

消化管再建については，近位側については，レシピエントの食道または胃をドナーの胃に端側または端端吻合する。レシピエント手術終了時，全例にチューブ空腸瘻を造設し術直後はドレーンとして，その後は経腸栄養および投薬のルートとして用いる。

遠位側については，元々のレシピエントの小腸・大腸の残存状態によってさまざまであるが，S状結腸から直腸が残存している場合には，ドナーの回腸とレシピエントの大腸を端側吻合した後，回腸末端を腸瘻として下腹部に人工肛門を造設する ❷b 。人工肛門は，回腸の粘膜を直接観察し，拒絶反応の有無を見極め，内視鏡による観察や粘膜生検を行うためのもので一時的なものであり，小児では3～6カ月，成人では6カ月～1年で閉鎖する。最近では大腸をグラフトに含めることが多くなっており[5]，その場合，回腸粘膜を観察するためBishop-Koop吻合をして人工肛門を造設する ❺a 。腎不全がある患者には，腎臓を追加して移植することも可能である ❺b 。

腹部多臓器移植変法[6]

レシピエントに肝臓障害のない場合は，腹部多臓器移植変法が用いられる。標準型と動脈吻合はまったく同じであるが，標準形との違いは，ドナーとレシピエントの門脈吻合が必要になることと，レシピエントの胆管の再建が必要となることである ❻b, c 。最近は，感染症やPTLDを回避できる可能性から，レシピエントの脾臓を温存する方法が選択されるようになり，膵臓・十二指腸・脾臓を温存する方法 ❼ や膵臓・十二指腸を切除する場合でも，脾臓と脾動静脈を温存する方法 ❽ などが実施されている。

変法の場合には，いずれも門脈再建において，静脈グラフトを門脈や上腸間膜静脈の断端や脾静脈に吻合しておき，ドナーの門脈系との吻合を容易にしている ❽b 。膵臓・十二指腸・脾臓を温存した場合は，ドナーとレシピエントの十二指腸を側側吻合するだけでよく，胆道再建を行う必要がないため，胆道系の合併症が減少する ❼b 。また，ドナー・レシピエント両方の膵臓が存在するため，糖尿病の発症が防止できる。

❺ 腹部多臓器移植の亜型

ⓐ：最近では大腸をグラフトに含めることが多くなっており，その場合，回腸粘膜を観察するためBishop-Koop吻合をして人工肛門を造設する。

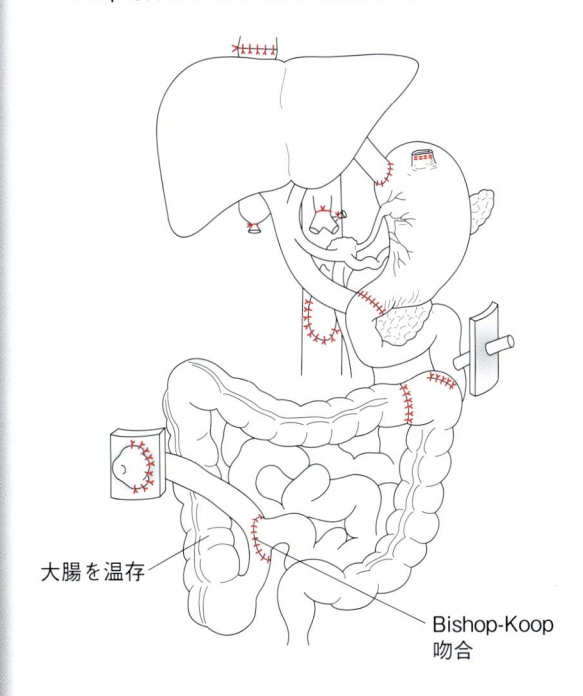

大腸を温存

Bishop-Koop吻合

ⓑ：腎不全がある患者には，腎臓を追加して6臓器で移植することも可能である。

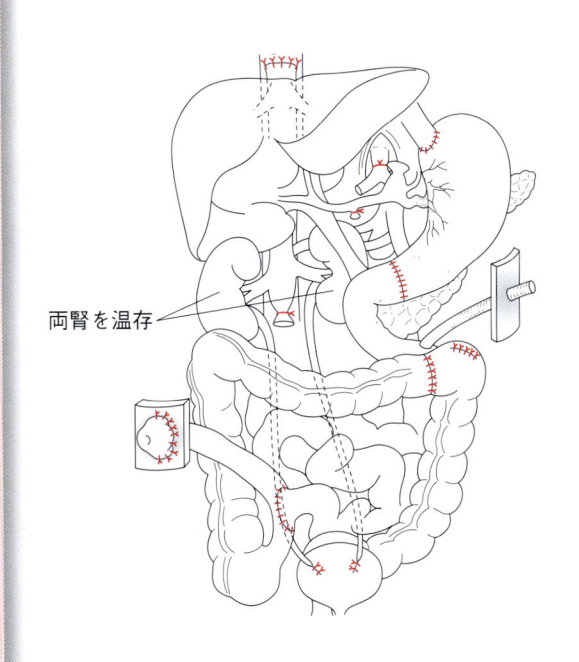

両腎を温存

381

腹部多臓器移植について詳述した。現在，日本の小腸移植の現状は，日本小腸移植研究会がアンケート調査を行い，日本にどれだけ小腸不全患者がいるかの割り出しを行っており，これに基づいて，今後，小腸移植の適応について働きかけを行っていく予定である。腹部多臓器移植については，まだ，解決すべき問題が残されており，日本では実施できないのが現状であり，早期の解決を図りたいと考えている。

文献

1) Starzl TE, Rowe MI, et al: Transplantation of multiple abdominal viscera. JAMA 1989; 261: 1449-57.
2) Todo S, Tzakis AG, et al: Intestinal transplantation in composite visceral grafts or alone. Ann Surg 1992; 216: 223-33; discussion 233-4.
3) Todo S, Tzakis A, et al: Abdominal multivisceral transplantation. Transplantation 1995; 59: 234-40.
4) Williams JW, Sankary HN, et al: Splanchnic transplantation. An approach to the infant dependent on parenteral nutrition who develops irreversible liver disease. JAMA 1989; 261: 1458-62.
5) Abu-Elmagd KM, Costa G, et al: Five hundred intestinal and multivisceral transplantations at a single center: major advances with new challenges. Ann Surg 2009; 250: 567-81.
6) Cruz RJ Jr, Costa G, et al: Modified "liver-sparing" multivisceral transplant with preserved native spleen, pancreas, and duodenum: technique and long-term outcome. J Gastrointest Surg 2010; 14: 1709-21.

⑥ 腹部多臓器移植変法

ⓐ：ドナーの手術。肝臓を別のレシピエントに用いるため，バックテーブルで肝臓を分離する必要がある。手技は，肝門部を剥離して，動脈を総肝動脈で，門脈を膵上縁から5〜10mm肝側で，胆管を膵上縁で切離する。

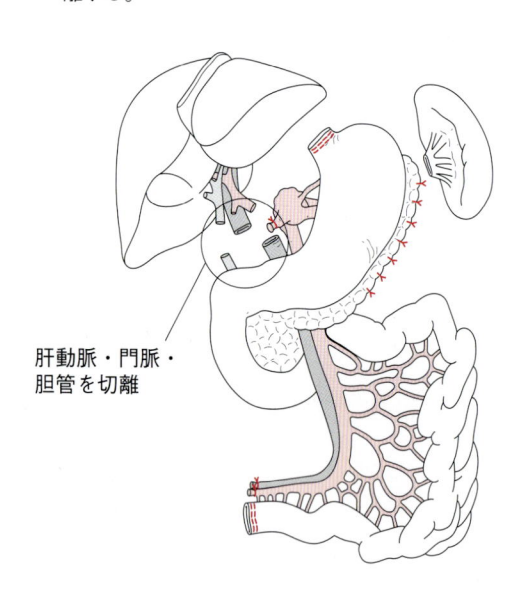

ⓑ：レシピエントにおけるプレパレーション。腎下部大動脈に胸部大動脈グラフトを端側吻合し，門脈は腸骨静脈グラフトを端端吻合しておく。これによってドナー臓器との吻合が容易となる。

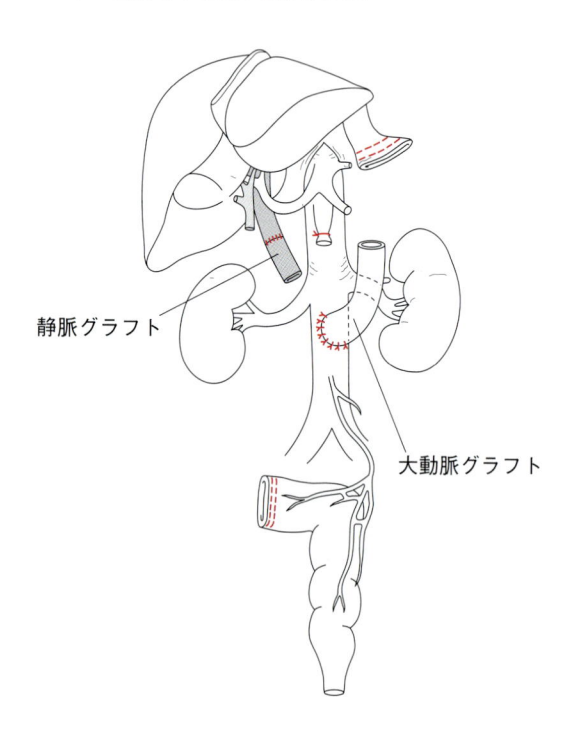

ⓒ：レシピエントの移植手術。レシピエントの腎下部大動脈にドナーの胸部大動脈グラフトをと端側吻合し，レシピエントの静脈グラフトとドナー門脈を吻合，胆道再建は，Tチューブを用いた胆管・胆管吻合を行う。

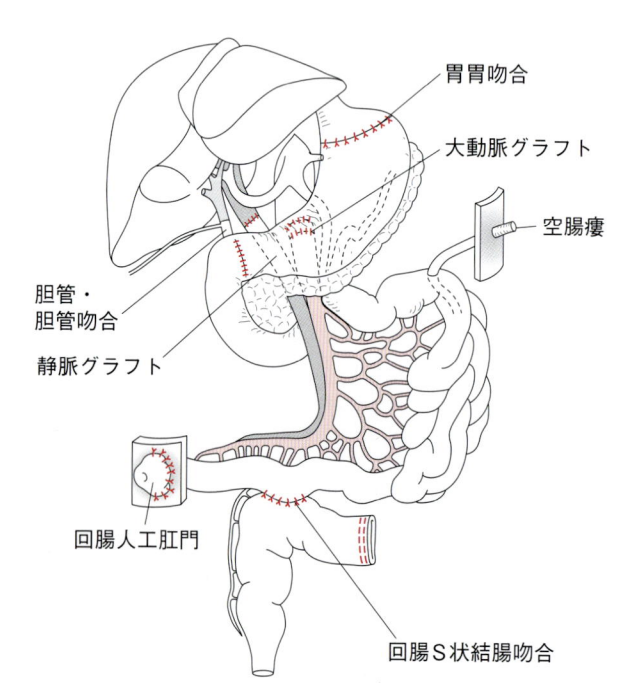

腹部多臓器移植

7) Tzakis AG, Kato T, et al: 100 multivisceral transplants at a single center. Ann Surg 2005; 242: 480-90; discussion 491-3.
8) Kato T, Tzakis AG, et al: Intestinal and multivisceral transplantation in children. Ann Surg 2006; 243: 756-64; discussion 764-6.
9) Starzl TE, Todo S, et al: The many faces of multivisceral transplantation. Surg Gynecol Obstet 1991; 172: 335-44.
10) Casavilla A, Selby R, et al: Logistics and technique for combined hepatic-intestinal retrieval. Ann Surg 1992; 216: 605-9.

7 膵臓・十二指腸・脾臓を温存する腹部多臓器移植変法

ⓐ：レシピエントのプレパレーション。膵臓・十二指腸・脾臓を温存し，上腸間膜静脈に静脈グラフトを吻合しておく。

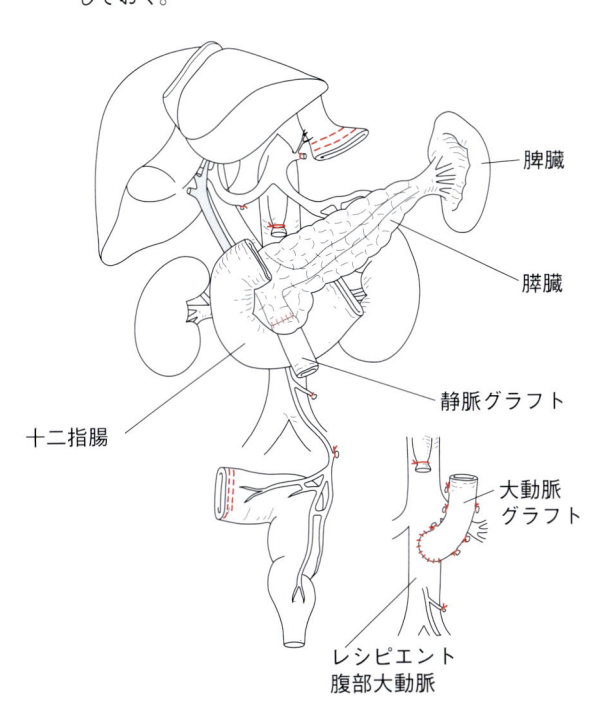

ⓑ：レシピエントの移植手術。動脈・門脈再建は 6c に準じる。レシピエントの十二指腸とドナーの十二指腸を側側吻合する。胆道再建が不必要となる利点がある。

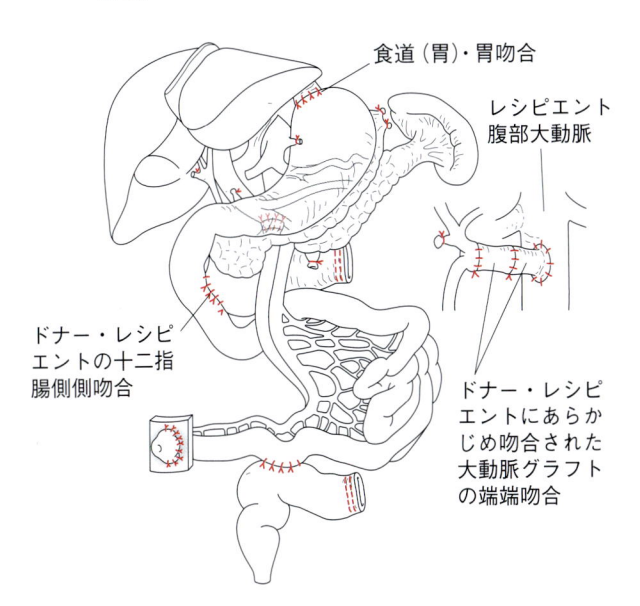

8 脾臓のみを温存する腹部多臓器移植変法

ⓐ：レシピエントのプレパレーション。脾臓を温存するため脾動静脈を温存する。上腸間膜静脈または，脾静脈に静脈グラフトを吻合しておく。

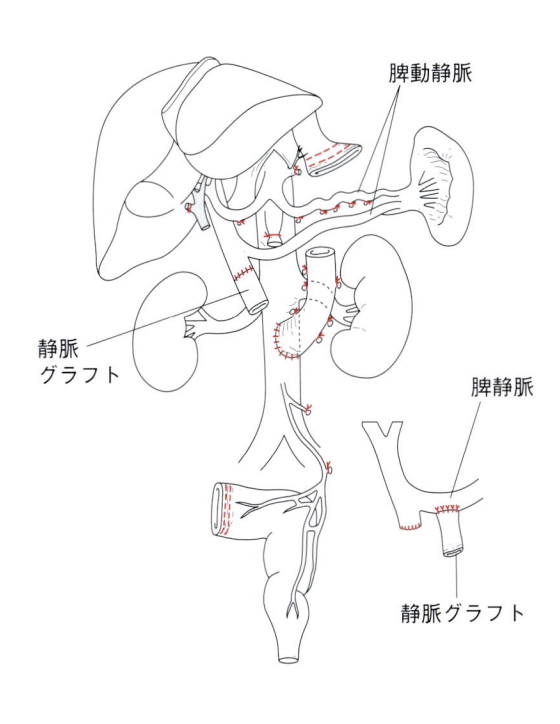

ⓑ：レシピエントの移植手術。動脈・門脈再建は 6c に準じる。胆管・胆管吻合が必要である。

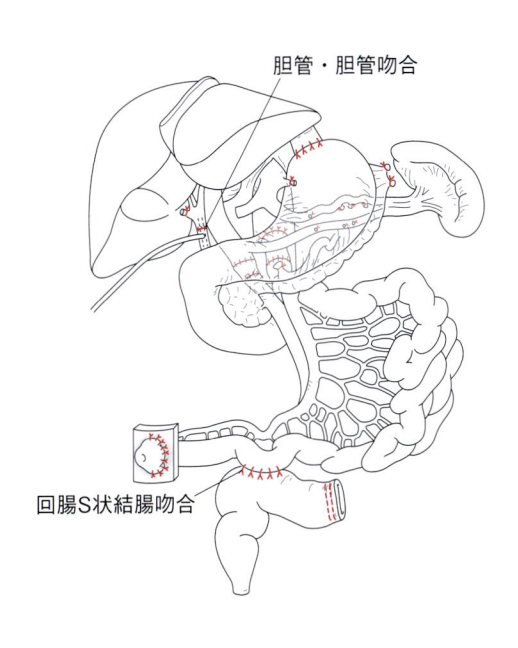

383

索 引

あ

胃重複症	186
胃底部後壁の剥離	162
移動性精巣	300
胃破裂	206
胃瘻カテーテル	42
胃瘻造設	42
ウーンドリトラクター	151
腋窩開胸併用内視鏡補助下手術	110
腋窩皺切開	26
壊死性腸炎	208
エンドレクタルプルスルー	211
横隔膜弛緩症	126
横隔膜縫縮術	126
頤舌骨筋	68
鬼塚変法	144
鬼塚法	143

か

開胸法	26
開胸手術	104
外胆嚢瘻造設	262
回腸嚢肛門吻合	203
開腹アプローチ	28
開腹法	28
開腹生検	59
潰瘍性大腸炎	202
顎舌骨筋	68
下大静脈腫瘍塞栓	318
カットダウン法	13
下腹部横切開	28
肝移植術	360
肝芽腫	59, 319
肝血行遮断法	322
肝臓摘出	344
肝門部肝管形成	256
肝門部肝管空腸吻合	256
肝門部空腸吻合	252
肝門部結合織塊	246
肝門部総胆管剥離	252
既胃瘻造設症例	163
気管環状切除端端吻合	80
気管形成術	80
気管食道吻合	77
気管切開術	40
気管切離	77
気管軟化症	84
気管分岐部形成	82
気管腕頭動脈瘻	78
気胸	18
木村法	215
逆行性虫垂切除術	197
吸引生検	62
急性陰嚢症	306
胸郭形成術	119
胸郭変形の手術	114
胸腔鏡下膿胸剥皮ドレナージ術	120
胸腔鏡手術法	36
胸腔鏡下手術	108
胸腺摘出術（胸腔鏡下）	338
巨大臍ヘルニア	143
クローン病	204
経陰嚢的精巣固定術	303
経肛門手術	211
頸耳	74
経皮内視鏡的胃瘻造設術	44
頸部瘻	66
血管の修復法	54
血管の吻合法	54
結腸重複症	188
広域無神経節症	214
甲状舌骨膜	68
後天性食道狭窄	103
喉頭気管分離	76
広範囲管状型結腸重複症	189
広範囲管状型胃重複症	187
広範囲管状型小腸重複症	188
後腹膜原発胚細胞性腫瘍	325
肛門移動術	218
肛門形成術	217
肛門腟前庭瘻	216
国際神経芽腫リスク分類	312
骨盤腔内手術	31
骨盤骨骨切術	155
骨盤内横紋筋肉腫	327

さ

- 臍 sliding window 法 ……………… 29
- 臍下部弧状切開……………………… 29
- 臍形成術……………………………… 142
- 臍上部（臍輪内）弧状切開………… 29
- 臍切開法……………………………… 39
- 臍帯ヘルニア………………………… 150
- 臍腸瘻………………………………… 145
- 臍内縦切開…………………………… 29
- 臍部アプローチ法…………………… 29
- 臍部皺切開…………………………… 28
- 臍部人工肛門造設術………………… 50
- 臍ヘルニア…………………………… 142
- 鰓裂由来側頸瘻摘出術……………… 70
- 鎖肛…………………………… 220, 226
- 耳前瘻………………………………… 66
- 持続的血液濾過透析………………… 17
- 縦隔腫瘍……………………………… 111
- 十二指腸狭窄症……………… 168, 172
- 十二指腸十二指腸吻合術…………… 169
- 十二指腸側膵内胆管………………… 251
- 十二指腸重複症……………………… 188
- 十二指腸閉鎖症……………… 168, 172
- 腫瘍生検……………………………… 58
- 腫瘤…………………………………… 165
- 消化管吻合法………………………… 52
- 小腸移植……………………………… 364
- 小腸グラフト………………………… 367
- 小腸重複症…………………………… 188
- 小腸腸間膜裂孔ヘルニア…………… 190
- 小腸摘出……………………………… 344
- 小腸閉鎖症…………………………… 174
- 小児炎症性腸疾患…………………… 202
- 小児腎移植…………………………… 374
- 上腹部横切開………………………… 28
- 静脈管開存症………………………… 258
- 食道アカラシア……………………… 158
- 食道延長法…………………………… 96
- 食道狭窄……………………………… 102
- 食道狭窄部切除端端吻合手術……… 103
- 食道再建法…………………………… 96
- 食道端端吻合法……………………… 88
- 食道吻合……………………………… 88
- 食道閉鎖症 H 型……………………… 100
- 食道閉鎖症の long gap の手術 … 96
- 食道閉鎖症の一期的吻合法………… 88
- 食道閉鎖症の胸腔鏡下手術………… 92
- 食道裂孔……………………………… 159
  - ―の縫縮………………………… 163
- 痔瘻…………………………………… 240
- 腎盂形成術…………………………… 278
- 腎芽腫切除術………………… 316, 317
- 神経芽腫……………………………… 312
- 人工肛門……………………………… 220
  - ―造設術………………………… 48
  - ―の造設………………………… 238
  - ―閉鎖術………………………… 50
- 新生児消化管穿孔…………………… 206
- 腎臓摘出……………………………… 345
- 膵亜全摘……………………………… 272
- 膵管空腸吻合………………………… 274
- 膵切除………………………………… 273
- 膵臓摘出……………………………… 345
- 髄膜瘤………………………………… 155
- スーチャーレス閉鎖法……………… 150
- ストーマ……………………………… 220
- スライド気管形成術………………… 81
- 精索水瘤……………………………… 140
- 精巣…………………………… 140, 301
  - ―温存腫瘍核出術……………… 331
  - ―固定術………………………… 307
  - ―腫瘍…………………………… 330
  - ―垂捻転症……………………… 307
- 生体肝移植…………… 347, 352, 358
- 正中頸瘻・嚢胞……………………… 67
- 線維素溶解治療……………………… 120
- 全肝移植術…………………………… 363
- 穿刺式カテーテル留置法…………… 47
- 前縦隔胚細胞性腫瘍………………… 324
- 先天性横隔膜ヘルニア……………… 122
- 先天性気管狭窄症…………………… 80
- 先天性食道狭窄症…………………… 102
- 先天性胆道拡張症…………… 250, 254
- 仙尾部奇形腫………………………… 334
- 双孔式人工肛門……………………… 48
- 層層吻合……………………………… 52
- 総排泄腔……………………………… 292
- ―外反症………………………… 153
- ―症……………………………… 232
- 側頸瘻・嚢胞………………………… 69
- 鼠径ヘルニア………………… 130, 133

た

- 大腿ヘルニア………………………… 137
  - ―根治術………………………… 138
- 大滴性脂肪肝………………………… 342
- 大動脈胸骨固定術…………………… 84
- 大動脈遮断…………………………… 344
- 大動脈吊り上げ術…………………… 84
- ダイヤモンド型切除法……………… 143
- ダイヤモンド吻合…………………… 169
- 短胃動静脈の切離…………………… 162
- 単孔式内視鏡手術…………………… 38
- 炭酸ガス……………………………… 31
- 単純高位結紮術……………………… 131
- 胆道再建……………………………… 356
- 胆道造影（腹腔鏡下）……………… 264
- 胆道ドレナージの適応……………… 262
- 胆道閉鎖症…………………………… 244
- 胆嚢外瘻術…………………………… 262
- 胆嚢摘出術（腹腔鏡下）…………… 266
- 腟・子宮原発腫瘍…………………… 327
- 腟形成術……………………………… 292
- 中心静脈路…………………………… 12
- 中心静脈カテーテル挿入法………… 12
- 虫垂炎………………………… 196, 198
- チューブ腸瘻造設…………………… 46
- 腸回転異常症………………………… 178
- 腸管延長術…………………………… 181
- 腸管重複症…………………………… 186
- 腸間膜裂隙…………………………… 176
- 腸重積型逆流防止弁付加 Y 字
- 虫垂皮膚瘻造設術…………………… 200
- 腸重積症……………………………… 192
- 腸重積整復術………………………… 194
- 直腸固定術（腹腔鏡下）…………… 243
- 直腸重複症…………………………… 189
- 直腸脱………………………………… 242
- 直腸腟前庭瘻………………………… 238
- 直腸粘膜生検………………………… 62
- 直腸粘膜切除………………………… 203

低位鎖肛……………………… 216
停留精巣……………………… 300
動脈吻合（顕微鏡下）………… 358
特発性腸穿孔………………… 207
ドナー………………………… 379
　　―管理…………………… 365
　　―手術…………………… 347
ドレナージ…………………… 262

な

内視鏡下生検………………… 59
内視鏡下針生検……………… 59
内鼠径ヘルニア……………… 137
　　―根治術………………… 138
内ヘルニア…………………… 190
軟骨核出術…………………… 103
二期的精巣固定術…………… 304
二分脊椎……………………… 155
尿膜管嚢胞…………………… 146
尿管瘤………………… 284，285
尿道下裂……………………… 295
尿道形成術…………………… 295
尿道無形成…………………… 154
尿膜管瘻……………………… 146
ヌック管水瘤………………… 140
粘膜外筋層切開術…………… 103
粘膜損傷……………………… 166
膿胸…………………………… 120
脳死…………………………… 342
　　―肝移植………………… 360

は

胚細胞性腫瘍………………… 324
肺葉切除……………………… 106
　　―術……………………… 109
白線ヘルニア………………… 144
バックテーブル手技………… 380
馬蹄腎………………………… 318
鳩胸…………………………… 119
パンチバイオプシー………… 62
肥厚性幽門狭窄症…………… 164
脾臓摘出術（腹腔鏡下）……… 268
脾臓の摘出…………………… 270
左腎芽腫……………………… 317

左副腎神経芽腫……………… 314
脾被膜出血…………………… 270
ヒルシュスプルング病……… 210
副耳…………………………… 74
腹部臓器冷却………………… 344
腹部多臓器移植………… 378，379
腹壁欠損……………………… 154
腹壁破裂……………………… 148
腹膜鞘状突起………………… 301
腹膜透析用カテーテル……… 22
付属器切除術………………… 333
腹腔鏡補助下小腸切除術…… 188
腹腔鏡手術法………………… 30
腹腔内膿瘍…………………… 271
腹腔内精巣…………………… 304
ブロビアック・ヒックマン型カテーテル
　……………………………… 16
噴門機能再建術……………… 161
噴門形成術…………………… 163
包茎…………………………… 298
膀胱・前立腺原発腫瘍……… 327
膀胱外反……………………… 154
膀胱拡大術…………………… 288
膀胱尿管逆流防止術………… 281
膀胱尿管吻合………………… 376
膀胱皮膚瘻…………………… 286
膀胱瘻………………………… 286
傍十二指腸ヘルニア………… 190
傍腹直筋切開………………… 29
ポート型カテーテル………… 15
ポート配置…………………… 37

ま

膜様物切除術………………… 170
　　―（腹腔鏡下）…………… 173
マルファン症候群…………… 114
右腎芽腫………………… 316，318
メッケル憩室………………… 184
メルセデスベンツ切開……… 28
門脈圧亢進症のシャント術… 260
門脈系血栓症………………… 271
門脈再建……………………… 355
門脈低形成…………………… 258

や

幽門筋………………………… 165
　　―切開術（腹腔鏡下）…… 166

ら

卵巣腫瘍……………………… 332
卵巣切除術…………………… 333
卵巣嚢腫切除術……………… 332
梨状窩瘻……………………… 72
両側腎芽腫…………………… 318
リンパ管腫…………………… 310
リンパ節郭清………………… 329
レシピエント…………… 368，380
　　―肝静脈形成…………… 354
　　―手術…………………… 352
漏斗胸………………………… 114
肋骨弓下切開………………… 28

わ

腕頭動脈離断術……………… 78

A

Abramson法………………… 119
Albert-Lembert吻合 ………… 52
anal transplantation………… 218
Anderson-Hynes法…………… 279

B

Bianchi法……………………… 181
Billの固定……………………… 180
Bishop & Koop法……………… 177

C

CAPD………………………… 22
clam法………………………… 290
Cohen法……………………… 281
colonic transposition………… 97
conjoined法…………………… 376
covered anus complete……… 218
cup-patch法…………………… 290

D
- dartos pouch ... 303
- dismembered 法 ... 279
- dorsal plication ... 296

E
- E・Z アクセス ... 38
- ECMO ... 20
- end to side 法 ... 376
- end-to-back anastomosis ... 175
- end-to-end anastomosis ... 175

F
- Foker 法 ... 96
- Foley Y-V plasty 法 ... 280
- functional end-to-end anastomosis ... 176

G
- Gambee 吻合 ... 52
- Gant-三輪法 ... 242
- gastric transposition ... 98
- Gross E 型 ... 100

H
- hanging maneuver ... 322
- Hepp & Jourdan 吻合 ... 52
- HIT 法 ... 283
- Hutchinson 手技 ... 192

I・J
- in situ 法 ... 376
- INRGSS ... 312
- intestinal loop lengthening procedure ... 181
- Introducer 法 ... 45
- inversion appendectomy ... 180
- jejunum interposition ... 97
- J 型回腸囊作成 ... 203

L・M
- Lennander 法 ... 196
- Lich-Gregoire 法 ... 282
- MACE ... 200
- Malone 手術 ... 200
- Martin 法 ... 214
- Matieu 法 ... 297
- McBurney 法 ... 196
- modified Foker 法 ... 96
- Monti-Malone 法 ... 201

N・O
- Nixon 法 ... 53
- non-dismembered 法 ... 280
- Nordstrand 法 ... 53
- Nuss 手術 ... 114
- NWTS 病期分類 ... 316
- overwhelming postsplenectomy severe infection ... 271

P
- PEG ... 42, 44
- Politano-Leadbetter 法 ... 282
- Potts 法 ... 131, 218
- PSARVUP ... 233
- Pull 法 ... 44
- Push 法 ... 44

R
- Reduced Port Surgery ... 267
- Rehbein 法 ... 53
- reversed gastric tube ... 96
- Roux-en-Y 脚 ... 256
- Roux-Y 脚の吻合 ... 275

S
- Santulli 法 ... 177
- Seldinger 法 ... 12
- selective sac extraction method ... 132
- serial transverse enteroplasty ... 181
- SILS port 法 ... 39
- single port 法 ... 38
- Snodgrass 法 ... 297
- splenosis ... 271
- SSEM ... 132
- Stamm-Kader 法 ... 47
- stapler ... 182
- STEP 法 ... 181
- STING 法 ... 283
- Swenson 法 ... 53

T
- TEF の処理 ... 90
- Thiersch 法 ... 242
- TLSILS 法 ... 39
- TUM ... 235

V・W・Z
- VA ECMO ... 20
- Wilms 腫瘍 ... 316
- windsock 型 ... 168
- Witzel 法 ... 46
- Z 型吻合術 ... 210

その他
- 4 枚皮弁法 ... 144

スタンダード小児外科手術
押さえておきたい手技のポイント

2013年4月10日　第1版第1刷発行
2021年5月10日　　　　第5刷発行

- ■ 監　修　田口智章　たぐちともあき
　　　　　　岩中　督　いわなかただし
- ■ 編　集　猪股裕紀洋　いのまたゆきひろ
　　　　　　黒田達夫　　くろだたつお
　　　　　　奥山宏臣　　おくやまひろおみ
- ■ 発行者　三澤　岳
- ■ 発行所　株式会社メジカルビュー社
　　　　　　〒162-0845　東京都新宿区市谷本村町2-30
　　　　　　電話　03（5228）2050（代表）
　　　　　　ホームページ　https://www.medicalview.co.jp/

　　　　　　営業部　FAX 03（5228）2059
　　　　　　　　　　E-mail　eigyo@medicalview.co.jp

　　　　　　編集部　FAX 03（5228）2062
　　　　　　　　　　E-mail　ed@medicalview.co.jp

- ■ 印刷所　公和印刷株式会社

ISBN978-4-7583-0461-0　C3047
©MEDICAL VIEW, 2013.　Printed in Japan

- 本書に掲載された著作物の複写・複製・転載・翻訳・データベースへの取り込みおよび送信(送信可能化権を含む)・上映・譲渡に関する許諾権は，(株)メジカルビュー社が保有しています．
- JCOPY〈出版者著作権管理機構　委託出版物〉
本書の無断複製は著作権法上での例外を除き禁じられています．複製される場合は，そのつど事前に，出版者著作権管理機構（電話 03-5244-5088，FAX 03-5244-5089，e-mail：info@jcopy.or.jp）の許諾を得てください．

- 本書をコピー，スキャン，デジタルデータ化するなどの複製を無許諾で行う行為は，著作権法上での限られた例外（「私的使用のための複製」など）を除き禁じられています．大学，病院，企業などにおいて，研究活動，診察を含み業務上使用する目的で上記の行為を行うことは私的使用には該当せず違法です．また私的使用のためであっても，代行業者等の第三者に依頼して上記の行為を行うことは違法となります．